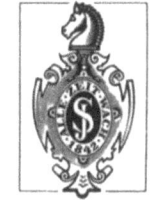

5. Kongreß der Deutschsprachigen Gesellschaft für Intraokularlinsen Implantation

8. bis 9. März 1991, Aachen

Herausgegeben von
M. Wenzel, M. Reim, H. Freyler,
Ch. Hartmann

Mit 364 zum Teil farbigen Abbildungen

Springer-Verlag
Berlin Heidelberg New York
London Paris Tokyo
Hong Kong Barcelona
Budapest

Dr. med. M. WENZEL
Oberarzt der Augenklinik an der Medizinischen Fakultät
der Rheinisch-Westfälischen Technischen Hochschule
Pauwelsstraße, W-5100 Aachen, Bundesrepublik Deutschland

Professor Dr. med. M. REIM
Direktor der Augenklinik an der Medizinischen Fakultät
der Rheinisch-Westfälischen Technischen Hochschule
Pauwelsstraße, W-5100 Aachen, Bundesrepublik Deutschland

Professor Dr. med. H. FREYLER
Vorstand der I. Universitäts-Augenklinik Wien
Spitalgasse 2, 1090 Wien, Österreich

Professor Dr. med. Dr. rer. nat. CH. HARTMANN
Oberarzt der Klinik und Poliklinik für Augenheilkunde
der Universität Köln
Joseph-Stelzmann-Straße 9, W-5000 Köln 41,
Bundesrepublik Deutschland

ISBN-13: 978-3-642-76816-3   e-ISBN-13: 978-3-642-76815-6
DOI: 10.1007/978-3-642-76815-6

Die Deutsche Bibliothek − CIP-Einheitsaufnahme
Deutschsprachige Gesellschaft für Intraokularlinsen-Implantation:
... Kongress der Deutschsprachigen Gesellschaft für
Intraokularlinsen-Implantation. − Berlin; Heidelberg; New York;
London; Paris; Tokyo; Hong Kong; Barcelona; Budapest: Springer
    Bis 4 (1991) u.d.T.: Deutsche Gesellschaft für Intraokularlinsen-Implantation:
    ... Kongress der Deutschen Gesellschaft für Intraokularlinsen-Implantation
5. 8. bis 9. März 1991, Aachen. − 1991
    ISBN-13: 978-3-642-76816-3

© Springer-Verlag Berlin Heidelberg 1991
Softcover reprint of the hardcover 1st edition 1991

Satz: Satz & Druck Storch, Wiesentheid
11/3130-543210 − Gedruckt auf säurefreiem Papier

Mitarbeiterverzeichnis (Erstautoren)

ALTHAUS, CH., Dr. med.,
Universitäts-Augenklinik, Moorenstr. 5, W-4000 Düsseldorf 1,
Bundesrepublik Deutschland

APPLE, D. J., Prof. Dr. med.,
Center for Intraocular Lens Research, Storm Eye Institute,
Medical University of South Carolina, 171 Ashley Avenue,
Charleston, SC 29425, USA

AUFFARTH, G., Dr. med.,
Marienhospital, Akademisches Lehrkrankenhaus
der RWTH Aachen, Zeise 4, W-5100 Aachen,
Bundesrepublik Deutschland

AUST, W., Prof. Dr. med.,
Augenklinik des Lehrkrankenhauses Kassel, Mönchebergstr. 41/43,
W-3500 Kassel, Bundesrepublik Deutschland

BECKER, J., Dipl.-Biol.,
Augenklinik der RWTH Aachen, Pauwelsstr., W-5100 Aachen,
Bundesrepublik Deutschland

BÖHNKE, M., Priv.-Doz. Dr. med.,
Universitäts-Augenklinik, Inselspital, CH-3010 Bern

BRAUWEILER, H. P., Dr. med.,
Klinik Dardenne, Friedrich-Ebert-Str. 23−25, W-5300 Bonn 2,
Bundesrepublik Deutschland

CENDELIN, J., Dr. med.,
I. Ocni Klinika, U nemocnice 2, ČSFR-128 00 Praha 2

CLAESSENS, D., Dr. med.,
Universitäts-Augenklinik, Klinikum Mannheim, Theodor-Kutzer-
Ufer, W-6800 Mannheim, Bundesrepublik Deutschland

DARDENNE, M. U., Prof. Dr. med. Dr. h.c.,
Klinik Dardenne, Friedrich-Ebert-Str. 23−25, W-5300 Bonn 2,
Bundesrepublik Deutschland

DAUS, W., Priv.-Doz. Dr. med.,
Universitäts-Augenklinik, Im Neuenheimer Feld 400,
W-6900 Heidelberg, Bundesrepublik Deutschland

DUNCKER, G., Priv.-Doz. Dr. med.,
Zentrum Operative Medizin II, Abteilung Ophthalmologie,
Hegewischstr. 2, W-2300 Kiel 1, Bundesrepublik Deutschland

ECKARDT, C., Dr. med.,
Zentrum Operative Medizin II, Abteilung Ophthalmologie,
Hegewischstr. 2, W-2300 Kiel 1, Bundesrepublik Deutschland

ECKHARDT, B., Dr. med.,
Augenklinik, Kreiskrankenhaus Bad Hersfeld, Seilerweg 29,
W-6430 Bad Hersfeld, Bundesrepublik Deutschland

EFFERT, R., Dipl.-Phys. Priv.-Doz. Dr. med.,
Augenklinik der RWTH Aachen, Pauwelsstr., W-5100 Aachen,
Bundesrepublik Deutschland

EPSTEIN, D., Prof. Dr. med.,
Department of Ophthalmology, University Hospital,
S-751 85 Uppsala

FECHNER, P. U., Dr. med.,
Robert-Koch-Krankenhaus, Augenabteilung, W-3007 Gehrden,
Bundesrepublik Deutschland

FÖRSTER, W., Dr. med.,
Universitätsklinik und Poliklinik für Augenheilkunde,
Domagkstr. 15, W-4400 Münster, Bundesrepublik Deutschland

FRIES, U., Dr. med.,
Universitäts-Augenklinik, Theodor-Stern-Kai 7,
W-6000 Frankfurt/Main 70, Bundesrepublik Deutschland

GAMPER, J., Prof. Dr. med.,
Regionalkrankenhaus Bozen, Augenabteilung, L.-Böhler-Str. 5,
I-391000 Bozen

GERL, R., Dr. med.,
Praxisklinik Dr. Gerl und Partner, Domhof 15–21, W-4422 Ahaus,
Bundesrepublik Deutschland

GIERS, U., Dr. med.,
Bundeswehrkrankenhaus, Heldmanstr. 24, W-4930 Detmold,
Bundesrepublik Deutschland

GLEIBS, A., Dr. med.,
Diakonissen-Krankenhaus Karlsruhe-Rüppurr, Akademisches
Lehrkrankenhaus der Universität Freiburg, Diakonissenstr. 28,
W-7500 Karlsruhe, Bundesrepublik Deutschland

GODER, G. J., Prof. Dr. med.,
Augenklinik des Klinikums Berlin-Buch, Karower Str. 11,
O-1115 Berlin-Buch, Bundesrepublik Deutschland

GÖTTING, J., Dr. med.,
Universitäts-Augenklinik, Klinikum Mannheim, Theodor-Kutzer-
Ufer, W-6800 Mannheim, Bundesrepublik Deutschland

GRABNER, G., Univ.-Doz. Dr. med.,
2. Universitäts-Augenklinik, Alserstr. 4, A-1090 Wien

GREITE, J.-H., Prof. Dr. med.,
Städtisches Krankenhaus München-Harlaching,
Augenabteilung, Sanatoriumsplatz 2, W-8000 München 90,
Bundesrepublik Deutschland

GREWE, R., Dr. med.,
Bogenstr. 3, W-4400 Münster, Bundesrepublik Deutschland

GREWING, R., Dr. med.,
Augenklinik der Bundesknappschaft, W-6603 Sulzbach/Saar,
Bundesrepublik Deutschland

GUTHOFF, R., Priv.-Doz. Dr. med.,
Universitäts-Krankenhaus Eppendorf, Augenklinik, Martinistr. 52,
W-2000 Hamburg 20, Bundesrepublik Deutschland

HAIGIS, W., Dr. rer. nat.,
Universitäts-Augenklinik, Josef-Schneider-Str. 11,
W-8700 Würzburg, Bundesrepublik Deutschland

HATT, M., Priv.-Doz. Dr. med.,
Kantonsspital Winterthur, Augenklinik, CH-8401 Winterthur

HEIDER, H. W., Priv.-Doz. Dr. med.,
Universitäts-Augenklinik, Theodor-Stern-Kai 7,
W-6000 Frankfurt/Main 70, Bundesrepublik Deutschland

HEIMANN, K., Prof. Dr. med.,
Universitäts-Augenklinik, Abteilung für Netzhaut- und
Glaskörperchirurgie, Joseph-Stelzmann-Str. 9, W-5000 Köln 41,
Bundesrepublik Deutschland

HERMEKING, H., Dr. med.,
Augenklinik, Klinikum Barmen, Heusnerstr. 40,
W-5600 Wuppertal 2, Bundesrepublik Deutschland

HESSEMER, V., Priv.-Doz. Dr. med.,
Universitäts-Augenklinik, Friedrichstr. 18, W-6300 Gießen,
Bundesrepublik Deutschland

Höh, H., Priv.-Doz. Dr. med.,
Augenklinik mit Poliklinik, Universität des Saarlandes,
Oskar-Orth-Str., W-6650 Homburg/Saar,
Bundesrepublik Deutschland

Holz, F. G., Dr. med.,
Universitäts-Augenklinik, Im Neuenheimer Feld 400,
W-6900 Heidelberg, Bundesrepublik Deutschland

Huebscher, H.-J., Dr.,
Augenklinik des Klinikums Berlin-Buch, Karower Str. 11,
O-1115 Berlin-Buch, Bundesrepublik Deutschland

Hütz, W., Dr. med.,
Augenklinik, Kreiskrankenhaus Bad Hersfeld, Seilerweg 29,
W-6430 Bad Hersfeld, Bundesrepublik Deutschland

Hunold, W., Prof. Dr. med.,
Marienhospital, Akademisches Lehrkrankenhaus der RWTH
Aachen, Zeise 4, W-5100 Aachen, Bundesrepublik Deutschland

Imkamp, E., Dr. med.,
Augenklinik der RWTH Aachen, Pauwelsstr., W-5100 Aachen,
Bundesrepublik Deutschland

Jähne, M., MR Dr. med. habil.,
Augenklinik, Klinikum Aue, Gartenstr. 6, O-9400 Aue/Sa.,
Bundesrepublik Deutschland

Kain, H. L., Priv.-Doz. Dr. med.,
Universitäts-Augenklinik, Mittlere Str. 91, CH-4056 Basel

Kalff, G., Prof. Dr. med.,
Klinik für Anästhesie der RWTH Aachen, W-5100 Aachen,
Bundesrepublik Deutschland

Kammann, J., Dr. med.,
Augenklinik des St. Johannes-Hospitals, Johannesstr. 9–13,
W-4600 Dortmund 1, Bundesrepublik Deutschland

Kamps, S., Dr. med.,
Augenklinik der RWTH Aachen, Pauwelsstr., W-5100 Aachen,
Bundesrepublik Deutschland

Klaas, D. W., Dr. med.,
Bahnhofstr. 5, W-8904 Friedberg, Bundesrepublik Deutschland

Klein, S., Prof. Dr. med.,
Universitäts-Augenklinik, Bachstr. 18, O-6900 Jena,
Bundesrepublik Deutschland

KLEMEN, U. M., Univ.-Prof. Dr. med.,
Krankenhaus St. Pölten, Augenabteilung, Probst-Führer-Str. 4,
A-3100 St. Pölten

KNORZ, M. C., Dr. med.,
Universitäts-Augenklinik, Klinikum Mannheim, Theodor-Kutzer-
Ufer, W-6800 Mannheim, Bundesrepublik Deutschland

KOCH, H.-R., Prof. Dr. med.,
Klinik Dardenne, Friedrich-Ebert-Str. 23 – 25, W-5300 Bonn 2,
Bundesrepublik Deutschland

KOHNEN, TH., Dr. med.,
Klinik Dardenne, Friedrich-Ebert-Str. 23 – 25, W-5300 Bonn 2,
Bundesrepublik Deutschland

KONEN, W., Prof. Dr. med.,
Universitäts-Augenklinik, Joseph-Stelzmann-Str. 9,
W-5000 Köln 41, Bundesrepublik Deutschland

KÜLLENBERG, C., Dr. med.,
Klinikum Barmen, Augenklinik, Heusnerstr. 40,
W-5600 Wuppertal 2, Bundesrepublik Deutschland

KUSEL, R., Dr.,
Universitäts-Augenklinik, Abteilung für Medizinische Optik,
Martinistr. 52, W-2000 Hamburg 20, Bundesrepublik Deutschland

LEGLER, U. F. C., Dr. med.,
Center for Intraocular Lens Research, Storm Eye Institute,
Medical University of South Carolina, 171 Ashley Avenue,
Charleston, SC 29425, USA

LINKE, C., Dr. med.,
Universitätsklinikum Charlottenburg, Augenklinik und Poliklinik,
Spandauer Damm 130, W-1000 Berlin 19,
Bundesrepublik Deutschland

LOMMATZSCH, P. K., Prof. Dr. med.,
Augenklinik der Karl-Marx-Universität Leipzig, Liebigstr. 14,
O-7010 Leipzig, Bundesrepublik Deutschland

LUCAS, B. C., Dr. med.,
Zentrum Operative Medizin II, Abteilung Ophthalmologie,
Hegewischstr. 2, W-2300 Kiel 1, Bundesrepublik Deutschland

MENAPACE, R., Univ.-Doz. Dr. med.,
I. Universitäts-Augenklinik, Spitalgasse 2, A-1090 Wien

MICHELSON, G., Dr. med.,
Augenklinik mit Poliklinik der Universität Erlangen-Nürnberg,
Schwabachanlage 6, W-8520 Erlangen,
Bundesrepublik Deutschland

MITTELVIEFHAUS, H., Dr. med.,
Universitäts-Augenklinik, Killianstr. 5, W-7800 Freiburg,
Bundesrepublik Deutschland

MITTERER, S., Dr.,
Institut für Allgemeine Physik der Technischen Universität Wien,
Wiedner Hauptstr. 8–10/134, A-1040 Wien

MITTERMAYER, C., Prof. Dr. med.,
Institut für Pathologie der RWTH Aachen, Pauwelsstr.,
W-5100 Aachen, Bundesrepublik Deutschland

MÖLLER, D. E., MR Dr. med. habil.,
Augenklinik des Klinikums Berlin-Buch, Karower Str. 11,
O-1115 Berlin-Buch, Bundesrepublik Deutschland

NEUHANN, TH., Prof. Dr. med.,
Kurfürstenplatz 5, W-8000 München 40,
Bundesrepublik Deutschland

OLSEN, TH., Prof. Dr. med.,
Universitäts-Augenklinik, Aarhus Kommunehospital,
DK-8000 Aarhus C

PAYER, H., Dr. med.,
Augenabteilung im Kreuzspital Chur, Plantaweg 12A,
CH-7000 Chur

PHAM, D.-T., Priv.-Doz. Dr. med.,
Universitätsklinikum Charlottenburg, Augenklinik und Poliklinik,
Spandauer Damm 130, W-1000 Berlin 19,
Bundesrepublik Deutschland

PILLUNAT, L. E., Priv.-Doz. Dr. med.,
Universitäts-Augenklinik und Poliklinik, Prittwitzstr. 43,
W-7900 Ulm, Bundesrepublik Deutschland

PLEYER, U., Dr. med.,
Universitäts-Augenklinik, Abteilung I,
Allgemeine Augenheilkunde mit Poliklinik, Schleichstr. 12,
W-7400 Tübingen, Bundesrepublik Deutschland

POEPEL, B., Dr. med.,
Universitäts-Augenklinik, Klinikum Mannheim, Theodor-Kutzer-
Ufer, W-6800 Mannheim, Bundesrepublik Deutschland

QUENTIN, C. D., Dr. med.,
Universitäts-Augenklinik, Robert-Koch-Str. 40,
W-3400 Göttingen, Bundesrepublik Deutschland

REIM, M., Prof. Dr. med.,
Augenklinik der RWTH Aachen, Pauwelsstr., W-5100 Aachen,
Bundesrepublik Deutschland

REIMANN, J., Dr. med.,
Charité-Augenklinik der Humboldt-Universität, Schumannstr.
20/21, O-1040 Berlin, Bundesrepublik Deutschland

REINER, J., Prof. Dr. med.,
Bayenthalgürtel 10, W-5000 Köln 51, Bundesrepublik Deutschland

REINKING, U., Dr. med.,
Universitäts-Augenklinik, Ratzeburger Allee 160,
W-2400 Lübeck 1, Bundesrepublik Deutschland

RICHARD, G., Prof. Dr. med.,
Universitäts-Augenklinik, Langenbeckstr. 1, W-6500 Mainz,
Bundesrepublik Deutschland

ROCHELS, R., Prof. Dr. med.,
Zentrum für Operative Medizin II, Abteilung Ophthalmologie,
Hegewischstr. 2, W-2300 Kiel 1, Bundesrepublik Deutschland

SAAD, M., Dr. med.,
Zentralkrankenhaus, Augenklinik, St.-Jürgen-Str.,
W-2800 Bremen, Bundesrepublik Deutschland

SCHALNUS, R., Dr. med.,
Universitäts-Augenklinik, Theodor-Stern-Kai 7,
W-6000 Frankfurt/Main 70, Bundesrepublik Deutschland

SCHLOTE, H. W., Prof. Dr. sc. med.,
Klinik und Poliklinik für Augenheilkunde der Medizinischen
Akademie Magdeburg, Leipziger Str. 44, O-3090 Magdeburg,
Bundesrepublik Deutschland

SCHMIDT, F. U., Dr. med.,
Zentrum Operative Medizin II, Abteilung Ophthalmologie,
Hegewischstr. 2, W-2300 Kiel 1, Bundesrepublik Deutschland

SCHMIDT, T., Priv.-Doz. Dr. med.,
Augenklinik der Technischen Universität München,
Klinikum rechts der Isar, Ismaninger Str. 22, W-8000 München 80,
Bundesrepublik Deutschland

SCHNAUDIGEL, O.-E., Prof. Dr. med.,
Universitäts-Augenklinik, Theodor-Stern-Kai 7,
W-6000 Frankfurt/Main 70, Bundesrepublik Deutschland

SCHRAGE, N. F., Dr. med.,
Augenklinik der RWTH Aachen, Pauwelsstr., W-5100 Aachen,
Bundesrepublik Deutschland

SEITZ, B., Dr. med.,
Augenklinik mit Poliklinik der Universität Erlangen-Nürnberg,
Schwabachanlage 6, W-8520 Erlangen,
Bundesrepublik Deutschland

SKORPIK, CH., Univ.-Doz. Dr. med.,
I. Universitäts-Augenklinik, Spitalgasse 2, A-1090 Wien

STEUHL, K. P., Dr. med.,
Universitäts-Augenklinik, Abteilung I, Schleichstr. 12,
W-7400 Tübingen, Bundesrepublik Deutschland

STROBEL, J., Priv.-Doz., Dr. med.,
Universitäts-Augenklinik, Friedrichstr. 18, W-6300 Gießen,
Bundesrepublik Deutschland

STRUCK, H. G., Doz. Dr. med.habil.,
Klinik und Poliklinik für Augenkrankheiten der Universität
Halle-Wittenberg, Leninallee 8, O-4020 Halle,
Bundesrepublik Deutschland

TEPING, C., Priv.-Doz. Dr. med.,
Augenklinik der Stadt Saarbrücken, Theodor-Heuss-Str.,
W-6600 Saarbrücken, Bundesrepublik Deutschland

TETZ, M. R., Dr. med.,
Universitäts-Augenklinik, Im Neuenheimer Feld 400,
W-6900 Heidelberg, Bundesrepublik Deutschland

THIEME, J., Dr. med.,
Charité-Augenklinik der Universität, Schumannstr. 20/21,
O-1040 Berlin, Bundesrepublik Deutschland

WALTERSDORFER, R., Dr. med.,
Universitäts-Augenklinik Graz, Auenbruggerplatz 4, A-8036 Graz

WENNER, M., Dr. med.,
Augenklinik der Stadt Saarbrücken, Schopenhauerstr. 4,
W-6600 Saarbrücken, Bundesrepublik Deutschland

WENZEL, M., Dr. med.,
Augenklinik der RWTH Aachen, Pauwelsstr., W-5100 Aachen,
Bundesrepublik Deutschland

WETZEL, W., Dr. med.,
Zentrum Operative Medizin II, Abteilung Ophthalmologie,
Hegewischstr. 2, W-2300 Kiel 1, Bundesrepublik Deutschland

WIEMER, C., Dr. med.,
Universitätsklinikum Charlottenburg, Augenklinik und Poliklinik,
Spandauer Damm 130, W-1000 Berlin 19,
Bundesrepublik Deutschland

WOLF, T., Dr. med.,
Universitäts-Augenklinik, Klinikum Mannheim, Theodor-Kutzer-
Ufer, W-6800 Mannheim, Bundesrepublik Deutschland

WOLLENSAK, J., Prof. Dr. med.,
Universitätsklinikum Charlottenburg,
Augenklinik und Poliklinik, Spandauer Damm 130,
W-1000 Berlin 19, Bundesrepublik Deutschland

ZEITZ, J. H., Dr. med.,
Stresemannstr. 7−9, W-4000 Düsseldorf,
Bundesrepublik Deutschland

Die Herausgeber bedanken sich bei folgenden Firmen für die großzügige Unterstützung des Kongreßbandes

adatomed, Pharmazeutische und medizintechnische GmbH,
    München
DOMILENS GmbH, Hamburg
IOLAB, Norderstedt
Kabi Pharmacia Ophthalmics GmbH, Freiburg, Erlangen
Pharm-Allergan GmbH, Karlsruhe
POLYTECH Ophthalmologie, Darmstadt

Vorwort

Die Deutschsprachige Gesellschaft für Intraokularlinsen Implantation ist international eine junge Vereinigung der Katarakt- und refraktiven Hornhautchirurgie. Im Gegensatz zu anderen ist es nicht eine an nationale Grenzen gebundene Gesellschaft, und nach der Demokratisierung Osteuropas interessieren sich zunehmend Kollegen aus diesen Völkern für die Tagungen. Früher haben politische Hindernisse den östlichen Nachbarn die Teilnahme unmöglich gemacht. Jetzt sollen organisatorische oder finanzielle Hindernisse den Kontakt nicht verhindern.

Mit der Herausgabe der Kongreßbände entstand in den letzten Jahren eine bedeutende Literatursammlung zur Kataraktchirurgie. Die Zahl der hier veröffentlichten Beiträge nahm stetig zu, so ist der nun vorliegende fünfte Band mehr als dreimal so umfangreich geworden wie der erste aus dem Jahr 1988. Die Qualität der Beiträge ist hoch. Seit dem Erscheinen des ersten Bandes entwickelten sich die Artikel der Kongreßbände zu den mit Abstand am meisten zitierten Werken des deutschen Schrifttums über die Katarakt- und refraktive Hornhautchirurgie. Aus keiner anderen Quelle wurden mehr Arbeiten zu diesem Thema zitiert als aus den Sammelbänden der DGII. Die Attraktivität der vorhergehenden Bände führte auch dazu, daß die Manuskripte in diesem Jahr so früh eingegangen sind, daß das Buch noch im gleichen Jahr, 1991, erscheinen konnte. Diesmal haben alle Autoren die Schriftfassungen ihrer Beiträge eingereicht, so daß sämtliche Referate, Vorträge und Poster der Tagung in Aachen hier nachzulesen sind.

Erst die Vorarbeiten anderer ließen den diesjährigen Kongreß möglich werden. Zuerst sei all den Kollegen gedankt, die durch ihre wissenschaftlichen Beiträge den Kongreß in Aachen gestaltet haben und durch die Erstellung der Schriftfassungen das frühe Erscheinen des Bandes ermöglicht haben. Unser besonderer Dank gilt dem scheidenden Sekretär der Gesellschaft, Herrn Dr. K. Schott, sowie Herrn Prof. K. W. Jacobi, die für das erfolgreiche Konzept der Gesellschaft verantwortlich sind, die uns ständig beratend zur Seite standen und deren Vorlagen für die Gestaltung des Buches wir gerne übernommen haben. Herzlich bedanken möchten wir uns auch bei Frau T. Gerling und ihren Mitarbeiterinnen, durch deren reiche Erfahrung und uner-

müdliche Hilfe die Durchführung der Tagung ermöglicht wurde.
Ebenso bedanken wir uns bei Frau I. C. Legner und ihren Kollegen
vom Springer-Verlag, durch deren Mitwirken erst aus der losen
Sammlung der Manuskripte der vorliegende Band wurde.

M. WENZEL   M. REIM   H. FREYLER   CH. HARTMANN

Inhaltsverzeichnis

III. Anästhesie und OP-Vorbereitung

IV. Optik

Refraktion und Biometrie

Multifokale Linsen

V. Operationstechniken

Kleinschnittchirurgie und Astigmatismus

Verformbare Linsen

Qualitätskontrollen in der Kataraktchirurgie

VI. IOLs in Problemfällen

Operationen am vorgeschädigten Auge

IOL bei erhöhtem Augeninnendruck

Begrüßung

HEINZ FREYLER

Meine sehr verehrten Damen und Herren!

Als Präsident unserer Gesellschaft fällt mir gleichermaßen die Ehre wie das Vergnügen zu, Sie in der alten Krönungsstadt der Deutschen Könige, Aachen, freundlich willkommen zu heißen. Hoffentlich finden Sie auch ein wenig Zeit, die Sehenswürdigkeiten Aachens zu genießen. Denn das fesselnde Programm verspricht, Sie total zu okkupieren.

Die DGII präsentiert sich, wie Sie dem Programm entnehmen können, erstmals als Gesellschaft aller Deutschen und aller Deutschsprechenden, aber auch als sich gesellschaftspolitisch aktiv gerierende Interessensvertretung aller Intraokularlinsen-Implanteure und nicht nur als eine diskussionsfreudige wissenschaftliche Vereinigung. Darauf, auf der wissenschaftlichen Forschung zum letzten Stand der IOL-Implantationschirurgie, liegt natürlich aber doch der Hauptakzent des 5. Kongresses der DGII.

Und es gibt doch immer Neues. Man kann es kaum glauben. Wenngleich sich in diesem Zusammenhang unwillkürlich das Epigramm von Johann Heinrich Voss aufdrängt: „Wäre das Wahre nur neu und das Neue nur wahr." Aber lassen Sie sich überraschen, wo Sie das Neue innerhalb der 127 Beiträge des Programms antreffen werden. Die Attraktivität der DGII, so sehr wir uns darüber nur freuen können, hat auch ihre Schattenseiten. Die große Zahl der Beitragsanmeldungen zwingt uns heuer, die Redezeit der Vorträge von 7 auf 5 Minuten herabzusetzen, um ausreichende Diskussionszeit zu gewinnen. Um eine strengere Selektion der Beiträge werden wir künftig nicht herumkommen. Vorschläge für einen gerechten Modus selectandi erlaubt sich Ihnen der Vorstand der DGII auf der Mitgliederversammlung zu unterbreiten. Die Wahl eines neuen Präsidenten, eine eventuelle Namensänderung der DGII, das Verhältnis zum EIIC, die eventuelle Aufnahme von Operationskursen in das Kongreßprogramm, alles keinesfalls uninteressante Fragen, und noch einiges mehr werden weitere Punkte auf der Tagesordnung der Mitgliederversammlung am Samstag morgen sein. Sie können eine Gesellschaft ganz nach Ihrer Wahl haben, wenn Sie sich aktiv daran beteiligen.

Meine Damen und Herren, mit dem Wunsch eines guten Gelingens erkläre ich diese Tagung für eröffnet.

I. Berufspolitik

Ophthalmochirurgie im Blick
der europäischen Gesundheitspolitik

R. GREWE

Zusammenfassung. Das deutsche Gesundheitswesen wird ab 1993 durch die EG-Sozial-
union mitbestimmt. Unterschiedliche Finanzierungsarten in den einzelnen EG-Ländern
erschweren eine Harmonisierung. Außer in der BRD gibt es in allen übrigen EG-Staaten
nur eine gesetzliche Einheitskrankenversicherung. Mit der Sozialunion soll im ganzen EG-
Bereich die Regelleistung im Gesundheitswesen für jeden Bürger garantiert bleiben. Das
Kostenerstattungsprinzip soll bisher übliche Rechnungsstellungen ablösen. Unverzichtbar
sind neben der freien Arztwahl, der Berufs- und Therapiefreiheit der Aufbau bzw. die
Erhaltung der ärztlichen Selbstverwaltungsorgane. Voraussetzung für eine gute augenärztliche Versorgung ist die Angleichung der Aus- und Weiterbildung in allen EG-Ländern.
Einsparungen im Gesundheitswesen der BRD sind durch eine notwendige Verzahnung von
ambulanter und stationärer Behandlung möglich. Neben einer Verkürzung der Verweildauer im stationären Bereich könnte die ambulante Operation bei strenger Indikationsstellung Einsparungen bringen. An Stelle der Kostendurchschnittswerte im Krankenhaus müssen die tatsächlich von jedem einzelnen Patienten verursachten Kosten erstattet werden.
Dies schließt Fallpauschalen für vergleichbare Operationen wie z.B. die Kataraktoperation
nicht aus.

Summary. From 1993 the German public health service will depend on the European community social union. Various kinds of financiation among the countries of the European
community make an approximation more difficult. Besides Germany, all other EG countries have only one legal uniform social insurance and health system. By means of the social
union a standard medical care of the social insurance for every citizen in all EG countries
shall be guaranteed. The principle of compensation for outlay will replace the supply of
invoices as usual up to now. Besides a free choice of physician the possibility of free choice
of profession and therapy, the organisation i.e. the maintenance of medical autonomic
organs is of special importance. Pre-condition for a good ophthalmological service is the
assimilation of the basic and further training in all EG countries. Saving up money in the
social care in Germany is possible by a necessary combination of in- and out-patient treatment. Besides a shortening of the duration of in-patient treatment also ambulant surgery
could lead to lower costs. Instead of average costs per case for in-patient treatment the real
costs for every patient have to be paid. This includes fixed sums per case for comparable surgical interventions like the cataract extraction.

Die Vollendung des Europäischen Binnenmarktes Ende 1992 wird eine Veränderung der Rahmenbedingungen für ärztliche Tätigkeit in Europa mit sich
bringen.

Ein einheitliches europäisches Gesundheitswesen existiert bis heute noch
nicht. Wir müssen jedoch davon ausgehen, daß in den nächsten Jahren ein

---

Bogenstr. 3, W-4400 Münster, Bundesrepublik Deutschland

5. Kongreß der DGII
Hrsg. Wenzel et al.
© Springer-Verlag Berlin Heidelberg

europäisches Gesundheitswesen entwickelt wird. Dies setzt voraus, daß in
den einzelnen Mitgliedsstaaten der Europäischen Gemeinschaft die Sozialunion im Sinne der Vereinheitlichung verwirklicht wird.

Gegenwärtig verfügen mehr als die Hälfte der europäischen Staaten über
staatliche Gesundheitsdienste verschiedener Prägung. In den übrigen Ländern gibt es Sozialversicherungen unterschiedlicher Form. Allein in
Deutschland haben wir im Rahmen der gesetzlichen Krankenversicherung
ein gegliedertes Krankenversicherungssystem.

Auch die Finanzierung des Gesundheitswesens ist in allen Ländern unterschiedlich. Während etwa die Hälfte der europäischen Länder den staat-
lichen Gesundheitsdienst aus Steuern bezahlt, wird in den übrigen Partner-
ländern ein Arbeitnehmer- und Arbeitgeberbeitrag unterschiedlicher Höhe
erhoben. Die Defizitdeckung erfolgt aus Steuern. Allein in der Bundesre-
blik sind die Sozialleistungen staatlich unabhängig und werden ausschließlich
von Arbeitnehmern und Arbeitgebern getragen.

Schon dieser Hinweis zeigt, wie schwierig es sein wird, eine Harmonisierung des Gesundheitswesens in allen Ländern der Europäischen Gemeinschaft zu erreichen, zumal die Wirtschaftskraft der einzelnen Mitgliedstaaten
unterschiedlich ist.

Die Niederlassungsfreiheit in Europa gibt es für Ärzte seit 1975. Im Rahmen des freien Dienstleistungsverkehrs innerhalb der EG ist es schon heute
rechtens, daß Operateure in anderen Mitgliedsländern zur Ausübung der
operativen Tätigkeit befugt sind. Dies gilt auch für Patienten der gesetzlichen
Krankenversicherung, sofern eine Ermächtigung des Zulassungsausschusses
der jeweiligen Kassenärztlichen Vereinigung vorliegt. Nach geltendem EG-
Recht kann diese Ermächtigung praktisch nicht verweigert werden. Die Einführung des europäischen Binnenmarktes 1992 wird vermehrt Ärzte aus
anderen EG-Ländern in die Bundesrepublik ziehen. Nach der Vereinigung
beider deutscher Staaten arbeiten in der Bundesrepublik etwa 300 000 Ärz-
tinnen und Ärzte. Ein weiterer Zuzug aus den übrigen EG-Ländern müßte
mit großer Besorgnis beobachtet werden.

Die Bundesregierung hat nicht zuletzt aus Gründen der Entlastung des
Marktes und der Finanzmittel die Phase des „Arztes im Praktikum" vor die
Erlangung der Approbation gesetzt. Da diese zusätzliche Weiterbildungs-
hürde in den übrigen EG-Ländern nicht besteht, können sich Ärzte aus den
Mitgliedsländern frühzeitiger als deutsche Kolleginnen und Kollegen in der
Bundesrepublik niederlassen. Um derartigen Wanderungsbewegungen zu
begegnen, ist die Schaffung einheitlicher Weiterbildungsbestimmungen im
gesamten EG-Bereich zwingend erforderlich.

Nach den EG-Richtlinien soll bis spätestens 1995 die Weiterbildung har-
monisiert werden. Dies bedeutet auch eine allgemeine Zugangsvorausset-
zung zur Kassenärztlichen Versorgung. Vergleichbare Zugangsverordnun-
gen zu den gesetzlichen Krankenversicherungen setzen vergleichbare Qualifikationen der Ärzte voraus. Hiervon hängen Arbeitsbedingungen und Ein-
kommenserwartungen ganz allgemein ab.

Durch die hohe Zahl der Ärzte innerhalb der EG wird sich die Wettbewerbssituation in Europa verschärfen. Die Freizügigkeit, die es dem Patienten erlaubt, nach Vollendung des Europäischen Binnenmarktes Ende 1992 nach eigener freier Wahl die Leistungen eines jeden Arztes in Europa in Anspruch zu nehmen, führt zu einer hohen Mobilität der Patienten. Hiervon werden insbesondere Grenzgebiete, z.B. zu den Niederlanden und Belgien, betroffen sein. Im Extremfall könnte sich hieraus ein „Gesundheitstourismus" entwickeln.

Nach den Vorstellungen der EG-Kommission soll innerhalb der Mitgliedsländer ein einheitliches Daten-System für das Gesundheitswesen aufgebaut werden. Der Patient erhält für die ärztliche Behandlung eine sog. „Smard card", bei deren Vorlage er in allen EG-Ländern Regelleistungen im Rahmen der gesetzlichen Krankenkassen in Anspruch nehmen kann.

Bei der Verwirklichung eines solchen Systems ist die Erhaltung der Unantastbarkeit des Arzt-Patienten-Verhältnisses, der freien Arztwahl und der ärztlichen Schweigepflicht unter Berücksichtigung des vollen Datenschutzes unabdingbare Voraussetzung.

In Deutschland ist nach der Bundesärzteordnung der ärztliche Beruf „seiner Natur nach ein freier Beruf". Dies gilt sowohl für den in eigener Praxis tätigen, wie für den angestellten Arzt.

Eine Aufhebung der Wettbewerbsbeschränkungen für freie Berufe, wie sie in einem Urteil vom 14. 7. 1987 des Bundesverwaltungsgerichts anklingt, könnte − auf den europäischen Raum übertragen − nicht nur zu einer Freigabe der Gebührenordnungen, sondern auch zu einer Aufhebung der ärztlichen Selbstverwaltungen als protektionistische Einrichtungen führen. Die Folge wäre ein absoluter freier Preis-Wettbewerb, so daß in verhängnisvoller Weise die Inanspruchnahme ärztlicher Leistungen nach Preiserwägungen erfolgen würde, was nicht ohne Auswirkungen auf die Volksgesundheit bleiben kann. Die vergleichbaren Verhältnisse in den USA sind hierfür beispielhaft. Die Unabhängigkeit des freien Arztberufes verbietet wirtschaftliche Werbung.

Die ärztliche Selbstverwaltung ist eine Gewähr für die Freiheit unseres Berufes. Weder europäische Institutionen noch staatliche Interessengruppen dürfen diese Freiheit, die zugleich die Grundlage für ein vertrauensvolles Arzt-Patienten-Verhältnis ist, beeinflussen.

Bundesärztekammer und Kassenärztliche Bundesvereinigung sind aufgefordert, diese Grundrechte unseres Berufsstandes vor den Gefahren, die sich aus dem Zusammenwachsen der europäischen Sozialsysteme ergeben, zu verteidigen.

Die Überlegungen der EG-Kommission, die freie Arztwahl und die ärztliche Leistung als personenbezogene Leistung einer Art Poliklinik zu opfern, müssen durch die schlimmen Erfahrungen in den früheren sozialistischen Staaten widerlegt und abgewendet werden.

Um eine vertretbare Kostenbegrenzung innerhalb des Gesundheitswesens zu erreichen, haben auch wir Ärzte unseren Anteil beizutragen. Bisher leisten wir uns den Luxus, in den landesweit bestehenden Einzelpraxen hochtechnisierte Apparate- und Gerätetechnik vorzuhalten, die nur partiell durch die Klientel des einzelnen Arztes ausgelastet werden kann.

Eine Änderung der Praxisform im Sinne einer Gemeinschaftspraxis oder Praxisgemeinschaft wird hier, wie in dem kostenintensiven Bereich der Arzt-helferinnen Einsparungen bringen können.

Der größte Kostenfaktor in allen europäischen Ländern sind die Aufwen-dungen für die Krankenhäuser. Die Arbeitsgemeinschaft für Gemeinschafts-aufgaben der Krankenversicherung in Essen versucht jetzt durch Empfeh-lungen zur Begrenzung der Verweildauer Kostendisziplin zu erreichen. So wird z.B. die stationäre Verweildauer bei Kataraktoperationen auf drei Tage begrenzt.

Sieht man einmal von der medizinischen Fragwürdigkeit dieser Maß-nahme ab, gerät man unweigerlich mit der vom Krankenhausträger geforder-ten Auslastung der Betten in Konflikt. Leider ist die „Mitternachtsbelegung" noch heute das Maß der Dinge. Vernünftig wäre es, die wirklichen Fall-kosten zu errechnen, dem Kranken mitzuteilen und dem Kostenträger in Rechnung zu stellen. Gerade die sog. „kleinen" Fächer leiden unter der von den Krankenhausverwaltungen angewandten Mischkalkulation, wodurch die Gesamtkosten des Krankenhauses nivelliert werden.

Ganz davon abgesehen, daß ein 3-Tages-Aufenthalt bei Kataraktopera-tionen über den normalen Pflegesatz die tatsächlich entstandenen Aufwen-dungen nicht ausgleichen kann, verursachen Bereitstellungskosten der leer-stehenden Betten und die für die höhere Operationszahl notwendigen größe-ren Personalkosten zusätzliche Belastungen für den Krankenhausträger. Dies vor dem Hintergrund, daß nach geltender Weiterbildungsordnung Uni-versitätskliniken mindestens 60 Betten und hauptamtliche Abteilungen min-destens 40 Betten ausweisen sollten.

Da der Tagespflegesatz je Krankenhausbett die Operationskosten im Wesentlichen mitabdeckt, muß zwangsläufig eine Verkürzung der Verweil-dauer zu einer Erhöhung des Pflegesatzes führen. Untersuchungen in den USA haben gezeigt, daß der Pflegesatz in den sog. Tageskliniken mehr als das Fünffache eines normalen Krankenhauses beträgt. Andererseits tragen Tageskliniken wegen des schnellen Durchgangs zum Abbau der Wartezei-ten, z.B. bei Kataraktoperationen, bei.

Die mir zur Verfügung stehenden detaillierten Kostenübersichten lassen keinen genauen Vergleich zwischen stationär und ambulant durchgeführter Kataraktoperation zu.

Der von den Krankenhäusern ausgewiesene Tagespflegesatz deckt aus-schließlich die anfallenden Betriebskosten. Geräte und Instrumente werden aus einem pauschal dem Krankenhausträger zugestandenen Pool bezahlt. Bei Gebäuden und fest installierten Geräten — wie z.B. Air-Kondition — übernimmt der Staat 100% der Kosten.

Der Betreiber einer Tagesklinik dagegen muß alle Kosten selbst tragen und in seinen Gesamtpreis marktwirtschaftlich einbeziehen. Wenn man davon ausgeht, daß der notwendige Gebäude-, Geräte- und Instrumenten-aufwand sowie die laufenden Betriebskosten, die eine Tagesklinik nachweisen kann, in vergleichbarer Form im Krankenhaus anfallen, müßte die ambulante Operation infolge Fortfalls der stationären Kosten gegenüber der stationär durchgeführten Operation preisgünstiger sein. Durch staatliche Subventionen an die Krankenhäuser gibt es hier Kostenverzerrungen.

Andererseits sind die vor- und insbesondere die nachstationären Kosten einschließlich der Transportkosten, die eine ambulante Kataraktoperation im Sinne der Kostenverlagerung verursacht, nicht berücksichtigt. Weiterhin finden die erheblichen Aufwendungen der Angehörigen- oder Freundeshilfe keine Erwähnung.

Bei allen Vergleichsrechnungen zwischen den Kosten für eine Kataraktoperation in Klinik, Belegabteilung oder Tagesklinik muß berücksichtigt werden, daß die Lehr- und Weiterbildungsstätten auch die „Last" der Ausbildung tragen. Hier werden Studenten unterrichtet und junge, unerfahrene Kolleginnen und Kollegen weitergebildet. Dies muß sich ebenso im Ergebnis niederschlagen, wie das Spektrum einer Augenklinik nicht mit dem Operationskatalog einer rein auf die vorderen Augenabschnitte fixierten Tagesklinik vergleichbar ist. Aus- und Weiterbildung − wir alle haben sie in Anspruch genommen − kostet ihren Preis und das schlägt sich zwangsläufig im Pflegesatz oder den Zuschüssen und Finanzhilfen nieder, ohne daß man mit vergleichbaren Zahlen aufwarten kann.

Die Frage nach der medizinischen Vertretbarkeit der ambulanten Kataraktoperation ist nicht umstritten. Qualitätssicherung und moderne Operationsmethoden haben das postoperative Risiko nach den vorliegenden großen Statistiken stark reduziert.

Ob stationäre oder ambulante Operation ist im wesentlichen eine Entscheidung, die der Patient nach den Empfehlungen seines Operateurs selbst treffen muß.

Der Arzt hat sich bei seiner Empfehlung neben der Berücksichtigung der Wünsche des Patienten an dessen Allgemeinzustand, dem sozialen Umfeld und der entsprechenden Nachsorge sowie der räumlichen Entfernung zum Operateur bzw. zum nachbehandelnden Augenarzt zu orientieren.

Da die meisten postoperativen Komplikationen in den ersten 6 Tagen auftreten, halte ich eine subtile Nachsorge durch den Operateur für zwingend, so daß ein mehrtägiger Krankenhausaufenthalt im Interesse einer optimalen Patientenversorgung gerechtfertigt erscheint.

Während in den USA die Kataraktoperation schon aus sozialer Indikation und Gründen der Lebensqualität in jüngeren Jahren bei nur geringer Beeinträchtigung des Sehens durchgeführt wird, ist dies in Deutschland erst bei einer deutlich merkbaren Beeinträchtigung der Sehschärfe der Fall. Da der Allgemeinzustand der jüngeren Patienten in der Regel besser ist als bei Älteren, wird bei diesem Patientengut das Komplikationsrisiko minimiert.

Unter Berücksichtigung des Kostenvergleichs zwischen stationärer und ambulanter Kataraktoperation empfiehlt sich für ältere und risikobeladene Patienten (schlechter Allgemeinzustand, schwere Allgemeinerkrankungen, hohe Brechungsfehler etc.) der stationäre Aufenthalt, da der Patient unter

Aufsicht des geschulten Klinikpersonals in jedem Fall besser versorgt werden kann, als dies bei Verwandten und Freunden möglich ist.

Tageskliniken und das damit verbundene ambulante Operieren müssen auch innerhalb des Vergleichs der Europäischen Gemeinschaft gesehen werden.

Steigende Augenarztzahlen und das Vordringen der Heil-Hilfs-Berufe — in unserem Fall Optometristen und Orthoptisten/innen — zwingen zu einem Umdenken in der Weiterbildung. Die Zahl der heranzubildenden Augenärzte muß nicht nur vor dem Hintergrund der zu erwartenden Anerkennung des Euro-Optometristen drastisch gesenkt werden. In der Praxis tätige Augenärzte oder Belegärzte sollten daher jede Weiterbildung aus Verantwortung gegenüber unserem Berufsstand unterlassen. Der Appell, möglichst wenige Augenärzte weiterzubilden, richtet sich in gleicher Form an die hauptamtlichen Abteilungen.

Um den augenärztlichen Berufsstand erhalten zu können, muß die Qualifikation des Ophthalmologen durch eine ergänzende Weiterbildung verbessert werden. Hierzu gehört das Operieren ebenso wie besondere Qualifikationen auf dem Gebiet der konservativen Augenheilkunde.

Die Strukturänderungen in der Medizin allgemein und das Zusammenwachsen des europäischen Hauses verlangen die gänzlich vorurteilsfreie analytische und praktische Akzeptanz der Problematik und zwingen alle Bereiche der Ophthalmologie zur Umsetzung der gewonnenen Erkenntnisse in die Weiter- und Fortbildung. Nur so hat die deutsche Augenheilkunde eine Chance, sich auch in Zukunft gegenüber den veränderten nationalen und europäischen Begebenheiten und Bedingungen zu behaupten.

Nicht Quantität, sondern Qualität muß dabei die Devise sein.

Entwicklung des Gesundheitswesens im ehemaligen Gebiet der DDR

G. J. GODER

Zusammenfassung. Der Übergang von einem sozialistischen Gesundheitswesen zu einem kapitalistischen schafft unerwartete Schwierigkeiten in der ehemaligen DDR. Das wirkt sich auch in der Augenheilkunde aus. Es wird geschildert, wie es zu dem sozialistischen Gesundheitswesen in Ostdeutschland kam, welches seine Vorteile, welches seine Nachteile waren. Es wird versucht, einige Ursachen für die Schwierigkeiten des Überganges darzustellen.

Summary. The transition from a socialist to a capitalist health care system in East Germany creats unexpected difficulties. This is true also for ophthalmology in this part of Germany. The development of the socialist system of health care as a result of Soviet orders is described, also its advantages and disadvantages. Some reasons of the difficulties of the interesting phase of historical transition are analyzed.

Die Entwicklung des Gesundheitssystems im ehemaligen Gebiet der DDR ist gegenwärtig durch den Übergang von einem sozialistischen in ein marktwirtschaftliches Gesundheitssystem geprägt. Dieser ist im Artikel 22 des Staatsvertrages vom 18. Mai 1990 vorgeschrieben. Im Absatz 2 heißt es: „Neben der vorläufigen Fortführung der derzeitigen Versorgungsstrukturen, die zur Aufrechterhaltung der medizinischen Versorgung der Bevölkerung notwendig ist, wird die DDR *schrittweise eine Veränderung* in Richtung des Versorgungsangebotes der Bundesrepublik Deutschland mit privaten Leistungserbringern vornehmen, insbesondere durch Zulassung niedergelassener Ärzte, Zahnärzte und Apotheker sowie selbständig tätiger Erbringer von Heil- und Hilfsmitteln und durch Zulassung privater und frei-gemeinnütziger Krankenhausträger."

Wie entstand das sozialistische Gesundheitswesen? Die kommunistische Partei Deutschlands hatte es noch vor Beendigung des 2. Weltkrieges im Oktober 1944 in ihrem Aktionsprogramm nach sowjetrussischem Vorbild vorgeplant. Es ist an die Namen Maxim Zetkin, dem Sohn von Clara Zetkin, der in der Sowjetunion zum Chirurgen ausgebildet worden war, A. Beyer, W. Friedeberger und E. Marcusson geknüpft.

Am 11. Dezember 1947 erließ die sowjetische Militäradministration Deutschlands einen Befehl, der zum Grundpfeiler der ärztlichen Versorgung

Augenklinik des Klinikums Berlin-Buch, Karower Str. 11, O-1115 Berlin-Buch, Bundesrepublik Deutschland

5. Kongreß der DGII
Hrsg. Wenzel et al.
© Springer-Verlag Berlin Heidelberg

die Polikliniken und Ambulatorien bestimmte. In praxi wirkte sich das so aus, daß Niederlassungsgenehmigungen immer restriktiver erteilt wurden, daß Privatpraxen in ihren Kaufmöglichkeiten von Geräten, Instrumenten und Praxisbedarf gegenüber Krankenhäusern und Ambulatorien vielfach benachteiligt wurden, daß lange Zeit Kinder niedergelassener Ärzte für eine geplante akademische Laufbahn noch größere Schwierigkeiten hatten als die von angestellten Ärzten. Dieses System wurde nach Gründung der DDR zielstrebig weitergeführt. Die Renten- und Versicherungsprobleme niedergelassener Ärzte waren schwieriger zu lösen als die angestellter. Die Vergütungswerte der Niedergelassenen waren ebenso wie die Gehälter der angestellten Ärzte wesentlich niedriger, als in westlichen Ländern.

Es wurde eine zunehmende Zentralisierung und Organisation des Gesundheitswesens angestrebt. Dem Arzt sollte keine Sonderstellung in der Gesellschaft mehr zukommen. Er war ein Werktätiger wie jeder andere, über dem, weit enthoben, nur die Staats- und Parteifunktionäre schwebten. Diese richteten sich ihre eigenen medizinischen Versorgungseinrichtungen ein mit höherer Vergütung der Ärzte und besserer Ausstattung. Es entstand ein System ökologischer Nischen für die ärztliche Tätigkeit in Form nur für bestimmte Bevölkerungsgruppen zuständiger Einrichtungen: Sportmedizinischer Dienst, Verkehrsmedizinischer Dienst, Regierungskrankenhäuser, Poliklinik der Ministerien, Poliklinik des Zentralkommitees der Sozialistischen Einheitspartei, Krankenhaus der Volkspolizei, Krankenhaus des Ministeriums für Staatssicherheit, Betriebsgesundheitswesen, um nur einige Beispiele zu nennen. Führende Partei- und Regierungsvertreter schenkten ihr Vertrauen bevorzugt sowjetischen Ärzten. Der Eid des Hippokrates wurde abgeschafft und durch eine Ergebenheitserklärung an Sozialismus und Regierung ersetzt. Führende Stellungen im Gesundheitswesen wurden zunehmend durch ehemalige Offiziere im medizinischen Armeedienst eingenommen bis hin zum Gesundheitsminister. So wurden auch Fakultätssitzungen und Chefarztdienstbesprechungen zu Befehlsempfängen herabgewürdigt. Wissenschaftliche Informationen durch Zeitschriften, Bücher und Kongreßteilnahmen wurden durch ökonomische und politische Zwänge unendlich erschwert. Wir Augenärzte mußten unseren Austritt aus der Deutschen Ophthalmologischen Gesellschaft erklären. Die Medizintechnik fiel rettungslos durch Informationsmangel, Monopolstellung weniger staatlicher Betriebe und staatlich verordnete Selbstbeweihräucherung zurück. Die medizintechnische traditionsreiche Infrastruktur wurde bewußt durch Kombinatsbildung zerstört.

Dennoch gab es herausragende Ärzte und Leistungen in diesem System. Erinnert sei nur an Namen wie Brugsch, Sauerbruch, Max Bürger, Albrecht Peiper und Karl Velhagen. Sie führten einen mutigen und klugen Kampf für Humanität und Leistungswillen trotz fehlender Stimulation. Das zwölfbändige Handbuch „Der Augenarzt", die Erfindung der Irisnaht als erste mikrochirurgische Operation und die Weiterexistenz der Firma Deutschmann in Zittau sind herausragende Beispiele ophthalmologischen und medizintechnischen Leistungswillens.

Tabelle 1. Augenärztliche Betreuung Stand 1982

Bezirke	Augenärzte stat. tätige in VbE	ambul. tätige in VbE	Betr.grad ambulant
Berlin	48,7	92,9	1:12,460
Cottbus	10,0	23,7	1:37,324
Dresden	43,8	77,1	1:23,404
Erfurt	9,5	63,6	1:19,480
Frankfurt/O.	10,6	23,3	1:30,340
Gera	20,7	34,6	1:21,445
Halle	27,8	77,1	1:23,728
Karl-Marx-Stadt	22,7	76,6	1:25,134
Leipzig	24,8	64,6	1:21,818
Magdeburg	17,6	63,3	1:20,017
Neubrandenburg	7,0	20,1	1:30,974
Potsdam	22,5	40,8	1:27,419
Rostock	20,8	49,8	1:17,868
Schwerin	11,2	19,6	1:30,112
Suhl	3,3	23,0	1:23,878
DDR	301,0	750,1	1:22,312

Ein großer Vorteil dieses Systems war, daß der Arzt nicht ökonomisch denken mußte und von Patienten ökonomisch unabhängig war.

Das erwies sich aber als Scheinvorteil, wie uns die Gegenwart zeigt. Ganz gleich, wieviel ein angestellter Arzt arbeitete und wie effektiv oder wie ökonomisch, das spärliche Gehalt blieb das gleiche. So wurden Aufnahmekräfte gelegentlich zu Abweisungskräften und Patienten mußten lange auf Untersuchungs- und Behandlungstermine warten. In den Polikliniken, besonders in den großen, entstand keine allzu feste Arzt-Patientenbindung. Die ärztliche Fluktuation war zwar gering, da es keine verlockenden anderen Betätigungsfelder, wie z.B. die freie Praxis gab. Aber es gab hohe Ausfälle der Ärzte durch Krankheit, der Krankenstand lag zwischen 5% und 10%, durch Familienprobleme und Haushaltstage der Frauen, 65% der Augenärzte sind Frauen und durch Versammlungen, Schulungen und Kongresse während der Arbeitszeit. Manche Ärzte zogen sich gern zur Schreibtischarbeit zurück. Ein Vorteil der Polikliniken war die räumlich vereinfachte Konsultationsmöglichkeit mit anderen Fachgebieten.

Sehr stolz waren die Statistiker auf die hohe Arztdichte in der DDR. In der DDR gab es zum 31. 12. 1982 1051 Augenärzte, 301 stationär und 750 ambulant tätig (Tabelle 1). Das bedeutete, daß auf 22 312 Einwohner ein Augenarzt vorhanden war. Aber die Verteilung war trotz staatlicher Reglementierung sehr ungleichmäßig: In Ostberlin entfiel mit 142 Ophthalmologen einer auf 12 460 Einwohner während im Bezirk Cottbus auf 37 324 Einwohner ein Augenarzt kam. Entsprechend unterschiedlich lag auch die Auslastung der Augenärzte: Während sie im Bezirk Erfurt bei 7000 Konsultationen pro Jahr und Augenarzt lag, war sie z.B. im Bezirk Potsdam bei fast 11 000 (Abb. 1).

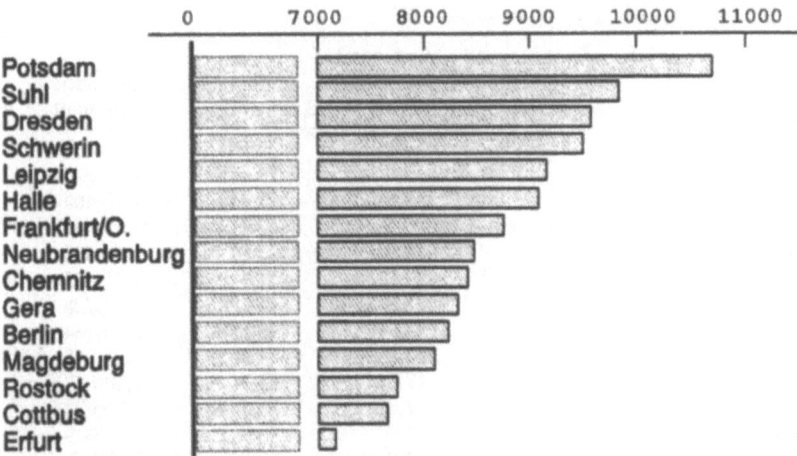

Abb. 1. Durchschnittliche Anzahl augenärztlicher Konsultationen je vollbeschäftigten (VbE) Augenarzt in den einstigen Bezirken der früheren DDR

Entsprechend unterschiedlich war auch der Ausstattungsgrad der Augenkliniken. 1985 hatten wir in der DDR 66 stationäre ophthalmologische Einrichtungen (Tabellen 2, 3). 10 Jahre vorher waren es noch 12 mehr, also 78 gewesen. Es erfolgte ein Konzentrationsprozeß vorwiegend zugunsten der größeren Kliniken. Aber es findet sich auch eine Reduktion der allzu großen Augenkliniken über 80 Betten. Neun dieser Kliniken sind Universitätskliniken oder Augenkliniken Medizinischer Akademien (3), drei waren Leitkliniken der jetzt aufgelösten Akademie für Ärztliche Fortbildung, die eigenes Habilitations- und Promotionsrecht besaß und vielfach eine Zufluchtsstätte für enttäuschte oder verbitterte Hochschullehrer war, eins war ein Armeelazarett, 24 waren Bezirkskrankenhäuser, 28 waren Kreiskrankenhäuser und eines war ein konfessionelles Krankenhaus. Insgesamt gab es 2530 ophthalmologische Betten, das sind 0,15 Betten auf 1000 Einwohner. Die Mehrzahl von ihnen entfällt auf Bezirkskrankenhäuser gefolgt von Universitäts- und Akademiekliniken.

Tabelle 2. Klinikstrukturen für Ophthalmologie der DDR 1985

Art der Klinik	N	Bettenzahl	Summe
Univ.-Kliniken	6	70−122	586
Med. Akad.	3	66−110	256
Akad. für ärztliche Fortbildung	3	45−116	221
Armeelazarett	1	20	20
Bezirkskrankenhaus	24	6− 60	887
Kreiskrankenhaus	28	5− 43	534
konfess. Krankenhaus	1	26	26
Summe	66	5−122	2530

Tabelle 3. Bettenverteilung Ophthalmologie 1975 und 1985 auf Anzahl der Kliniken und Abteilungen

Bettenzahl	Einrichtungen 1975	1985
10	14	4
11– 20	19	13
21– 30	15	15
31– 40	9	9
41– 50	7	6
51– 60	3	6
61– 70	2	2
71– 80	1	1
81– 90	0	1
91–100	3	2
100	5	4
Summe	78	66

Als am 9. November 1989 die blutbefleckte Mauer in Berlin fiel, ohne die die DDR seit 1961 nicht überlebt hätte, gab es in Ostberlin noch zwei niedergelassene Augenärzte. Die Hoffnung auf eine bessere Zukunft war sehr groß.

Inzwischen sind Ernüchterung und Enttäuschung eingetreten. In Berlin scheitern viele Niederlassungs- und Privatisierungsbestrebungen an ungeklärten Eigentums- und Rechtsverhältnissen. Bei etwa 60% der DDR-Immobilien bestehen Besitzansprüche von außerhalb. Sie zu klären kann bei der jetzigen Rechtslage 30 Jahre dauern. Die ersten, die eine freie Niederlassung schafften, waren bevorzugt Augenärzte mit alten Verbindungen: Aus den Regierungskrankenhäusern, aus dem Gesundheitssystem des Staatssicherheits- und Parteisystems.

Zum ersten Mal trat ein noch nie gekanntes und unerwartetes Phänomen ein: Arbeitslosigkeit unter Ärzten. Von ihr sind bestimmte Fachrichtungen ganz besonders betroffen: Sportmedizin, Sozialmedizin und Arbeitsmedizin. Aber es finden sich auch Allgemeinmediziner, Internisten und Pädiater darunter. Es gibt in Ostberlin sogar 2 Augenärzte unter 273 arbeitslosen Ärzten. Besonders betroffen sind die Altersgruppen zwischen 30 und 35 Jahren und zwischen 45 und 55 Jahren (s. Tabellen 4, 5).

Nehme ich unsere Bucher-Augenklinik als Beispiel, so besteht eigentlich kein Anlaß zum Pessimismus: Wir konnten vor einigen Wochen mit einer Bonner Spende einen zweiten Operationssaal mit einem Möller-Wedel-Mikroskop in Betrieb nehmen und eine neue Station einrichten. Zum ersten Mal verwirklicht sich mein Wunschtraum einer Klinik unter einem Dach. Wir haben keine Sorgen mehr bei der Beschaffung intraokularer Linsen: Schon 1982 hatten wir als erste DDR-Klinik mit der geplanten ECCE begonnen und Hinterkammerlinsen implantiert. Allerdings waren wir dabei auf Produkte eines kleinen einheimischen Handwerkbetriebes angewiesen.

Es war ein harter Kampf um qualitativ bessere Importe zu führen, der erst mit Fall der Mauer gewonnen war. 1988 begannen wir mit Phakoemulsifika-

Tabelle 4. Arbeitslose Ärzte Ostberlin 12. 12. 1990−25. 01. 1991; Σ = 273

Fach	N	Fach	N
Allgem.	39	Neur.-Psych.	6
Sport	37	Derma.	5
Sozial	19	Gyn.	4
Inn.	17	Anästh.	3
Päd.	16	HNO	3
Arbeit	14	Augen	2
Hyg.	9	Neurophys.	2
Mikr.-Vir.	9	Path.	2
Physiol.	9	Transf.	1
Radiol.	7	Orthop.	1
Chir.	7	Biochem.	1

Tabelle 5. Arbeitslose Ärzte

Altersgruppe	m.	w.	Gesamt absolut	relativ
25−30	2	13	15	7,0%
30−35	14	30	44	20,70%
35−40	3	16	19	8,92%
40−45	5	10	15	7,04%
45−50	10	38	48	22,53%
50−55	23	30	53	24,88%
55−60	8	8	16	7,51%
60	3		3	1,40%
Gesamt	68	145	213[a]	100%

tion und der Kapsulorhexis (Abb. 2). Sprunghafte Fortschritte in der apparativen Ausstattung haben auch andere Augenkliniken der DDR in den letzten Monaten gemacht. Dennoch ist das Gefühl der Unsicherheit sehr groß.

Von 17 Fachärzten unserer Klinik sind erst 4 zur Niederlassung fest entschlossen. Was wirkt hemmend?

1. Die mangelhafte Rechts- und Finanzberatung. Es gibt kaum unbelastete und erfahrene Juristen. Finanzberater gibt es im Osten ebenfalls kaum.
2. Die immer noch vorhandene Obrigkeitsgläubigkeit und die jahrzehntelang anerzogene Unentschlossenheit und die Scheu vor Verantwortungsübernahme.
3. Die geringe Kapitalakkumulation selbst bei älteren Kollegen. Die Gehälter waren niedrig. Ein eventuell vorhandenes Vermögen wurde bei der Währungsunion halbiert.
4. Die jahrzehntelang zwangsweise verordnete und damit jetzt verhaßte kollektive Arbeitsweise und die neue Existenzangst lassen vor der Gründung von Praxisgemeinschaften oder Gemeinschaftspraxen vielfach noch zurückschrecken.

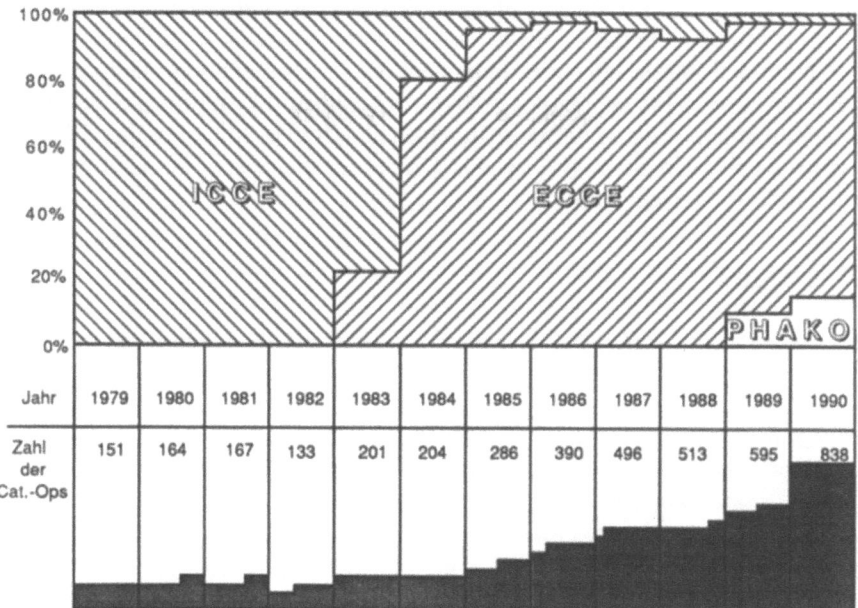

Abb. 2. Entwicklung der Kataraktchirurgie in der Augenklinik des Klinikums Berlin-Buch

5. Eine große Beunruhigung schuf das Verhalten vieler pharmazeutischer Firmen der alten Bundesländer, die neuen Länder nicht für die niedrigeren Preise (55%) zu beliefern, während es von Ärzten und Schwestern als selbstverständlich erwartet wird, für die alten niedrigen Gehälter weiterzuarbeiten, obwohl die Lebenshaltungskosten steigen.

6. Die Unfähigkeit der Treuhand, mit den Problemen der neuen Situation angepaßt ohne althergebrachtes fiskalisches Denken fertigzuwerden.

7. Die Fetischisierung der Marktwirtschaft und der neue absolute Glaube an ihre Wunderkraft möglichst im Selbstlauf und ihre unkritische Anpassung an völlig neue Verhältnisse.

Artikel 33 des Einigungsvertrages lautet: „Es ist Aufgabe der Gesetzgeber, die Voraussetzungen dafür zu schaffen, daß das Niveau der stationären Versorgung der Bevölkerung ... zügig und nachhaltig verbessert und der Situation im übrigen Bundesgebiet angepaßt wird."

Von diesem Passus haben wir zwar in unserer Klinik schon einiges gemerkt. Aber ich bin mir nicht sicher, ob es allen übrigen Augenkliniken der ehemaligen DDR ähnlich geht. Der Augenschein und persönliche Kontakte mit anderen Klinikchefs sprechen eigentlich dagegen.

Täglich sage ich meinen Mitarbeitern: Schlimmer als es war, kann es nicht kommen und noch einmal 40 Jahre würde es gewiß nicht dauern, bis wir der Armenhaussituation entrinnen. Wir genießen die Reisefreiheit. Die Welt, besonders die wissenschaftliche, steht uns, von neuen ökonomischen Zwängen abgesehen, offen. Wir sind vom unermeßlichen Druck des Staatssicherheitssystems befreit, dessen Flächendeckung fast jeder von uns in seinem Leben zu spüren bekam.

Dennoch fühle ich, wie mancher der Vergangenheit nachzutrauern beginnt angesichts steigender Arbeitslosigkeit und Sozialprobleme. Einer, der den Sozialismus besser begriffen hat, als wir alle, sollte uns dabei Tröster sein: Bertolt Brecht sagte, an das Unabänderliche sei kein sentimentaler Gedanke zu verschwenden.

Literatur

1. Akademie für Ärztliche Fortbildung (1964–1988) Jährliche statistische Jahrbücher. Das Gesundheitswesen der DDR
2. Die Verträge zur Einheit Deutschlands (1990). In: Ingo von Münch (Hrsg) Staatsvertrag, Vertrag über die Schaffung einer Währungs-, Wirtschafts- und Sozialunion zwischen der Bundesrepublik Deutschland und der DDR vom 18. 5. 1990. Beck, München
3. Goder GJ (1986) Entwicklungskonzeption Ophthalmologie. Manuskriptdruck, Berlin

Zum derzeitigen Stand der Kataraktchirurgie im deutschsprachigen Europa

M. Reim[1], M. Wenzel[1] und P. J. M. Bucher[2]

Zusammenfassung. Im September 1990 wurde für das Jahr 1989 eine Umfrage der Deutschen Gesellschaft für Intraokularlinsen Implantation zum derzeitigen Stand der Katarakt- und refraktiven Hornhautchirurgie durchgeführt. 207 Kollegen und Kliniken haben geantwortet, so daß die Daten von insgesamt 522 Augenärzten ausgewertet werden konnten. Diese haben zusammen 123 345 Kataraktoperationen vorgenommen. Die individuelle Operationsfrequenz lag in Westdeutschland mit 250 Kataraktextraktionen/Jahr deutlich höher als in anderen Ländern und auch höher, als sie derzeit in den USA ist. Die Rate der Kollegen, welche die Phakoemulsifikation bevorzugt anwenden, war mit 35% gleich hoch wie in den USA. Erst ab einer individuellen Operationsfrequenz von über 400/Jahr wurde überwiegend die Phakoemulsifikation gewählt. 56% aller Ärzte bevorzugten die Kapsulorhexis zur Vorderkapseleröffnung. Dabei wird vor der Phakoemulsifikation ganz überwiegend die Kapsulorhexis gewählt, während vor einer manuellen Kernexprimation doch eher eine Einzelstichinzision Verwendung findet. Während in den westlichen Ländern bei 98% der Patienten eine Linse eingepflanzt wurde, lag die Rate der Linsenimplantationen im ehemaligen Gebiet der DDR bei 60%. Außerdem war die Operationshäufigkeit pro Kopf der Bevölkerung in Westdeutschland 3mal so hoch wie in der DDR. 1220 refraktive Hornhautoperationen wurden 1989 durchgeführt, das sind weniger als 1% der im gleichen Zeitraum vorgenommenen Kataraktextraktionen. Davon waren 721 radiäre Keratotomien, 255 eine Keratomileusis, 120 Epikeratophakien und 94 Astigmatismusoperationen.

Summary. Recently, a survey on the status of cataract surgery in 1989 has been carried out by the Deutsche Gesellschaft für Intraokularlinsen-Implantation (German-speaking society of implant and refractive surgery). 207 questionnaires have been returned. As many ophthalmologists work together, these 207 questionnaires were representative for the data of 522 ophthalmic surgeons. 123 345 cataract operations were performed in 1989. The median number of operations per surgeon was 250 per year. 35% of all surgeons preferred phacoemulsification. Most of the ophthalmologists operating more than 400 cataracts per year preferred phacoemulsification. If a surgeon operated less than 400 cataracts per year, tin the average the Kapsulorhexis was preferred in combination with phacoemulsification. The can-opener-technique was preferred together with extracapsular cataract extraction. An IOL was implanted in 98% of the patients in the western countries, but only in 60% of the former German Democratic Republic. 38 ophthalmologists did refractive surgery in 1989: 721 × radial keratotomy, 255 × Keratomileusis, 125 × Epikeratophakia and 94 × astigmatic keratotomy. Refractive surgery was more popular among higher volume surgeons.

[1] Augenklinik der RWTH, Pauwelsstr., W-5100 Aachen, Bundesrepublik Deutschland
[2] Universitäts-Augenklinik, CH-4056 Basel, Schweiz

5. Kongreß der DGII
Hrsg. Wenzel et al.
© Springer-Verlag Berlin Heidelberg

Einleitung

Umfragen zur Kataraktchirurgie werden in den USA von der American Society of Cartaract and Refractive Surgery (ASCRS) regelmäßig durchgeführt [2]. Dadurch können Entwicklungen aufgezeigt werden, die nur in begrenztem Maß auch für die Entwicklung in Deutschland zutreffen. In Deutschland gab es bereits mehrere Umfragen zu Operationsgewohnheiten, die unabhängig voneinander unter verschiedenen Gesichtspunkten durchgeführt wurden [1, 3, 4, 5].

Um einen Anhalt über die Entwicklung der Kataraktchirurgie im deutschen Sprachraum zu erhalten, wurde jetzt erstmals eine Umfrage der Deutschen Gesellschaft für Intraokularlinsen-Implantation durchgeführt. Eine jährliche Wiederholung dieser Umfrage ist geplant. Allen Teilnehmern sei herzlich für ihre Mühe bei der Beantwortung der Bögen gedankt.

Material und Methodik

Ein Bogen mit 17 Fragen zu individuellen Operationsgewohnheiten wurde im September 1990 an alle Mitglieder der DGII verschickt. Parallel dazu wurden die Fragen einer Ausgabe der „Ophthalmochirurgie" beigefügt und bei den im September stattfindenden Jahrestagungen der Schweizerischen und der Deutschen Ophthalmologischen Gesellschaft ausgelegt. Alle Chefärzte aus dem Gebiet der damaligen DDR wurden ebenfalls gebeten, an der Umfrage teilzunehmen. Insgesamt wurden 207 Bögen zur Auswertung zurückgesandt. Davon stammen 139 aus dem ehemaligen Gebiet der Bundesrepublik, 26 aus dem ehemaligen Gebiet der DDR, 18 aus der Schweiz, 15 aus Österreich und 9 aus den anderen Ländern oder ohne Landesangabe (sonstige). Viele Bögen enthielten die gesammelten Daten aller Kollegen einer Klinik. Die Anzahl der so beteiligten Kollegen lag in Westdeutschland bei 281, in Ostdeutschland bei 63, in Österreich bei 44, in der Schweiz bei 35 und in anderen Ländern oder ohne Landesangabe bei 99.

Die Frage der Repräsentativität dieser Umfrage ist nur schwer zu beantworten. Bei den amerikanischen Umfragen liegt die Teilnehmerquote regelmäßig bei über 40% [2]. In der europäischen lag sie bei 14% [1], bei einer deutschen Umfrage wurde eine Beteiligung von 50 bzw. 70% angegeben [3, 4]. Bei dieser Umfrage lag die Beteiligung der deutschen Kollegen sicher höher als bei denen aus der Schweiz oder Österreich, da bei einer vorherigen Umfrage gleicher Art in der Schweiz 66 Fragebögen beantwortet worden sind [1]. Zu berücksichtigen ist ferner, daß in der Schweiz nur ⅔ der Bevölkerung deutschsprachig sind.

Ergebnisse und Diskussion

1. Wieviele Kollegen operieren an Ihrer Klinik Katarakte?

Viele Augenärzte operieren zusammen an einem Haus, sei es als kooperierende Belegärzte, sei es als Chefärzte mit Oberärzten und Assistenten. Deshalb interessierte zunächst, wieviele Kollegen an einem Haus in der Vorderabschnittschirurgie tätig sind (Tabelle 1). In Westdeutschland arbeiteten die meisten Kollegen zu zweit. Diese Daten sind für die Schweiz und vielleicht auch für Österreich nicht repräsentativ. Der Vergleich mit der europäischen Umfrage [1] zeigt, daß aus der Schweiz vorwiegend die größeren Kliniken geantwortet haben.

2. Gelten die folgenden Angaben für Sie allein oder auch für Ihre Mitarbeiter?

In bisherigen Umfragen wurde meist davon ausgegangen, daß jeder beantwortete Bogen die Daten nur eines Operateurs enthielt. Wenn in einem Haus mehrere Kollegen operierten, wurde zu über 50% nur ein Bogen stellvertretend für alle Mitarbeiter abgesandt. Mit den 207 beantworteten Bögen wurden so die Daten von insgesamt 522 operativ tätigen Augenärzten erfaßt. Deshalb wurde bei der folgenden Auswertung nicht nur die Anzahl der beantworteten Bögen berücksichtigt, sondern auch die Zahl der beteiligten Operateure.

3. Wieviele Kataraktoperationen haben Sie 1989 durchgeführt?

Die Umfrage im September 1990 bezog sich auf die Zahl der Operationen im Jahr 1989. Von den 522 Ophthalmochirurgen wurden 123 345 Kataraktoperationen durchgeführt. Die Operationen aus den jeweiligen Ländern zeigt Tabelle 2. Diese Zahlen weisen auf enorme regionale Unterschiede hin. Im alten Gebiet der Bundesrepublik Deutschland wurden somit 1,6 Kataraktoperationen/1000 Einwohner/Jahr erfaßt. Wenn mit dieser Umfrage in Deutschland über 50% aller Operationen erfaßt wurden, ist das im inter-

Tabelle 1. Anzahl der Kollegen, die in einer Klinik Katarakte operieren (Angaben von n = 194 Kliniken aus A, CH und D)

	Median	25/75 Perzentil	(Reichweite)
A	4	2−5	(1−10)
CH	5	2−7	(1−15)
D (DDR)	3	2−5	(1−9)
D (BRD)	2	2−4	(1−12)
Sonstige/?	2	1−7	(1−80(!))

Tabelle 2. Anzahl der Kataraktoperationen 1989, die in der DGII-Umfrage 1990 erfaßt worden sind

	Kontaktoperationen	Operationen 1000 EW × Jahr
A	7060	0,9
CH	4704	1,1
DDR	8539	0,5
BRD	95274	1,6
Sonstige/?	7768	
Zusammen	123345	

nationalen Vergleich eine relativ hohe Zahl. Denn bei einem nicht publizierten Rundtischgespräch anläßlich des 5. Kongresses des EIIC in Jerusalem (1987) wurden in der westlichen Welt Operationsquoten zwischen 1,8 und 3,5 Kataraktoperationen/1000 Einwohner/Jahr genannt. Im Gebiet der ehemaligen DDR wurden mit dieser Umfrage nur 0,5 Kataraktoperationen/1000 Einwohner/Jahr erfaßt. Dies ist sicher nicht auf eine erhöhte Morbidität in Westdeutschland zurückzuführen. Wenn die Rückantwortquote aus diesem Gebiet ebenso hoch lag wie aus dem Westen Deutschlands, ist zu vermuten, daß die Operationsindikation in der DDR viel restriktiver gestellt wurde. In Österreich wurden 0,9 und in der deutschsprachigen Schweiz etwa 1,1 Kataraktoperationen/1000 Einwohner/Jahr erfaßt. Diese Werte weichen möglicherweise wegen einer geringeren Teilnehmerquote aus diesen Ländern vom westdeutschen Wert ab.

Es war schwierig zu ermitteln, wieviele Operationen ein einzelner Arzt durchschnittlich vorgenommen hat. Von vielen Häusern wurde nur die Gesamtzahl der Operationen aller Operateure zusammen angegeben. Um Tendenzen erkennen zu können, wurden Mittelwerte berechnet. Wenn z.B. in einer Klinik 3 Kollegen zusammen 600 Katarakte operiert haben, wurde bei der Berechnung der Mittelwerte für die 3 Ärzte jeweils eine individuelle Operationsfrequenz von 200 angenommen.

Die individuelle Operationsfrequenz war sehr unterschiedlich. Sie schwankte zwischen 18 und 2380 Kataraktoperationen/Jahr. Die mittlere Operationsfrequenz in Abhängigkeit vom jeweiligen Land wird in Tabelle 3 aufgeführt. In Westdeutschland lag die individuelle Operationsfrequenz im Median mit 250 Operationen pro Jahr ziemlich hoch. Da die Operationsfre-

Tabelle 3. Individuelle Operationsfrequenz (Kataraktoperationen/Operateur, Angaben von n = 408 Kollegne aus A, CH und D)

	Median	25/75 Perzentil	(Range)
A	112	111−251	(30− 500) Operationen/Jahr
CH	120	38−136	(18− 500) Operationen/Jahr
DDR	104	75−158	(55− 545) Operationen/Jahr
BRD	250	157−406	(20−2380) Operationen/Jahr

Tabelle 4. Individuelle Operationserfahrung (Angaben von n = 269 Kollegen aus A, CH und D)

	Median	25/75 Perzentil	(Range)		
A	10	5–18	(1–30)	Jahre	(n = 26)
CH	15	7–25	(1–30)	Jahre	(n = 18)
D (DDR)	17	8–20	(1–30)	Jahre	(n = 29)
D (BRD)	14	5–21	(1–38)	Jahre	(n = 188)
Sonstige/?	26	17–34	(6–35)	Jahre	(n = 8)

quenz nicht standardverteilt ist, eignet sich zur Beschreibung der Verteilung der Median besser als das arithmetische Mittel. Der Mittelwert läge mit 342 Operationen pro Jahr noch viel höher. Diese Operationsfrequenz liegt weit höher als bei den amerikanischen Kollegen, die im gleichen Jahr im Median „nur" 180 Katarakte operierten. Während in den USA 6% der Operateure über 612 Operationen im Jahr vornahmen, waren es in Deutschland 11% [2]. Auch im europäischen Vergleich 1988 ist die individuelle Operationsfrequenz in der Bundesrepublik Deutschland mit Abstand am höchsten gewesen [1].

In Westdeutschland wurde die Hälfte der gemeldeten Kataraktoperationen in 18% der Kliniken ausgeführt. Die andere Hälfte der Kataraktoperationen erfolgte in den verbliebenen 82% der Kliniken, die sich an der Umfrage beteiligt haben. Anders ausgerechnet wurde in einer Hälfte der Häuser 84% aller Patienten operiert, in der anderen Hälfte die restlichen 16%.

4. Seit wievielen Jahren operieren Sie Katarakte?

Ein Operateur hatte im Mittel (Median) in Westdeutschland eine 14jährige Operationserfahrung, in Ostdeutschland lag sie bei 17 Jahren, in der Schweiz bei 15 Jahren und in Österreich bei 10 Jahren (Tabelle 4). Die amerikanischen Kollegen sind durchschnittlich vielleicht etwas älter, im Median 45–50 Jahre alt [2]. Auch bei der Auswertung dieser Fragen gab es methodische Schwierigkeiten, da von vielen Häusern nur die Zahlen des ältesten und des jüngsten Operateurs genannt worden sind. Deshalb konnten für diesen Teil der Umfrage nur die Angaben von 269 Kollegen ausgewertet werden.

5. Wie lange beträgt die Wartezeit
auf eine unkomplizierte Kataraktoperation?

Die rasche Entwicklung auf dem Gebiet der Kataraktchirurgie in den 80er Jahren führte zu einer enormen Steigerung der Kataraktoperationen und auch zu sehr langen Wartezeiten auf eine solche Operation, die in vielen Kliniken bei über einem Jahr lagen. Noch vor einem Jahr lag sie in Westdeutschland bei 23 Wochen [1]. Dies war für die meist älteren Patienten eine arge

Tabelle 5. Wartezeit auf eine Kataraktextraktion (Angaben von n = 408 Kollegen aus A, CH und D)

	Median	25/75 Perzentil	(Range)	
A	12	6–26	(1–47)	Wochen
CH	4	3– 8	(0–30)	Wochen
DDR	10	7–17	(0–60)	Wochen
BRD	12	5–22	(2–80)	Wochen

Belastung. Die mittlere Wartezeit auf eine Kataraktoperation ist auch im letzten Jahr wieder abgefallen und liegt jetzt durchschnittlich unter 12 Wochen (Tabelle 5).

6. Wie extrahieren Sie die Linse?

Während noch 1983 fast die Hälfte der Operateure in der Bundesrepublik Deutschland die intrakapsuläre Extraktion der Linse bevorzugten [5], war es 1989 nur noch ein Kollege. 6 weitere Kollegen gaben an, zwischen 10 und 30% der Katarakte intrakapsulär zu operieren, 16 Kollegen operieren zwischen 3 und 9% intrakapsulär und 255 Kollegen operierten in 2% oder weniger intrakapsulär. In der DDR wurde 1989 noch von 23 Operateuren (36%) die intrakapsuläre Technik bevorzugt, in Österreich von 3 Kollegen.

Die Phakoemulsifikation wurde 1989 in der Bundesrepublik von 96 Kollegen (35%) bevorzugt, die Kernexpression von 181 Kollegen (65%). Dabei war die Verwendung der Phakoemulsifikation stark abhängig von der individuellen Operationsfrequenz. In Tabelle 6 entspricht die erste Gruppe den 25% der Operateure, welche die höchste Operationsfrequenz aufwiesen. Die nächsten beiden Gruppen beziehen sich auf die Operateure mit mittleren Operationszahlen und die letzte Gruppe entspricht dem Viertel der Operateure mit den individuell niedrigsten Operationszahlen. Über einer individuellen Operationsfrequenz von 400/Jahr wurde meist (72%) die Phakoemulsifikation bevorzugt, darunter gab man der Kernentbindung den Vorzug. Von den 91 Operateuren mit weniger als 200 Kataraktoperationen/Jahr haben nur 2 (2%) überwiegend die Phakoemulsifikation gewählt. Vereinfacht kann gesagt werden, daß zwar die meisten Kollegen eine manuelle Kernexprimation wählten, aber die meisten Kataraktextraktionen mittels Phakoemulsifi-

Tabelle 6. Phakoemulsifikation und individuelle Operationsfrequenz (Angaben von n = 279 Kollegen aus der BRD)

Individuelle Operationsfrequenz	Phakoemulsifikation bevorzugt	Kernentbindung bevorzugt
406–2380	72% (n = 50)	28% (n = 19)
250– 406	37% (n = 26)	63% (n = 44)
157– 250	26% (n = 18)	74% (n = 52)
20– 157	3% (n = 2)	97% (n = 68)

Tabelle 7. Anteil der Patienten, die nach einer Kataraktextraktion eine Linse implantiert bekamen (Angaben von n = 412 Kollegen aus A, CH und D)

	Median	25/75 Perzentil	(Range)
A	97	94−98	(80−100) %
CH	98	95−99	(75−100) %
D (DDR)	60	27−90	(0− 97) %
D (BRD)	98	95−99	(80−100) %

kation durchgeführt wurden. In den anderen westlichen Ländern gab es einen ähnlichen Trend. Anders war es nur in der DDR. Dort hatte nur einer der 63 Kollegen (1%) die Phakoemulsifikation bevorzugt. In den USA wurde 1989 ebenfalls von 36% der Kollegen die Phakoemulsifikation bevorzugt, wobei schon bei niedrigeren individuellen Operationszahlen die Phakoemulsifikation angewandt wurde. Nur relativ wenige Operateure benutzten beide Verfahren gleichmäßig nebeneinander. Meist (zu 77%) bevorzugten die Kollegen ein Operationsverfahren − sei es Phakoemulsifikation, sei es Kernentbindung − in mindestens 80% ihrer Fälle.

7. In wievielen Fällen haben Sie eine Linse implantiert?

Die Implantationsfrequenz lag in den westlichen Ländern im Median bei 98%: Der „mittlere" Operateur hat nur bei 2% der Kataraktoperationen keine Linse implantiert (Tabelle 7). In der ehemaligen DDR lag der Median der Implantationsfrequenz nur bei 60%, der „mittlere" Operateur konnte nach 40% der Kataraktoperationen keine Linse implantieren. „Nicht ausreichend Linsen vorhanden" kommentierte ein Kollege aus der DDR die Situation. In der DDR war es sehr aufwendig, Linsen zur Implantation zu erhalten. Es zeugt von einem enormen Einsatz der Kollegen für ihre Patienten, wenn sie trotzdem 1989 eine solch große Anzahl von Linsen implantieren konnten. Der Mangel an Linsen war mit eine Ursache für die oben beschriebene geringere Operationsfrequenz in der DDR. In der DDR konnten fast alle Kollegen, die extrakapsulär operierten, bei der Mehrzahl der Patienten eine Linse implantieren. Von den 23 Kollegen, die die intrakapsuläre Technik bevorzugten, haben nur 5 überwiegend irisfixierte Linsen implantiert, die anderen 18 hatten meist auf eine Linsenimplantation verzichtet.

8. Wie eröffnen Sie die Vorderkapsel?

Die Technik der Kapsulorhexis hat rasche Verbreitung gefunden. Die Mehrzahl der Operateure in der Bundesrepublik (56%) bevorzugte diese Technik zur Eröffnung der Vorderkapsel (Tabelle 8). Nur 30% bevorzugten noch die Einzelstichinzision und 14% die Briefkastenschlitz-Technik. Diese Zahlen könnten jedoch ein falsches Bild vermuten lassen. Der hohe Anteil der Kap-

Tabelle 8. Kapseleröffnung und Operationsverfahren (Angaben von n = 279 Kollegen aus der BRD)

	Zusammen	Phakoemulsifikation bevorzugt	Kernentbindung bevorzugt
Kapsulorhexis bevorzugt	n = 155	n = 87	n = 68
Einzelstichinzision bevorzugt	n = 86	n = 8	n = 78
Briefschlitztechnik bevorzugt	n = 38	n = 1	n = 37

sulorhexis rührte besonders daher, daß 90% der Operateure, welche die Phakoemulsifikation ausführten, auch die Kapsulorhexis bevorzugten. Bei den Operateuren, die überwiegend eine manuelle Kernentbindung angewandt haben, war die Einzelstichinzision beliebter als die Kapsulorhexis.

In der DDR bevorzugten 3 Kollegen die Rhexis, 34 die Einzelstichinzision und 5 die Schlitzeröffnung. In Österreich bevorzugten 14 Kollegen die Rhexis, 25 die Einzelstichinzision und 3 die Schlitzeröffnung. In der Schweiz bevorzugten 17 Kollegen die Rhexis, 12 die Einzelstichinzision und 7 die Schlitzeröffnung.

9. Womit stellen Sie die Vorderkammer zur Linsenimplantation?

Größere Unterschiede gab es auch bei der Wahl des Mediums, das zum Stellen der Vorderkammer vor der Linsenimplantation verwendet wurde (Tabelle 9). In den westlichen Ländern wurde überwiegend Healon gebraucht. Methocel als Alternative fand vorwiegend in der DDR, aber auch in Westdeutschland Anwendung. Dies ist um so bemerkenswerter, als in der Bundesrepublik noch kein Präparat mit Methocel uneingeschränkt kommerziell vertrieben wird. Die Implantation einer Linse unter einer Luftblase war überwiegend in der Bundesrepublik bekannt. Nicht aufgeführt wurden Kombinationen zweier Medien, etwa eine mit Healon „abgedichtete" Luftblase, solche Kombinationen wurden in der ersten Rubrik unter „Healon" mit aufgeführt. Die Verwendung von Methocel oder Luft ist in den USA kaum bekannt [2].

Tabelle 9. Stellen der Vorderkammer zur Linsenimplantation (Angaben von n = 414 Kollegen aus A, CH und D)

	A	CH	D (DDR)	D (BRD)
Healon	30	32	1	141
Merthocel	0	1	46	67
Luft	6	2	4	68
Wäßrige Lösung	1	0	9	6

Tabelle 10. Bevorzugter Implantationsort (Angaben von n = 410 Kollegen aus A, CH und D)

	A	CH	D (DDR)	D (BRD)
Kapselsack	25	34	26	243
Sulcus	7	2	23	35
VK/Irisfixation	2	0	12	1

10. Wo implantieren Sie die Linse?

Wie es zu erwarten war, strebte in allen Ländern die Mehrzahl der Operateure eine Kapselsackfixation an (Tabelle 10).

11. Welches Linsenmaterial bevorzugen Sie?

PMMA ist auch weiterhin das mit Abstand beliebteste Material für die Optik eines Linsenimplantats. Zwei Jahre vor dieser Umfrage wurde eine große Befragung in Deutschland durchgeführt, bei der es nur um die Implantation von weichen Linsen ging [4]. Die damals vermutete Zunahme der Implantationen von weichen Linsen hat sich nur teilweise erfüllt (Tabelle 11). Etwa ¼ aller Kollegen hat eigene Erfahrungen mit der Implantation von weichen Linsen. Jedoch haben die allermeisten Kollegen nur ganz vereinzelt weiche Linsen verwendet, so lag die Implantationsrate meist unter 5%.

12. Was ist bei Ihnen normalerweise eine Kontraindikation gegen eine Linsenimplantation?

Beim Blick in ältere Lehrbücher oder auch in die Packungsbeilagen von modernen Linsenimplantaten finden sich noch eine Vielzahl von absoluten und relativen Kontraindikationen gegen eine Linsenimplantation. In der täglichen Routine zeigt es sich, daß diese nicht so strikt eingehalten werden brauchen. Bei keinem der in Tabelle 12 aufgeführten Krankheitsbilder fand sich eine Mehrheit von Ärzten, die eine Linsenimplantation generell ablehnte. Auch in der DDR gab es keine prinzipiellen Kontraindikationen gegen eine Linsenimplantation.

Tabelle 11. Anteil der implantierten Linsen aus PMMA (Angaben von n = 412 Kollegen aus A, CH und D)

	A	CH	D (DDR)	D (BRD)
100%	30	30	45	200
95−99%	0	1	5	44
60−90%	12	4	8	28
0−10%	0	0	3	2

Tabelle 12. Kontraindikationen gegen eine Linsenimplantation (Angaben von n = 198 Kliniken aus A, CH und D)

	A	CH	D (DDR)	D (BRD)
Jugend[a]	10	6	14	60
Chronische Iritis[b]	6	6	11	52
Hohe Myopie	8	4	13	28
R.D., Rubeosis Iridis	5	1	4	14
Letztes Auge	0	0	8	5
Schlechter Visus	0	1	1	9
Sonstige[c]	1	1	3	10
Keine Kontraindikation (!)	1	7	4	33

[a] Dabei wurden Altersgrenzen zwischen 1 und 40 Jahren angegeben
[b] Oder Z. n. Iritis, floride Iritis, Chorioretinitis, rezidivierende Iritis
[c] Glaukom, schwere Verletzung, Silikon-Öl, Hornhautdystrophie, Subluxation, Kontaktekzem, Miosis, fehlender Wunsch des Patienten

13. Linsenimplantation bei Zonularuptur?

Eine Eröffnung des Glaskörperraums führt zu einer bedeutenden Änderung des Operationsablaufs. Derartige Komplikationen sind vielschichtig, so daß kaum allgemeine Aussagen möglich sind. Es wurde im Fragebogen gefragt: „Wenn Sie während einer Operation eine Zonularuptur oben über 180° bemerken, was streben Sie primär an?" Dabei handelte es sich um eine sehr theoretische Frage, bei der nach der Implantationspraxis gefragt wurde. Auch wenn die Vorderkammerlinse überwiegend noch bevorzugt wurde, findet die Sklerafixation einer Hinterkammerlinse zunehmende Beliebtheit (Tabelle 13).

Refraktive Hornhautchirurgie

14. Wieviele refraktive Hornhauteingriffe haben Sie 1989 durchgeführt?

Die refraktive Hornhautchirurgie spielt zahlenmäßig eine viel geringere Rolle als die Kataraktchirurgie. Aus dem Jahr 1989 wurden 1220 refraktive Operationen erfaßt. Das sind weniger als 1% der im gleichen Zeitraum vorgenommenen Kataraktextraktionen. Davon waren 721 radiäre Keratotomien, 255 eine Keratomileusis, 120 Epikeratophakien und 94 Astigmatis-

Tabelle 13. Linsenimplantation bei großer Zonuladehiszenz (Angaben von n = 197 Kliniken aus A, CH und D)

	A	CH	D (DDR)	D (BRD)
Vorderkammerlinse	6	8	18	68
Hinterkammerlinse	6	6	4	56
(davon: mit Bügelnaht)	(1)	(4)	(3)	(33)
Keine Linse	2	4	4	14

Tabelle 14. Refraktive Eingriffe 1989 (n = 198 Kliniken aus A, CH und D)

	A	CH	DDR	BRD
Radiäre Keratotomie	0	20	10	591
Keratomileusis	0	0	0	255
Epikeratophakie	25	20	0	75
Astigmatismus-Op	7	5	2	80
Myopie-IOLs	0	0	0	10
Ohne nähere Angabe	0	2	0	13
Zusammen	32	47	12	1014

musoperationen (Tabelle 14). Refraktive Eingriffe wurden überwiegend von Kollegen durchgeführt, die auch viele Kataraktoperationen durchgeführt haben.

38mal war angegeben, über eigene Erfahrungen mit der refraktiven Hornhautchirurgie zu verfügen. Die radiäre Keratotomie wurde in der Bundesrepublik an 12 Häusern durchgeführt, davon in einem Haus 491 und in den restlichen 11 Häusern zusammen 90 Eingriffe. In den anderen Ländern wurden an 3 Häusern radiäre Keratotomien durchgeführt. Epikeratophakien wurden an 14 Häusern durchgeführt. Astigmatismusoperationen an 12 Häusern, eine Keratomileusis nur an 3 Häusern. Über die Hälfte der in der refraktiven Hornhautchirurgie tätigen Kollegen möchten ihre Tätigkeit ausweiten. Diese Daten sind in Tabelle 15 auf die jeweiligen Herkunftsländer aufgegliedert.

Das Interesse an der refraktiven Hornhautchirurgie scheint zuzunehmen. Von den 206 beantworteten Fragebögen wurde 99mal die refraktive Hornhautchirurgie prinzipiell abgelehnt. 46mal wurde eines der Verfahren theoretisch befürwortet, ohne daß eigene Erfahrungen angegeben wurden oder ein Beginn der refraktiv chirurgischen Tätigkeit angestrebt wurde. 23mal war geplant, mit der refraktiven Chirurgie im nächsten Jahr anzufangen. Davon wollten die meisten Kollegen (13) radiäre Keratotomien durchführen, 11 wollten mit der Epikeratophakie beginnen und 10 mit der Laser-Keratomileusis.

Die radiäre Keratotomie wird auch in de USA überwiegend abgelehnt. Zwar besitzen ⅓ der Kollegen dort ein entsprechendes Instrumentarium, jedoch geben nur 15% der Kollegen an, es zu benutzen. Auf die Frage „Wür-

Tabelle 15. Stellungnahme zur refraktiven Hornhautchirurgie (Angaben von n = 198 Kliniken aus A, CH und D)

	A	CH	D (DDR)	D (BRD)
Eigene Erfahrungen	3	4	2	27
(davon: ausweiten)	(1)	(2)	(0)	(18)
Möchten beginnen	2	3	4	13
Theor. Zustimmung	5	5	4	31
Keine Zustimmung	5	6	16	68

den Sie sich eine radiäre Keratotomie operieren lassen, wenn Sie 30 Jahre alt
wären und eine Myopie von −4 dpt hätten?" antworteten nur noch 10% mit
„ja" (2).

Literatur

1. Bucher PJM (1990) The status of european cataract surgery. Eur J Implant Ref Surg
   2:95−100
2. Leaming DV (1990) Practice styles and preferences of ASCRS members − 1989 survey.
   J Cataract Refract Surg 16:624−632
3. Nowak MR (1989) Weiche Intraokularlinsen: Ergebnisse einer Umfrage. Der Augenarzt 23:57−59
4. Nover A, Rochels R (1990) Explantierte Kunstlinsen − Ergebnisse einer bundesweiten
   Umfrage. In: Freyler H, Skorpik Ch, Grasl M (Hrsg) 3. Kongreß der DGII 1989. Springer, Wien New York, S 243−247
5. Wenzel M, Reim M (1987) Kataraktoperationen und Linsenimplantationen 1983−1985
   − Ergebnisse einer Umfrage anläßlich der 84. Tagung der DOG in Aachen. Fortschr
   Ophthalmologie 84:450−452

II. Refraktive Hornhautchirurgie

Über die Zukunft der refraktiven Hornhautchirurgie

G. Grabner

Zusammenfassung. Die verschiedenen Techniken der refraktiven Hornhautchirurgie haben im letzten Jahrzehnt eine sehr rasche Entwicklung durchgemacht. Sowohl die Methoden der Keratotomie (radiär, tangential, hexagonal), als auch die lamellierenden Verfahren (Keratophakie, Keratomileusis, Epikeratophakie) sind wesentlich verbessert worden, obwohl die derzeit erzielbaren Ergebnisse noch immer viele Probleme ungelöst lassen. Die Entwicklung neuer Laser (Excimer, Ho:YAG, HF und andere) hat zu großen Hoffnungen Anlaß gegeben, daß eine präzise, stabile und risikolose Korrektur verschiedenster Brechungsfehler in naher Zukunft erreichbar sein könnte. Auch hier sind keineswegs alle Fragen zufriedenstellend gelöst. Intrakorneale Implantate verschiedenster Konfiguration (Linse, Ring) befinden sich in den frühen Stadien klinischer Erprobung. In dieser Übersichtsarbeit wird der gegenwärtige Stand der refraktiven Hornhautchirurgie mit einem Ausblick auf die möglichen zukünftigen Entwicklungen dargestellt.

Summary. Refractive corneal surgery has rapidly developed over the last decade. Both, the incisional techniques (radial, tangential, hexagonal), as well as the lamellar refractive procedures (keratophakia, keratomileusis, epikeratophakia) have been markedly improved, although the current results still leave many problems unanswered. The recent development of new lasers (excimer, Ho:YAG, HF, and others) has prompted great expectations as to the feasibility of a precise and stable correction of a variety of refractive errors without risks involved. Up to date this hope as not been completely fulfilled. Intracorneal implants in different shapes (lens, ring) are in the early clinical stages of investigation. In this review the current status of refractive corneal surgery is analysed with an outlook at possible future developments.

Einleitung

Beim Versuch die möglichen Entwicklungen der refraktiven Hornhautchirurgie in der zumindest näheren Zukunft zu analysieren, empfiehlt es sich, die derzeit verfügbaren Operationstechniken, seien sie bereits klinisch angewandt oder erst im Stadium der experimentellen Erprobung, systematisch — ihren verschiedenen Wirkungsmechanismen entsprechend — einzuteilen (Tabelle 1). Neben jenen Eingriffen, welche das intermediäre — bis periphere — Hornhautstroma schwächen und damit *indirekt* die Krümmung der optischen Zone beeinflussen (den *Keratotomien*), sind in den letzten Jahrzehnten von J. I. Barraquer die *lamellierenden Verfahren* in die Ophthalmochirurgie eingeführt und von seinen Schülern weiterentwickelt worden.

2. Universitäts-Augenklinik, Alserstr. 4, A-1090 Wien, Österreich

5. Kongreß der DGII
Hrsg. Wenzel et al.
© Springer-Verlag Berlin Heidelberg

Tabelle 1. Techniken der refraktiven Hornhautchirurgie

Operationstechniken	Korrektur von
Keratotomien (radiär, tangential, hexagonal)	Myopie, Astigmatismus, Hyperopie
Lamellierende refraktive Techniken (additiv, ablativ)	Aphakie, Myopie, Hyperopie, (Astigmatismus)
Sonstige Techniken:	
Laser-Chirurgie	Myopie, Astigmatismus, Hyperopie
Thermokeratoplastik	Hyperopie, Astigmatismus
Intrakorneale Implantate (Linsen, Ring)	Aphakie, Myopie, Astigmatismus?

Während die erste Gruppe den sehr wesentlichen Vorteil aufweist, daß das optische Zentrum selbst unberührt bleibt, führen letztere Techniken zu einer *direkten* Refraktionsänderung an dieser „sensiblen" Zone der Hornhaut durch Krümmungsänderung der Vorderfläche, ein Unterschied der Verfahren, auf den nicht oft genug hingewiesen werden kann. Dabei ist es nicht von prinzipieller Bedeutung, ob eine *Reduktion* (verschiedene Verfahren der Keratomileusis, myope Keratokyphose, intrastromale Laserablation), *Augmentation* (Keratophakie, hyperope Keratokyphose, synthetische Keratophakie) oder nur eine *Schwächung durch lamellierende Dissektion* (hyperope lamellierende Keratotomie) des Hornhautstroma beabsichtigt ist. In allen Fällen (mit Ausnahme der Epikeratophakie) ist ein hochpräziser Mikroleratomschnitt in definierter Tiefe durch das optische Zentrum der gesunden (!) Hornhaut des Patienten erforderlich. Eine große Erfahrung des Chirurgen ist unabdingbare Voraussetzung, damit optisch brauchbare Ergebnisse erzielt werden. Die *Änderung des Brechungsindexes* der Hornhaut – ohne wesentliche Krümmungsänderung ihrer Vorderfläche – durch Implantation von intrakornealen Linsen ist als weiteres, vom Wirkungsmechanismus her völlig differentes Verfahren durch Choyce propagiert worden.

Die Techniken der Keratotomien

Sie gehen auf die frühen Arbeiten von Lans und Sato [66, 105] zurück und können zur Korrektur verschiedener Brechungsfehler eingesetzt werden (Tabelle 2). Die mit weitem Abstand am häufigsten durchgeführte refraktive Operation ist die *radiäre Keratotomie* (RK), welche in modifizierter Form von S. Fjodorov et al. zur Korrektur niedriger bis mittelgradiger Myopien seit etwa 15 Jahren propagiert und von amerikanischen Kollegen rasch und begierig aufgegriffen worden ist [17, 39, 40]. Auf eine detaillierte Beschreibung der Operationstechnik kann an dieser Stelle verzichtet werden, sie ist

Tabelle 2. Inzisionale Techniken der refraktiven Hornhautchirurgie

Keratotomien zur Korrektur von	
Myopie	Radiäre Keratotomie
Astigmatismus	L-/T-Inzisionen
	Trapezoidale Keratotomie (Ruiz)
	Relaxierende Inzisionen
	Keilexzisionen
	„Bowtie" Keratotomie
Hyperopie	Hexagonale Keratotomie
	Hyperope quadrilaterale Keratotomie

an zahlreichen Stellen in ihren verschiedenen Variationen publiziert worden. Auch liegen ausführliche Berichte kontrollierter multizentrischer Studien zu den Ergebnissen (mit einer Nachbeobachtungszeit bis zu 5 Jahren) und den Komplikationen bereits vor [4, 5, 106, 111, 112, 128, 130]. Es besteht nunmehr kein Zweifel, daß das intra-, aber auch postoperative Risiko dieses Eingriffs, was das Auftreten schwerer Komplikationen (bis hin zum Verlust des Sehvermögens oder des Auges) betrifft, als außerordentlich gering einzuschätzen ist [6, 14, 43, 77, 94, 98, 113, 116]. Diese Operation hat sich aber dennoch (von wenigen Ausnahmen abgesehen) in den deutschsprachigen Ländern (und auch im übrigen Europa mit Ausnahme der UdSSR) noch nicht wirklich durchsetzen können. Dies dürfte auf verschiedene Faktoren zurückzuführen sein: die eher zurückhaltende Berichterstattung in den Medien – im Gegensatz zu den USA – in den frühen Phasen der Euphorie über die erhofften Ergebnisse, die abwartende bis skeptische Haltung der Ophthalmologen und das sicherlich geringere Interesse der potentiellen Patienten durch schwächeren sozialen und Freizeit-bedingten „Leidensdruck" mit ihrer Brille oder Kontaktlinsen.

Aber auch in den USA hat der Enthusiasmus der frühen Jahre einer gewissen Ernüchterung Platz gemacht: die maximalen Eingriffe der ersten Jahre mit bis zu 32 Inzisionen (!, Abb. 1) werden zunehmend verlassen, als Erstverfahren werden oft nur 4 Einschnitte ausgeführt, da dann die gefürchtete Komplikation der Überkorrektur (und damit der frühen symptomatischen Presbyopie) wesentlich seltener beobachtet wird und zusätzliche Schnitte bei verbleibender Restmyopie angelegt werden können [47, 101, 102]. Trotz aller Bemühungen der letzten Jahre (z.B. Verbesserung der Ultraschallpachymetrie, Diamantmesser mit ultradünner Klinge und unterschiedlicher Konfiguration, mikroskopische Kontrolle der Klingentiefe und Qualität, multiple Regressionsanalysen verschiedenster Parameter, tierexperimentelle Studien der Schnittiefe, Versuche einer medikamentösen Behandlung der Wundheilung) ist es *nicht* gelungen, die noch immer geringe Präzision des Eingriffs *im jeweiligen Einzelfall* (nicht im Durchschnitt!) zu verbessern, wie große Studien unzweideutig gezeigt haben [61, 73, 100, 103]. Andere, wesentliche Langzeitprobleme sind erst in den letzten Jahren, über 15 Jahre nach den ersten klinischen Versuchen (!), klarer hervorgetreten.

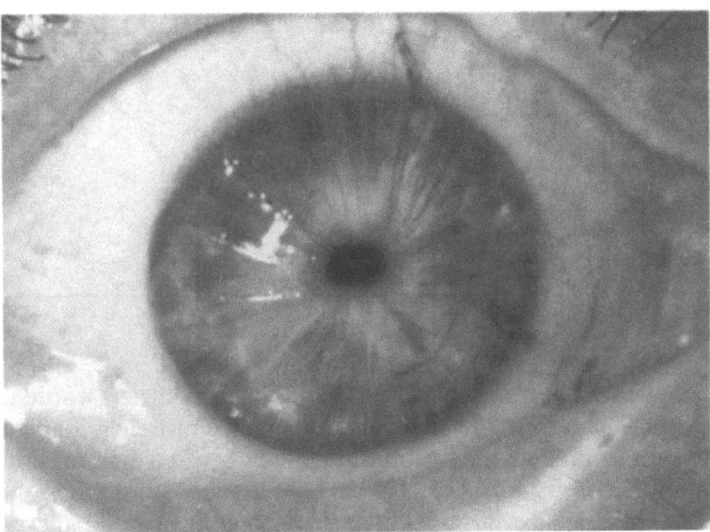

Abb. 1. Radiäre Keratotomie mit 32 Inzisionen zur Korrektur einer höhergradigen Myopie (eigene Beobachtung)

Auch über diese müssen die Patienten nun sorgfältig aufgeklärt werden: eine fortdauernde Fluktuation des Visus während des Tages kann über lange Zeit bestehen bleiben (in der PERK-Studie 2,5−4 Jahre nach der Operation zwischen der Untersuchung am Morgen und am Abend Zunahme der Myopie von −0,5 bis −1,5 dptr bei etwa 31% der operierten Augen). Noch beunruhigender ist eine Progression des Effekts über mehrere Jahre (!) bei etwa 20−25% der Fälle (d.h. in Richtung Hyperopie bei primärer Emetropie nach einem Jahr) [19, 29, 30, 71, 87, 88, 104, 132]. Induzierter regulärer, irregulärer Astigmatismus und Anisometropie sowie Probleme bei der postoperativen Kontaktlinsenanpassung dürfen nicht unerwähnt bleiben [74, 114]. Es ist schwer vorstellbar, daß die oben erwähnten Probleme, im besonderen jene der Präzision und der Stabilität in nächster Zeit befriedigend gelöst werden können, da auch die Versuche einer „radiären Kerat*ek*tomie" mit Hilfe des Excimer-Lasers bis zum gegenwärtigen Zeitpunkt als gescheitert zu bewerten sind.

Bei den *tangentialen Keratotomien* (und ihren verschiedenen Variationen) zur Korrektur eines angeborenen, traumatischen oder postoperativen Astigmatismus bestehen praktisch idente Schwierigkeiten [10, 22, 37, 67, 90, 99, 120, 123, 126]. Hier fehlen allerdings noch Ergebnisse großer, prospektiver und multizentrischer Studien (analog der PERK-Studie). Bei kritischer Betrachtung der verschiedenen Techniken dürften die einfachen (oder doppelten) gepaarten, tangentialen oder bogenförmigen Inzisionen, wie von Lindstrom propagiert, bei geringstem Risiko noch die besten Ergebnisse erbringen (Abb. 2) [72]. Sicherlich stellt nach Ansicht vieler Ophthalmolo-

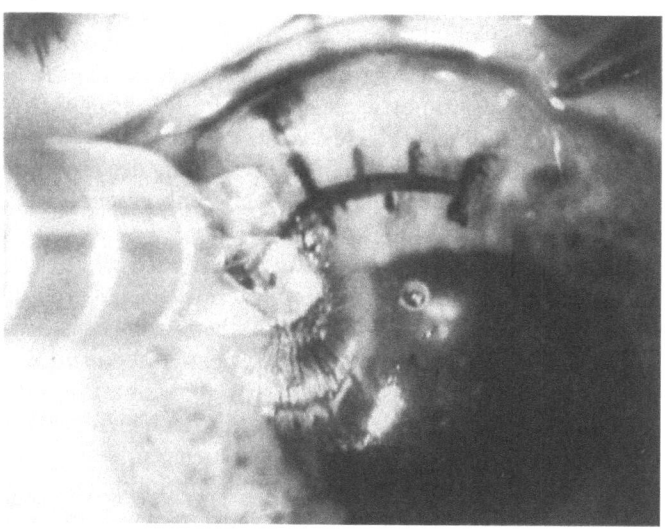

Abb. 2. Bogenförmige Inzision zur Korrektur eines Astigmatismus (die Abb. ist freundlicherweise von R. L. Lindstrom zur Verfügung gestellt worden)

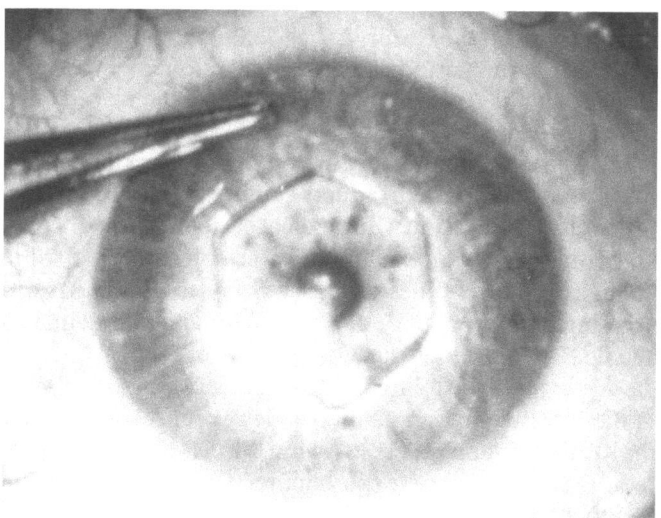

Abb. 3. Hexagonale Keratotomie zur Korrektur einer Hyperopie (die Abb. ist freundlicherweise von D. D. Shepard zur Verfügung gestellt worden)

gen ein hoher, durch Brille und Kontaktlinse schwer oder nicht zu korrigie-
render Astigmatismus eher eine medizinische Indikation für ein chirurgisches Vorgehen (mit eher unsicherem Ausgang) dar als eine geringgradige
Myopie. Eine intraoperative Keratometrie – sie wird in der „Prospective
Evaluation of Astigmatic Keratotomy (PEAK)"-Studie eingesetzt – könnte
eine Verbesserung der Ergebnisse bewirken. Die Verwendung des Excimer-
Lasers für die tangentiale Keratotomie ist derzeit ebenfalls als gescheitert zu
betrachten (J. Wollensak, pers. Mitteilung).

Nicht unerwähnt bleiben sollen *hexagonale Keratotomie* (nach Mendez) –
und als Variation die hyperope, quadrilaterale Keratotomie (nach Kern) zur
Korrektur einer Hyperopie oder eines hyperopen Astigmatismus bis etwa
+6,0 dptr (Abb. 3) [34, 42, 44, 48, 58, 89, 95]. Diese Technik ist chirurgisch
außerordentlich anspruchsvoll, die Präzision noch sehr mangelhaft und die
Gefahr (durch ungleichmäßige Inzisionstiefe oder -form), einen irregulären
oder regulären Astigmatismus (bis zu 4,0 dptr) zu induzieren, sehr groß.
Obwohl auch eine große Serie (483 Augen!) in der Literatur publiziert worden ist [54], dürfte es sich bei diesen Operationen eher um eine Sackgasse
handeln.

Die Techniken
der lamellierenden refraktiven Keratoplastiken

Sie gehen auf die Pionierarbeit von J. Barraquer zurück, der sowohl Mikrokeratom als auch Kryodrehbank für *Keratophakie* (zur Korrektur von Hyperopie und Aphakie) und *Keratomileusis* (zusätzlich ist die Korrektur einer
höheren Myopie möglich) entwickelt hat [1, 7, 8, 9, 38, 54, 62, 118, 124, 125].
In dieser Übersicht soll nicht auf die chirurgische Methodik, die Grenzen der
erzielbaren Refraktionsänderungen oder die Komplikationen eingegangen
werden, da ausführliche Publikationen über diese „klassischen" Techniken
bereits seit langer Zeit vorliegen.

Diese Operationen werden gegenwärtig nur von einem sehr kleinen Kreis
von Chirurgen – meist den Schülern Barraquers – durchgeführt, da sie technisch außerordentlich aufwendig sind. Zusätzlich besteht ein nicht unbe-
trächtliches Risiko bei falscher Handhabung des Keratoms oder bei Abfall
des Vakuums im Saugring während des primären Schnittes durch das optische Zentrum der gesunden Hornhaut des Patienten (ovale, unregelmäßige
oder zu dünne Lamelle, Perforation in die Vorderkammer).

Die *synthetische Keratophakie* stellt die Weiterentwicklung der Keratophakie dar, wobei die intrastromal implantierte Gewebelinse aus Spenderhornhaut durch ein Kunststofflentikel ersetzt wird. McCarey hat auf diesem
Gebiet sowohl theoretisch als auch tierexperimentell Grundlagenforschung
betrieben, die wesentliche Bedeutung der Permeabilität des Implantats (für
Glukose und andere Nährstoffe) zum Erhalt der Integrität des Empfänger-
stromas aufgedeckt, die ersten refraktiven Daten erarbeitet und damit den

Weg für die klinische Erprobung geebnet (Übersicht in [81]). Diese Implantate wurden zur Korrektur einer Aphakie (weltweit bei derzeit etwa 30–40 Patienten) mit recht guten Ergebnissen und der hohen Myopie (bei nur wenigen Fällen) mit noch fraglichen Resultaten eingesetzt (Abb. 4).

Die *Keratomileusis-in-Situ* ist von Luiz Ruiz erdacht worden [33]. Sie ist zur Korrektur höhergradiger Myopien gedacht: nach Entfernung einer ersten planparallelen Lamelle von der Empfängerhornhaut mit Hilfe des Mikrokeratoms wird ein zweiter, konzentrischer Schnitt geführt, welcher zusätzlich zentrale Teile des tieferen Stromas entfernt (Abb. 5). Nach Fixation der primär resezierten Lamelle ist das zentrale Hornhautstroma dünner, was zu einer Abflachung und damit Korrektur der Myopie führen soll. Diese Technik macht den Einsatz der Kältedrehbank zur Bearbeitung der primär entnommenen Lamelle während der Operation überflüssig und hat zusätzlich den Vorteil, jenen Kryoschaden, welcher zu einer längerdauernden Rehabilitation bei der konventionellen KM führt, zu vermeiden. Sie ist chirurgisch sehr schwierig, da eine genaue Zentrierung beider Schnitte (die effektive optische Zone beträgt nur 2–3 mm!) über der optischen Achse erforderlich ist. Ein neues Keratom mit automatischem Vorschub und höhenverstellbarem Saugring (Abb. 6) könnte den Eingriff vereinfachen, wenn auch seine Präzision – außer in den Händen des Erfinders – noch eher unzureichend sein dürfte (Übersicht in [18]).

Bei der *hyperopen lamellierenden Keratotomie* soll eine kontrollierte Ektasie des Hornhautstromas (und damit eine Korrektur einer Hyperopie) durch eine lamellierende Dissektion mit Hilfe des Mikrokeratoms hervorgerufen werden (Abb. 7). Dieses Konzept beruht auf der Beobachtung von Ruiz, daß es bei Fällen von myoper KM (bei sehr tiefem Schnitt) zu einer Regression des primär erzielten Effekts (durch eine damals ungewollte Ektasie) gekommen war. Wenn auch die Operation von einem mit dem Mikrokeratom und der „anti-torque"-Naht erfahrenen refraktiven Chirurgen problemlos durchgeführt werden kann, so ist die Präzision auch dieses Eingriffs noch so ungenügend, daß sie in großem Stil nicht eingesetzt werden kann, wie das „Moratorium" eines Protagonisten (L. Bores [18]) deutlich aufzeigt.

Die *Keratokyphose* ist von Hoffmann erdacht und experimentell erprobt worden [52, 53, 55] (Abb. 8). Bereits der erste Schnitt durch das Stroma dient der refraktiven Änderung der Kontur der Hornhaut, den Stempeln entsprechend, welche im Mikrokeratom eingesetzt werden. Die Besonderheit des Geräts liegt in der hohen Schnittqualität, welche durch eine horizontal schneidende Saphirklinge erzielt wird. Die Oberfläche des ersten, refraktiven Schnitts wird dann von einer planparallelen Lamelle (von einem Spenderauge entnommen) bedeckt, worin wohl ein wesentlicher Nachteil der Technik zu sehen ist. Der Einsatz des Draeger-Rotorkeratoms und entsprechender Zusatzgeräte für diese lamellierenden Techniken (aber auch für die Epikeratophakie) könnte zu einer Verbesserung der Präzision und der Schnittqualität führen [16, 32]. Eine klinische Erprobung für refraktive Zwecke steht jedoch noch aus.

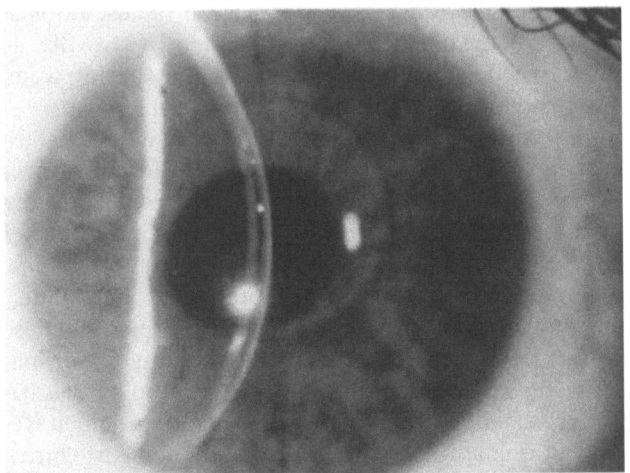

▲
Abb. 4. Synthetische Keratophakie zur Korrektur einer Aphakie (die Abb. ist freundlicherweise von G. van Rij zur Verfügung gestellt worden)

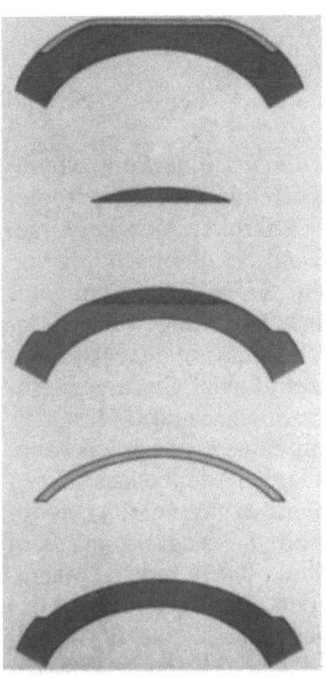

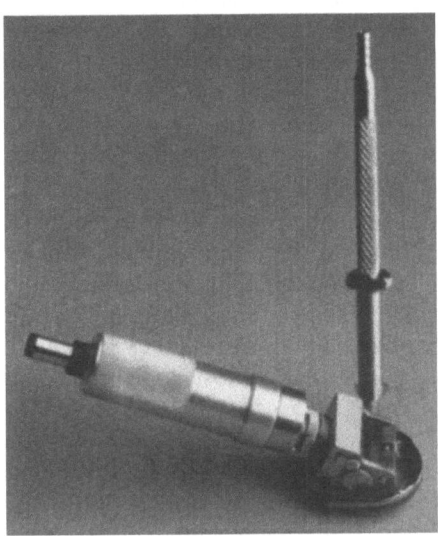

5   6

Abb. 5. Schematische Darstellung der Keratomileusis-in-Situ zur Korrektur einer Myopie (die Abb. ist freundlicherweise von L. D. Bores zur Verfügung gestellt worden)

Abb. 6. Ein neues Mikrokeratom mit automatischem Vorschub und höhenverstellbarem Saugring für lamellierende Techniken (die Abb. ist freundlicherweise von Steinway Instr. Comp. zur Verfügung gestellt worden)

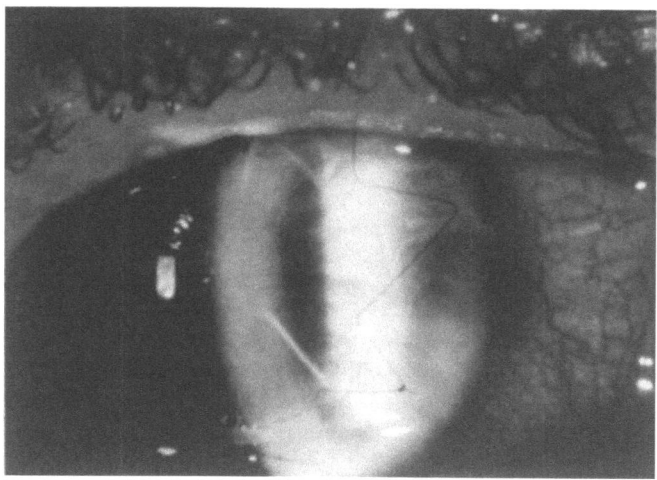

Abb. 7. Hyperope lamellierende Keratotomie zur Korrektur einer Hyperopie nach radiärer Keratotomie (die Abb. ist freundlicherweise von L. D. Bores zur Verfügung gestellt worden)

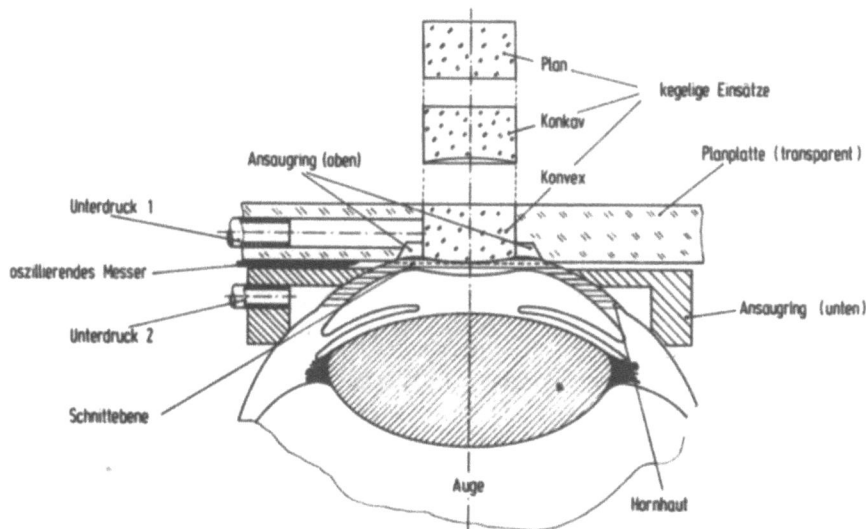

Abb. 8. Schematische Darstellung des Schneidgerätes für die Keratokyphose (die Abb. ist freundlicherweise von F. Hoffmann zur Verfügung gestellt worden)

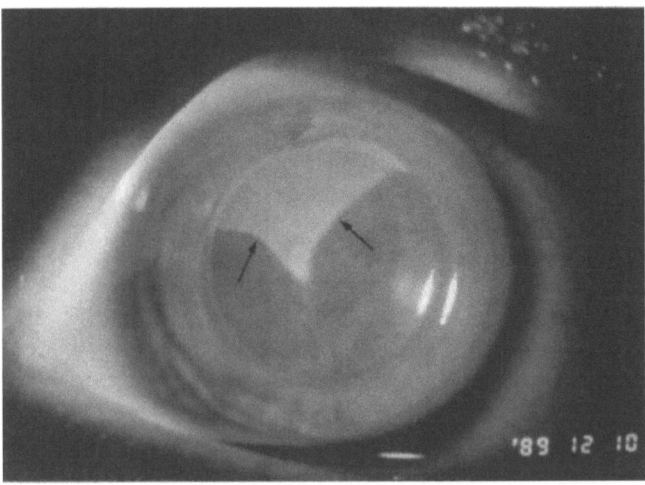

Abb. 9. Synthetische Epikeratophakie mit teilweiser Epithelisation *(Pfeile)* (die Abb. ist freundlicherweise von Chiron Ophthalmics, Inc. zur Verfügung gestellt worden)

Bei den vier eben besprochenen Methoden ist ein hochpräziser Mikrokeratomschnitt in definierter Tiefe durch das optische Zentrum der gesunden (!) Hornhaut des Patienten erforderlich. Dieser ist bei einem anderen, von Werblin und Kaufmann erdachten lamellierenden Verfahren, der *Epikeratophakie,* nicht mehr erforderlich, worin ein ganz wesentlicher Vorteil besteht [46, 57, 84, 85, 92, 131]. Diese Technik ist (bei engmaschigen Kontrollen des Patienten) nicht nur praktisch zur Gänze reversibel, da das optische Zentrum der Patientenhornhaut (bis auf das entfernte Epithel) unversehrt bleibt, sondern gegebenenfalls auch problemlos wiederholbar, falls die primäre Korrektur nicht den Erfordernissen entspricht. Verbesserungen dieser Technik sind in drei Bereichen zu erwarten:
1. der Vermeidung der Lyophilisierung zu Transportzwecken (sie zerstört die Feinstruktur der Lamelle und führt zur Verlängerung der visuellen Rehabilitation) und der *Verwendung von Kryoprotektoren und neuerer Konservierungsmedien* [27, 107],
2. der *hochpräzisen, berührungsfreien Herstellung* der Lentikel aus menschlicher Spenderhornhaut mit Hilfe des *Excimer-Lasers* [41, 70] *und einer computer-gesteuerten Drehbank* [2], und
3. der Entwicklung von *synthetischen Epikeratophakie-Lentikeln* [93].
Dabei sind zwei Wege beschritten worden: aus menschlichem Kollagen (Typ IV) hergestellte Transplantate sind im Tierversuch zwar vollständig epithelisiert, jedoch im Verlauf mehrerer Monate (durch Heilungs- und Umbauvorgänge?) z.T. abgebaut worden, so daß keine stabile Refraktion zu erzielen war. Ein Konzept der späteren Modifikation der Oberfläche – zur gezielten Refraktionsänderung – mit Hilfe des Excimer-Lasers ist unter dem Titel „Laser Adjustable Synthetic Epikeratoplasty (LASE)" vorgestellt worden

[121]. Lentikel aus weichem Kontaktlinsenmaterial mit dauerhafter Protein-
beschichtung (prinzipiell jeder gewünschten Zusammensetzung), welche
dem Epithel eine dauerhafte Adhäsion ermöglichen sollen, befinden sich in
der ersten Phase der klinischen Erprobung (Abb. 9, Chiron Ophthalmics,
Inc., pers. Mitt.).

Andere refraktive Techniken

Sie haben in den letzten Jahren sehr reges Interesse in den Medien hervorgerufen. So hat die *photorefraktive Keratektomie* (PRK) mit dem Excimer-
Laser – bei einer Wellenlänge von 193 nm – Hoffnungen geweckt, rasch
und präzise – durch Abtragung oberflächlichster Hornhautschichten –
sowohl Myopie als auch Hyperopie und Astigmatismus korrigieren zu können [3, 26, 59, 68, 69, 78–80, 83, 108, 117, 119, 122]. Diese Hoffnung gründet
sich auf die unerwartete Beobachtung einer sehr raschen und stabilen Epi-
thelisierung der bearbeiteten, sehr glatten Oberfläche (auch bei Fehlen der
Bowman-Membran!) und der Tatsache, daß die Ablation in Mikron-Schrit-
ten erfolgt. Auch scheint die thermische oder mutagene Wirkung der UV-
Strahlung keine wesentlichen klinischen Probleme aufzuwerfen [12, 97, 109].
Nach einer sehr stürmischen Entwicklung, getrieben von wenigen Firmen,
liegen bereits Ergebnisse erster klinischer Studien aus verschiedenen Zentren vor, die Anlaß zu vorsichtigem Optimismus bieten. Insgesamt dürften
weltweit etwa 4000–5000 Patienten behandelt worden sein. Im Bereich niedriger Myopie (etwa −2,0 bis −6,0 dptr) sind die refraktiven Resultate recht
präzise und einigermaßen stabil. Die Nachbeobachtungszeit aller Serien liegt
jedoch meist nicht über 12 Monaten, gelegentlich auch wesentlich darunter.
Stellvertretend für die verschiedenen Arbeitsgruppen seien die Ergebnisse
des führenden Berliner Teams (freundlicherweise von T. Seiler zur Verfügung gestellt) angeführt (Tabelle 3). Alle Forschungsgruppen berichten über
eine zarte, retikuläre Trübung des Hornhautstromas, welche unmittelbar
unter der abgetragenen Zone etwa 4–6 Wochen nach dem Eingriff auftritt.
Dieser „haze" kann, so wird übereinstimmend berichtet, durch lokale Steroidgaben vermindert, wenn auch nicht gänzlich verhindert werden (Abb.
10). Beim Versuch der Korrektur hoher Myopien, falls die Lokaltherapie
vom Patienten mangelhaft durchgeführt wird oder wenn das Auge stark pig-
mentiert ist, können deutlichere, zentral gelegene Hornhautnarben auftreten (in einer großen Serie in 2,8% der behandelten Augen), welche in Einzelfällen durch neuerliche Laserablation wieder entfernt werden können (T.
Seiler, pers. Mitteilung).

Eine genaue Beurteilung dieser Technik zur Korrektur niedriger Myopien
– im besonderen der Langzeitstabilität – wird erst in einigen Jahren möglich
sein. Die Versuche, eine Hyperopie oder einen höheren Astigmatismus mittels flächenhafter Abtragung zu korrigieren, sind bis jetzt nicht sehr erfolgreich verlaufen, da deutliche Narben und eine fast vollständige Regression

Tabelle 3. Ergebnisse von T. Seiler und J. Wollensack (Ophthalmology, 1991, im Druck)

1 Jahr Nachbeobachtung, 26 Augen			
bis −4,9 dptr	100%	±1,0 D	= 92%
−5,0 bis −9,25 dptr	9/11	±1,0 D	
Fluktuation (6−12 Monate)	14/24	(58 %)	±0,5 D
	8/24	(33 %)	±1,0 D
	2/24	(8,3%)	>1,0 D
Visus: ± 1 Zeile,	22/24 >0,5 s.c.,		11/23 1,0 s.c.
Astigmatismus unverändert			

Komplikationen (255 Augen, 3−9 Monate Nachbeobachtung)

Blendungsvisus:	8/24 (31%) − 1 Zeile
	3/24 (12%) − 3 Zeilen
Steroidglaukom:	3,1%
Narben:	2,8% (8/281) Blendung, Regression
Assoziation mit:	Steroid-„non-compliance", höherer Myopie
	1 Fall mit zentraler Hornhautperforation (bei SLE)

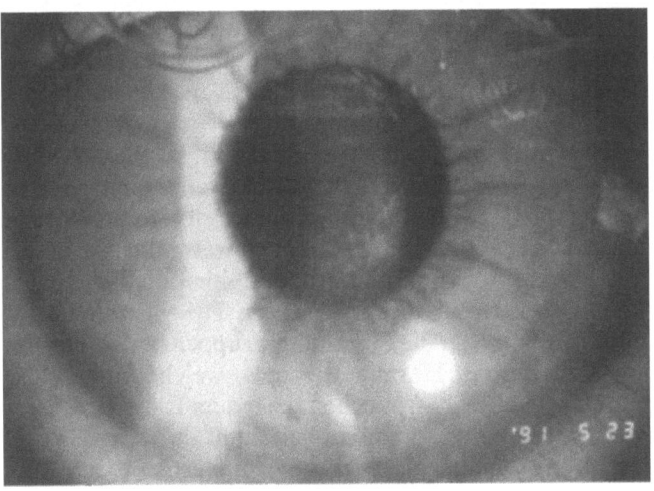

Abb. 10. Zentrale Hornhautnarbe nach Photorefraktiver Keratektomie (eigene Beobachtung)

auftreten (R. L. Lindstrom, pers. Mitt.). Ob der Einsatz erodierbarer Masken mit einer Ablationsrate, welche derjenigen der Hornhaut entspricht, eine wesentliche Verbesserung der Oberflächenqualität und eine einfachere Handhabung für den Chirurgen bringen wird, muß erst durch weitere Studien geklärt werden.

Neben dem Excimer-Laser werden auch Versuche mit dem Frequenz-verdoppelten Nd:YAG- oder Nd:YLF(Yttrium-Lithium-Fluor)-Laser und einem computerisierten „tracking"-System durchgeführt [60]. Der Laser-strahl wird nicht auf die Hornhautoberfläche, sondern in das vordere Horn-hautstroma gerichtet und führt dort zu einer Plasmabildung mit Entstehung einer Gasblase, welche rasch kollabriert und damit zu den Refraktionsände-rungen führen soll. Dieser Prozeß ist als *Keratopalysis* bezeichnet worden. Um die Bläschen soll nur eine geringe Trübung für die Dauer von 2−3 Tagen auftreten, die Refraktion (im Tierversuch und in blinden menschlichen Augen sind angeblich bis zu 12,00 dptr korrigiert worden) habe sich nach 15−20 Tagen stabilisiert. Zentrale Läsionen führen zu einer Korrektur der Myopie, periphere zur Verminderung einer Hyperopie. Da sich diese Versu-che erst in den frühesten tierexperimentellen und klinischen Stadien befin-den, muß vor zu großem Optimismus gewarnt werden.

Auf einem anderen Prinzip, nämlich der gezielten Schrumpfung des Kol-lagens des Hornhautstromas *(refraktive Thermokeratoplastik)* beruht der Einsatz des gepulsten Ho:YAG-Lasers zur Korrektur der Hyperopie und des Astigmatismus. Erste Ergebnisse der Berliner Forschergruppe sind, was die Stabilität und Präzision der Ergebnisse betrifft, sehr vielversprechend, wobei die Tiefe der Läsionen für die Stabilität von ausschlaggebender Bedeutung zu sein scheint [13, 110]. Wird ein auf etwa 600°C erhitzter Draht verwendet, um die radiären Strahlen in das Stroma zu „brennen" (Abb. 11) − diese Technik ist ebenfalls von S. Fjodorov entwickelt worden − dann kommt es im Lauf weniger Monate zu einer starken Regression des primär erzielten Effekts. Rezidivierende Erosionen und Vaskularisation peripherer Applika-tionen sind als Komplikationen beschrieben worden [23, 31, 86, 96].

Bei den neuesten Entwicklungen intrastromaler Implantate ist der *Intra-stromale Corneale Ring* (ICR) der Fa. KeraVision und der Arbeitsgruppe

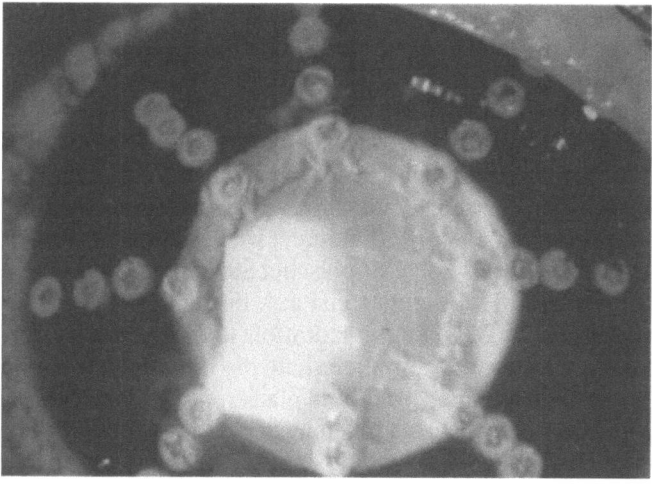

Abb. 11. Radiäre Thermokeratoplastik nach Fyodorov (die Abb. ist freundlicherweise von A. Neumann zur Verfügung gestellt worden)

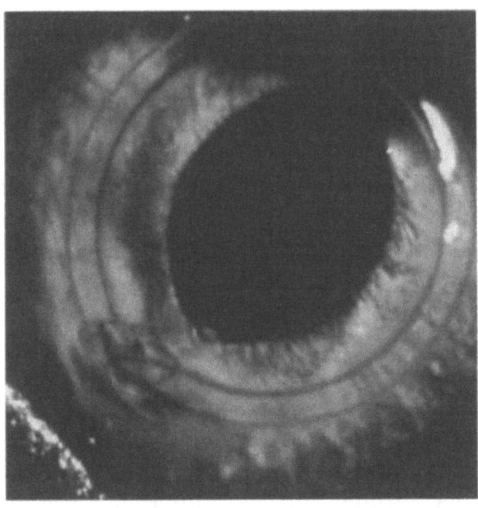

Abb. 12. Intrastromaler Cornealer Ring (Katze, die Abb. ist freundlicherweise von KeraVision, Inc. zur Verfügung gestellt worden)

um C. Hartmann zu erwähnen, welcher im Versuchstier (Abb. 12), aber auch bei ersten (blinden) menschlichen Augen zur Korrektur sowohl von Myopie (bei Expansion) als auch Hyperopie und Aphakie (bei Konstriktion) führen soll. Die ersten Studien deuten darauf hin, daß die Verträglichkeit in der mittleren Peripherie des Stromas ausgezeichnet ist. Viele Faktoren (Ringdicke, Neigung, Art der Präparation des Kanals und andere) müssen jedoch noch genau analysiert werden, bevor in reproduzierbarer Weise eine stabile und präzise Korrektur erzielt werden kann [20, 35, 36, 51, 115].

Eine weitere, vom Prinzip her völlig differente Methode der refraktiven Hornhautchirurgie ist die Änderung des Brechungsindexes der Hornhaut ohne wesentliche Krümmungsänderung ihrer Vorderfläche. Dies geschieht durch *Implantation von intrakornealen Linsen aus Materialien mit hohem Brechungsindex* (Polysulfon) in das tiefe Hornhautstroma, ein Verfahren welches nach vielen vorhergegangenen Fehlschlägen durch Choyce erstmals klinisch erfolgreich eingesetzt worden ist [24]. Bei vielen Patienten waren Präzision und Stabilität der Korrektur ausgezeichnet und die Kornea blieb über Jahre hinweg völlig klar. Bei allen wurden Partikel am Implantat und Vernarbung im Bereich der Inzision beobachtet, 10% der Transplantate mußten (wegen Subluxation in die Vorderkammer) wieder entfernt werden [63, 65]. Bei einigen traten, wohl als Folge trophischer Störungen, Trübungen und Ulzerationen im vorderen Hornhautstroma auf, die auch in Tierversuchen beobachtet wurden [11, 25, 28]. Die Implantation, über eine taschenförmige Öffnung vom oberen Limbus her, muß deshalb die Linsen mit kleinem Durchmesser knapp vor die Descemet-Membran plazieren. Verbesserungen der Überlebenszeit sind im Versuchstier durch fenestrierte Implantate erzielt worden, jedoch ist der Durchmesser der mikroskopisch kleinen Öffnungen, welche eine bessere Versorgung der vorderen Abschnitte erlauben, noch zu groß, um optisch zufriedenstellende Ergebnisse zu erlauben [64].

Ausblick

In den letzten Jahren ist das Wissen um die Bedeutung der Hornhauttopographie mit der Entwicklung computerunterstützter Videokeratoskope rasch vorangetrieben worden [45, 50, 75, 76]. Aufgrund der Fortschritte auf dem Gebiet der Elektronik werden sie in wenigen Jahren in jedem Operationssaal integrierter Bestandteil des Mikroskops sein und den Chirurgen bei der Durchführung refraktiver Eingriffe unterstützen. Computermodelle („finite element modelling") der Hornhaut und des Bulbus erlauben es, verschiedenste Eingriffe zu simulieren, und werden bei der Planung der Vorgangsweise für das individuelle Patientenauge herangezogen werden [49, 127]. Neue, mit gentechnischen Methoden hergestellte Wachstumsfaktoren und Medikamente werden es erlauben, nach dem Eingriff gezielt die Wundheilung und damit die endgültige Refraktion zu beeinflussen [15, 21, 56, 82, 91].

Die refraktive Hornhautchirurgie steht nach einem Jahrzehnt einer stürmischen, ja zeitweilig heftig umkämpften Entwicklung davor, als Sub-Spezialität der Augenheilkunde etabliert und allgemein anerkannt zu werden. Der ungebremste Enthusiasmus der frühen „Pionierjahre" muß aber durch präzise Grundlagenforschung im Labor und im Tierversuch, größte Sorgfalt bei der Entwicklung von Geräten und Behutsamkeit bei der Planung klinischer Studien ersetzt werden, damit Irrwege mit bleibenden Schäden am sehenden Patientenauge soweit wie möglich vermieden werden können.

Literatur

1. Ainslie D (1976) The surgical correction of refractive errors by keratomileusis and keratophakia. Ann Ophthalmol 8:349
2. Altmann J, Grabner G, Husinsky W, Mitterer S, Baumgartner I, Skorpik F, Asenbauer T (1991) Corneal lathing using the excimer-laser and a computer-controlled positioning system. Part I: Lathing of epikeratophakia lenticules. Refract Corn Surg (to be published)
3. Aron-Rosa DS, Carre FR, Cassiani P, Delacour M, Gross M, Lacour B, Olivio J-C, Timsit J-C (1985) Keratorefractive surgery with the excimer laser. Am J Ophthalmol 100:741
4. Arrowsmith PN, Marks RG (1987) Five-year effectiveness and safety of radial keratotomy surgery. Ophthalmology 94:97
5. Arrowsmith PN, Marks RG (1988) Four-year update on predictability of radial keratotomy. J Refract Surg 4:37
6. Baldone JA, Franklin RM (1983) Cataract following radial keratotomy. Ann Ophthalmol 15:416
7. Barraquer JI (1967) El microqueratomo en chirurgia corneal. Arch Soc Am Oftalmol Optom 6:69
8. Barraquer JI (1972) Keratophakia. Trans Ophthalmol Soc (UK) 92:499
9. Barraquer JI (1981) Keratomileusis for myopia and aphakia. Ophthalmollogy 88:701
10. Beatty RF, Schanzlin DJ (1987) Wedge resection and relaxing incisions. In: Schwab IR (ed) Refractive corneal surgery. Churchill-Livingstone, New York, p 197
11. Belau PG, Dyer JA, Ogle KN, Henderson JW (1964) Correction of ametropia with intracorneal lenses. An experimental study. Arch Ophthalmol 72:541

12. Bende T, Seiler T, Wollensack J (1988) Side effects in excimer corneal surgery. Corneal thermal gradients. Graefes Arch Clin Exp Ophthalmol 226:277
13. Bende T, Seiler T, Matallana M (1991) Regression of hyperopic correction with the Ho:YAG laser is dependent on coagulation depth. Invest Ophthalmol Vis Sci 32:994
14. Binder PS (1986) Presumed epithelial ingrowth following radial keratotomy. CLAO J 12:247
15. Binder PS (1989) What we have learned about corneal wound healing from refractive surgery. Refract Corn Surg 5:98
16. Böhnke M, Draeger J, Klein L, Kohlhaas M (1989) Zur Entwicklung neuer Haltemechanismen und Formschalen für die Anfertigung refraktiver Hornhautschnitte. Fortschr Ophthalmol 86:276
17. Bores L (1980) American experience with myopia procedure of Fyodorov. In: Schachar RA, Levy NS, Schachar L (eds) Keratofraction. LAL Publishing Denison, TX, p 175
18. Bores LD (1990) Handbook of refractive surgery. Radial keratotomy and lamellar refractive keratoplasty. Sun Bear Publ, Scottsdale, AZ
19. Bourque LB, Cosand BB, Drews C, Waring GO et al. (1986) Reported patient satisfaction fluctuation of vision, and glare among patients one year after surgery in the PERK study. Arch Ophthalmol 104:356
20. Burris TE, Ayer CT, Evensen DA, Davenport JM (1991) Effects of intrastromal ring size and thickness on corneal flattening in human eyes. Refract Corn Surg 7:46
21. Busin M, Yau C-W, Yamaguchi T, McDonald MB, Kaufman HE (1986) The effect of collagen cross-linkage inhibitors on rabbit corneas after radial keratotomy. Invest Ophthalmol Vis Sci 27:1001
22. Buzard KA, Haight D, Troutman R (1987) Ruiz procedure for post-keratoplasty astigmatism. J Refract Surg 3:40
23. Caster AI (1988) The Fyodorov technique of hyperopia correction by thermal coagulation: a preliminary report. J Refract Surg 4:105
24. Choyce DP (1985) The correction of refractive errors with polysulfone corneal inlays. Trans Ophthalmol Soc (UK) 104:332
25. Climenhaga H, MacDonald JM, McCarey BE, Waring GO (1988) Effect of diameter and depth on the response to solid polysulfone intracorneal lenses in cats. Arch Ophthalmol 106:818
26. Cotliar AM, Schubert HD, Mandel ER, Trokel SL (1985) Excimer laser radial keratotomy. Ophthalmology 92:206
27. Cunanan CM, Buchen SY, Nordquist RE, Knight PM (1988) A comparison of four shipping storage methods for epikeratophakia lenses: results of laboratory studies. J Refract Surg 4:136
28. Deg JK, Binder PS, Kirkness C (1987) Unfenestrated polysulfone implants are incompatible with the baboon and human cornea. Invest Ophthalmol Vis Sci 28 [Suppl]:276
29. Deitz MR, Sanders DR (1985) Progressive hyperopia with long-term follow-up of radial keratotomy. Arch Ophthalmol 103:782
30. Deitz MR, Sanders DR, Raanan MG (1986) Progressive hyperopia in radial keratotomy. Long-term follow-up of diamond knife and metall blade series. Ophthalmology 93:1284
31. Donald T (1989) American acceptance of radial thermokeratoplasty for hyperopia slow, cautious. Refract Corn Surg 5:145
32. Draeger J, Böhnke M, Klein L, Kohlhaas M (1989) Experimentelle Untersuchungen zur Präzision lamellärer Hornhautschnitte. Fortschr Ophthalmol 86:272
33. El-Maghraby MA, Vitero MAE, Ruiz L (1988) Keratomileusis in situ to correct high myopia. Ophthalmology 95 [Suppl]:145
34. Epstein RL (1989) Correction of hyperopic astigmatism using long parallel line transverse keratotomy. In: Schachar RA, Levy NS, Schachar L (eds) Keratorefractive surgery. LAL Publishing, Denison, TX, p 139
35. Fleming JF, Reynolds AE, Kilmer L, Burris TE, Abbott RL, Schanzlin DJ (1987) The intrastromal corneal ring: two cases in rabbits. J Refract Surg 3:227

36. Fleming JF, Wan WL, Schanzlin DJ (1989) The theory of corneal curvature change with the intrastromal corneal ring. CLAO J 15:146
37. Friedlander MH (1987) Keratotomy incisions for the correction of congenital and acquired astigmatism. In: Schwab IR (ed) Refractive corneal surgery. Churchill-Livingstone, New York, p 145
38. Friedlander MH, Werblin TP, Kaufman HE, Granet NS (1981) Clinical results of keratophakia and keratomileusis. Ophthalmology 88:716
39. Fyodorov S (1980) Methods of radial keratotomy. In: Schachar RA, Levy NS, Schachar L (eds) Keratorefraction. Publishing Denison, TX, p 35
40. Fyodorov S, Durnev VV (1979) Operation of dosaged dissection of corneal circular ligament in cases of myopia of mild degree. Ann Ophthalmol 11:1885
41. Gabay S, Slomovic A, Jares T (1989) Excimer laser-processed donor corneal lenticules for lamellar keratoplasty. Am J Ophthal 107:47
42. Gaster RN, Yamashita T (1983) Circumferential keratotomy to reduce hyperopia in rabbits. Invest Ophthalmol [Suppl] 24:149
43. Gelender H, Flynn HW, Mandelbaum SH (1982) Bacterial endophthalmitis resulting from radial keratotomy. Am J Ophthalmol 93:323
44. Gilbert ML, Friedlander MH, Aiello JP, Granet N (1988) Hexagonal keratotomy in human cadaver eyes. J Refract Surg 4:12
45. Gormley DJ, Gersten M, Koplin RS, Lubkin V (1988) Corneal modeling. Cornea 7:30
46. Grabner G (1991) Komplikationen der Epikeratophakie zur Korrektur von Aphakie, Myopie, Hyperopie und Keratoconus. Fortschr Ophthalmol 88:4
47. Grabner G, Shepard D (1985) Radiäre Keratotomie-Methode nach Shepard. Klin Monatsbl Augenheilkd 187:379
48. Grady FJ (1989) Hexagonal keratotomy for the correction of overcorrections in radial keratotomy and the treatment of presbyopia. In: Schachar RS, Levy NS, Schachar L (eds) Keratorefractive surgery. LAL Publishing, Denison, TX, p 136
49. Hanna KD, Jouve F, Bercovier MH, Waring III GO (1988) Computer simulation of lamellar keratectomy and laser myopic keratomileusis. J Refract Surg 4:222
50. Hannush SB, Crawford SL, Waring GO, Gemmill MC, Lynn MJ, Nizam A (1991) Accuracy and precision of keratometry, photokeratoscopy, and corneal modeling on calibrated steel balls. Arch Ophthalmol 197:1235
51. Hartmann Chr, Pharmakakis N, von Ey F (1990) Instromale Implantation eines justierbaren Kunststoffringes zur Hornhautrefraktionsänderung. 3. Kongreß der Deutschen Gesellschaft für Intraokularlinsen Implantation. Springer, Wien New York S. 465
52. Hoffmann F, Jessen K (1985) Keratokyphose zur optischen Korrektur der Aphakie. Fortschr Ophthalmol 82:86
53. Hoffmann F, Jessen K, Pahlitzsch T, Buchen R. (1982) Hypermetropic and myopic keratokyphosis — a new method of refractive keratoplasty. I. Effect of a synthetic on intraocular pressure. Cornea 1:137
54. Jensen RP (1991) Hexagonal keratotomy: clinical experience with 483 eyes. Int Ophthalmol Clin 31:69
55. Jessen K, Hoffmann F (1985) Ein neues Mikrokeratom zur lamellierenden refraktiven Hornhautchirurgie. Fortschr Ophthalmol 82:88
56. Kandarakis AS, Page C, Kaufman HE (1984) The effect of epidermal growth factor on epithelial healing after penetrating keratoplasty in human eyes. Am J Ophthalmol 98:411
57. Kaufman HE (1980) The correction of aphakia. Am J Ophthalmol 89 1
58. Kern SP (1989) Treatment of hyperopia by multiple applications of transverse keratotomy — Kern hyperopia keratotomy. In: Schachar RA, Levy NS, Schachar L (eds) Keratorefractive surgery. LAL Publishing, Denison, TX, p 138
59. Kerr-Muir MG, Trokel SL, Marshall J, Rothery S (1987) Ultrastructural comparison of conventional surgical and argon fluoride excimer laser keratectomy. Am J Ophthalmol 103:448
60. Knaub J (1991) Frequency-doubled lasers become tools for bladeless refractive surgery. Refract Corn Surg 7:5

61. Kogan LL, Katzen L (1983) Enhancement of radial keratotomy by chemical inhibition of collagen cross-linkages: A preliminary report. Ann Ophthalmol 15:842

62. Krumeich JH, Swinger CA (1987) Nonfreeze epikeratophakia for the correction of myopia. Am J Ophthalmol 103:397

63. Lane SS, Lindstrom RL (1986) Polysulfone intracorneal lenses. In: Brightbill FS (ed) Corneal surgery. Mosby, St. Louis, p 460

64. Lane SS, Lindstrom RL (1991) Polysulfone intracorneal lenses. Int Ophthalmol Clin 31:37

65. Lane SL, Cameron JD, Lindstrom RL et al (1986) Polysulfone corneal lenses. J Cat Refract Surg 12:50

66. Lans LJ (1898) Experimentelle Untersuchungen über die Entstehung von Astigmatismus durch nicht perforierende Corneawunden. Graefes Arch Klin Exp Ophthalmol 45:117

67. Lavery GW, Lindstrom R (1985) Clinical results of trapezoidal astigmatic keratotomy. J Refract Surg 1:70

68. L'Esperance FA, Taylor DM, Warner JW (1988) Human excimer laser keratectomy: short-term histopathology. J Refract Surg 4:118

69. L'Esperance FA, Warner JN, Telfair WB, Yoder PR, Martin CA (1989) Excimer laser instrumentation and technique for human corneal surgery. Arch Ophthalmol 107:131

70. Lieurance RC, Patel AC, Wan WL, Beatty RF, Kash RL, Schanzlin DJ (1987) Excimer laser cut lenticules for epikeratophakia. Am J Ophthalmol 103:475

71. Lindquist TD, Rubenstein JB, Lindstrom RL (1987) Correction of hyperopia following radial keratotomy: Quantification in human cadaver eyes. Ophthalmic Surg 18:432

72. Lindstrom RL (1990) The surgical correction of astigmatism: a clinician's perspective. Refract Corn Surg 6:437

73. Lynn MJ, Waring GO, Sperduto RD, PERK Study Group (1987) Factors affecting outcome and predictability of radial keratotomy in the PERK study. Arch Ophthalmol 105:42

74. Lynn MJ, Waring GO, Nizam A et al, PERK study group (1989) Symmetry of refractive and visual acuity outcome in the prospective evaluation of radial keratotomy (PERK) study. Refract Corn Surg 5:75

75. Maguire LJ (1991) Topographical principles in keratorefractive surgery. Int Ophthalmol Clin 31:1

76. Maguire LJ, Singer DE, Klyce SD (1987) Graphic presentation of computeranalyzed keratoscope photographs. Arch Ophthalmol 105:223

77. Mandelbaum S, Waring GO, Forster RK et al (1986) Late development of ulcerative keratitis in radial keratotomy scars. Arch Ophthalmol 104:1156

78. Marshall J, Trokel S, Rothery S, Krueger RR (1986) A comparative study of corneal incisions induced by diamond and steel knives and two ultraviolet radiations from an excimer laser. Br J Ophthalmol 70:482

79. Marshall J, Trokel S, Rothery S, Krueger RR (1986) Photoablative reprofiling of the cornea using an excimer laser: photorefractive keratectomy. Lasers Ophthalmol 1:21

80. Marshall J, Trokel S, Rothery S, Krueger RR (1988) Long-term healing of the central cornea after photorefractive keratectomy using an excimer laser. Ophthalmology 95:1411

81. McCarey BE (1991) Refractive keratoplasty with synthetic lens implants. Int Ophthalmol Clin 31:87

82. McDonald MB (1988) The future direction of refractive surgery. J Refract Surg 4:158

83. McDonald MB, Beuerman R, Falzoni W, Rivera L, Kaufman HE (1987) Refractive surgery with the excimer laser. Am J Ophthalmol 103:469

84. McDonald MB, Kaufman HE, Aquavella JV, Durrie DS, Hiles DA, Hunkeler JD, Keates RH, Morgan KS, Sanders DR (1987) The nationwide study of epikeratophakia for aphakia in adults. Am J Ophthalmol 103:358

85. McDonald MB, Kaufman HE, Aquavella JV, Durrie DS, Hiles DA, Hunkeler JD, Keates RH, Morgan KS, Sanders DR (1987) The nationwide study of epikeratophakia for myopia. Am J Ophthalmol 103(2):375

86. McDonnell PJ (1989) Radial Thermokeratoplasty for Hyperopia. I. The need for promp prospective investigation. Refract Corn Surg 5:50
87. McDonnell PJ, Fish LA, Garbus J (1989) Persistence of diurnal fluctuation after radial keratotomy. Refract Corn Surg 5:89
88. McDonnell PJ, McClusky DJ, Garbus JJ (1989) Corneal topography and fluctuating visual acuity after radial keratotomy. Ophthalmology 96:665
89. Mendez A (1989) Hexagonal keratotomy for hyperopia. In: Schachar RA, Levy NS, Schachar L (eds) Keratorefractive surgery. LAL Publishing, Denison, TX, p 129
90. Merck MP, Williams PA, Lindstrom RL (1986) Trapezoidal keratotomy: a vector analysis. Ophthalmology 93:719
91. Moorhead LC, Carrol J, Constance G, Jenkins DE, Armeniades CD (1984) Effects of topical treatment with β-aminopropionitrile after radial keratotomy in the rabbit. Arch Ophthalmol 102:304
92. Morgan KS, McDonald MB, Hiles DA, Aquavella JV, Durrie DS, Hunkeler JD, Kaufman HE, Keates RH, Sanders DR (1987) The nationwide study of epikeratophakia for aphakia in children. Am J Ophthalmol 103:366
93. Mouillon M, Romanet JP, Albinet P et al (1988) Epikeratoplastie chez le singe avec le collagene IV. Etude clinique et histologique: premiers resultats. Paris, France, Société Françaises d'Ophthalmologie, May 1988
94. Nelson JD, Williams P, Lindstrom RL, Doughman DJ (1985) Map-fingerprint-dot changes in the corneal epithelial basement membrane following radial keratotomy. Ophthalmology 92:199
95. Neuman AC, McCarthy GR (1988) Hexagonal keratotomy for correction of low hyperopia: Preliminary results of a prospective study. J Cat Refract Surg 14:265
96. Neuman AC, Sanders DR, Salz JJ (1989) Radial thermokeratoplasty for hyperopia. II. Encouraging results from early laboratory and human trials. Refract Corn Surg 5:50
97. Nuss RC, Puliafito CA, Dehm E (1987) Unscheduled DNA synthesis following excimer laser ablation of the cornea in vivo. Invest Ophthalmol Vis Sci 28:287
98. O'Day DM, Feman SS, Elliott JH (1986) Visual impairment following radial keratotomy: A cluster of cases. Ophthalmology 93:319
99. Rashid ER, Waring GO (1989) Complications of radial and astigmatic keratotomy. Surv Ophthalmol 34:73
100. Rowsey JJ, Balyeat HD, Rabinovitch B, Burris TE, Hays C (1983) Predicting the results of radial keratotomy. Ophthalmology 90:642
101. Salz JJ, Salz MS (1988) Results of four- and eight-incision radial keratotomy for 6 to 11 diopters of myopia. J Refract Surg 4:46
102. Salz JJ, Villasenor RA, Elander R, Swinger C, Reader AL (1986) Four incision radial keratotomy for low to moderate myopia. Ophthalmology 93:727
103. Sanders DR (1986) Computerized radial keratotomy predictability programs. In: Sanders DR, Hofman RF, Salz JR (eds) Refractive corneal surgery. Slack, Thorofare, NJ, p 93
104. Santos VR, Waring GO, Lynn MJ, Schanzlin DJ, Cantillo N, Espinal ME, Garbus J, Justin N, Roszka-Duggan V (1988) Morning-to-evening change in refraction, corneal curvature, and visual acuity 2 to 4 years after radial keratotomy in the PERK study. Ophthalmology 95:1493
105. Sato T, Akiyama K, Shibata H (1953) A new surgical approach to myopia. Am J Ophthalmol 36:823
106. Sawelson H, Marks RG (1989) Five-year results of radial keratotomy. Refract Corn Surg 5:8
107. Schanzlin DJ, Jester JV, Kay E (1983) Cryolathe corneal injury. Cornea 2:57
108. Seiler T, Bende T, Wollensak J, Trokel S (1988) Excimer laser keratectomy for correction of astigmatism. Am J Ophthalmol 105:117
109. Seiler T, Bende T, Winckler K, Wollensak J (1988) Side effects in excimer corneal surgery. DNA damage as a result of 193 nm excimer laser radiation. Graefes Arch Clin Exp Ophthalmol 226:273

110. Seiler T, Matallana M, Bende T (1990) Laser thermokeratoplasty by means of a pulsed Holmium:YAG laser for hyperopic correction. Refract Corn Surg 6:335
111. Shepard DD (1986) Radial keratotomy: Analysis of efficacy and predictability in 1058 consecutive cases. Part I: Efficacy. J Cat Refract Surg 12:632
112. Shepard DD (1987) Radial keratotomy: Analysis of efficacy and predictability in 1058 consecutive cases. Part II: Predictability. J Cat Refract Surg 13:32
113. Shivitz IA, Arrowsmith PN (1986) Delayed keratitis after radial keratotomy. Arch Ophthalmol 104:1153
114. Shivitz IA, Russel BM, Arrowsmith PN, Marks RG (1987) Optical correction of post-operative radial keratotomy patients with contact lenses. CLAO J 12:59
115. Simon G, Parel JM, Lee W (1990) Gel injection adjustable keratoplasty (GIAK). Invest Ophthalmol Vis Sci 31:301
116. Simons KB, Linsalata RP, Zaragosa AM (1988) Ruptured globe secondary to blunt trauma following radial keratotomy. J Refract Surg 4:132
117. Srinivasan R (1986) Ablation of polymers and biological tissue by ultraviolet lasers. Science 234:559
118. Swinger CA, Krumeich J, Cassiday D (1986) Planar lamellar refractive keratoplasty. J Refract Surg 2:17
119. Taylor DM, L'Esperance FA, Del Pero LA, Roberts AD, Gigstad JE, Klintworth G, Martin CA, Warner J (1989) Human excimer laser lamellar keratectomy. A clinical study. Ophthalmol 96:654
120. Tchah H, Hofmann RF, Duffey RJ, Jain N, Lindstrom RL (1988) Delimited peripheral arcuate keratotomy for astigmatism: „Bowtie" configuration. J Refract Surg 4:183
121. Thompson KP, Hanna K, Waring GO (1989) Emerging technologies for refractive surgery: Laser adjustable synthetic epikeratoplasty. Refract Corn Surg 5:46
122. Trokel SL, Srinivasan R, Braren R (1983) Excimer laser surgery of the cornea. Am J Ophthalmol 96:710
123. Troutman RC (1973) Microsurgical control of corneal astigmatism in cataract and keratoplasty. Trans Am Acad Ophthalmol Otolaryngol 77:563
124. Troutman RC, Swinger C (1978) Refractive keratoplasty: Keratophakia and keratomileusis. Trans Am Ophthalmol Soc 76:329
125. Troutman RC, Swinger CA, Kelley RJ (1979) Keratophakia: A preliminary evaluation. Ophthalmology 86:523
126. Van Rij G, Vijfvinkel G (1983) Correction of postkeratoplasty astigmatism by razor blade and v-shaped knife wedge resection. Ophthalmic Surg 14:406
127. Vito RP, Shin TJ, Carey BE (1989) A mechanical model of the cornea: the effects of physiological and surgical factors on radial keratotomy surgery. Refract Corn Surg 5:82
128. Waring GO (1988) Ophthalmic procedures assessment: Radial keratotomy for myopia. Ophthalmology 671
129. Waring III GO Editorial: Another surprise from radial keratotomy. Refract Corn Surg 5:6
130. Waring GO, Lynn MJ, Culbertson W, Laibson PR, Lindstrom RL, McDonald MB, Myer WD, Obstbaum SA, Rowsey JJ, Schanzlin DJ, PERK Study Group (1987) Three years results of the Prospective Evaluation of Radial Keratotomy (PERK) study. Ophthalmology 94:1339
131. Werblin TP (1989) Lamellar refractive surgery: Where have we been and where are we going? Refract Corn Surg 5:167
132. Wyzinski P (1987) Diurnal cycle of refraction after radial keratotomy. Ophthalmology 94:120

Excimerlaser-Keratomileusis zur Myopiekorrektur

D. Epstein[1], P. Fagerholm[2], T. Fitzsimmons[2] und B. Tengroth[2]

Zusammenfassung. Excimerlaser-Keratomileusis wurde an 50 Augen durchgeführt, bei denen eine Nachkontrollzeit von 3 Monaten vorliegt. Der Mittelwert der präoperativen Refraktion war −4,56 dpt. Drei Monate nach dem Eingriff war die durchschnittliche Refraktion +0,76 dpt. Bei 7% der Fälle kam es zu einer vorübergehenden Drucksteigerung. Postoperativ traten subepitheliale Trübungen von nur mäßiger Intensität auf. Bei keinem Auge kam es zu einer Visusverschlechterung nach der Behandlung.

Summary. Fifty eyes, with a mean myopia of 4.56 D, underwent excimer laser keratomileusis. At 3 months post-operatively, the mean refraction of the group was +0.76 D. In 7% of the cases, a temporary increase of intraocular pressure was noted. Only moderate subepithelial haze was observed. There was no loss of visual acuity in any of the treated eyes.

Excimerlaser-Keratomileusis wird seit fast 2 Jahren zur Myopiekorrektur benutzt [1, 2, 3, 6, 7]. Seiler et al. haben bei 58% ihrer Patienten eine stabile Refraktion 3 Monate postoperativ festgestellt. Die Jahresergebnisse der Berliner Gruppe zeigen eine durchschnittliche Refraktion von ungefähr −0.5 dpt [4, 5].

Material und Methoden

Wir haben bis jetzt 363 gesunde, myope Augen operiert. Bei den ersten 50 Patienten liegt eine Nachkontrollzeit von 3 Monaten vor. Diese erste Patientengruppe bestand aus 25 Frauen und 25 Männern, mit einem Durchschnittsalter von 31 Jahren (18−49 Jahre). Der Mittelwert der präoperativen Refraktion war −4,56 dpt (± SD 1,41), mit einer Spanne von −1,25 dpt bis −7,50 dpt.

Vor dem Eingriff wurden die Augen mit 0,5% Tetrakain anästhesiert. Danach wurde das zentrale Hornhautepithel abradiert. Bei der darauf folgenden Laserkeratektomie wurden Flächen von 4,5 mm (Myopie bis 5,4 dpt) bzw. 4,3 mm (Myopie >5,5 dpt) behandelt. Die Tiefe des Eingriffs lag in dieser Gruppe zwischen 15 und 52 μm.

---

[1] Department of Ophthalmology, University Hospital, S-75185 Uppsala
[2] St. Eriks Eye Hospital, Fleminggatan 22, S-11282 Stockholm

5. Kongreß der DGII
Hrsg. Wenzel et al.
© Springer-Verlag Berlin Heidelberg

Nach der Keratomileusis wurden sämtliche Patienten während 3 Monaten mit Dexamethason (1 mg/ml) Augentropfen behandelt. 5mal täglich im 1., 3mal täglich im 2. und 1mal täglich im 3. postoperativen Monat.

Ergebnisse

Eine Woche postoperativ war die durchschnittliche Refraktion +2,82 dpt (± SD 1,31). Schon einen Monat nach dem Eingriff reduzierte sich diese Hyperopie auf einen Mittelwert von +1,13 dpt (± SD 1,30). Nach 2 postoperativen Monaten war die mittlere Refraktion dieser Gruppe 1,11 dpt (± SD 1,23) und am Ende des 3. postoperativen Monats +0,76 dpt (± SD 1,01).

Keine Korrelation konnte zwischen präoperativer Refraktion, Keratometrie oder intraokularem Druck und postoperativer Refraktion nach 3 Monaten festgestellt werden. Es wurde auch keine Korrelation zwischen der Refraktion eine Woche postoperativ und der Refraktion 3 Monate postoperativ festgestellt.

Subepitheliale Trübungen (haze) traten in allen Fällen auf. Die Intensität dieser Trübungen lag maximal bei 2+ (klinische Skala 0 bis 4+). Bei 7% der Augen stieg der intraokulare Druck über 22 mmHg (29−42 mmHg). Mit Betablockade wurde der Druck dieser Augen problemlos reguliert.

Diskussion

Der bisherige Verlauf bei dieser Gruppe von 50 Augen mit einem schnellen Regreß der unmittelbaren postoperativen Hyperopie stimmt gut mit den Berliner Erfahrungen der Seiler-Gruppe überein [8, 9]. Die durchschnittliche Refraktion von +0,76 dpt 3 Monate postoperativ erlaubt einen noch weiteren Abbau der Hyperopie, ohne daß es notwendigerweise zu einer klinisch signifikanten Myopie regrediert. (In Berlin war die mittlere Refraktion nach 3 Monaten mit +0,1 dpt etwas niedriger.)

Die subepithelialen Trübungen, die eine Intensität von 2+ nicht überschritten hatten, sind oft nach ungefähr 3 Monaten maximal ausgebildet. Die Trübungen nehmen dann allmählich ab und verschwinden in der Regel zwischen 6 und 9 Monaten postoperativ [5].

Die subepithelialen Trübungen scheinen bei den tieferen Keratektomien (d.h. höhere Myopien) stärker ausgeprägt zu sein, aber eine Korrelation ist noch nicht statistisch bewiesen. Die Trübungen scheinen jedoch die großen interindividuellen Unterschiede der Wundheilung widerzuspiegeln. Diese Wundheilungsvariabilität spielt wahrscheinlich für die endgültige postoperative Refraktion eine große Rolle. Wie genau lokale Steroide in diesen Wundheilungsverlauf eingreifen, ist noch nicht geklärt.

Die Fälle, in denen es zu einer intraokularen Drucksteigerung kam, repräsentieren wohl die Steroidresponder in der Gruppe. Es ist möglich, daß weniger potente Steroide die Inzidenz der intraokularen Drucksteigerung reduzieren würden. Aber schwächere Steroide könnten auch zu einer stärker ausgeprägten Wundheilungsreaktion führen, was nicht erwünscht ist. Nach Absetzen der Steroidbehandlung am Ende der Dreimonatskur normalisiert sich der Druck bei allen diesen Patienten.

Die Tatsache, daß keine Korrelation zwischen prä- und postoperativer Refraktion festgestellt wurde, könnte ein Ausdruck dafür sein, daß die Patientengruppe nicht in Untergruppen (z.B. −2,0 dpt bis −2,9 dpt Ausgangsrefraktion) unterteilt wurde. Wir waren jedoch der Meinung, daß diese Gruppe von 50 Augen zu klein war, um sie in mehrere Untergruppen aufzuteilen.

Die Excimerlaser-Keratomileusis beginnt langsam als eine etablierte Methode zur Myopiekorrektur Fuß zu fassen. Unsere bisherigen Ergebnisse sind zwar vielversprechend, aber die Frage der eventuellen Regression im Lauf der Jahre zurück zur Myopie ist noch nicht beantwortet. Auch die medikamentöse Beeinflussung der großen Wundheilungsvariabilität haben wir noch lange nicht im Griff. Wichtig ist aber festzustellen, daß es in keinem Auge zu einer Visusverschlechterung nach der Behandlung kam.

Literatur

1. Marshall J, Trokel SL, Rothery S, Krueger PR (1988) Long-term healing of the central cornea after photorefractive keratectomy using an excimer laser. Ophthalmology 95:1411−1421
2. McDonald MB, Kaufman HE, Frantz JM, Shofer S, Salmeron B, Klyce SD (1989) Excimer laser ablation in a human eye. Arch Ophthalmol 107:641−642
3. Seiler T (1987) Laserchirurgie der Kornea. Habilitationsschrift, Freie Universität Berlin
4. Seiler T (1991) Persönliche Mitteilung
5. Seiler T, Kahle G, Wollensak J (1990) Myope Laserkeratomileusis − Einjahresergebnisse. Deutsche Ophthalmologische Gesellschaft, Baden-Baden
6. Taylor DM, L'Esperance FA, Del Pero RA, Roberts AD, Gigstad E, Klintworth G, Martin CA, Warner J (1989) Human excimer laser lamellar keratectomy. A clinical study. Ophthalmology 96:654−664
7. Trokei S, Munnerlyn C (1989) Excimer laser ophthalmic delivery systems. Lasers Light Ophthalmology 2:157−161

Lokale Veränderungen der Elastizität der Kornea

W. Förster[1], H. Kasprzak[2], G. von Bally[3] und H. Busse[1]

Zusammenfassung. Frühere Untersuchungen über die Elastizität der Kornea in vitro berechneten den sog. Young-Elastizitätsmodulus. Dazu wurde die Kornea zerschnitten, eingespannt und mechanischer Belastung ausgesetzt. Unser Ziel war die Entwicklung eines Verfahrens, das Informationen über die Elastizität der Kornea liefert, ohne diese zu zerschneiden. Die Experimente wurden an 6 enukleierten Rinderaugen vorgenommen. Wir untersuchten sie mittels doppelbelichtungshalographischer Interferometrie. Es wurden typische Veränderungen des Streifenmusters in Abhängigkeit von Endothelverletzungen und von Erhöhungen des intraokularen Druckes gefunden. Die Methode wird noch nicht in vivo eingesetzt, da die quantitativen Auswertungen der Interferogramme noch nicht mit ausreichender Sicherheit durchgeführt werden können und weil die zur Untersuchung empfohlene Beschichtung der Hornhaut mit Talkumpuder in vivo hinderlich wäre.

Summary. Former investigations concerning the elasticity of the cornea in vitro calculated the so-called Young-modulus of elasticity by cutting the cornea and then giving definite stress on it. We wanted to create a procedure which can give us information about elastic properties of the cornea without cutting it. The experiments were done on 6 enucleated bovine eyes. The change of the intraocular pressure should be the ideal stress. Besides this method should be of maximum precision. Double exposure holographic interferometry can give this information. This is demonstrated by the change of fringe pattern after an intraocular pressure change of 5 and 10 Pascal either after piercing the endothelium of the cornea with a needle or after scratching the endothelium with a needle. In all cases a change in fringe pattern could be seen in the interferogramms. At present the cornea has still to be covered with talcum in our experiments.

Einleitung

Die Holographie (holus = ganz; graphein = schreiben) stellt eine sehr interessante Anwendungsmöglichkeit des Lasers dar. Sehr gut lassen sich die Vorteile der Holographie darstellen, wenn sie mit der normalen, uns allen bekannten, Photographie verglichen wird. Wie mit der Photographie können mit dem Verfahren der Holographie Abbildungen von Gegenständen durchgeführt werden. Bei der Photographie wird (vereinfacht dargestellt) das

[1] Universitätsklinik und Poliklinik für Augenheilkunde Münster, Domagkstr. 15, W-4400 Münster, Bundesrepublik Deutschland
[2] Technische Universität Wroclaw, Polen, z.Z. am Labor für Biophysik der Universitätsklinik Münster, W-4400 Münster, Bundesrepublik Deutschland
[3] Labor für Biophysik, Institut für experimentelle Audiologie der Westfälischen Wilhelms-Universität Münster, W-4400 Münster, Bundesrepublik Deutschland

5. Kongreß der DGII
Hrsg. Wenzel et al.
© Springer-Verlag Berlin Heidelberg

nicht kohärente Licht einer Lichtquelle auf einen Gegenstand projiziert. Die vom Gegenstand reflektierten Strahlen werden dann durch ein Objektiv geleitet und fallen auf einen Film. Die Entwicklung des Filmes führt danach in Abhängigkeit von der eingestrahlten Lichtintensität zu einer Schwärzung des Filmes. Während die Photographie lediglich zweidimensionale Abbildungen mit durch optische Systeme begrenzter Schärfentiefe wiedergibt, wird bei der optischen Rekonstruktion eines Hologrammes ein wirklich dreidimensionaler räumlicher Eindruck erzeugt. Linsensysteme sind nicht absolut notwendig. Als Beleuchtungsquelle dient im Falle der Holographie ein Laser, welcher bekannter Weise monochromatisches und kohärentes Licht erzugt. Dieser Laserstrahl wird in 2 unterschiedliche Strahlen geteilt: zum einen in den sog. Beleuchtungsstrahl, zum anderen in den sog. Referenzstrahl.

Mit dem Beleuchtungsstrahl wird das abzubildende Objekt beleuchtet, die vom Objekt reflektierten Strahlen (dann Objektstrahl genannt) treffen auf eine sog. Hologrammplatte. Gleichzeitig wird nun der Referenzstrahl ebenso auf die selbe Hologrammplatte geleitet. Nun interferieren (überlagern) sich Objekt- und Referenzstrahl, und nach der Entwicklung der Hologrammplatte entsteht ein feines Muster, das Hologramm, welches dem Objekt nicht ähnelt. Wird dieses Hologramm nun mit dem Referenzstrahl beleuchtet, entsteht die holographische Rekonstruktion des Objektes. Das Hologramm wirkt dabei wie ein Gitter und der Beugungseffekt wird ausgenutzt.

Holographische Verfahren werden u.a. zur Schwingungs- und Verformungsanalyse bereits in verschiedenen Anwendungsgebieten in der Medizin eingesetzt [1], so in der Orthopädie und der Hals-, Nasen- Ohrenheilkunde. Auch auf dem Gebiet der Augenheilkunde wurden holographische Verfahren bereits getestet. Es wurden Hologramme vom Augenhintergrund der Katze angefertigt [6], ebenso wurden Hologramme der Kornea erzeugt [2]. Für Fragen der Biomechanik der Hornhaut könnten holographische Verfahren genutzt werden, um Bewegungs- oder Formanalyse der Kornea durchzuführen. Aus dieser Analyse nach Setzen eines definierten Reizes können Rückschlüsse auf das elastische Verhalten der Kornea gezogen werden. Dazu muß das holographische Verfahren im Vergleich zum oben beschriebenen noch verändert werden. Dies soll im weiteren am Beispiel der doppelbelichtungs-holographischen Interferometrie und dem experimentellen Aufbau, wie er benutzt wird, um Verformungen der Rinderkornea nach intraokularer Druckerhöhung zu untersuchen, erläutert werden. Insbesondere soll die hervorragende Empfindlichkeit der Methode demonstriert werden, so nach Veränderung der Interferogramme nach Endothelverletzung.

Material und Methode

Die doppelbelichtungs-holographische Interferometrie

Überlagert man 2 Hologramme zweier verschiedener Bewegungszustände eines Untersuchungsobjektes (am Beispiel der Kornea, also etwa Bewegungen der Korneaoberfläche nach intraokularer Druckerhöhung) so erscheint bei der Rekonstruktion das Bild der Objektfläche überzogen von hellen und dunklen Linien, den sog. Interferenzlinien. Diese Linien ergeben charakteristische Streifenmuster, wobei die Linien Orte gleicher Ausdehnung verbinden. Die Bewegung der Objektoberfläche läßt sich mit der Genauigkeit von Bruchteilen der benutzten Wellenlänge quantitativ bestimmen. Dieses Verfahren wird auch als holographische Interferometrie bezeichnet.

Der experimentelle Aufbau und die Versuchsdurchführungen

Die Untersuchungen wurden an 6 frisch enukleierten Rinderaugen durchgeführt. Alle Rinderaugen wurden innerhalb von 4 h nach der Enukleation untersucht. Sie wurden bei 4°C transportiert und gelagert. Alle Rinder waren älter als 1 Jahr. Nach der Präparation wurden die Rinderaugen in einem Ring elastisch gelagert. Anschließend wurde in die Vorderkammer der Rinderaugen eine Teflon-Kanüle eingeführt, welche mit einem Reservoir verbunden war. Wie in anderen Experimenten [3] wurde der intraokulare Druck zunächst auf ca. 1340 Pascal (also etwa 10 mmHg) eingestellt. Dieser Druck mußte über 5 min konstant sein, das System mußte also auch dicht sein. Anschließend wurde die Kornea leicht mit Talkum bepudert. Nun wurde nach intraokularer Druckänderung das 1. doppelbelichtungs-holographische Interferogramm aufgezeichnet ohne eine Manipulation am Hornhautendothel durchzuführen. Der experimentelle Aufbau ist nochmals in Abb. 1 schematisch dargestellt. Als Lichtquelle diente uns ein Argon-Laser mit 514 nm Wellenlänge und 400 mW Leistung. Nachdem der Laserstrahl nun den Strahlteiler (BS) passiert hat, wird der Strahl in den Referenzstrahl und den Beleuchtungsstrahl geteilt. Der Beleuchtungsstrahl passiert die Linse (L_1), wird dann durch eine Quarz-Glasfaser geleitet (FB) und erreicht das horizontal elastisch gelagerte Auge (E) von der oberen Seite. Der Spiegel (M_2) reflektiert horizontal das vertikal gestreute Licht von der Kornea und beleuchtet das Hologramm als Objektstrahl. Der Referenzstrahl passiert nach dem Strahlteiler zunächst einen Graufilter (GF) und wird dann, nachdem er vom Spiegel (M_1) reflektiert wird, durch ein Objektiv (L_2) erweitert und beleuchtet das Hologramm.

Die Interferogramme wurden auf photothermoplastisches Photomaterial registriert und lagen somit innerhalb von Sekunden zur Auswertung vor.

Die 6 Rinderaugen wurden 2 verschiedenen Versuchsbedingungen ausgesetzt: In Gruppe A wurde eine punktförmige Verletzung des Endothels durchgeführt, in Gruppe B eine strichförmige Verletzung. Im einzelnen wurde wie folgt vorgegangen:

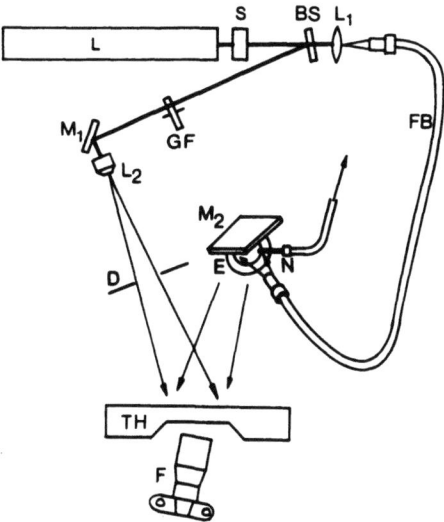

Abb. 1. Experimenteller Versuchsaufbau für die Aufzeichnung von doppelbelichtungs-holographischen Interferogrammen. *L* Linse, *S* Schließer, *BS* Strahlteiler, L_1 Linsen, L_2 Linsen, M_1 Spiegel, M_2 Spiegel, *FB* Glasfaserbündel, *D* Diaphragma, *E* Auge, *N* Teflon-Kanüle, *GF* Graufilter, *TH* thermoplastische Holokamera, *F* Fotoapparat

1. Zunächst wurde wie oben beschrieben bei allen Rinderaugen ein Interferogramm der unverletzten und mit Talkum bepuderten Kornea aufgezeichnet (Gruppe A1 und B1).
2. Anschließend wurde das Endothel entweder punktförmig verletzt oder es erfolgte eine strichförmige Verletzung des Endothels. Nun wurde der intraokulare Druck wieder auf 10 mmHg eingestellt, 5 min gewartet und das holographische Interferogramm aufgezeichnet nach intraokularer Druckänderung von 5 Pascal (A2, B2).
3. Die Aufzeichnung des 3. holographischen Interferogramms erfolgte ca. 12–14 min nach der Verletzung. Es wurde bei beiden Gruppen aufgezeichnet und die intraokulare Druckänderung betrug dabei 10 Pascal (A3, B3).

Ergebnisse

Die als erstes durchgeführten holographischen Interferogramme der unverletzten Kornea (Gruppe A1 und B1) zeigten bei allen 6 Augen annähernd kreisförmige Interferogramme. Wie bereits berichtet [3], war auch hier die Streifendichte im Zentrum nach intraokularer Druckänderung geringer als in der Peripherie. Im Fall der Gruppe A2 und B2 zeigte sich ein deutlicher Effekt der Endothelverletzung, da sich hier das Streifenmuster charakteristisch veränderte (s. Abb. 2 a, b).

Im Bereich der Verletzungen des Endothels nahm die Streifendichte im Vergleich zum Vorbefund des unverletzten Auges sehr deutlich lokal begrenzt zu, sowohl im Vergleich zum unverletzten Auge als auch im Vergleich zur Umgebung. Dieser lokale Effekt verstärkte sich noch, falls wie in Gruppe A3 und B3 der intraokulare Druck anschließend erhöht wurde.

Diskussion

Die Frage der Biomechanik der Kornea ist Gegenstand aktueller Forschung im Bereich der Augenheilkunde, es ist vor allem die Elastizität der Kornea und die Rigidität des Auges, welche im Mittelpunkt des Interesses stehen, da dies einige zusätzliche Aussagen über Eigenschaften des Gewebes vermitteln kann. Dies ist im Zusammenhang mit dem intraokularen Druck von großer Bedeutung für refraktive aber auch für therapeutische Ansätze in der Hornhautchirurgie.

Die elastischen Eigenschaften eines Materials können durch das Verhalten von aufgebrachter Kraft und der daraus resultierenden relativen Deformation dargestellt werden. Durch den sog. Young-Modulus (Y) können elastische Eigenschaften beschrieben werden. Die Einheit ist N/m^2 (N = Newton, m = Meter). Je kleiner Y ist, desto elastischer ist das untersuchte Mate-

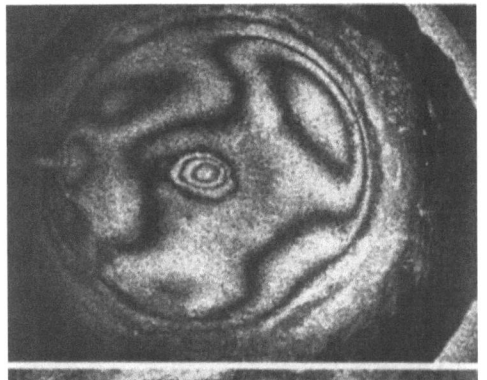

a

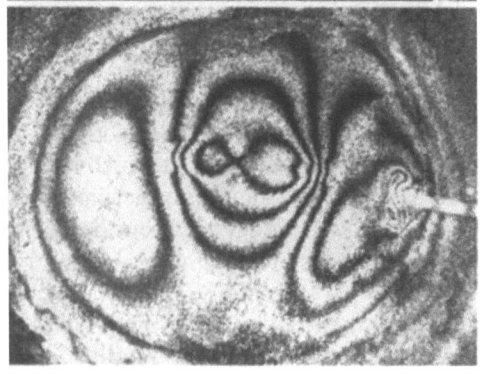

b

Abb. 2. a Beispiel für ein Interferogramm nach intraokularer Druckerhöhung von 5 Pascal nach punktförmiger Verletzung des Endothels. Die lokalen kreisförmigen Effekte sind im Zentrum des Bildes deutlich ausgeprägt. **b** Typisches Interferogramm nach intraokularer Druckerhöhung von 5 Pascal nach strichförmiger Endothelverletzung. Auch hier sind im Zentrum deutliche lokale Effekte sichtbar

rial oder Gewebe. Einige Autoren [5] hatten in vitro den Young-Modulus der Kornea dargestellt, nachdem die Kornea zerschnitten wurde, eingespannt und mechanischer Belastung durch Zug ausgesetzt war. Diese Methode ist dadurch natürlich nicht für Messungen am Auge in vivo oder zum anderen am enukleierten, unverletzten Auge geeignet. Obwohl auch Ansätze für Messungen in vivo [6] gemacht wurden, war unser Ziel, der Aufbau einer Methode, die es erlaubt, elastische Eigenschaften der Kornea mit maximaler Präzision darzustellen, ohne die Kornea zu verletzen oder zu berühren. Dabei sollte als Reiz die relativ natürliche intraokulare Druckänderung benutzt werden. Die Darstellung der elastischen Eigenschaften durch die induzierte Verformung der Oberfläche der Kornea konnte mit unseren Verfahren dargestellt werden.

Auch die Genauigkeit der Methode, welche wie oben berichtet, u.a. von der benutzten Wellenlänge abhängig ist, konnte aufgezigt werden, da selbst die durch geringe Verletzungen der Kornea von der Vorderkammer aus erbrachten Effekte sehr genau dokumentiert werden konnten (Abb. 2 a, b, 3 a, b).

Die Effekte unmittelbar nach Verletzungen waren lokal begrenzt aber deutlich darzustellen. In Gruppe A2 und B2 (1. Interferogramm nach Verletzungen) wurde der intraokulare Druck wie in Gruppe A1 und B1 (unver-

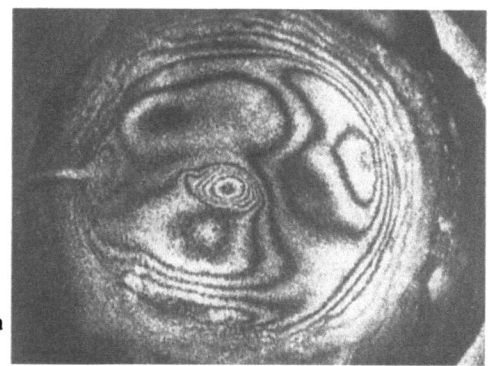

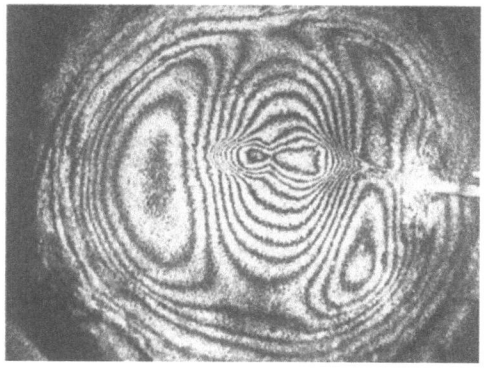

Abb. 3. a Das gleiche Auge wie in Abb. 2 a nach intraokularer Druckerhöhung von 10 Pascal. Die Streifendichte nimmt dabei im Bereich der Verletzung erneut deutlich zu. **b** Das gleiche Auge wie in Abb. 2 b nach intraokularer Druckerhöhung von 10 Pascal. Die Streifendichte im Bereich der Verletzungen nimmt auch hier wieder deutlich zu

letzte Kornea) um 5 Pascal erhöht. Die Versuchsgruppen zeigten eine sehr deutliche Zunahme der Streifendichte im Bereich der Verletzungen sowohl im Vergleich zu gleichen Drucksteigerungen an unverletzten Hornhäuten als auch im Vergleich zum umgebenden Hornhautgewebe. Auch die Zunahme der Effekte nach weiterer intraokularer Druckerhöhung um 10 Pascal war sehr viel deutlicher, als wir sie in früheren Versuchen mit Druckerhöhungen unverletzter Hornhäute gesehen haben. Dies könnte darauf hinweisen, daß die Flüssigkeit in der Vorderkammer durch den Defekt in der Kornea in die Kornea selbst eingeströmt ist und dort lokal aber deutlich die elastischen Komponenten der Kornea verändert hat.

Die Methode der doppelbelichtungs-holographischen Interferometrie ist also grundsätzlich geeignet, Informationen zur Biomechanik der Kornea zu gewinnen. Quantitative Auswertungen der Interferogramme lassen sich beim dargestellten Versuchsaufbau nicht mit ausreichender Sicherheit durchführen, wie wir es an anderer Stelle bereits dargestellt haben [4]. Auch die Beschichtung der Kornea mit Talkumpuder wie sie von uns zur Untersuchung grundsätzlicher Fragestellungen benutzt wird, ist für die Anwendung der Methode in vivo natürlich ein Hindernis.

Beide Probleme könnten durch Änderungen des Versuchsaufbaus korrigiert werden. Zunächst sollten aber weitere grundlegende Fragestellungen, wie Effekte nach refraktiver Chirurgie und das Heilungsverhalten der Kornea nach refraktiven oder therapeutischen Eingriffen mit gleichem Versuchsaufbau untersucht werden.

Literatur

1. Bally G von (1987) Holographische Verfahren in der Medizin. Dtsch Med Wochenschr 112:773−776
2. Calkins J, Hochheimer L, Bernard F, Stark W (1981) Corneal wound healing: holographic stress-test analysis. Assoc Res Vis and Ophthal Inc, pp 322−334
3. Förster W, Kasprzak H, Bally G von, Busse H (1991) Holographic interferometric analysis of the bovine cornea expansion. Proceeding Spie (im Druck)
4. Förster W, Kasprzak H, Bally G von, Busse H: Qualitative Analyse der Elastizität der Cornea. Klin Monatsbl Augenheilkd (zur Publikation eingereicht)
5. Nash Ira S, Greene P, Forster R, Stephan C (1982) Comparson of mechanical properties of keratoconus and normal corneas. Academic Press, New York, pp 413−424
6. Ohzu H, Kawara I (1989) Application of holography in ophthalmology. In: Bally G von (ed) Holography in medicine and biology. Springer Ser Opt Sci 18:133−146
7. Sjontoft E, Edmund C (1987) In vivo determination of Young's modulus for the human cornea. Bull Math Biol 49:217−232

Über die Präparation von Hornhauttransplantaten und Epikeratophakie-Lentikeln mittels eines computerisierten Excimer-Laser-Systems bei 193 nm

S. Mitterer[1], G. Grabner[2], W. Husinsky[1], J. Altmann[1]
und I. Baumgartner[2]

Zusammenfassung. In diesem Beitrag wird ein System vorgestellt, durch das aus Spenderhornhäuten mittels variabler Laserablation Lentikel hergestellt werden können, die bei aphaker und myoper Epikeratophakie ebenso wie bei lamellärer Keratoplastik und Trepanation von Hornhautscheibchen für die penetrierende Keratoplastik verwendet werden. Mit Hilfe eines computergesteuerten Positionierungssystems, das hochpräzise Mikropositionierungselemente (sowohl in der Translations- als auch Rotationsphase) verwendet, wird die Spenderkornea mit einer Haltevorrichtung vor dem fokussierten *Excimer*-Laserstrahl (ArF, λ = 193 nm) bewegt. Dieses Verfahren der Photoablation verursacht eine Schadenszone von weniger als 0,3 µm und gewährleistet die Lebensfähigkeit von Stromazellen in den Lentikeln bei geringem Abstand zur behandelten Oberfläche.

Die benutzerfreundliche Computer-Software ermöglicht die schnelle und problemlose Auswahl verschiedener Parameter, wie z.B. den Durchmesser der optischen Zone, die Form des Flügelbereichs, die Refraktionskraft, die mittlere und minimale Dicke sowie vollständige Kontur der Lentikel. Die Parameterauswahl für die zur Transplantation vorgesehenen Hornhautscheibchen umfaßt nicht nur Durchmesser, Form und Trepanationswinkel (parallel, konvergent und divergent zur Sehachse), sondern auch die Gesamtkonfiguration des Hornhauttransplantates.

Die ersten Laboratoriumsergebnisse werden vorgestellt ebenso wie histologische und elektronenmikroskopische Bilder von Lentikeln und Hornhautscheibchen, die aus menschlicher Spenderkornea mit diesem *Excimer-Laser-System* präpariert wurden.

Summary. A new system is presented that allows a variable laser-ablation of donor corneas into lenticules used for aphakic and myopic epikeratophakia, as well as for lamellar keratoplasty and the trephination of corneal buttons used in penetrating keratoplasty. With the help of a computercontrolled positioning system that uses high-precision micropositioning elements (both translation and rotational stages) the donor cornea is moved in a holding device in front of a focused excimer laser beam (ArF, λ = 193 nm). This photo-ablation lathing process causes a damage zone of less than 0.3 µm and assures the viability of the stromal cells in the lenticule in close approximation to the treated surface.

The user-friendly computer software allows the fast and convenient selection of a variety of parameters, such as the diameter of the optical zone, the shape of the wing zone, the refractive power, the central and the minimal thickness and the overall contour of the lenticule. The selection of parameters of the corneal buttons for transplantation encompass not only the diameter and the shape and the angle of trephination (parallel, convergent to the optical axis), but also the overall configuration of the corneal graft.

The first laboratory data and histological and electron microscopical pictures of lenticules and corneal buttons prepared from human donor corneas with this „Excimer-Laser Corneal Shaping System" are presented.

---

[1] Institut für Allgemeine Physik der Technischen Universität Wien,
Wiedner Hauptstr. 8–11/134, A-1040 Wien
[2] 2. Universitäts-Augenklinik, Allgemeines Krankenhaus, Alser Str. 4, A-1090 Wien

5. Kongreß der DGII
Hrsg. Wenzel et al.
© Springer-Verlag Berlin Heidelberg

Einleitung

Das Herstellen von Epikeratophakie-Lentikeln mit Hilfe der Kryodrehbank ist gegenwärtig recht ungenau, worunter die postoperativ zu erzielende Präzision dieses, aber auch anderer lamellierender Verfahren (Keratophakie, Keratomileusis) leidet: durch den Gefriervorgang entstehen einerseits nicht quantifizierbare Verformungen – und damit verschiedene Schnittparameter – an den Schneidegeräten und der Kornea, andererseits werden durch den Vorgang des Einfrierens selbst praktisch alle Zellen des Hornhautstromas abgetötet, wodurch eine lange Rekonvaleszenz (bis zu einem Jahr!) bis zur Erreichung des bestmöglichen Visus resultiert.

Bei der rein „mechanischen" Herstellung von Epikeratophakie-Lentikeln gibt es derzeit im wesentlichen zwei ungelöste Probleme: 1. die mangelnde Präzision der Abtragung von Korneagewebe bis zu vorher errechneten Lentikelparametern und 2. die mechanischen Schädigungen, welche entweder durch den Einfrier-Auftau-Prozeß an der Kryodrehbank oder durch die Fixierung bzw. das Schneiden bei Techniken ohne Frieren (Mikrokeratom, Rotorkeratom) verursacht werden [1, 2, 11, 15]. Sowohl die devitalen Stromazellen als auch die mangelnde Oberflächenqualität durch die mechanische Bearbeitung können die Transparenz und damit auch die endgültige optische Qualität beeinträchtigen [12, 13].

In den letzten Jahren hat die Möglichkeit, Hornhautgewebe durch Laserlicht mit größter Präzision schneiden zu können (eine mechanische Schädigung der Kornea wird weitestgehend vermieden), großes Interesse hervorgerufen [4, 5, 14, 16, 19]. Auch sichtbares und Infrarotlicht ist zum Bearbeiten verwendet worden, jedoch bleibt die Schneidqualität vom tiefen UV-Licht (193 nm Wellenlänge) eines mit Argon-Fluorid betriebenen Excimer-Lasers unerreicht. Die schmale Schädigungszone (etwa 0,3 μm) in den der Abtragungszone benachbarten Gewebeschichten wird durch den spezifischen hochenergetischen Ablations-Desorptions-Mechanismus möglich [10, 18]. Die meisten experimentellen und klinischen Studien über die Verwendung von Laserlicht an Korneagewebe verwenden aus diesem Grund den ArF-Excimer-Laser, der auch eine Lösung für die beiden oben genannten Probleme der Lentikelherstellung – den Mangel an Präzision und die mechanische Schädigung – bieten könnte.

Von Lieurance et al. [8] und Gabay et al. [3] wurde voneinander unabhängig je ein System für das Schneiden von planen und refraktiven lamellierenden Lentikeln aus frischen menschlichen Hornhäuten vorgestellt. Beide Herstellungsarten verwenden einen konkaven Halter, in dem die Spendercornea mit der Epithelseite nach unten fixiert wird. Der Halter ist auf einem motorisierten Rotationstisch befestigt, der wiederum auf einem Translationstisch sitzt. Dieser Aufbau erlaubt es, den Halter vertikal zu verschieben und dadurch den über den Rand der Halterung stehenden Teil des Gewebes in den Fokus des Laserstrahls zu bringen. Dieser Stromaanteil wird nun abgetragen. Für die verschiedenen erforderlichen refraktiven Parameter (wie

Brechkraft, Form des Lentikels, zentrale Dicke des Transplantates, Form der Randzone etc.) muß auch jeweils eine eigene Form hergestellt werden.

Die Herstellung von Transplantaten für die perforierende Keratoplastik erfolgt herkömmlicherweise durch den Rotortrepan, ein Gerät, das nur kreisförmige Transplantate mit Schnittkanten parallel zur optischen Achse der Spenderkornea zuläßt. Bei diesem Vorgang wird das Korneagewebe an den Schnitträndern stark gezerrt und die Schnittkante dadurch unregelmäßig. Es wird postuliert, daß eine ungleichförmige Heilung an den nicht kongruenten Schnittkanten von Spendergewebe und Empfängerhornhaut für den meist postoperativ auftretenden Astigmatismus verantwortlich ist [6]. Methoden zur berührungsfreien Herstellung von Transplantaten mit Laserlicht könnten dazu beitragen, dieses Problem zu reduzieren.

Loertscher et al. [9] arbeiten im Infrarot-Bereich (2,9 µm) mit einer speziellen Linse (Axicon), welche das Laserlicht zu einem Kreis an der Korneaoberfläche fokussiert. Die Durchtrennung des Gewebes erfolgt zwar sehr rasch (bereits nach einigen Sekunden), doch ist die Schädigungszone größer als jene bei der Verwendung von 193 nm Wellenlänge. Lang et al. [7] arbeiten mit einem Excimer-Laser-System, bei dem das verbleibende Gewebe durch Masken geschützt wird und nur eine Öffnung in der gewünschten Transplantatgröße frei bleibt, über die der Laserstrahl rotiert. In diesem Bereich wird das Hornhautstroma abgetragen. Die Flexibilität dieses Systems ist durch die Anzahl der Masken und den − nur in einem begrenzten Bereich einzustellenden − Schnittwinkel limitiert. Serdarevic et al. [17] präsentieren ein rotierendes Maskensystem, das in Kombination mit dem Excimer-Laser (ArF) ebenfalls die hervorragende Schnittqualität dieser Wellenlänge (193 nm) unterstreicht.

Experimenteller Aufbau

Der experimentelle Aufbau ist aus Abb. 1 ersichtlich. Der Excimer-Laser (EMG 104, Lambda Physik, Göttingen, BRD) wird mit ArF (Wellenlänge: 193 nm) gepulst betrieben, die Repetitionsrate des Lasers beträgt zwischen 1 Hz und 30 Hz. Der Photonenfluß beträgt zwischen 1,0 und 1,5 J/cm^2. Der Vorteil liegt in der in diesem Bereich konstanten Abtragungsrate, die einen Wert von ca. 1,4 µm/Puls erreicht. Kleine Schwankungen in der Laserleistung − sie sind nicht vermeidbar − bewirken somit keinerlei Veränderung der Abtragungsrate. Die tief ultraviolette Strahlung des Excimer-Lasers wird über ein optisches System (Spiegel, Blende, Linse) kurz vor der Oberfläche der Spenderkornea fokussiert. Die Größe des Abtragungsspots (Querschnitt: Halbkreis) kann über das Verschieben der Linse (und der Blende) mit einem Translationsverschub (T1) variiert werden. Die Kornea wird mittels dreier Schrittmotoren − einem Translationsverschub (T2) und zwei Rotationstischen (R1: Einstellung des Winkels zwischen optischer Achse der Kornea und Schneideachse des Gerätes; R2: eine Umdrehung ergibt eine

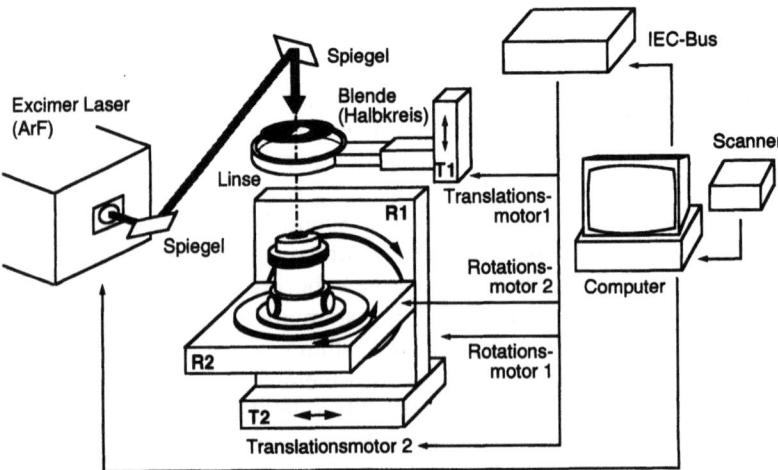

Abb. 1. Excimer-Laser Corneal Shaping System. Schematische Darstellung des Versuchsaufbaus. Sowohl der Laser als auch die Schrittmotoren werden durch den Computer
gesteuert

Kreisbahn mit dem durch T2 eingestellten Radius) – unter dem fix eingestellten Laserstrahl bewegt. Zur Fixierung der Hornhaut auf dem Gerät stehen zwei Halterungen (1. für penetrierendes Transplantat, 2. für Herstellung
der Lentikel) zur Verfügung.

Perforierende Keratoplastik

Bei der Herstellung eines Transplantates ist die Spenderkornea mit der Epithelseite zum Laserstrahl hin fixiert. Um die extrem empfindlichen Endothelzellen zu schützen, liegt die Kornea während der gesamten Bearbeitung
auf einem hochviskösen Gel (Healon). Die Fixation der Spenderhornhaut
auf der Halterung erfolgt durch einen Metallring, welcher die Kornea über
die Sklera in der zentrierten Position hält.

   Das Computerprogramm benötigt zur Berechnung der notwendigen
Datensätze die Meßdaten der Spenderkornea (Keratometrie, zentrale und
periphere Pachymetrie) und die spezifischen Daten des herzustellenden
Transplantates. Die Form des Transplantates kann zwischen kreisförmig
oder elliptisch gewählt werden bzw. kann auch ein Photo des Patientenauges
mit beliebiger Transplantatform (beliebige, geschlossene Kurve) einge-
scannt werden. Im Falle eines kreisförmigen Transplantates ist der Durchmesser einzugeben, ein elliptisches Transplantat verlangt die Eingabe von
beiden Durchmessern. Der Schnittwinkel kann zwischen parallel, konvergent und divergent zur optischen Achse gewählt werden, wobei die Wahl des
Winkels beinahe völlig beliebig ist. Mit diesen Daten berechnet das Programm die Form der Kornea, die abzutragende Gewebetiefe und die Einstel-

lungen der Schrittmotoren und steuert den Excimer-Laser und die Schrittmotoren an. Das Transplantat wird durch dementsprechend oftmaliges
Durchfahren der Kreisbahn (elliptischen Bahn, beliebigen Bahn) mit einan-
der überlappenden Laserspots (Abtragungsrate pro Spot: ca. 1,4 µm/Puls)
schrittweise abgetragen; die Herstellung eines Transplantates dauert ca.
15 min.

Lamellierende Keratoplastik, Epikeratophakie

Bei der Herstellung eines Lentikels für die Epikeratophakie oder für die
plane lamellierende Keratoplastik wird als Halterung ein konventioneller,
konkaver Stanzblock verwendet, in welchem sich die Spenderkornea – mit
der Endothelseite zum Laserstrahl gerichtet – befindet. Mittels eines Fixa-
tionsringes über der peripheren Sklera wird die Spenderkornea in Position
gehalten. Die Dateneingabe umfaßt einerseits Patientendaten (Keratometrie, zentrale und periphere Pachymetrie), andererseits Daten der Spenderkornea (zentrale und periphere Pachymetrie) und die gewünschte Form des
Lentikels (Gesamtdurchmesser, Durchmesser der optischen Zone, Mindest-
dicke, Dicke der Randzone). Es werden die Daten des Lentikels am Patientenauge und in der Halterung berechnet, die optimale Geschwindigkeit der
Schrittmotoren und die Repetitionsrate des Lasers. Die Gewebeabtragung
erfolgt durch Aneinanderreihung überlappender konzentrischer Kreise, in
der Mitte beginnend, nach außen fortlaufend. Die Herstellung eines Lentikels dauert derzeit ca. 60–80 min.

Ergebnisse

Die Schnittränder der Transplantate sind durch die geringe Schädigungszone
des Excimer-Lasers sehr glatt (Abb. 2). Transplantate mit Schnittkanten
konvergent (Abb. 3) und divergent zur optischen Achse können mit gleicher
Qualität wie jene mit parallelen Schnittkanten hergestellt werden, wobei die
kürzeste Bearbeitungszeit bei konvergenten Schnittkanten aufgrund der
geringeren durchzutrennenden Gewebeschicht erzielt wird. Zur groben
Beurteilung der Beständigkeit des Schnittwinkels am gesamten geschnitte-
nen Kreisumfang wurden die bearbeiteten Hornhäute drehbar gelagert und
die Schnittkante alle 30° mit einem Makroobjektiv photographiert. Es wurde
bei dieser Untersuchung festgestellt, daß der Winkel zwischen Oberfläche
und Schnittkante über den gesamten Umfang hinreichend konstant bleibt.
    Die herzustellenden Korrekturen der Lentikel wurden auf eine Kalibrier-
kugel (entspricht dem äußeren Krümmungsradius der Patientenhornhaut)
berechnet und die nach der Fertigstellung tatsächlich erzielten Korrekturen
mit Hilfe eines Keratometers vermessen. Abbildung 4 zeigt eine Kerato-
metrie-Aufnahme eines hyperopen Lentikels. Es ist gut rotationssymme-

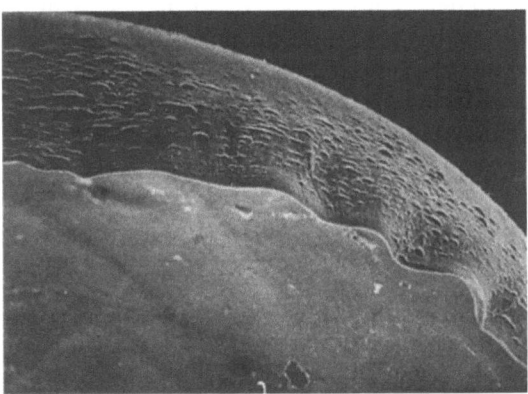

Abb. 2. Elektronenmikro-
skopaufnahme der Schnitt-
fläche eines Transplantates mit
parallelen Schnittkanten (×50)

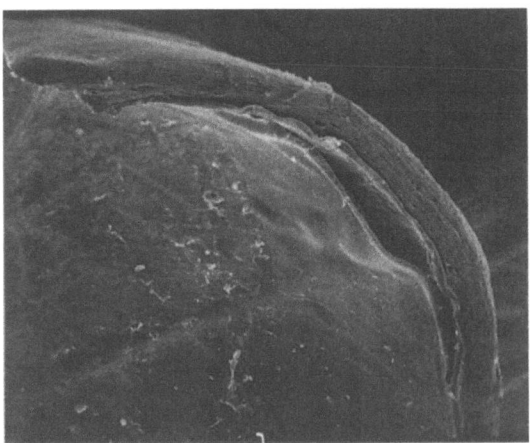

Abb. 3. Elektronenmikro-
skopaufnahme der Schnitt-
fläche eines Transplantates mit
Schnittkanten zur Oberfläche
(×50)

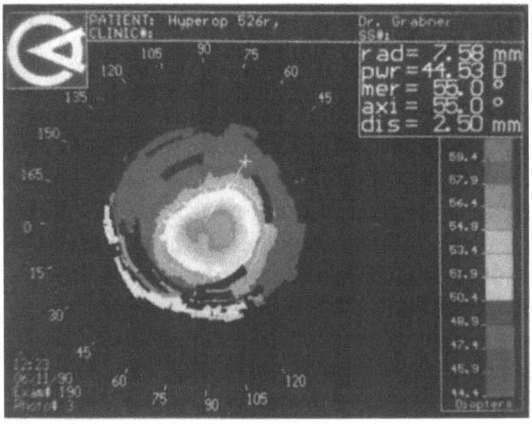

Abb. 4. Keratometrieauf-
nahme eines Lentikels nach
der Bearbeitung

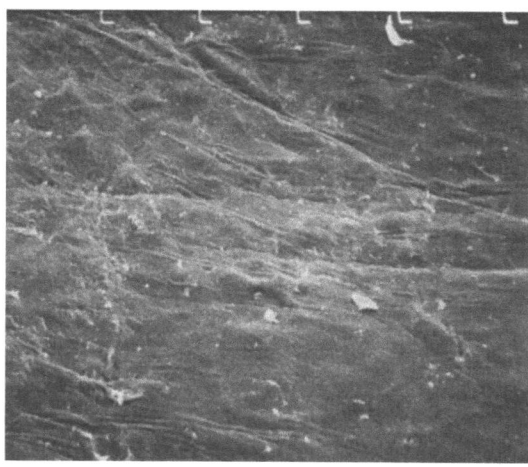

Abb. 5. Lentikeloberfläche
nach der Bearbeitung (×200)

trisch ausgeformt, wobei die erreichte Korrektur ca. 20% unter den gewünschten Werten liegt. Die starke Abweichung liegt in der derzeit noch unzureichend genauen Dickemessung des Gewebes mittels Pachymetrie begründet. Die Beurteilung der Oberflächenqualität der Lentikel erfolgt durch lichtmikroskopische, rasterelektronenmikroskopische und transmissionselektronenmikroskopische Aufnahmen (Abb. 5).

Diskussion

Die Oberflächenabtragung, durchgeführt mittels der computergesteuerten Bewegung der Kornea unter einem kleinen Laserspot, bringt als Vorteil die freie Auswahl von Parametern, eine extreme Flexibilität des Systems und eine leichte Handhabung des Systems mit sich. Die Präzision der Epikeratophakie-Lentikel kann – in bezug auf Rotationssymmetrie und Reproduzierbarkeit – gut mit dem Keratometer kontrolliert werden. Obwohl die endgültige Änderung in der Brechkraft am Patientenauge durch Schwankungen des Wassergehaltes des Lentikels und als Folge der individuellen Wundheilung nicht genau vorhergesagt werden kann, sollte die hochpräzise Herstellung der Lentikel diese Unterschiede minimieren.

Die einzigartige Charakteristik des Abtragungsprozesses reduziert die Schädigungszone im Vergleich zu anderen Schneidetechniken auf ein Minimum. So könnten beide Nachteile der herkömmlich hergestellten lamellierenden refraktiven Keratoplastiken weitestgehend vermieden werden: die verlängerte Wundheilung und/oder die geringe Präzision. Noch durchzuführende tierexperimentelle Studien werden über das Heilungsverhalten und die Präzision der mit dem Excimer-Laser hergestellten Lentikel noch genauere Auskunft geben.

Die Herstellung von Transplantaten für die Keratoplastik kann mit großer Präzision (theoretisch im µm-Bereich) und mit der freien Wahl der Form (kreisförmig, elliptisch, freie Formen), der Größe und des Schnittwinkels erfolgen. Vor der klinischen Anwendung müssen aber noch zwei Probleme gelöst werden: 1. die Stabilisierung des Transplantates kurz vor der Perforation und 2. die Verbesserung der Meßgenauigkeit der Eingangsdaten (Keratometrie und Pachymetrie). Um exakt geschnittene Transplantate mit präzisem Durchmesser und Schnittwinkel zu erhalten, ist die Genauigkeit der Eingangsparameter von größter Wichtigkeit. Sämtliche Berechnungen der Datensätze und der Einstellungen der Schrittmotoren beruhen auf der Vermessung der Spenderkornea mit Keratometrie und Pachymetrie. Die gerätespezifische Fehlerschranke des Keratometers von 0,1 mm (äußerer Krümmungsradius) und des Pachymeters von ca. 3% (15−20 µm) verursacht eine Ungenauigkeit im Transplantatdurchmesser von max. 10%. Kleine Ungenauigkeiten in der Pachymetrie verursachen somit relativ große Ungenauigkeiten des Transplantatdurchmessers und des Schnittwinkels und es ist geplant, eine andere Methode der Dickemessung (Laser-Interferometrie) im System zu integrieren. Diese Technik ermöglicht sowohl ein steriles Arbeiten, als auch eine Kontrolle während des Abtragungsvorganges.

Literatur

1. Cuananan CM, Buchen SY, Nordquist RE, Knight PM (1988) A comparison of four shipping/storage methods for epikeratophakia lenses: results of laboratory studies. J Refract Surg 4:136−141
2. Draeger J, Böhnke M, Klein L, Kohlhaas M (1989) Experimentelle Untersuchungen zur Präzision lamellärer Hornhautschnitte. Fortschr Ophthalmol 86:272−275
3. Gabay S, Slomovic A, Jares T (1989) Excimer laser-processed donor corneal lenticules for lamellar keratoplasty. Am J Ophthalmol 107:47−51
4. Husinsky W, Mitterer S, Grabner G, Baumgartner I (1989) Photoablation by UV and visible laser radiation of native and doped biological tissue. Appl Phys B 49:463−467
5. Krueger RR, Trokel SL, Schubert HD (1985) Interaction of ultraviolet laser light with the cornea. Invest Ophthalmol Vis Sci 26:1455−1464
6. Lang GK, Green WR, Maumenee AE (1986) Clinopathologic studies of keratoplasty eyes obtained postmortem. Am J Ophthalmol 101:28−40
7. Lang GK, Koch JW, Schröder E, Yanoff M, Naumann GOH (1989) Korneale Schnittkonfiguration mit dem Excimer-Laser: eine experimentelle Studie. Fortschr Ophthalmol 86:437−442
8. Lieurance RC, Patel AC, Lee Wan W, Beatty RF, Kash RL, Schanzlin DJ (1987) Excimer laser cut lenticules for epikeratophakia. Am J Ophthalmol 103:475−476
9. Loertscher H, Parel JM, Parrish RK II, Mandelbaum S (1988) Lasr trephination of the cornea. In: Marshall J (ed) Laser technology in ophthalmology. Kugler & Ghedini, Amsterdam Berkeley Milano, pp 195−204
10. Marshall J, Trokel S, Rothery S, Schubert H (1985) An ultrastructural study of corneal incisions induced by an excimer laser at 193 nm. Ophthalmology 92:749−758
11. McDonald MB, Morgan KS, Kaufman HE (1986) Epikeratophakia. In: Brightbill FS (ed) Corneal surgery. Theory, technique and tissue. Mosby, St. Louis, pp 489−515
12. McDonald MB, Kaufman HE, Aquavella JV, Durrie DS, Hiles DA, Hunkeler JD et al. (1987) The nationwide study of epikeratophakia for aphakia in adults. Am J Ophthalmol 103:358−365

13. McDonald MB, Kaufman HE, Aquavella JV, Durrie DS, Hiles DA, Hunkeler JD et al. (1987) The nationwide study of epikeratophakia for myopia. Am J Ophthalmol 103:375–383
14. Puliafito CA, Wong K, Steinert RF (1987) Quantitative and ultrastructural studies of excimer laser ablation of the cornea at 193 nm and 248 nm. Lasers Surg Med 7:155–159
15. Schanzlin DJ, Jester J, Kay E (1983) Cryolathe corneal injury. Cornea 2:57–68
16. Seiler T, Marshall J, Rothery S, Sollensak J (1986) The potential of an infrared hydrogen fluorid laser (3.0 µm) ?? for corneal surgery. Lasers Ophthalmol 1:49–60
17. Serdarevic ON, Hanna K, Gribomont AC, Savoldelli M, Renard G, Pouliquen Y (1988) Excimer laser trephination in penetrating keratoplasty. Morphologic features and wound healing. Ophthalmology 95:493–505
18. Srinivasan R (1986) Ablation of polymers and biological tissue by ultraviolet lasers. Science 234:559–565
19. Stern D, Schoenlein RW, Puliafito RA, Dobi RT, Birngruber R, Fujimoto JG (1989) Corneal ablation by nanosecond, picosecond and femtosecond lasers at 532 and 625 nm. Arch Ophthalmol 107:587–592

Refraktive Hornhautchirurgie mit dem Erbium-Glas-Laser

U. Reinking[1], D. Micka[2] und E.-S. El-Hifnawi[1]

Zusammenfassung. Es wird ein thermisch-kontraktives Verfahren zur Astigmatismus- und Hyperopiekorrektur vorgestellt, welches mit einem bei 1,54 µm emittierenden Erbium-Glas-Laser arbeitet. Die Lichtabsorption der Hornhaut ermöglicht bei dieser Wellenlänge eine Eindringtiefe von 1 mm. Durch periphere Hornhautkoagulation unter Freilassung einer optischen Zone von 6,6 mm konnte bei enukleierten Schafsaugen eine Brechkraftzunahme von 2−4 dpt erzielt werden, durch Koagulation nur in einem Meridian wurde ein Astigmatismus bis 4 dpt induziert. Die histologische licht- und elektronenmikroskopische Untersuchung der Präparate zeigte sehr gleichmäßige kegelförmige Koagulationszonen über etwa 80−90% der Hornhautdicke beim Schaf (ca. 1 mm). Unsere vorläufigen Ergebnisse belegen, daß die Hornhautstromakoagulation mit dem Erbium-Glas-Laser zur Astigmatismus- und Hyperopiekorrektur prinzipiell geeignet ist.

Summary. We present a method for correction of astigmatism and hyperopia using an erbium-glass laser emitting at 1.54 µm to produce localized effects of corneal thermal contraction. Light absorption of corneal tissue at this wavelength results in a maximum transmission depth of 1 mm. By means of coagulation in the corneal periphery with an optical zone of 6.6 mm we could achieve an increase in optical power of 2−4 dpt in enucleated sheep eyes. Coagulation in one meridian only induced astigmatism up to 4 dpt. Histology showed cone-shaped coagulation zones of 80−90% of corneal thickness (1 mm) in sheep eyes. Our preliminary results indicate that coagulation of the corneal stroma with an erbium-glass laser could prove useful for correction of hyperopia and astigmatism.

Einleitung

Neben schneidenden und ablativen Verfahren der refraktiven Hornhautchirurgie werden zunehmend auch kontraktive Methoden zur Refraktionsbeeinflussung beschrieben. Diese als Thermokeratoplastik bezeichneten Verfahren sind prinzipiell bereits lange bekannt [8]. Häufigste Indikation war bisher mit wechselndem Erfolg der Keratokonus [1, 7]. Fyodorov et al. [3, 9, 10] dehnten dann das Anwendungsgebiet auf Hyperopie und Astigmatismus aus. Bislang wurde die Thermokeratoplastik mittels einer elektrisch auf 600°C beheizten und in 90% der Hornhauttiefe injizierten Nadel durchge-

1 Universitäts-Augenklinik Lübeck, Ratzeburger Allee 160, W-2400 Lübeck 1, Bundesrepublik Deutschland
2 Medizinisches Laserzentrum Lübeck, Ratzeburger Allee 160, W-2400 Lübeck 1, Bundesrepublik Deutschland

5. Kongreß der DGII
Hrsg. Wenzel et al.
© Springer-Verlag Berlin Heidelberg

führt [2]. Laserverfahren wie der 2,06-µm-Holmium-YAG-Laser und der 1,85- bis 2,2-µm-Co:MgF$_2$-Laser werden zur Zeit im Hinblick auf die Thermokeratoplastik untersucht und scheinen nach ersten Berichten ebenfalls geeignet [11, 5].

Das hier vorgestellte Lasersystem zur Thermokeratoplastik arbeitet mit einem bei 1,54 µm emittierenden Erbium-Glas-Laser, mit dem eine durchgehende Koagulation der menschlichen Hornhaut erreicht werden kann. Es werden die ersten refraktiven und histologischen Ergebnisse an Schafsaugen in vitro vorgestellt.

Material und Methoden

Der Erbium-Glas-Laser ist ein Festkörperlaser, welcher als Lasermedium einen mit Yttrium und Erbium dotierten Glasstab besitzt [4]. Der verwendete Erbium-Glas-Laser wurde vom Medizinischen Laserzentrum Lübeck aufgebaut. Es handelt sich um einen mittels einer Xenon- Hochdruckdampflampe gepumpten Feststofflaser. Das emittierte Licht hat eine Wellenlänge von 1,54 µm, die Pulslänge beträgt 1 ms und die maximale Energieabstrahlung liegt bei 170 mJ. Der Laserpuls wird mittels einer AS-Faser von 200 µm Durchmesser und eines Helium-Neon-Zielstrahles im Kontaktverfahren in Einzelpulsen appliziert. Die refraktiven und histologischen Untersuchungen wurden an enukleierten Schafsaugen durchgeführt, welche spätestens 8 h nach der Enukleation verarbeitet wurden. Die Untersuchungen zur Refraktionsänderung wurden mit 60- und 120-mJ-Pulsen durchgeführt, die histologischen Untersuchungen mit Pulsen der Energien 30, 60 und 120 mJ. Die Fixierung erfolgte nach Karnowsky [6]. Die Präparate wurden für Licht- und Elektronenmikroskopie in Serienschnitten aufgearbeitet. Es wurden Paraffinschnitte für die Lichtmikroskopie mit Hämatoxylin-Eosin gefärbt, Semidünnschnitte wurden an einem Reichart-Ultramikrotom (Um 2a) mit einer Dicke von 1−1,5 µm angefertigt und nach Richardson et al. [11] gefärbt. Ultradünnschnitte für die Transmissionselektronenmikroskopie wurden mit einem Diamantmesser an demselben Ultramikrotom gewonnen. Die Kontrastierung der Dünnschnitte erfolgte mit Uranylacetat und Bleicitrat nach Reynolds [12].

Ergebnisse

Eine sternförmige Koagulation (Abb. 1, Muster A) unter Aussparung einer optischen Zone von 6,6 mm führte unabhängig von der eingestrahlten Energie zu einer Brechkrafterhöhung von etwa 2 dpt. Bei Verdopplung der Anzahl der Koagulationseffekte (Abb. 1, Muster B) verstärkte sich der optische Effekt auf 4,5 dpt, ebenfalls unabhängig von der Energie.

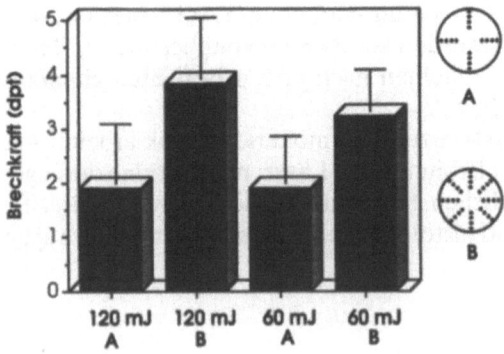

Abb. 1. Effekt der Er-Glas-Laser-Thermokeratoplastik auf die sphärische Brechkraft bei Koagulation mit 60 und 120 mJ in verschiedenen Mustern *(A, B)* am enukleierten Schafsauge

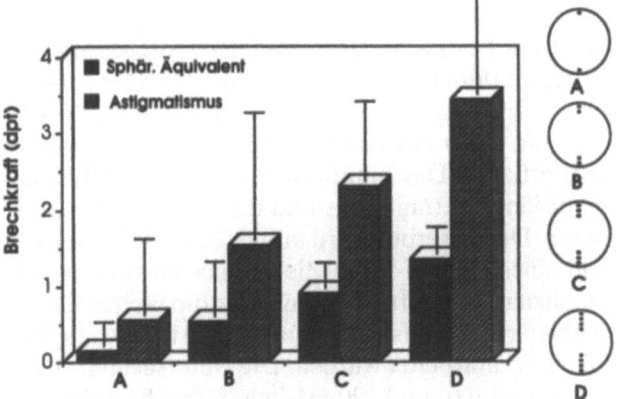

Abb. 2. Induktion eines Astigmatismus in der Achse der Er-Glas-Laser-Thermokeratoplastik bei Koagulation mit 60 mJ in den Mustern *A–D* am enukleierten Schafsauge

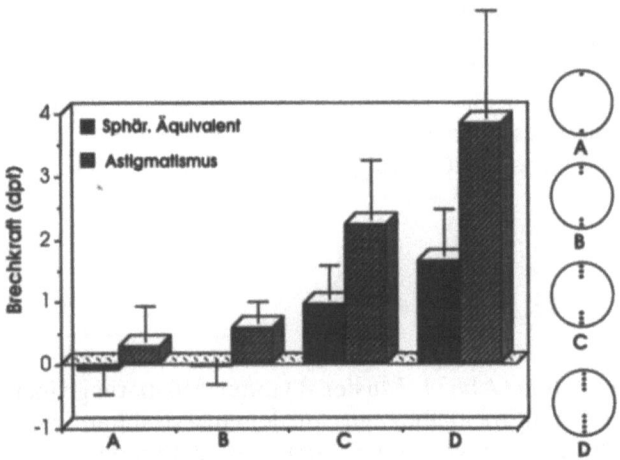

Abb. 3. Induktion eines Astigmatismus in der Achse der Er-Glas-Laser-Thermokeratoplastik bei Koagulation mit 120 mJ in den Mustern *A–D* am enukleierten Schafsauge

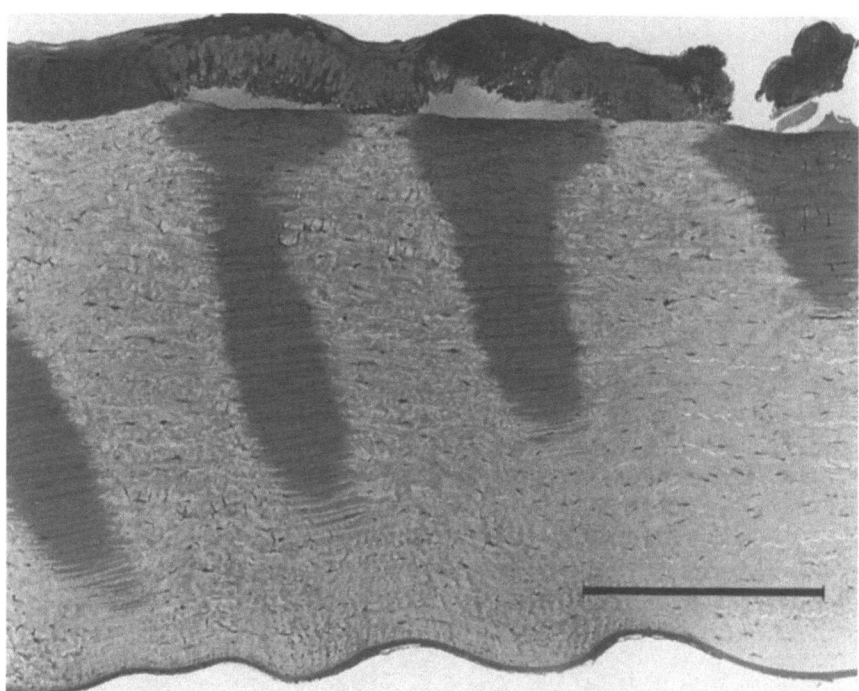

Abb. 4. Kegelförmige Koagulationseffekte in der Schafshornhaut nach Erbium-Glas-Laserapplikation. Die unterschiedliche Tiefe der Effekte ist durch den schrägen Anschnitt erklärt. Färbung nach Richardson et al. [12]. Skalenlinie = 400 μm

Eine Koagulation nur in einer Achse zur Beeinflussung des Astigmatismus zeigte einen zur Entfernung von der optischen Achse umgekehrt proportionalen Effekt (Abb. 2, 3). Die optische Zone wurde bei diesem Versuch sukzessive von 13,5 auf 6,6 mm verkleinert. Es wurde eine maximale Brechkrafterhöhung in der Achse der Koagulation von 4,5 dpt erreicht. Auch hierbei war das Ausmaß der Brechkraftänderung nahezu unabhängig von der Energie.

Die histologischen Untersuchungen zeigten in allen Präparaten kegelförmige Koagulationseffekte (Abb. 4), die in jeder Energiestufe von 30, 60 und 120 mJ etwa 80–90% der Hornhautdicke beim Schaf ausmachten. Das Endothel ist 8 h post mortem nicht sicher zu beurteilen, größere Defekte fanden sich jedoch nicht. Mittels Transmissionselektronenmikroskopie zeigten sich bei einer eingestrahlten Energie von 60 mJ denaturierte Kollagenlamellen im koagulierten Bereich mit einem relativ scharfen Übergang zur gesunden Hornhaut (Abb. 5).

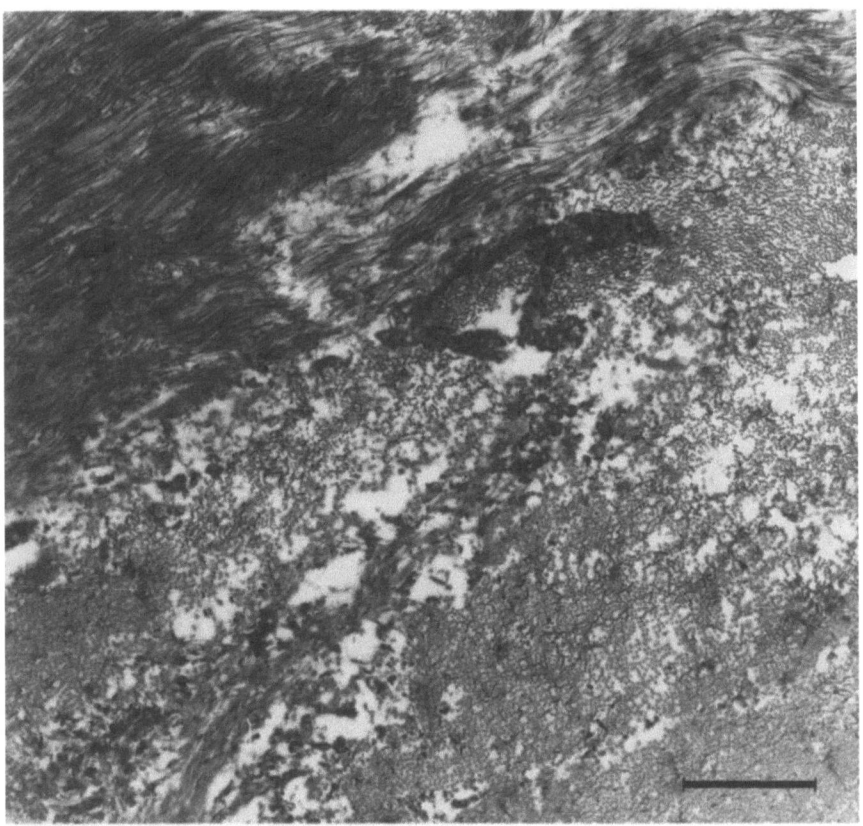

Abb. 5. Denaturierung der Kollagenlamellen des Hornhautstromas beim Schaf nach Erbium-Glas-Laserapplikation (TEM). Skalenlinie = 2 µm

Diskussion

In den letzten Jahren wurden verschiedene Verfahren der Thermokeratoplastik eingeführt. Die von Fyodorov und anderen propagierte Methode der elektrisch beheizten Nadel verursacht sehr große Koagulationsnekrosen mit konsekutiver Narbenbildung und ein erhöhtes Risiko kornealer Ulzerationen [2].

Ein neues Verfahren mittels eines 2,06-µm-Holmium-YAG-Lasers wurde von Seiler et al. [13] vorgestellt, welches sehr konstante Langzeitergebnisse liefert. Die Eindringtiefe des Holmium-YAG-Lasers liegt bei maximal 400 µm, so daß fokussierende Optiken zur Erzielung eines ausreichend tiefen Effektes eingesetzt werden. Eine Endothelschädigung tritt dafür praktisch nicht auf.

Das hier vorgestellte Verfahren der Erbium-Glas-Thermokeratoplastik hat eine deutlich höhere Eindringtiefe von etwa 1 mm, kann also die gesamte Hornhaut durchstrahlen, wohingegen tiefere Augenabschnitte durch die hohe Wasserabsorption geschützt sind. Der unmittelbar postoperativ zu erzielende refraktive Effekt ist mit dem anderer Verfahren vergleichbar. Es sind jedoch weitere Untersuchungen zum Langzeitverhalten dieser Koagulationen und eventueller Endothelschäden bei Applikation an dünneren Hornhäuten erforderlich. Die bisherigen Ergebnisse lassen jedoch die Erbium-Glas-Thermokeratoplastik als prinzipiell zur Astigmatismus- und Hyperopiekorrektur geeignet erscheinen.

Literatur

1. Aquavella JV (1974) Thermokeratoplasty. Ophthalmic Surg 5:39−47
2. Aquavella J, Smith R, Shaw E (1976) Alterations in corneal morphology following thermokeratoplasty. Arch Ophthalmol 94:2082−2085
3. Caster AI (1988) The Fyodorov technique of hyperopia correction by thermal coagulation: a preliminary report. J Refract Surg 4:105−108
4. Gapontsev VP, Matitsin SM, Isineev AA, Kravchenko VB (1982) Erbium glass lasers and their applications. In: Optics and Laser Technology 189−196
5. Horn G, Spears KG, Lopez O, Lewicky A, Yang X, Riaz M, Wang R, Serafin J (1990) New refractive method for laser thermal keratoplasty with the Co:MgF$_2$ laser. J Cataract Refract Surg 16:611−616
6. Karnowsky MJ (1965) A formaldehyde- glutaraldehyde fixation of high osmolality for use in electron microscopy. J Cell Biol 27:137A−138A
7. Keates RH, Dingle J (1975) Thermokeratoplasty for keratoconus. Ophthalmic Surg 6:89−92
8. Lans LJ (1889) Experimentelle Untersuchungen über das Entstehen von Astigmatismus durch nicht-perforierende Corneawunden. Graefes Arch Ophthalmol 44:117−152
9. Neumann AC, Sanders DR, Salz JJ (1989) Radial thermokeratoplasty for hyperopia. Refract Corneal Surg 5:50−54
10. Neumann AC, Sanders DR, Salz JJ, Bessinger DJ, Raanan M, Van Der Kerr M (1990) Effect of thermokeratoplasty on corneal curvature. J Cataract Refract Surg 16:727−731
11. Reynolds ES (1963) The use of lead citrate at high pH as an electron opaque stain in electron microscopy. J Cell Biol 17:208−212
12. Richardson KC, Jarett C, Finke EH (1960) Embedding in epoxy resins for ultrathin sectioning in electron microscopy. 35:313−323
13. Seiler T, Matallana M, Bende T (1990) Laser thermokeratoplasty by means of a pulsed holmium:YAG laser for hyperopic correction. Refract Corneal Surg 6:335−339

In-vitro-Videokeratoskopie zur Vermessung refraktiver Hornhautlentikel, präpariert aus organkultiviertem Gewebe

M. Böhnke[1], G. Grabner[2], T. Asenbauer[2], I. Baumgartner[2] und J. Draeger[3]

Zusammenfassung. Mit der von uns entwickelten refraktiven Werkbank für die Präparation refraktiver Hornhautlentikel untersuchten wir die Genauigkeit und Reproduzierbarkeit konkaver und konvexer Formschnitte. Menschliche Spenderhornhäute, die für die Transplantation nicht geeignet waren, wurden bis zu 12 Wochen kultiviert und nach Entquellung in hypertonem Kulturmedium auf der refraktiven Werkbank geschnitten. Die angestrebten Refraktionsänderungen waren +24, +12, 0, −12 und −24 Dioptrien. Aus jeder Gruppe wurden 5 Lentikel geschnitten, technisch nicht gelungene Schnitte wurden von der Auswertung nicht ausgeschlossen. Die Auswertung erfolgte durch Aufbringen der Lentikel auf eine Stahlkugel und Auswertung eines reflektierten Ringmusters eines Videokeratoskops mit einem kommerziellen Programm zur Bestimmung der Oberflächenkurvatur der Hornhaut. Die Auswertung zeigte, daß 10 von 24 Lentikeln mit dieser Methode nicht meßbar waren. Die nicht meßbaren Lentikel waren vorwiegend aus der Gruppe der über 8 Wochen kultivierten Spenderhornhäute. Bei den noch meßbaren Lentikeln fanden wir Refraktionsänderungen, die große Streuungen aufwiesen und nur bis zu ca. 40% der angestrebten Refraktionsänderung reichten. Aus diesen Ergebnissen folgt, daß für die in vitro-Untersuchung von refraktiven Hornhautlentikeln nur Spendergewebe mit Kulturdauer unter 8 Wochen verwendet werden sollte. Weiterhin sind die technischen Details sowohl der Schneidvorrichtung (verbesserte Saugfixation, mehr periphere Sauglöcher) sowie die Möglichkeiten der Fixation zur Videokeratoskopie weiter zu verbessern.

Summary. The authors examined with the help of a refractive work-bench which they have developed for the preparation of refractive corneal lenticules the precision and reproducability of cuts that have a corneal or convexe shape. On this refractive bench for transplantation unapt human donor corneas which have been cultivated for up to 12 weeks were cutted after dehydratation in a hypertonic culture medium. The aimed refraction alterations were +24, +12, 0, −12 and −24 dioptres. Five lenticules were cutted out of each group, technically ineffective cuts have not been excluded from the evaluation. During the evaluation the lenticules were placed on a steal ball and the evaluation of a zonular pattern reflected by a videokeratoscope was made with a commercial program for determining the curvature of the corneal surface. The evaluation showed that 10 out of 24 lenticules could not be measured with this method. The nonmeasurable lenticules belonged preponderantly to the group of donor corneas with a culture duration of more than 8 weeks. With the lenticules that were still measurable refraction alterations were found that showed large diffusions and reached only up to 40% of the aimed refraction alteration. This results suggest that only donor tissue with a culture duration of less than 8 weeks should be used for in vitro examinations of refractive corneal lenticules. Beyond this the technical details of the cutting device (improved suction fixation, more peripheral suction holes) as well as the fixation opportunities for videokeratoscopy still have to be improved.

[1] Universitäts-Augenklinik Bern, Inselspital, CH-3010 Bern
[2] 2. Universitäts-Augenklinik Wien, Spitalgasse 2, A-1090 Wien
[3] Universitäts-Augenklinik Hamburg, Martinistr. 52, W-2000 Hamburg 20, Bundesrepublik Deutschland

5. Kongreß der DGII
Hrsg. Wenzel et al.
© Springer-Verlag Berlin Heidelberg

Einleitung

Die Epikeratoplastik ist eine Methode der refraktiven Hornhautchirurgie,
bei der eine refraktiv bearbeitete Lamelle von Spendergewebe auf die Hornhaut des Patienten aufgebracht und peripher unter der Bowman-Membran
verankert wird [6]. Während dieser Eingriff zunächst für die Korrektur der
Aphakie eingesetzt wurde [13, 14], wurde später auch die Korrektur des
Keratokonus [7] sowie der Myopie diskutiert [10, 11].

Die Komplikationen der Epikeratoplastik [4] werden z.T. auf die Vorbehandlung des Gewebes, nämlich Schneiden im gefrorenen Zustand und
anschließende Gefriertrocknung, zurückgeführt. Um dies zu umgehen, hat
Krumeich [9] ein Verfahren vorgestellt, bei dem das Gewebe im nativen
Zustand mit dem oszillierenden Keratom nach Baraquer geschnitten werden
kann. In einem neueren von uns vorgestellten System wird das lamelläre
Rotorkeratom nach Draeger [3] in einer technischen Modifikation in eine
refraktive Werkbank integriert, in der eine neuartige Fixation der Spender-
lentikel während des Schneidvorganges durch ein Unterdrucksystem das
Gewebe vorgenommen wird [1].

Die Berechnung der Refraktionsänderung durch derartige Hornhautlentikel wird nach modifizierten Formeln zur Kontaktlinsenkorrektur vorgenommen. Die resultierende Änderung ist jedoch von weiteren Faktoren
abhängig. Mit Hilfe der Videokeratoskopie [8, 12] versuchten wir, die verschiedenen Faktoren unterworfene Ausformung des refraktiven Lentikels
nach dem Schnitt zu messen.

Material und Methoden

Menschliche Spenderhornhäute wurden für 4−12 Wochen in der Organ-
kultur gelagert. Vor der Präparation erfolgte eine Entquellung in dextranhaltigem Kulturmedium auf eine Dicke von 0,7 ± 0,09 mm. Mit dem 9,0-mm-
Einmaltrepan wurde sodann ein zentrales Scheibchen voller Dicke ausge-
stanzt und auf der Ansaugform fixiert. Der Unterdruck wurde auf 0,3 atm im
Vakuumsystem eingestellt. Der Schnitt erfolgte mit langsamem Vorschub
entsprechend einer Vorschubgeschwindigkeit von 0,8 mm/s (Abb. 1).

Es wurden in Gruppen zu je 5 Lentikeln die berechneten Refraktionen
+12, +24, −12 und −24 dptr geschnitten, eine weitere Gruppe mit 4 Lentikeln, die plan geschnitten wurden, diente als Kontrollgruppe. Technisch
nicht vollständig gelungene Schnitte (teilweise Lösung des Lentikels während des Schnittes, Umschlagen des abgetrennten Gewebeteils bei Schnitt-
tende) wurden nicht von der Auswertung ausgeschlossen. Direkt nach dem
Schnitt wurden die Lentikel für 30 min erneut in dextranhaltigem Kulturmedium gelagert, hier erfolgte eine Rehydratisierung der durch das Ansaugen
erfolgten peripheren Dehydratisierungen. Anschließend wurde das Gewebe

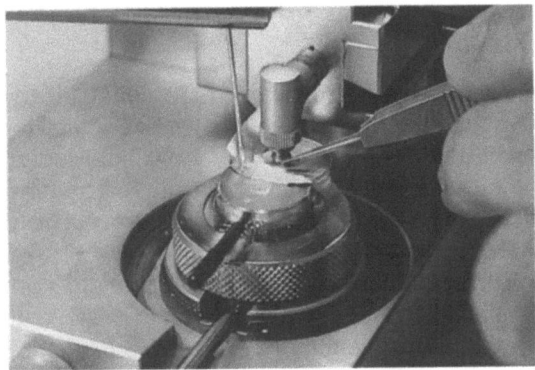

Abb. 1. Refraktive Werkbank beim Schnitt: Das Spenderscheibchen ist angesaugt, unter Spülung wird das rotierende Keratom vorgeschoben

in Silikonöl (SIGMA, 9016-00-6) bis zur Messung im Silikonöl gelagert. Durch die Lagerung im Silikonöl erfolgt eine Stabilisierung des Wassergehaltes des Hornhautgewebes.

Zur Messung wurden die Lentikel auf eine Stahlkugel mit definiertem Radius aufgebracht. Die Messung der Oberflächenkrümmung erfolgte mit dem Videokeratoskop TMS-1, welches eine computerisierte Auswertung besonders der zentralen Ringabbildungen zuläßt.

Ergebnisse

Die Messung der zentralen Lentikelkurvatur war mit dem genannten Verfahren nur in 14 von 24 Proben möglich. Bei den nicht meßbaren Lentikeln handelte es sich vorwiegend um lange kultiviertes Spendergewebe sowie um technisch nicht einwandfrei ausgeführte Schnitte. In den verbleibenden 14 Lentikeln, die sich auf alle Gruppen verteilten, war die Abbildung von sehr unterschiedlicher Qualität. Eine eindeutige Korrektur in Richtung der angestrebten Refraktionsänderung wurde nur in den Gruppen mit der höchsten Refraktionsänderung erreicht (Tabelle 1). In den Fällen, bei denen eine gute Abbildung des Ringmusters des Videokeratoskops stattfand, konnte jedoch eine weitgehend symmetrische Ausprägung des Schnittprofils beobachtet werden (Abb. 2).

Tabelle 1. Messung von refraktiven Lentikeln. Änderung des K-Wertes (Basis: 42,7 dptr)

Geplant:	0	+12	+24	−12	−24
Erreicht:	±3	−2/+3	+1/+6	−3/−5	−3/−10
Nicht meßbar:	10/24 Lentikel				

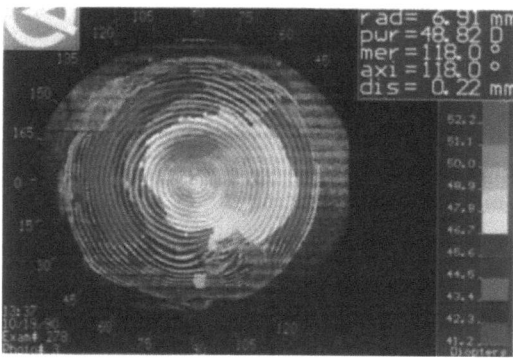

Abb. 2. Videokeratoskopisches Bild des reflektierten Ringmusters eines Lentikels mit der Sollkorrektur +24 dptr, welches auf der Stahlkugel aufgebracht ist. Die dickste Stelle des Lentikels ist nicht auf dem Zentrum des Ringmusters zentriert, sondern liegt etwas darüber. An dieser Stelle beträgt die Brechkraft ca. 52 dptr, entsprechend einer Änderung gegenüber der Stahlkugeloberfläche von knapp 10 dptr. Die Ausformung des Lentikels ist relativ symmetrisch

Diskussion

Die In-vitro-Vermessung von Lentikeln zur lamellären Hornhautchirurgie auf auf mehrere Arten möglich: Die einfachste Methode ist die Messung der zentralen Pfeilhöhen im unfixierten Zustand mit dem Hornhautpachymeter [2]. Eine andere Möglichkeit besteht in der morphometrischen Auswertung des fixierten Lentikels [5]. Als weitere In-vitro-Technik haben wir die Ausmessung des Lentikels auf einer Stahlkugel mit definiertem Radius gewählt, die allerdings mit dem Videokeratoskop vorgenommen werden sollte. Eine Auswertung der Hornhautreflexbildchen mit dem Ophthalmometer ist uns bisher nicht gelungen. Eine weitere Alternative besteht in der Transplantation und Nahtfixierung dieser Lentikel auf enukleierten Augen, die jedoch bereits mit tierischem Gewebe auch recht aufwendig und wegen der Knappheit menschlicher Spenderaugen an diesen nicht durchführbar ist. Die Transplantation des Gewebes auf Versuchstiere oder gar auf den Menschen, bei denen die Faktoren der Wundheilung eine zusätzliche Veränderung bewirken können, sind für die Kalibrierung derartiger Systeme nicht sinnvoll.

Die Entwicklung eines Verfahrens zur Messung von präparierten Hornhautlentikeln dient neben der Überprüfung der Schneidbanken auch der präoperativen Qualitätskontrolle, da hier grobe Fehlpräparationen vermieden werden können. Aus unseren Ergebnissen läßt sich folgende Schlußfolgerung ziehen: Für die bessere Reproduzierbarkeit der Schnitte sind verbesserte Fixationsprofile erforderlich, die besonders den Rand des Lentikels, an dem der Klingeneintritt erfolgt, besser zurückhalten. Die Schneidgeschwindigkeit sollte evtl. noch langsamer sein, um eine Lockerung des Lentikels während des Schneidvorgangs zu vermindern. Weiterhin sollte eine apparative Verbesserung der Meßvorrichtung erfolgen, vielleicht über eine gleichmäßigere Ausspannung des refraktiven Lentikels auf der Stahlsphäre sowie eine Drainage des kapillaren Flüssigkeitsfilms zwischen Stahlsphäre und Lentikelunterseite. Erst nach Abschluß dieser Messungen kann eine weitere Kalibrierung in vivo vorgenommen werden, mit der die zusätzlichen Faktoren Nahteffekte und Wundheilung definiert werden können.

Literatur

1. Böhnke M, Draeger J, Klein L, Kohlhaas M (1989) Vacuum fixation of corneal lenticules for refractive surgery. Dev Pphthalmol 18:212−216
2. Böhnke M, Draeger J, Kohlhaas M (1990) Die Präzision lamellärer Hornhautlentikel. Fortschr Ophthalmol 87:659−661
3. Draeger J (1975) Ein Halbautomatisches elektrisches Keratom für die lamelläre Keratoplastik. Klin Monatsbl Augenheilkd 167:353−359
4. Grabner G (1988) Complications of epikeratophakia. J Refract Surg 4:96−104
5. Hoffmann F, Jessen K (1985) Keratokyphose zur optischen Korrektur der Aphakie. Fortschr Ophthalmol 82:86−87
6. Kaufman HE (1980) The correction of aphakia. Am J Ophthalmol 89:1−10
7. Kaufman HE, Werblin TP (1982) Epikeratophakia for the treatment of keratoconus. Am J Ophthalmol 93:342−347
8. Klyce SD (1984) Computer-assisted corneal topography. High-resolution graphic presentation and analysis of keratoscopy. Invest Ophthalmol 25:1426−1435
9. Krumeich JH, Swinger CA (1987) Nonfreeze epikeratophakia for the correction of myopia. Am J Ophthalmol 103:397−403
10. McDonald MB, Klyce SD, Suarez H, Kandarakis A, Friedländer MH, Kaufman HE (1985) Epikeratophakia for myopia correction. Ophthalmology 92:1417−1422
11. McDonald MB, Kaufman HE, Aquavella JV, Durrie DS, Hiles DA, Hunkeler JD, Keates RH, Morgan K, Sanders DR (1987) The nationwide study of epikeratophakia for myopia. Am J Ophthalmol 103:375−383
12. Rowsey JJ, Reynolds AE, Brown R (1981) Corneal topography. Corneascope. Arch Ophthalmol 99:1093−1100
13. Werblin TP, Kaufman HE (1983) Epikeratophakia: Refractive surgery for the correction of aphakia. J Ocul Surg 228−230
14. Werblin TP, Kaufman HE, Friedlaender MH, Sehon KL, McDonald MB, Granet NS (1981) A prospective study of the use of hyperopic epikeratophakia grafts for the correction of aphakia in adults. Ophthalmology 88:1137−1140

Der Picosekundenlaser in der Augenchirurgie

M. U. Dardenne[1], C. M. Dardenne[2] und R. M. Remmel[2]

Zusammenfassung. Es werden verschiedene neue Techniken der Augenchirurgie unter Anwendung eines Picosekundenlasers gezeigt. Die Prinzipien dieser Techniken werden durch Computer-Animation dargestellt, an die sich praktische Beispiele aus der Chirurgie zu folgenden Themen anschließen: Es wird eine mit Originalbeispielen aus der Chirurgie ergänzte Computer-Animation intrastromaler Myopie- und Hyperopie-Korrekturen gezeigt. In der gleichen Weise stellt der Film die Technik der Linsenverflüssigung und -aspiration ebenso wie einige posteriore Kapsulotomien dar. Eine weitere, interessante Indikation zur Anwendung dieses Lasers ist die Trabekulotomie durch partielles Entfernen des Trabekelwerks. Am Ende werden mit demselben Laser durchgeführte, präzise Koagulationen der Retina gezeigt.

Summary. The aim of the film is to show various new techniques of eye surgery with a picosecond-laser. The principles of these techniques are demonstrated by computeranimation followed by practical surgeries about the following topics: The film begins with a computer animation of intrastromal myopia-correction and hyperopia-correction combined with original surgery demonstrations. In the same way the film presents the technique of lens-liquification and -aspiration as well as several posterior capsulotomies. Another interesting indication for using this laser is the trabeculotomy by partial stripping away the trabecular meshwork. At the end precise retina coagulations are shown, produced with the same laser.

Im Unterschied zum Nd:YAG-Laser, der im Nanosekundenbereich arbeitet, ergeben sich durch die ultrakurzen Pulse des Picosekundenlasers völlig neuartige Operationsmöglichkeiten in der gesamten Augenchirurgie. In dem gezeigten Film sind die ebenfalls neuen Techniken in der Netzhautchirurgie nicht dargestellt, obwohl es besonders in der Glaskörper- und Netzhautchirurgie sehr vorteilhafte Anwendungen des Picosekundenlasers gibt.

Beginnen wir mit der refraktiven Hornhautchirurgie: Die Entfernung des Hornhautgewebes erfolgt innerhalb des Stromas. Die Probleme des Excimerlasers durch Schädigung des Epithels und der Bowman-Membran sowie seine potentielle mutagene Wirkung auf das Augengewebe entfallen bei dem neuartigen Picosekundenlaser, der bei 1053 nm arbeitet. In dem vorgeführten Film wird zunächst mit Hilfe der Computer-Animationstechnik jeweils

[1] Klinik Dardenne, Augenklinik Bad Godesberg, Friedrich-Ebert-Str. 23−25, W-5300 Bonn 2, Bundesrepublik Deutschland
[2] University of California at San Diego, Department of Ophthalmology, La Jolla, CA. 92093, USA

5. Kongreß der DGII
Hrsg. Wenzel et al.
© Springer-Verlag Berlin Heidelberg

das Grundprinzip der Operation dargestellt. Auf diese diversen Trickteile folgen die entsprechenden Szenen einer Originaloperation.

Am Interessantesten ist derzeit wohl die Anwendung dieses Lasers in der refraktiven Chirurgie. Im Film zeigen wir in Vergrößerung den zentralen Abschnitt der Hornhaut, um das Wirkungsprinzip sichtbar zu machen. Etwa 150 μm unter der Bowman-Membran wird computergesteuert eine Schicht von Laserpulsen mit einer Spotgröße von <20 μm gelegt. 10 μm darüber legt der Computer je nach Bedarf noch mehrere Lagen kleiner werdende Scheiben. Es entstehen unzählige Mikrovakuolen, die durch Konfluieren eine zusammenhängende Höhlung im Stroma schaffen, die dann kollabiert. Durch die daraus resultierende Abflachung der Hornhautoberfläche verschiebt sich der Brennpunkt des optischen Systems beim myopen Auge nach hinten.

In einer nachfolgenden Originalszene entfernt der Laser mit einer Pulsfrequenz von 1000 Schüssen pro Sekunde Hornhautstroma. Dabei wird ellipsenförmig Gewebe unterhalb der Bowman-Membran abgetragen. Der Film zeigt, wie computergesteuert vier im Durchmesser abnehmende Scheiben von Hornhautstroma ablatiert werden. Das Gewebe wird vaporisiert und absorbiert. Es findet eine Gewebsablation durch Plasmaformation statt. Die sichtbare Trübung ist schon nach wenigen Stunden bis Tagen verschwunden.

Bei einer Hyperopiekorrektur würde man eine bandförmige Entfernung des Stromas in der Peripherie der Hornhaut durchführen. Dabei rückt der Brennpunkt durch Verkleinerung des Hornhautradius nach vorne.

In der Kataraktchirurgie ist der Picosekundenlaser vielseitig anwendbar. Möglich sind eine vordere Kapsulorhexis, die Linsenverflüssigung und eine hintere Kapsulotomie. Der Laser schneidet eine beliebig große Kapsulorhexis. Wie in einer Originalszene gezeigt wird, ist das dissezierte vordere Kapselblatt völlig frei beweglich. Bei der Verflüssigung der Linse, die zunächst schematisch dargestellt wird, läßt sich das gesamte laserbehandelte Linsenmaterial leicht mit einem Aspirations-Irrigations-Tip absaugen. Im Anschluß zeigt der Film eine Liquifikation einer Kaninchenlinse. Vom hinteren Linsenpol nach vorne kommend wird die Linse durch unzählige lineare Inzisionen zerschnitten und dabei verflüssigt. Die Laserpulse erfolgen mit einer Frequenz von 1000 Schüssen pro Sekunde, einer Pulsdauer von etwa 40 Picosekunden und einer Energie von ca. 350 μJ pro Puls. Zu Beginn ist eine exakte Fokussierung mit Hilfe eines Helium-Neon Zielstrahls notwendig. In der großen Spaltlampenvergrößerung ist die geleeartige Konsistenz der Linse deutlich zu erkennen. Es ist klar, daß sich eine derart zerschnittene Linse leicht absaugen läßt.

Sehr eindrucksvoll ist ferner die Entfernung einer sekundären Katarakt. Auch hier kann man beliebig große Scheiben aus der hinteren Kapsel herausschneiden.

Eine interessante Einsatzmöglichkeit für den Picosekundenlaser scheint die Glaukomchirurgie darzustellen. Mit diesem Laser sind sowohl Iridektomie, Iridotomie und Trabekulektomie als auch interne Sklerostomien durchführbar.

Mit Computeranimation wird zunächst das Prinzip der Goniotomie nach Entfernung des Trabekelwerks vor dem Schlemm-Kanal demonstriert. Danach wird der Schlemm-Kanal von der Vorderkammer her aufgeschnitten.

Über ein speziell gekoatetes Gonioskop wird der Laser über den Schlemm-Kanal geführt. In der Originalszene sieht man die Entfernung der pigmentierten Innenwand des Kanals und die Eröffnung. Zunächst wird das Trabekelwerk vor dem Schlemm-Kanal entfernt und dann der Kanal selbst eröffnet. Natürlich ist auch eine Sklerostomie ab interno möglich. Es handelt sich keineswegs um einen thermischen Effekt wie bei der Argon-Laser-Trabekuloplastik, sondern um einen reinen Schneideeffekt des Lasers.

Qualitätssicherung bei refraktiven Excimer-Laser-Eingriffen

J. H. ZEITZ und E. G. POHLHAUSEN

Zusammenfassung. Die denkbare Häufigkeit von refraktiven Excimer-Laser-Eingriffen macht eine Qualitätssicherung zur Erzielung bestmöglicher Resultate erforderlich. Dies betrifft sowohl die Güte des Lasers und seiner Kontrollsysteme als auch die Optimierung von Voruntersuchung, Indikationsstellung, Anwendung und Nachsorge. Es werden deshalb Vorschläge zu den physikalisch-technischen Merkmalen des Gerätes dargelegt und Anforderungen an den Betreiber und den Behandlungsablauf erläutert. Durch strenge, computerisierte Erhebung und Auswertung hierbei anfallender Daten können das Verfahren aktualisiert, die Resultate verbessert und auch seltene Risiken früher erkannt werden. Eine solche Studie sollte zur Erfassung hoher Fallzahlen institutübergreifend erfolgen.

Summary. The conceivable frequency of refractive Excimer-Laser-Surgery requires a quality securing for the achievement of best possible results. This concerns the quality of the laser itself, its controlsystems and the optimizing of the preliminary examinations, indication, application, and postoperative care. That is why we have displayed suggestions regarding the physical-technical characteristics of the apparatus and explained claims concerning the user and the course of the treatment. With the help of a strict, computerized collection of important data the procedure can be updated, the results improved and even rare risks perceived early. Such a study should be carried out by various institutes and their results coordinated for the collection of the highest possible number of cases.

Einleitung

Wir stehen derzeit am Anfang einer sich möglicherweise stark verbreitenden Therapie, der refraktiven Excimer-Laser-Operation. Einerseits wegen unserer generellen Verpflichtungen zu größtmöglicher Sorgfalt gegenüber jedem Patienten, andererseits aber auch wegen der hohen Erwartungshaltung gegenüber diesem noch neuen Eingriff an einem gesunden Organteil muß eine optimale Qualität dringend angestrebt und gesichert werden.

Es ergeben sich hierzu zwei Ansatzpunkte: Erstens muß die Technik des Gerätes optimiert werden und zweitens muß der Behandlungsablauf, angefangen von der Indikationsstellung bis hin zur Nachsorge, in allen relevanten Punkten diskutiert werden.

Stresemannstr. 7−9, W-4000 Düsseldorf, Bundesrepublik Deutschland

5. Kongreß der DGII
Hrsg. Wenzel et al.
© Springer-Verlag Berlin Heidelberg

Die Qualitätssicherung auf seiten des Gerätes

Als erstes ist hier zu nennen die *Gerätezulassung.* Keiner der in Deutschland erhältlichen Excimer-Laser hat bisher die TÜV-Zulassung im Sinne der MedGV. Also muß eine Abnahme durch den TÜV angestrebt werden. Sie ist jedoch derzeit technisch nicht möglich wegen des nicht ausschaltbaren Fehlerstroms (VdE), und somit sind vorübergehend die Anforderungen nach der MIL, der höchsten militärischen Sicherheitsklasse im NATO-Bereich, zu erfüllen.

Nach unserer Meinung dürften ferner an den Lasergrundgeräten Informationen über die physikalischen Leistungsmerkmale, die zur Überprüfung der Leistungskonstanz wichtig sind, nicht fehlen. Erst dann könnte man unseres Erachtens von einer *Betriebsbereitschaft* sprechen. Wir fordern deshalb Kontrollmöglichkeiten über folgende Betriebsdaten des Lasergrundgerätes: Arbeitsspannung, Druck, Leistungsabgabe, Kontrollmodus der Leistungsabgabe sowie Möglichkeiten der Nachregulation am Überwachungscomputer.

Leistungsschwankungen des Gerätes haben Ungenauigkeiten im Ergebnis zur Folge. Sie können kurzfristig von Impuls zu Impuls auftreten, aber auch mittelfristig durch Gasnachladungen, Behandlungsdauer und Veränderungen von Betriebstemperatur und Impulsfrequenz. Solche Leistungsschwankungen können zumindest minimiert werden, und zwar dadurch, daß die Funkenentladungen im Gerät über ein „magnetic switch control system" oder ein qualitativ gleichwertiges System ausgelöst werden, welches die Konstanz der Leistungsabgabe auch bei höheren Frequenzen und mithin kürzerer Behandlungsdauer ermöglicht. Durch geringeren Gasverbrauch werden nämlich Gasnachladungen überflüssig, und die damit verbundenen Energie- und Leistungsschwankungen entfallen.

Bei vorgewählter Leistungsabgabe am Grundgerät führt eine automatische *Nachlaufsteuerung* aus technischen Gründen aber zu höheren Schwankungen der Abgabeleistung als es bei konstanter und vorgewählter Arbeitsspannung der Fall wäre. Zum einen halten wir deshalb möglichst kurze Behandlungszeiten zur Vermeidung mittelfristiger Leistungsschwankungen für sinnvoll. Zum anderen empfehlen wir zur Vermeidung der Schwankungen von Impuls zu Impuls eine Vorwahlmöglichkeit für die Steuerung des Lasers über die Arbeitsspannung.

Selbst bei Baugleichheit ist das *Strahlenprofil* von Gerät zu Gerät unterschiedlich und ändert sich außerdem noch im Laufe der Benutzung. Deshalb ist für jedes Gerät zu fordern, daß vor seinem Einsatz und nach jeder Wartung der Optik Überprüfungen hinsichtlich des Strahlenprofils stattfinden und daß eine Nachjustierung auf optimales Strahlenprofil prinzipiell möglich ist.

Schädigungen des Patientenauges durch *unbeabsichtigte Strahlung* muß selbstverständlich vermieden werden. Deshalb halten wir einen Sicherheitsverschluß im Strahlengang für unabdingbar.

Für den Erfolg entscheidend ist die Einarbeitung der Refraktionsänderung in der optischen und nicht in der anatomischen Achse. Deshalb ist für
den Patienten eine *zentrisch* im Laserstrahl angeordnete Fixiereinrichtung
nötig.

Damit diese Zentrierung während des gesamten Eingriffes gesichert werden kann, muß ein *Beobachtungssystem* eine genaue Kontrolle der Fixation
des Patienten ermöglichen. Eine derartige Beobachtung ist exakt nur möglich durch einen absolut *koaxialen* Strahlengang. Eine zusätzliche Videoein-
richtung sollte das Fixationsverhalten dokumentieren und könnte eventuell
die Steuerung des Lasers übernehmen.

Eine sensible Größe bezüglich der physikalischen Genauigkeit stellt die
Entfernung des Patientenauges zur Laseroptik je nach Art des Strahlengan-
ges dar. Wir halten es deshalb für sinnvoll, daß die *Strahlung,* die den Laser
verläßt, möglichst *parallel* ausgerichtet sein sollte.

Es können sich Fehlfunktionen des Gerätes aus der Abstimmung zwischen Freigabe des Laserstrahls und Blendeneinstellung ergeben. Die *Blen-
densteuerung* muß demnach beispielsweise folgendermaßen gesichert werden: erst nachdem die vom Steuerungscomputer vorgegebene Blendeneinstellung durch einen Winkelcodierer überprüft und vom Computer als kor-
rekt erkannt wurde, darf der nächste Laserimpuls erfolgen.

Aus unterschiedlichen Gründen könnte es zu einem *Behandlungsabbruch*
kommen. Er könnte notwendig werden durch Fehler auf seiten des Gerätes,
aber auch durch Fehlverhalten auf seiten des Patienten oder des Bedieners.
Nach unserer Meinung muß deshalb das Steuerprogramm für den Laser
Registriermechanismen bei Abbruch im Störfall enthalten, und zwar müssen
die bisherigen Behandlungsdaten vom Computer erfaßt und protokolliert
sein; dies hat netzunabhängig zu erfolgen, damit auch bei Stromausfall eine
Weiterbehandlung später exakt fortgeführt werden kann.

Die Qualitätssicherung auf seiten des Behandlungsablaufs

Der Excimer-Laser ist wegen seiner wesentlich komplizierteren Technik
nicht mit den bisher in der Ophthalmologie gebräuchlichen Lasern gleichzu-
setzen. Es ist daher zu fordern, daß die Augenärzteschaft in Form einer
Selbstdisziplinierung den Laser nur von einem *Sicherheitsingenieur* betreiben
läßt, der in der Lage ist, elektromechanische Vorrichtungen dieser Art zu
bedienen, und der im Umgang mit Gasen bewandert ist. Entsprechende
Bestimmungen könnten der Röntgenverordnung (RöV) angeglichen werden, da die Strahlung des Excimer-Lasers in ihrer Wirkung mit therapeutischen Röntgenstrahlen vergleichbar ist. Ein Ophthalmologe sollte das Gerät
nur bei Nachweis einer ausreichenden Qualifikation betreiben.

Obwohl bisher noch keine wesentliche Gefährdung nachgewiesen wurde,
bleibt die mögliche *Mutagenität* der Streustrahlung ein ernstzunehmendes
Problem. Verschiedene Arbeitsgruppen beschäftigen sich derzeit mit diesen
Fragen.

Da es derzeit keine einheitliche Auffassung über die Grenzen der *Indikation* gibt, muß eine Arbeitsgruppe führender Anwender hierzu Richtlinien vereinbaren.

Die wesentlichsten denkbaren *Komplikationen* bei der refraktiven Excimer-Laser-Behandlung sind Fehlkorrekturen, Hornhauttrübungen, irreguläre Bilder und Bildverzerrungen in den Randbereichen der Korrekturzone. Man muß deshalb *Untersuchungsstandards* erarbeiten, die vor der Operation und in geeigneten Zeiträumen nach der Operation hinreichend Auskunft über den Status des Auges geben (z.B. hinsichtlich Visus, Refraktion in Zykloplegie, Spaltlampenbefund, Hornhauttopographie, Dämmerungssehen und Kontrastsensibilität).

Zu bestimmten Zeiten der postoperativen Phase sind bestimmte Refraktionszustände (myopic shift) und Trübungen der Hornhaut (haze) als normal zu betrachten. Über deren Verlauf und deren Beeinflussung ist selbst die Anzahl der bisherigen Verlaufsbeobachtungen noch nicht groß genug. Ferner wird von verschiedenen Arbeitsgruppen postoperativ unterschiedlich behandelt. Wir müssen deshalb desweiteren einen Plan erarbeiten, nach dem die Nachbehandlung *standardisiert dokumentiert* wird, um die Behandlungsergebnisse durch statistische Auswertung optimieren und mit Art und Dosierung der Nachbehandlung korrelieren zu können.

Die wegen der Steroidgabe postoperativ wichtige Tensionsmessung ist möglicherweise wegen bisweilen stark abgeflachter Hornhautradien fragwürdig, so daß die *Gültigkeit der postoperativen Tensionsmessung* bei der veränderten Hornhauttopographie wissenschaftlich überprüft werden sollte.

Diskussion

Auf der einen Seite gib es eine Vielzahl von Variablen in der Excimer-Laser-Behandlung. Andererseits sind diese Variablen bei kaum einer Operation quantitativ so genau zu erfassen wie bei dieser. Zur Zeit sind solche Daten jedoch noch nicht ausreichend verfügbar. Wir regen deshalb an, daß eine institutübergreifende Studie unter Teilnahme der Kollegen durchgeführt wird, die besonders an einer Qualitätssicherung interessiert sind. So kann durch erhöhte Fallzahl und standardisierte Datenerfassung mit anschließender statistischer Auswertung eine frühestmögliche Auskunft über viele Punkte der Behandlungsoptimierung einschließlich seltener Risiken gegeben werden.

III. Anästhesie und OP-Vorbereitung

Komplikationen bei Lokalanästhesie

G. Kalff

Zusammenfassung. Komplikationen bei Lokalanästhesie sind in der Augenchirurgie auf anatomische und pharmakologische Gründe zurückzuführen. Anatomische Komplikationen hängen von den technischen Eigenschaften, d.h. der Anwendungsweise der verwendeten Lokalanästhesie ab. Mögliche Komplikationen sind venöse oder arterielle Blutungen in die Orbita, Läsionen des Nervus opticus, Perforationen des Bulbus oculi, Okklusionen der zentralen Gefäße durch offenes Trauma oder Kompression infolge Injektion von Anästhetika, kontralaterale Amaurosis auf subarachnoidalem Weg, okulokardialer Reflex mit anschließender Bradykardie, Dysrhythmie, a.-v.-Blockade und Herzstillstand. Pharmakologische Komplikationen können durch Lokalanästhetika oder Additiva wie Adrenalin oder Hyaluronidase bedingt sein. Allergische Reaktionen sowie toxische Einflüsse auf das zentrale Nerven- und Herz-Kreislauf-System sind möglich.

Summary. Complications during local anaesthesia in ophthalmological surgery result from anatomical and pharmacological reasons. Anatomical complications depend on technical properties of the local anaesthetics used, i.e., the form of application. Possible complications are venous and arterial bleeding into the orbita, lesions of the optical nerve and perforation of the ophthalmic bulbus, occlusions of the central vessels by direct trauma or compression by injected anaesthetic solutions, contralateral amaurosis by subarachnoidal route and the oculo-cardiac reflex, followed by bradycardia, dysrhythmias, a. v. blockade and cardiac arrest. Pharmacological complications may be due to local anaesthetics or due to additiva, like epinephrine or hyaluronidase. Allergic reactions, toxical influences on the central nervous and the cardiac systems are possible.

Die Komplikationen der Lokalanästhesie lassen sich grundsätzlich in anatomisch und pharmakologisch bedingte einteilen.

Anatomische Komplikationen

Die am häufigsten angewandte Methode der Lokalanästhesie ist die retrobulbäre Injektion. Hierbei können folgende Komplikationen auftreten (Tabelle 1): Die *venöse Orbitablutung* ist sicher die harmloseste Blutung, die in der Regel allerdings zur Verschiebung der Operation zwingt. Wesentlich dramatischer verläuft die recht seltene *arterielle Orbitablutung*, die mit einer erheblichen Protrusio bulbi, Immobilisation des Bulbus, Anstieg des intrao-

---

Klinik für Anästhesie der RWTH Aachen, W-5100 Aachen, Bundesrepublik Deutschland

5. Kongreß der DGII
Hrsg. Wenzel et al.
© Springer-Verlag Berlin Heidelberg

Tabelle 1. Komplikationen bei retrobulbärer Injektion

Arterielle Orbitalblutung
Venöse Orbitalblutung
Gefäßverschluß
N. opticus-Läsion
Bulbusperforation
ZNS-Beeinträchtigung
Okulokardialer Reflex

kularen Druckes bis über 70 mmHg, Kollaps der Netzhautvenen und -arterien und, im Extremfall, einseitiger Erblindung einhergeht. Hier ist die sofortige Dekompression der Orbita mit Spaltung des Septum orbitale indiziert, um die drohende Erblindung des Auges aufzuhalten.

Optikusläsionen sind ebenso wie die *Perforation des Bulbus* bei sorgfältiger Technik vermeidbar. *Verschlüsse der zentralen Netzhautgefäße* sind vermutlich durch eine direkte Traumatisierung der Gefäße hinter dem Bulbus durch pharmakologische oder kompressive Effekte der injizierten Medikamente hervorgerufen [11]. Durch die Technik der vorderen retrobulbären Injektion sollen Blutungskomplikationen weitgehend vermieden werden können. Bei der hinteren oder apikalen retrobulbären Injektion, die zwar einer geringeren Injektionsmenge bedarf, ist aber die Gefahr von Gefäßverletzungen wegen der Größe und der geringeren Beweglichkeit der Gefäße größer, d.h. Orbitablutungen werden hauptsächlich bei tiefen Injektionen beschrieben. Direkte *Optikus- und Retinaverletzungen* durch retrobulbäre Injektionen wurden ebenfalls beobachtet. Auch kontralaterale Amaurosen nach retrobulbärer Blockade sind beschrieben, weil das Anästhetikum über den Subarachnoidalraum zum Chiasma an den kontralateralen Nervus opticus gelangt [1].

In letzter Zeit hat sich speziell die peribulbäre Methode der Lokalanästhesie bewährt [4, 5, 8]: Die Anästhesie ist komplett, ebenso die Immobilität des Bulbus sowie der periorbitalen Muskel, außerdem resultiert ein niedrigerer Augeninnendruck. Wird das Lokalanästhetikum bei Körpertemperatur verabreicht, werden bei der Injektion kaum Schmerzen beschrieben, wenn man dazu 25-30-Gauge-Nadeln gebraucht. Es werden allerdings größere Volumina benötigt, bis zu 15 ml, und zwar werden empfohlen 0,75%iges Bupivacain und 2%iges Lidocain oder, wegen des besseren Penetrationsvermögens, Xylonest 1 oder 2% im Verhältnis 50 : 50. Sowohl Adrenalin (1 : 200 000) als auch Hyaluronidase können zusätzlich angewandt werden.

Von Bedeutung ist der *okulokardiale* Reflex, der bei Manipulationen am Auge den Patienten gefährden kann [3, 6]: Der efferente Schenkel des Reflexes sind die sensiblen Äste des Nervus trigeminus. Der efferente Schenkel läuft über den Nervus vagus. Ausgelöst wird der Reflex u.a. durch Druck auf den Bulbus (ein Mechanismus des K.-o. beim Boxen) sowie durch Zug an der Bindehaut, den orbitalen Geweben und den extraokulären Muskeln, insbesondere dem Musculus rectus medialis. Auch durch die retrobulbäre Blokkade kann der Reflex ausgelöst werden. Folgen können sein eine Bradykardie [16], Dysrhythmien, AV-Blockade, ventrikulärer Bigeminus oder sogar ein Herzstillstand. Eine Hyperkapnie bzw. Hypoxämie scheinen die Häufigkeit und Schwere des Reflexes zu steigern. Eine Prämedikation mit Atropin 0,25−0,5 mg intravenös kann den Reflex verhüten [15].

Pharmakologische Komplikationen

Diese durch Lokalanästhesie oder Additiva bedingten Komplikationen können in 3 Hauptkategorien aufgeteilt werden: allergische Reaktionen, ZNS-Toxizität und kardiovaskuläre Toxizität.

Allergische Reaktionen durch Lokalanästhesie sind extrem selten (z.B. Dermatitis urticaria, Anaphylaxie, Pruritus, Bronchospasmus). Esterverbindungen, z.B. Procain oder Tetracain, verursachen häufiger Allergien als andere Lokalanästhetika. Bei Amid-Lokalanästhetika, die heute meistens verwendet werden, z.B. Lidocain, Mepivacain, Bupivacain, sind Allergien extrem selten. Weitere Allergien betreffen das Konservierungsmittel Methylparaben [14], wobei eine Kreuzsensibilität zwischen Methylparaben und den Paraaminobenzeosäurederivaten existiert.

ZNS-Toxizität

Lokalanästhetika blockieren die Impulsausbreitung in Nervenfasern, in dem der für eine Depolarisation notwendige Einstrom von Natriumionen verhindert wird. Die Nervenmembran wird somit „stabilisiert". Bei richtiger Injektion nah am Nerven liegt die lokale Konzentration des Arzneimittels um mehrere Größenordnungen höher als die systemische Konzentration nach anschließender Resorption. Die Wirkungen sind auf die Applikationsstelle beschränkt. Falls sich eine hohe systemische Konzentration entwickelt, werden erregbare Membranen auch in anderen Geweben betroffen, und es kommt deshalb zu systemischen Manifestationen [2, 9]. Gewöhnlich warnen prodromale Zeichen (Schwindel, metallischer Geschmack, verworrene Sprache, Kribbeln) vor einem Krampfanfall, noch bevor dieser erkennbar ist. Sollten diese Zeichen auftreten, muß die Injektion des Lokalanästhetikums sofort unterbrochen und Präventivmaßnahmen ergriffen werden. Oft reicht es, Sauerstoff zu geben und den Patienten aufzufordern, tief durchzuatmen. Notfalls kann Valium (0,1 mg/kg Körpergewicht) zur Sedierung und Anhebung der Krampfschwelle dienen. Bei der Anwendung von Lokalanästhetika ist deshalb stets die empfohlene Höchstdosis zu beachten. So dürfen z.B. für Mepivacain bei einer 2%igen Lösung höchstens 15 ml appliziert werden (300 mg), was regelmäßig sicherlich nicht der Fall ist.

Neben den orimären Nebenwirkungen können auch sekundär toxische auftreten, z.B. eine Methämoglobinbildung sowie vasopressorische Begleitwirkungen, die allerdings selten sind. Bei der retrobulbären Anästhesie ist es denkbar, daß bei zu schneller Resorption oder auch versehentlicher Injektion ein zu hoher Plasmaspiegel der entsprechenden Lokalanästhetika resultiert. So haben Körprich et al. [13] festgestellt, daß die Plasmaspiegel im Blut knapp an der Grenze zu den Maximalwerten lagen und diese für respiratorische und vaskuläre Komplikationen verantwortlich gemacht wurden. Wenn auch hierbei Intoxikationserscheinungen relativ selten sind, so darf doch geschlossen werden, daß Lokalanästhesien am Auge nicht so gefahrlos sind, wie häufig angenommen wird.

Die kardiovaskuläre Toxizität

Lokalanästhetika können tiefgreifende Effekte auf das kardiovaskuläre System ausüben, indem sie direkt auf die Herzmuskulatur und die glatte Muskulatur der peripheren Blutgefäße wirken. Tierexperimentell sind kardiovaskuläre Nebenwirkungen dreimal häufiger als Nebenwirkungen auf das zentrale Nervensystem. Es gibt Hinweise, daß das potente hochlipidlösliche und hochproteingebundene Bupivacain kardiotoxischer wirkt als weniger lipidlösliche oder proteingebundene Stoffe wie z.B. Lidocain oder Mepivacain. Erstes Zeichen einer systemischen Wirkung auf das kardiovaskuläre System ist ein Blutdruckabfall. Dieser beruht z.T. auf einer negativ inotropen Wirkung dieser Substanzen, die zu einer Verminderung des Herzschlagvolumens führt. Außerdem können starke Bradykardien bis hin zum AV-Block eintreten. Letztlich führt die Kombination von peripherer Vasodilatation, verminderter Myokardkontraktilität und negativen Effekten auf Schlagzahl und Überleitung zum Kreislaufkollaps bis zum Herzstillstand. Der sicherste Weg, solch toxischen Effekten vorzubeugen, ist die Gesamtdosis des Lokalanästhetikums zu begrenzen. Wichtig ist auch, eine unbeabsichtigte direkte intravaskuläre Injektion durch wiederholtes Aspirieren und langsame oder fraktionierte Injektion über eine stumpfe Nadel, speziell bei der retrobulbären Anästhesie zu vermeiden. Langwirkende Lokalanästhetika wie Bupivacain, Tetracain und Etidocain verhindern die kardiale Überleitung viel stärker als weniger lipidlösliche Substanzen wie z.B. Lidocain. Dies mag erklären, warum ein kardiovaskulärer Kollaps bei Bupivacain bedeutend länger dauernder Wiederbelebungsmaßnahmen bedarf.

Die Erregbarkeit der Myokardzelle läßt sich durch Lokalanästhetika dämpfen. Bereits 1949 konnte Fleckenstein [7] zeigen, daß die Wirkung von Lokalanästhetika auf einem Dichtungseffekt an der Membran beruht, der den Natrium-/Kaliumaustausch während der Erregung abschwächt oder bei höherer Dosierung sogar verhindert. Der Angriffspunkt ist der Natriumkanal der Myokardfasermembran, der ähnlich wie beim Nerv ein selbständiges Transportsystem am Myokard darstellt, in dem der schnelle Natriumeinstrom stattfindet. Es ist grundsätzlich wichtig, zwischen der Wirkung von Lokalanästhesie auf ein gesundes, d.h. mit normaler Herzfrequenz, mit einem Sinusrhythmus arbeitendes Myokard und auf ein arrhythmisches Herz zu unterscheiden, wie es besonders bei älteren Patienten nicht selten ist. Bei gesunden Probanden wurde nach intravenöser Lidocaininfusion eine Zunahme der Herzfrequenz und eine Erhöhung des peripheren Widerstandes beobachtet, ohne daß es zur Veränderung der Inotropie des Herzens kam [12]. Toxische Dosen von Lokalanästhetika führen dagegen zu einer deutlichen Verlängerung des Aktionspotentials bis zu Blockierungserscheinungen. Mepivacain übt eine ähnliche Wirkung wie das Lidocain auf das Herz aus. Die vasodilatatorische Wirkung, die Folge einer direkten Beeinflussung der glatten Gefäßmuskulatur, gilt für alle lokalen Anästhetika. Lidocain ist etwas stärker wirksam als Mepivacain. Zwischen Bupivacain und dem Etidocain bestehen diesbezüglich keine qualitativen Unterschiede jedoch beide wirken am glatten Muskel wesentlich länger als Lidocain und Mepivacain.

Die Anwendung von Adjuvanzien

Zu den Adjuvanzien zählen in erster Linie Vasokonstriktoren vom Typ Adrenalin, Noradrenalin bzw. POR sowie Hyaluronidase (Kinetin) zur besseren und schnelleren Ausbreitung der Injektionslösung.

Vasokonstriktorische Zusätze dienen in erster Linie dazu, die Resorption und Verteilung am Orte zu verlangsamen, um eine längerfristige höhere Konzentration des Lokalanästhetikums zu bewirken. Ohne derartige Zusätze steigt durch die schnelle Resorption der Blutspiegel der Lokalanästhetika im Körper schnell an, so daß toxische Konzentrationen entstehen könnten. Andererseits wird durch die entsprechende Verteilung eine erhöhte Abnahme der Konzentration des Lokalanästhetikums am Wirkungsort selber erfolgen, so daß eine kürzere Wirkungszeit resultiert. Vor allen Dingen Adrenalin ist in der Lage, die Resorption so zu verzögern, daß die maximale Blutkonzentration gesenkt und die Verweildauer am Ort und somit auch die Wirkungszeit verlängert wird. Jedoch wird die Resorptionsgeschwindigkeit verschiedener Lokalanästhetika durch die Zugabe von Adrenalin uneinheitlich beeinflußt. Bei Etidocain und Prilocain wird diese Zeit aufgrund der sehr hohen Verteilungskonstanten nur unwesentlich beeinflußt. Beim Mepivacain oder Lidocain wird diese Zeit jedoch stark verzögert.

Leider jedoch diffundieren auch die Vasokonstringentien ins Blut und rufen unter Umständen bedrohliche Nebenwirkungen hervor, die verhängnisvoll sein könnten, z.B. Kammerflimmern. Die optimale Konzentration von Adrenalinzusatz zu Lokalanästhesie beträgt 1 : 200 000. Besondere Gefahren bestehen dort, wo Mischungen aus Adrenalin und einem Lokalanästhetikum vom Arzt selbst oder seinem Gehilfen vorbereitet werden: Die im Handel befindlichen 25 ml Durchstechfläschchen des Suprarenin Höchst enthalten pro ml Lösung 1000 mg Adrenalin. Aus diesen Fläschchen läßt sich Adrenalinlösung nicht tropfen, da die Verkapselung nicht geöffnet werden sollte. Aufgrund der spezifischen Oberflächenspannung gilt die Regel: 20

Tropfen = 1 ml für diese Adrenalinlösung nicht, da die Größe des Tropfens sehr von der Größe, d.h. von dem Querschnitt der benutzten Nadel abhängt. Die sicherste Handhabung gewährleisten industriell angefertigte Kombinationen. Andere Vasokonstriktoren wie Noradrenalin oder Phenylephrin (Neosynephrin) bzw. Octapressin sind nicht so gut wirksam wie Adrenalin, da sie nicht in der Lage sind, die Absorption des Lokalanästhetikums zu verzögern. Darüber hinaus haben sie eine ausgeprägte Kreislaufwirkung. Es sollte auch daran gedacht werden, daß die Wirkungsstärke des Noradrenalins durch trizyklische Antidepressiva erhöht wird, so daß bei Patienten, die diese Medikamente einnehmen – und gerade diese Rate ist bei älteren Patienten relativ hoch – die Anwendung des Noradrenalins, wenn überhaupt, vorsichtig geschehen sollte.

Häufiger verwendet wird das POR 8 (Ornipressin). Die Wirkung des POR 8 wird nicht über sympathische Fasern vermittelt, sondern es liegt eine direkte Einwirkung auf die kontraktilen Elemente der Gefäßwände im terminalen Strombereich vor: POR 8 ist ein potenter Vasokonstriktor, der einerseits einen erhöhten myokardialen Sauerstoffbedarf verlangt, dem auf der anderen Seite ein vermindertes Sauerstoffangebot gegenübersteht.

Als Folge der vasokonstringierenden Wirkungen im Bereich der Koronararterien werden Anstieg des Druckes in der Arteria pulmonalis bei Abnahme der linksventrikulären Myokardkontraktilität und einer Verminderung des Herzzeitvolumens beschrieben. Erfahrungen von Kleemann et al. [10] zeigen, daß bei 1035 kieferchirurgischen und 48 neurochirurgischen Patienten 9 Fälle mit schwersten Reaktionen beschrieben wurden, wobei 1 Patient einen Herzstillstand erlitt. Insbesondere bei Patienten mit koronarer Herzkrankheit ist die Anwendung von POR 8 somit kontraindiziert, und da beim speziell geriatrischen Patientengut in der Ophthalmologie immer mit einer koronaren Herzkrankheit gerechnet werden muß, ist die Anwendung von POR obsolet! Die Rate erfolgreicher Wiederbelebungen liegt aufgrund der beschriebenen Wirkung bei diesen Patienten außerordentlich niedrig. Bei gut durchbluteten Geweben wie z.B. im Augenbereich ist davon auszugehen, daß es bei ungewollten intravasalen Applikationen des Medikaments sehr schnell zu hohen Plasmaspiegeln kommt. Dies gilt besonders dann, wenn die Resorptionsraten des Medikaments erhöht sind wie z.B. unter der Anwendung von Hyaluronidase! Generell ist zu sagen, daß bei Einhaltung einer Höchstdosis von 2 i.E. bei etwa 10% kreislaufgesunder Patienten ein Blutdruckanstieg von über 30 mmHg zu erwarten ist.

Ein weiteres wichtiges Additivum ist die Hyaluronidase. Diese verursacht ein besseres Durchdringungsvermögen und damit ein größeres Ausbreitungsgebiet. Um einer Resorptionsbeschleunigung mit der Gefahr der Entstehung von Allgemeinerscheinungen und dem raschen Konzentrationsabfall des Lokalanästhetikums in den Geweben zu begegnen, sollte man bei den Lokalanästhesien am Auge Hyaluronidase immer zusammen mit Adrenalin geben. Über ernstere Zwischenfälle durch den Einsatz von Hyaluronidase wird nicht berichtet, manchmal werden für einige Stunden örtliche Schmerzen beschrieben.

Literatur

1. Ahn JL, Stanley JA (1987) Subarachnoidal injection as a complication of retrobulbar anesthesia. Am J Ophthalmol 110:225
2. Alper MH (1976) Toxicity of local anesthetics. New Engl J Med 295:1432
3. Aschner B (1908) Über einen bisher noch nicht beschriebenen Reflex vom Auge auf Kreislauf und Atmung. Verschwinden des Radialispulses bei Druck auf das Auge. Wien Klin Wochenschr 21:1529
4. Davis II DB, Mandel MR (1986) Posterior peribulbar anesthesia: an alternative to retrobulbar anesthesia. Refract Surg 16(12):182−184
5. Davis II DB, Mandel MR (1990) Peribulbar anesthesia. J Cataract Refract Surg 16:527−528
6. Eyrich K, Doden W, Schenk W (1964) Okulocardialer Reflex und Narkoseproblematik bei Schieloperationen im Kindesalter. Klin Monatsbl Augenheilkd 145:66
7. Fleckenstein A, Hardt A (1949) Der Wirkungsmechanismus der Lokalanaesthetika und Antihistamin − Körper − ein Permeabilitätsproblem. Klin Wochenschr 27:360
8. Hamilton RC, Gimbel HV, Sturnin L (1988) Regional anaesthesia for 12 000 cataract extractiona and intraocular lens implantation procedures. Can J Anaesth 35:615−623
9. Hempel V, Lenz G (1982) Lokalanaesthetika, Wirkungsweise, Eigenschaften, Pharmakokinetik und Toxizität. Anaesth Intensivmed 23:337
10. Kleemann PP, Jantzen J-P, Dick W (1988) Unerwünschte Wirkungen nach Lokalinjektionen von Ornipressin während der Allgemeinanaesthesie. Läßt sich das Risiko vermindern? Anaesthesist 37:551−557
11. Klein ML, Jampol LM, Condon PI, Rice TA, Serjeant GR (1982): Central retinal artery occlusion without retrobulbar hemorrhage after retrobulbar anesthesia. Am J Ophthalmol 93:573−577
12. Klein S, Sutherland RIL, Morch J (1968) Hemodynamie effects of intravenous lignocaine in man. Can Med Assoc J 99:14
13. Körprich R, Salomon F, Strobel J (1989) Die Notwendigkeit von Anaesthesieüberwachung (stand by) bei Retrobulbäranaesthesien in der Augenheilkunde. In: Piepenbrock S, Schäffer J (Hrsg) Anaesthesie in der Augenheilkunde, Bd 72. Thieme, Stuttgart New York
14. Ruppierer N (1983) Lokalanaesthesie nach 100 Jahren. Wirkungsmechanismen, Wirkungsdauer und Wirkungsgrenzen. Dtsch Ärztebl 80:49
15. Ruprecht KW, Michelson G, Lang GK (1988) Lokalanaesthesie in der Ophthalmochirurgie. In: Rügheimer E (Hrsg) Anaesthesie für Operationen im Kopfbereich. Springer, Berlin Heidelberg New York (Klinische Anaesthesiologie und Intensivtherapie, Bd 35)
16. Salomon F, Körprich R, Biscoping J, Bitterich A, Hempelmann G (1986) Plasmaspiegel von Lokalanaesthetika nach örtlicher Betäubung am Auge. Fortschr Ophthalmol 83:335−337

Faktor Anästhesie in der Kataraktchirurgie — Eine prospektive Studie über 3193 extrakapsuläre Kataraktextraktionen

G. Michelson, U. Schönherr und G. O. H. Naumann

Zusammenfassung. Bei einer prospektiven Untersuchung von geplanten extrakapsulären Kataraktextraktionen mit Implantation einer Hinterkammerlinse (ECCE/HKL) wurden 3193 standardisierte Operationsberichte ausgewertet. Unter Einbeziehung der Faktoren Operateur, Alter, okuläre Diagnose [Cat.matura, Cat.complicata, Cat.traumatica, Subluxatio lentis, PEX, Nanophthalmus (AL <22 mm), Myopia magna (AL >27 mm)], Anästhesie (ITN, RBA) chirurgisches Vorgehen (korneosklerale bzw. korneale Inzision, Synechiolyse, Sektoriridektomie), intraoperativer Verlauf (intraoperative Miosis, intraoperative Blutung, Vis a tergo, intraoperativer arterieller Blutdruck, Glaskörperverlust) wurde eine multivariate Faktorenanalyse in Richtung GK-Verlust durchgeführt. Signifikante Risikofaktoren für GK-Verlust sind (p < 0,001): Cat.traumatica, Subluxatio lentis, intraoperative Synechiolyse, Vis a tergo. Bei Bewertung der GK-Verlustrate in Abhängigkeit von der Anästhesieart (Intubationsnarkose bzw. Retrobulbäranästhesie) zeigten sich bei ECCEs ohne Risikofaktoren (ohne Cat.traumatica, Subluxatio lentis, intraoperative Synechiolyse) ähnliche, nicht signifikant verschiedene GK-Verlustraten: ECCE in ITN: 1,1%, ECCE in RBA 1,4%.

Summary. 3193 unselected computerized surgical procedures of planned extracapsular cataract surgery performed by 12 surgeons were analysed. The data of age, additional cataract diagnosis [cataracta matura, cataracta complicata, cataracta traumatica, subluxatio lentis, exfoliation syndrome, nanophthalmus (eye length <22 mm), myopia magna (eye length >27 mm)], sort of anesthesia (general anesthesia, retrobulbar anesthesia), sort of incision (corneal, corneoscleral), synechiolysis, sector iridectomy, intraoperative miosis, intraoperative bleeding in the anterior chamber, intraoperative arterial blood pressure and operative complications (forward movement of the iris lens diaphragm FMILD, vitreous loss VL) were processed. After identifiing the pre- and intra-operative risk factors (Discriminant Analysis, SPSS) we evaluate the influence of anesthesia on the development of vitreous loss in a group of cataracts with equal rates of risk factors. Significant preoperative and intraoperative risk factors for VL were: cataracta traumatica, subluxatio lentis, synechiolysis, „Forward Movement of the Iris Lens Diaphragm". In cataracts after excluding the riskfactors cataracta traumatica, subluxatio lentis, synechiolysis the rates of vitreous loss were: GA: 1.1%, RA: 1.4%. After additional exclusion of the riskfactor FMILD the rates of VL were: GA: 1.1%, RA: 0.9%. No significant correlations were found to age, cataracta matura, cataracta complicata, exfoliation syndrome, nanophthalmus, myopia magna, operative opening, arterial blood pressure and the sort of anesthesia. Summarizing the statistical analysis shows that cataract surgery in retrobulbar anesthesia in cases without cataracta traumatica, subluxatio lentis and posterior synechia showed slightly inceased rates of VL than cataract surgery performed in general anesthesia. In cases without cataracta traumatica, subluxatio lentis, posterior synechia and *FMILD* cataract surgery performed in RA show slightly deceased rates of VL in relation to cataract surgery in GA. The rate of the significant risk factor FMILD for VL may be reduced by carefully preoperative widening the pupils and by control and therapy of intraoperative blood pressure.

Augenklinik mit Poliklinik der Universität Erlangen-Nürnberg, Schwabachanlage 6, W-8520 Erlangen, Bundesrepublik Deutschland

5. Kongreß der DGII
Hrsg. Wenzel et al.
© Springer-Verlag Berlin Heidelberg

Einleitung

Kataraktextraktionen werden meist in Retrobulbäranästhesie (RBA) durchgeführt. Einige Operateure bevorzugen die Intubationsnarkose (ITN) wegen einer vermuteten niedrigeren Rate an operativen Komplikationen. Wir untersuchten prospektiv von 14 Operateuren durchgeführte 3193 geplante extrakapsuläre Kataraktextraktionen (ECCE) in Hinblick auf den Faktor Anästhesie (ITN versus RBA).

Patienten und Methode

Von 3193 geplanten Kataraktextraktionen, die von 1987–1989 durchgeführt worden sind, wurden 1201 (36,7%) ECCEs in ITN, 1992 (62,4%) ECCEs in RBA operiert. Dabei wurde die Anästhesieform bei der Operationsvorstellung nicht zufällig, sondern selektiv ausgewählt. Bei Patienten mit komplexen okulären Krankheitsbildern, bei jüngeren sowie bei nicht kooperationsfähigen Patienten wurde die ECCE in ITN geplant. Das mittlere Alter betrug bei ECCE in ITN 62,2 ± 16,3 Jahre, bei ECCE in RBA 75,3 ± 19,1 Jahre. Die statistische Analyse (Mann-Whitney-Wilcoxon-Test, multivariate Faktorenanalyse) wurde mit Hilfe des Programms SPSS durchgeführt. Folgende Variablen wurden in die multivariate Faktorenanalyse (Diskriminanzanalyse, Wilks-Lambda, SPSS) einbezogen: Operateur, Alter, okuläre Diagnose [Cat.matura, Cat.complicata, Cat.traumatica, Subluxatio lentis, PEX, Nanophthalmus (AL <22 mm), Myopia magna (AL >27 mm)], Anästhesie (ITN, RBA), chirurgisches Vorgehen (korneosklerale bzw. korneale Inzision, Synechiolyse, Sektoriridektomie), intraoperativer Verlauf (intraoperative Miosis, intraoperative Blutung, Vis a tergo, intraoperativer arterieller Blutdruck, Glaskörperverlust).

Ergebnisse

Durch die oben beschriebene präoperative *nichtrandomisierte* Wahl der Narkoseform weist die Gruppe der ECCE in ITN im Vergleich zu der Gruppe ECCE in RBA(=*) signifikant höhere Raten an komplexen Krankheitsbildern auf: Cat. traumatica 4,6%, *0,2%; Cat. complicata 3,2%, *0,4%; Subluxatio lentis 3,2%, *1,0%; Myopia magna 4,3%, *1,0%; intraoperative Synechiolyse 6,6%, *3,4%.

Das Auftreten von GK-Verlust bei ECCE ist multifaktoriell bedingt. Um den Faktor Anästhesieart zu prüfen, müssen 2 Bedingungen erfüllt sein: 1. Identifikation aller signifikanten Risikofaktoren und 2. die Gruppen ECCE in ITN bzw. ECCE in RBA müssen gleiche Raten an Risikofaktoren aufwei-

Tabelle 1. Risikofaktoren für GK-Verlust bei ECCE/HKL; n = 3193; Diskriminanzanalyse mit Wilks-Lambda (SPSS)

Faktor	Wilks-Lambda	Signifikanz (p =)	Standardisierter Diskriminanz-Funktions-Koeffizient
Cat. traumatica	0,98916	0,0000	0,61723
Subluxatio lentis	0,98537	0,0000	0,47355
Synechiolyse	0,98271	0,0000	0,22025
Vis a tergo	0,98184	0,0000	0,38753

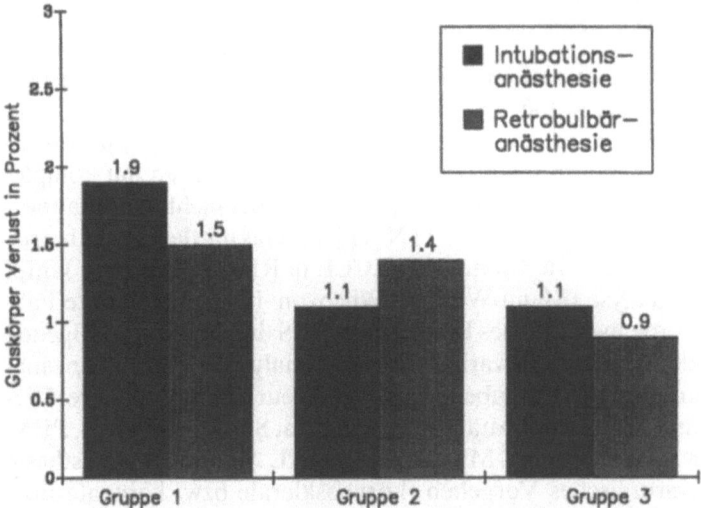

Abb. 1. GK-Verlustraten in Abhängigkeit von der Anästhesieart bei unselektierten ECCEs (n = 3193: Gruppe 1), bei ECCEs ohne Cat.traumatica, Subluxatio lentis, intraoperative Synechiolyse (n = 2947: Gruppe 2), bei ECCEs ohne Cat.traumatica, Subluxatio lentis, intraoperative Synechiolyse, Vis a tergo (n = 2111: Gruppe 3)

sen. Durch statistische Identifizierung (Diskriminanzanalyse, Wilks-Lambda, SPSS) der signifikant mit Glaskörperverlust assoziierten Faktoren konnten einige Risikofaktoren für GK-Verlust ermittelt werden. Signifikante Risikofaktoren für GK-Verlust sind (p < 0,001): Cat. traumatica, Subluxatio lentis, intraoperative Synechiolyse, Vis a tergo (Tabelle 1). Die Entwicklung von Vis a tergo zeigte wiederum signifikante Korrelationen mit jugendlichem Alter (p < 0,0000), Cat.traumatica (p < 0,0196), Nanophthalmus (p < 0,0088), intraoperativer Sektoriridektomie (p < 0,0089) und aktuellem intraoperativen arteriellen Hypertonus (p < 0,0001).

Bei der Gesamtgruppe trat ein GK-Verlust auf bei ECCE in ITN in 1,9%, bei ECCE in RBA in 1,5%. Nach Exklusion von ECCEs mit Risikofaktoren (= Gruppe 2: ECCEs ohne Cat.traumatica, Subluxatio lentis, intraoperative

Synechiolyse) zeigten sich folgende GK-Verlustraten: ECCE in ITN 1,1%, ECCE in RBA 1,4%. Bei ECCEs ohne Cat.traumatica, Subluxatio lentis, intraoperative Synechiolyse *und nach Exklusion von ECCE mit Vis a tergo* betrug die GK-Verlustrate bei ECCE in ITN 1,1%, bei ECCE in RBA 0,9% (Abb. 1). Keinen signifikanten Einfluß auf die Entwicklung von GK-Verlust zeigten die Faktoren Alter, Cat. matura, Cat. complicata, Nanophthalmus, Myopia magna, Inzisionsart und die Art der Anästhesie.

Diskussion

Die statistische Analyse deutet darauf hin, daß trotz signifikant höherer Raten an komplexen okulären Krankheitsbildern bei der Gruppe ECCE in ITN ähnliche GK-Verlustraten auftraten wie bei ECCE in RBA. Bei ECCEs ohne Cat. traumatica, Subluxatio lentis, intraoperative Synechiolyse weist die Gruppe ECCE in ITN im Vergleich zur Gruppe ECCEs in RBA geringgradig niedrigere (nicht signifikant) GK-Verlustraten auf. Als mögliche Ursache für diesen Trend sehen wir das Auftreten von Vis a tergo, das bei ECCEs in RBA signifikant häufiger war als bei ECCEs in ITN. Gestützt wird diese Vermutung durch die signifikante Erniedrigung der GK-Verlustrate bei ECCEs in RBA nach Exklusion der Operationen mit Vis a tergo.

Literatur

1. Carpel EF (1988) Pupillary dilation in eyes with pseudoexfoliation syndrome. Am J Ophthalmol 105:692−694
2. Guzek JP, Holm M, Cotter JB, Cameron JA, Rademaker WJ, Wissinger DH (1986) Pseudoexfoliation: A risk factor in extracapsular surgery. Ophthalmology (Suppl) 95:77
3. Guzek JP, Holm M, Cotter JB et al. (1987) Risk factors for intraoperative complications in 1000 extracapsular cataract cases. Ophthalmology 94:461−466
4. Küchle M, Schönherr U, Dieckmann U (1989) „Erlanger Augenblätter-Gruppe": Risikofaktoren für Kapselruptur und Glaskörperverlust bei extrakapsulärer Kataraktextraktion. Fortschr Ophthalmol 86:417−421
5. Michelson G, Naujoks B, Ruprecht KW, Naumann GOH (1989) Risikofaktoren für die Vis a tergo bei Katarakt-Extraktionen in Lokalanästhesie. Fortschr Ophthalmol 86:298−300
6. Naumann GOH, Eisert S, Gieler J, Baur KF (1977) Kontrollierte Hypotension durch Natrium-Nitroprussid bei der Allgemeinnarkose für schwierige intraokuläre Eingriffe. Klin Monatsbl Augenheilkd 170:922−925
7. O'Donell FE, Santos B (1985) Posterior capsular-zonular disruption in planned extracapsular surgery. Arch Ophthalmol (Chicago) 103:652−653
8. Schönherr U, Küchle M, Händel A, Lang GK, Naumann GOH (1990) Pseudoexfoliations-Syndrom und Glaukome als ernstzunehmende Risikofaktoren bei der extrakapsulären Katarakt-Extraktion. Fortschr Ophthalmol 87:588−590

Intraokulare Linsenimplantation in subkonjunktivaler Lokalanästhesie

M. Hatt

Zusammenfassung. Seit April 1988 werden die Kataraktoperationen mit intraokularer Linsenimplantation in ausschließlich subkonjunktivaler Lokalanästhesie (1,5 ml Lidocain/ Carbostesin mit Adrenalin) vorgenommen. Die damit erreichte Anästhesie ist ausgezeichnet, die fehlende Akinesie der Lider und es Bulbus stören in der Regel wenig. Die Gefahren und die Unannehmlichkeiten der Orbitaanästhesie entfallen, möglicherweise ist das Risiko für eine intraokulare Blutung erhöht.

Summary. Since April 1988 extracapsular cataract extractions with intraocular lens insertion have been performed on 178 eyes (171 patients) with only subconjunctival local anesthesia (1.5 ml lidocaine/carbostesin with adrenaline). Anesthesia was excellent, and movements of the globe and lids hardly interfered with the procedure. The perils and discomfort of the orbital anesthesia can be avoided, the risk for an intraocular hemorrhage may be elevated however.

Einleitung

Für die Kataraktoperation mit Linsenimplantation in örtlicher Betäubung wird im allgemeinen eine Kombination von Orbitaspitzenanästhesie, Lidakinesie und Bindehautanästhesie verwendet. Um die Gefahren der retrobulbären Injektion in die Orbitaspitze [1, 3, 4, 9, 10, 13, 15–19, 22, 25] zu umgehen, wird auch die parabulbäre Applikation [5, 7, 24] empfohlen. Die Risiken der Orbitaanästhesie scheinen so gewichtig, daß an einigen Kliniken diese nur noch unter anästhesiologischer Überwachung des Allgemeinzustandes des Patienten vorgenommen wird. Da die Injektion des Lokalanästhetikums in die Lider und in die Orbita zudem meist als sehr unangenehm empfunden wird, applizieren verschiedene Chirurgen die Lokalanästhesie sogar in intravenöser Kurznarkose [2, 8]. Aufgrund anatomischer und pharmakologischer Überlegungen [11, 20] und schließlich angeregt durch verschiedene Publikationen über Chirurgie an den vorderen Abschnitten des Auges [6, 14, 21, 23] sind wir nach den ersten günstigen Erfahrungen mit vorsichtig ausgewählten Patienten dazu übergegangen, alle Kataraktoperationen mit Linsenimplantation und andere Eingriffe an den vorderen Bulbusabschnitten (Trabekulektomie, Perforationsverletzungen, ausnahmsweise perforierende Keratoplastik) in subkonjunktivaler Lokalanästhesie vorzunehmen.

Kantonspital Winterthur, Augenklinik, CH-8401 Winterthur

5. Kongreß der DGII
Hrsg. Wenzel et al.
© Springer-Verlag Berlin Heidelberg

Technik

Die Patienten erhalten eine Stunde vor Operation ein Analgetikum (Propyphenazon 440 mg und Allobarbital 60 mg; Suppositorium). Nach vorangegangener lokale Applikation von wenigen Tropfen Oxybuprocain 0,4%, Phenylephrin 10% und einem Tropfen Cocain 5% wird etwa 5 min vor Schnittbeginn bei 12 und bei 6 h unter die Bindehaut eine Mischung von insgesamt ca. 1,5 ml Lidocain 2% und Bupivacain 0,5% zu gleichen Teilen mit Adrenalin 1:200000 injiziert. Das Anästhetikum soll sich unter der Bindehaut um die ganze Zirkumferenz vom Limbus bis zu den Ansätzen der geraden Augenmuskeln verteilen.

Um die ballonierte Bindehaut aus dem Operationsfeld zu halten, wird die obere Zügelnaht in den Ansatz des M. rectus sup. erst nach Bildung und Zurückschieben des Fornix-gestielten Bindehautlappens gesetzt, teilweise wurde auch eine zweite in den M. rectus inf. vorgelegt. Die Operation wird anschließend in üblicher Weise vorgenommen.

Patienten

Seit April 1988 wurden alle zur Operation in örtlicher Betäubung vorgesehenen Patienten mit wenigen Ausnahmen in ausschließlich subkonjunktivaler Lokalanästhesie operiert. Die Chatakteristika der Patienten sind in Tabelle 1 zusammengefaßt. Etwa 20% der Patienten wurden wegen ihres Allgemeinzustandes durch ein Anästhesieteam überwacht. Die operativen Details sind in Tabelle 2 dargestellt. Bei einigen wenigen Patienten wurde für die laterale Kanthotomie etwas Lokalanästhetikum in den äußeren Lidwinkel infiltriert.

Ergebnisse

Fast alle Patienten äußerten sich anerkennend über die Anästhesie, ganz besonders diejenigen, die früher am anderen Auge bereits eine konventionelle Lokalanästhesie erhalten hatten. Als Vorteil für den Operateur erwies sich die Möglichkeit, den Patienten während der Operation kommandierte Blickbewegungen durchführen zu lassen, z.B. Blick nach unten bei Arbeiten am oberen Limbus.

Die Operation konnte in der großen Mehrzahl der Fälle ohne besondere Probleme vorgenommen werden. Die lateralen Kanthotomien wurden klein gehalten und meist am ausgespannten Lidwinkel ohne zusätzliche Lokalanästhesie durchgeführt. Sie wurden nie als besonders schmerzhaft angegeben. Die Bindehaut war postoperativ häufig etwas hämorrhagisch imbibiert.

In der überwiegenden Zahl der Fälle wurde der intraoperative Glaskörperdruck, die „vis a tergo", vom Operateur als eher tief beurteilt.

Tabelle 1. Patienten

Anzahl:	171 (männlich 71, weiblich 100)	
Anzahl Augen:	178	
Alter:	Durchschnitt 72,8 Jahre (min. 43, max. 97 Jahre)	
Diagnosen:	Cararacta senilis	172
	Cataracta traumatica	2
	Cataracta complicata (Cortison)	2
	e.c. Aphakie	2

Weitere relevante Diagnosen:

Ophthalmologie:	Cornea guttata	9
	Kapselhäutchen	15
	Phakodonesis	1
	Glaucoma chron. simplex	4
	Engwinkelglaukom	8
	St. n. akutem Glaukomanfall	4
	St. n. Trabekulektomie	2
	Hohe Myopie	7
	Monoculus	5
	Diabetische Retinopathie	2
	Fuchssche Heterochromie	1
	St. n. Iritis	1
Allgemein:	Diabetes mellitus	12
	Kardiovaskuläres Risiko	10
	Zerebrale Durchblutungsstörungen	3
	Antikoagulation (Quick 13–60%)	6
	Niereninsuffizienz	1
	Senile Demenz	3
	M. Parkinson	1
	Chron. Bronchitis	2
	Leberzirrhose	1
	PCP	3
	M. Horton	1

Nicht in subkonjunktivaler Lokalanästhesie operiert:

- Ein 77jähriger Patient mit essentiellem Blepharospasmus (Lidakinesie nach Van Lint)
- Eine 61jährige Patientin mit malignem Glaukom am einzigen Auge
  (Retrobulbäranästhesie und Lidakinesie)

Die Komplikationen sind in Tabelle 3 zusammengefaßt. In 5 Fällen wurden störende starke Bulbusbewegungen beobachtet. Leichte, einen erfahrenen Operateur kaum störende Bulbusbewegungen wurden in etwa 25% der Fälle beobachtet. Das Offenlassen des zweiten Auges und die Vorgabe einer Fixationsmöglichkeit hatten bei einigen ausgewählten Fällen darauf keinen Einfluß. Die Bulbusbewegungen gaben bei keinem unserer Patienten zu Komplikationen Anlaß.

Als schmerzhaft wurde die Operation in 3 anderweitig problemlosen Fällen angegeben. In einem Fall war versehentlich nur Lidocain, in einem andern zu wenig Lokalanästhetikum verwendet worden.

Tabelle 2. Operationstechnische Besonderheiten

Kataraktoperation mit Kernexpression	142
Phakoemulsifikation	28
Kombinierte Kataraktoperation und Trabekulektomie	4
I.c. Kataraktoperation und Vorderkammerlinse	3
Sekundärimplantation	2
Kleine laterale Kanthotomie	20
Iridotomie bei Miose	4
Healon	ca. 70%

Linsentyp:

– Simcoe plan oder abgewinkelt	172
– Sinskey-Kratz (bei Kapseldesinsertion)	2
– Kelman Omnifit (Vorderkammer)	3
Keine Linse eingesetzt	1

Tabelle 3. Komplikationen

– Störende Bulbusbewegungen (1× nach Lidocain allein)	5
– Leichte Bulbusbewegungen	ca. 25%
– Schmerzen (1× nur Lidocain, 1× zu wenig Lokalanästhetikum)	3
– Expulsive Blutung	2
– Glaskörperdruck mit Irisprolaps intraoperativ	6
(hintere Sklerotomie	1)
– Kleine Kapseldesinsertion (1 traumat. Katarakt, 1 St. n. akutem Glaukom)	4
– Kapselruptur	5
(vordere Vitrektomie	3)

Als sehr schwere Komplikationen mußten zwei expulsive Blutungen in Kauf genommen werden. Außer allgemeiner Arteriosklerose und leichter Hypertonie im einen und seniler Makulopathie im anderen Fall bestanden keine besonderen Risikofaktoren.

In 6 Fällen bestand ein erhöhter Glaskörperdruck, in 4 Fällen äußerte sich dieser lediglich in einer intraoperativen Prolapstendenz der Iris, in einem Fall mußte eine hintere Sklerotomie vorgenommen werden.

Die Kapselrupturen traten in 4 Fällen bei der Neueinführung der Phakoemulsifikation auf.

Diskussion

Die konventionelle Kombination von Orbitaanästhesie, Lidakinesie und kleiner subkonjunktivaler Infiltrationsanästhesie ist vor allem wegen ersterer mit zwar seltenen, aber unter Umständen schwerwiegenden Komplikationen behaftet [1, 3, 4, 9, 10, 12, 14–18, 21, 24]. Teilweise wird deshalb die Überwachung des Patienten durch ein Anästhesieteam gefordert. Da die Orbitananästhesie zudem als sehr unangenehm gilt, applizieren sie einige Chirurgen sogar in einer Kurznarkose [2, 8].

Es scheint also sowohl von seiten des Risikos und der Annehmlichkeiten für den Patienten als auch von seiten des personellen und materiellen Aufwandes her wünschenswert, die Technik der Lokalanästhesie in bezug auf ihre Wirksamkeit und Ungefährlichkeit immer wieder einer kritischen Prüfung zu unterziehen.

Die 172 Patienten entsprechen dem durchschnittlichen Patientengut eines routinierteren Operateurs. Im Verlauf der Studie wurden die Kapsulorhexis und die Phakoemulsifikation eingeführt. Bei den allermeisten Patienten unterschieden sich der intra- und postoperative Verlauf und das Endergebnis nicht von denjenigen unserer früher in konventioneller Lokalanästhesie operierten Patienten. Die subkonjunktivale Anästhesie wurde von allen Patienten als wenig unangenehm empfunden. Wie gelegentlich auch bei konventioneller Lokalanästhesie bewegte ein Teil der Patienten das Auge während des Eingriffes etwas, in wenigen Fällen in störender Weise. Auch sehr kollaborative Patienten konnten diese Bulbusbewegungen nicht unterdrücken. Ein erfahrener Operateur kennt das Phänomen und läßt sich dadurch nicht beirren. Vorübergehend wurde eine zweite, untere Zügelnaht gesetzt, dies jedoch als unnötig wieder aufgegeben.

Auch die störenden Bulbusbewegungen führten bei unseren Patienten nicht zu Komplikationen, es ist aber anzunehmen, daß solche begünstigt werden. Aus Furcht vor überraschenden Bulbusbewegungen wurde aus Sicherheitsgründen häufiger als früher Healon verwendet, bei der Phakoemulsifikation regelmäßig.

Als Folge der häufigen hämorrhagischen Imbibition der Bindehaut sind die Augen unmittelbar postoperativ oft nicht „weiß".

Ein möglicher Vorteil der retrobulbären Orbitaspitzenanästhesie besteht in der Blockierung des okulokardialen Reflexes. Ein Puls- oder Blutdruckabfall wurde im Verlauf der Eingriffe nie beobachtet.

Obwohl in den allermeisten Fällen keine vermehrte Tendenz zu Glaskörperdruck zu beobachten war, traten zwei Fälle von expulsiver Blutung und ein Fall von schwerwiegendem Glaskörperdruck auf, welcher eine hintere Sklerotomie erforderte. Aufgrund der kürzlich beschriebenen Veränderungen der uvealen und retinalen Hämodynamik bei Retrobulbäranästhesie [2] ist es denkbar, daß die konventionelle retrobulbäre Anästhesie durch Reduktion der intraokularen Durchblutung einen gewissen Schutz vor Aderhaut- und Netzhautblutungen darstellt. Falls es sich zeigen sollte, daß intraokulare Blutungen bei subkonjunktivaler Anästhesie häufiger als üblich auftreten, müßte dieses Risiko gegen diejenigen der retrobulbären Anästhesie abgewogen werden.

Von besonderem Vorteil scheint uns der Verzicht auf die retrobulbäre Injektion bei Antikoagulierten mit tiefer Prothrombinzeit, bei kardiovaskulären Risikopatienten und bei hoher Myopie.

Aufgrund unserer bisherigen Erfahrung ist die Kataraktoperation mit Implantation einer intraokularen Linse in ausschließlich subkonjunktivaler

Lokalanästhesie durchaus möglich. Die Analgesie ist in der Regel ausgezeichnet, die möglicherweise etwas häufigeren unkontrollierten Bulbusbewegungen stellen für einen erfahrenen Operateur kein entscheidendes Problem dar. Ob das Risiko für eine intra- oder postoperative intraokulare Blutung erhöht ist, wird die Erfahrung zeigen müssen. Dieses wäre dann gegen die Risiken der Orbitaanästhesie aufzuwiegen.

Literatur

1. Ahn JC, Stansky JA (1987) Subarachnoid injection as a complication of retrobulbar anesthesia. Am J Ophthalmol 103:225—230
2. Artaria L (Persönliche Mitteilung)
3. Autoszyk AN, Buckley EG (1986) Contralateral decreased visual acuity and extraocular movement palsies following retrobulbar anesthesia. Ophthalmology 93:462—465
4. Berg P, Kroll P, Küchle HJ (1986) Iatrogene Bulbusperforation bei para- und retrobulbären Injektionen. Klin Monatsbl Augenheilkd 189:170—172
5. Bloombert LB (1986) Administration of periocular anesthesia. J Cataract Refract Surg 12:677—679
6. Boergen KP (1981) Operation in Oberflächenanästhesie bei endokriner Orbitopathie. Klin Monatsbl Augenheilkd 178:453—456
7. Davis DB, Mandel MR (1986) Posterior peribulbar anesthesia: An alternative to retrobulbar anesthesia. J Cataract Refract Surg 12:182—185
8. Duba I (Persönliche Mitteilung)
9. Freidberg HL, Kline OR (1986) Contralateral amaurosis following retrobulbar injection. Am J Ophthalmol 101:688—690
10. Hamilton RC (1985) Brainstem anesthesia following retrobulbar blockade. Anesthesiology 63:688—690
11. Hatt M (1981) Gezielte Lokalanästhesie. Klin Monatsbl Augenheilkd 178:424—430
12. Hessemer V, Wieth K, Heinrich A, Jacobi KW (1989) Veränderungen der uvealen und retinalen Hämodynamik durch Retrobulbäranästhesie mit unterschiedlichem Injektionsvolumen. Fortschr Ophthalmol 86:760—766
13. Klein ML, Jampol LM, Condon PI, Rice TA, Serjeant GR (1982) Central retinal artery occlusion following retrobulbar hemorrhage after retrobulbar anesthesia. Am J Ophthalmol 93:573—577
14. Knapp H (1984) On cocaine and its use in ophthalmic and general surgery. Arch Ophthalmol 13:402—448
15. Kobet KA (1987) Cerebrospinal fluid recovery of lidocain and bupivacaine following respiratory arrest subsequent to retrobulbar block. Ophthalmic Surg 18:11—13
16. Lincoff H, Kreissig I (1986) Lokalanästhesie mit akzidentieller Bulbusperforation — ein akuter Notfall. Klin Monatsbl Augenheilkd 188:128—132
17. Meyers EF, Ramirez RC, Boniuk I (1978) Grand mal seizures following retrobulbar block. Arch Ophthalmol (Chicago) 96:847
18. Meyers EF (1985) Brain-stem anesthesia after retrobulbar block. Arch Ophthalmol (Chicago) 103:1278—1279
19. Rosenblatt RM, May DR, Barsonmian K (1980) Cardiopulmonary arrest following retrobulbar block. Am J Ophthalmol 90:425—427
20. Schlegel HJ (1977) Lokale Langzeitanästhetika — eine Bereicherung für die Ophthalmochirurgie? Klin Monatsbl Augenheilkd 171:359—370
21. Smith RJH (1988) Why retrobulbar anesthesia? Br J Ophthalmol 72:1
22. Sullivan KL, Brown GC, Forman AR, Sergott RC, Flanagan JC (1983) Retrobulbar anesthetic and retinal vascular obstruction. Ophthalmology 90:373—377

23. Thorson JC, Jampolsky AB, Scott (1966) Topical anesthesia for strabismus surgery. Trans Am Acad Ophthalmol Otolaryngol 70:968−972
24. Weiss JL, Deichmann CB (1989) A comparison of retrobulbar and periocular anesthesia for cataract surgery. Arch Ophthalmol (Chicago) 107:96−98
25. Wittpenn JR, Rapoza P, Sternberg P et al. (1986) Respiratory arrest following retrobulbar anesthesia. Ophthalmology 93:867−870

Lidakinesie durch Peribulbäranästhesie ohne Fazialisblock

V. Hessemer[1], K.-G. Schmidt[1, 2] und K. W. Jacobi[1]

Zusammenfassung. Wir untersuchten die Lidakinesie bei Peribulbäranästhesie (PERI) mit unterschiedlichen Injektionsvolumina im Vergleich zur Kombination aus Fazialisblock (FAB) + Retrobulbäranästhesie (RETRO). 80 Patienten wurden vor einer Kataraktoperation randomisiert einer der folgenden 4 Lokalanästhesievarianten zugeteilt: a) PERI mit Injektion von 10 ml Lokalanästhetikum außerhalb des Muskelkonus (6 ml temporal unten/ 4 ml nasal oben); b) PERI mit 8 ml (5/3); c) PERI mit 6 ml (4/2); d) 5-ml-FAB nach O'Brien, kombiniert mit einer 5-ml-RETRO (Standard-Atkinson-Technik, „cone injection"). Injiziert wurde jeweils eine Bupivacain-Lidocain-Mischung mit Hyaluronidase-Zusatz. Direkt vor Injektion sowie 20 min danach (nach einer dazwischenliegenden Phase der Okulopression mit 40 mmHg) wurde die Lidschlußkraft mittels eines modifizierten Ophthalmodynamometers bestimmt. Vor Injektion lag die Lidschlußkraft im Median bei 0,3 Newton. Post injectionem war sie in allen 4 Gruppen im Median auf 0 Newton reduziert. Es bestand kein signifikanter Gruppenunterschied.

Der Befund, daß bei PERI ohne FAB eine vollständige Lidakinesie resultiert, läßt sich auf eine direkte Lokalanästhetikum-Penetration in den M. orbicularis zurückführen. Für einen kompletten Effekt ist eine PERI mit nur 6 ml Injektionsvolumen ausreichend. Damit läßt sich der für den Patienten meist als unangenehm empfundene FAB mit seinen extra-okularen Nebenwirkungen vermeiden.

Summary. We investigated the lid akinesia resulting from peribulbar anesthesia (PERI) with different injection volumes compared to facial blockade (FAB) combined with retrobulbar anesthesia (RETRO). Prior to cataract surgery, 80 patients were randomly assigned to one of the following 4 types of local anesthesia: a) PERI with injection of 10 ml local anesthetic outside the muscle cone (6 ml inferotemporally/4 ml superonasally); b) PERI with 8 ml (5/3); c) PERI with 6 ml (4/2); d) 5-ml-FAB according to O'Brien combined with 5-ml-RETRO (cone injection technique according to Atkinson). In each case, we injected a mixture of bupivacaine and lidocaine with addition of hyaluronidase. Prior to and 20 min following injection (after an intervening period of oculopression with 40 mmHg), the lid closure force was determined using a modified ophthalmodynamometer. Prior to injection, the lid closure force amounted to 0.3 Newton (median value). Following injection, the lid closure force was reduced to 0 Newton (median value) in all 4 groups. There was no significant group difference.

The finding that PERI without FAB produces complete lid akinesia may be attributed to direct penetration of local anesthetic into the orbicularis muscle. A complete effect is achieved by PERI with only 6 ml injection volume. Thus, the FAB-associated patient discomfort and extraocular side-effects are avoided by the use of PERI.

[1] Universitäts-Augenklinik Gießen, Friedrichstr. 18, W-6300 Gießen, Bundesrepublik Deutschland

[2] zur Zeit: Department of Ophthalmology, The Mount Sinai Medical Center, One Gustave L. Levy Place, New York, NY 10029, USA

5. Kongreß der DGII
Hrsg. Wenzel et al.
© Springer-Verlag Berlin Heidelberg

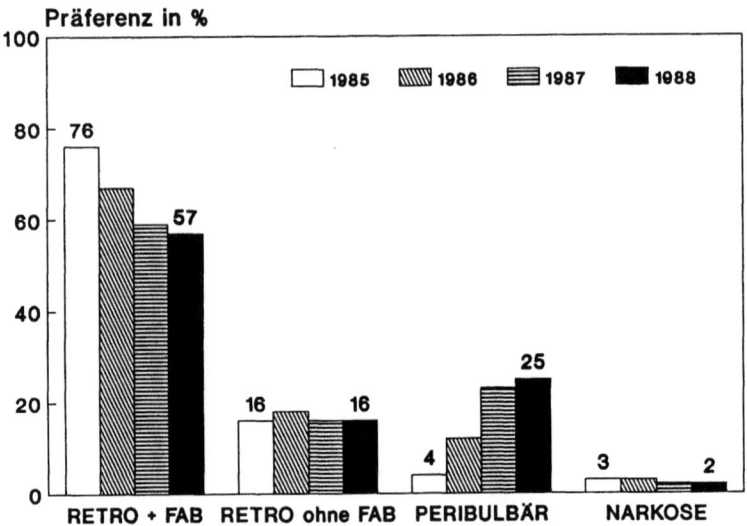

Abb. 1. Präferenzen der 1985–1988 von den ASCRS-Mitgliedern verwendeten Anästhesieverfahren (ASCRS: American Society of Cataract and Refractive Surgery); nach Daten von [33–36]. RETRO: Retrobulbäranästhesie; FAB: Fazialisblock

Einleitung

Die Kombination aus Retrobulbäranästhesie (RETRO) mit Fazialisblock (FAB) ist das in der Kataraktchirurgie am häufigsten verwendete Anästhesieverfahren – jedoch mit stark fallender Tendenz (Abb. 1): Nach den jährlichen Umfragen unter den Mitgliedern der American Society of Cataract and Refractive Surgery [33–36] fiel die Präferenz der Kombination RETRO + FAB von 76% im Jahre 1985 auf 57% im Jahre 1988 ab. Reziprok dazu stieg die Präferenz der Peribulbäranästhesie (PERI) im genannten 4-Jahres-Zeitraum von 4 auf 25% an. Besonders beliebt ist die PERI bei den sog. „High-volume"-Chirurgen (mehr als 50 Kataraktoperationen pro Monat), von denen sie häufiger verwendet wird als die Kombination RETRO + FAB (Abb. 2).

Einer der Hauptgründe für die zunehmende Favorisierung der PERI ist wahrscheinlich die eloquent propagierte Behauptung [5, 6, 7, 49], mit dieser Methode könnten viele der von der RETRO bekannten Komplikationen eliminiert oder zumindest reduziert werden, seien es lokale Komplikationen wie Retrobulbärhämatom [8, 9] und Bulbusperforation [37, 38, 42, 46] oder systemische Komplikationen wie Atemstillstand, Herzstillstand, bilaterale Amaurose und Ophthalmoplegie [3, 10, 39, 50]. Der Beweis für die Richtigkeit dieser Behauptung steht allerdings noch aus.

Was gibt es – über Behauptungen hinaus – für gesicherte Erkenntnisse über das relativ neue Lokalanästhesieverfahren „PERI"? Wir haben gezeigt

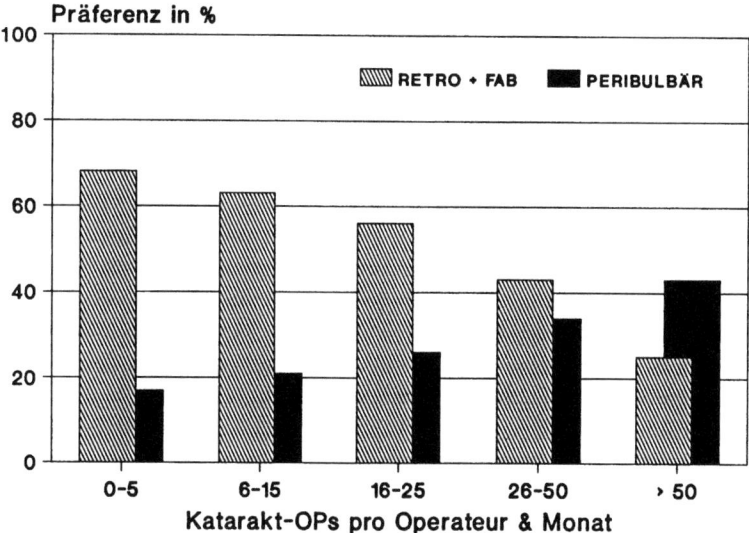

Abb. 2. Präferenzen der 1988 von den ASCRS-Mitgliedern am häufigsten verwendeten zwei Anästhesieverfahren, in Abhängigkeit von der Operationsfrequenz (ASCRS: American Society of Cataract and Refractive Surgery); nach Daten von [36]. RETRO: Retrobulbäranästhesie; FAB: Faszialisblock

[12, 23], daß bei PERI ein etwa doppelt so großes Injektionsvolumen erforderlich ist, um den gleichen Grad an *Bulbus*akinesie zu erzeugen wie bei RETRO. Wir konnten ferner zeigen [12, 13, 30], daß die PERI zu einer geringeren okulären Kreislaufdepression führt, als dies der Fall ist bei RETRO [12–18, 21, 25, 26, 28, 31] oder Narkose [12, 13, 19, 22, 27, 28, 32].

In der vorliegenden Studie wurde untersucht, ob die *Lid*akinesie unterschiedlich ist bei reiner PERI im Vergleich zur klassischen Kombination RETRO + FAB.

Methodik

Es wurden 80 Patienten untersucht, die sich einer Kataraktoperation in Lokalanästhesie unterzogen. Das Durchschnittsalter der Patienten betrug 72 Jahre (Spannweite 51–82 Jahre). 48 Patienten waren weiblich, 32 männlich.

Für alle verwendeten Lokalanästhesieverfahren injizierten wir eine Mischung von Bupivacain 0,75% (Carbostesin) und Lidocain 2% (Xylocain) – Mischungsverhältnis 1:1,5 – mit einem Zusatz von 30 I.E. Hyaluronidase (Kinetin) pro ml Injektionslösung.

Die *Peribulbäranästhesie* (PERI) erfolgte nach der von Davis u. Mandel [6] beschriebenen Originalmethode: Dabei werden zwei Injektionen durchgeführt, eine temporal unten und die zweite nasal oben – jeweils außerhalb des Muskelkonus, indem die Kanüle leicht vom Bulbus weggeführt wird. Wir verwendeten eine spezielle PERI-Einmalkanüle (Fa. Visitec, Sarasota, Florida) mit stumpfem Anschliff und den Maßen 0,6 × 30 mm (23 G × 1¼″). Details zur Methode finden sich in [23].

Zur PERI wurden drei verschiedene Gesamt-Injektionsvolumina der o.g. Lösung verwendet: 10 ml (6 ml temporal unten/4 ml nasal oben), 8 ml (5 ml temporal unten/3 ml nasal oben) oder 6 ml (4 ml temporal unten/2 ml nasal oben).

Die *Retrobulbäranästhesie* (RETRO) führten wir als klassische − von Atkinson [4] beschriebene − intrakonale Injektion („cone injection") durch. Wir injizierten stets 5 ml der oben genannten Lösung mit einer vor Injektion abgestumpften Einmalkanüle (Maße 0,5 × 40 mm [25 G × 1½″]).

Nach Retrobulbäranästhesie wurde ein *Fazialisblock* (FAB) in der von O'Brien [40] angegebenen Technik durchgeführt. Dabei wird die Kanüle vor dem Tragus der Ohrmuschel − in Richtung Mandibulaköpfchen − eingestochen. Wir injizierten stets 5 ml der o.g. Lösung mit einer Einmalkanüle (Maße 0,45 × 13 mm [26 G × ½″]).

Die 80 untersuchten Patienten wurden randomisiert folgenden Gruppen zugeteilt: a) PERI 10 ml; b) PERI 8 ml; c) PERI 6 ml; d)RETRO + FAB.

Direkt nach Injektion wurde eine 20minütige Okulopression nach Vörösmarthy durchgeführt. Die verwendete Okulopressionshöhe von 40 mmHg wurde durch einen Autopressor nach Schmitt (s. [20, 24]) konstant gehalten.

Messung der Lidschlußkraft

Direkt vor Injektion sowie nach Beendigung der Okulopression wurde die Lidschlußkraft am liegenden Patienten gemessen mittels einer von Straub [47] angegebenen Modifikation des Ophthalmodynamometers nach H. K. Müller. Die Modifikation besteht darin (Abb. 3), daß das Kugelsegment am patientenseitigen Stempelende des Ophthalmodynamometers entfernt wurde und an seiner Stelle die Branche eines Lidsperrers nach Cook − aufsteckbar − angebracht wurde. In leichter Abwandlung der Straub-Modifikation haben wir die Lidsperrerbranche nach lateral beweglich gelagert. Um den Ophthalmodynamometerstempel wurde eine Metallmanschette angebracht, damit der Stempel bei Messung der Lidschlußkraft nicht auf der Wange des Patienten reibt und die Meßwerte verfälscht. Die Skalierung des Müller-Ophthalmodynamometers reicht − in Stufen von 2 Skalenteilen − von 100 Skalenteilen bis 10. Für die vorliegende Studie wurde zusätzlich ein Skalenteil 5 angebracht, um den Meßbereich nach unten zu erweitern. Da das Gerät nicht für diesen Wert geeicht ist, handelt es sich dabei um eine nur semiquantitative Angabe, die jedoch eine intra- und interindividuelle Vergleichbarkeit ermöglicht.

Vor Durchführung einer Lidschlußkraftmessung wurde der Patient aufgefordert, die Augen weit zu öffnen. Dann wurde das Oberlid vorsichtig in die Lidsperrerbranche „eingehängt" und der Patient aufgefordert, die Augen so fest wie möglich zu schließen. Lag − nach Lokalanästhesie − eine Ptosis vor,

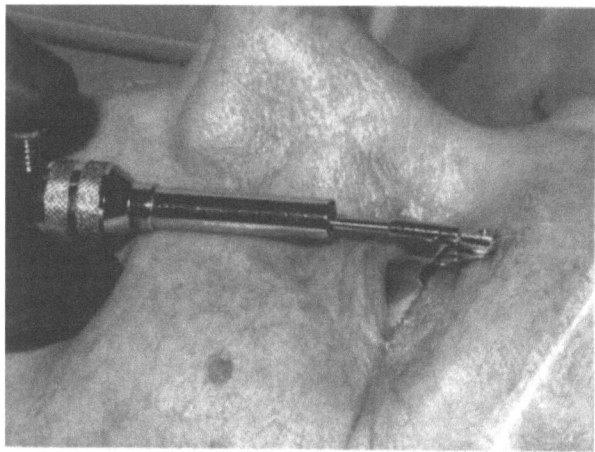

Abb. 3. Lidschlußkraftmessung mit einem modifizierten Müller-Ophthalmodynamometer. Details im Text

wurde das Oberlid mit arretiertem Ophthalmodynamometerstempel bis zum oberen Limbus angehoben und danach die Messung durchgeführt. – Nach einer Probemessung wurden immer drei Messungen durchgeführt, von denen jeweils der Mittelwert berechnet wurde.

Statistik

Da die Werte für die Lidschlußkraft nicht normalverteilt waren, wurden die Daten als Medianwerte und Spannweiten angegeben und mittels eines verteilungsfreien Tests – dem Kruskal-Wallis-Test – ausgewertet.

Ergebnisse und Schlußfolgerungen

In Abb. 4 ist die Lidschlußkraft vor und 20 min nach Injektion dargestellt. Angegeben sind Medianwerte von jeweils 20 Patienten in allen 4 untersuchten Gruppen: Fazialisblock + Retrobulbäranästhesie (= FAB + RETRO) und Peribulbäranästhesie (= PERI) mit 10 bzw. 8 oder nur 6 ml Injektionsvolumen. In allen Gruppen lag die Lidschlußkraft vor Injektion im Median bei 0,3 Newton. Nach Injektion war sie ebenfalls in allen vier Gruppen im Median auf Null reduziert. Im Kruskal-Wallis-Test bestand kein signifikanter Gruppenunterschied (P > 0,05).

In Abb. 5 sind die Spannweiten der Lidschlußkraft 20 min nach Injektion dargestellt. Die Spannweite ist bei FAB + RETRO mehr als doppelt so groß im Vergleich zu den drei PERI-Varianten.

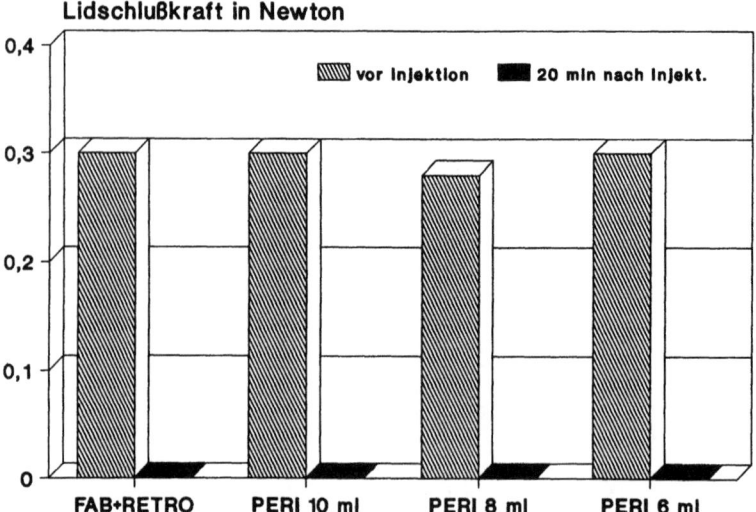

Abb. 4. Medianwerte der Lidschlußkraft vor und 20 min nach Injektion. FAB: Fazialis-block; RETRO: Retrobulbäranästhesie; PERI: Peribulbäranästhesie

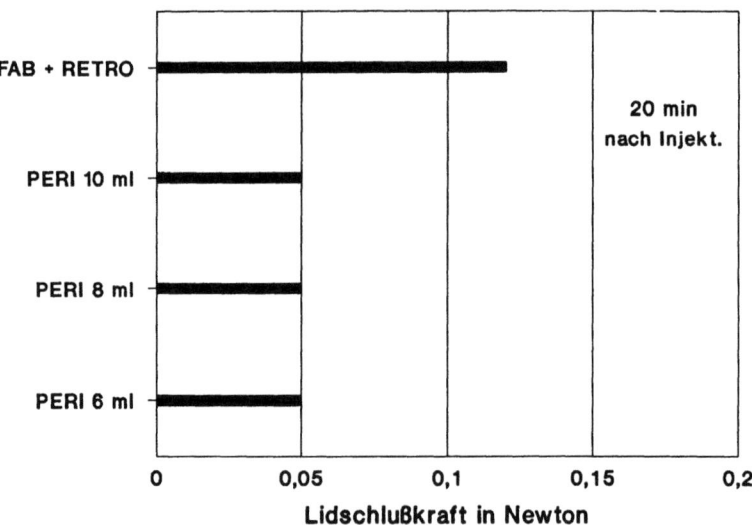

Abb. 5. Spannweiten der Lidschlußkraft 20 min nach Injektion. Abkürzungen s. Legende zu Abb. 4

Zusammenfassend besteht also bei PERI – schon mit einem relativ geringen Injektionsvolumen von 6 ml – eine verläßliche Orbicularisakinesie, die auf eine direkte Lokalanästhetikum-Penetration in den M. orbicularis zurückzuführen ist. Ein zusätzlicher, von den Patienten meist als unangenehm empfundener FAB mit seinen extraokularen Nebenwirkungen ist daher im Gegensatz zur RETRO nicht erforderlich. Dies impliziert, daß das notwendige Gesamt-Injektionsvolumen – und damit auch die Wahrscheinlichkeit toxischer Lokalanästhetikum-Plasmaspiegel (vgl. [1]) – bei PERI *nicht* höher ist als bei der Kombination RETRO + FAB. Dies trifft auch dann noch zu, wenn eine PERI mit 10 ml Injektionsvolumen verwendet wird, die hinsichtlich der *Bulbus*akinesie einer 5-ml-RETRO äquipotent ist [12, 23]. Das auf den ersten Blick als Nachteil der PERI erscheinende relativ hohe Injektionsvolumen (vgl. [29]) ist also offensichtlich nur ein scheinbarer Nachteil. Zwar könnte zuungunsten der PERI argumentiert werden (s. [29]), daß wegen des größeren intraorbitalen Volumenüberschusses der intraokulare Druck stärker ansteigt als bei RETRO mit äquipotentem Injektionsvolumen. Dies ist zwar temporär zutreffend [12, 13, 30], hat jedoch – nach der klinischen Beobachtung der Autoren sowie den vorläufigen Ergebnissen einer internationalen multizentrischen Studie an mittlerweile 8200 Fällen (s. [7]) – bei Verwendung einer Okulopression keine nachteiligen Konsequenzen auf den Operationsverlauf, etwa hinsichtlich einer erhöhten Vis-a-tergo-Häufigkeit.

In einer früheren Untersuchung [30] (s. auch [12, 13]) konnten wir ferner zeigen, daß durch PERI eine geringere okuläre Kreislaufdepression induziert wird als durch RETRO oder Narkose (Lit. s. Einleitung). Daraus haben wir als eine Indikation zur Durchführung einer PERI die Existenz ischämischer okulärer Vorerkrankungen abgeleitet, um das Risiko eines Papilleninfarkts nach Kataraktextraktion [11, 43] zu senken. Darüber hinaus besteht bei PERI ein zumindest *theoretisch* relativ geringes Risiko eines Retrobulbärhämatoms und einer Bulbusperforation sowie einer Hirnstammanästhesie mit Atem- und Herzstillstand, bilateraler Amaurose und Ophthalmoplegie (Lit. s. Einleitung). Das Risiko ist deshalb theoretisch geringer als bei RETRO, da die Injektionen außerhalb des Muskelkonus erfolgen und damit in einer sicheren Entfernung von den großen retrobulbären Gefäßen, dem Bulbus und dem N. opticus. Die Frage, ob das Risiko auch *de facto* geringer ist, soll mit der o.g. internationalen multizentrischen Studie (s. [7]) beantwortet werden.

Danksagung. Die Autoren danken Herrn Leonhard Klein, Heidelberg, für die freundliche Beratung und die Sonderanfertigung des Lidschlußkraftmessers.

Literatur

1. Adams HA, Hessemer V, Jacobi KW, Hempelmann G (1990) Plasmaspiegel von Lidocain und Adrenalin bei Lokalanästhesie mit Kolloid-Zusatz am Auge. Fortschr Ophthalmol 87:209−213
2. Adams HA, Hessemer V, Hempelmann G, Jacobi KW (1991) Die endokrine Streßreaktion bei Kataraktoperationen in Lokalanästhesie. In: Schott K, Jacobi KW, Freyler H (Hrsg) 4. Kongreß der Deutschen Gesellschaft für Intraokularlinsen-Implantation. Springer, Berlin Heidelberg New York, S 214−220
3. Ahn JC, Stanley JA (1987) Subarachnoid injection as a complication of retrobulbar anesthesia. Am J Ophthalmol 103:225−230
4. Atkinson WS (1965) Anesthesia in ophthalmology. Thomas, Springfield, Ill
5. Bloomberg LB (1986) Administration of periocular anethesia. J Cataract Refract Surg 12:677−679
6. Davis DB, Mandel MR (1986) Posterior peribulbar anesthesia: An alternative to retrobulbar anesthesia. J Cataract Refract Surg 12:182−184
7. Davis DB, Mandel MR (1990) Peribulbar anesthesia (letter to the editor). J Cataract Refract Surg 16:527−528
8. Doden W (1969) Komplikationen retrobulbärer Injektionen. Klin Monatsbl Augenheilkd 154:126−127
9. Feibel RM (1985) Current concepts in retrobulbar anesthesia. Surv Ophthalmol 30:102−110
10. Hamilton RC (1985) Brain stem anesthesia following retrobulbar blockade. Anesthesiology 63:688−690
11. Hayreh SS (1980) Anterior ischemic optic neuropathy. IV. Occurence after cataract extraction. Arch Ophthalmol 98:1410−1416
12. Hessemer V (1990) Anästhesie-Effekte auf den okulären Kreislauf. Eine klinisch-physiologische Studie. Habilitationsschrift, Justus-Liebig-Universität Gießen
13. Hessemer V (1991) Anästhesie-Effekte auf den okulären Kreislauf − Synopsis einer Studie. Fortschr Ophthalmol
14. Hessemer V, Jacobi KW (1990) Uveale Zirkulation bei Retrobulbäranästhesie. In: Berneaud-Kötz G (Hrsg) Sitzungsber. 151. Vers. d. Vereins Rhein.-Westf. Augenärzte, Münster 1989. Zimmermann, Balve, S 79−84
15. Hessemer V, Heinrich A, Hütz W (1989) Wirkungen der Retrobulbäranästhesie auf die okuläre Hämodynamik. In: Piepenbrock S, Schäffer J (Hrsg) Anästhesie in der Augenheilkunde. Schriftenreihe Intensivmedizin, Notfallmedizin, Anästhesiologie, Bd 72. Thieme, Stuttgart, S 135−139
16. Hessemer V, Heinrich A, Jacobi KW (1989) Augeninnendruck und okuläre Hämodynamik nach Okulopression mit und ohne zusätzliche Retrobulbäranästhesie. Fortschr Ophthalmol 86:767−772
17. Hessemer V, Wieth K, Jacobi KW (1989) Hemodynamic responses of the eye to retrobulbar anesthesia: Influence of different injection volumes. Invest Ophthalmol Vis Sci (Suppl) 30:241
18. Hessemer V, Heinrich A, Hütz W, Jacobi KW (1989) Einfluß der Retrobulbäranästhesie auf die okuläre Hämodynamik. In: Lang GK, Ruprecht KW, Jacobi KW, Schott K (Hrsg) 2. Kongreß der Deutschen Gesellschaft für Intraokularlinsen-Implantation. Enke, Stuttgart, S 206−209
19. Hessemer V, Grimm E, Wieth K, Strobel J (1989) Narkoseeinfluß auf die okuläre Hämodynamik. In: Piepenbrock S, Schäffer J (Hrsg) Anästhesie in der Augenheilkunde. Schriftenreihe Intensivmedizin, Notfallmedizin, Anästhesiologie, Bd 72. Thieme, Stuttgart, S 139−143
20. Hessemer V, Strobel J, Hütz W, Jacobi KW (1989) Präoperative Anwendung der Saugnapf-Okulopression im Vergleich zur Vörösmarthy-Okulopression. Klin Monatsbl Augenheilkd 194:83−87

21. Hessemer V, Wieth K, Heinrich A, Jacobi KW (1989) Veränderungen der uvealen und retinalen Hämodynamik durch Retrobulbäranästhesie mit unterschiedlichem Injektionsvolumen. Fortschr Ophthalmol 86:760−766
22. Hessemer V, Wieth K, Strobel J, Grimm E (1989) Okulär-hämodynamische Effekte der Narkose. In: Berneaud-Kötz G (Hrsg) Sitzungsber. 150. Vers. d. Vereins Rhein.-Westf. Augenärzte, Bonn-Bad Godesberg 1988. Zimmermann, Balve, S 207−211
23. Hessemer V, Aktan G, Jacobi KW (1990) Peribulbäranästhesie, eine effektive Methode für die Kataraktchirurgie? In: Freyler H, Skorpik Ch, Grasl M (Hrsg) 3. Kongreß der Deutschen Gesellschaft für Intraokularlinsen-Implantation. Springer, Wien New York, S 306−311
24. Hessemer V, Heinrich A, Jacobi KW (1990) Kreislaufveränderungen am Auge durch präoperative Okulopression nach Vörösmarthy. Klin Monatsbl Augenheilkd 196:11−16
25. Hessemer V, Heinrich A, Jacobi KW (1990) Okuläre Kreislaufveränderungen durch Retrobulbäranästhesie mit und ohne Adrenalinzusatz. Klin Monatsbl Augenheilkd 197:470−479
26. Hessemer V, Heinrich A, Jacobi KW (1990) Modifikationen der hämodynamischen Retrobulbäranästhesie-Effekte durch unterschiedliche Okulopressionsverfahren (mit und ohne Orbitakompression). Fortschr Ophthalmol 87:708−715
27. Hessemer V, Wieth K, Jacobi KW (1990) Hemodynamic responses of the eye to general anesthesia. Invest Ophthalmol Vis Sci (Suppl) 31:134
28. Hessemer V, Wieth K, Heinrich A, Jacobi KW (1990) Narkose versus Retrobulbäranästhesie − hämodynamische Aspekte. In: Freyler H, Skorpik Ch, Grasl M (Hrsg) 3. Kongreß der Deutschen Gesellschaft für Intraokularlinsen-Implantation. Springer, Wien New York, S 299−305
29. Hessemer V, Aktan G, Jacobi KW (1991) Blockade der Bulbusmotilität durch Peri- versus Retrobulbäranästhesie − Diskussionsbemerkungen. In: Welge-Lüssen L (Hrsg) Sitzungsber 62. Vers Rhein-Mainischer Augenärzte; Klin Monatsbl Augenheilkd 198:240−241
30. Hessemer V, Adams HA, Hoppe O, Jacobi KW (1991) Peribulbäranästhesie − Hämodynamisch schonender für das Auge als Retrobulbäranästhesie? In: Schott K, Freyler H, Jacobi KW (Hrsg) 4. Kongreß der Deutschen Gesellschaft für Intraokularlinsen-Implantation. Springer, Berlin Heidelberg New York, S 221−229
31. Hessemer V, Hoppe O, Jacobi KW (1991) Einfluß von Hyaluronidase auf die okulären Kreislaufveränderungen durch Retrobulbäranästhesie. Fortschr Ophthalmol 88:196−200
32. Hessemer V, Wieth K, Jacobi KW, Kaufmann H, Hempelmann G (1991) Okuläre Kreislaufveränderungen bei Halothan-Lachgas-Intubationsnarkose unter besonderer Berücksichtigung des arteriellen CO_2-Partialdrucks. I. Phänomenologie der Veränderungen. II. Mechanismen der Veränderungen. Klin Monatsbl Augenheilkd 199 (im Druck)
33. Leaming DV (1986) Practice styles and preferences of ASCRS members − 1985 survey. J Cataract Refract Surg 12:380−384
34. Leaming DV (1987) Practice styles and preferences of ASCRS members − 1986 survey. J Cataract Refract Surg 13:561−567
35. Leaming DV (1988) Practice styles and preferences of ASCRS members − 1987 survey. J Cataract Refract Surg 14:552−559
36. Leaming DV (1989) Practice styles and preferences of ASCRS members − 1988 survey. J Cataract Refract Surg 15:689−697
37. Lincoff H, Kreissig I (1986) Lokalanästhesie mit akzidenteller Bulbusperforation − ein akuter Notfall? Klin Monatsbl Augenheilkd 188:128
38. Meythaler FH, Naumann GOH (1987) Direkte Optikus- und Retinaverletzung durch retrobulbäre Injektionen. Klin Monatsbl Augenheilkd 190:201−204
39. Nicoll JMV, Acharya PA, Ahlen K, Baguneid S, Edge KR (1987) Central nervous system complications after 6000 retrobulbar blocks. Anesth Analg 66:1298−1302

40. O'Brien HD (1964) Anesthesia for cataract surgery. Am J Ophthalmol 57:751−760
41. Pannu JS (1990) Peribulbar vs. retrobulbar anesthetic techniques. Ophthalmic Surg 21:147−149
42. Ramsey RC, Knobloch WH (1978) Ocular perforation following retrobulbar anesthesia for retinal detachment surgery. Am J Ophthalmol 86:61−64
43. Ruprecht KW, Naumann GOH (1985) Uni- und bilaterale ischämische Papilleninfarkte nach Katarakt-Extraktion. Fortschr Ophthalmol 82:349−352
44. Schneider M, Faulborn J (1989) Peribulbäranästhesie. In: Piepenbrock S, Schäffer J (Hrsg) Anästhesie in der Augenheilkunde. Schriftenreihe Intensivmedizin, Notfallmedizin, Anästhesiologie, Bd 72. Thieme, Stuttgart, S 182−184
45. Schneider M, Faulborn J, Hochstetter AHC von (1989) Posterior peribulbar anaesthesia for eye surgery. Eur J Anaesth 6:425−430
46. Schneider ME, Milstein DE, Oyakawa RT, Ober RR, Campo R (1988) Ocular perforation from a retrobulbar injection. Am J Ophthalmol 106:35−40
47. Straub W (1966) Ein einfacher Liddruckmesser. Klin Monatsbl Augenheilkd 148:428−429
48. Weiss JL, Deichmann CB (1989) A comparison of retrobulbar and periocular anesthesia for cataract surgery. Arch Ophthalmol 107:96−98
49. Whitsett JC, Balyeat HD, McClure B (1990) Comparison of one-injection site peribulbar anesthesia and retrobulbar anesthesia. J Cataract Refract Surg 16:243−245
50. Wittpen JR, Rapoza P, Sternberg P, Kuwashima L, Saklad J, Patz A (1986) Respiratory arrest following retrobulbar anesthesia. Ophthalmology 93:867−870

Präsentation eines indischen Okulopressors zur Kataraktoperation

M. JÄHNE[1] und U. KLINGER[2]

Zusammenfassung. Ein metallischer Okulopressor in Form eines Seiltänzers mit Balancierstange wird vorgestellt. Sein Herkunftsland ist Indien. Das Gesamtgewicht beträgt 412 Gramm, seine Auflagefläche ist 2,26 cm². Mit einer Kraft von 4,04 N wird auf das Auge ein Druck von 1,79 N/cm² ausgeübt. Der intraokulare Druck wird während einer 5minütigen Okulopression hochsignifikant gesenkt. Seine Anwendung ist einfach.

Zwei randomisierte Studien zur IC-Katarakt-Extraktion mit/ohne Vorderkammerlinsenimplantation (n = 104) und Patienten mit ECCE einschließlich Hinterkammerlinsenimplantation (n = 111) werden einer Vergleichsgruppe (n = 353) gegenübergestellt, bei welcher die präoperative Drucksenkung mit dem Okulopressor nach Vörösmarthy durchgeführt wurde. Obwohl mit dem indischen Okulopressor der Glaskörperaustritt (3,25%) geringfügig höher lag als mit der Okulopression nach Vörösmarthy (0,57%), wird seine Brauchbarkeit klinisch nachgewiesen.

Summary. A metallic oculopressor is presented as a model of a tightropewalker with a balancing-pole. It comes from India. The weight is 412 gramme, its contact surface is 2.26 cm². A force of 4.04 Newton gives on the eye a pressure of 1.79 Newton/cm².

The intraocular pressure is reduced very significantly during a 5-minute oculopression. Its handling is simple. Two randomized studies in IC-cataract surgery with/Without anterior chamber lenses (n = 104) and patients with ECCE and posterior chamber lenses (n = 111) were compared with a group (n = 353) in which the preoperative eye pressure reduction was carried out with the Vörösmarthy oculopressor. Although the corpus prolapsus was slightly higher with the Indian oculopressor (3.25%) than with the Vörösmarthy model (0.57%), its clinical utility was proved.

Einleitung

Im Sommer des Jahres 1987 weilte ich auf Einladung der Christoffel-Blindenmission in Tansania. Beim Besuch des Oasen-Hospitals Mvumi im Hochland von Zentraltansania geschah die präoperative Okulopression mit einem ganz einfachen Gerät. Man könnte sagen, ein Seiltänzer mit Balancierstange und zwei Gewichten (Abb. 1). Auf das in Lokalanästhesie vorbereitete Auge wird dieser Okulopressor bei geschlossenen Augenlidern auf eine Kompresse aufgesetzt. Durch Anschwingen entsteht eine tanzende Bewegung,

---

[1] Augenklinik, Klinikum Aue, Gartenstr. 6, O-9400 Aue/Sa., Bundesrepublik Deutschland
[2] Abteilung Biomedizintechnik, Klinikum Aue, Gartenstr. 6, O-9400 Aue/Sa., Bundesrepublik Deutschland

5. Kongreß der DGII
Hrsg. Wenzel et al.
© Springer-Verlag Berlin Heidelberg

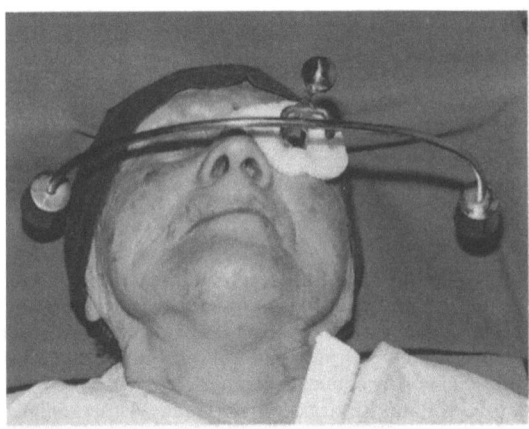

Abb. 1. Okulopression mit dem Eye pressure reducer nach J. Taylor

dadurch wird der Massageeffekt verbessert und die Mikrozirkulation nie ganz ausgeschaltet. Dieser sog. eye pressure reducer stammt aus dem Joseph Eye Hospital in Tiruchirupalli in Südindien. Von Taylor wurde dieses Gerät etwas modifiziert [4].

Methode

Wir fanden es in der Augenklinik des Klinikums Aue für sinnvoll, diesen Okulopressor bei 2 randomisierten Studien einzusetzen:
- IC Kataraktextraktion mit/ohne Iriscliplinsenimplantation, etwa den afrikanischen Verhältnissen ähnlich.
- ECCE mit Hinterkammerlinsenimplantation.

Dieser indische Okulopressor hat ein Gewicht von 412 g. Seine Kunststoffauflagefläche beträgt 2,26 cm^2, d.h. mit einer Kraft von 4,04 Newton wird auf das Auge und die Orbita ein Druck von 1,79 N pro cm^2 ausgeübt (Tabelle 1). Diese Drucksenkung wird 5minütig durchgeführt. Beim Anstoßen des Seiltänzers entsteht eine oszillierende Bewegung. Damit wird aus

Tabelle 1. Physikalische Parameter des indischen und des Vörösmarthy-Okulopressors

	Indischer Okulopressor	Okulopressor nach Vörösmarthy
Auflagefläche	2,26 cm^2	7,1 cm^2
Druck	1,79 N/cm^2	0,93 N/cm^2 (70–50 mmHg)
Zeit	5 min	10 min

physikalischer Sicht die Auflagefläche weiter drastisch verkleinert und somit der drucksenkende Effekt verstärkt. Demgegenüber beträgt beim Okulopressor nach Vörösmarthy die Auflagefläche 7,1 cm^2. Wird die Kompression bei 70 mmHg über 10 min durchgeführt, wobei der Druck in der Manschette bis zum Ende leicht nachläßt, wirkt ein Druck von 0,93 N/cm^2.

Ergebnisse

Zuerst führten wir 1989 eine randomisierte Studie an 104 Patienten mit einem Durchschnittsalter von 72 Jahren durch. Selektion wurde keine getroffen (Tabelle 2). Die Okulopression erfolgte generell bei Lokalanästhesievorbereitung. Vorher betrug der intraokulare Druck durchschnittlich 14,6 mmHg, nach der indischen Okulopression lag er bei 7,3 mmHg. Bei diesen 104 Patienten wurde geplant intrakapsulär operiert und in 31 Fällen eine irisgestützte Linse nach Fjodorow oder Hellgrebe implantiert. Dabei kam es 3mal zu mäßigem Glaskörperaustritt, das sind 2,88%.

Annähernd die gleichen Ergebnisse erhielten wir 1990 bei 111 Patienten mit der ECCE-Technik und Hinterkammerlinsenimplantation. In 4 Fällen allerdings kam es wegen Hinterkapselverletzung zu minimalem Glaskörperaustritt, meist nur in die Vorderkammer. Die Hinterkammerlinse konnte trotzdem implantiert werden. Diese 3,60% Corpusaustritt möchten wir gleichzeitig unseren anfänglichen Schwierigkeiten anlasten, da wir die ECCE-Technik mit Saug-Spül-Geräten an unserer Klinik erst nach der politischen Wende einführen konnten.

Für die durchschnittliche hochsignifikante Senkung des Augeninnendrukkes um 7,7 mmHg in beiden Gruppen ergab sich nach dem t-Test nach Student eine statistische Sicherheit von 99,9%. Ziehen wir eine Vergleichsgruppe [2] von 353 Patienten aus dem Jahre 1980 heran (Tabelle 3), bei der wir mit dem Okulopressor nach Vörösmarthy 10 min bei 70 mmHg den intraokularen Druck vor der IC-Katarakt-Operation senkten, so erhielten wir folgende Werte: Die durchschnittliche Drucksenkung betrug hier 12,6 mmHg, der Glaskörperaustritt lag bei der damaligen IC-Extraktion bei 0,57%.

Tabelle 2. Ergebnisse mit dem indischen Okulopressor

	ICCE ± VKL	ECCE + HKL
Patienten	n = 104	n = 111
Alter (∅)	72 Jahre	71 Jahre
Tension		
vor Okulopression	∅ 14,6 mmHg	∅ 15,5 mmHg
nach Okulopression	∅ 7,3 mmHg	∅ 7,4 mmHg
Corpusaustritt	n = 3 (2,88%)	n = 4 (3,60%)

Tabelle 3. Vergleichende Studie zwischen dem indischen und dem Vörösmarthy-Okulopressor

	Indischer Okulopressor ICCE ± VKL ECCE + HKL	Okulopressor nach Vörösmarthy ICCE ohne IOL (1980)
Patienten	n = 215	n = 353
Durchschnittliche Drucksenkung	7,7 mmHg	12,6 mmHg
Corpusaustritt	n = 7	n = 2
	= 3,25%	= 0,57%

Diskussion

Die indische Art der Okulopression kann nur am liegenden Patienten angewendet werden. Es handelt sich dabei um eine Okulo-Orbito-Pression. Eine Zeit von 5 min ist ausreichend. Wegen Schmerzempfindung mußte die indische Okulopression 2mal abgebrochen werden. Postoperative Komplikationen, wie eine Aderhautabhebung, konnten wir nie beobachten.

Durch diese vergleichende Studie wird die klinische Brauchbarkeit des indischen Okulopressors (Hersteller: DIXEY INSTRUMENTS LTD., 19, Wigmore Street, London WIA 4DU, England) zur Kataraktextraktion bestätigt. Legt man die Häufigkeit des Glaskörperaustrittes und die Höhe der Drucksenkung als Bewertungsmaßstab an, so sprechen allerdings unsere Ergebnisse eindeutig für den Okulopressor nach Vörösmarthy.

Literatur

1. Hessemer V, Strobel J, Hütz W, Jacobi KW (1989) Präoperative Anwendung der Saugnapf-Okulopression im Vergleich zur Vörösmarthy-Okulopression. Klin Monatsbl Augenheilkd 194:83−87
2. Jähne M, Wachsmuth E (1980) Zur Okulopression bei intraokularen Eingriffen. Banska Bystrica, CSSR-Augenärzte-Kongreß
3. Pfandl E (1973) Hypotonie durch Okulopression. Vermeidung von Glaskörperverlust bei der Katarakt-Operation. Klin Monatsbl Augenheilkd 163:596−600
4. Taylor J (1991) Persönl. Mitteilung
5. Tenner A (1990) Peribulbäre Anästhesie. Ophthalmochirurgie 2:36−40
6. Vörösmarthy D (1964) Okulopression (Ausführungsarten, Wirkungsweise, Anwendungsmöglichkeiten). Habilitationsschrift, Dresden

Scheimpflugdensitometrie als Entscheidungshilfe für die Kataraktchirurgie*

G. J. Goder, H.-J. Huebscher und H. Schmidt

Zusammenfassung. Wir wenden ECCE und Phakoemulsifikation differenziert nach der Kernhärte an. Zur Messung der optischen Kerndichte benutzen wir eine lineare Online-Densitographie an der Scheimpflugkamera. Sie erlaubt eine Einschätzung der Trennungsmöglichkeiten des Kernes von der Rinde (Hydrodissektion, Rotation). Sie gestattet auch mittels einer Näherungsformel die Bestimmung der Kerndichte. Deren lineares Verhalten zur mechanischen Härte wird in einer anderen Untersuchung nachgewiesen.

Summary. We recommend a differentiated application of ECCE and phacoemulsification depending on the hardness of the lens nucleus. We measure the optical density of the nucleus by online densitography with Scheimpflug's principle. This enables us to evaluate the connection between cortex and nucleus (prediction of hydrodissection and nuclear rotation. The nuclear density is approximately outlined by formulas developed by us. Another investigation proofs the linear relation between optical density and mechanical hardness of the nucleus.

Wir hatten bereits im vergangenen Jahr auf der Tagung dieser Gesellschaft in Essen darauf hingewiesen, daß wir im allgemeinen bei harten Linsenkernen die ECCE und bei weichen die Phakoemulsifikation bevorzugen, fußend auf Postulaten von Malloney u. Grindle. Zur Objektivierung der Beziehungen zwischen Kern und Rinde und der Kerndichte benutzen wir die Scheimpflug-kamera nach Hockwin u. Dragumirescu und versahen sie mit einer CCD-Zeile, die in die Filmebene der Photokassette eingebaut wurde. Damit können wir sofort bei Patienten in Sekundenschnelle ein lineares Densitogramm erhalten ohne den zeit-, kosten- und materialaufwendigen Umweg über das Photo mit seinen Fehlermöglichkeiten (Abb. 1, 2).

Als Kriterium für die Durchführbarkeit der Hydrodissektion oder der Kernrotation kann man Diskontinuitäten im Densitogrammverlauf zwischen Kern und Rinde heranziehen.

Für die Bewertung der Kerndichte stellten wir in den letzten Monaten Formeln auf, die den Einfluß der optischen Dichte der vorgelagerten Medien und ihrer Ausdehnung auf die densitographisch dargestellte Kerndichte näherungsweise erfassen.

---

* Mit Unterstützung der Gertrud-Kusen-Stiftung
Augenklinik des Klinikums Berlin-Buch, Karower Str. 11, O-1115 Berlin-Buch, Bundesrepublik Deutschland

5. Kongreß der DGII
Hrsg. Wenzel et al.
© Springer-Verlag Berlin Heidelberg

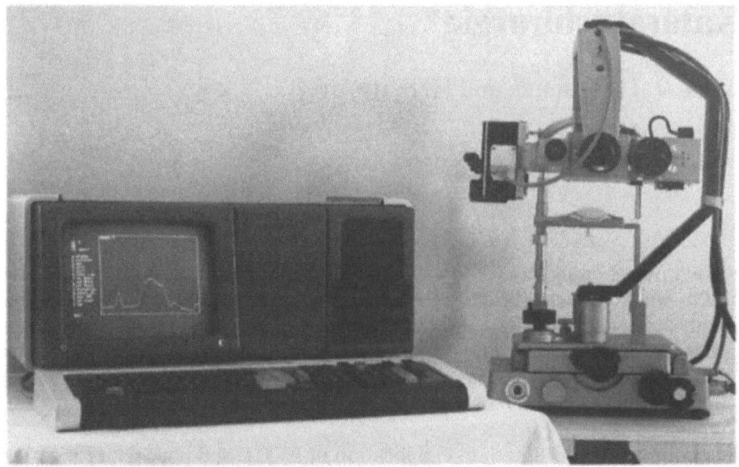

▲

Abb. 1. Scheimpflugkamera mit in die Rück-
wand der Photokassette eingesetzter CCD-
Zeile. Am Computerbildschirm eingefrorenes
Densitogramm, wie es sofort vom Patienten
dargestellt werden kann

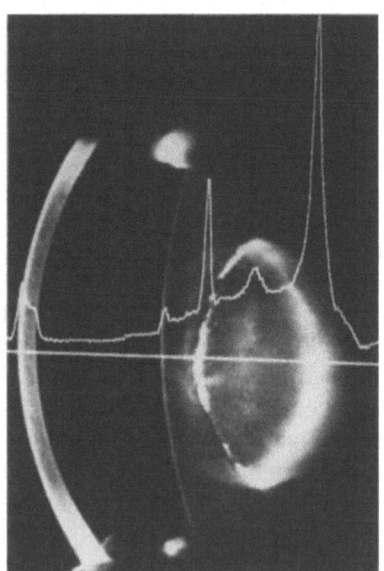

Abb. 2. Scheimpflugphoto mit darüber gelager-
tem Densitogramm. *Links* Hornhaut, *rechts*
Linse

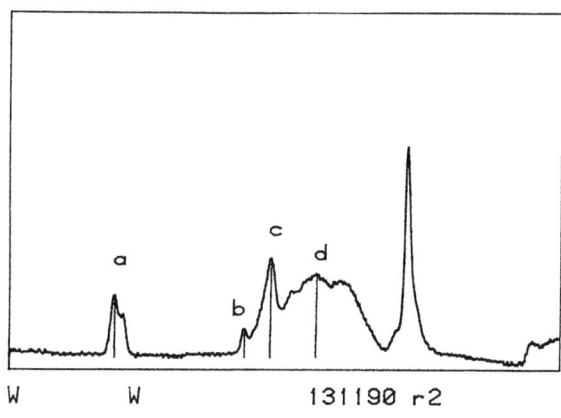

Abb. 3. Darstellung der einzelnen Kurvengipfel: *a* Hornhaut, *b* subkapsuläre Rinde, *c* supranukleäre Rinde, *d* Kern

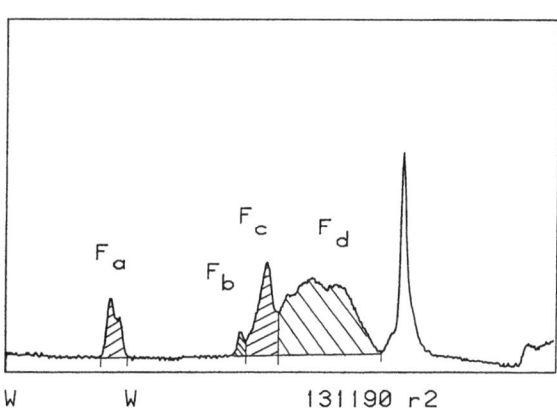

Abb. 4. Die der Abb. 3 entsprechenden Flächen. In sie geht nicht nur die optische Dichte der einzelnen Schichten ein, sondern auch ihre Dicke ein

Das ist einmal die Formel

$$\frac{d}{a+b+c} = X$$

a = Hornhautpeak im Densitogramm,
b = subkapsulärer Rindenpeak im Densitogramm,
c = supranukleärer Rindenpeak im Densitogramm und
d = Kernpeak im Densitogramm (s. Abb. 3).

Entsprechend lautet die Formel für die jeweiligen Flächenintegrale

$$\frac{Fd}{Fa+Fb+Fc} = X_F$$

Je höher die Werte für X und X_F sind, um so höher ist die optische Dichte des Kerns unter Berücksichtigung der Intensitätsminderung durch die Dichte der vorgelagerten Medien, besonders der vorgelagerten Rinde.

Tabelle 1

Phakozeitgruppen	Mittl. relat. Phakozeit in s	Mittelwert für X	Mittelwert für X_F	Probandenzahl
<60 s	39	0,3	0,9	7
60–120 s	85	0,4	1,4	7
>120 s	134	0,6	1,6	3

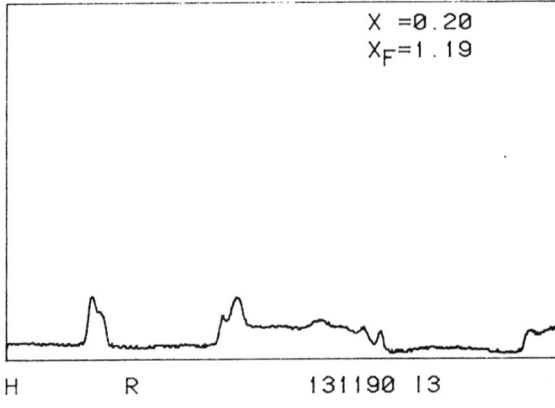

Abb. 5. Densitogramm eines weichen Kernes. Er grenzt sich gut von der Rinde ab

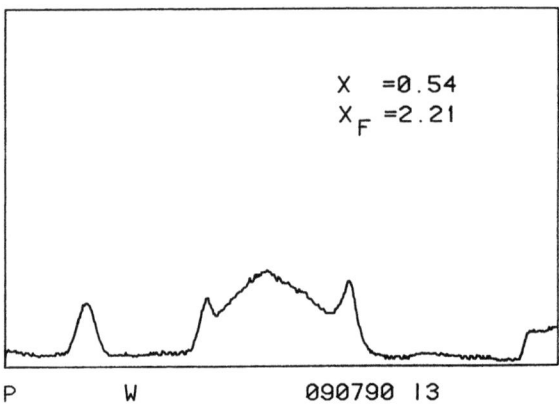

Abb. 6. Densitogramm eines härteren Kerns. Laut X und X_F ist noch Phako zu empfehlen. Gute Kernabgrenzung von der Rinde

Für die Brauchbarkeit der Methodik haben wir die Operationen eines Operateurs innerhalb eines Monats ausgewertet. Es zeigte sich, daß bei niedrigen Mittelwerten für X und X_F eine kurze relative Phakozeit, für hohe Werte eine längere relative Phakozeit ergab. Die drei Gruppen waren mit 7, 7 und 3 Patienten besetzt (s. Tabelle 1).

Als praktische Obergrenze für die Durchführung von Phakoemulsifikationen postulieren wir die Werte für X bis 1,0 und für X_F bis 3,5.

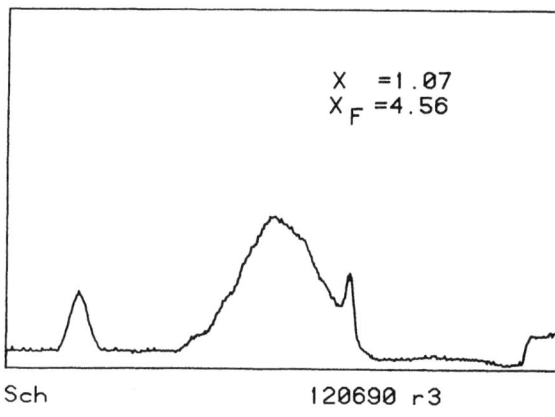

Abb. 7. Harter Kern mit schlechter Abgrenzung von der Rinde. Nach X und X_F ist eine ECCE empfehlenswert

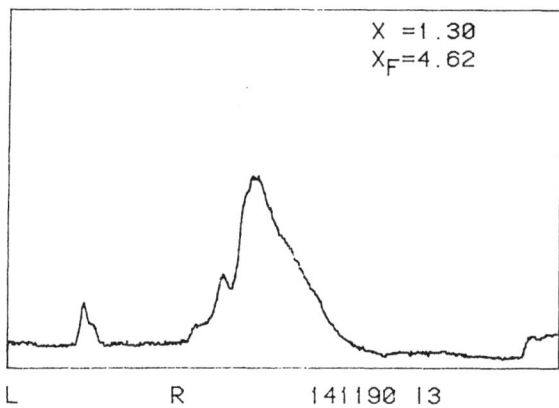

Abb. 8. Sehr harter Kern mit guter Abgrenzung von der Rinde

Die vier abgebildeten Kurven erläutern Beispiele dafür: Die ersten beiden sind für Phako (Abb. 5, 6), die letzten beiden für ECCE besser geeignet (Abb. 7, 8). Bei Abb. 8 wird die Hydrodissektion leichter als bei Abb. 7 gehen, falls die zentralen Densitogramme für die ganze Linse repräsentativ sind.

Die Frage nach dem Zusammenhang zwischen optischer Dichte und mechanischer Linsenkernhärte konnten wir mit einer speziellen Meßmethodik bejahen.

Literatur

1. Dragomirescu V, Hockwin O, Koch H-R, Sasaki K (1978) Development of a new equipment for rotating lit image photography according to Scheimpflug's principle. Interdisciplin Topics Gerontol 13:118−130
2. Goder GJ, Huebscher H-J (1990) Anwendung der Online-Scheimpflugmethode bei der Linsenimplantation. In: Schott K, Jacobi KW, Freyler H (Hrsg) 4. Kongreß der Deutschen Gesellschaft für Intraokularlinsen-Implantation. Springer, Berlin Heidelberg New York, S 274−281
3. Huebscher H-J, Goder GJ, Wittwer M (1991) Zusammenhang zwischen optischer Trübung und mechanischer Härte des Kerns menschlicher Linsen. In: Wenzel M, Reim M, Freyler H, Hartmann C (Hrsg) 5. Kongreß der Deutschen Gesellschaft für Intraokularlinsen-Implantation. Springer, Berlin Heidelberg New York, S 131−135
4. Malloney WF, Grindle L (1989) Textbook of phacoemulsification. Lasenda Publishers, Fallbrook

Zusammenhang zwischen optischer Trübung und mechanischer Härte des Kerns menschlicher Linsen*

H.-J. HUEBSCHER, G. J. GODER und M. WITTWER

Zusammenfassung. Die optische Linsenkerndichte messen wir mittels Online-Densitometrie an der Scheimpflugkamera. Eine CCD-Zeile wurde an die Topcon SL-45 montiert. Es war bisher hypothetisch, daß optische Dichte und mechanische Härte parallel gehen. Mit der beschriebenen Einrichtung wurde die mechanische Härte von Linsenkernen gemessen. Sie stammten von EC-Kataraktoperationen. Es zeigt sich ein linearer Zusammenhang zwischen optischer Dichte und mechanischer Härte bei relativ großer Streuung. Diese wird diskutiert.

Summary. The nuclear density is examined by Scheimpflug's method with computerized online-densitometry. A CCD-line was adjusted to the Topcon SL-45 device. Whether nuclear optical density is really dependent on nuclear mechanical hardness was an unproven postulate hitherto. We measured the mechanical hardness of nuclei with known optical density gained at ECCE. The optical density could be demonstrated as a linear function of the mechanical hardness with some exceptions. The latter are discussed.

Einleitung

Die Kenntnis der Härte des Kerns einer zu operierenden Linse ist für die Planung der Operation von Bedeutung. Die Erfahrung von Kataraktoperateuren, von Morphologen und Biochemikern, die sich mit der Katarakt beschäftigen, besagt, daß optisch klare Linsenkerne weicher als optisch dichte erscheinen. Es findet sich jedoch bisher in der Literatur keine Untersuchung über den Zusammenhang zwischen der optischen Dichte und der mechanischen Härte des Linsenkerns.

Die objektive Methode zur Messung der optischen Dichte der Linse ist die Scheimpflugphotographie mit anschließender linearer Densitometrie. Fehlermöglichkeiten liegen hauptsächlich in der Filmtechnik. Deshalb haben wir eine Online-Densitometrie entwickelt. Dazu wurde eine CCD-Zeilenkamera in die Filmebene der Kamera installiert [1]. So kann in Sekundenschnelle entlang der optischen Achse ein Linsendensitogramm erhalten und bei der Operationsplanung berücksichtigt werden (s. Abb. 1).

Die Härte ist definiert als der Widerstand, den ein Körper dem Eindringen eines härteren Körpers entgegensetzt. Es sind verschiedene Prüfmethoden gebräuchlich:

---

* Mit Unterstützung der Gertrud-Kusen-Stiftung
  Augenklinik des Klinikums Berlin-Buch, Karower Str. 11, O-1115 Berlin-Buch,
  Bundesrepublik Deutschland

5. Kongreß der DGII
Hrsg. Wenzel et al.
© Springer-Verlag Berlin Heidelberg

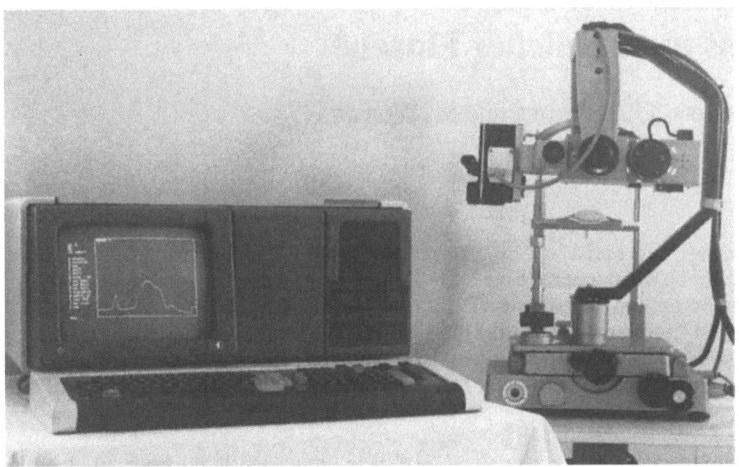

Abb. 1. Scheimpflugkamera mit montierter Zeilenkamera und Rechner zur Online-Densitometrie

1. Gegenseitige Einritzprobe mit Kanten (Härteskala nach Mohs: Talk 1 bis Diamant 10)
2. Oberfläche des Eindruckes einer gehärteten Stahlkugel im Verhältnis zur Kraft (Brinellhärte)
3. Oberfläche des Eindruckes einer vierseitigen Diamantpyramide im Verhältnis zur Kraft (Vickershärte)
4. Differenz der Eindringtiefen einer gehärteten Stahlkugel bei festgelegter niedriger und höherer Kraft (Rockwellhärte).

Material und Methode

Zur Untersuchung gelangten 28 Kerne menschlicher Linsen, die bei ECCE-Operationen gewonnen wurden. Die Kerne wurden bei Zimmertemperatur in physiologischer Kochsalzlösung aufbewahrt. Zwischen Operation und Untersuchung vergingen 20 min bis 4 h. Vor der Operation wurden die Linsen der Patienten mit der Scheimpflugkamera online-densitometriert und anhand der erhaltenen Densitogramme die relative Trübung der Kerne bestimmt. Beispiele dafür zeigen Abb. 2 a, b und 3 a, b.

Zur Bestimmung der Härte wurde jeweils der bei der ECCE gewonnene Linsenkern in die Mulde einer Unterlage gelegt, die eine zentrale 4-mm-Bohrung hat. Ein ringförmiges Auflagegewicht dient zur Fixation des Kerns (s. Abb. 4). Ein Stab von 1,9 mm Durchmesser ist senkrecht am Ende einer Tafelwaage so befestigt, daß er bei Bewegung des Waagebalkens in die Bohrung eindringt. Das Ende des Stabes berührt bei Waagegleichgewicht den Linsenkern. Eine Federdruckwaage mit Schleppzeiger dient zur Krafterzeu-

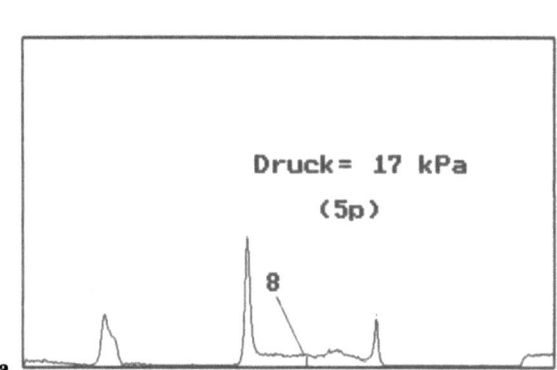
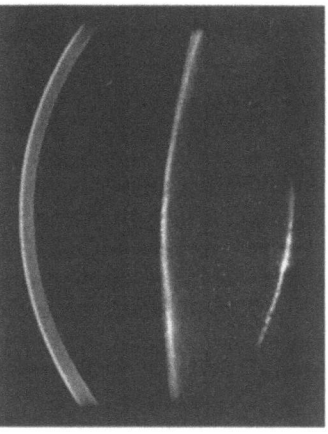

Abb. 2. Online-Densitogramm **(a)** mit der dazugehörigen Scheimpflugaufnahme **(b)** einer Katarakt mit typisch klarerem Kern

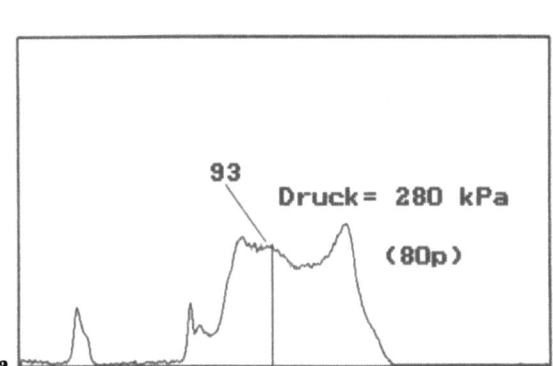
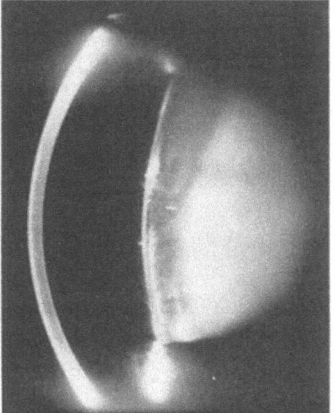

Abb. 3. Online-Densitogramm **(a)** mit der dazugehörigen Scheimpflugaufnahme **(b)** einer Katarakt mit typisch dichterem Kern

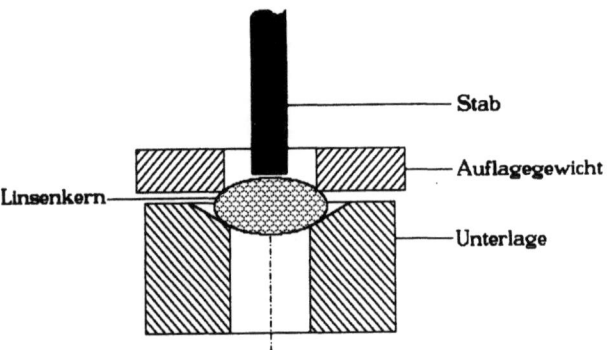

Abb. 4. Skizze der Kernhalterung für die Härteprüfung mit Prüfkörper

Tabelle 1. Nach der Härte geordnete Meßergebnisse

Druck (kPa)	Rel. Kerntrübung	Druck (kPa)	Rel. Kerntrübung
17	8	175	45
17	11	175	51
35	18	175	106
35	24	192	114
52	16	210	89
70	35	210	134
87	34	227	94
105	21	227	125
105	92	227	132
122	24	280	92
140	37	315	45
140	80	315	161
157	61	332	87
175	41	385	166

gung am Waagebalken mit dem Stab. Beim Durchdringen des Linsenkerns wird am Zeiger die dazu benötigte Kraft abgelesen.

Ergebnisse und Diskussion

In Tabelle 1 sind die Ergebnisse der Härtemessungen den relativen Linsentrübungen gegenübergestellt (geordnet nach der Härte). Mit steigender optischer Dichte steigt auch die Kernhärte. Die graphische Darstellung (Abb. 5) zeigt trotz relativ großer Streubreite diesen Zusammenhang. Die Streuung läßt sich in Zukunft möglicherweise verringern durch:
1. Minimierung der Zeitspanne zwischen der Kernentbindung und Härtemessung,

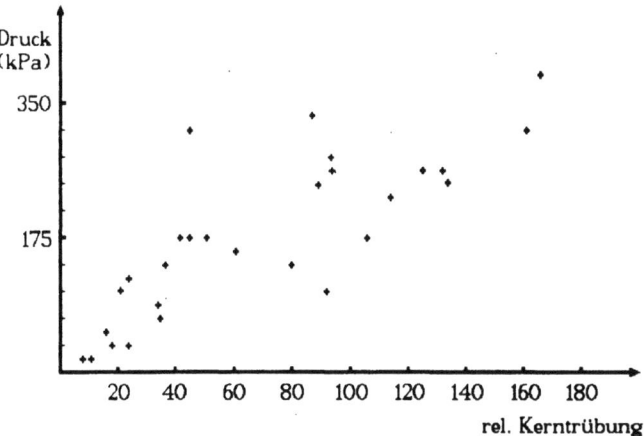

Abb. 5. Graphische Darstellung der Meßwerte mit dem Versuch, eine Gerade durch die Schar zu legen

2. bessere mechanische Fixation des Kerns bei der Härteprüfung,
3. Berücksichtigung der Lichtschwächung durch unterschiedliche vorgelagerte Trübungen,
4. Aufnahme der Weg-Kraft-Kurve bei der Härteprüfung zur Erfassung vorhandener Kerninhomogenitäten.

Literatur

1. Goder GJ, Huebscher H-J (1991) Contribution to the improvement of epidemiological cataract classification. Dev Ophthalm (im Druck)

Abschätzung des postoperativen Visus bei Kataraktpatienten mittels Potential Acuity Meter (PAM)

G. Auffarth, I. v. Braunschweig, W. Hunold und Th. Wesendahl

Zusammenfassung. Der Erfolg einer Kataraktoperation ist neben anderen Faktoren von der Makulafunktion abhängig. Wir benutzten das Potential Acuity Meter (PAM) zur präoperativen Abschätzung des zu erwartenden postoperativen Visus. Wir untersuchten 128 Patienten einen Tag vor der Kataraktoperation am PAM sowie 6−12 Monate postoperativ. Wir verglichen die präoperativen PAM-Werte mit der 6−12 Monate postoperativ ermittelten Sehschärfe. In 86,7% war der postoperative Visus größer/gleich den gefundenen PAM-Werten. Nur in 13,3% der Fälle war der postoperative Visus geringer als mit dem PAM vorhergesagt. Der Test hat eine relativ schlechte Sensitivität (0,44), jedoch einen hohen positiven Vorhersagewert von 0,9 in bezug auf die Vorhersagbarkeit eines postoperativen Visus $\geq 0,5$. Wegen der geringen Zahl der falsch-positiven Werte können die mit dem PAM gewonnenen Werte als Mindestwerte der postoperativen Visuserwartung angesehen werden. In 60% der Fälle ist mit einem höheren postoperativen Visus zu rechnen.

Summary. In patients with cataract visual acuity is resolved by removal of the opacity, provided macular function is intact. The potential acuity meter (PAM) has been reported to be a useful instrument for predicting postoperative visual acuity after cataract extraction surgery. The records of 128 patients who underwent cataract surgery were reviewed to compare preoperative PAM results with postoperative visual acuity following 6−12 months after cataract removal. In ill of the 128 patients (86.7%) the postoperative visual acuity was equal to or better than PAM. Only 13.3% (17 patients) showed a worse postoperative outcome than was predicted by PAM. The mean postoperative visual acuity was three lines better than predicted by PAM. The test proved to provide a rather bad sensitivity (0,44) but an excellent positive predictive value (0,9) in predicting visual acuity $\geq 20/40$. Because of the low number of false positive results, the PAM values can be regarded as the minimal predictive value of postoperative acuity.

Einleitung

Als Katarakt bezeichnet man die Eintrübung der Augenlinse. Sie ist überwiegend eine Erkrankung des höheren Lebensalters. Es komt zu einer zunehmenden Linsentrübung, die je nach Ausprägung eine Visusminderung bis hin zur praktischen Erblindung zur Folge hat. Neben einer Katarakt finden sich in höherem Lebensalter auch oft retinale Erkrankungen, wie z.B. die senile Makuladegeneration, Retinopathia diabetica oder Glaukom.

Marienhospital Aachen, Akademisches Lehrkrankenhaus der RWTH Aachen,
W-5100 Aachen, Bundesrepublik Deutschland

5. Kongreß der DGII
Hrsg. Wenzel et al.
© Springer-Verlag Berlin Heidelberg

Da die Katarakt den Einblick auf den Fundus in aller Regel erschwert, ist oft unklar, ob der beklagte Visusverlust ausschließlich durch die Katarakt bedingt ist oder andere retinale, nicht linsenbedingte Faktoren beteiligt sind. Gerade bei solchen Patienten ist es oft nicht möglich, verläßliche Aussagen bezüglich des zu erwartenden Operationsausgangs zu machen. Es besteht daher Interesse an einer Methode zur Bestimmung der Makulafunktion bzw. der postoperativen Visuserwartung. Geräte wie z.B. das Retinometer nach Rassow (Fa. Rodenstock) oder das Lotmar Visometer (Fa. Haag-Streit) bieten eine Möglichkeit zur Bestimmung der Makula- und Retinafunktion bei bestehender Katarakt, liefern aber häufig falsch-positive Werte.

Funktionsprinzip

Die Interferometer nach Rassow, Randwal sowie nach Lotmar verwenden zwei kohärente Lichtstrahlen zur Erzeugung eines dreidimensionalen Interferenzmusters auf der Retina. Die Lichtstrahlen erzeugen hinter der Linse zwei Punktquellen, aus denen ein Interferenzmuster gebildet wird. Als Lichtquellen werden Neon-Helium-Laser und konventionelle Glühbirnen verwendet. Die klinischen Ergebnisse sind unabhängig von der verwendeten Lichtquelle.

Das Potential Acuity Meter (PAM) nach Guyton und Minkowsky verwendet ein anderes Prinzip. Standardisierte Optotypen einer beleuchteten Snellen-Visustafel, wahlweise Buchstaben oder Zahlen, entsprechend einem Visusbereich von 0,05−1,0 werden auf die Retina projiziert. Die Hauptkomponenten des PAM bestehen aus einer konventionellen Lichtquelle, einer miniaturisierten Snellen-Visustafel und einer Linse mit einer Brechkraft von +12,0 dptr (Abb. 1). Der Strahlengang hat beim Durchtritt durch die Linse

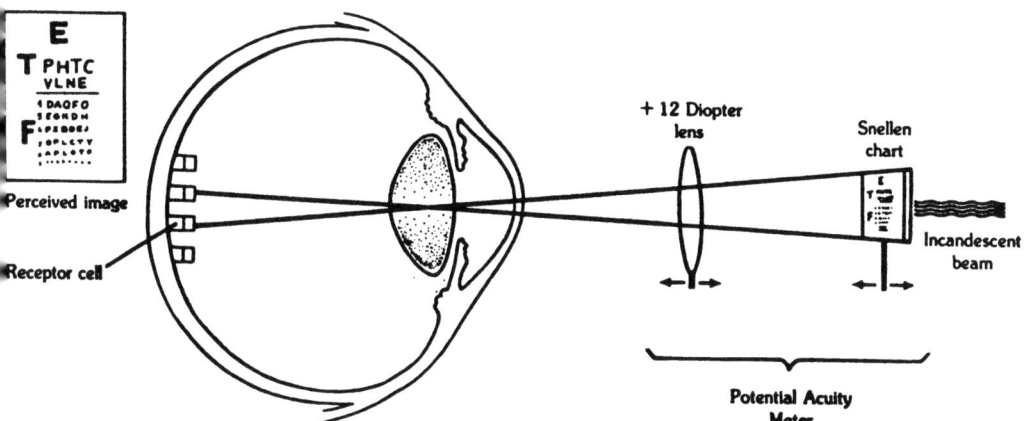

Abb. 1. Eine konventionelle Lichtquelle projiziert das Bild einer Snellen-Visustafel durch die Pupille. Wird das Bild durch ein klares Fenster einer immaturen Katarakt fokussiert, sieht der Patient die Visustafel. (Modifiziert nach Faulkner [2])

einen Durchmesser von nur 0,15 mm. Durch Fokussierung auf unterschiedliche Linsenbereiche wird ein klares Fenster in der getrübten Linse gesucht,
durch das die Optotypen auf die Retina projiziert werden können. Das Gerät
kann auf jeder Haag-Streit-Spaltlampe als Aufsatz montiert werden. Der
Patient wird nach größtmöglicher Mydriasis an der Spaltlampe im abgedunkelten Raum positioniert. Durch die Okulare der Spaltlampe wird der Strahlengang des PAM bei abgedunkeltem Spalt in die Pupille des Patienten
fokussiert.

Patienten und Methoden

Wir untersuchten 130 Patienten einen Tag vor beabsichtigter extrakapsulärer
Kataraktextraktion mit dem Potential Acuity Meter. Alle Patienten wurden
vorher ausführlich ophthalmologisch untersucht. Hierzu zählte die Refraktionsbestimmung, die Ermittlung des präoperativen Fern- und Nahvisus, die
Tonometrie, die Untersuchung des Vorderabschnitts, die Funduskopie bei
maximaler Mydriasis, die Biometrie und Keratometrie sowie die Bestimmung des PAM-Visus. Alle Patienten wurden vom gleichen Operateur nach
der Methode der extrakapsulären Kataraktextraktion oder der Phakoemulsifikation operiert und erhielten eine kapselsackfixierte Hinterkammerlinse.
6−12 Monate postoperativ konnten wir bei 128 der 130 Patienten nach subjektiver Refraktion den postoperativen Visus ermitteln.

Ergebnisse

Das Kollektiv von 128 Patienten setzte sich zusammen aus n = 84 Patienten
ohne sonstige Augenerkrankungen, n = 30 Patienten mit dem präoperativ
geäußerten Verdacht auf eine Makulaveränderung. Die restlichen n = 14
Patienten hatten unterschiedliche präoperativ diagnostizierte Augenerkrankungen. Hierzu zählten Patienten mit bekanntem Glaukom, auffälliger
Papillenexkavation über einer CDR ≥0,5 sowie mit hoher Myopie über
−5,0 dptr.
    Das Alter der Patienten betrug 71,4 ± 9,8 Jahre. Der präoperative Visus
für die Ferne betrug im Mittel 0,17 mit einer Standardabweichung von ±
0,11, für die Nähe 0,29 ± 0,21. Die präoperativ ermittelten PAM-Werte
betrugen im Mittel 0,40 ± 0,17. Postoperativ erhielten wir einen durchschnittlichen Fernvisus von 0,71 ± 0,22. Bei allen Patienten (Abb. 2) zeigte
sich, daß in 86,7% der Fälle (n = 111 Patienten) der postoperative Visus grö-
ßer/gleich den präoperativen PAM-Werten war.
    In der Gruppe ohne sonstige präoperative Augenerkrankungen (Abb. 3)
erreichten 77 Patienten (91,7%) eine postoperative Sehschärfe, die dem
präoperativ ermittelten PAM-Visus entsprach oder diesen übertraf. Bei 7

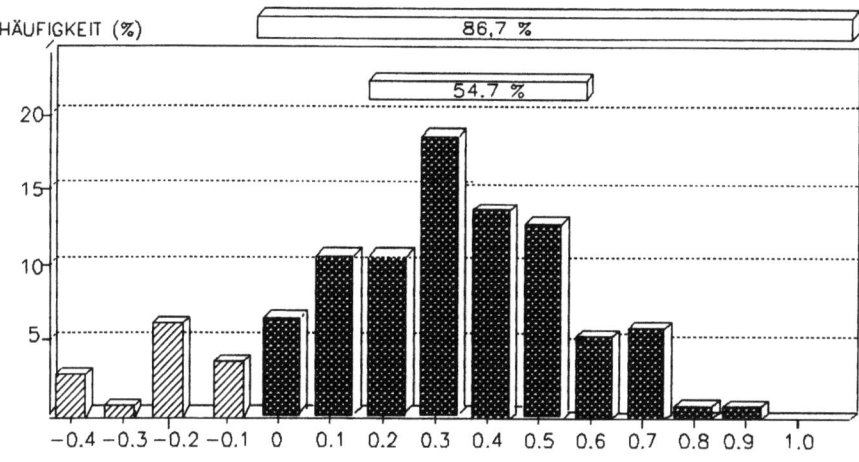

Abb. 2. Vergleich postoperativer Visus mit PAM-Visus bei allen Patienten, n = 128. In 86,7% der Fälle war der postop. Visus ≥ PAM-Visus. In 54,7% der Fälle war der postoperative Visus 2 bis 5 Visusstufen größer als der PAM-Visus

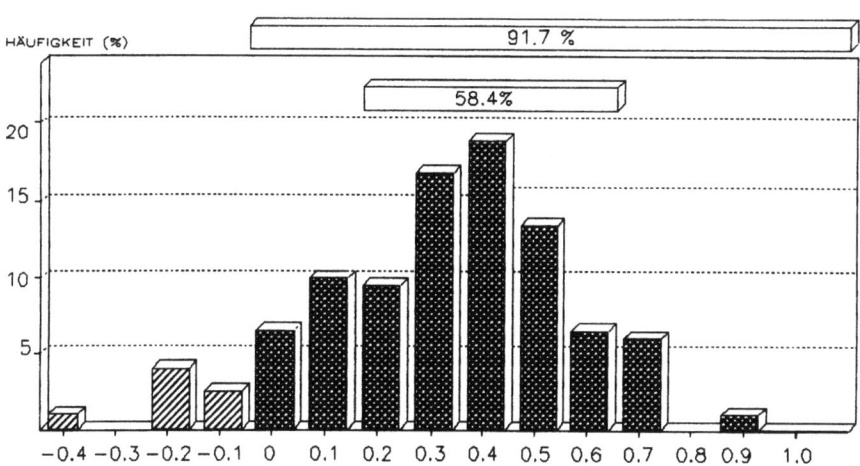

Abb. 3. Vergleich postoperativer Visus mit PAM-Visus bei Patienten ohne sonstige Augenerkrankungen, n = 84. In 91,7% der Fälle war der postop. Visus ≥ PAM-Visus. In 58,4% der Fälle war der postoperative Visus 2−5 Visusstufen größer als der PAM-Visus

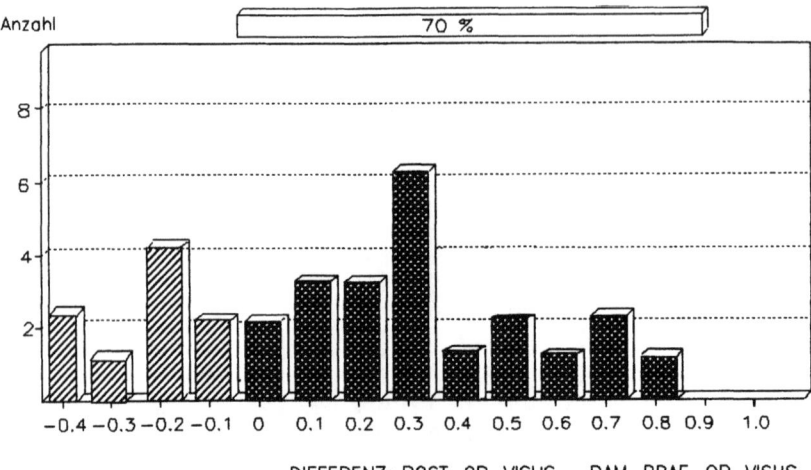

Abb. 4. Vergleich postoperativer Visus mit PAM-Visus bei Patienten mit präoperativ auffälliger Makula, n = 30. In 70,0% der Fälle war der postop. Visus ≥ PAM-Visus

Patienten (8,3%) lag der postoperativ ermittelte Visus unter der Angabe des PAM-Visus. Der postoperative Visus lag im Mittel um 0,31 Visusstufen über den PAM-Werten.

Bei n = 30 Patienten bestand präoperativ bereits der Verdacht auf eine Makulopathie (Abb. 4). In 70% der Fälle (n = 21 Patienten) war der postoperative Visus größer/gleich dem PAM-Visus. Bei 9 Patienten wurde postoperativ ein schlechterer Visus ermittelt, als präoperativ vom PAM angegeben.

Mit der Vierfeldertafel (Abb. 5) prüften wir, inwiefern das Potential Acuity Meter einen postoperativen Visus ≥0,5 vorhersagen kann. Die Vierfeldertafel erlaubt Aussagen zur Spezifität, zur Sensitivität sowie zum positiven und negativen Vorhersagewert eines Tests. Die Sensitivität, hier als Maß für die Fähigkeit, einen postoperativen Visus ≥0,5 als solchen zu erkennen, beträgt 0,44. Dies bedeutet eine große Anzahl falsch-negativer Werte. Dies wird durch den negativen Vorhersagewert von nur 0,23 bestätigt. Die Spezifität als Maß dafür, daß ein postoperativer Visus <0,5 als solcher erkannt wird, beträgt 0,77. Dies bedeutet, daß nur eine geringe Anzahl falsch-positiver Werte mittels PAM angegeben werden. Der gute positive Vorhersagewert von 0,9 sagt aus, daß bei einem PAM-Wert ≥0,5 dieser Wert postoperativ mit einer Wahrscheinlichkeit von 90% erreicht wird.

Diskussion

Sowohl Interferometer als auch das Potential Acuity Meter nach Guyton und Minkowski sind nützliche Hilfsmittel zur präoperativen Diagnostik bei Kata-

	VISUS post OP ≥ 0,5	VISUS post OP < 0,5
PAM ≥ 0,5	44	5
PAM < 0,5	57	17

SPEZIFITÄT: 0,77	SENSITIVITÄT: 0,44
POSITIVER VORHERSAGEWERT: 0,9	NEGATIVER VORHERSAGEWERT: 0.23

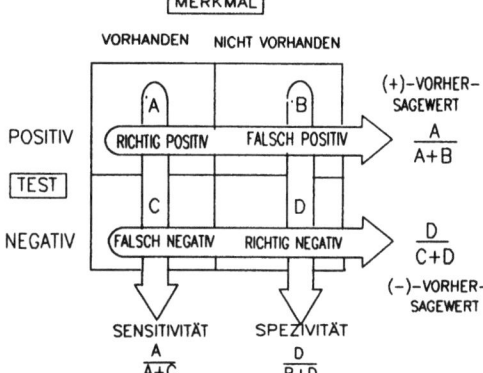

Abb. 5. Vierfeldertafel. Vergleich postop. Visus mit PAM-Visus bei allen Patienten

raktpatienten. Interferometer besitzen eine stärkere Tendenz zu falsch-positiven Werten [4, 5]. Demgegenüber wurden von dem PAM eher die Tendenz zu falsch-negativen Werten angegeben [1, 2]. In der hier vorliegenden Studie bestätigten sich die von oben genannten Autoren gemachten Angaben. In 80–90% der Fälle lag der postoperative Visus über den von PAM gemachten Voraussagen. Im Einzelfall wich der postoperative Wert bis zu 8 Visusstufen vom PAM-Wert nach oben hin ab. Falsch-positive Werte fanden wir in nur sehr geringem Maße (10%).

Gründe für die relativ große Anzahl falsch-negativer Voraussagen des PAM liegen zu einem Großteil im Funktionsprinzip des Gerätes begründet. Homogene, dichte Linsentrübungen, aber auch Hornhauttrübungen stellen eine Barriere für den zu projizierenden Lichtstrahl dar [3, 6]. Nur bei maximaler Mydriasis besteht eine gute Chance, ein ausreichend klares Fenster in der Linse zu finden. Die Kooperation des Patienten ist wichtig. Mangelnde Mitarbeit und Konzentration können zu schlechteren PAM-Werten führen. Auch Patienten mit Tremor oder Nystagmus haben Schwierigkeiten die dargebotene Visustafel zu fixieren. Die Korrektur eines Refraktionsfehlers ist im Bereich von −10 bis +13 dptr möglich. Darüber hinausreichende Refraktionsanomalien können nicht vollständig korrigiert werden und das PAM-Ergebnis beeinflussen.

Die PAM-Werte können als Mindestwerte der postoperativen Visuserwartung angesehen werden. Ein schlechter PAM-Wert <0,5 schließt einen guten postoperativen Visus >0,5 nicht aus. In 57% der Fälle mit PAM <0,5 erreichten die Patienten postoperativ einen Visus von 0,5 oder besser. Die Stellung der Operationsindikation sollte aus diesem Grund nicht nur vom Ergebnis der PAM-Untersuchung abhängig gemacht werden, sondern nur in Verbindung mit den übrigen ophthalmologischen Untersuchungen erfolgen.

Literatur

1. Carpel EF, Henderson V (1986) The influence of cataract types on potentional acuity meter results. J Cataract Refract Surg 12:276−277
2. Faulkner W (1986) Macular function testing through opacities. Am Acad Ophthalmol 4(2):1−10
3. Guyton DL (1986) Misleading predictions of postoperative visual acuity (Editorial). Arch Ophthalmol 104:189−190
4. Menne K, Kohl M, Trinkmann M, Fischer J (1987) Der Wert der präoperativen Retinometervisus bei Kataraktpatienten. Fortschr Ophthalmol 84:180−182
5. Severin TD, Severin SL (1988) A clinical evaluation of the potential acuity meter in 210 cases. Ann Ophthalmol 20:373−375
6. Spurny RC, Zaldiva R, Belcher III CD, Simmons RJ (1986) Instruments for predicting visual acuity. Arch Ophthalmol 104:196−200

IV. Optik

Die Brille als Ergänzung und Alternative zur intraokularen Linse

J. REINER

Zusammenfassung. Die einfachste Methode zur Korrektur aphaker Augen stellt die Brillenkorrektur dar. Hierbei sind erhebliche Nachteile für das blickende Auge in Kauf zu nehmen, die z.T. auf die Beeinflussung des Hauptstrahlenganges, z.T. auf Aberrationen zurückzuführen sind. Die ideale Korrektur erreicht man mit der intraokularen Linse. Die Gestalt der Linse sowie der Linsenflächen ist für die Abbildungsqualität unerheblich. Die Anwendung einer Bifokalbrille oder Gleitsichtbrille in Verbindung mit dem pseudophaken Auge ist der Korrektur mit multifokalen intraokularen Linsen überlegen.

Summary. The easiest method of aphakic eye correction is the correction by glasses. In this case considerable disadvantages for the glaring eye have to be taken into account, which result partly from influencing the main path pf rays and partly from aberrations. The ideal correction is achieved by the intraocular lens. The shape as well as the surfaces of the lens are unimportant for the quality of the optical images. The use of bifocals or sliding view spectacles in connection with the pseudoaphakic eye is superior to the correction with multifocal intraocular lenses.

Das optische System des Auges erfährt durch die Entfernung der Kristall-Linse eine dramatische Veränderung. Geht man von einem emmetropen Auge aus, dessen Daten dem des schematischen Auges entsprechen, so wird der Brechwert des Augensystems von 58,64 dpt auf 43,05 dpt reduziert. Der Fernpunkt eines solchen Auges befindet sich hinter dem Auge und die Refraktion beträgt in einem solchen Fall etwa +11,75 dpt. Ein solches Auge wirkt wie ein übersichtiges Auge; der Brennpunkt befindet sich hinter der Netzhaut.

Zur Korrektion des aphaken Auges stehen mehrere Möglichkeiten zur Verfügung. Die älteste und einfachste Methode stelle die Brillenkorrektur dar. Hierbei muß das korrigierende Brillenglas so beschaffen sein, daß der bildseitige Brennpunkt F' mit dem Fernpunkt R des Auges zusammenfällt.

Für das schematische Auge, bei dem die Linse entfernt wurde, ergibt sich bei der Korrektur mit einem Brillenglas eine Gesamtbrennweite für das System Brillenglas und Auge von f = 21,85 mm (Abb. 1). Das Vollauge besitzt eine Brennweite von 17,05 mm. Entsprechend der Verlängerung der Brennweite vergrößert sich das Netzhautbild um etwa 22%.

Eine weitere Möglichkeit zur Korrektur des aphaken Auges besteht in der Anwendung einer Kontaktlinse. Auch hier ergibt sich für das System Kon-

Bayenthalgürtel 10, W-5000 Köln 51, Bundesrepublik Deutschland

5. Kongreß der DGII
Hrsg. Wenzel et al.
© Springer-Verlag Berlin Heidelberg

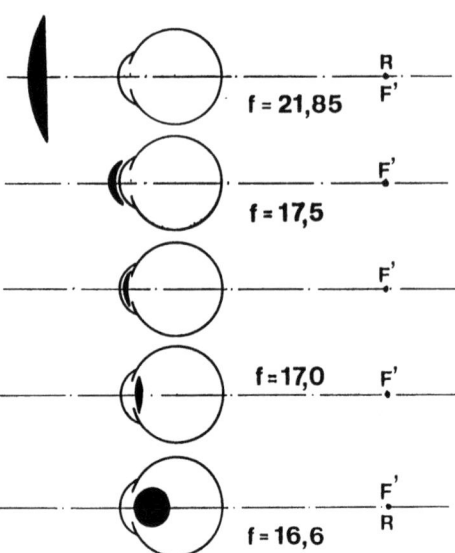

Abb. 1. Zur Korrektur eines aphaken Auges

taktlinse und Auge eine etwas längere Brennweite als von f = 17,5 mm für das Gesamtsystem.

Bei Anwendung einer intraokularen Linse in der vorderen oder hinteren Augenkammer entsteht keine nennenswerte Veränderung der Brennweite des Gesamtsystems gegenüber dem Vollauge. Somit würde – was die Veränderung der Brennweite anbetrifft – die Anwendung der intraokularen Linse die ideale Korrekturmöglichkeit darstellen.

Eine theoretisch denkbare Möglichkeit, ein aphakes Auge zu korrigieren, könnte darin bestehen, daß man hinter der Iris im Glaskörper eine Ölkugel anbringt. Eine solche Kugellinse würde allerdings eine kürzere Brennweite ergeben als die intraokulare Linse in der vorderen oder hinteren Augenkammer.

Die Korrektur des aphaken Auges mit dem Brillenglas ist mit verschiedenen – teilweise erheblichen – Nachteilen für den Patienten verbunden. Die Brillengläser über 10 dpt weisen auch bei geringerem Durchmesser ein höheres Gewicht auf, so daß die Brille bei der Berührung mit der Haut Druckstellen verursacht. Diese sind beim ständigen Tragen der Brille lästig. Die dicken Gläser mit starker diesseitiger Vorwölbung haben ein unschönes Aussehen. Ihre Lupenwirkung hat zur Folge, daß die Augen des Patienten unnatürlich vergrößert erscheinen.

Die Verlängerung der Brennweite des Gesamtsystems Brillenglas und Auge hat – wie bereits erwähnt – eine erhebliche Vergrößerung des Netzhautbildes zur Folge. Dadurch ergibt sich eine veränderte Raumwahrnehmung. Die Gegenstände der Umwelt erscheinen dem Patienten größer, der Boden scheint tiefer zu liegen und die Decken in den Räumen erscheinen höher. Mit der Vergrößerung ist zugleich eine Raumverflachung verbunden. Es ist bekannt, daß Patienten, die mit der Starbrille erstmalig korrigiert werden, wenn sie nahe Gegenstände anfassen wollen, zu kurz greifen.

Mit der Vergrößerung des Netzhautbildes ist aber zugleich eine Einschränkung des Blickfeldes und des Gesichtsfeldes verbunden. Die Diskrepanz zwischen dem Gesichtsfeld durch die Brille und dem, was an der Brille vorbei gesehen werden kann, führt zum Ringskotom, welches durch einen möglichen dicken Fassungsrand der Brille noch vergrößert wird. In diesem Skotom können größere Objekte unsichtbar werden, etwa z.B. ein Radfahrer.

Die Brillengläser mit einem hohen Brechwert weisen am Rand des Blickfeldes Farbsäume auf. Diese stören den Patienten anfänglich stärker; mit der Zeit scheinen sie zu verschwinden, der Patient gewöhnt sich daran.

Brillengläser sammelnder Wirkung über +8 dpt lassen sich mit sphärischen Flächen nicht mehr gegen den Astigmatismus schiefer Bündel korrigieren. Die Brillenglasindustrie hat in den letzten Jahren asphärische Stargläser herausgebracht, die in einem zentralen Bereich von 30−40 mm fast ohne Aberration abbilden. Zum Rand hin verändert sich die Fläche und bildet einen Tragrand. Man könnte diese Linse auch als Lentikulargläser mit verblendetem Übergang auffassen. Sie haben sich wegen der großen Fortschritte auf dem Gebiet der intraokularen Linse nicht mehr durchsetzen können.

Ein weiterer Nachteil der Brillenkorrektur besteht darin, daß infolge der längeren Brennweite des Gesamtsystems die Tiefenschärfe (Abbildungstiefe) geringer wird.

Die starke Bildvergrößerung, die sich bei der Brillenkorrektur ergibt, macht die einseitige Korrektur eines aphaken Auges unmöglich. Vermerkt werden soll, daß starke Brillengläser empfindlich auf Zentrierfehler sind. Auch soll Erwähnung finden, daß der Nahzusatz bei Anwendung starker Sammellinsen für die Fernkorrektur erheblich höher sein muß als bei der Korrektur mit der Kontaktlinse oder intraokularen Linse (+3,5 dpt und mehr).

Wesentlich bessere optische Voraussetzungen ergeben sich bei der Korrektur des aphaken Auges mittels der Kontaktlinse. Die Bildvergrößerung ist hier unerheblich, so daß eine Korrektur bei einseitiger Aphakie möglich ist. Ihr Nachteil besteht hauptsächlich in der schwierigen Handhabung, insbesondere durch ältere Patienten.

Die ideale Korrektur aphaker Augen stellt die intraokulare Linse dar, insbesondere die Hinterkammerlinse. Die Aberrationen, die sich beim Brillenglas ergeben, können bei der intraokularen Linse nicht auftreten. Gegenüber dem Vollauge hat die intraokulare Linse lediglich den Nachteil, daß mit ihr eine Akkommodation unmöglich ist.

Die Diskussion um die Gestalt (Form) der intraokularen Linse ist vom Standpunkt der optischen Abbildungsqualität ohne Bedeutung. Das optische System des Vollauges ist mit einer erheblichen sphärischen Aberration behaftet, die sich mit der Akkommodation ändert. Die chromatische Aberration des Augensystems beträgt für das sichtbare Spektrum etwa 2,0 dpt. Trotz dieser Aberration wird ein scharfes Bild wahrgenommen. Auch die asphärische intraokulare Linse vermag keine bessere Abbildung auf die Netzhaut zu erreichen. Wollte man eine ideale Abbildung auf die Netzhaut herbeiführen, so wäre es notwendig, die Gestalt der Hornhaut zu kennen, an der das einfallende Licht gebrochen wird. Der Gestalt der Hornhaut und der durch sie verursachten Aberrationen müßte die Gestalt der intraokularen Linse angepaßt werden. Voraussagen über die geometrische Form der Hornhaut nach der Implantation sind nicht möglich.

Da die Akkommodation beim aphaken Auge, welches mit der intraokularen Linse korrigiert wurde, nicht möglich ist, empfiehlt sich die Anwendung einer Mehrstärkenbrille oder einer Brille mit Gleitsichtgläsern. Diese hat den Vorteil, daß mit ihr zugleich auch der postoperative Astigmatismus sowie die geringe Abweichung von der idealen Fernkorrektur ausgeglichen werden können. Solche Brillen besitzen eine schwache Fernteilwirkung und eine Zusatzwirkung, die nur von der Arbeitsentfernung, die der Patient wünscht, abhängig ist. Übergroße Nahzusätze − wie bei der Korrektur mit einer Fernbrille starker sammelnder Wirkung − ergeben sich hier nicht.

Der Wunsch der Patienten, nach der Implantation ohne eine Brille auszukommen, hat zu der Entwicklung verschiedenartiger bifokaler intraokularer Linsen geführt. Im Gegensatz zur bifokalen Kontaktlinse hat man hier den Nachteil, daß ein Wechsel nach der Implantation nicht mehr möglich ist. Die rein dioptrischen intraokularen Linsen mit einem Fernteil und einem Nahteil haben nur selten zufriedenstellende Erfolge gebracht. Größere Erfolge ergeben sich bei Anwendung diffraktiver intraokularer Linsen. Bei diesen werden zumeist die Beugungsmaxima 0. Ordnung und 1. Ordnung ausgenutzt, deren dioptrischer Abstand etwa 3,0 dpt beträgt. Damit können ein Fernbild und Nahbild auf der Netzhaut erzeugt werden.

Die beiden von der diffraktiven Linse erzeugten Bilder lassen sich nicht trennen. Betrachtet der Patient einen fernen Gegenstand, so ergibt sich bei idealer Korrektur ein scharfes Bild auf der Netzhaut, welches allerdings durch ein unscharfes Bild vom Nahbereich der Linse überlagert wird. Das Gleiche ergibt sich beim Nahsehen. Das scharfe Nahbild wird durch ein unscharfes Bild erzeugt, das den Fernbereich der Linse überlagert. Trotz dieser nachteiligen Eigenschaften der diffraktiven Linse gibt es eine Anzahl Patienten, die mit ihr zufrieden sind.

Auf jeden Fall würde der Patient mit einer monofokalen Linse stets ein besseres Bild auf der Netzhaut und damit eine bessere Sehleistung erreichen als mit einer multifokalen Linse. Vergleichsmöglichkeiten stehen dem Patienten jedoch nicht zur Verfügung.

Beachtung finden sollte bei der Anwendung der intraokularen Linse die Empfindlichkeit der Netzhaut für ultraviolette Strahlen. Die Kristall-Linse des Auges erfährt im Laufe des Lebens eine Gelbfärbung, bei älteren Patienten ist die Linse nicht mehr gelb, sondern braun. Dadurch wird die Transmission für kurzwellige Strahlen im Sichtbaren reduziert und die ultravioletten Strahlen werden vollständig absorbiert.

Die Entfernung der natürlichen Linse gibt die Transmission für sichtbares Licht und ultraviolette Strahlung zu kürzeren Wellenlängen frei. Es hat sich gezeigt, daß die Netzhaut auch für Wellenlängen unter 380 nm eine Empfindlichkeit besitzt. Diese Strahlung wird als violett registriert. Bei Anwendung einer intraokularen Linse ergibt sich für den Patienten eine Farbverfälschung. Es ist bekannt, daß Aphake, die mit der Brille, Kontaktlinse oder intraokularen Linse korrigiert wurden, anfänglich ihre Umwelt mit einem Blaustich wahrnehmen. Reduziert werden kann dieser Effekt durch intraokulare Linsen oder Brillengläser, die ultraviolette Strahlen absorbieren.

Auch wurde darauf hingewiesen, daß durch Einwirkung langwelliger ultravioletter Strahlen auf die Netzhaut die Makuladegeneration beschleunigt wird. Deshalb sollten solche Verwendung finden, die langwellige ultraviolette Strahlen vollständig absorbieren.

Die Starbrille stellt keine Alternative zur intraokularen Linse dar. Unentbehrlich ist die Brille allerdings bei Anwendung monofokaler intraokularer Linsen, um den postoperativen Astigmatismus auszukorrigieren und maximale Sehleistung in der Ferne und in der Nähe zu gewährleisten. Je nach Bedarf können hier bifokale oder trifokale Brillengläser oder Gleitsichtgläser verwendet werden. Da die in Frage kommenden Wirkungen gering sind (z.B. Fernteilwirkung −1,0; Nahteilwirkung +1,5), lassen sich beliebige Brillenglasarten mit beliebigen Dimensionen in den verschiedensten Brillenfassungen verwenden. Brillen mit Gläsern über ±6,0 dpt sind, was Gewicht und Aussehen anbetrifft, auffällig. Überlegungen, hier andere Korrekturmöglichkeiten zu verwenden, sind daher legitim. Am häufigsten wird in solchen Fällen die Brille durch die Kontaktlinse ersetzt. Die refraktive Augenchirurgie wird erst dann eine Alternative bilden, wenn sichere Voraussagen über längere Zeit möglich werden.

Einfluß von Operateur und Linsendesign auf den postoperativen Refraktionsverlauf nach ECCE

U. Giers[1], R. Marquardt[2] und R. Stodtmeister[2]

Zusammenfassung. Bei 318 konsekutiven Fällen von Kataraktextraktion mit Hinterkammerlinsenimplantation wurde die Veränderung der Refraktion während des ersten postoperativen Jahres ausgewertet. In allen Fällen war die Brechkraft der Implantatlinse nach Lepper und Trier mit Hilfe der theoretisch-optischen Formel errechnet worden. Drei unterschiedliche Hinterkammerlinsentypen kamen zur Implantation. Unmittelbar postoperativ zeigten die Linsentypen eine unterschiedlich gute Vorhersagbarkeit in der Refraktion. Die mittlere Abweichung von der Zielrefraktion betrug im günstigsten Fall 0,56 dpt und im ungünstigsten Fall 0,85 dpt im Mittel. Bei der Linse mit guter Vorhersagbarkeit ließ sich die Pseudophakievorderkammertiefe praktisch nicht vorausberechnen (r = 0,13) während sich in einem anderen Fall eine gute Korrelation von r = 0,53 errechnete.

Nach einer mittleren Nachbeobachtungszeit von 12 Monaten konnte für 250 Fälle die Refraktionsveränderung berechnet werden (n_1 = 154, n_2 = 59, n_3 = 37). Während bei der Sinskey-Linse eine weitere Myopisierung um − 0,48 dpt im Nachbeobachtungszeitraum auftrat (n = 59), zeigten die beiden Simcoe-Typ-Linsen eine deutlich geringer ausgeprägte Nachmyopisierung (− 0,07 dpt, n = 37 und −0,22 dpt, n = 154).

Darüber hinaus zeigten sich auch beim Vergleich der Ergebnisse verschiedener Operateure unterschiedliche Trends. 154 Simcoe-Linsen wurden von 7 Chirurgen implantiert, 6 von ihnen operierten mindestens 15 Fälle. Die Refraktionsänderung im Nachbeobachtungszeitraum reichte bezogen auf den Operateur von einer Myopisierung um −0,87 dpt bis zu einer Hyperopisierung von 0,46 dpt. Vielleicht zeigt dieses Ergebnis, daß eine Individualisierung der IOL-Kalkulation unter Berücksichtigung der refraktiven Spätergebnisse hilfreich sein kann.

Summary. Refractive results of IOL power prediction were reviewed in 318 consecutive cases. IOL power calculation was done with the Lepper-Trier calculation program using the theoretic optical approach. Three posterior chamber lens designs were compared. Immediately after implantation one design showed good refractive results (target refraction −0.56 dpt in mean) but negligeable predictiability of artificial anterior chamber depth (r = 0.13). Another design showed minor refractive results (target refraction − 0.85 dpt in mean) but satisfactory correlation of artificial and preoperative anterior chamber depth (r = 0.53).

After a mean follow up of 12 months (range 4−24 months) findings changed. Four different posterior chamber lens designs by two manufactures had been used. All of them showed Sinskey or Simcoe styled loops with 10° anterior tilt. In 252 cases follow up refraction was known (n_1 = 154, n_2 = 59, n_3 = 37, n_4 = 2). Results of three IOL-designs underwent statistical interpretation. While myopia increased for − 0.48 dpt if the Sinskey shaped loop design is implanted (n = 59), there was just a slight change in refraction one year after implantation if Simcoe shaped loops were used (−0,07 dpt, n = 37 and −0,22 dpt, n = 154).

[1] Bundeswehrkrankenhaus Detmold, Heldmanstr. 24, W-4930 Detmold, Bundesrepublik Deutschland
[2] Universitäts-Augenklinik Ulm, Prittwitzstr. 43, W-7900 Ulm, Bundesrepublik Deutschland

5. Kongreß der DGII
Hrsg. Wenzel et al.
© Springer-Verlag Berlin Heidelberg

Moreover different development of refraction postoperatively can be seen if the results of different surgeons are compared. 154 Simcoe loop posterior chamber lenses had been implanted by 7 surgeons, 6 of them at least 15 times. Refractive changings in follow up ranged from −0,87 dpt to +0,46 dpt. Therefore individualizing of lens calculation may be more helpful than the choice of a certain calculation procedure.

Einleitung

Ein Jahr nach Kataraktextraktion und Hinterkammerlinsenimplantation haben wir die Ergebnisse unserer Linsenbrechkraftberechnungen überprüft. Die Brechkraftkalkulation für die Intraokularlinsen war mit einem kommerziell erhältlichen Programm nach Lepper und Trier durchgeführt worden, daß auf der theoretisch-optischen Formel basiert. Ziel der Untersuchung war es ursprünglich, in einer retrospektiven Studie herauszufinden, ob die Linsenberechnung aufgrund von bekannten, präoperativ erhobenen Untersuchungsergebnissen mit Hilfe eines anderen Berechnungsmodus hätte verbessert werden können.

Wir waren zunächst überrascht, daß keine der auf diesem Weg untersuchten Formeln wesentliche Verbesserungen bei der Brechkraftberechnung herbeigeführt hätte, fanden aber auf der anderen Seite bei näherem Hinsehen einige Unterschiede im Refraktionsverlauf innerhalb des ersten postoperativen Jahres, die mit dem verwendeten Implantatlinsentyp korrelierten und offenbar auch abhängig davon waren, welcher Operateur die Kataraktextraktion durchgeführt hatte. Wir möchten diese Ergebnisse im folgenden mitteilen.

Bekanntlich ist es für die Brechkraftkalkulation einer Intraokularlinse erforderlich, neben der präoperativen Bulbuslängenbestimmung durch die Biometrie, der Hornhautbrechkraftbestimmung durch die Keratometrie und der Schätzung der postoperativen Vorderkammertiefe bzw. dem Festlegen der A-Konstanten auch noch die gewünschte Zielrefraktion in die Linsenberechnung eingeht. Die von uns angestrebte Zielrefraktion bestand größtenteils in einer geringen Myopisierung, wenn Visus und Refraktion des Partnerauges sowie der zu erwartenden postoperative Visus dies zuließen.

Wie soll man nun aber die Zielrefraktion festlegen, wenn sich herausstellt, daß sich während der postoperativen Phase noch Veränderungen der Refraktion einstellen und das diese Veränderung nicht nur abhängig vom implantierten Linsentyp, sondern auch vom Operateur ist?

Material und Methoden

In einer Serie von 318 Intraokularlinsenimplantationen haben wir versucht, etwas über die Refraktion im Nachbeobachtungszeitraum zu erfahren. Dazu werden die weiterbetreuenden Ophthalmologen zur Refraktion im Nachbeobachtungszeitraum befragt, so daß in 252 Fällen eine „follow up refraction" bekannt wurde. Die mittlere Nachbeobachtungszeit betrug 12 Monate und reichte von 4–24 Monaten.

Die Kataraktextraktionen wurden von 7 Operateuren durchgeführt. Die Operationen wurden zum größten Teil als extrakapsuläre Kataraktextraktion und nur zum geringen Teil von etwa 10% als Phakoemulsifikation durchgeführt. Die Linsenimplantation erfolgte mit dem Ziel der Sulkusfixation. Dabei wurden vier verschiedene Linsentypen zweier Hersteller verwendet. Die Linsen verfügten alle über 10° abgewinkelte Haptik, die teilweise in Sinskey- und teilweise in Simcoe-Form ausgeführt war.

Zur präoperativen Brechkraftvorhersage der implantierten Linse war eine Biometrie in Immersionsmethode mit dem Ocuscan 400 unter Verwendung eines 10 MHz Schallkopfes durchgeführt worden. Die Messung der Hornhautbrechkraft erfolgte mit dem Ophthalmometer von Zeiss. Die Implantatstärke wurde mit einem kommerziellen Rechnerprogramm unter Verwendung der theoretisch-optischen Formel erstellt. Refraktionsziel war meist eine geringe Myopisierung bei verträglicher Aniseikonie.

Bei der Auswertung wurde die unmittelbar postoperative Refraktion mit der Refraktion im Nachbeobachtungszeitraum verglichen und zum einen hinsichtlich der verwendeten Linsentypen, zum anderen hinsichtlich interindividueller Unterschiede zwischen den Implanteuren verglichen. In diese Betrachtung wurden auch Fälle mit hohem postoperativen Astigmatismus einbezogen. Einziges Ausschlußkriterium war eine deutliche, nicht optisch bedingte Visusminderung, die die Bestimmung einer exakten Refraktion nicht mehr zuließ.

Ergebnisse

Unmittelbar postoperativ war im Mittel all unserer Patienten eine Myopisierung von −0,64 dpt gegenüber der Zielrefraktion gefunden worden. Im durchschnittlich einjährigen Nachbeobachtungszeitraum kam es zu einer weiteren durchschnittlichen Myopisierung um −0,25 dpt, so daß nun gegenüber der Zielrefraktion eine mittlere Myopisierung um −0,89 dpt vorlag (Tabelle 1).

Wird die Refraktionsveränderung im Nachbeobachtungszeitraum nach implantierten Linsentypen aufgeschlüsselt, so fand sich für die 59 Fälle, in denen eine Hinterkammerlinse mit Sinskey-Haptik implantiert worden war,

Tabelle 1. Mittelwerte der Refraktionsergebnisse (N = 252) unmittelbar postoperativ und nach einjähriger Nachbeobachtungszeit

Unmittelbar postoperativ	− 0,64 dpt
12 Monate postoperativ	− 0,89 dpt
Myopisierung während der Nachbeobachtungszeit	− 0,25 dpt

Tabelle 2. Refraktionsänderung im Nachbeobachtungszeitraum bei unterschiedlichen Linsentypen

Linsentyp	n	mittlere Änderung des sphärischen Äquivalents	Streuung
Sinskey-ähnlich	59	− 0,48 dpt	± 1,12
Sinskey	37	− 0,07 dpt	± 1,45
Simcoe	154	− 0,22 dpt	± 1,74
Gesamt	252	− 0,25 dpt	± 1,55

eine Myopisierung um −0,48 dpt (Streubereich ±1,12 dpt). Wogegen die zwei Linsentypen mit Simcoe-Haptik zu einer geringeren mittleren Myopisierung von −0,07 dpt (Streubereich ±1,45 dpt, n = 37) bzw. von −0,22 dpt (Streubereich ±1,47 dpt, n = 154) führten. Der Unterschied zwischen den beiden letztgenannten Linsen war statistisch auf dem 5%-Niveau nicht signifikant (Tabelle 2).

In den 59 Fällen, in denen eine Linse mit Sinskey-Haptik implantiert worden war, war zwar im Mittel die stärkste Myopisierung während des Nachbeobachtungszeitraumes beobachtet worden, bei einem der Operateure war es jedoch im Durchschnitt im Mittel zu einer Hyperopisierung von etwa ¼ dpt anstatt zu einer Myopisierung gekommen (Tabelle 3 a).

In den 37 Fällen, in denen eine Linse mit Simcoe-Haptik implantiert worden war, wurde durchschnittlich kaum eine Refraktionsänderung während des Nachbeobachtungszeitraumes beobachtet. Werden die Ergebnisse dagegen nach Operateuren aufgeschlüsselt, so reichte die individuelle Refraktionsveränderung von +0,47 dpt bis −0,64 dpt (Tabelle 3 b).

Betrachtet man nun das größte Teilkollektiv mit der in dieser Untersuchung am häufigsten implantierten Linse, so zeigt sich wiederum ein ähnliches Bild. Die 154 Implantationen wurden von 7 Operateuren durchgeführt. Die Fallzahlen reichten von den wenig aussagekräftigen N = 3 beim Operateur Nr.1 bis zu N = 45 beim Operateur Nr. 4. Wenn man sich hier auf die 3 größten Fallzahlen konzentriert, so stellt man beim Operateur mit der Nr. 2 fest, daß die 27 Patienten mit von ihm implantierten Linsen dieses Typs während der Nachbeobachtungszeit durchschnittlich eine Hyperopisierung von +0,46 dpt erfuhren. Dagegen zeigten die Patienten der Operateure Nr. 4 und Nr. 5 eine Myopisierung in ähnlicher Größenordnung (−0,37 dpt und −0,40 dpt). Insgesamt reichte die Bandbreite von einer Hyperopisierung um +0,58 dpt bis zu einer Myopisierung um −0,87 dpt. Also differierten die operateurspezifischen Ergebnisse für diese Linse von einem bis zum anderen Extrem um etwa 1,5 dpt (Tabelle 3).

Tabelle 3a−c. Refraktionsänderung im Nachbeobachtungszeitraum bei verschiedenen Operateuren

Operateur	n	mittlere Änderung des sphärischen Äquivalents	Streuung
a) Linse: ähnlich Sinskey			
1	11	+ 0,27 dpt	± 0,83
2	42	− 0,69 dpt	± 1,13
3	6	− 0,35 dpt	± 1,42
Gesamt	59	− 0,48 dpt	± 1,12
b) Linse: Sinskey			
1	11	+ 0,47 dpt	± 0,96
2	5	− 0,22 dpt	± 1,47
3	9	− 0,19 dpt	± 1,76
4	11	− 0,64 dpt	± 1,59
Gesamt	37	− 0,06	± 1,45
c) Linse: Simcoe			
1	3	+ 0,58 dpt	± 2,79
2	27	+ 0,46 dpt	± 1,80
3	18	+ 0,09 dpt	± 1,30
4	45	− 0,37 dpt	± 1,65
5	29	− 0,40 dpt	± 1,63
6	17	− 0,46 dpt	± 1,80
7	15	− 0,87 dpt	± 2,17
Gesamt	154	− 0,22 dpt	± 1,74

Diskussion

Ursprüngliches Ziel der Untersuchung war es herauszufinden, ob es ausreichen würde, den bisher verwendeten Berechnungsmodus für intraokulare Linsen durch eine andere Formel auszutauschen, um die Vorhersagegenauigkeit zu erhöhen. Überraschenderweise hatte sich hier gezeigt, daß für den klinischen Routinefall die Verwendung einer Regressionsformel vielleicht geringe Vorzüge gegenüber einer physikalisch-optischen Formel aufweist, andererseits waren die Unterschiede, die sich bei Verwendung der einen oder anderen Linsenberechnungsformel ergaben, insgesamt gering.

Eine mögliche Ursache hierfür liegt in der hier dargestellten Variabilität des Refraktionsverlaufs im ersten postoperativen Jahr. Wobei die Refraktionsveränderungen offensichtlich zum einen vom implantierten Linsentyp, zum anderen aber auch vom Operateur abhängen. Auch wenn die Streuung unserer Ergebnisse für jede einzelne Kombination aus Operateur und Linsentyp darauf hinweist, daß die hier gefundenen Tendenzen für den einzelnen Patienten nur cum grano salis anwendbar sind, so waren doch die meisten hier gefundenen operateurspezifischen Unterschiede statistisch auf dem 5%-Niveau signifikant.

Denkbar ist, daß Faktoren wie individuelle Schnitt- und Nahttechnik den Refraktionsverlauf beeinflussen, es ist auch denkbar, daß die Art der Implantation (z.b. 1 Bügel im Kapselsack, 1 Bügel im Sulcus versus beide Bügel im Sulcus oder beide Bügel im Kapselsack) sich darauf auswirken, ob postoperativ im Lauf der Zeit eine Hyperopisierung oder eine Myopisierung eintritt. Weiterhin ist denkbar, daß bei der Rückbildung des chirurgisch induzierten Astigmatismus Veränderungen entstehen, die sich auf das sphärische Äquivalent nicht neutral auswirken.

Insgesamt ergibt sich die Schlußfolgerung, daß es zur Berechnung der Brechkraft von Intraokularlinsen nicht ausreicht, die Ergebnisse von Biometrie, Keratometrie und Vorderkammertiefenschätzung zu optimieren, sondern daß es ebenso bedeutsam ist, daß jeder einzelne Operateur seine individuellen Ergebnisse überprüft, um so zu einer individuellen Optimierung der Brechkraftvorhersage zu gelangen. Dies mag auch die Bedeutung der Entscheidung für die eine oder andere Berechnungsformel für Intraokularlinsen etwas relativieren.

Literatur

1. Binkhorst RD (1979) Intraocular lens power calculation. Int Ophthalmol Clin 19:237−252
2. Coleman DJ (1979) Ultrasonic measurement of eye demensions. Int Ophthalmol Clin 19:225−236
3. Colenbrander MC (1973) Calculation of the power of an iris clip lens for distant vision. Br J Ophthalmol 57:735−740
4. Draeger R et al. (1990) Quantifizierung der Schrumpfungskräfte des Kapselsacks − Eine experimentelle Studie. In: Freyler H, Skorpik C, Grasl M (Hrsg) 3. Kongreß der DGII. Springer, Wien New York
5. Fechner PU (1984) Intraokularlinsen: Grundlagen und Operationslehre, 2. Aufl. Bücherei des Augenarztes 82. Enke, Stuttgart, S 70−75
6. Giers U, Epple C (1990) A-scan divice accuacy. J Cataract Refract Surg 16:235−242
7. Giers U, Stodtmeister R, Pinz G (1990) Vergleich verschiedener Formeln zur Berechnung sulcusfixierter Hinterkammerlinsen. In: Freyler H, Skorpik C, Grasl M (Hrsg) 3. Kongreß der DGII, Wien, Springer, Wien New York, S 383−390
8. Hoffer KJ (1982) Präoperative cataract evaluation: intraocular lens power calculation. Int Ophthalmol Clin 22:37−75
9. Huber C (1986) Präoperative Schützung der postoperativen Vorderkammertiefe nach Linsenimplantation. Klin Monatsbl Augenheilkd 188:439−441
10. Juchem M, Gnad HD, Funder J (1990) Vergleich der am häufigsten angewandten Biometrieformeln anhand der nach Implantation einer Hinterkammerlinse aus PMMA erzielten Ametropie. In: Freyler H, Skorpik C, Grasl M (Hrsg) 3. Kongreß der DGII, Springer, Wien New York, S 368−373
11. Ossoinig KC (1983) How to abtain maximum measuring accurancies with standardized A-scan. In: Hillmann JS, LeMay MM (eds) Ophthalmic ultrasonography. Junkj, The Hague, pp 197−216
12. Retzlaff J, Sanders D, Kraff M (1982) A manual of implant power calculations. Sanders, Chicago

Über die Schätzung der postoperativen Vorderkammertiefe mit den modernen Formeln zur Kunstlinsenberechnung

TH. OLSEN

Zusammenfassung. Die Schätzung der postoperativen Vorderkammertiefe ist eine wichtige Grundlage der Berechnung der Kunstlinsenbrechkraft. In einer Reihe von 640 Hinterkammerlinsenimplantationen haben wir vier Methoden zur Vorausberechnung der postoperativen Position der Kunstlinse verglichen. Es handelt sich um die Formeln von Lepper u. Trier, Holladay et al., die neue Sanders-Retzlaff-Kraff-Formel (SRK/T) und um die von uns früher beschriebene Regressionsmethode. Die Ergebnisse zeigten signifikante Fehler bei den meisten Methoden insbesondere in dem Extrembereich der Bulbuslänge. Die größten Fehler wurden mit der Lepper-Trier-Formel, der Holladay-Formel und mit der SRK/T-Formel in langen Augen beobachtet (>25,5 mm). Die Wichtigkeit einer Bias-freien Schätzung der postoperativen Vorderkammertiefe für eine verbesserte Berechnung der Kunstlinsen wird demonstriert.

Summary. The prediction of the postoperative pseudophakic anterior chamber depth (ACD) is a key element in the calculation of IOL power. In a series of 640 posterior chamber lens implantations 4 different methods of estimating the ACD were evaluated and compared. The methods in question were the formulas described by Lepper and Trier, Holladay, Sanders-Retzlaff-Kraff (SRK/T) and by Olsen. Significant errors were observed with most formulas, especially in very short and long eyes. The highest errors were observed with the Lepper and Trier, Holladay, and with the SRK/T formula in long eyes (>25.5 mm). The importance of an unbiased prediction of the ACD is demonstrated.

Die Entwicklung von verschiedenen Formeln zur Vorausberechnung der Brechkraft der Kunstlinsen bildet ein kontroverses Kapitel der Intraokularlinsenimplantation. Seit zehn Jahren verteilen sich die Methoden auf zwei Hauptrichtungen: 1. die ersten theoretischen Formeln [2, 3, 4], die in abgekürzter Form aus der theoretischen Optik hergeleitet sind, und 2. die empirischen Formeln [1, 5, 13], die rein statistisch von Natur sind und keine optische Struktur enthalten. Der Paradox der Linsenberechnung besteht darin, daß während wenige Autoren die optische Natur des pseudophaken Auges bezweifelt haben, eine größere Genauigkeit der ersten theoretisch-optischen Formeln gegenüber der der empirischen Formeln nicht hat bestätigt werden können.

In den letzten Jahren hat sich aber dieses Bild geändert. Mit der Entwicklung von verbesserten optischen Formeln haben mehrere Autoren eine größere Genauigkeit mit dieser neuen Generation von Linsenformeln gefunden

Universitätsaugenklinik, Aarhus Kommunehospital, DK-8000 Aarhus C, und Augenabteilung, Vejle Sygehus, DK-7100 Vejle

5. Kongreß der DGII
Hrsg. Wenzel et al.
© Springer-Verlag Berlin Heidelberg

[6, 9]. Auch die Sanders-Retzlaff-Kraff-Formel, die ursprünglich als eine rein empirische Formel lanciert wurde, hat sich letztlich in eine theoretische Formel geändert (SRK/T) [12]. Die gemeinsame Tendenz dieser neuen Entwicklung der Linsenformeln ist also eine Rückkehr zu einer mathematisch-optischen Grundlage der Berechnung der Brechkraft der Kunstlinsen.

Wenn die Linsenberechnung einer mathematisch-optischen Grundlage folgen muß, wird aber die Schätzung der postoperativen Vorderkammertiefe eine wichtige empirische Grundlage jeder Formel. Gerade in diesem Punkt gibt es noch keinen Konsens, und verschiedene Methoden werden von den verschiedenen Formeln benutzt. Um die Genauigkeit dieser Methoden zu prüfen, haben wir in dieser Arbeit vier Methoden zur Vorausberechnung der Position der Kunstlinsen verglichen.

Klinisches Material

Das Gesamtmaterial besteht aus 640 Patienten, 189 Männern und 451 Frauen, an denen drei Typen von kapselsackfixierten Hinterkammerlinsen implantiert worden waren. 120 der Augen wurden mittels einer computergestützten Datenbank wegen sehr kurzer (<22 mm) oder sehr langer Augen (>26 mm) ausgewählt, während 520 Augen eine Normalpopulation darstellten.

Die Biometrie wurde präoperativ sowie 4−6 Monate postoperativ mit einem 10-MHz-Schallkopf am Sonometrics Ocuscan 400 durchgeführt. Die angenommene Ultraschallgeschwindigkeit betrug 1550 m/s für das ganze Auge und 1530 m/s im Kammerwasser. Die Keratometrie wurde mit einem Autokeratometer (Nidek KM-800) durchgeführt.

Um die Genauigkeit der Kammertiefeschätzung über verschiedenen Achsenlängen zu evaluieren, wurden die Augen in Abhängigkeit von der Achsenlänge in 6 Gruppen geteilt: 1) Achsenlänge 19,0−21,5 mm (n = 67), 2) 21,51−22,50 mm (n = 128), 3) 22,51−23,50 mm (n = 193), 4) 23,51−24,50 mm (n = 125), 5) 24,51−25,50 mm (n = 58) und 6) länger als 25,51 mm (n = 69). Die klinischen Befunde sind in Tabelle 1 dargestellt.

Tabelle 1. Klinische Befunde bei 640 Patienten, an denen eine Hinterkammerlinse implantiert wurden (Mittelwert ± Standardabweichung)

	Vorderkammertiefe (mm)	Hornhautbrechkraft (D)	Achsenlänge (mm)
Präop	2,93 ± 0,92	42,97 ± 1,63	23,54 ± 2,08
Postop	3,93 ± 0,51	42,95 ± 1,65	23,61 ± 2,08
Linsentyp 1	4,12 ± 0,46 (n = 263)		
Linsentyp 2	3,92 ± 0,41 (n = 37)		
Linsentyp 3	3,90 ± 0,42 (n = 303)		

Methode

Methode 1

Lepper u. Trier [7] haben eine Methode zur individuellen Vorausberechnung der pseudophaken Vorderkammertiefe beschrieben:

$$VKpost = 2,734 + 0,32 \cdot VKprä, \tag{1}$$

wobei VKpost = pseudophake Vorderkammertiefe (mm), VKprä = präoperative Vorderkammertiefe (mm).

Diese Formel wurde von Lepper u. Trier als eine gemeinsame Gleichung, die für alle Kunstlinsen gilt, angenommen. Wir sind aber der Meinung, daß diese Annahme eine Vereinfachung bildet, die nicht notwendig ist. Wie es von uns früher beschrieben ist (s. unten), verbessert sich die Genauigkeit, wenn man eine Regressionsformel wie Formel 1 von dem Mittelwert des individuellen Linsentyps abhängig macht. Die entsprechende Modifikation von Formel 1 wird:

$$VKpost = VKmw + 0,32 \cdot VKprä + A, \tag{1a}$$

wobei VKmw = Mittelwert der pseudophaken Kammertiefe, A = eine neue systematische Konstante, die aus den Mittelwerten deduziert werden kann ($= -0,948$ in der vorliegenden Arbeit). Wir haben Formel 1a in der vorliegenden Arbeit angewendet.

Methode 2

Die Methode von Holladay et al. [6] folgt einem erst von Fyodorov [4] beschriebenen Prinzip, nach dem eine Irisebene aus dem von der Hornhaut begrenzten Kugelabschnitt berechnet wird. Diese Irisebene bildet einen Bezugspunkt, der mit einem variierten Abstand („surgeon's factor") zur optischen Ebene der Kunstlinse korreliert. Die entsprechende Formel der Vorderkammertiefe ist:

$$VKpost = R - sqr (R^2 - (W^2/4)) + SF, \tag{2}$$

wobei VKpost = pseudophake Vorderkammertiefe, R = Krümmungsradius der Hornhaut (Minimum 7 mm), W = Durchmesser der Hornhaut (Maximum 13 mm), und SF = „surgeon's factor", der von dem individuellen Linsentyp abhängt.

Als eine Modifikation der Methode von Fyodorov, wird ,W' in der Ausgabe von Holladay angenommen, in Abhängigkeit von der Achsenlänge zu sein:

$$W = 12,5 \cdot Ax/23,5,$$

wobei Ax = Achsenlänge (mm).

Die Formel von Holladay et al. ist deshalb teilweise eine Formel, die sich auf dem Hornhautabschnitt stützt, und teilweise eine Formel, die eine Achsenlängenkorrektur macht.

Methode 3

Die letzte Modifikation der Sanders-Retzlaff-Kraff(SRK)-Formel [12] wird die SRK/T-Formel genannt. Diese theoretische Formel ist der Holladay-Formel sehr ähnlich. Der größte Unterschied liegt in der Methode zur Vorausberechnung der pseudophaken Vorderkammertiefe.

Ganz wie die Holladay-Formel benutzt auch die SRK/T-Formel ein Prinzip, das sich teilweise auf dem Hornhautabschnitt und teilweise auf der Achsenlänge stützt.

1) Zunächst wird die Achsenlänge (Ax) modifiziert:

Wenn Ax ≤ 24,2, dann LCOR = Ax.
Wenn Ax > 24,2, dann LCOR = $-3,446 + 1,716 \cdot Ax - 0,0237 \cdot Ax^2$.

2) Der Durchmesser der Hornhaut wird jetzt nach

$$W = -5,41 + 0,58412 \cdot LCOR + 0,098 \cdot K$$

berechnet, wobei K = Brechkraft der Hornhaut (= 337,5/R, wobei R = Krümmungsradius der Hornhaut).

3) Die pseudophake Vorderkammertiefe wird berechnet:

$$VKpost = R - sqr (R^2 - W^2/4) + 0,62467 \cdot Asrk - 72,083, \qquad (3)$$

wobei Asrk = die A-Konstante der Kunstlinse.

Methode 4

Wie früher von uns beschrieben [10], ist es möglich, eine individuelle Berechnung der pseudophaken Vorderkammertiefe mittels einer multiplen Regressionsformel zu machen:

$$VKpost = VKmw + 0,13 \cdot H + 0,25 \cdot VKprä + 0,12 \cdot Ax + K1, \qquad (4)$$

wobei VKpost = erwartete pseudophake Vorderkammertiefe, VKmw = Gruppendurchschnitt der VKpost für einen spezifischen Linsentyp, H = Höhe des kugelförmigen Hornhautabschnitts (ad modum Fyodorov [4]), VKprä = präoperative Vorderkammertiefe, Ax = Achsenlänge, und K1 eine Konstante, die von den Mittelwerten abhängt (= $-4,08$).

Die Ergebnisse mit dieser Formel haben gezeigt, das der Parameter ‚H' im Vergleich mit den Parametern ‚VKprä' und ‚Ax' einen nur geringen Vorhersagewert besitzt, und in der klinischen Praxis konnte eine praktisch ähnliche Genauigkeit mit der folgenden verkürzten Ausgabe erreicht werden:

$$VKpost = VKmw + 0,25 \cdot VKprä + 0,12 \cdot Ax + K2, \qquad (4a)$$

wobei K2 eine neue Konstante bildet (= $-3,56$). Diese Formel wurde in der vorliegenden Arbeit angewendet.

Normalisierung der Formeln

Wie oben erwähnt, besitzen alle vier Formeln empirische Konstanten, die korrigiert werden müssen, um ein optimales Verfahren der Formeln zu bekommen. Manchmal sind aber die Konstanten vor der Untersuchung nicht bekannt, und es besteht deshalb die Gefahr, eine falsche Konstante anzuwenden, die eine systematische Abweichung der erwarteten Werte bewirken könnte. Weil uns nur die Präzision der Formel interessiert, d.h. die Streuung des Fehlers um den Mittelwert, sind zuerst die empirischen Konstanten der verschiedenen Formeln aus dem vorliegenden Material hergeleitet, um einen Vergleich der Präzision der Formeln möglich zu machen:

Erstens wurde die durchschnittliche Vorderkammertiefe jedes Linsentyps bestimmt. Zweitens wurden bei iterativer Computeranalyse die Konstanten der Gleichungen 1a, 2 und 3a gefunden, so daß die mittlere Abweichung der Formeln gleich Null war. Die hergeleiteten Konstanten sind in Tabelle 2 dargestellt.

Signifikante Unterschiede waren zwischen ,SF' von verschiedenen Linsentypen und von ,Asrk' von verschiedenen Linsentypen zu beobachten. Die Konstante ,A' der Lepper-Trier-Formel unterscheidet sich nicht von einem durchschnittlichen Wert von 0,94. Die Konstante ,K2' der Olsen-Formel unterscheidet sich nicht von einem durchschnittlichen Wert von 3,56. Diese Ergebnisse waren zu erwarten, weil die Konstanten ,A' und ,K2' nur von den biometrischen Daten abhängen und im Gegensatz zu ,SF' und ,Asrk' keine linsenspezifischen Konstanten darstellen.

Es muß beobachtet werden, daß die vorliegende Definition der Konstanten eine Variation über die ursprünglichen Definitionen in der Holladay- und in der SRK/T-Formel darstellt. In diesen beiden Formeln ist die pseudophake Vorderkammertiefe ein empirischer Wert, der retrospektiv aus der Endrefraktion berechnet wird. In der vorliegenden Arbeit bezeichnet die VKpost den anatomischen Wert, der biometrisch bestätigt werden kann.

Tabelle 2. Empirische Konstanten, die für die Normalisierung der Formeln angewendet worden sind

Formel	Konstante	Linsentyp		
		1	2	3
1) Lepper u. Trier	A (Gl 1a, mm)	$-0,98$	$-1,03$	$-1,02$
2) Holladay	SF (Gl 2, mm)	0,79	0,55	0,32
3) SRK/T	Asrk (Gl 3, D)	117,72	117,78	116,62
4) Olsen	K2 (Gl 4a, mm)	3,59	3,50	3,66

Für die statistische Analyse haben wir den Fehler der Schätzung als den Unterschied zwischen dem erwarteten und dem beobachteten Wert definiert. Die Genauigkeit der verschiedenen Formeln wurde aufgrund der Standardabweichung des Fehlers, des Mittelwerts des absoluten Fehlers, des Extrembereichs des Fehlers und aufgrund der Korrelation zwischen dem erwarteten und dem beobachteten Wert verglichen.

Ergebnisse

Die Ergebnisse sind in Tabelle 3 dargestellt. Der Mittelwert des arithmetischen Fehlers betrug 0,0 in jedem Fall wegen der Normalisierung der Formeln. Signifikante Unterschiede waren in der Streuung der Fehler zu finden (Abb. 1). Die größte Gesamtstreuung, d.h. die geringste Genauigkeit, war mit der SRK/T-Formel zu sehen. Die höchste Genauigkeit war mit der von uns beschriebenen Regressionsformel zu beobachten (p < 0,01 mit F-Test).

Eine besondere Variation zeigte sich, wenn das Material in Abhängigkeit von der Achsenlänge abgebildet wurde (Abb. 2, 3). Die meisten Formeln zeigten eine ähnliche Genauigkeit in den mittleren Achsenlängen. Auch in kurzen Augen zeigten die meisten Formeln eine ähnliche und gute Genauigkeit, mit Ausnahme der Lepper-Trier-Formel, die in diesem Bereich einen signifikant größeren Fehler zeigte.

Die größten Unterschiede ergaben sich in den langen Augen (>24,5 mm). Der größte Fehler wurde mit der SRK/T-Formel in der Gruppe von sehr langen Augen (>25,5 mm) beobachtet. Die SRK/T-Formel überschätzte in dieser Gruppe die beobachtete Vorderkammertiefe mit 0,64 mm. Zur anderen Seite zeigte die Lepper-Trier-Formel in derselben Gruppe eine Unterschätzung der Vorderkammertiefe von 0,46 mm.

Tabelle 3. Der Fehler der Bestimmung der pseudophaken Vorderkammertiefe. Der Mittelwert des Fehlers ist gleich Null wegen der Normalisierung der Formeln. Werte in mm

Formel	Lepper u. Trier	Holladay	SRK/T	Olsen
Mittelwert	0,00	0,00	0,00	0,00
Standardabweichung (SD)	0,394	0,368	0,469	0,309
Mittelwert des absoluten Fehlers	0,299	0,279	0,337	0,238
Extrembereich	−1,48 − 1,72	−1,27 − 1,90	−2,73 − 1,54	−1,36 − 1,25
Korrelationskoeff.	0,64	0,74	0,68	0,77
Anzahl der Fälle				
< ± 0,5 mm	82%	85%	78%	87%
< ± 1,0 mm	97%	97%	95%	99%

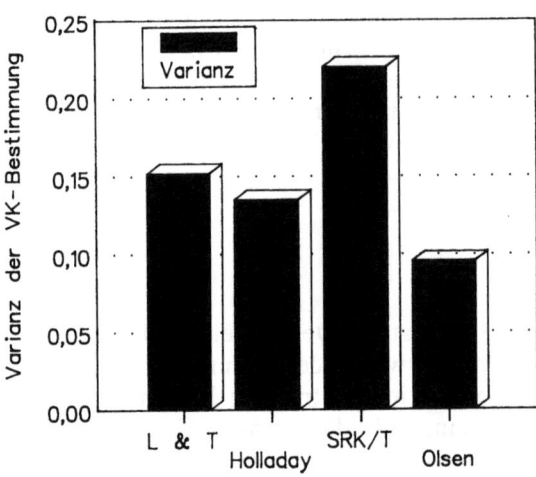

Abb. 1. Die Streuung (Varianz) des Fehlers von vier Methoden für die Berechnung der pseudophaken Vorderkammertiefe. L & T = Lepper-Trier-Formel

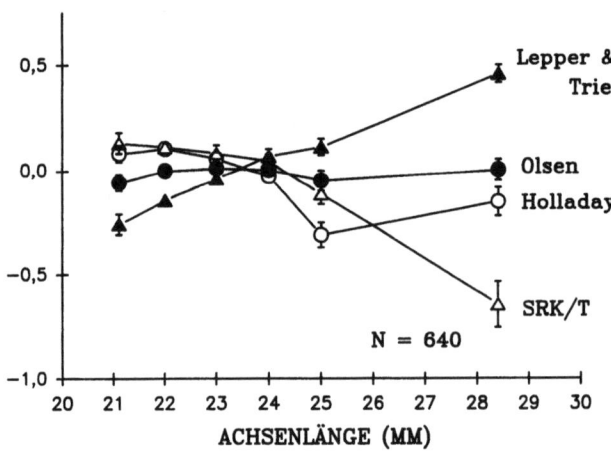

Abb. 2. Der Fehler der Schätzung der pseudophaken Vorderkammertiefe (VK) in Abhängigkeit von der Achsenlänge. (Arithmetischer Mw ± SD des Mittelwertes)

Diskussion

Frühere Ergebnisse haben gezeigt, daß die neue Generation von mathematisch-optischen Linsenformeln gegenüber den empirischen SRK-I- und SRK-II-Formeln eine verbesserte Genauigkeit besitzen [6, 9, 12]. Dies ist insbesondere in sehr kurzen und sehr langen Augen zu beobachten [11]. Diese Ergebnisse stehen im Gegensatz zu dem Verfahren mit den früheren theoretischen Formeln, die eine schlechtere Prädiktion im Extrembereich

ABSOLUTER FEHLER DER VK-SCHÄTZUNG (MM)

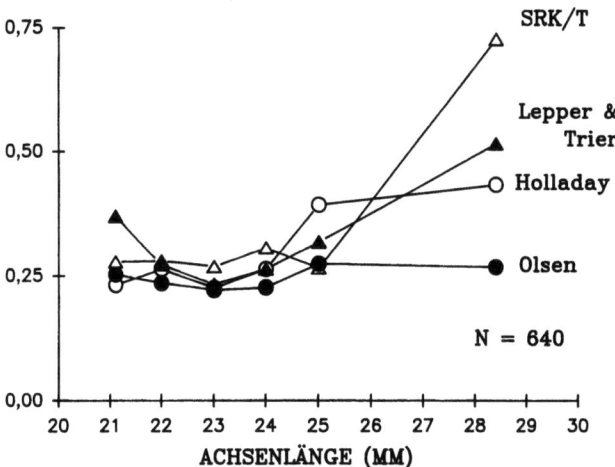

Abb. 3. Der absolute Fehler der Schätzung der pseudophaken Vorderkammertiefe (VK) in Abhängigkeit von der Achsenlänge

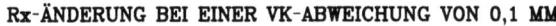

Rx-ÄNDERUNG BEI EINER VK-ABWEICHUNG VON 0,1 MM

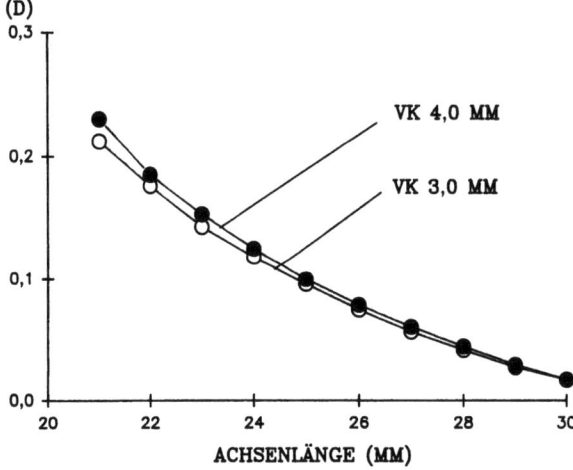

Abb. 4. Der theoretische Zusammenhang zwischen dem Fehler der Schätzung der Vorderkammertiefe und der entsprechenden Abweichung der Refraktion. VK = Vorderkammertiefe

zeigten, und beruhen auf einer verbesserten Prädiktion der pseudophaken Vorderkammertiefe mit den neuen Formeln [11].

Mit der vorliegenden Arbeit haben wir versucht, die verschiedenen Formeln genau in diesem Punkt zu untersuchen, wo spezifische Verbesserungen liegen können und wo die Methoden sich voneinander trennen, nämlich in der Vorausberechnung der pseudophaken Vorderkammertiefe.

Wenn eine Linsenformel einen Fehler in der Bestimmung der pseudophaken Vorderkammertiefe eingebaut hat, dann folgt naturgemäß ein Fehler in der vorausgesagten Refraktion. Die Größe des Fehlers hängt sowohl von dem individuellen Auge als auch von der konkreten Linse ab. Benutzen wir ein physiologisches und computergestütztes Modell des Auges [8], und nehmen wir an, daß die Zielrefraktion in allen Fällen der Emmetropie entspricht, dann können wir den folgenden theoretischen Zusammenhang darstellen (Abb. 4).

Es folgt, daß der Fehler in relativ großem Maße von der Achsenlänge beeinflußt ist. Handelt es sich beispielsweise um ein Auge von 25 mm, dann bewirkt jede 0,1-mm-Abweichung der Vorderkammertiefe vom vorausgesagten Wert einen Fehler der Zielrefraktion von 0,1 Dioptrien. Dieser Zusammenhang erlaubt uns, die Fehler der vier Formeln zu werten. Wenn z.B. die Holladay-Formel eine systematische Abweichung von 0,4 mm zeigt (Abb. 2, 25 mm Achsenlänge), dann wird der erwartete Fehler auf der Refraktion etwa 0,4 Dioptrien. Diese Berechnungen stimmen gut mit klinischen Ergebnissen überein.

Literatur

1. Axt J (1983) Power calculation for the Style-30 (Sheets design) and other intraocular lenses. CLAO J 9:102−106
2. Binkhorst CD (1973) Dioptrienzahl künstlicher Augenlinsen. Klin Monatsbl Augenheilkd 162:354−361
3. Colenbrander MC (1973) Calculation of the power of an iris clip lens for distant vision. Br J Ophthalmol 57:735−740
4. Fyodorov SN, Galin MA, Linksz A (1975) Calculation of the optical power of intraocular lenses. Invest Ophthalmol Vis Sci 14:625−628
5. Gills JP (1980) Minimizing postoperative refractive error. Contact Intraocular Lens Med J 6:56−59
6. Holladay JT, Musgrove KH, Prager TC, Lewis JW, Chandler TY, Ruiz RS (1988) A three-part system for refining intraocular lens power calculations. J Cataract Refract Surg 14:17−24
7. Lepper RD, Trier HG (1984) Refraction after intraocular lens implantation. Results with a computerized system for ultrasonic biometry and for implant lens power calculation. Doc Ophthalmol Proc Ser 38:243−248
8. Olsen T (1987) Theoretical approach to intraocular lens calculation using Gaussian optics. J Cataract Refract Surg 13:141−145
9. Olsen T (1989) Wie man die Genauigkeit der Kunstlinsenberechnung mit einer computergestützten Methode verbessern kann. In: Freyler H, Skorpik Ch, Grasl M (Hrsg) 3. Kongreß der Deutschen Gesellschaft für Intraokularlinsen Implantation. Springer, Wien New York, S 391−399

10. Olsen T, Olesen H, Thim K, Corydon L (1990) Prediction of postoperative IOL chamber depth. J Cataract Refract Surg 16:587−590
11. Olsen T, Thim K, Corydon L (1991) Accuracy of the newer generation theoretical IOL calculation formulas in long and short eyes. J Cataract Refract Surg (im Druck)
12. Retzlaff JA, Sanders DR, Kraff MC (1990) Development of the SRK/T intraocular lens implant power calculation formula. J Cataract Refract Surg 16:333−340
13. Sanders DR, Retzlaff J, Kraff M et al. (1980) Comparison of the accuracy of the Binkhorst, Colenbrander, and SRK implant power predictions. Am Intraocular Implant Soc J 7:337−340

Veränderungen des sphärischen Äquivalents der objektiven Refraktion im Verlauf nach Phakoemulsifikation mit Intraokularlinsenimplantation

W. Wetzel, R. Gast und G. Duncker

Zusammenfassung. Bei 79 Augen mit seniler Katarakt wurde routinemäßig eine Phako-emulsifikation mit Hinterkammerlinsenimplantation in den Kapselsack durchgeführt. Die Brechkraft der Intraokularlinse wurde durch präoperative Ultraschallbiometrie des Bulbus festgelegt und hierbei Emmetropie angestrebt. 5 Tage postoperativ und nochmals bei einer Nachuntersuchung nach einem Jahr wurde die objektive Refraktion bestimmt. Zur Beurteilung der refraktiven Gesamteinstellung des Bulbus nach Intraokularlinsenimplantation eignet sich das sphärische Äquivalent der vollständigen objektiven Refraktion. Im Durchschnitt lagen die Werte unmittelbar postoperativ bei +0,36 dptr. Nach einem Jahr war ein Mittelwert von +0,54 dptr, also eine weitere Hyperopisierung, zu beobachten. Als Ursachen hierfür kommen weniger Veränderungen der Hornhautkrümmung im Rahmen der Wundheilung, vielmehr jedoch axiale Verschiebungen der Intraokularlinsenposition im Verhältnis zu Hornhaut und Retina, z.B. durch Kapselsackschrumpfung in Frage.

Summary. In 70 eyes with senile cataract phacoemulsification was performed with implantation of posterior chamber lenses into the capsular bag. The strength of the intraocular lens was determined for emmetropia by ultrasonic biometry. Spherical and cylindrical refraction were objectively measured after 5 postoperative days and then again after 1 year. Spherical equivalent of the objective refraction was found at +0.36 diopters early postoperative and at +0.54 diopters after 1 year. Reasons of hyperopic changes may be corneoscleral wound healing, but rather shifting of the intraocular lens for instance caused by shrinking of the capsular bag.

Einleitung

Für die endgültige visuelle Rehabilitation des Patienten nach Katarakt-extraktion mit IOL-Implantation ist mitentscheidend, wie sich die postoperative Refraktion, d.h. der Astigmatismus, aber auch das sphärische Äquivalent langfristig verhalten. Der Verlauf des letztgenannten Parameters wurde in dieser prospektiven Studie beobachtet und ausgewertet.

Universitäts-Augenklinik Kiel, Abteilung Ophthalmologie, Hegewischstr. 2, W-2300 Kiel, Bundesrepublik Deutschland

5. Kongreß der DGII
Hrsg. Wenzel et al.
© Springer-Verlag Berlin Heidelberg

Material und Methoden

Bei 79 Augen von Kataraktpatienten wurde eine Phakoemulsifikation in jeweils gleicher Technik von einem Operateur durchgeführt. Die Kapseleröffnung erfolgte durch Kapsulorhexis, wobei auf einen zirkulär intakten Rhexisrand ohne radiäre Einrisse Wert gelegt wurde. Dies ermöglichte eine gezielte kontrollierte Implantation der Hinterkammerlinse in den Kapselsack. Implantiert wurden Ein-Stück-PMMA-Hinterkammerlinsen mit einem Optik-Durchmesser von 7 mm und einer J-förmigen Haptik (Fa. Morcher). Die Bulbuslänge wurde präoperativ ultrasonographisch nach dem Immersions-Verfahren bestimmt, die IOL-Brechkraft wurde nach der korrigierten SRK-Formel berechnet und hierbei Emmetropie angestrebt.

Am 5. postoperativen Tag wurde die objektive Refraktion mit einem Autorefraktometer der Fa. Topcon sowie die Hornhaut-Brechkraft mit dem Keratometer ermittelt. Alle Patientenaugen wurden nach Ablauf eines Jahres nachuntersucht. Hierbei wurde die Zentrierung der IOL und die sichere Kapselsackfixation biomikroskopisch kontrolliert und erneut objektive Refraktion und Hornhaut-Brechkraft bestimmt.

Ergebnisse

Ausgewertet wurde jeweils das sphärische Äquivalent der objektiven Refraktion. Die absoluten Häufigkeiten für die Werte am 5. postoperativen Tag (Abb. 1) zeigen bei Stufen von jeweils 0,5 dptr eine breitbasige Verteilung zwischen −2,0 und +2,5 dptr mit Schwerpunkt im leicht hyperopen Bereich. Nach einem Jahr (Abb. 2) ist die Verteilung schlanker geworden.

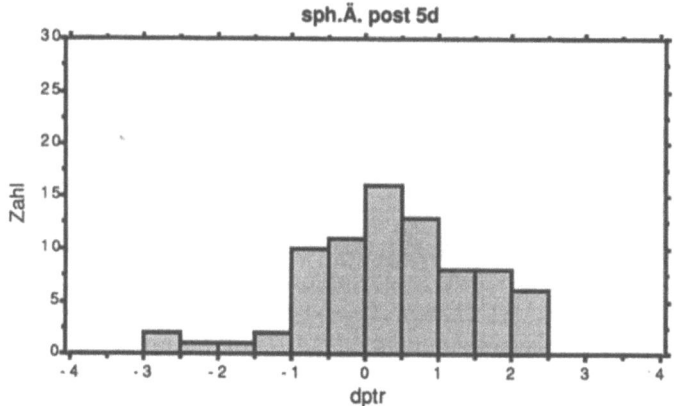

Abb. 1. Absolute Häufigkeiten der Refraktionswerte (sphärisches Äquivalent) in Stufen von 0,5 dptr erhoben am 5. postoperativen Tag

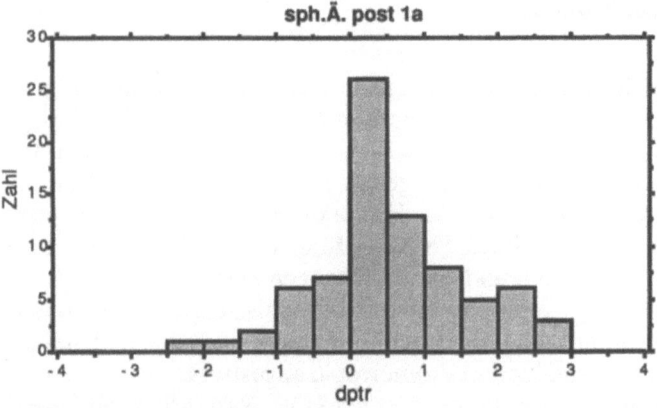

Abb. 2. Absolute Häufigkeiten der Refraktionswerte (sphärisches Äquivalent) in Stufen von 0,5 dptr erhoben nach 1 Jahr

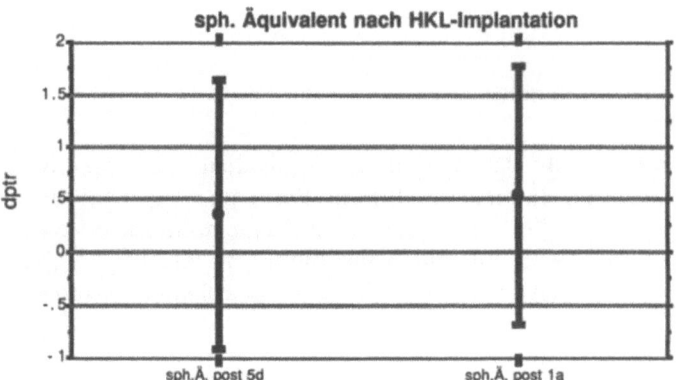

Abb. 3. Gegenüberstellung von Mittelwert und Standardabweichung der Refraktions-Verteilung (sphärisches Äquivalent) am 5. postoperativen Tag und nach einem Jahr

Die Häufigkeiten leicht myoper Werte sind reduziert bei gleichzeitiger Zunahme im hyperopen Bereich.

Betrachtet man die Mittelwerte, so fällt ebenfalls eine minimal hyperope Durchschnittsrefraktion bereits am 5. postoperativen Tag auf (Abb. 3, Tabelle 1). Hierbei ist allerdings anzumerken, daß die subjektiv angenommenen Refraktionswerte erfahrungsgemäß etwa 0,25–0,5 dptr myoper liegen als die vom benutzten Autorefraktor angegebenen. Subjektiv ergäbe sich also am 5. postoperativen Tag ein etwa emmetroper Mittelwert. Nach einem Jahr zeigt sich in der Differenz der Mittelwerte jedoch eine weitere Hyperopisierung von durchschnittlich 0,18 dptr (Abb. 3, Tabelle 1). Die Streuung

Tabelle 1. Gegenüberstellung von Mittelwert und
Standardabweichung der Refraktions-Verteilung
(sphärisches Äquivalent) am 5. postoperativen
Tag und nach einem Jahr

	Sphärisches Äquivalent	
	nach 5 Tagen	nach 1 Jahr
x̄	+ 0,364	+ 0,539
s	± 1,283	± 1,231

ist in beiden Fällen mit etwa 1,2 dptr fast gleich hoch. Trotz dieser relativ
hohen Streuung ist der beobachtete Hyperopisierungseffekt auf dem 5%-
Niveau signifikant.

Diskussion

Die postoperative Refraktion stabilisiert sich endgültig nach etwa 4–5
Monaten [1], nach 1 Jahr ist mit einiger Sicherheit von einer langfristig stabilen Refraktion auszugehen. Es ist fraglich, ob die beobachtete Hyperopisierung im Verlauf eines postoperativen Jahres vom Patienten subjektiv überhaupt wahrgenommen wird. Dennoch sollte man sich über die Hintergründe
Gedanken machen. Als Ursache kommen Veränderungen an 3 Parametern
in Frage: Hornhaut-Brechkraft, Bulbuslänge und IOL-Position. Eine Veränderung der durchschnittlichen Hornhaut-Brechkraft im Rahmen der Wundheilung kann nach eigenen Meßdaten wie auch nach in der Literatur angegebenen Beobachtungen weitgehend ausgeschlossen werden [3]. Auch Bulbus-
längenmessungen nach Intraokularlinsenimplantation fallen laut entsprechender Literatur im Verlauf konstant aus [3, 4].
    Als einzige sinnvolle Erklärung bleibt eine Veränderung der Hinterkam-
merlinsenposition, im beobachteten Fall nach hinten unter Zunahme der
Vorderkammertiefe [2]. Erklärbar wäre dies durch Schrumpfungsprozesse
im Bereich des peripheren Kapselsacks [5], wodurch die Haptik unter Spannung parallel zur Äquatorebene gerät. Durch den um 10° zur Frontalebene
abgewinkelten Ansatz der J-Schlingen-Haptik wird nach der Vektoraddition
ein Teil dieser Spannung in axialer Richtung wirksam und läßt den optischen
Teil der HKL zurücktreten.
    Genau entgegengesetzte Beobachtungen, nämlich eine Abnahme der
Vorderkammertiefe im postoperativen Verlauf, machten Giers und andere
1989 [3]. Allerdings hatten die von ihnen implantierten Hinterkammerlinsen
eine Prolene-Haptik und wurden gezielt sulkusfixiert eingesetzt. Offenbar
sind also die Elastizität und Form der Haptik [6] und/oder der Fixationsort
die entscheidenden Faktoren.
    Unabhängig davon wäre die relativ hohe Streuung der postoperativen
Refraktionswerte zu diskutieren. Obwohl die sonographische Bulbuslängen-

messung nach Voruntersuchungen ausreichend verläßlich ist [4], so können entsprechende Linsenberechnungsformeln der biologischen Variabilität nur näherungsweise folgen. Inwieweit dann beispielsweise die Implantation von Bifokallinsen einen Sinn macht, wenn der Patient zur optimalen Fernkorrektur in der Regel doch eine Brille braucht, muß dahingestellt bleiben.

Literatur

1. Baranyovits P (1990) Stabilisation of refraction following extracapsular cataract extraction. Br J Ophthalmol 74(8):486−489
2. Erickson P (1990) Effects of intraocular lens position errors on postoperative refractive error. J Cataract Refract Surg 16(3):305−311
3. Giers U, Epple C, Schütte E (1989) Vorderkammerabflachung und Myopisierung bei sulkusfixierten Hinterkammerlinsen. Klin Monatsbl Augenheilkd 195:353−355
4. Giers U, Epple C (1990) Untersuchung zur Reliabilität ultrasonographischer Biometrien. Klin Monatsbl Augenheilkd 196:171−178
5. Skorpik C, Menapace R, Hienert I, Gnad H, Paroussis P (1987) Veränderungen der hinteren Linsenkapsel nach extrakapsulärer Kataraktextraktion und Hinterkammerlinsenimplantation. Morphologische und funktionelle Befunde 4 Jahre postoperativ. Fortschr Ophthalmol 84:600−602
6. Thill-Schwanninger M, Giers U (1989) Der Einfluß der Linsenhaptik auf die postoperative Vorderkammertiefe bei PMMA-Hinterkammerlinsen. Klin Monatsbl Augenheilkd 194:427−432

Optimierung der postoperativen Ergebnisse nach Kataraktoperation

C. Wiemer, D. T. Pham und J. Wollensak

Zusammenfassung. Es werden retrospektiv die funktionellen Ergebnisse von 6000 kataraktoperierten Patienten aus den Jahren 1982−1985 und 200 in Folge operierten Patienten von 1990 analysiert. Während der Visus bei Aufnahme sich in den Jahren im Mittel nur geringfügig verändert hat, sind die frühpostoperativen Ergebnisse signifikant besser geworden. Wenn man aber den korrigierten präoperativen Visus mit dem unkorrigierten Visus frühpostoperativ vergleicht, zeigt sich, daß in dieser Phase der Patienten nicht von der Operation profitieren, sondern sogar bis zu zwei Zeilen schlechter sehen als präoperativ. Nach diesen vorliegenden Befunden kann angeraten werden, gegebenenfalls schon eine Interimsbrille bei Entlassung aus der stationären Behandlung zu verordnen.

Summary. This contribution analyses retrospectively the functional results of cataract operations performed between 1982 and 1985 on 6000 patients and later in 1990 on 200 patients. While the visus at the time of admission has on an average only slightly changed over the years, the early postoperative results have significantly improved. But if one compares the corrected preoperative visus with the uncorrected visus in the early postoperative stade, it is seen that in this phase 40% of the patients are not profiting from the operation, but their visus even is up to two lines worse than before the operation. According to this present findings it can be advised to already prescribe interim glaces at the time of demission from stationary treatment.

Einleitung

Als Operationsmethode der Wahl bei Kataraktpatienten haben sich die extrakapsulären Operationsverfahren durchgesetzt. Sie ermöglichen dem Patienten in der spätpostoperativen Phase, also nach 6−8 Wochen, einen korrigierten Visus von durchschnittlich 0,7, wobei 70−80% bei 0,8 oder 1,0 liegen [4, 5, 6]. Uns interessiert nun, was die Patienten bis zur ersten Brillenverschreibung an Sehschärfe erreichen.

Der frühpostoperative unkorrigierte Visus wird durch viele Faktoren beeinflußt. Als erstes wäre die postoperative Ametropie zu nennen. Sie hängt von der Qualität und Zuverlässigkeit der Biometrie ab. Hier ist durchschnittlich mit Streuungen um ±1 dpt zu rechnen [2]. Andererseits hängt die Ametropie aber auch vom operativ induzierten Astigmatismus ab. Weitere Faktoren sind der Schweregrad der Operation und die Fähigkeit des Opera-

Augenklinik und Poliklinik, Universitätsklinikum Charlottenburg, Spandauer Damm 130, W-1000 Berlin 19, Bundesrepublik Deutschland

5. Kongreß der DGII
Hrsg. Wenzel et al.
© Springer-Verlag Berlin Heidelberg

teurs. Sie haben Einfluß auf die postoperativen Befunde, insbesondere auf den Zustand der Kornea.

Methode

An unserer Klinik wurde die extrakapsuläre Kataraktoperation mit Implantation einer Hinterkammerlinse seit Mitte 1982 bis Dezember 1990 über 20 000mal vorgenommen. Für diese Arbeit wurden die retrospektiven Daten von 6000 operierten Patienten bis 1986 mit Sulkusfixation der Linse (Gruppe 1) und die prospektiven Daten von 200 in Folge operierten Patienten von 1990 mit Kapselsackfixation (Gruppe 2) analysiert. Ausgewertet wurden die frühpostoperativen Befunde der ersten postoperativen Woche. Folgende Untersuchungsbefunde wurden in der Studie ausgewertet: Visus mit und ohne Korrektur, Hornhautastigmatismus, Zustand von Vorderkammer und Kornea, Tensio und Fundusbefund.

Ergebnisse

Das Durchschnittsalter lag bei 73 Jahren in Gruppe 1 und 72 Jahren in Gruppe 2. Der mittlere präoperative Visus der ersten Gruppe betrug 0,16 und in der Gruppe von 1990 durchschnittlich 0,2, was keinen signifikanten Unterschied darstellt. Frühpostoperativ hatten 82% der Patienten ein sphärisches Äquivalent zwischen +1,0 und −1,0 dpt. 2% der Patienten waren zur Angleichung an das 2. Auge hyperopisiert und 6% myopisiert worden. Der mittlere HH-Astigmatismus lag präoperativ bei 0,73 und frühpostoperativ bei 2,44 dpt.

Postoperative Komplikationen, die den Visus beeinträchtigen könnten, sind in Tabelle 1 zusammengefaßt. Insgesamt liegen diese Komplikationen sowohl in der ersten Gruppe als auch heute unter 3%.

Bezüglich der Visusergebnisse zeigt sich mit hoher Signifikanz, daß die postoperativen Werte in Gruppe 2 sowohl ohne als auch mit Korrektur besser als in Gruppe 1 sind (Tabelle 2). In Gruppe 2 lasen frühpostoperativ 65% der Patienten mit Korrektur mindestens 2 Zeilen besser als präoperativ. Da dem Patienten in dieser Phase aber keine Brillenkorrektur zur Verfügung

Tabelle 1. Postoperative Spaltlampenbefunde (n = 200)

− Fibrinexsudation	2%
− Hyphäma	2%
− Hypotonie	3%
− HH-Endothelreaktion	2%
− Wundrevision	1%

Tabelle 2. Frühpostoperativer Visus

	Gruppe 1 (n = 6000)	Gruppe 2 (n = 200)
Visus cc präop.	0,16 ± 0,16	0,21 ± 0,14
Visus sc postop.	0,20 ± 0,15	0,30 ± 0,20
Visus cc postop.	0,40 ± 0,19	0,50 ± 0,22

Tabelle 3. Visusvergleich prä-/postoperativ (Gruppe 2) in der frühpostoperativen Phase

präoperative cc/postoperative cc
90%   Visusanstieg um mindestens 1 Zeile
10%   keine Visusverbesserung

präoperative cc/postoperative sc
60%   Visusanstieg um mindestens 1 Zeile
40%   keine Visusverbesserung

steht, ist für den Patienten der Vergleich zwischen präoperativ korrigiertem Visus und postoperativ unkorrigiertem Visus das Erfolgsmaß der Operation. Hier haben nur 25% der Patienten eine deutliche Verbesserung von mindestens 2 Zeilen (Tabelle 3).

Diskussion

Die Altersverteilung darf auf die besondere Bevölkerungsstruktur von Berlin zurückgeführt werden. Sie ist in beiden Gruppen vergleichbar. Es zeigte sich, daß die frühpostoperativen funktionellen Ergebnisse der Gruppe von 1990 signifikant besser sind als die einer vergleichbaren Gruppe von Patienten bis 1986, wobei der Visus vor der Operation im Mittel bei beiden Gruppen gleich war. Dies ist unseres Erachtens auch auf Verfeinerungen der Operationstechniken zurückzuführen.

Auch wenn bereits frühpostoperativ 65% der Patienten trotz Makuladegenerationen und Vorderkammer- oder Hornhautendothelreaktionen eine tatsächliche funktionelle Verbesserung ihrer Sehschärfe um wenigstens 2 Zeilen haben, bleibt dieser Erfolg wegen fehlender Korrektur für die überwiegende Zahl der Patienten ungenutzt. Nur 25% der Patienten haben ohne Korrektur eine deutliche Visusverbesserung. Verständlicherweise könnte dies von Patienten als ein Mißerfolg der Operation interpretiert werden.

Auch durch sorgfältige biometrische Bestimmungen der Linsenstärke ist in der Regel keine Ametropie zu erzielen. Es muß mit einer mittleren Streuung von ±1 dpt gerechnet werden [2], wobei der operativ induzierte Astigmatismus eine wichtige Rolle spielt [3]. Er verursacht in Gruppe 2 zwar nur eine mittlere Zunahme des Astigmatismus von etwa 1,5 dpt, was aber zur weiteren Einschränkung des unkorrigierten Visus führt. Zwar kann es durch einen geringen myopen Astigmatismus zu einer vergrößerten Tiefenschärfe kommen, der erreichbare Visus beträgt dann aber nur 0,5 [1].

Eine Interimsbrille kann hier zu einer schnellen visuellen Rehabilitation führen. Eine wichtige Gruppe von Patienten, welche mit einer Interimsbrille so früh wie möglich versorgt werden sollten, sind Patienten nach Kataraktoperation am Ultimus bzw. am funktionell deutlich besseren Auge. Aber auch bei im Berufsleben stehenden Patienten könnte durch eine provisorische Brillenkorrektur eine sehr viel schnellere, vom Heilungsverlauf durchaus zu vertretende Arbeitsfähigkeit erreicht werden.

Literatur

1. Datiles MB, Gancayco T (1990) Low myopia with low astigmatic correction gives cataract surgery patients good depht of focus. Ophthalmology 97:922−926
2. Juchem M, Gnad HD, Funder J (1990) Vergleich der am häufigsten angewandten Biometrieformeln anhand der nach Implantation einer Hinterkammerlinse aus PMMA erzielten Ametropie. In: Freyler H, Skorpik Ch, Grasl M (Hrsg) 3. Kongreß der Deutschen Gesellschaft für Intraokularlinsen Implantation. Springer, Wien New York, S 367−373
3. Maloney WF, Grindle G, Sanders D, Pearcy D (1989) Astigmatism control for the cataract surgeon: A comprehensive review of surgically tailored astigmatism reduction. J Cataract Refract Surg 15:43−57
4. Orloff C, Dardenne MU, Konen A, Sherif A (1982) Erfahrungen mit den ersten 1400 Hinterkammerlinsenimplantationen nach Phakoemulsifikation. Klin Monatsbl Augenheilkd 181:250
5. Steele A (1990) Cataract surgery. Br J Ophthalmol 74:130−131
6. Tosch A (1987) Postoperative Refraktion, Visus, Astigmatismusbetrag und -achse nach Kataraktextraktion und Hinterkammerlinsenimplantation. Dissertation, Augen- und Poliklinik der FU Berlin

Prüfverfahren für intraokulare Linsen

R. Kusel und B. Rassow

Zusammenfassung. Es werden drei Verfahren zur Messung der Abbildungseigenschaften von Intraokularlinsen (IOL) beschrieben. Das erste ist die Prüfung von IOL nach dem in den USA genormten Verfahren. Dieses prüft die Auflösungsgrenze und den Scheitelbrechwert. Als zweites Verfahren wird die Messung der Modulationsübertragungsfunktion beschrieben, das die Minderung des Bildkontrastes auch bei gröberen Objektstrukturen darstellt. Das dritte Verfahren mißt die Kontrastempfindlichkeitsfunktion (KEF) von Probanden mit normaler Sehfunktion beim Blick durch die Intraokularlinse. Eine mit diesem Verfahren gewonnene Grafik zeigt die KEF eines Probanden beim Blick durch eine monofokale IOL und eine diffraktive multifokale IOL im Vergleich zum freien Blick auf die Testobjekte.

Summary. This paper describes three methods for measuring the imageforming properties of intraocular lenses (IOLs). The first is the USA standard test, which tests the limit of resolution and the vertex refraction. The second method, which shows up a reduction in image contrast even for coarser object structures, is the measurement of the modulation transfer function (MTF). The third method measures the contrast sensitivity function (CSF) of normal-sighted test persons viewing through an intraocular lens. An illustration shows the CSF of a test person when viewing through a monofocal IOL and a diffractive multifocal IOL in comparison with a free view of the test objects.

Einleitung

Die optische Qualität intraokularer Linsen ist, verglichen mit derjenigen von Brillen und Kontaktlinsen, von besonderer Bedeutung, denn die Implantation von Intraokularlinsen ist nur bedingt reversibel. Deshalb sollte auf die Kontrolle ihrer Qualität besonderer Wert gelegt werden. In der Regel findet Qualitätskontrolle bei industriellen Fertigungsprozessen durch Entnahme von Stichproben aus der laufenden Produktion statt. Dieses Vorgehen ist bei Intraokularlinsen nicht ausreichend. Deshalb muß man fordern, daß jede einzelne Linse geprüft wird.

Als Ursache optischer Abbildungsfehler *monofokaler* Linsen kommen
1. Inhomogenitäten des Linsenmaterials,
2. Abweichungen der Form der Linsenflächen von der gewünschten Form und

Universitäts-Augenklinik, Abteilung für Medizinische Optik, Martinstr. 52,
W-2000 Hamburg 20, Bundesrepublik Deutschland

5. Kongreß der DGII
Hrsg. Wenzel et al.
© Springer-Verlag Berlin Heidelberg

3. Beschädigungen der brechenden Flächen
in Betracht. *Bifokale Linsen* erzeugen, bedingt durch ihr Konstruktionsprinzip, zusätzliche Bildverschlechterungen, weil sie scharfe Bilder mit unscharfen Bildern überlagern.

Qualitätskontrolle könnte durch die einzelne Überprüfung dieser Parameter durch jeweils spezielle Meßverfahren erfolgen. Um dann jedoch abschließend sagen zu können, eine Linse sei „schlecht" oder sie sei „gut", muß man die einzelnen Meßergebnisse zusammenfassend werten. Dies ist nur mit aufwendigen Modellrechnungen und nur näherungsweise möglich. Deshalb ist es günstiger, die optische Abbildungsqualität direkt zu messen.

Prüfverfahren

Wenn auch einerseits jede einzelne Linsen auf ihre Qualität geprüft werden muß, so ist doch andererseits die Anforderung an die Abbildungsqualität nicht sehr hoch, wenn man sie mit den sonst in der Optik üblichen Standards vergleicht, weil ja auch die natürliche Augenlinse erhebliche Aberrationen hat. Deshalb ist es denkbar, daß schon vergleichsweise einfache Prüfverfahren hinreichend genau sind.

Abbildung von Testbildern

In Europa hat man sich bisher noch nicht auf einen Standard zur Prüfung von Intraokularlinsen festgelegt, während in den USA der ANSII-Standard Z80.7−1984 [1] existiert, der im folgenden erläutert wird.

Es werden die Brennweite und das Auflösungsvermögen der IOL gemessen (Abb. 1). Das Licht der Lampe beleuchtet durch eine Mattscheibe und

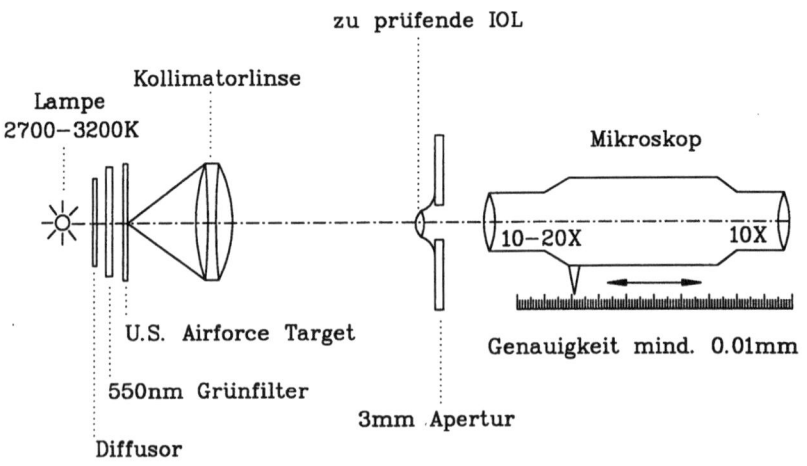

Abb. 1. Schema des ANSII-Tests

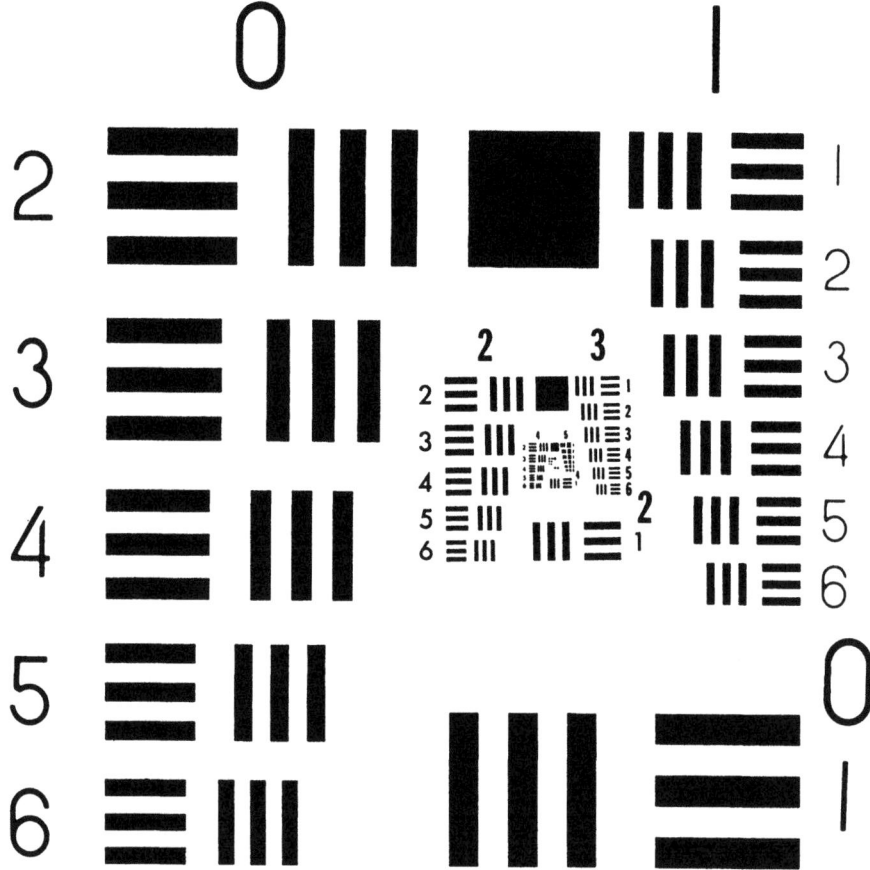

Abb. 2. USAF-Strichtarget

ein grünes Farbfilter ein Diapositiv, das eine Anordnung von aus drei Strichen bestehenden Testmustern unterschiedlicher Größe darstellt (Abb. 2). Das Diapositiv befindet sich im Brennpunkt einer Kollimatorlinse, so daß die zu prüfende Linsen von dem scheinbar im Unendlichen befindlichen Testmuster ein Bild in der Brennebene der IOL erzeugt. Zur Messung des Auflösungsvermögens stellt der Untersucher das Mikroskop auf dieses Bild scharf und bestimmt die Nummer der kleinsten noch auflösbaren Dreistrich-Figur; einer Tabelle kann er dann das Auflösungsvermögen in Streifen je Sehwinkelgrad entnehmen.

Zur Messung der Brechkraft der Linse verschiebt der Untersucher das Mikroskop von der Stellung, in der er das Bild scharf sah, in Richtung auf die IOL, bis er deren Rückfläche scharf sieht. Diese Verschiebungsstrecke wird gemessen und ergibt den Scheitelbrechwert der IOL in Luft, aus der, wenn einige Daten über die geometrische Form der Linse bekannt sind, die Brechkraft der Linse im Auge berechnet werden kann.

Vier Kritikpunkte sind zu diesem Verfahren anzumerken:

1. Zur Berechnung der Brechkraft der Linse im Auge aus dem Scheitelbrechwert in Luft sind vom Hersteller Angaben über die geometrische
   Form der Linse und über den Brechungsindex des Linsenmaterials zu
   machen, die der Untersucher nicht oder nur mit erheblichem zusätz-
   lichem Aufwand überprüfen kann.
2. Die einzelnen Dreistrich-Figuren haben unterschiedliche Abstände von
   der optischen Achse. Aberrationen der Linsen wirken sich daher unterschiedlich auf die Qualität des Bildes aus.
3. Es handelt sich um eine subjektive Meßmethode, denn der Visus des
   Untersuchers beeinflußt sowohl das Aufsuchen der schärfsten Bilder zur
   Bestimmung des Scheitelbrechwertes, als auch die Bestimmung des Auflösungsvermögens. Um die Subjektivität der Untersuchung zu vermeiden, könnte man das Verfahren automatisieren. Andererseits ist möglicherweise die aus der Subjektivität resultierende Unsicherheit so gering,
   daß sie für IOL hinreichend klein ist, denn bezüglich des Auflösungsvermögens genügt die Angabe, daß dieses besser ist als ein vorgegebener
   Grenzwert.
4. Ein prinzipiellerer Einwand gegen die Meßmethode des ANSII-Stan-
   dards ist der, daß nur die obere Grenzfrequenz der Modulationsübertragungsfunktion gemessen wird, also nur die feinste Struktur bestimmt
   wird, deren Bildkontrast für den Untersucher gerade noch überschwellig
   ist. Wie die IOL den Kontrast gröberer Strukturen vermindert, wird nicht
   erfaßt. Intraokulare Linsen schlechter Qualität reduzieren den Kontrast
   des Bildes jedoch auch im mittleren Ortsfrequenzbereich. Solange die
   Linsen den Bildkontrast bei einer bestimmten Ortsfrequenz nicht unter-
   schwellig werden lassen, kann das Verfahren in diesem Sinne „gute" und
   „schlechte" Linsen nicht unterscheiden.

Modulationsübertragungsfunktion

Eine Alternative stellt die Messung der Modulationsübertragungsfunktion
(MTF) dar. Diese beschreibt, wie der Bildkontrast von der Feinheit der
Objektstruktur abhängt [3]. Abbildung 3 zeigt, wie man die MTF messen
könnte. Streifenmuster mit sinusförmigem Helligkeitsprofil und dem Kontrast 1 werden durch die zu prüfende Linsen abgebildet und der Kontrast im
Bild gemessen. Diese Messung führt man mit vielen Mustern verschiedener
Streifendichte durch. In der grafischen Darstellung der MTF wird der gemessene Bildkontrast als Funktion der Streifendichte, d.h. der Angabe „Anzahl
der Streifenpaare je Sehwinkelgrad", aufgetragen. Tatsächlich führt man die
gesamte Messung der MTF durch eine einzige Messung der Abbildung eines
dünnen Lichtspaltes durch die IOL durch; der Unterschied dieser Verfahren
ist im Rahmen der vorliegenden Überlegungen nicht relevant.

In Abb. 4 ist ein Beispiel einer MTF dargestellt. Hier wird die Qualität der
Abbildung nur dadurch begrenzt, daß die Linse einen endlichen Durchmes-

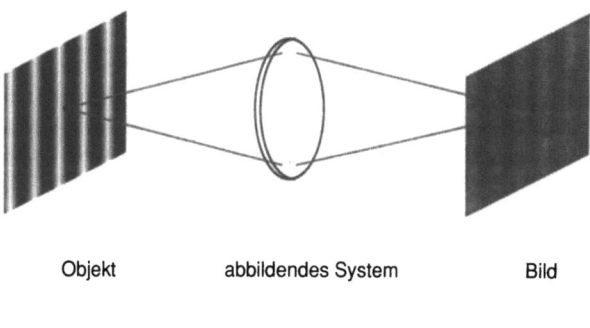

Objekt   abbildendes System   Bild

$$D = \frac{\text{Kontrast(Bild)}}{\text{Kontrast(Objekt)}} \qquad D(R) = \text{MÜF}, \quad R = \text{Liniendichte}$$

Abb. 3. Schema der MTF-Messung durch Abbildung von Sinusstreifen

Kontrast

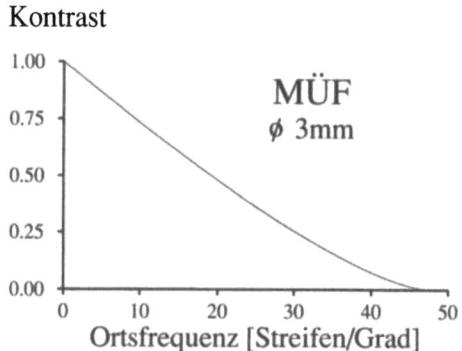

MÜF
ϕ 3mm

Ortsfrequenz [Streifen/Grad]

Abb. 4. MTF einer beugungsbegrenzten, runden Linse

ser hat. Die Beugung verringert den Kontrast im Bild und bewirkt, daß Strukturen mit Ortsfrequenzen, die höher als ein gewisser Grenzwert sind, nicht abgebildet werden können. Dieser Grenzwert ist um so größer, je größer der Linsendurchmesser ist. Große Linsen bzw. weite Pupillen ermöglichen also die Abbildung sehr feiner Strukturen, mit kleinen Blenden können nur gröbere Objektstrukturen abgebildet werden. Andererseits wirken sich bei größeren Pupillendurchmessern Aberrationen der Linse stärker aus. Bei einem Pupillendurchmesser von z.B. 3 mm ist die Abbildung von 47,6 Linienpaaren je Sehwinkelgrad möglich, was einem Visus von 1,6 entspricht.

Die MTF einer Linse beschreibt deren optische Qualität im Prinzip vollständig. Die eigentlich wesentliche Frage nach der Bedeutung einer bestimmten MTF-Kurve einer IOL für die visuelle Wahrnehmung des Patienten ist jedoch nicht ohne weiteres beantwortbar.

Es ergeben sich zweierlei Probleme:

1. Einerseits kann die MTF lediglich den Bildkontrast auf der Netzhaut beschreiben. Die Umsetzung der Lichtverteilung auf der Netzhaut in ein

wahrgenommenes Bild erfolgt durch das neuronale Netzwerk der Retina und im Gehirn des Menschen; ein allgemeines Modell der dort stattfindenden Prozesse ist gegenwärtig nicht möglich.

2. Andererseits ist die Beeinträchtigung der visuellen Wahrnehmungsfähigkeit durch eine schlechte Linse davon abhängig, welches Objekt betrachtet wird. Es gibt Sehsituationen, in denen die schlechte Linse sehr stört, in anderen Situationen wird sie hinreichend gut sein.

Simulation einer Implantation

Unser Weg, diesen Schwierigkeiten zu begegnen, besteht darin,

ad 1. jungen Probanden mit gesunden Augen und guter Kontrastwahrnehmung die IOL optisch zu „implantieren", d.h. die Implantation zu simulieren.

ad 2. Wie bei der Messung der MTF bieten wir Streifenmuster mit sinusförmigem Helligkeitsprofil als Sehobjekte an.

Die „optische Implantation" der IOL ist in Abb. 5 schematisch dargestellt. (Dieses Verfahren hat Reiner [2] schon 1967 zur Prüfung von Gleitsichtgläsern angewendet.) Eine Linse, die etwa die gleiche Brechkraft wie die IOL haben sollte, bildet die IOL in die Hauptebene des Probandenauges ab. Man bildet aus der IOL und einer weiteren Linse ein Kepler-Fernrohr der Vergrößerung 1. Die IOL wirkt dann, als wäre sie in das Auge implantiert, die Sehobjekte werden lediglich als auf dem Kopf stehend gesehen. Die Intraokularlinse befindet sich bei diesem Experiment in einer mit Wasser gefüllten Küvette.

Als Testmuster bieten wir den Probanden auf einem Videomonitor senkrechte Streifen mit sinusförmigem Helligkeitsprofil und messen den Schwellenkontrast, also denjenigen Kontrastwert, bei dem der Proband das Muster gerade nicht mehr von einem leeren Bild unterscheiden kann. Aus dem Schwellenkontrast wird die Kontrastempfindlichkeit als deren Kehrwert berechnet. Mehrere Messungen mit Streifenmustern unterschiedlicher Ortsfrequenz ermöglichen die Darstellung der Kontrastempfindlichkeitsfunktion (KEF). Abbildung 6 zeigt das Ergebnis von drei solchen Messungen. Die Ortsfrequenz der Streifen variiert von 1−32 Streifenpaaren je Sehwinkelgrad

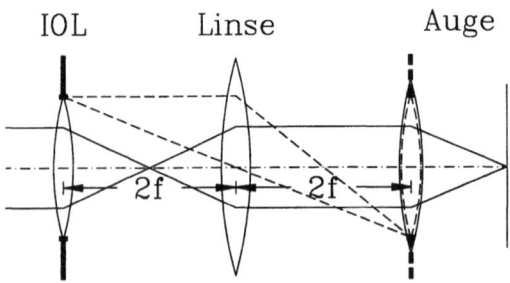

IOL   Linse   Auge

Abb. 5. Schema der „optischen Implantation" intraokularer Linsen in die Augen gesunder Probanden

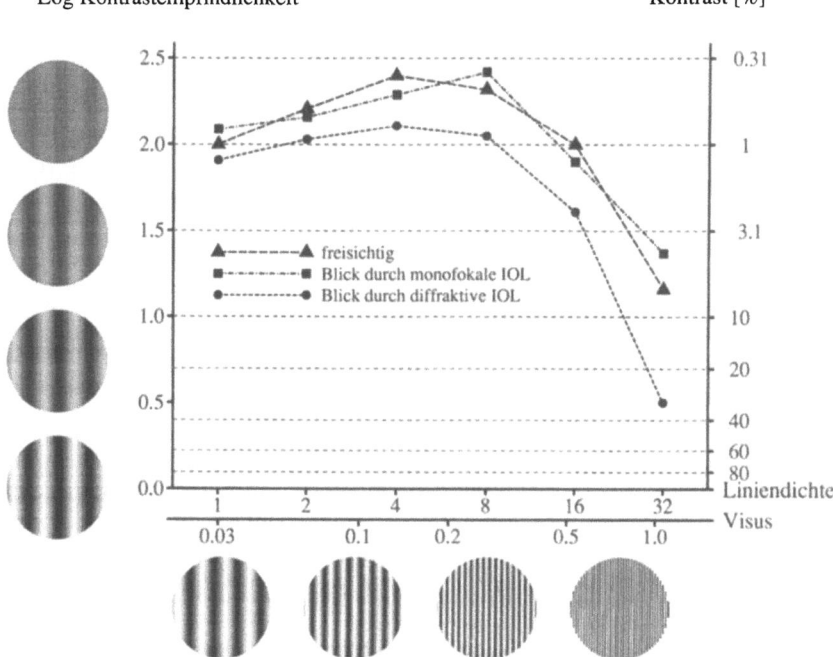

Abb. 6. Messung der Kontrastempfindlichkeit (1. Prüfung bei freier Sicht, 2. Blick durch eine monofokale IOL, 3. Blick durch eine diffraktive IOL)

und ist hier auf einer logarithmischen Skala aufgetragen. Auf der Ordinate sind links die dekadischen Logarithmen der Kontrastempfindlichkeiten aufgetragen, rechts die zugehörigen Kontrastschwellenwerte in Prozent. Ein Logarithmus der Kontrastempfindlichkeit von 2 bedeutet eine Kontrastempfindlichkeit von 10^2, also 100 und eine Kontrastschwelle von 1/100, also 1%. Entsprechend bedeutet ein Logarithmus der Kontrastempfindlichkeit von 3 eine Kontrastempfindlichkeit von 10^3, also 1000 und eine Kontrastschwelle von 1/1000, also 0,1%.

Die Meßergebnisse wurden an einem Probanden gewonnen. Die mit Dreiecksymbolen versehene Kurve stellt das Meßergebnis bei freier Sicht auf den Video-Monitor dar. Der Verlauf weist den Probanden als einen jungen Beobachter mit normaler Kontrastempfindlichkeit aus. Zur Messung der zweiten Kurve (viereckige Symbole) wurde eine monofokale 20 dpt-IOL nach der in Abb. 5 dargestellten Methode in das Auge des Probanden abgebildet. Der geringe Unterschied zwischen den Kurven zeigt, daß diese Methode der „optischen" Implantation keinen wesentlichen Verlust an Kontrastempfindlichkeit bewirkt. Die dritte Kurve (runde Symbole) zeigt die Kontrastempfindlichkeit dieses Probanden beim Blick durch eine diffraktive multifokale IOL der Firma 3M mit ebenfalls 20 dpt Grundbrechkraft und einem Nahzusatz von 3,5 dpt. Auch diese Kurve liegt nicht sehr weit unter den beiden anderen.

Zusammenfassung

Es besteht eine gewisse Analogie zwischen den Prüfungen der Funktion des menschlichen Sehsystems und den hier dargestellten Prüfungen der IOL. Die zuerst beschriebene Funktionsprüfung der IOL durch Abbildung eines Testdias mißt die obere Grenze der Ortsfrequenz von Strichgittern mit hohem Kontrast, die mit der Linse abbildbar ist. Sie entspricht der Messung des Visus. Diese Prüfungen machen keine Aussage über die „Übertragung" von Kontrasten bei gröberen Objektstrukturen.

Im Falle der IOL-Prüfung muß man deshalb zur Messung der MTF übergehen, die Kontrastübertragung also bei einem breiten Spektrum von Ortsfrequenzen messen. Diese Untersuchung entspricht der Messung der Kontrastempfindlichkeitsfunktion beim Menschen.

Bei der dritten beschriebenen Methode endet diese Analogie. Die Prüfung der Beeinflussung der Kontrastempfindlichkeitsfunktion durch die optische Wirkung von IOL an gesunden Probanden ist optimal in dem Sinne, daß sie die neurophysiologischen Aspekte des Sehens einbezieht. Nachteilig ist, daß dadurch wieder ein subjektiver Aspekt in die Funktionsprüfung eingebracht wird.

Literatur

1. American National Standard for Ophthalmics – Intraocular Lenses – (1984) Optical and Physical Requirements Z80.7-1984. American National Standard Institute Inc., New York
2. Reiner J (1967) Geräte zur Prüfung der Abbildungseigenschaften von Brillengläsern. Bericht über die 68. Zusammenkunft der Dtsch. Ophthal. Ges., S 413–415
3. Röhler R (1967) Informationstheorie in der Optik. Stuttgart

Entspiegelung intraokularer Linsen

J. Reiner[1] und C. F. Kreiner[2]

Zusammenfassung. Spiegelbilder an den brechenden Flächen intraokularer Linsen können beim Skiaskopieren oder bei Anwendung von Refraktometern stören. Auch beobachten pseudophake Patienten in manchen Fällen Spiegelbilder, die störend sein können. Untersucht wird in diesem Beitrag, unter welchen Voraussetzungen intraokulare Linsen entspiegelt werden könnten. Auch wird begründet, aus welchem Grund herkömmliche Entspiegelungsverfahren bei intraokularen Linsen nicht anwendbar sind.

Summary. Reflected images at the refracting surfaces of intraocular lenses can be disturbing during skiascopy or the use of a refractometer. Equally pseudophakic patients observe in some cases reflected images that can be disturbing. This contribution examines the conditions necessary for eliminating reflection from intraocular lenses. There will also be given the reasons why conventional methods of eliminating reflection can not be applied to intraocular lenses.

Trifft das Licht auf die Trennfläche zweier Medien unterschiedlicher optischer Dichte auf, so wird ein Teil des Lichtes gebrochen und ein anderer, geringerer Teil, reflektiert. An den Oberflächen optischer Elemente wie Linsen und Prismen entstehen Spiegelbilder.

Die Intensität R des an optischen Grenzflächen reflektierten Lichtes läßt sich aus dem Brechungsindex n_1 und n_2 der beiden Medien nach einer von dem französischen Physiker Fresnel angegebenen Formel berechnen:

$$R = \left(\frac{n-1}{n+1} \right)^2.$$

Die errechnete Intensität R gilt hier für senkrechte Inzidenz. Spiegelbilder entstehen auch an den Oberflächen von Brillengläsern. Besteht das Brillenglas aus dem gewöhnlichen Kronglas mit dem Brechungsindex von n = 1,52, so ergibt sich für das gespiegelte Licht eine Intensität von R = 0,0425 = 4,25% der auffallenden Lichtenergie. Trotz der geringen Intensität der Spiegelbilder an den Brillenglasflächen können diese störend in Erscheinung treten. Der Patient beobachtet Spiegelbilder von Lichtquellen, die durch mehrfache Reflexion an den Glasflächen und an der Hornhaut des Auges entstehen.

---

[1] Bayenthalgürtel 10, W-5000 Köln 51, Bundesrepublik Deutschland
[2] Fa. adatomed, Am Moosfeld 26, W-8000 München 82, Bundesrepublik Deutschland

5. Kongreß der DGII
Hrsg. Wenzel et al.
© Springer-Verlag Berlin Heidelberg

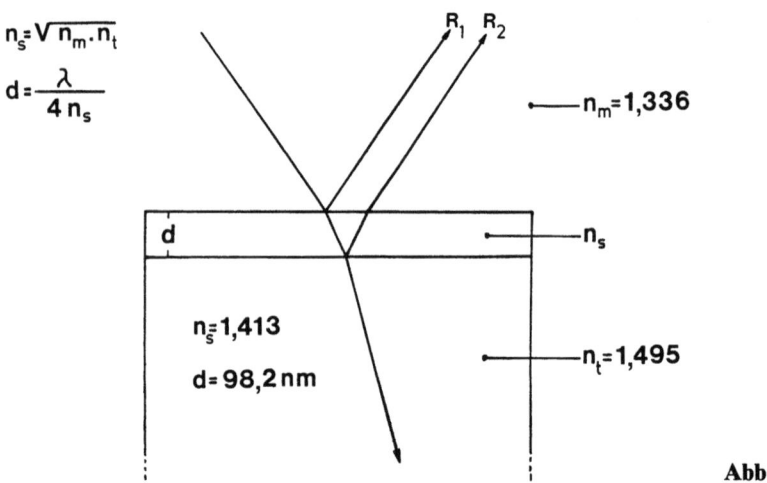

$$n_s = \sqrt{n_m \cdot n_t}$$

$$d = \frac{\lambda}{4\,n_s}$$

$R_1 \quad R_2$

$n_m = 1,336$

d

n_s

$n_s = 1,413$

$n_t = 1,495$

$d = 98,2\,nm$

Abb. 1

Durch Anbringen einer dünnen durchsichtigen Schicht auf die Brillenglas-fläche kann die Intensität der Spiegelbilder reduziert werden. Hierbei müs-sen zwei Bedingungen, und zwar die Phasenbedingung und die Amplituden-bedingung, erfüllt werden.

Das Prinzip der Entspiegelung ist in Abb. 1 angegeben. Das an der Ober-fläche der dünnen Schicht reflektierte Licht mit der Intensität R_1 soll durch Interferenz mit dem an der Grenzfläche zwischen Schicht und Glas reflek-tierten Anteil R_2 ausgelöscht werden. Zu diesem Zweck müssen die Licht-wellen so versetzt sein, daß eine Interferenz der Auslöschung stattfinden kann (Phasenverschiebung um eine halbe Wellenlänge). Diese Verschie-bung ist gegeben, wenn die Schichtdicke d

$$d = \frac{\lambda}{n_s}$$

beträgt, wobei λ die Wellenlänge und n_s den Brechungsindex der Schicht bedeuten. Die beiden reflektierten Anteile R_1 und R_2 müssen die gleiche Intensität besitzen, um eine vollständige Auslöschung zu erreichen. Dies ist dann gegeben, wenn die Amplitudenbedingung erfüllt ist. Diese lautet:

$$n_s = \sqrt{n_m \cdot n_t},$$

wobei n_t den Brechungsindex des Trägermaterials (Brillenglasmaterial) bedeutet.

Mit einer im Hochvakuum aufgedampften dünnen Schicht lassen sich die Spiegelbilder an Brillenglasflächen in ihrer Intensität von 4,25% auf etwa 1% reduzieren.

Wie aus der oben angegebenen Formel für die Phasenbedingung hervor-geht, ist die Entspiegelung wellenlängenabhängig. Eine vollkommene Aus-löschung für alle Wellenlängen des Spektrums ist nicht möglich.

Verbessert werden kann die Entspiegelung durch Anwendung mehrerer übereinanderliegender dünner Schichten auf Brillenglasflächen. Hierbei kann die Intensität der Spiegelbilder auf 0,2% der auffallenden Lichtenergien verringert werden.

Anders als bei Brillengläsern ist die Situation bei intraokularen Linsen. Diese werden nicht durch Luft, sondern durch das Kammerwasser begrenzt.

Das Kammerwasser ist bekanntlich salzhaltig. Salzlösungen zerstören die durch Aufdampfen hergestellten Schichten zur Entspiegelung optischer Flächen.

Entspiegelte Kunststofflinsen, die nach 11 verschiedenen Verfahren mit einer oder mehreren Schichten ausgestattet waren, wurden in physiologischer Kochsalzlösung bei Körpertemperatur (36 °C) eingebracht. Nach etwa 10 Tagen waren sämtliche Schichten zerstört oder aber mindestens erheblich beschädigt.

Die herkömmlichen Verfahren zur Entspiegelung optischer Flächen eignen sich demnach nicht zur Behandlung intraokularer Linsen.

Geht man von einer intraokularen Linse aus PMMA mit dem Brechungsindex von $n_t = 1,495$ aus, welche im Kammerwasser mit dem Brechungsindex von $n_m = 1,336$ angeordnet ist, so müßte die Entspiegelungsschicht einen Brechungsindex von $n_s = 1,413$ aufweisen. Die Schichtdicke auf einer solchen intraokularen Linse müßte d = 98,2 nm betragen.

Die Berechnung der Intensität der Spiegelbilder im Auge wirft die Frage auf, ob es überhaupt einen Sinn hat, sich mit der Entspiegelung von intraokularen Linsen zu befassen. Zwar sind Klagen wahrzunehmen von manchen pseudophaken Patienten, die in bestimmten Situationen von Lichterscheinungen gestört werden, die als Spiegelbilder an der intraokularen Linse gedeutet werden könnten. Auch wird bei der Skiaskopie pseudophaker Augen mitunter eine Störung der Lichterscheinung wahrgenommen, die die genaue Refraktionsbestimmung beeinträchtigt.

Die natürliche Linse des Auges, die an Kammerwasser grenzt, weist eine Reflexion von nur 0,03% der einfallenden Intensität auf. Diese Spiegelbilder lassen sich nur sehr schwer beobachten.

Das Spiegelbild an der Hornhaut besitzt eine wesentlich größere Intensität, nämlich 2,5%.

Die intraokulare Linse aus PMMA weist an ihren Flächen eine reflektierte Intensität von 0,32% auf. Dies ist also über 10mal so groß als die Intensität der Spiegelbilder der natürlichen Linse. Noch geringer ist die Intensität der Spiegelbilder von Silikonlinsen. Infolge des niedrigen Brechungsindex des Silikonmaterials von n = 1,41 beträgt die Intensität der Spiegelbilder im Auge bei solchen Linsen nur 0,07%. In der gleichen Größenordnung liegen die Intensitäten der Spiegelbilder von HEMA-Linsen. Hier eine Entspiegelung vorzunehmen, hätte wohl kaum einen praktischen Wert.

Eine ideale Entspiegelung von PMMA-Linsen wäre denkbar, wenn man diese mit einer dünnen Schicht Silikon überziehen könnte. Dabei läßt sich die Intensität der Spiegelbilder auf die der natürlichen Linse, oder sogar darunter, reduzieren.

Vergrößernde Sehhilfen durch Kunstlinsenimplantation — Erste Erfahrungen mit einem teledioptrischen System

P. U. FECHNER[1], M. HAGEDORN[2] und W. WICHMANN[1]

Zusammenfassung. Bei den meisten Patienten mit Makuladegeneration beschränkt sich die ärztliche Hilfe auf die Verordnung vergrößernder Sehhilfen, oft in Form eines Galilei-Fernrohrs. Der Effekt dieser Sehhilfe wird verstärkt, wenn man das Okular ins Augeninnere implantiert. Wir haben die Super-reversed-Linse von hinten mit einem konkaven Einschliff versehen, der −50,0 Dioptrien in Wasser bewirkt (Galilei-Linse). Die Peripherie der Linse hat die für die Emmetropie erforderliche Brechkraft. 19 Operationen haben uns gezeigt, daß dieser Eingriff das Nahsehvermögen tatsächlich um mehrere Stufen nach Nieden bessern kann, wenn die Netzhautschäden nicht zu umfangreich sind, nämlich von Nieden 8,3 auf 5,8 bei trockener Makuladegeneration bis 2 Papillendurchmesser Ausdehnung.

Summary. In most of the patients with macular degeneration medical help is reduced to the prescription of a magnifying visual aid, often as a Galilean telescope. The latter's effect is increased when the ocular is implanted into the eye. We added a hyper-negative central zone (−50.0 diopters in water) to a super-reversed intraocular lens (Galilei-lens). The peripheral part of the lens has the refractive power required for emmetropie. 19 operations demonstrated that this device may increase near visual acuity several steps on the Jaeger scale, if the retinal damage is limited in size. Cases of dry macular degeneration not exceeding two papillar diameters improved from Jaeger 11 to Jaeger 7.2

Einleitung

Die therapeutischen Möglichkeiten zur Verbesserung des Visus bei seniler Makuladegeneration sind außerordentlich begrenzt. Sie bestehen praktisch ausschließlich in der Anpassung einer vergrößernden Sehhilfe. Auf diesem Sektor hat es in den letzten Jahren eine nicht uninteressante Entwicklung gegeben, und zwar in Form des sog. teledioptrischen Systems. Hierbei handelt es sich darum, daß eine hoch-konkave Linse von etwa −50,0 Dioptrien in das Augeninnere an die Stelle der natürlichen Linse gesetzt wird. In Kombination mit einer stark konvexen Linse von etwa +30,0 Dioptrien in der Brillenebene entsteht ein Galilei-Fernrohr, dessen Okular sich im Augeninnern befindet. Dieses Arrangement hat den Vorteil, daß es dem Patienten das Tragen eines Fernrohrs vor dem Auge erspart, und außerdem gewährt es ein stark vergrößerndes Gesichtsfeld im Vergleich zur Lupenbrille. Das

---

[1] Augenabteilung, Robert-Koch-Krankenhaus, W-3007 Gehrden, Bundesrepublik Deutschland
[2] Bahnhofstr. 12, W-3007 Gehrden, Bundesrepublik Deutschland

5. Kongreß der DGII
Hrsg. Wenzel et al.
© Springer-Verlag Berlin Heidelberg

System vermag natürlich nicht mehr zu leisten, als man eben bei einer geminderten Netzhautfunktion durch Vergrößerung des Objekts erreichen kann.

Choyce [2] hatte bereits 1964 mehrere Fälle operiert, dann aber das Verfahren wieder aufgegeben. Der Gedanke wurde erneut von Don u. Köster 1986 publiziert [3]. Seither berichten hierüber u.a. Ben-Sira u. Lipshitz 1987 [1], Peyman u. Koziol 1988 [5], Willis u. Portney 1989 [6] sowie Jacobi u. Nowak 1990 [4].

Material und Methode

Unsere Version der hochkonkaven Hinterkammerlinse wird von der Firma Dr. K. Schmidt in St. Augustin unter der Bezeichnung Galilei-Linse hergestellt. Sie ist eine bifokale Super-reversed-Linse, die hinten einen Einschliff von 2,2 mm Durchmesser trägt, der der Linse im Zentrum eine Brechkraft von $-50{,}0$ Dioptrien in Wasser gibt (Abb. 1, 2). Die Brechkraft der Peripherie kann so gewählt werden, wie es für Emmetropie notwendig ist. Sie kann auch die Brechkraft null haben, z.B. für hoch-myope Patienten mit Fuchs-Fleck.

Der Patient kann die Peripherie der Kunstlinse, wie jeder operierte Kataraktpatient, für den Fernblick und – mit entsprechender Addition – auch für den Blick in die Nähe verwenden. Setzt er aber seine Brille mit starker Konvexlinse auf, dann muß er, um scharf sehen zu können, den zentralen Teil der Kunstlinse verwenden, und zwar ebenfalls für die Ferne oder mit weiterer Addition für die Nähe (Abb. 3). Dabei kommt es in der Höhe zu einem etwa 2,5- bis 2,8fachen Vergrößerungseffekt, was in der Fläche eine etwa 7fache Vergrößerung bedeutet [3, 6].

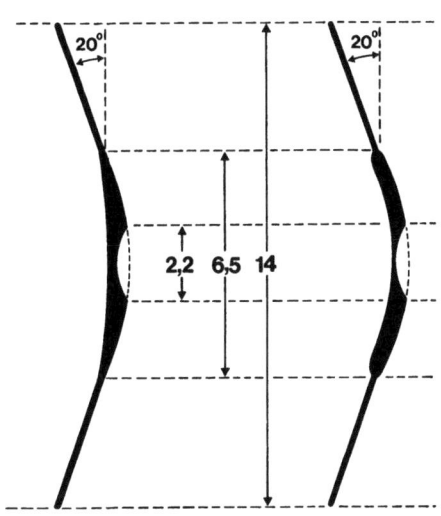

Abb. 1. Galilei-Linse. Die periphere Brechkraft der super-reversed-Linse ist links etwa 24,5 Dioptrien, rechts 0,0 Dioptrien

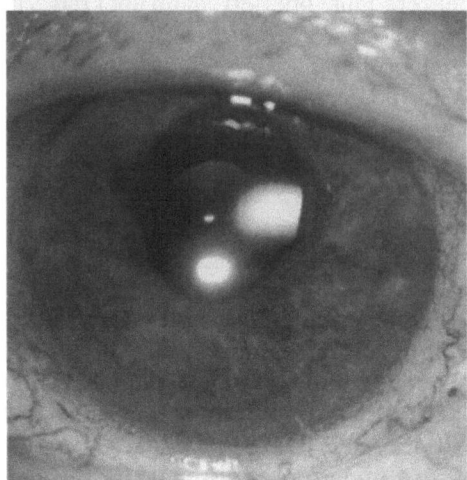

Abb. 2. Galilei-IOL in situ

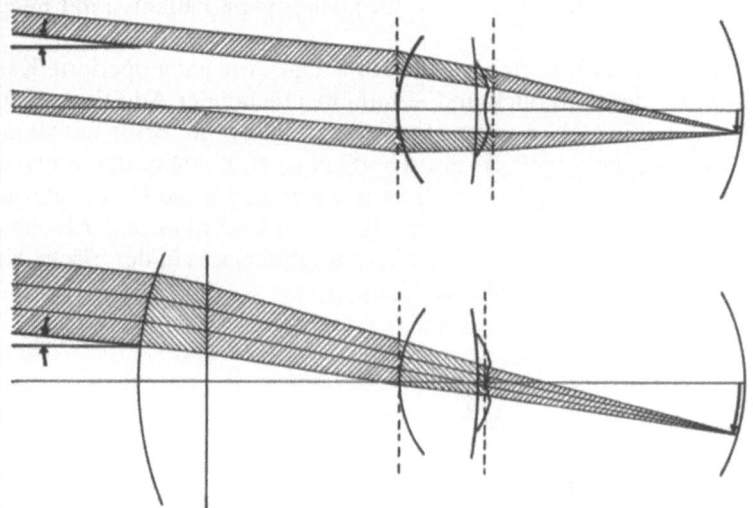

Abb. 3. Strahlengang durch eine Galilei-Linse von +24,5/−50,0 Dioptrien, im oberen Diagramm durch die Peripherie der IOL, im unteren durch deren Zentrum in Kombination mit einer Konvexlinse in der Brillenebene. Es ist erkennbar, daß die unter einem Winkel einfallenden Lichtstrahlen unten stärker abgelenkt werden, d.h. daß ein Vergrößerungseffekt entsteht. Die Zeichnung basiert maßstabsgerecht auf folgenden Parametern: Krümmung des Brillenglases 17,7 mm, dessen Dicke 5,0 mm, dessen Abstand zum Hornhautscheitel 13,0 mm; Hornhautradius 7,7 mm; Abstand des Hornhautscheitels zur Vorderfläche der IOL 5,4 mm, zur Netzhaut 23,5 mm

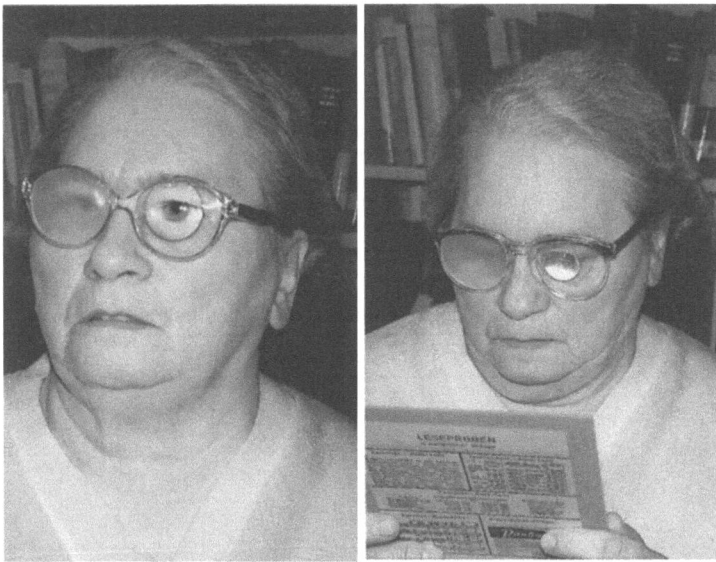

a   b

Abb. 4. Patientin mit Galilei-Linse **a** mit Fernbrille, **b** mit Lesebrille

Für die Nahkorrektur halten wir eine Addition von 6,0 Dioptrien zur Fernkorrektur für richtig, weil dies dem ja sehbehinderten Patienten die Möglichkeit gibt, monokular in 16,0 cm Entfernung zu lesen. Die hierfür notwendigen Linsen, zumeist in der Stärke von etwa +30,0 Dioptrien, werden ebenfalls von der Firma Schmidt hergestellt. Es handelt sich um konvex-plane Linsen aus Kunststoff, die einen Durchmesser von 2,3–2,5 cm haben. Sie müssen vom Optiker mit Sekundenkleber dort auf ein planes Brillenglas geklebt werden, wo die Sehachse dieses schneidet (Abb. 4).

Patienten mit Makulaveränderungen unterscheiden sich in zahlreichen Parametern voneinander. Es gibt Patienten mit und ohne grauen Star, mit trockener und feuchter Makuladegeneration, mit umschriebener und mit großer Makuladegeneration und Patienten mit eingeschränkter geistiger Leistungsfähigkeit und solche, deren Intellekt noch voll präsent ist. Angesichts dieser verschiedenen Zustände, die sich kombinieren, gibt es eine Vielzahl von Patententypen mit mehr oder minder guter Prognose für den Erfolg einer Galilei-Linsen-Implantation (Tabelle 1).

Wir haben zwischen April 1990 und Februar 1991 19 Augen operiert. Linsentrübungen waren – sofern vorhanden – so gering, daß sie allenfalls einen Visusabfall auf 0,3 bewirken konnten. Ihre Beseitigung konnte also den Visus bei den Patienten mit Netzhautleiden nicht verbessern.

Wir haben unsere Patienten in vier Gruppen eingeteilt, aber bei großer exsudativer Makuladegeneration (Gruppe IV) keine Implantationen vorgenommen.

Tabelle 1. Galilei-Linse

Günstige Prognose	Weniger günstige Prognose
Visus 0,25−0,15	Visus <0,15
Kleine Makuladegeneration	Große Makuladegeneration
„Lockere" Makuladegeneration (Drusen, trockene SMD)	Dichte Makuladegeneration (Junius Kuhnt)
Makuladegeneration stationär	Makuladegeneration fortschreitend
Psychisch lebhaft	Intellekt reduziert

Tabelle 2. Gruppe I: Trockene Makuladegeneration bis 2 Papillendurchmesser (6 Augen)

Nieden präop.	Nieden postop.
8	4
4	3
10	5
6	3
10	10
12	10
8,3	5,8

Tabelle 3. Gruppe II: Feuchte Makuladegeneration bis 2 Papillendurchmesser (5 Augen)

Nieden präop.	Nieden postop.
8	7
14	6
14	8
14	9
14	14
13	9

Ergebnisse

Gruppe I. Trockene Makuladegeneration bis 2 Papillendurchmesser (PD), 6 Augen (Tabelle 2): Merkliche Besserung des Nahvisus von Nieden 8,3 auf Nieden 5,8 im Durchschnitt. Diese Patienten konnten lesen, wenn auch mühsam.

Gruppe II. Feuchte Makuladegeneration bis 2 PD, 5 Augen (Tabelle 3): Deutliche Besserung von Nieden 13 auf Nieden 9.

Gruppe III. Trockene Makuladegeneration von über 2 PD Ausdehnung, 6 Augen (Tabelle 4): Besserung des Nahvisus nur von Nieden 11 auf Nieden 9,8.

Tabelle 4. Gruppe III: Trockene Makuladegeneration über 2 Papillendurchmesser (8 Augen)

Nieden präop.	Nieden postop.
8	6
14	11
14	14
14	14
10	10
8	6
8	7
11	10
11	9,8

Diskussion

Wir haben die von uns implantierte teledioptrische Linse als Galilei-Linse bezeichnet. In der Literatur findet man auch den Ausdruck Makulalinse [1,4].

Unsere Erfahrungen mit der Galilei-Linse ließen uns erkennen, daß es schwierig ist, vor der Operation den klinischen Erfolg richtig einzuschätzen. Generell läßt sich aber feststellen, daß er um so größer sein wird, je geringer der Umfang der Makuladegeneration ist und je determinierter die Patienten sind, die unvermeidlichen Schwierigkeiten der Eingewöhnung in das neue Linsensystem zu meistern.

Es sei hier noch auf eine weitere Schwierigkeit hingewiesen: Patienten mit einer Galilei-Linse bedürfen einer ganz bestimmten Korrektur, um in der Ferne optimal sehen zu können. Fehler in der Fernkorrektur von einer Dioptrie, auch im Bereich des Astigmatismus, verschlechtern das funktionelle Ergebnis beträchtlich. Wir fanden es schwierig, diese optimale Fernkorrektur subjektiv zu bestimmen, da die sehbehinderten Patienten bei der Visusprüfung meist schlecht kooperieren. Objektive Methoden (Computer-Refraktometrie, Skiaskopie) sind wegen der hypernegativen IOL nicht einsetzbar. Es läßt sich aber das richtige Brillenglas errechnen (Abb. 5), denn es sind alle wesentlichen Parameter bekannt oder meßbar, nämlich die Dicke und der Abstand des Brillenglases zur Hornhaut, der Krümmungsradius des Brillenglases und der Hornhaut, die Länge des Auges sowie der Abstand der Hauptebene der Kunstlinse vom Hornhautscheitel und die Stärke der Kunstlinse.

In der Regel ist bei normaler Augengröße eine Konvexlinse von +24,0 Dioptrien für die Ferne richtig. Bei einer Addition von +6,0 Dioptrien ergibt sich eine Nahkorrektur von 30,0 Dioptrien.

Während eine fehlerhafte Objektslinse für den Blick in die Ferne sehr nachteilig ist, ist eine Ungenauigkeit in der Nahkorrektur nur von geringer

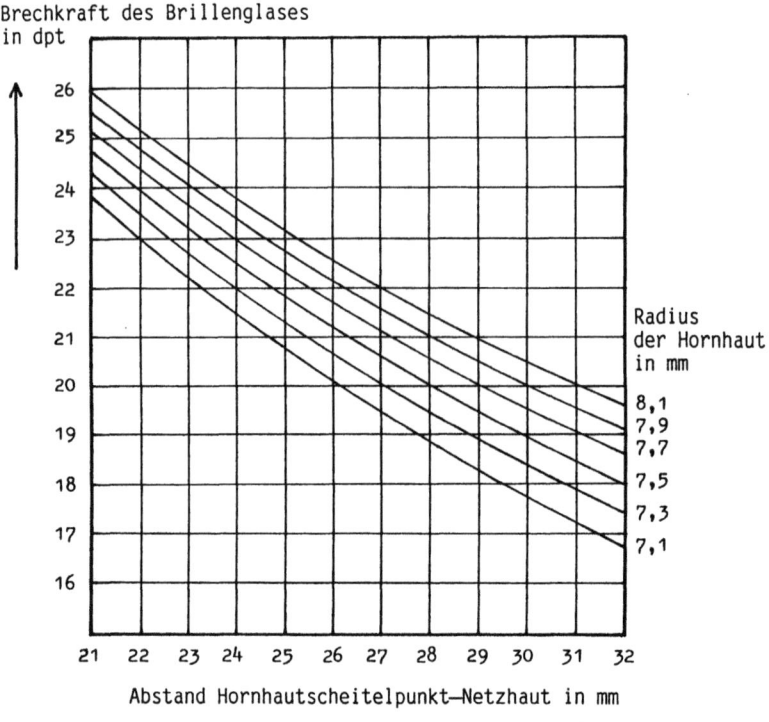

Brechkraft des Brillenglases
in dpt

Abb. 5. Relation zwischen Hornhautkrümmung, Achsenlänge und korrigierendem Brillenglas für die Ferne nach Implantation einer Galilei-IOL von −50,0 Dioptrien. Beispiel: Für einen Abstand der Netzhaut vom Hornhautscheitelpunkt von 24,0 mm ist bei einem Krümmungsradius der Hornhaut von 7,7 mm ein Brillenglas von +23,0 dpt notwendig

Bedeutung, denn der Patient kann den Fehler durch Änderung des Leseabstandes ausgleichen.

Zusammenfassung und Schlußfolgerung

Das teledioptrische System ist eine optische Anordnung zur Verbesserung des Sehvermögens bei Netzhautleiden. Es besteht aus einer starken Konvexlinse in der Brillenebene und einer starken Konkavlinse im Augeninnern, die sich bei dem von uns bevorzugten Modell in der Hinterkammer befindet. Unter der Voraussetzung, daß man die geeigneten Brechkräfte wählt, bewirkt das System eine 2,5- bis 2,8fache Vergrößerung in der Höhe und damit eine etwa 7fache in der Fläche. Gegenüber einem Galilei-Fernrohr, das vor das Auge gehalten wird, ergibt sich ein wesentlich größeres Gesichtsfeld. Wie bei jedem optischen System müssen sich die Patienten auch bei diesem an die Korrektur gewöhnen, was dem geistig rüstigen eher möglich ist als einem geistig weniger aktiven Patienten. Auch ist das Ergebnis um so schlechter, je größer der Ausfall in der Retina ist. Das teledioptrische System ist nur eine vergrößernde Sehhilfe und kann daher nicht mehr leisten als angesichts des Netzhautzustandes möglich ist. Nur eine zurückhaltende Indikationsstellung wird daher vor Enttäuschungen bewahren. Wir haben uns aber davon überzeugt, daß in Einzelfällen die Operation eine merkliche Verbesserung der Lebensqualität des sehbehinderten Patienten bewirkt.

Literatur

1. Ben-Sira I, Lipshitz I (1987) The macular lens (Telescopic IOL). 5th Congress of the European Intraocular Implant Lens Council, 13th to 18th Sept 1987, Jerusalem
2. Choyce P (1964) Galilean telescope using the anterior chamber implant as eyepiece: a low-visual-acuity aid for macular lesion. In: Choyce P: Intraocular lenses and implants. Lewis, London, pp 156−161
3. Donn A, Koester CJ (1986) An ocular telephoto system designed to improve in macular disease. CLAO J 12:81−85
4. Jacobi KW, Nowak MR (1991) Teledioptrisches System („Makula-Linse") − erste klinische Erfahrungen und Kasuistik. In: Schott K, Jacobi KW, Freyler H (Hrsg) 4. Kongreß der Deutschen Gesellschaft für Intraokularlinsen Implantation, 6.−7. April 1990, Essen. Springer, Berlin Heidelberg New York, S 349−353
5. Peyman GA, Koziol J (1988) Age-realated macular degeneration and its management. J Cataract Refract Surg 14:421−430
6. Willis TR, Portney V (1989) Preliminary evaluation of the Koziol-Peyman teledioptric system for age-related macular degeneration. Eur J Implant Refract Surg 1:272−276

IOL-Kalkulation im Kindesalter

U. Fries und O.-E. Schnaudigel

Zusammenfassung. Die Kalkulation der Intraokularlinse im Kindesalter wird bestimmt durch das Refraktionsziel, welches durch das noch zu erwartende Bulbuswachstum und die Situation des Partnerauges bestimmt wird. Es erfolgt eine Ultraschallbiometrie, IOL-Kalkulation mit zwei verschiedenen Formeln sowie eine Anisometropie- und Aniseikonieabschätzung. Ziel ist zumeist Emmetropie bei Implantation.

Summary. The calculation of intraocular lenses in children is determined by the refractive aim. The expected growth of the eye as well as the situation of the other eye has to be determined. A axial biometry is done by ultrasound, the best expected lens is calculated by two formulas and a calculation of aniseiconia and anisometropia is done. The refractive aim at implantation is mostly emetropia.

Einleitung

Die Kalkulation von Intraokularlinsen im Kindesalter ist gegenüber der im Erwachsenenalter von weiteren Gesichtspunkten bestimmt. Wegen des plastischen optischen Systems muß die Situation des Partnerauges sowie das noch zu erwartende Bulbuswachstum berücksichtigt werden. Weiterhin muß zuvor überlegt werden, ob bei grenzwertigem Visus eine postoperative sorgfältige orthoptische Behandlung gewährleistet ist. Weiterhin ist die Verträglichkeit und die Handhabbarkeit von Kontaktlinsen sowie die postoperativ gegebene Körper-Raum-Beziehung abzuklären. Als weitere Gesichtspunkte sind die Frage der Primär- oder Sekundärimplantation sowie der Implantationsort zu gewichten.

Material und Methode

Bei 57 kindlichen Augen wurden in den letzten vier Jahren in der Universitäts-Augenklinik Frankfurt/Main Intraokularlinsen implantiert. Vor jeder Implantation wurden folgende Untersuchungen und Überlegungen durchgeführt: Es wurden die besten zu erzielenden Visuswerte bei optimaler Korrek-

Universitäts-Augenklinik, Theodor-Stern-Kai 7, W-6000 Frankfurt/Main, Bundesrepublik Deutschland

5. Kongreß der DGII
Hrsg. Wenzel et al.

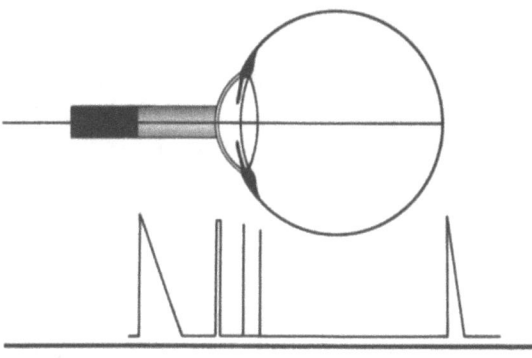

Abb. 1. Schematische Darstellung einer Ultraschallbiometrie bei verwandtem Membranschallkopf (Wasservorlaufstrecke) und Teilstreckenmessung

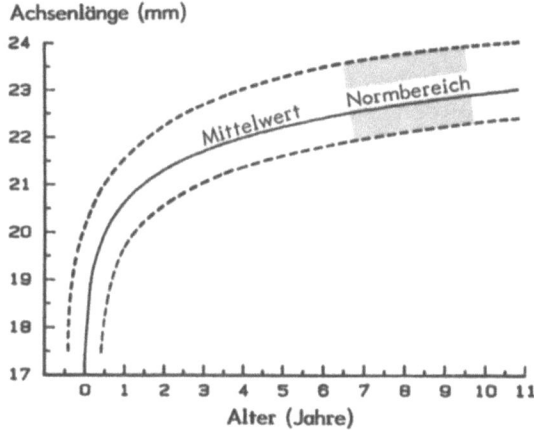

Abb. 2. Darstellung des Bulbuslängenwachstums und des 95%-Vertrauenintervalls. Nach Sampaolesie [8]

tur (nach Zykloplegieskiaskopie) ermittelt sowie die bestmögliche Korrektur. Biometrisch wurden beidseits eine Keratometrie sowie eine Ultraschallbiometrie zur Achsenlängenbestimmung und Teilstreckenmessung durchgeführt (Abb. 1). Es erfolgte beidseits eine genaue spaltlampenmikroskopische und, soweit möglich, ophthalmoskopische Untersuchung. Die erhaltenen Daten wurden mit den im entsprechenden Lebensalter noch zu erwartenden Bulbuswachstum korreliert, so daß einerseits eine spätere Myopisierung abgeschätzt werden konnte und andererseits die zum Zeitpunkt der Implantation sowie später zu erwartende Aniseikonie und Anisometropie berechnet werden konnten (Abb. 2).

Die Kalkulation der Intraokularlinsenfraktion erfolgte mittels zweier Formeln, da bei den kurzen kindlichen Achsenlängen im Vergleich zum Erwachsenenalter relative „Extremwerte" für die Kalkulation vorliegen. Es wurden bei den Primärimplantationen, sofern es die anatomischen Strukturen zuließen, Kapselsackimplantationen durchgeführt, bei den Sekundärimplantationen, sofern möglich, ebenfalls Implantationen in die Hinterkammer. Bei präoperativ unklaren Verhältnissen wurden sowohl die Refraktionen für Hinterkammerlinsen als auch für Vorderkammerlinsen berechnet. Sollten zwischen den beiden verwandten Kalkulationsformeln in der Refraktion Unterschiede bestanden haben, so wurde diejenige mit der zu erwartenden geringeren Bildgrößendifferenz implantiert.

Ergebnisse

Die implantierten Intraokularlinsen schwankten in der Refraktion von +21 dpt bis zu +33 dpt. Das Alter der Kinder war zwischen 3½ und 12 Jahren. Wegen der unterschiedlichen Altersstufen und damit verbundenen Bulbuslängen sowie sonstigen okulären Begleiterkrankungen wie Mikrophthalmus und PHPV können für Implantationen im Kindesalter zumeist höhere Refraktionswerte angenommen werden, statistisch abgesicherte Refraktionsbereiche für die jeweiligen Altersstufen jedoch nicht. Die präoperativ geplante Refraktion wurde in 90% innerhalb der Grenzen von ±0,75 dpt erreicht, 4% wurden leicht hyperop wegen kurzem Bulbus im Vorschulalter, 6% myop bei bestehender Myopie am Partnerauge.

Diskussion

Die Intraokularlinsenimplantation im Kindesalter ist eine Sonderindikation in der Kataraktchirurgie. Die Linsenkalkulation erfolgt sorgfältig nach den Formeln von Lepper u. Trier [7] und Holladay [6]. Es besteht hierbei die Differenzrechnung einer geometrisch-optischen Formel [7] und einer empirischen Formel. Wegen der theoretischen Unterschiede dieser Formeln ist bei groben Differenzen zwischen den Kalkulationen ggf. mit einer Fehlimplantation zu rechnen, welche dann durch Betrachtungen der Aniseikonie und Anisometropie verringert werden kann. Die Verträglichkeit eines Pseudophakos wird mit den Betrachtungen von Gernet [2–4] verglichen, wir fanden diese Aniseikonievoraussagen weitestgehend bestätigt.

Für die nach verschiedenen Autoren leicht variierenden Bulbuswachstumstabellen [1, 5, 8] haben wir im klinischen Alltag keine wesentlichen Differenzen gefunden und für die nach Sampaolesie [8] einen Normbereich als sehr hilfreich gefunden. Die Teilstrecken im Auge konnten wegen z. T. anderer ophthalmologischer Leiden nicht immer mit den in der Literatur angegebenen Werten korreliert werden. Eine Berechnung der Intraokularlinsen im Kindesalter in Abhängigkeit von Bulbuslänge und Refraktionsziel konnte von uns in der Literatur nicht gefunden werden.

Literatur

1. Fledelius HC (1982) Ophthalmic changes from age of 10 to 18. Ultrasound oculometry of anterior eye segment (III), and vitreous and axial length (IV). Acta Ophthalmol 60:393−402, 403−411
2. Gernet H (1985) Aniseikonie und intraokulare Optik bei Aphakie und Pseudophakie. Teil 1. Aniseikonie und intraokulare Optik bei Augengesunden und im Experiment. Fortschr Ophthalmol 82:326−366
3. Gernet H (1985) Aniseikonie und intraokulare Optik bei Aphakie und Pseudophakie. Teil 2. Aniseikonie und intraokulare Optik bei Aphakie. Fortschr Ophthalmol 82:436−442
4. Gernet H (1985) Aniseikonie und intraokulare Optik bei Aphakie und Pseudophakie. Teil 3. Aniseikonie und intraokulare Optik bei Pseudophakie. Fortschr Ophthalmol 82:544−552
5. Gernet H, Hollwich F (1969) Okulometrie des kindlichen Glaukoms. Ber Dtsch Ophthalmol Ges 69:341−348
6. Holladay JT, Prager TC (1989) Accurate ultrasonic biometry in pseudophakia. Am J Ophthalmol 107:189−190
7. Lepper RD, Trier HG (1983) Refraction after intraocular lens implantation: Results with a computerized system for ultrasonic biometry and for implant lens power calculation. In: Hillman JS, Le May MM (eds) Ophthalmic ultrasonography. Doc Ophthalmol Proc Ser 38:243−248
8. Sampaolesie R (1984) Ultrasonidos en oftalmologia. Editorial. Panamericana SA, Junin 831-Buenos Aires, pp 461−498

Refraktionsbilanz bei Implantation von Bikonvex-Hinterkammerlinsen

W. Haigis, Z. Duzanec und P. Fischer

Zusammenfassung. Ausgehend von einem optischen Modell dicker Linsen für das System Brille-Kontaktlinse-Auge wurde eine „Dicke-Linsen"Formel für die postoperative Refraktion hergeleitet, die für Intraokularlinsen beliebiger Geometrie verwendbar ist. Mit diesem Berechnungsalgorithmus wurde die IOL-Planung und postoperative Qualitätskontrolle für 102 Patienten durchgeführt, die mit Bikonvex-IOLs verschiedener Geometrien und Hersteller versorgt wurden. Biometrische und keratometrische Daten wurden prä- und postoperativ erhoben.

Setzt man postoperative Meßwerte in das „Dicke-Linsen"-Modell ein, so läßt sich die tatsächlich erreichte Refraktion in 99% auf ±2 dpt, in 75% auf ±1 dpt vorhersagen. Die „Dünne-Linsen"-Berechnung führt zu 79% bzw. 36% und ist damit für Bikonvex-Linsen nicht geeignet. Verzichtet man indes auf die anatomische Bedeutung der Vorderkammertiefe als einer meßbaren Distanz und setzt stattdessen einen Pfuschfaktor von 5 mm an, so erreicht man auch mit dem „Dünne-Linsen"-Formalismus mit 96% innerhalb ±2 dpt und 63% innerhalb ±1 dpt noch akzeptable Ergebnisse. Die besten Resultate ergeben sich bei regressiver Vorhersage der Vorderkammertiefe aus präoperativen Werten mit dem „Dicke-Linsen"-Modell: 99% innerhalb ±2 dpt, 80% innerhalb ±1 dpt. Die Verbesserung der Genauigkeit ist dabei auf einen statistischen Mittelungseffekt bei der multiplen Regression zurückzuführen.

Summary. Starting from an optical model of thick lenses for the system glasses-contact lens-eye, a „thick lens formula" describing postoperative refraction is deduced, which is valid for intraocular lenses of arbitrary (spherical) shape. With this model preoperative IOL-planning and postoperative quality control was carried out for 102 patients receiving biconvex posterior chamber lenses of different geometry and manufacturer. Biometry and keratometry were performed pre- and postoperatively.

If the „thick lens model" is used with postoperative data, the actually achieved refraction is calculated in 99% within ±2 D, in 75% within ±1 D. A prediction based on a „thin lens model" yields 79% and 36% thus rendering itself not suitable for use with biconvex lenses. If however the anatomical meaning of the anterior chamber depth as being a measureable distance is disregarded and taken to be another fudge factor of 5 mm, the „thin lens algorithm" too, leads to reasonable predictions of 96% for the ±2 D- and 63% for the ±1 D-range. The best results yet are obtained using the „thick lens formula" and an empirical prediction algorithm for the postoperative anterior chamber depth from preoperative values on the basis of a multiple regression analysis: 98% are found within ±2 D, 80% within ±1 D. The improved accuracy is due to statistical averaging in the course of the multiple regression process.

Universitäts-Augenklinik, Josef-Schneider-Str. 11, W-8700 Würzburg, Bundesrepublik Deutschland

5. Kongreß der DGII
Hrsg. Wenzel et al.
© Springer-Verlag Berlin Heidelberg

Einführung

Der Erfolg einer Intraokularlinsen(IOL)-Implantation hängt wesentlich davon ab, mit welcher Genauigkeit die postoperativ zu erwartende Refraktion für eine gegebene IOL berechnet bzw. vorhergesagt werden kann. Die existierenden zwei Arten von „IOL-Formeln" − theoretisch-optische und empirische −, die diese Vorhersage zu leisten haben, liegen mittlerweile in der 2. Generation vor [11, 17]. Während empirische Formeln geeignet sind, ex post optimierte Anpassungen an ein bereits vorhandenes Datenmaterial vorzunehmen, sind theoretisch-optische Formeln allgemeingültiger, da ihnen ein funktionales (optisches) Modell der Wirklichkeit zugrundeliegt.

Als noch hauptsächlich PMMA-Plankonvexlinsen implantiert wurden, konnten mit beiden Formeltypen befriedigende Ergebnisse erreicht werden. Allmählich vollzieht sich indes ein Übergang zu anderen Linsenformen (z.B. Bikonvex-Linsen) und -materialien. Damit erlangen die immanenten Schwächen beider Formeltypen erneute Aufmerksamkeit: Zum einen gibt es für eine neu auf den Markt kommende Linse keine a-priori-Erfahrung und damit auch keine optimierte empirische Formel, zum anderen sind die heute gebräuchlichen theoretisch-optischen Formeln streng nur für unendlich dünne Linsen gültig. Unendlich dünne Linsen besitzen jedoch nur eine einzige brechende Fläche − im Gegensatz z.B. zu Bikonvex-Linsen (oder zu „weichen" Linsen, die nicht mehr als „dünn" bezeichnet werden können).

Zur IOL-Planung mit Bikonvex-Linsen ist daher ein Berechnungsmodell notwendig, welches die Geometrie endlich dicker Linsen berücksichtigen kann. Ein solches Modell und die damit gewonnenen Ergebnisse bei der Implantation von 102 Bikonvex-Hinterkammerlinsen verschiedener Hersteller und Geometrien werden im folgenden vorgestellt.

IOL-Planung und Refraktionsbilanz

Zur Entscheidung darüber, welche Art von Berechnungsformalismus für die IOL-Planung geeignet ist, soll diese in Abb. 1 in ihren einzelnen Stufen untersucht werden. IOL-Planung bedeutet dabei die Auswahl einer geeigneten Intraokularlinse hinsichtlich ihrer Brechkraft, ihres Typs (z.B. Vorderkammer- oder Hinterkammerlinse, ihres Materials (PMMA- oder „weiche" Linse) und z.B. ihrer Geometrie (plankonvexe, bikonvexe oder konvex-konkave Form). Hinzu kommt zukünftig verstärkt die Auswahl bezüglich verschiedener IOL-Funktionsprinzipien (monofokale oder multifokale Linsen).

Ausgehend von einer erwünschten postoperativen Refraktion (Zielrefraktion) werden die Meßdaten aus präoperativer Biometrie (Ultraschall-Achsenlängenmessung) und Keratometrie (Bestimmung der Hornhautradien) in ein Berechnungsmodell („IOL-Formel") eingegeben, welches dann verschiedene IOL-Vorschläge (Brechkraft, Typ, Geometrie etc.) liefert.

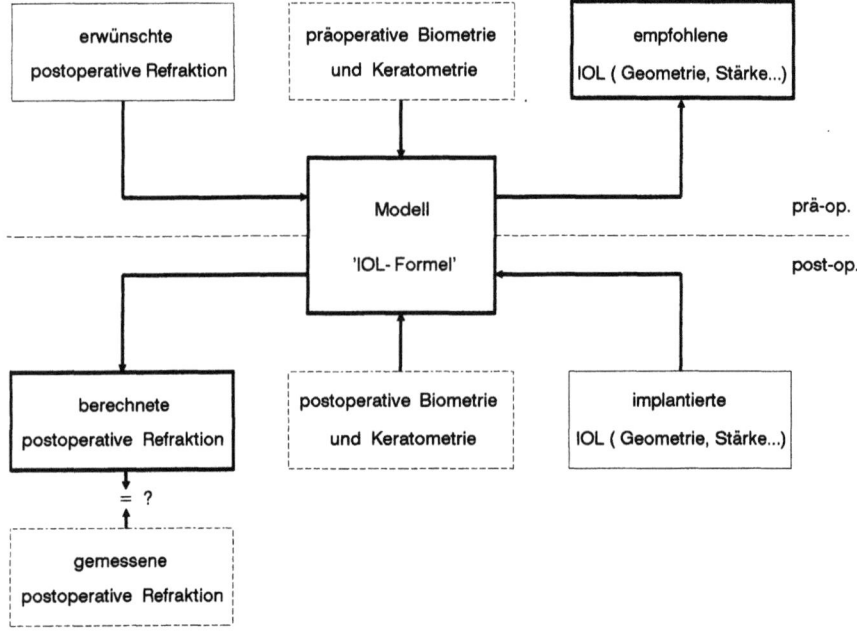

Abb. 1. Schematische Darstellung der präoperativen IOL-Planung und postoperativen Qualitätskontrolle durch Vergleich der berechneten mit der gemessenen postoperativen Refraktion (Refraktionsbilanz)

Das Berechnungsmodell ist nur dann sinnvoll („mathematisch konsistent"), wenn „Refraktion" und „IOL" auf eindeutige Weise miteinander verknüpft sind. Dies bedeutet, daß das Modell zum einen bei Vorgabe einer Refraktion eine bestimmte IOL-Brechkraft liefert, zum anderen aber auch den umgekehrten Weg *ohne weitere Annahmen* erlauben muß, d.h. bei Vorgabe einer IOL die zugehörige Refraktion ergibt.

Diese Forderung wird streng nur von theoretisch-optischen Modellen erfüllt, nicht aber von empirischen Formeln (wie etwa der SRK-Formel, z.B. [16]), bei denen *eine* empirische Formel eine emmetropisierende (= Spezialfall der Refraktion) IOL und eine *zweite* empirische Formel die zu erwartende Refraktion beschreibt.

Postoperativ ist die implantierte IOL nunmehr bekannt; gibt man ihre Kennwerte (Brechkraft, Geometrie, Typ, Material etc.) zusammen mit den postoperativ erhobenen Biometrie- und Keratometriedaten in das Berechnungsmodell ein, so läßt sich die zu erwartende Refraktion berechnen und mit der tatsächlich gemessenen in einer „Refraktionsbilanz" vergleichen.

Der Begriff „Refraktionsbilanz" wurde 1980 von Gernet [2, 3] eingeführt. Man versteht darunter den synoptischen Vergleich zwischen vorhergesagter (berechneter) und tatsächlich erreichter (gemessener) postoperativer Refraktion unter Berücksichtigung postoperativer Ultraschall-Biometrie-Daten des pseudophaken Auges [1]. Im Idealfall sollte die Differenz

$$\Delta \text{ref} := (\text{gemessene Refraktion} - \text{berechnete Refraktion}) = 0 \qquad (1)$$

sein.

Die Erstellung einer solchen Refraktionsbilanz gestattet zum einen die Überprüfung der Qualität des Berechnungsmodells, indem postoperative Meßwerte eingesetzt werden. Zum anderen läßt sich durch Korrelation von postoperativen mit präoperativen Meßwerten ein Vorhersagewert für die postoperative „Vorderkammertiefe" bzw. IOL-Position herleiten. Schließlich erlaubt eine Refraktionsbilanz die Eingrenzung von Fehlerquellen (z.B. ist nach unserer wie auch anderer Erfahrung [10] eine Abweichung $|\Delta\text{ref}| > 2$ dptr in aller Regel durch Meßfehler bedingt).

Für die IOL-Planung mit Bikonvex-Linsen ist daher nach dem oben Gesagten ein theoretisch-optisches Berechnungsmodell für dicke Linsen beliebiger Geometrie, dessen Konsistenz durch Refraktionsbilanzen erhärtet werden muß, am geeignetsten.

Berechnung der postoperativen Refraktion

Bikonvexlinsen besitzen gegenüber Plankonvexlinsen eine *zweite* brechende Fläche. Die theoretischen IOL-Formeln, die unter der Annahme von dünnen Linsen (d.h. nur einer Brechfläche) hergeleitet wurden, sind somit *nicht mehr verwendbar,* da die bei ihrer Herleitung verwendeten Voraussetzungen verletzt sind [7]. Daher muß zur Behandlung von Bikonvexlinsen ein optisches Berechnungsmodell für „dicke Linsen" verwendet werden.

Der allgemeine Fall eines Systems dicker Linsen aus Brille (B), Kontaktlinse (K), Hornhaut (C), Linse (L) und Netzhaut (N) ist in Abb. 2 veranschaulicht. Unter den n_j sind dabei die entsprechenden Brechungsindices für die Linsen B, K, C, L und die „Zwischenräume" OB, BK, KC, CL, LN zu verstehen. Analog bezeichnen die d_j die jeweiligen (Scheitel-)Abstände bzw. Mittendicken; L steht für die Achsenlänge des Auges. In diesem System läßt sich die Brechkraft D_L einer Linse (z.B. IOL) durch folgende IOL-Formel beschreiben [7]:

$$DL = \cfrac{1}{\cfrac{L - d_L - d_{CL} - d_C}{n_{LN}} + \cfrac{d_L}{n_L}\cfrac{D_{1L}}{D_L}}$$

$$- \cfrac{1}{\cfrac{1}{z_5} - \left(\cfrac{d_C}{n_C}\cfrac{D_{1C}}{D_C} + \cfrac{d_L}{n_L}\cfrac{D_{2L}}{D_L} + \cfrac{d_{CL}}{n_{CL}}\right)} \qquad (2)$$

mit

$$z_5 := D_C + \cfrac{1}{\cfrac{1}{z_3} - \left(\cfrac{d_K}{n_K} \cfrac{D_{1K}}{D_K} + \cfrac{d_C}{n_C} \cfrac{D_{2C}}{D_C} + \cfrac{d_{KC}}{n_{KC}} \right)}$$

und

$$z_3 := D_K + \cfrac{1}{\cfrac{1}{D_B} - \left(\cfrac{d_B}{n_B} \cfrac{D_{1B}}{D_B} + \cfrac{d_K}{n_K} \cfrac{D_{2K}}{D_K} + \cfrac{d_{BK}}{n_{BK}} \right)} .$$

Für jede der Linsen B, C, K, L wurden dabei noch die vorderen ($D_{1\ldots}$) und hinteren ($D_{2\ldots}$) Flächenbrechkräfte eingeführt, die (z.B. für die Linse L) über die Gullstrand-Formel [15] gemäß

$$D_L = D_{1L} + D_{2L} - D_{1L} D_{2L} \frac{d_L}{n_L} \tag{3}$$

mit der Gesamtbrechkraft (D_L) zusammenhängen.

Die postoperative Refraktion ist gegeben durch das nach der Operation verbliebene Refraktionsdefizit für die Ferne, d.h. durch die Fernbrille. Diese wird beschrieben durch den

$$\text{Scheitelbrechwert der Brille} = D_B' := \frac{D_B}{1 - D_{1B}(d_B/n_B)} . \tag{4}$$

Zwar ist die „IOL-Formel" (2) − wie mehrfach beschrieben [7, 13] − *keine explizite* Bestimmungsgleichung für D_L, die direkt gelöst werden könnte (− da D_L auf der linken wie auch auf der rechten Seite von (2) auftaucht); wohl aber läßt sich (2) nach dem Scheitelbrechwert D_B der Brille „auflösen", wobei man erhält:

$$D_B' = \cfrac{1}{\cfrac{1}{z_3 - D_K} + \left(\cfrac{d_K}{n_K} \cfrac{D_{2K}}{D_K} + \cfrac{d_{BK}}{n_{BK}} \right)} \tag{5}$$

mit

$$z_3 := \cfrac{1}{\cfrac{1}{z_5 - D_C} + \left(\cfrac{d_K}{n_K} \cfrac{D_{1K}}{D_K} + \cfrac{d_C}{n_C} \cfrac{D_{2C}}{D_C} + \cfrac{d_{KC}}{n_{KC}} \right)}$$

und

$$z_5 := \cfrac{1}{\cfrac{1}{T_1 - D_L} + \left(\cfrac{d_C}{n_C} \cfrac{D_{1C}}{D_C} + \cfrac{d_L}{n_L} \cfrac{D_{2L}}{D_L} + \cfrac{d_{CL}}{n_{CL}} \right)} .$$

und

$$T_1 := \cfrac{1}{\cfrac{L - d_L - d_{CL} - d_C}{n_{LN}} + \cfrac{d_L}{n_L}\cfrac{D_{1L}}{D_L}} \, .$$

Für verschwindende Mittendicken (d.h. $d_C = d_K = d_L = 0$) und $d_{KC} = 0$ erhält man schnell aus (5) die „Dünne-Linsen"-Formel

$$D_B' = \frac{n_{BK}\,(z_5 - D_C - D_K)}{n_{BK} + (z_5 - D_C - D_K)\,d_{BK}} \tag{6}$$

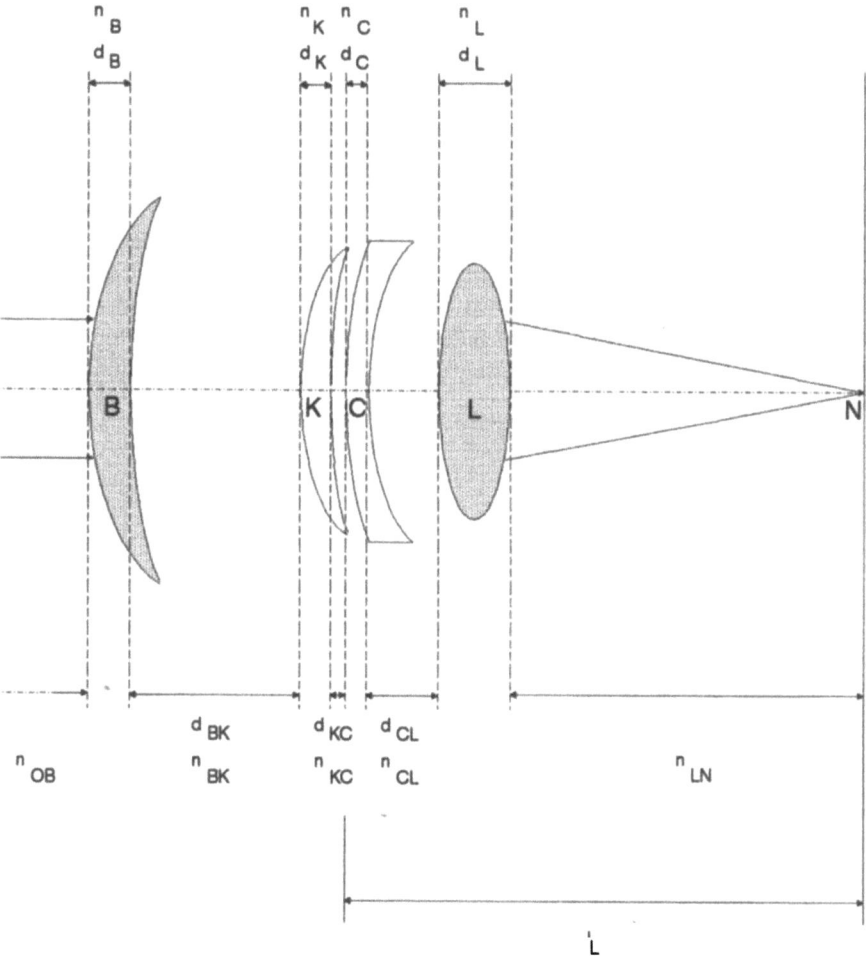

Abb. 2. Das optische „Dicke-Linsen-System" Brille(B)-Kontaktlinse(K)-Hornhaut(C)-Augenlinse(L) mit Netzhaut N und mit Brechungsindizes n_j ($j = B, K, C, L, OB, BK, KC, CL, LN$), Scheitelabständen d_j ($j = B, K, C, L, BK, KC, CL$) und Achsenlänge L

mit

$$z_5 := \frac{n_{CL}(n_{LN} - D_L(L - d_{CL}))}{n_{CL}(L - d_{CL}) + (n_{LN} - D_L(L - d_{CL}))d_{CL}} \cdot$$

Diese Formel (6) erlaubt die Vorhersage der postoperativen Refraktion für den Fall *unendlich dünner* Linsen mit nur *einer brechenden Fläche* (Plankonvexlinsen). Sie ist ebenfalls direkt aus den z.B. von Gernet et al. [4] angegebenen Beziehungen abzuleiten. Weiterhin ist (6) identisch mit der Holladay-Formel (11), wenn dort für L die um den retinalen Dickefaktor modifizierte Achsenlänge sowie für d_{CL} die entsprechende Vorhersagebeziehung für die postoperative Vorderkammer eingesetzt wird. Unter optischen Gesichtspunkten ist indes auch die Holladay-Formel eine die IOL-Geometrie nicht berücksichtigende „Dünne-Linsen"-Formel.

Der Einfluß verschiedener Linsengeometrien äußert sich in verschiedenen Werten für die vorderen (D_{1L}) und hinteren (D_{2L}) Flächenbrechkräfte. Diese gehen direkt in unsere Beziehungen (2) für die IOL-Brechkraft und (5) für die Refraktion ein.

Die Bedeutung der Linsengeometrie wird klar, wenn man ihre Änderung bei Variation der Brechkraft verfolgt: während bei einer Plankonvex-Linse nur auf *eine* Weise die Brechkraft geändert werden kann (nämlich durch Variation des vorderen Krümmungsradius), gibt es mehrere Möglichkeiten, verschieden starke Bikonvex-Linsen zu erhalten. Betrachten wir hierzu Abb. 3, die schematisch eine (sphärische) Bikonvexlinse mit dem Durchmesser D, den Krümmungsradien R_1 und R_2, der Randdicke d_0 und der Mittendicke d darstellt. Mit elementarer Geometrie erhält man für die Pfeilhöhen d_1 und d_2 [9, 18]

$$d_i = R_i - R_i \sqrt{1 - \left[\frac{D}{2R_i}\right]^2}, \quad i = 1, 2 \tag{7}$$

und für die Mittendicke

$$d = d_1 + d_0 + d_2. \tag{8}$$

Die Flächenbrechkräfte D_{1L} und D_{2L} sind definitionsgemäß (vgl. z.B. [7, 18])

$$D_{iL} = \frac{n_L - n_{CL}}{R_i}, \quad i = 1, 2. \tag{9}$$

Bikonvex-Linsen mit verschiedenen Gesamtbrechkräften können nun u.a. z.B. dadurch erreicht werden, daß man
a) beide Krümmungsradien gleichmäßig ändert (Typ 1),
b) beide Krümmungsradien so ändert, daß ein konstantes Radienverhältnis aufrechterhalten wird (Typ 2),
c) nur einen Krümmungsradius ändert (Typ 3).

Konstruiert man eine typische Linse mit einem Durchmesser von D = 7 mm, einer Randdicke von $d_0 = 0,2$ mm und einem Brechungsindex von $n_L = 1491,5$,

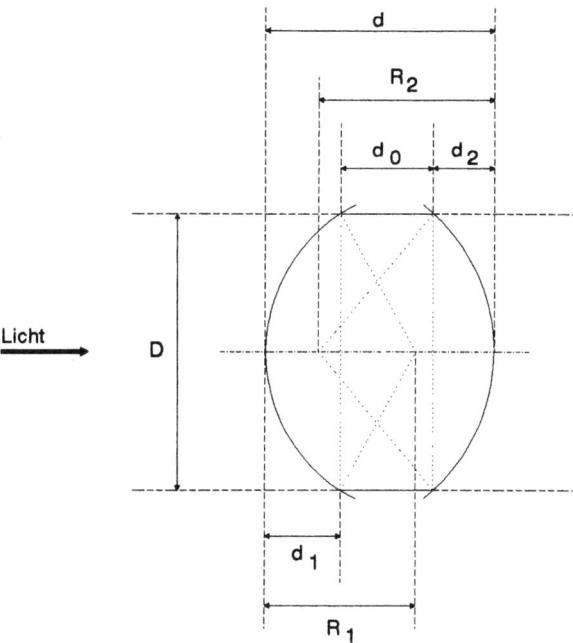

Abb. 3. Schematischer Aufbau einer sphärischen Bikonvex-Linse mit Durchmesser D, Krümmungsradien R_1 und R_2 und Randdicke d_0. Die Pfeilhöhen d1 und d2 sind durch Gleichung (7) gegeben

so erhält man (mit (7), (8), (9) und (3)) für die 3 genannten Linsentypen die in Abb. 4 gezeigten Abhängigkeiten der Flächenbrechkräfte und der Mittendicken von der Gesamtbrechkraft. Wenn man bedenkt, daß diese verschiedenen Werte für D_{1L}, D_{2L} und d_L in Abb. 4 *direkt* in die Berechnung der (postoperativen) Refraktion lt. Formel (5) eingehen, dann wird der Einfluß verschiedener IOL-Geometrien unmittelbar einleuchtend.

Klinische Ergebnisse

102 Patienten mit Cataracta senilis wurden von einem Operateur mit einer bikonvexen Hinterkammerlinse versorgt, wobei immer dieselbe endokapsuläre Operationstechnik (letter-box) zur Anwendung kam. Implantiert wurden 52 Intraokularlinsen vom Typ ADATOMED 70p und 47 Linsen vom Typ ALLERGAN AMO PC57B. Beide IOLs sind Bikonvex-Linsen. Während jedoch die ADATOMED-Linse symmetrisch und dem weiter oben beschriebenen Linsen-Typ 1 vergleichbar ist, weist die ALLERGAN-Linse eine konstante hintere Flächenbrechkraft für alle Stärken auf, so daß diese IOL sich asymmetrisch ändert und sich wie Typ 3 verhält.

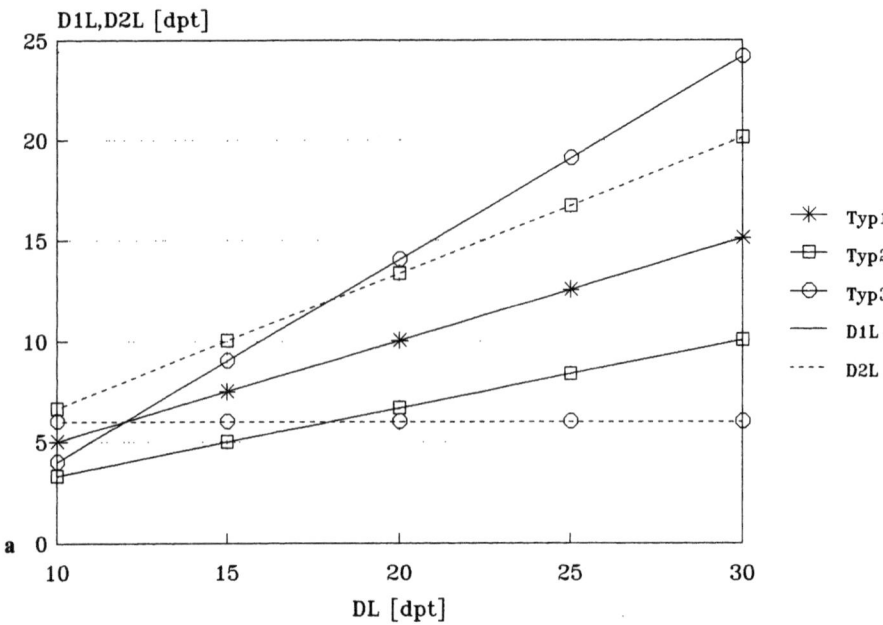

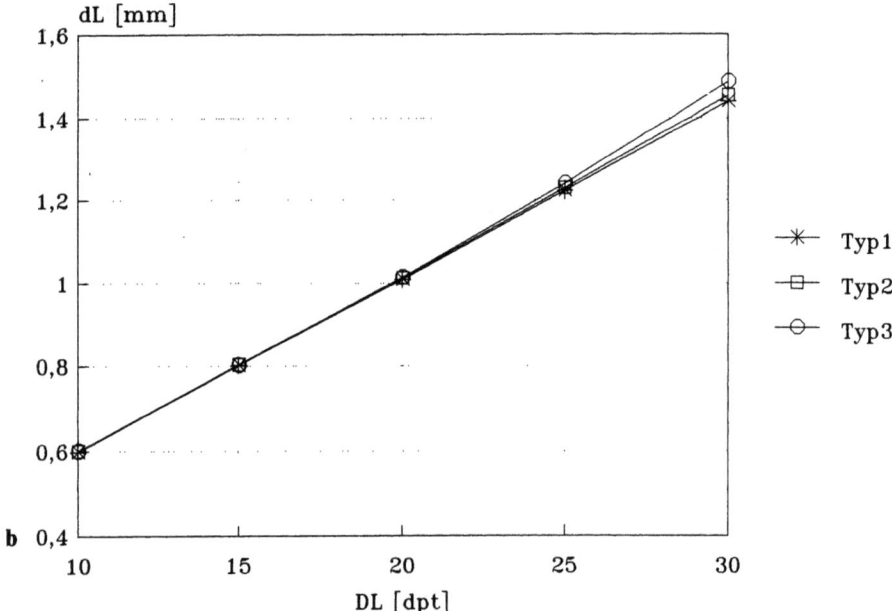

Abb. 4. Einfluß der Geometrieänderung von Bikonvex-Linsen: **a** Flächenbrechkräfte D_{1L} und D_{2L} [berechnet nach (9) und (7)] als Funktion der Gesamtbrechkraft D_L [berechnet nach (3) und (8)] für Typ 1 ($R_1 = R_2$), Typ 2 ($R_1 = 2R_2$) und Typ 3 ($R2 = $ konstant) mit D = 7 mm, $d_0 = 0,2$ mm und $n_L = 1491,5$. **b** Mittendicken d_L [berechnet nach (7) und (8)] als Funktion der Gesamtbrechkraft D_L [berechnet nach (3) und (8)] für Typ 1, Typ 2 und Typ 3

Die Messungen der Hornhautradien wurden mit einem Zeiss-Ophthalmometer vorgenommen. Für die Ultraschall-Biometrie wurde ein GBS-Gerät (Grieshaber Biometric System) [12] in Immersionstechnik eingesetzt, das seine Meßergebnisse direkt an einen IBM-kompatiblen Rechner weitergab [6, 8]. Die Ultraschall-Arbeitsfrequenz lag bei 10 MHz. Im Rahmen einer prospektiven Studie wurden alle Messungen bei allen Patienten frühestens 2 Monate postoperativ wiederholt. Die postoperative Refraktion wurde jeweils von einem erfahrenen Untersucher (Z.D.) bestimmt.

Die Hornhautkrümmungsradien aller 102 Augen lagen präoperativ zwischen 7,25 und 8,41 mm mit einem Mittelwert von 7,75 ± 0,23 mm; postoperativ fanden wir einen Bereich von 7,24−8,39 mm und einen Mittelwert von 7,73 ± 0,23 mm. Der Mittelwert für die Achsenlängen war präoperativ 23,54 ± 0,93 mm (Bereich: 22,01−26,28 mm), postoperativ 23,08 ± 0,94 mm (Bereich: 21,56−25,91 mm). Alle pseudophaken Achsenlängen wurden um die individuellen IOL-Mittendicken korrigiert (vgl. [9]); für diese so korrigierten Werte ergab sich ein Mittelwert von 23,56 ± 0,91 mm (Bereich: 22,14−26,29 mm) in sehr guter Übereinstimmung mit dem präoperativen Wert. Die präoperative Vorderkammertiefe betrug 3,40 ± 0,40 mm (Bereich: 2,30−4,35 mm); postoperativ erhielten wir 3,88 ± 0,37 mm (Bereich: 2,99−4,81 mm). (Eine detaillierte Darstellung der Biometrie- und Keratometrie-Ergebnisse ist in Vorbereitung.)

Für alle Augen wurde die Abweichung Δref laut (1) jeweils auf 4fache Weise berechnet:

1. durch Einsetzen aller postoperativen Meßwerte in die „Dicke-Linsen"-Formel (5),
2. durch Einsetzen aller postoperativen Meßwerte in die „Dünne-Linsen"-Formel (6),
3. durch Einsetzen der präoperativen Meßwerte für Achsenlängen und Hornhautradien unter Annahme einer Regressionsbeziehung für die postoperative Vorderkammertiefe mit der „Dicke-Linsen"-Formel (5),
4. durch Einsetzen der präoperativen Meßwerte für Achsenlängen und Hornhautradien unter Annahme einer konstanten postoperativen Vorderkammertiefe (5 mm) mit der „Dünne-Linsen"-Formel (6).

Für die regressive Vorhersage der postoperativen Vorderkammertiefe VK_{post} (= d_{CL}) mit Hilfe von präoperativen Meßwerten für Vorderkammer ($VK_{prä}$) und Achsenlänge ($Al_{prä}$) fanden wir (vgl. [9])

$$VK_{post} = 1,0 + 0,29 \, VK_{prä} + 0,06 \, AL_{prä}$$

mit einem Korrelationskoeffizienten von 38%. (Eine ausführliche Behandlung dieser Ergebnisse ist ebenfalls in Vorbereitung.)

Während die Berechnung nach (6) eine unendlich dünne Hornhaut verlangt, kann in die „Dicke-Linsen"-Formel (5) eine endlich dicke Hornhaut eingehen. Wir nahmen hierzu eine Hornhautdicke von 0,5 mm an [7, 14], wobei der hintere Krümmungsradius R_2 entsprechend dem Gullstrand-Auge aus dem vorderen Radius R_1 gemäß

$R_2/R_1 = 6{,}8/7{,}7$

errechnet wurde. Ebenso gingen wir in Übereinstimmung mit Olsen [14] von einem effektiven Brechungsindex der Kornea von 1331,5 mm/m und einem wahren Brechungsindex von 1376 mm/m [5, 14] aus.

Die Ergebnisse für die Abweichung Δref sind in Tabelle 1 aufgeführt mit der Angabe, welche Werte (präop., postop., regr. oder const.; vgl. Legende) für Hornhautradien, Achsenlänge und Vorderkammer in die Refraktionsberechnung eingingen.

Wie beschrieben, wurde jeweils für dicke und dünne Linsen gerechnet. Im Fall der Berechnung nach der „Dicke-Linsen"-Formel (5) wurden für jede implantierte Bikonvex-IOL-Brechkraft die individuellen Daten für n_L, D_{1L}, D_{2L} und d_L eingesetzt, die wir dankenswerterweise von den Firmen ADATOMED und ALLERGAN erhalten hatten.

Die beiden linken Spalten der Tabelle, bei denen nur postoperative Meßwerte eingesetzt wurden, entscheiden über die *Qualität der Berechnungsformeln* [„Dicke-Linsen"-Formel (5) vs „Dünne-Linsen"-Formel (6)]. Hier existieren keine Möglichkeiten einer Anpassung oder Einführung von *fudge factors* („Pfusch"-Faktoren); die einzig erlaubten Faktoren sind die Originalmeßwerte selbst.

Wie ersichtlich – und zu erwarten – liefert unsere Formel (5) die besseren Ergebnisse. Die Bandbreite (Maximum-Minimum) der Abweichungen liegt in beiden Fällen bei 3,6 dpt; allerdings ist bei Formel (5) der Mittelwert von Δref mit 0,4 dpt deutlich näher bei 0 als der Wert 1,3 dpt der „Dünne-Linsen"-Formel. (Die Ursache für den verbliebenen Restfehler von 0,4 dpt bei

Tabelle 1. Refraktionsbilanz: Statistische Daten für die Abweichung Δref = (gemessene Refraktion – berechnete Refraktion). Die Berechnung für „dicke Linsen" wurde mit [5], für „dünne Linsen" mit [6] durchgeführt

Berechnung für		Dicke Linsen	Dünne Linsen	Dicke Linsen	Dünne Linsen
Werte für Hornhautradien		postop.	postop.	präop.	präop.
Werte für Achsenlängen		postop.[1]	postop.[1]	präop.	präop.
Werte für Vorkammer		postop.	postop.	regr.[2]	const.[3]
Mittelwert	[dpt]	+0,4	+1,3	+0,2	−0,5
Stand.-Dev.	[dpt]	±0,7	±0,7	±0,8	±0,9
Minimum	[dpt]	−1,5	−0,6	−2,3	−3,0
Maximum	[dpt]	+2,1	+3,1	+2,6	+1,8
n ($|\Delta$ref$| \leq 2$ dpt)	[%]	99	79	98	96
n ($|\Delta$ref$| \leq 1$ dpt)	[%]	75	36	80	63
Gesamt-Anzahl Augen	n	102	102	102	102

[1] postoperative Werte für die Achsenlänge, korrigiert um die individuellen Linsendicken (vgl. [7])

[2] Vorderkammer ($= d_{CL}$) = $VK_{post} = 1{,}0 + 0{,}29\, VK_{prä} + 0{,}06\, AL_{prä}$, gegeben durch multiple Regression (vgl. [7]): $AL_{prä}$: präoperative Achsenlänge, $VK_{prä}$: präoperative Vorderkammer

[3] Vorderkammer ($= d_{CL}$) = konstant = 5 mm

dem beschriebenen IOL-Kollektiv ist momentan noch unklar; bei anderen Linsenensembles werden Werte näher bei 0 erreicht.) Die „Dicke-Linsen"-Formel (5) beschreibt in 99% der Fälle die tatsächliche Refraktion innerhalb ± 2 dpt, in 75% innerhalb ± 1 dpt. Die entsprechenden Zahlen für die „Dünne-Linsen-Formel" (6) sind 79% und 36%.

Die beiden rechten Spalten von Tabelle 1 beantworten die Frage, wie gut die beiden Formeln prae operationem für die *Vorhersage* eingesetzt werden können. Für beide Fälle ergeben sich Bandbreiten von 4,9 dpt („Dicke-Linsen"-Formel) resp. 4,8 dpt. Der Mittelwert von 0,2 dpt wie auch die Zahlen für die ≤ 2-dpt-Abweichung (98%) und die ≤ 1-dpt-Abweichung (80%) weisen wiederum die „Dicke-Linsen"-Formel (mit regressiver Vorhersage für die postoperative Vorderkammer) als überlegen aus. Auffallend ist, daß letztere Berechnung bessere Ergebnisse liefert als man sie beim Einsetzen postoperativer Meßwerte erhält (Spalte ganz links). Ein Grund ist im Meßfehler der Ultraschall-Bestimmung der pseudophaken Vorderkammertiefe zu suchen. Bei Bikonvex-Linsen ist dieser größer als bei Plankonvex-Linsen ($-$ optische Sammellinsen sind akustische Zerstreuungslinsen!). Benutzt man jedoch eine aus einem statistischen Mittelungs- bzw. Regressionsprozeß hervorgegangene Vorderkammertiefe („regr.", 3. Spalte), so mag diese weniger unsicher sein als die tatsächlich (mit entsprechendem Fehler) gemessene Vorderkammertiefe („postop.", 1. Spalte).

Nichtsdestotrotz liefert auch die Verwendung der „Dünne-Linsen"-Formel (6) mit einer konstanten Vorderkammertiefe von 5 mm noch zufriedenstellende Ergebnisse, wenn man die rechte Spalte der Tabelle betrachtet. Allerdings hat hier der Begriff „Vorderkammertiefe" im Sinne eines Abstands zwischen Hornhautrückfläche und Linsenvorderfläche seine Bedeutung vollends verloren. Tatsächlich wurde postoperativ ja eine Vorderkammertiefe von 3,88 $\pm$ 0,37 mm (s. oben) gemessen. Die (mathematisch nicht zulässige) Anwendung der „Dünne-Linsen"-Formel auf Bikonvex-Linsen führt also zu einem Verlust an Konsistenz: Der in der Formel (6) einzusetzende Wert für die „Vorderkammertiefe" bedeutet hier *nicht* physikalisch meßbare „Vorderkammertiefe", sondern *„Abstand einer unendlich dünnen Linse von der Hornhaut, die denselben Brechungseffekt wie die betrachtete Bikonvexlinse bewirkt"*.

Mathematische Konsistenz ist nur bei unserer „Dicke-Linsen"-Formel (6) gegeben: Alle Formelgrößen sind $-$ für beliebige Linsengeometrien $-$ physikalisch *wohldefiniert und meßbar*.

Literatur

1. Gernet H (1990) Zur IOL-Planung: Geometrisch-optische Formel und SRK I und II. Ophthalmologie 4:96−101
2. Gernet H, Küchle HJ (1980) Kunstlinseneinpflanzung nach Maß mit Refraktionsbilanz. 53. Versamml. Rhein.-Main. Augenärzte
3. Gernet H, Küchle HJ (1981) Precalculated artificial lens implantation with refractive balance. Ophthalmologica (Basel) 183:91−100

4. Gernet H, Ostholt H, Werner H (1978) Intraokulare Optik in Klinik und Praxis. Rothacker, Berlin
5. Haigis W (1989) Geometrische Optik des Auges. In: Buschmann v. W, Trier HG (Hrsg) Ophthalmologische Ultraschalldiagnostik. Springer, Berlin Heidelberg New York, S 72−74
6. Haigis W (1990) Clinical usefulness of linking biometry systems to personal computers. In: Sampaolesi R (ed) Ultrasonography in ophthalmology, vol 12. Kluwer Academic Publishers, Dordrecht, p 107
7. Haigis W (1991) Strahldurchrechnung in Gauß'scher Optik zur Beschreibung des Systems Brille-Kontaktlinse-Hornhaut-Augenlinse (IOL). In: Schott K, Jacobi KW, Freyler H (Hrsg) 4. Kongreß der Deutschen Gesellschaft für Intraokularlinsen Implantation, Essen 1990. Springer, Berlin Heidelberg New York, pp 233−246
8. Haigis W (im Druck) Vernetzung von Biometrie-Systemen mit PCs. In: Littank (Hrsg) Stand der EDV in der Augenheilkunde. Springer, Berlin Heidelberg New York
9. Haigis W, Waller W, Duzanec Z, Voeske W (1990) Postoperative biometry and keratometry after posterior chamber lens implantation. Eur J Cataract Refract Surg 2:191−202
10. Holladay JT, Prager TC, Ruiz RS, Lewis JW et al. (1986) Improving the predictability of intraocular lens power calculations. Arch Ophthalmol 104:539−541
11. Holladay JT, Musgrove KH, Prager TC, Lewis JW, Chandler TY, Ruiz RS (1988) A three-part system for refining intraocular lens power calculations. J Cataract Refract Surg 14:17−24
12. Lepper RD and Trier HG (1981) A new device for ocular biometry. Doc Ophthalmol Proc Ser 29:473
13. Nitsch J, Reiner J (1985) Herleitung und kritische Analyse der Formeln zur Berechnung der Brechkraft intraokularer Linsen. Klin Monatsbl Augenheilkd 186:66−73
14. Olsen T (1987) Theoretical approach to intraocular lens calculation using Gaussian optics. J Cataract Refract Surg 13:141−145
15. Reiner J (1982) Grundlagen der ophthalmologischen Optik. Enke, Stuttgart
16. Sanders D, Retzlaff J, Kraff M, Kratz R et al. (1981) Comparison of the accuracy of the Binkhorst, Colenbrander and SRK implant power prediction formulas. Am Intraocular Implant Soc J 7:337−340
17. Sanders D, Retzlaff J, Kraff M (1988) Comparison of the SRK II formula and other second generation formulas. J Cataract Refract Surg 14:136−141
18. Schröder G (1987) Technische Optik. Vogel, Würzburg

Ergebnisse multifokaler Hinterkammerlinsen unterschiedlicher Typen

J. WOLLENSAK, D. T. PHAM und C. WIEMER

Zusammenfassung. Wir untersuchten drei Typen multifokaler HKL: die diffraktive konvexkonkave (n = 45), die diffraktive bikonvexe (n = 36) und die refraktive bifokale Linse (n = 32). Die Ergebnisse zeigten, daß der durchschnittliche Fernvisus bei diffraktiven Linsen mit besser als 0,8 vergleichbar mit dem Visus bei monofokalen HKL war. Bei der refraktiven bifokalen Linsen war dieser signifikant schlechter. Ohne Nahtzusatz konnten Patienten mit den drei Typen guten Nahvisus erreichen. Einschränkungen hatten diese Linsen bei niedrigem Kontrast und in der Blendungssehschärfe im Vergleich zu monofokaler Linse. Die diffraktive bikonvexe Linse wies allerdings eine signifikant bessere Blendungsschärfe als die diffraktive konvexkonkave Linse auf.

Summary. Postoperative follow-up of three types of multifocal intraocular lenses have been investigated: diffractive convex-concave (n = 45) IOLs, diffraktive biconve (n = 36) IOLs and refractive bifocal IOLs (n = 32). Patients with diffractive IOL had a postoperative visual acuity better than 0.8, comparable to that of standard monofocal PMMA IOL. The visual acuity was significantly less in patients with refractive bifocal IOLs. All three IOLs yielded in good acuity in near distance without additional correction. Low contrast and glare visual acuity tests revealed losses with all three lens types compared to standard PMMA IOL. However, the biconvex diffractive IOL showed acuity under glare conditions significantly better than the convex-concave type.

Einleitung

Nach Implantation einer Hinterkammerlinse kann ein Teil der operierten Patienten mit der Fernkorrektur auch ohne Nahzusatz aufgrund der „apparenten Akkommodation" lesen [12]. Eine Art Pseudoakkommodation wurde auf unterschiedliche Weise angestrebt [2, 8]. Die multifokalen Hinterkammerlinsen stellen auf diesem Gebiet eine der interessantesten Entwicklungen in den letzten Jahren dar. Über die erste klinische Erfahrung mit einer Linse dieses Typus berichtete Keates [10]. Es handelte sich hierbei um eine refraktive bifokale IOL mit zwei Zonen, deren Bifokalität allerdings bei enger Pupille oder Linsendezentrierung nicht mehr gegeben war. Durch Einführung des diffraktiven Prinzips können solche Probleme möglicherweise überwunden werden. Es lassen sich somit zwei Gruppen von Linsen mit verschiedenen physikalischen Prinzipien unterscheiden: Linsen mit diffraktiver

Augenklinik und Poliklinik, Universitätsklinikum Charlottenburg, Spandauer Damm 130, W-1000 Berlin 19, Bundesrepublik Deutschland

5. Kongreß der DGII
Hrsg. Wenzel et al.
© Springer-Verlag Berlin Heidelberg

und diejenigen mit refraktiver Wirkung [1, 17]. Diese Linsen sollen dem operierten Patienten im idealen Fall volle Nah- und Fernsehschärfe ohne zusätzliche Brillenkorrektur ermöglichen. Dieses ist allerdings nur beschränkt möglich, da die postoperative Ametropie von der Zuverlässigkeit der Biometrie zur Berechnung der Linsenstärke und vom operativ induzierten kornealen Astigmatismus abhängig ist [9]. Bisher erschien eine Reihe von Arbeiten, die sich mit dem einzelnen multi- bzw. bifokalen Linsentyp [13, 14, 16, 18, 19] beschäftigen.

Holaday et al. [7] untersuchten in vitro die optische Qualität unterschiedlicher Linsentypen. Vergleichende Ergebnisse über die 3M diffraktive und refraktive bifokale Nuvue IOLAB-Linse wurden von Duffey et al. [3] berichtet. Wir haben bisher drei verschiedene Modelle der multifokalen HKL eingesetzt und miteinander verglichen.

Patientengut und Methodik

Im Zeitraum von Januar 1989 bis Dezember 1990 wurden in unserer Klinik 113 multi- bzw. bifokale Hinterkammerlinsen implantiert. Die HKL wurde ausschließlich unter Healon-Schutz in den Kapselsack eingesetzt. Es handelte sich um 45 konvexkonkave diffraktive Meniskuslinsen (Modell 815LE,

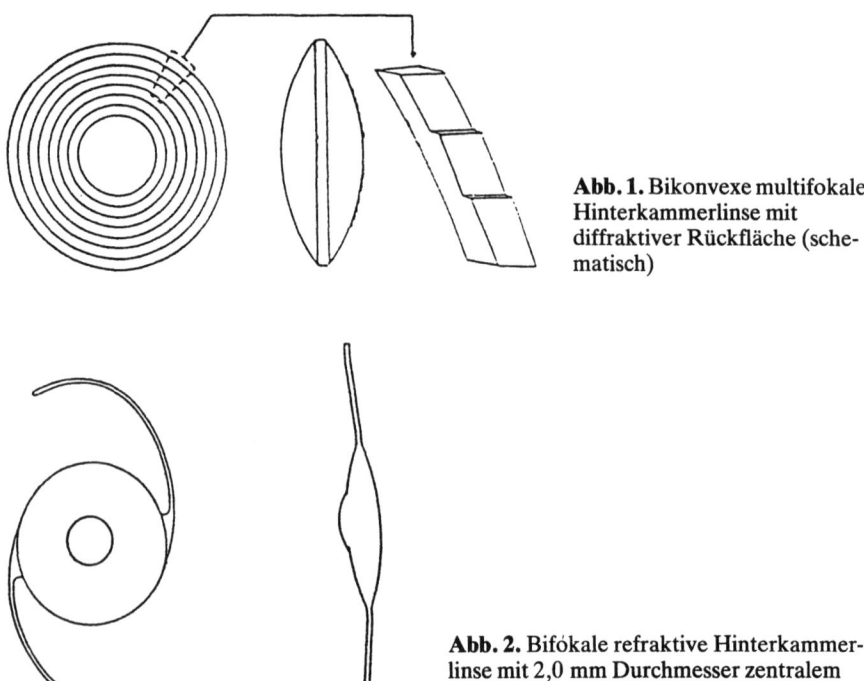

Abb. 1. Bikonvexe multifokale Hinterkammerlinse mit diffraktiver Rückfläche (schematisch)

Abb. 2. Bifokale refraktive Hinterkammerlinse mit 2,0 mm Durchmesser zentralem Nahteil an der Vorderfläche (schematisch)

Firma 3M) 36 bikonvexe diffraktive Linsen (Modell 825X, Firma 3M) und 32
refraktive bifokale HKL neueren Typs (Modell 6840M, IOLAB) (s. Abb. 1,
2). Daneben wurden 35 Patienten mit monofokalen Linsen und 27 phake
Patienten als Kontrollgruppe in die Studie aufgenommen. Untersucht wurden der Visus mit und ohne Korrektur für Ferne und Nähe; Visusprüfung am
Autorefraktometer (Humphrey) unter Blendung und mit niedrigem Kontrast; Untersuchungen der Kontrastsehschärfe mit den Regan-Tafeln sowie
die Kontrastempfindlichkeit mit den Pelli-Robson-Tafeln. Die Mindest-
beobachtungszeit betrug 3 Monate, längstens 2 Jahre.

Ergebnisse

Während der erreichte Fernvisus bei beiden diffraktiven Linsen wie bei den
Standardlinsen (PMMA) im Mittel bei 0,8 lag, schnitt die bifokale refraktive
Linse hochsignifikant schlechter ab. Sie lag bei 0,7 (Abb. 3). Bezüglich des
Nahvisus hingegen wiesen diese Linsen eindeutig bessere Ergebnisse auf.
Alle Patienten erreichten einen uneingeschränkten Nahvisus mit Fernkor-
rektur. Die Patienten mit den diffraktiven Linsen hatten in einigen Fällen
Schwierigkeiten: Teilweise wurde Nieden 1 nur mühsam gelesen oder der
volle Nahvisus mit zusätzlich geringer Nahkorrektur erreicht (Tabelle 1).
Diese Probleme treten besonders in den ersten postoperativen Wochen auf.
    Die Befunde der *Blendungssehschärfe*, untersucht mit dem Autorefrakto-
meter (Humphrey), zeigt Abb. 4. Die Balkengrafiken geben die mittleren

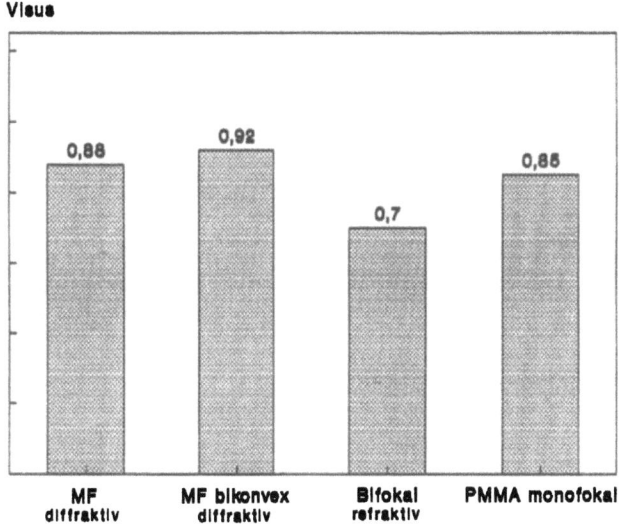

Abb. 3. Korrigierter mittlerer Fernvisus. *MF* multifokale diffraktive HKL, *BF* bifokale
refraktive, *PMMA* Kontrollgruppe mit monofokaler HKL

Tabelle 1. Ergebnisse über Nahvisus in den Fällen, die mit Fernkorrektur keinen vollen Nahvisus erreichten. Mit geringer zusätzlicher Korrektur wurde dann Nd 1 gelesen (bis auf zwei Patienten wegen Makulaveränderung)

Diffraktive Linsen	2 Nd II	+0,5 Nd I
Konvexkonkav	1 Nd III	+1,0 Nd I
	1 Nd III	
	1 Nd IV	
Diffraktive Linsen	1 Nd II	+0,5 Nd I
Bikonvex	2 Nd III	+0,75 Nd I
	1 Nd IV	+1,0 Nd I
Refraktive Linsen	alle Augen voller Nahvisus	

Glare/Normvisus

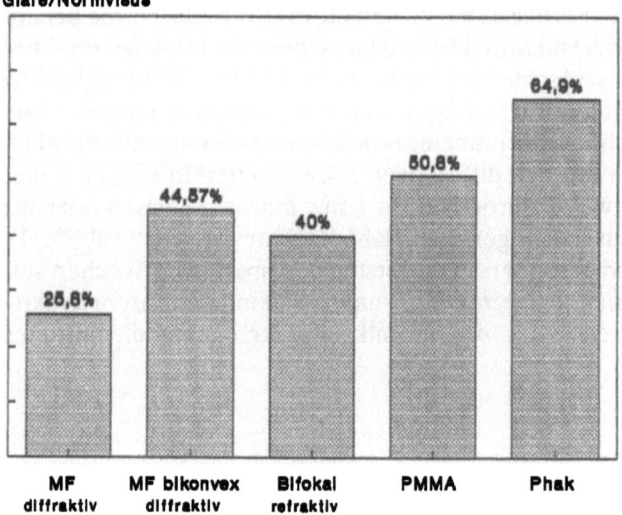

Abb. 4. Unter Blendung erreichter Visus (prozentual vom Fernvisus ohne Blendung) (Abkürzungen s. Abb. 3)

Prozente vom normalen Fernvisus an. Hierbei zeigten die Patienten mit konvexkonkaven diffraktiven Linsen (Meniskuslinsen) im Vergleich zu normalen PMMA-Linsen hochsignifikant schlechtere Befunde. Die Ergebnisse der bikonvexen refraktiven und diffraktiven Linsen sind nur auf dem 0,01%-Signifikantniveau schlechter als die Kontrolle.

Die *Kontrastsehschärfe* wurde sowohl mit dem Humphrey Autorefraktometer (Abb. 5a) als auch mit den Regan-Tafeln (Abb. 5b) geprüft. Hierbei lesen die Patienten immer kleinere Zeichen mit gleichbleibend schwachem Kontrast. Im Vergleich zur Standard-PMMA-Linse zeigten die Patienten mit der diffraktiven Meniskuslinse hochsignifikant, mit der refraktiven bifokalen Linse schwach signifikant ($p = 0,05$) schlechtere Befunde. Die mit bikonvex

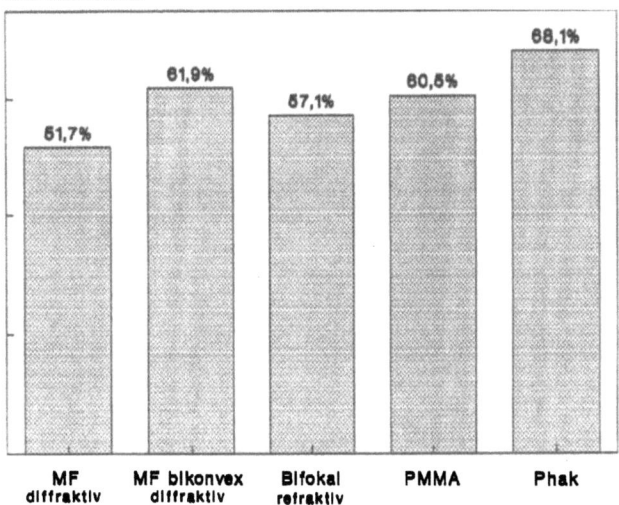

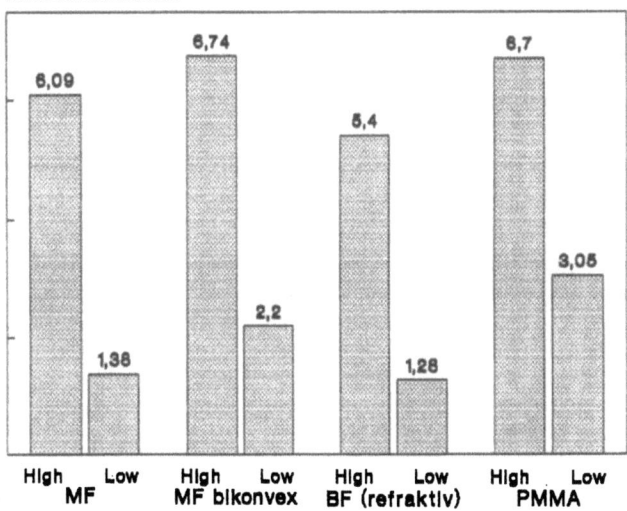

Abb. 5. a Bei schwachem Kontrast erreichter Visus (prozentual vom Fernvisus bei vollem Kontrast) **b** Mittlere Sehschärfe mit den Regan-Tafeln hoher und mittlerer Kontraststufe geprüft. (Abkürzungen s. Abb. 3)

Kontrastempfindlichkeit

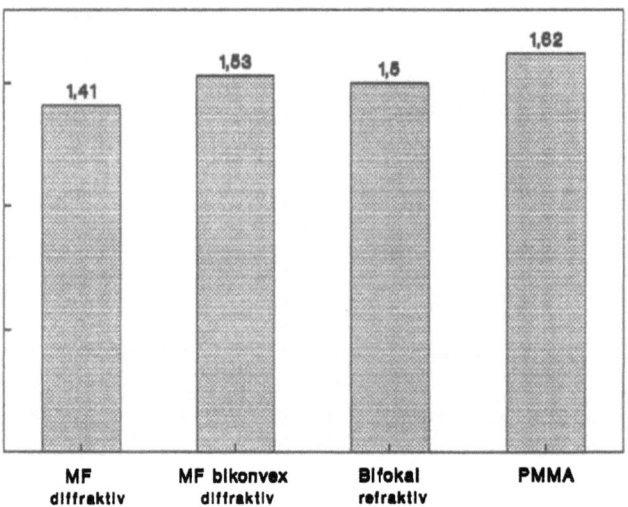

Abb. 6. Mittlere Kontrastempfindlichkeit mit der Pelli-Robson-Tafel geprüft. (Abkürzungen s. Abb. 3)

diffraktiven Linsen unterscheiden sich von der Standard-PMMA-Linse nicht signifikant.

Mit den Pelli-Robson-Tafeln wurde die *Kontrastempfindlichkeit* geprüft. Hierbei liest der Patient gleichbleibend große Zeichen, die stetig an Kontrast zum Hintergrund abnehmen. Sowohl die diffraktive als auch die refraktive Linse zeigen mit schwacher Signifikanz ein schlechteres Abschneiden im Vergleich zu einer Standard-PMMA-Linse (Abb. 6).

Diskussion

Die bisher publizierten Ergebnisse zeigten, daß ca. ⅔ der Patienten mit multifokalen HKL einen guten Nah- und Fernvisus ohne zusätzliche Brille haben [16]. Aufgrund der theoretisch zu erwartenden nachteiligen Wirkung auf die Abbildungsqualität durch chromatische Aberration, Streulichterhöhung und Kontrastreduktion [12] wurden diesbezüglich klinische Patienten häufig untersucht. In vitro lassen sich bei multifokalen Linsen bei 2- bis 3fach vergrößerter Tiefenschärfe ein um 50% reduzierter Kontrast der retinalen Abbildung nachweisen [7]. Dieser Kontrastverlust kann offensichtlich interindividuell unterschiedlich kompensiert werden. So wurde bei 140 implantierten Patienten von Nowak [13] keine subjektive Kontrastminderung im Vergleich zum phaken oder monofokal pseudophaken Auge bemerkt, was seinen klinischen Untersuchungsergebnissen entsprach. Daß sich die Einbuße der Abbildungsqualität nur bei geringem Kontrast bemerkbar macht, wurde auch von Olson [15] beschrieben. In dieser Hinsicht ist es bemerkenswert, daß Ellingson [4] bei 3 Patienten von insgesamt 14 implantierten diffraktiven Linsen (altes Modell, 2mal 834LE mit geringerem Nahzusatz) aufgrund nicht zufriedenstellender funktioneller Ergebnisse die Linse explantieren mußte.

Bei unseren 120 implantierten Linsen haben wir bisher in keinem Fall einen Grund zur Explantation gesehen. Bei den bifokal refraktiven Linsen war ein Vorteil für den Nahfokus festzustellen: Alle Patienten mit diesem Linsentyp hatten mit der Fernkorrektur vollen Nahvisus. Dieser klinische Befund bestätigt die in vitro ermittelten Ergebnisse von Atebara und Miller [1]. Die Autoren fanden allerdings, daß der Kontrastverlust bei diesem Linsentyp von der Pupillengröße abhängig ist, vor allem beim Fernfokus.

Interessant waren die Ergebnisse der bikonvexen diffraktiven Linsen, die wir zunehmend bei jüngeren Patienten implantierten. Diese Patientengruppe zeigte durchweg positive Ergebnisse. Die Sehschärfe bei Blendung und bei niedrigem Kontrast ist nicht signifikant schlechter als bei monofokalen Linsen. Im Vergleich mit der diffraktiven Meniskuslinse zeigt die bikonvexe diffraktive Linse signifikant bessere Ergebnisse. Theoretisch haben die bikonvexen Linsen eine bessere Abbildungsqualität als die konvexkonkaven. Die funktionell besseren Befunde bei bikonvexen multifokalen Linsen können aber wahrscheinlich nicht nur physikalisch erklärt werden. Der Nahfokus ist jedoch bei dieser Linse durch Erhöhung des Nahzusatzes noch verbesserungsbedürftig. Zusammenfassend läßt sich sagen:

1. Die diffraktiven Linsen liefern für den Fernvisus bessere Ergebnisse als die refraktiven Linsen, die wiederum leichte Vorteile beim Nahvisus haben.
2. Die neue bikonvexe diffraktive Linse stellt mit ihren geringen Beeinträchtigungen besonders bei Blendung eine weitere funktionelle Verbesserung dar.
3. Alle drei bifokale Linsen haben zur Standard-PMMA-Linse Einschränkungen in bezug auf Blendung und Kontrastsehen.

Literatur

1. Atebara NH, Miller D (1990) An optical model to describe image contrast with bifocal intraocular lenses. Am J Ophthalmol 110:172−177
2. Boerner CF, Thrasher BH (1984) Results of monovision correction in bilateral pseudophakes. Am Intraocular Implant Soc J 10:49−50
3. Duffey RJ, Zabel RW, Lindstrom RL (1990) Multifocal intraocular lenses. J Cataract Refract Surg 16:423−429
4. Ellingson FT (1990) Explantation of 3M diffraktive intraocular lenses. J Cataract Refract Surg 16:697−702
5. Fries U, Ohrloff C (1991) Diffraktive IOL − ein technischer Fortschritt? Spektrum Augenheilkd 5(1):26−28
6. Haigis W, Klatt B, Reiner J, Guthoff R (1990) Vergleichende Messungen zur Abbildungsqualität von mono- und multifokalen Intraokularlinsen. In: Schott K, Jacobi KW, Freyler H (Hrsg) 4. Kongreß der Deutschen Gesellschaft für Intraokularlinsen Implantation. Springer, Berlin Heidelberg New York, S 358−369

7. Holladay JT, Dijk HV, Lang A et al. (1990) Optical performance of multifocal intraocular lenses. J Cataract Refract Surg 16:413−422
8. Huber C (1981) Planed myopic astigmatism as substitute for accomodation in pseudophakia. Am Intraocular Implant Soc J 7:244−249
9. Kaufman HE (1990) Multifocal intraocular lenses − Better or worse? Editorial. Am J Ophthalmol 110:424−425
10. Keates RH, Pearce JI, Schneider RT (1987) Clinical results of the multifocal lens. J Cataract Refract Surg 13:557−560
11. Lachenmayr B, Pateras N (1987) Dämmerungssehvermögen und Blendenempfindlichkeit bei Pseudophaken. Fortschr Ophthalmol 84:173−179
12. Nakazawa M, Ohtsuki K (1983) Apparent accomodationin pseudophakic eyes after implantation of posterior chamber lenses. Am J Ophthalmol 96:435−438
13. Nowak MR, Jacobi KW (1990) Diffraktive multifokale Intraokularlinse. Eine prospektive klinische Studie. Klin Monatsbl Augenheilkd 196:43−47
14. Novak MR (1990) Vergleichende Untersuchungen der Kontrastempfindlichkeit bei multifokalen Intraokularlinsen. In: Schott K, Jacobi KW, Freyler H (Hrsg) 4. Kongreß der Deutschen Gesellschaft für Intraokularlinsen Implantation. Springer, Berlin Heidelberg New York, S 377−381
15. Olson T, Corydon L (1990) Contrast sensitivity as a function of focuc in patients with the diffractive multifocal intraocular lens. J Cataract Refract Surg 16:703−706
16. Percival P (1990) Indications for the multizone bifocal implant. J Cataract Refract Surg 16:193−197
17. Rassow B, Kusel R (1990) Die Optik diffraktiver Intraokularlinsen. In: Schott K, Jacobi KW, Freyler H (Hrsg) 4. Kongreß der Deutschen Gesellschaft für Intraokularlinsen Implantation. Springer, Berlin Heidelberg New York, S 339−348
18. Simpson MJ (1989) The diffractive multifocal intraocular lens. Eur J Implant Refract Surg 1:115−121
19. Zisser HC, Guyton DL (1989) Photographic simulation of image quality through bifocal intraocular lenses. Am J Ophthalmol 108:324

Multifokale Linsen

Hinterkammerlinsen, die fallweise eine Pseudoakkommodation ermöglichen

H. PAYER

Zusammenfassung. Es wird der Prototyp einer Sulkus-gestützten Hinterkammerlinse vorgestellt, die eine begrenzte Vorwärtsbewegung ihrer Optik ermöglicht und somit eine Zoom-Wirkung erzeugt, wenn der Durchmesser des Sulcus ciliaris mit der Kontraktion des Ziliarmuskels abnimmt. Auf die histologisch bewiesene verzögerte Alterung dessen meridionalen Anteils wird besonders hingewiesen. Die bis ins Alter anhaltende Funktionstüchtigkeit der meridionalen Partie könnte im Verein mit der elastischen Kraft der Zonulalamelle der Linsenkapsel zur Pseudoakkommodation auch mittels intrakapsulärer elastischer Weichlinse genutzt werden: Das vorgestellte Modell hat die Form einer Kalotte. Ihr peripherer Wulst spannt den elastischen Hohlring der Zonulalamelle aus und überträgt dessen Kräftespiel verlustarm auf die nach vorne gerichtete, *verformbare,* bikonvexe Optik. Die Linse ist zur Implantation nach vorderer Kapsulorhexis gedacht. Vorteilhaft wäre wahrscheinlich ein Material, das erst nach seiner Implantation durch Hydrierung sein volles Volumen erreicht.

Summary. The prototype of special sulcus fixated posterior chamber lens is introduced: A limited forward movement of the optical system allows a zoom effect as the circumference of the sulcus ciliaris diminishes, due to contraction of the ciliary muscle. Special attention is given to the histology of the ciliary muscle, which shows a delayed involution of its meridional part. The preserved functioning of this meridional part even in old age, together with the elastic power of the zonular lamella of the lens capsule could enable a pseudoaccomodation of an elastic soft lens that is fixated in the bag. The presented model is dome-shaped. Its circumference is given by a roll, slightly directed posteriorly, which expands the cavity of the elastic zonular lamella. With accomodation, the elastic power of this lamella compresses the soft lens which results in a slight forward movement and thickening of the central optical disc, in this way increasing the refractive power. It is proposed to implant the lens after anterior capsulorhexis. A lens material that could expand by hydration after implantation could be a special advantage. To prevent from fibrosis of the zonular lamella the surface of the peripheral roll should be coated appropiatly with a cell growth impeding substance. A central Yag Laser capsulotomy might be easily done on the extendet posterior capsule, as soon as it becomes necessary.

Einleitung

Ergiebig wird die Pseudoakkommodation, wenn mit dem Zilliarmuskel als Motor das Vorrücken der Kunstlinse mit gleichzeitiger Zunahme ihrer Brechkraft einhergeht unter Ausnutzung des natürlichen, in sich geschlossenen Systems: Es beginnt mit der elastischen Bruch-Membran, welche den

Augenabteilung im Kreuzspital Chur, Plantaweg 12A, CH-7000 Chur

5. Kongreß der DGII
Hrsg. Wenzel et al.
© Springer-Verlag Berlin Heidelberg

Ziliarkörper in Ruhelage nach hinten zieht, es endet mit dem elastischen Hohlring, den die äquatorial und äquatornah verstärkte Linsenkapsel [1] darstellt, der die Linsenfasermassen durch zentripedalen Druck für die Naheinstellung der Kugelform nähert.

Eine zur Implantation durch ein Fenster in der vorderen Kapsel falt- oder einrollbare elastische Kunstlinse in Gestalt einer *Kalotte,* mit ihrer zentral *bikonvexen verformbaren Optik nach vorne gerichtet* und mit einem *peripheren Wulst, der den Kapseläquator entfaltet* und damit die Zonulafasern in Spannung bringt, ist eine denkbare Lösung. Die Kapsulorhexis zur Fensterung der vorderen Kapsel dürfte den elastischen Hohlring der Linsenkapsel nicht beschädigen. Damit wäre wenigstens im axialen Bereich das Problem der fibrotischen Kapseltrübung gelöst: Die vordere Kapselfensterung besteht schon und die zentrale Fensterung der hinteren Kapsel, die vom peripheren Wulst der nach hinten konkaven Kunstlinse flächig ausgespannt wird, kann bei eintretender Notwendigkeit mit dem Yag-Laser nicht schwierig sein. Aber immer noch bleibt das Problem der etwaigen Fibrosierung des äquatorialen elastischen Hohlrings, der Zonulalamelle (Abb. 1, 2). Davon

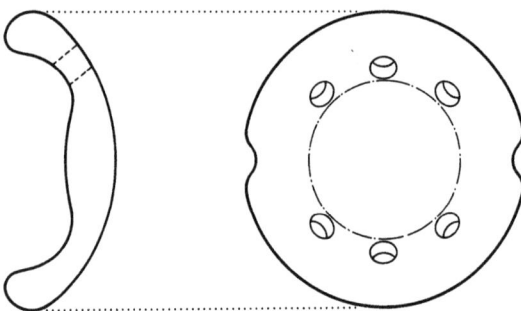

Abb. 1. Modell eines pseudo-akkommodierenden intrakap-sulären, weichelastischen Implantats, kalottenförmig mit verformbarer, bikonvexer Optik, nach vorne gerichtet. Verbindungsring überträgt verlustarm vom peripheren Wulst den Druck, der vom ela-stischen äquatorialen Hohlring der Linsenkapsel auf ihn wirkt, auf die Optik

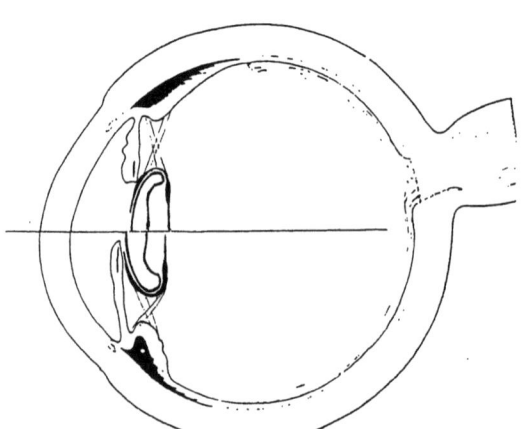

Abb. 2. Schema der möglichen Pseudoakkommodation einer kalottenförmigen Weichlinse. In der unteren Bildhälfte Zustand der Akkommodation: Die intra-kapsuläre Kunstlinse ist nach vorne gerückt und die Zonula-lamelle des Kapselsacks kompri-miert die Linsenoptik – die Brechkraft nimmt zu

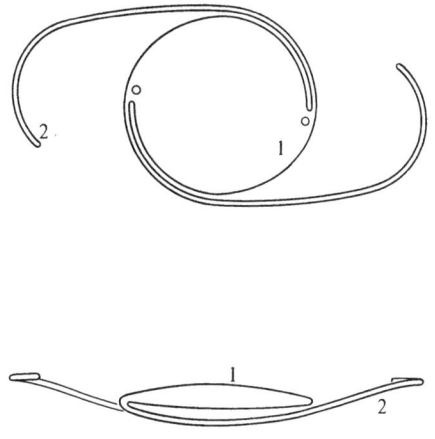

Abb. 3. Modell einer pseudoakkommo-
dierenden Sulkus-gestützten Hinterkammerlinse. Die peripheren Enden der Haptik liegen vor der Ebene des vorderen Linsenscheitels und münden erst nach fla-
chem Schwung hinter die Ebene des hinteren Linsenscheitels in die Optik

unangefochten bleibt die mit ihrer Haptik im Sulcus ciliaris abgestützte pseu-
doakkommodierende Linse (Abb. 3). Dazu Gegebenheiten und Gedanken
über die physiologischen Voraussetzungen:

Die Theorie über das Zustandekommen der Akkommodation von J.
Rohen [4] ist gut untermauert. Nach Gullstrand macht die Formänderung
der Linse nur etwa ⅔ des Zuwachses an Brechkraft aus. Es wird bezweifelt,
daß das restliche Drittel durch eine innere Akkommodation infolge intrakapsulärer Verschiebung stärker brechender Massen von der Peripherie zur Linsenmitte hin zustandekommt. Ein mit der Akkommodation verbundenes
Vorrücken der Linse wird mitspielen und die dabei eintretende, bewiesene
Abnahme der Vorderkammertiefe mitverursachen. Rohen hat an menschlichen Augen eine *stark verzögerte Alterung des meridionalen Anteils* des
Ziliarmuskels im Vergleich zur früher einsetzenden des zirkulären und reti-
kulären Anteils gefunden [4]. Jüngst konnten Flügel et al. [2] an Primaten-
augen die analoge Feststellung machen. Sie erkannten auch den histochemi-
schen und morphologischen Unterschied des Muskelsystems: Demnach
gleicht der zirkuläre und retikuläre Anteil den langsamen tonischen Skelett-
muskelfasern vom Typ I, der meridionale Anteil den schnellen phasischen
vom Typ II. Der *meridionale Anteil setzt mit sehniger Ausstrahlung* am *Skleralsporn* und am *Trabekelwerk* an. Die Autoren meinen, die bis ins Senium
anhaltende *drucksenkende Pilocarpinwirkung* könnte auf die fortdauernde
Funktionstüchtigkeit der meridionalen Partie zurückzuführen sein. Vorausgesetzt, die Elastizität der Bruch-Membran, an welcher der hintere Rand des
Zilialkörpers befestigt ist, bleibt erhalten, mag der meridionale Muskelanteil
es sein, welcher emmetropen alten Menschen manchmal ein wenn auch geringes Naheinstellvermögen erhält: Trotz der Impotenz der senil harten Linse zur
Abkugelung bleibt der Akkommodationsimpuls schon für die zur Naheinstellung notwendige Konvergenz zeitlebens unabdingbar und die noch funktionierende meridionale Partie zieht dabei den *Ziliarkörper mit der Linse nach
vorne* (Abb. 4), *mit ihm* auch den nach innen gerichteten Ringgra-

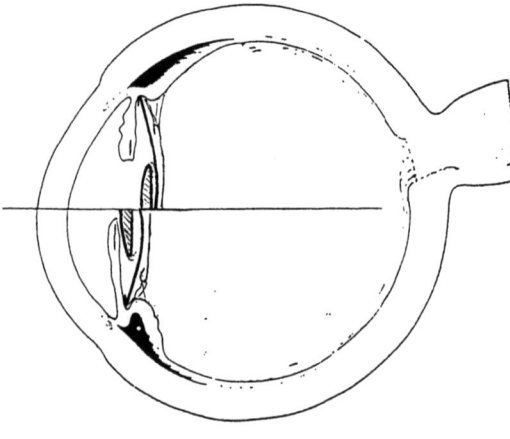

Abb. 4. Schema der Pseudoakkommodation einer Sulkus-
gestützten Hinterkammerlinse
mit flach hinter die Optik
geschwungener Haptik. In der
unteren Bildhälfte Zustand der
Akkommodation: Der in der
Endkalotte der Hohlkugel des
Auges nach vorne gerückte
Ziliarkörper hat den Ringdurch-
messer des Sulcus ciliaris verkleinert, der seitliche Druck auf die
Haptik ist verstärkt, über ihren
Schwung nach hinten drückt sie
die Linsenoptik nach vorne

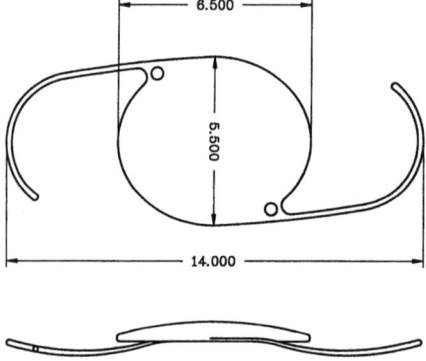

Abb. 5. Verwendeter untauglicher Prototyp einer Sulkus-gestützten Hinterkammerlinse. Fehler: Enden der Haptik liegen nicht vor der Ebene des vorderen Linsenscheitels. Haptik zu steif. Gesamtlänge der Linse wurde nicht auf den Sulkusdurchmesser abgestimmt

ben, den wir *Sulcus ciliaris* nennen. Sein *Durchmesser muß* schon allein *mit
seinem Nach-vorne-Wandern* in der vorderen Endkalotte der Hohlkugel des
Auges *abnehmen.* Noch enger wird der Ringgraben, solange gleichzeitig eine
noch funktionierende zirkuläre und retikuläre Partie wirkt (und es entsteht
damit die von Rohen beschriebene, nach vorne innen gerichtete Umlagerung
des Muskelsystems). Mit dieser Verengung wirkt *seitlicher Druck auf eine im
Sulcus ciliaris sich abstützende Haptik.* Wegen des drohenden Pigmentdis-
persionsyndroms darf das Implantat nicht am Pigmentblatt der Iris scheuern.
Die den vorderen Linsenscheitel tangierende Ebene soll hinter der Sulkusebene liegen. Folglich muß die Haptik zur Linsenoptik nach hinten gewinkelt
sein. Eine solche herkömmliche Linse weicht bei Seitdruck nach hinten aus.
Macht die *Haptik* aber, bevor sie in die Linsenoptik mündet, eine entsprechende *Ausbiegung nach hinten,* so daß sie einen Bogen bis hinter die den
hinteren Linsenscheitel tangierende Ebene beschreibt, dann resultiert *bei
seitlichem Druck* auf die peripheren Federbügel eine *begrenzte Vorwärtsbewegung der Linsenoptik* (Abb. 5). Mit der Längsstrecke dieses Schwunges

nach hinten wird der Anstellwinkel der Haptik im Sulcus ciliaris kleiner und damit die Gefahr verringert, daß die Federbügel bei Akkommodation gegen die Iris drücken. Die Haptik wird daher besser die Linsenoptik bis zum Gegenpol umlaufen, bevor sie an ihr ansetzt. Damit wird bei Seitdruck auf die Haptik auch ein in Linsenebene wirkendes Drehmoment vermieden. Der nach hinten konvexe Schwung der Haptik berührt die Linsenkapsel und kann sie auf Distanz zur Kunstlinse halten, so einen die hintere Yag-Laser-Kapsulotomie erleichternden Freiraum schaffend. Wird mit der Zeit die hintere Linsenkapsel fibrotisch, so kann sie das Weiter-nach-hinten-Ausbiegen der Haptik bremsen. Allerdings empfiehlt sich bei Einsatz einer Sulkus-fixierten Linse eine nicht zu kleine vordere Kapsulektomie, um nicht durch großflächiges Verkleben der beiden Kapselblätter eine rasch einsetzende massive Fibrose zu provozieren. Das Material der Haptik soll einen über die Zeit gleich bleibenden Elastizitätsmodul gewährleisten. Für die Wahl der Gesamtlänge der Linse ist die Kenntnis des Durchmessers des Sulkusrings notwendig. Über die Möglichkeit seiner biometrischen Vorausbestimmung ist nichts bekannt, die Messung des Hornhautdurchmessers wird vorerst maßgeblich bleiben müssen.

Material und Ergebnisse

Der erste und bisher letzte Prototyp ist aus PMMA, Optik und Haptik aus einem Stück gefertigt (Lathe cut), Optik konvex-plan, 5,5 × 6,5 mm, die Haptik senkrecht zum kürzeren Durchmesser des Ovals entspringend (leichter implantierbar und auf die Optik wirkendes Drehmoment infolge kürzeren Hebelarms geringer). Gesamtlänge 14 mm. Der Prototyp erfüllt im ersten Wurf nicht die Anforderungen. Die peripheren Federbügel liegen zu weit hinter der Ebene des vorderen Linsenscheitels. Auch ist die Haptik zu steif (Abb. 5). Dennoch implantierte ich die Linse in 3 Augen mit pigmentarmer blauer Iris: Zuerst im Abstand von einer Woche in je ein Auge von zwei über 80jährigen Patienten. Nach mehrwöchiger Beobachtung, in der nichts Nachteiliges, im besonderen keine Abflachung der Vorderkammer und keine auffällige Pigmentausschwemmung aufgetreten waren, implantierte ich diesen Prototyp noch in ein Auge einer 50jährigen Frau. Unmittelbar nach der Implantation erschien die Vorderkammer mitteltief. Am ersten postoperativen Tag war die temporale Hälfte der Kunstlinse vor der Iris. Subjektive Beschwerden empfand die Patientin nicht. Der Versuch, mit medikamentöser Pupillenschaukel die Iris wieder vor die temporale Linsenhälfte zu manövrieren, scheiterte. Am 3. Tag nach der Erstoperation explantierte ich den ungeeigneten Prototyp mit Hilfe von Healon zur Aufrechterhaltung der Vorderkammer und ersetzte ihn durch eine herkömmliche Linse mit 10° gewinkelter gerader Haptik.

Diskussion

1. Der Sulkusdurchmesser muß für die Wahl der passenden Gesamtlänge der Sulkus-fixierten Linse mit Zoomeffekt bekannt sein.
2. Der *Scheitel der implantierten Kunstlinse muß* im akkommodationslosen Zustand *hinter der Sulkusebene liegen.* Dazu muß
3. der Schwung der Haptik nach hinten ausreichend sein und die peripheren Enden der Haptik dürfen nicht hinter der Ebene des vorderen Linsenscheitels liegen, um das für die Vorwärtsbewegung der Optik notwendige Kräftespiel mit dem geeigneten elastischen Material zu ermöglichen.

Auch das ideal gefertigte Sulkus-gestützte, ein begrenztes Vorrücken ihrer starren Linsenoptik ermöglichende Implantat wird bei gut erhaltener Ziliarmuskelfunktion nur einen Teil der erwünschten Naheinstellungsbreite vermitteln, ist aber im Gegensatz zu einer intrakapsulär akkommodierenden Kunstlinse durch keine Kapselfibrose gefährdet. Zudem kann gerade dem alten pseudophaken Menschen, für den Scharfsehen im Mittel- und Nahbereich wichtiger als für die Ferne ist, zusätzlich geholfen werden mit einem operativ programmierten leichten myopen Astigmatismus nach der Regel, wie Hubes es erkannt hat [3].

Literatur

1. Fincham EF (1937) The mechanism of accommodation, Br J Ophthalmol (Monograph Supplement VIII)
2. Flügel C, Lütjen-Drecoll E, Bárány E (1990) Über strukturelle Unterschiede im Aufbau des Ziliarmuskels des Primatenauges. Fortschr Ophthalmol 87:384−387
3. Huber Ch (1981) Planned myopic astigmatismas a substitute for accommodation in pseudophakia. Am Intraocular Implant Soc J 7:244
4. Rohen J (1969) Akkommodationsapparat. In: Velhagen K (Hrsg) Der Augenarzt, Bd 1. Thieme, Leipzig, S 51−69

Multifokale Linsen

Funktionelle Ergebnisse nach Implantation bifokaler diffraktiver Intraokularlinsen

C. Teping, M. Wenner und W. Deppe

Zusammenfassung. In einer prospektiv geplanten klinischen Studie wurden an zwei Patientenkollektiven vergleichbarer Altersstruktur (je 50 Patienten) die funktionellen Ergebnisse nach Implantation bifokaler diffraktiver Intraokularlinsen (Gruppe 1) und monofokaler Linsen (Gruppe 2) verglichen. Ca. 6 Wochen postoperativ betrug der Fernvisus mit bester Korrektur $0,8 \pm 0,17$ (Gruppe 1) bzw. $0,87 \pm 0,21$ (Gruppe 2); der Nahvisus betrug in Gruppe 1 (Fernkorrektur ohne zusätzliche Nahkorrektur) $0,76 \pm 0,18$ und in Gruppe 2 (mit Nahzusatz) $0,87 \pm 0,19$. 52% der Patienten mit bifokaler Intraokularlinse hatten einen unkorrigierten Nahvisus von $\geq 0,63$. Bezüglich des postoperativen Astigmatismus war für beide Linsentypen die Phakoemulsifikation die bessere Operationsmethode: Der durchschnittliche Astigmatismus betrug bei den mittels Phakoemulsifikation operierten Augen 0,75 dpt (subjektiver Gesamtastigmatismus) bzw. 0,94 dpt (keratometrisch ermittelter Astigmatismus); die mittels klassischer e.c.-Technik operierten Augen zeigten durchschnittliche Astigmatismen von 1,40 dpt bzw. 1,59 dpt. Trotz der z.T. sehr guten Akzeptanz bleibt die Indikation zur Implantation diffraktiver Intraokularlinsen begrenzt.

Summary. In a prospective planned clinical study we compared the functional results after implantation of bifocal diffractive intraocular lenses to those of monofocal lenses. 100 patients were divided in two groups (n = 50) of similar age structure (group 1 = bifocal, group 2 = monofocal). About 6 weeks after operation the far distance visual acuity with best correction showed 0.8 ± 0.17 in group 1 and 0.87 ± 0.21 in group 2. The near distance visual acuity (without near addition) in group 1 was 0.76 ± 0.18, near distance acuity in group 2 (with near addition) was 0.87 ± 0.19. 52% of group 1 showed an uncorrected near distance acuity of 0.63 or more. As far as the postoperative astigmatism is concerned the method of phacoemulsification had advantages to classical extracapsular technique in both groups: The average astigmatism that resulted subjectively after phacoemulsification was 0.75 dpt, objective corneal astigmatism was 0.94 dpt. In e.c.-operated eyes we found an average astigmatism of 1.40 dpt and 1.59 dpt, respectively.

Einleitung

In einer prospektiv geplanten klinischen Studie wurden an zwei Patientenkollektiven vergleichbarer Altersstruktur (je 50 Patienten) die funktionellen Ergebnisse nach Implantation bifokaler diffraktiver Intraokularlinsen (Gruppe 1) und monofokaler Linsen (Gruppe 2) verglichen. Die Parameter der verwendeten bifokalen Hinterkammerlinse (Typ 3M 815LE) bzw. der

Augenklinik der Stadt Saarbrücken, Theodor-Heuss-Str., W-6600 Saarbrücken, Bundesrepublik Deutschland

5. Kongreß der DGII
Hrsg. Wenzel et al.
© Springer-Verlag Berlin Heidelberg

Tabelle 1. Parameter der in der Studie verwendeten Hinterkammerlinsen

	Bifokale Hinterkammerlinse	Monfokale Hinterkammerlinse
Durchmesser der Optik	6,0 mm	7,0 mm
Gesamtdurchmesser	13,8 mm	14,0 mm
Abwinkelung der Haptik nach vorne	10°	10°
A-Konstante	116,5	116,8
Positionierungslöcher	keine	2
Linsenvorderfläche	konvex	konvex
Linsenrückfläche	konkav	plan
Material des Linsenkörpers	hochmolekulares PMMA	
Material der Haptik	niedermolekulares PMMA	

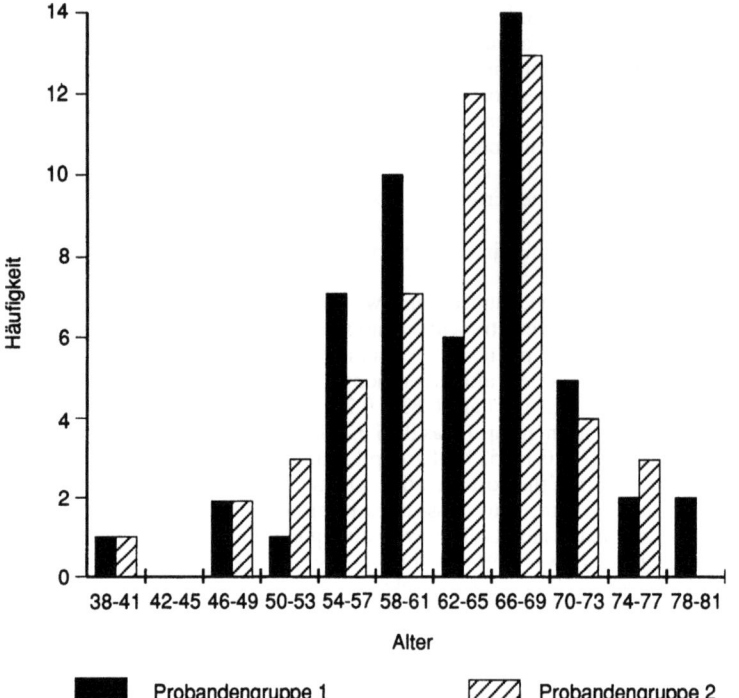

Abb. 1. Altersverteilung der beiden Patientengruppen: Patientengruppe 1 = Implantation einer bifokalen diffraktiven Intraokularlinse. Patientengruppe 2 = Implantation einer monofokalen Intraokularlinse

monofokalen Intraokularlinse (Typ Adatomed 66P) sind in Tabelle 1 aufgelistet. Die Altersverteilung der beiden Patientengruppen ist aus Abb. 1 ersichtlich; der Altersmittelwert der Patientengruppe 1 betrug 63,18 Jahre (Standardabweichung 7,82 Jahre), der von Patientengruppe 2 62,9 Jahre (Standardabweichung 7,56 Jahre). Ausschlußkriterien waren Hornhauterkrankungen, Glaukom, Zustand nach vorangegangenen Augenoperationen, Makula- und Optikuserkrankungen, Verdacht auf Amblyopie, Gefäß-erkrankungen der Netzhaut, diabetische Retinopathie; postoperativ fest-gestellte Veränderungen führten nicht zum Ausschluß aus der Studie. In 50 Fällen wurde eine Phakoemulsifikation vorgenommen, die übrigen 50 Patienten wurden mittels klassischer extrakapsulärer Operationstechnik operiert. Die Implantation der Intraokularlinse erfolgte nach Kapsulorhexis gezielt in den Kapselsack. Die klinische Nachuntersuchung wurde zwischen dem 30. und 60. postoperativen Tag vorgenommen.

Ergebnisse

Korrigierter Fern- und Nahvisus

Die postoperativ erreichten Visuswerte für Ferne und Nähe sind für die bei-den Patientengruppen in Abb. 2 und 3 dargelegt. Mittelwert und Standar-dabweichung des Fernvisus mit subjektiv bester Korrektur betrugen für Patientengruppe 1 (Patienten mit bifokaler diffraktiver Intraokularlinse) 0,8 ± 0,17 und für Patientengruppe 2 (Patienten mit monofokaler Linse) 0,87 ± 0,21. Statistisch unterscheiden sich die Sehschärfenwerte für den post-operativen korrigierten Fernvisus nicht (Zwei-Stichproben-t-Test).

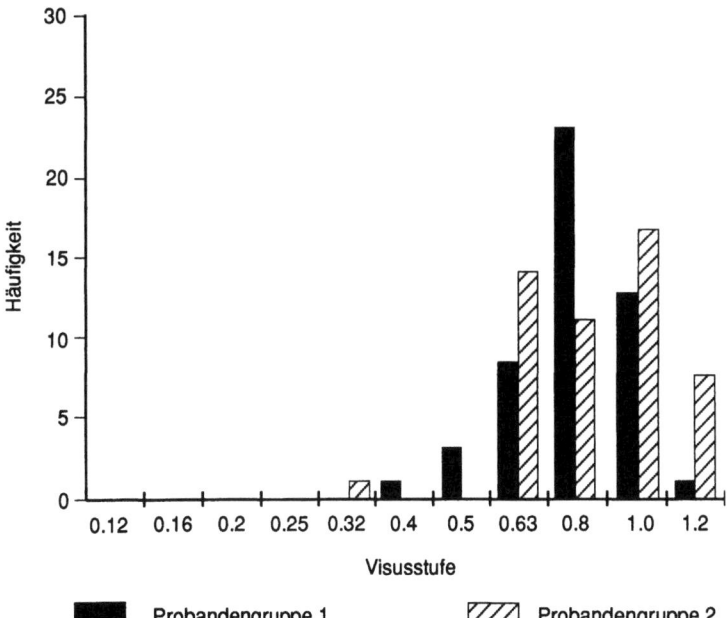

Abb. 2. Fernvisus mit bester Korrektur 4–8 Wochen nach Operation. Patientengruppe 1 = Implantation einer bifokalen diffraktiven Intraokularlinse. Patientengruppe 2 = Implantation einer monofokalen Intraokularlinse

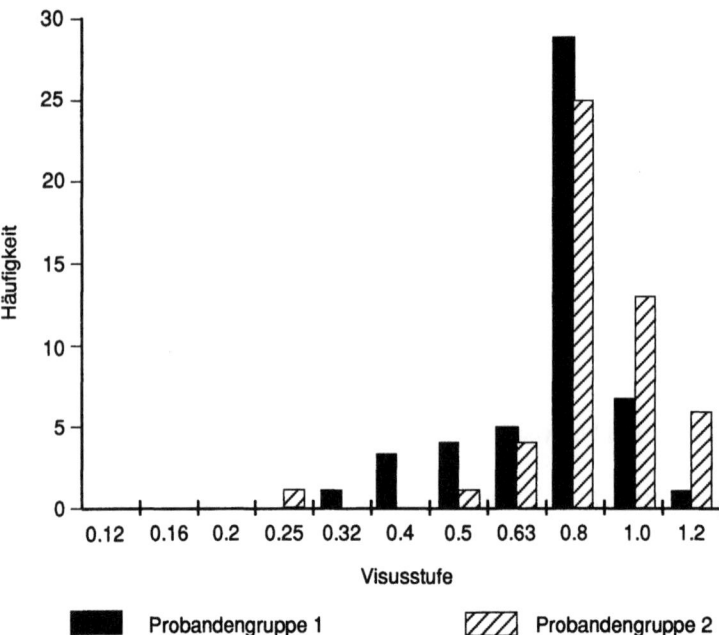

Abb. 3. Nahvisus 4–8 Wochen nach Operation. Patientengruppe 1 = Implantation einer bifokalen diffraktiven Intraokularlinse. Nahvisusbestimmung mit bester Fernkorrektur. Patientengruppe 2 = Implantation einer monofokalen Intraokularlinse. Nahvisusbestimmung mit Fernkorrektur + Nahzusatz (+2,25 Dpt)

Bezüglich des Vergleichs der Nahsehschärfenwerte wurde für Patientengruppe 1 der Nahvisus mit subjektiv bester Fernkorrektur ermittelt, d.h. ohne zusätzliche Nahaddition; in Patientengruppe 2 erfolgte die Nahvisusbestimmung mit subjektiv bester Fernkorrektur und Zugabe von +2,25 dpt. Mittelwert und Standardabweichung der Nahsehschärfe betrugen in Gruppe 1: 0,76 ± 0,18 und in Gruppe 2: 0,87 ± 0,19. Bei der statistischen Analyse mittels Zwei-Stichproben-t-Test konnte keine Gleichheit des Erwartungswerts für beide Patientengruppen angenommen werden (Irrtumswahrscheinlichkeit 5%). Bessere Ergebnisse des Nahvisus in Gruppe 1 lassen sich durch einen geringen Nahzusatz von +0,5 bis +1,0 dpt erzielen; auf die Darlegung der Ergebnisse wurde bewußt verzichtet, da das Ziel der Implantation einer bifokalen Intraokularlinse der Verzicht eines Nahzusatzes ist.

Unkorrigierter Fern- und Nahvisus

Einen unkorrigierten Fernvisus von ≥0,63 erreichten 34% der Patienten mit monofokaler Hinterkammerlinse und 26% der Patienten mit diffraktiver bifokaler Linse. Beim Nahvisus gleicher Visusstufe sind die Ergebnisse 4 und 52%. Im Mittel erreichten die Patienten mit monofokaler Linse einen Fernvisus von 0,50 und einen Nahvisus von 0,23. In der Patientengruppe mit diffraktiver Hinterkammerlinse betrugen die Mittelwerte für den Fernvisus 0,43 und für den Nahvisus 0,59.

Postoperativer Astigmatismus

Bezüglich des postoperativen Astigmatismus ergaben sich signifikante Unterschiede zwischen den mittels Phakoemulsifikation operierten Augen und den mittels klassischer e.c.-Technik operierten Augen. Als statistische Methode wurde der U-Test nach Mann-Whitney-Wilcoxon gewählt. Der subjektive Gesamtastigmatismus der phakooperierten Augen (n = 50) betrug 0,75 ± 0,6 dpt, der keratometrisch gemessene objektive Hornhautastigmatismus lag bei 0,9 ± 0,7 dpt. Der subjektive Gesamtastigmatismus der e.c.-operierten Augen (n = 50) betrug 1,4 ± 0,9 dpt, der objektive Hornhautastigmatismus 1,59 ± 0,77 dpt.

Dezentrierung

Bei lediglich einer der 50 implantierten bifokalen Intraokularlinsen kam es bei zu großer Kapsulorhexis infolge Kapselsack-Sulkus-Fixation zu einer nennenswerten Dezentrierung; trotz gutem zentralen Visus (0,8) litt die betroffene Patientin unter der bogenförmigen Verziehung gerader Linien derart, daß eine Explantation der Diffraktivlinse und ein Austausch gegen eine herkömmliche monofokale Hinterkammerlinse vorgenommen werden mußte.

Diskussion

Funktionelle Ergebnisse von Patienten, denen eine bifokale diffraktive Hinterkammerlinse implantiert wurde, sind bisher nur in einer relativ geringen Zahl von Arbeiten veröffentlicht worden, oft nur in Form erster Erfahrungen bei kleinen Patientenzahlen. Tabelle 2 gibt eine Übersicht über vorliegende Arbeiten. Dabei sind Fernvisus mit bester Korrektur und Nahvisus mit bester Fernkorrektur erfaßt. Eine Vergleichbarkeit der Ergebnisse ist mit Einschränkungen möglich, die der Nachuntersuchung reichen von der 4. postoperativen Woche bis zur 49. postoperativen Woche. Einige Autoren haben Patienten mit okulären Ursachen einer Visusverminderung, in den meisten Fällen eine Maculopathie, nicht bei der Darstellung der Ergebnisse ausgeschlossen, andere schließen diese Patientengruppe aus oder machen dazu keine Angaben. Die Darstellung der Ergebnisse erfolgt in der Mehrzahl der Arbeiten in Form von Erfolgsquoten; damit ist der prozentuale Anteil der untersuchten Patientengruppe gemeint, der einen festgelegten Visuswert erreicht hat. Methoden der deskriptiven und analytischen Statistik, die in

Tabelle 2. Ergebnisse verschiedener Autoren nach Implantation diffraktiver bifokaler Hinterkammerlinsen. [a] = bei diesen Arbeiten wurden die prozentualen Angaben aus Einzelergebnissen errechnet, N = postoperativer Nachuntersuchungszeitpunkt in Wochen, V_F = Fernvisus mit bester Korrektion, V_N = Nahvisus mit bester Fernkorrektion, P = okuläre Pathologie mit Visusminderung, 0 = Patienten bei den Ergebnissen nicht berücksichtigt bzw. keine Angaben, 1 = Patienten bei den Ergebnissen nicht ausgeschlossen

Autor	n	N	P	$V_F \geq 0,5$	$V_F \geq 0,63$	$V_N \geq 0,63$	$V_N \geq 0,8$
Lehmann	8	13–27	0	100 %	75 %	75 %	
Keates[a]	10	6–32	1	80 %	80 %	80 %	
Jakobi et al.	18	4	1	94,4%		72,2%	
Baumgartner et al.[a]	14	4–22	0	100 %	100 %	69,2%	
Corydon	54	23–44	1		81,5%		81,5%
Hansen et al.	55	6	1	81,6%	77,6%	77,6%	
Brancato et al.	10	4	0	100 %	100 %		100 %
Percival	33	4	0	100 %			60 %
Duffey et al.	121	13–27	1	95,2%		88 %	
Ergebnisse dieser Arbeit	50	4–8	1	98 %	92 %	84 %	74 %

Arbeiten mit größeren Patientenzahlen anwendbar gewesen wären, wurden von keinem Autor eingesetzt. Die in den Arbeiten aufgeführten Angaben suggerieren, – da fast alle Ergebnisse über 75% liegen – daß Patienten mit einer diffraktiven bifokalen Hinterkammerlinse ein sehr gutes postoperatives Visusergebnis erreichen. Die Aussage, daß ein prozentualer Anteil einer Patientengruppe mit einer diffraktiven Intraokularlinse einen korrigierten Fern- oder Nahvisus $\geq 0,63$ erreicht, ist jedoch wenig aussagekräftig, wenn man nicht das Ergebnis einer vergleichbaren Patientengruppe mit einer monofokalen Hinterkammerlinse kennt. Dies wurde nur von zwei der in Tabelle 2 aufgeführten Autoren vorgenommen: Lehmann [8] fand zwischen beiden Vergleichsgruppen (n = 8) keine Unterschiede für den Fernvisus mit bester Korrektur; bei Percival [10] wird für den Fernvisus angegeben, daß alle Patienten mit diffraktiver Hinterkammerlinse 6/12 oder besser gesehen haben (n = 33), alle Patienten mit monofokaler Linse 9/12 (n = 33). Ein statistisches Verfahren mit der Frage, ob der Unterschied zwischen den Patientengruppen signifikant ist, wurde nicht angewandt. Das Ergebnis der vorliegenden Arbeit ist, daß sowohl der Fernvisus wie auch der Nahvisus bei Patienten mit diffraktiver bifokaler Hinterkammerlinse im Mittel schlechter ist als bei Patienten mit monofokaler Linse. Dies vermittelt auch ein Vergleich der Häufigkeitsverteilungen in Abb. 2 und 3. Statistisch läßt sich jedoch nicht nachweisen, daß der Fernvisus bei beiden Patientenkollektiven einen signifikanten Unterschied aufweist. Dagegen ist der korrigierte Nahvisus bei der Patientengruppe mit monofokaler Linse signifikant besser als der

Nahvisus mit bester Fernkorrektur bei der Patientengruppe mit bifokaler diffraktiver Linse. Für das schlechtere Ergebnis des korrigierten Nahvisus im Vergleich zum korrigierten Fernvisus der diffraktiven bifokalen Linse können folgende Faktoren in Betracht gezogen werden: Schlechterer Abbildungskontrast bei Abbildung über den Nahteil [5], geringgradig schlechtere Kontrastsensitivität bei Nutzung des Nahbereichs [9] sowie fehlende Vergrößerung im Vergleich zur Brillenglaskorrektur [9].

Ziel der Implantation diffraktiver bifokaler Hinterkammerlinsen ist es, daß der Patient bei angestrebter Emmetropie oder leichter Myopie postoperativ weitgehend ohne Brille auskommt. Der unkorrigierte Fern- und Nahvisus ist abhängig vom postoperativen sphärischen Äquivalent und von der Höhe des postoperativen Astigmatismus. Je kleiner beide Einflußgrößen sind, um so mehr nähern sich die unkorrigierten Visusergebnisse den Visusergebnissen mit Korrektur. Objektiver Hornhautastigmatismus und subjektiv ermittelter Gesamtastigmatismus des Auges sind in der Patientengruppe, bei der eine Phakoemulsifikation durchgeführt wurde, signifikant geringer. Dieses Ergebnis gilt im Rahmen der vorliegenden Studie nur für die frühe postoperative Phase. Es ist denkbar, daß der Hornhautastigmatismus bei einer Kernexpression mit großem korneoskleralem Schnitt nach 6–12 Monaten postoperativ ähnlich niedrige Werte wie nach einer Phakoemulsifikation mit kleiner korneoskleraler Eröffnung aufweist. Unbestritten bleibt bei Anwendung der Phakoemulsifikation der Vorteil der früheren optischen Rehabilitation. Die Tatsache, daß 52% der Patienten mit diffraktiver Hinterkammerlinse einen Nahvisus von 0,63 – und besser – erreichen, ohne eine Refraktionshilfe zu benutzen, ist ein akzeptables Ergebnis; das Ergebnis wäre bei ausschließlicher Durchführung von Phakoemulsifikation noch besser. Von besonderer Bedeutung für den postoperativen unkorrigierten Visus ist die Exaktheit der präoperativen Biometrie und der Berechnung der zu implantierenden Linse.

Um die Gefahr einer Dezentrierung der bifokalen Linse möglichst gering zu halten, ist unseres Erachtens die gezielte Kapselsackfixation nach (nicht zu großer) Kapsulorhexis die sicherste Methode. Intraoperative Situationen, bei denen man einer Implantation einer bifokalen Linse sehr zurückhaltend gegenüberstehen sollte, sind: Vorderkapseleinriß bis zum Äquator, sehr enge Pupille, unübersichtliche Kapselverhältnisse, sehr starker Glaskörperdruck, Kapselruptur, Glaskörpervorfall. Weitere mögliche Einschränkungen bei geplanter Implantation bifokaler diffraktiver Intraokularlinsen ergeben sich aus den Untersuchungen der Dämmerungssehschärfe und der Kontrasterkennung bei reduzierter Umfeldleuchtdichte bzw. bei Dauerblendung [11].

Literatur

1. Baumgartner I, Huber-Spitzy V, Grabner G (1989) Erste Ergebnisse nach Implantation einer bifokalen Intraokularlinse vom neuen Typ. In: Freyler H, Skorpik C, Grasl M (Hrsg) 3. Kongreß der Deutschen Gesellschaft für Intraokularlinsen Implantation. Springer, Wien New York, S 356–360
2. Corydon L (1989) Erste klinische Erfahrungen mit einem völlig neuen Prinzip der multifokalen intraokularen Kunstlinse. In: Freyler H, Skorpik C, Grasl M (Hrsg) 3. Kongreß der Deutschen Gesellschaft für Intraokularlinsen Implantation. Springer, Wien New York, S 261–263
3. Duffey RJ, Zabel RW, Lindstrom RI (1990) Multifocal intraocular lenses. J Cataract Refract Surg 16:423–429
4. Hansen TE, Corydon L, Krag S, Thim K (1990) New multifocal intraocular lens design. J Cataract Refract Surg 16:38–41
5. Holladay JT, van Dijk H, Lang A, Portney V, Willis TR, Sun R, Oksman HC (1990) Optical performance of multifocal intraocular lenses. J Cataract Refract Surg 16:413–422
6. Jacobi KW, Nowak MR, Strobel J (1989) Bifokale Intraokularlinsen nach Kataraktextraktion. – Eigene Erfahrungen, Europäische Studie und FDA-Studie. In: Freyler H, Skorpik C, Grasl M (Hrsg) 3. Kongreß der Deutschen Gesellschaft für Intraokularlinsen Implantation. Springer, Wien New York, S 351–355
7. Keates RH (1989) The first american experience with the multifocal lens. Dev Ophthalmol 18:121–124
8. Lehmann RP (1989) Experience with 3M diffractive multifocal IOL: Follow-up on a small series. Impl Ophthalmol 3:74–76
9. Olsen T, Corydon L (1990) Contrast sensitivity in patients with a new type of multifocal intraocular lenses. J Cataract Refract Surg 16:42–46
10. Percival P (1989) Early experience with the diffractive bifocal lens. Eur J Implant Refract Surg 1:3–4
11. Wenner M, Deppe W, Teping C (1991) Dämmerungssehen und Blendempfindlichkeit bei Trägern monofokaler und diffraktiver bifokaler Intraokularlinsen. In: Wenzel M, Reim M, Freyler H, Hartmann C (Hrsg) 5. Kongreß der Deutschen Gesellschaft für Intraokularlinsen Implantation, Aachen 1991. Springer, Berlin Heidelberg New York

Dämmerungssehen und Blendempfindlichkeit bei Trägern monofokaler und diffraktiver bifokaler Intraokularlinsen

M. WENNER, W. DEPPE und C. TEPING

Zusammenfassung. Bei bifokalen Intraokularlinsen kommt es zu einer Verteilung der einfallenden Lichtstrahlen auf zwei Foci. Bei Bestimmung von Visus, Kontrastsensitivität und Blendempfindlichkeit unter Tageslichtbedingungen sind in den meisten der bisher publizierten Arbeiten keine signifikanten Unterschiede zwischen Trägern monofokaler Hinterkammerlinsen und Trägern diffraktiver bifokaler Hinterkammerlinsen nachweisbar. Wir implantierten in einer prospektiven Studie beide Linsentypen bei jeweils 50 Patienten. Bei beiden Gruppen vergleichbarer Altersstruktur findet sich in unseren Untersuchungen kein signifikanter Unterschied hinsichtlich des korrigierten Fernvisus. Um funktionelle Ergebnisse unter mesoptischen Bedingungen bei Trägern beider Linsentypen zu vergleichen, wurden beide Patientenkollektive am Mesoptometer II untersucht. Untersuchungsparameter waren Visus bei der Umfeldleuchtdichte 1,0 cd/m^2, Kontrastschwellen bei den Umfeldleuchtdichten 0,1 cd/m^2 und 0,032 cd/m^2 und Kontrastschwelle bei der Umfeldleuchtdichte 0,1 cd/m^2 unter Dauerblendung. Die Probanden mit diffraktiver bifokaler Hinterkammerlinse weisen bei allen Untersuchungsparametern signifikant schlechtere Ergebnisse auf als die Probanden mit monofokaler Hinterkammerlinse. Die Indikation zur Implantation einer diffraktiven bifokalen Hinterkammerlinse muß daher sorgfältig gestellt werden und Lebensgewohnheiten sowie berufliche Situationen des Patienten berücksichtigen.

Summary. Bifocal intraocular lenses devide the input light intension on two foci. Visual acuity, contrast sensitivity and glare sensitivity under daylight conditions show in the most of the published studies no significant difference between patients with diffractive bifocal posterior chamber lenses and patients with monofocal posterior chamber lenses. In a prospective study we implanted both types of lenses, each in 50 eyes. The corrected distance acuity of both groups with comparable age showed no significant difference. To compare functional results of both groups under mesopic conditions we examined all patients with the Mesoptometer II. We determined the visual acuity under field luminance of 1.0 cd/m^2, the contrast thresholds under field luminance of 0.1 cd/m^2 and 0.032 cd/m^2 and the contrast threshold under field luminance of 0.1 cd/m^2 and continuous glare. The results of patients with diffractive bifocal posterior chamber lenses are significant reduced compared with patients with monofocal posterior chamber lenses. Therefore a careful indication with consideration of the professional situation for implantation of a diffractive bifocal posterior chamber lens is necessary.

Material und Methode

In einer prospektiven Studie wurden 50 Patienten, denen eine diffraktive bifokale Hinterkammerlinse vom Typ 3M 815LE implantiert wurde mit 50

Augenklinik der Stadt Saarbrücken, Schopenhauerstr. 4, W-6600 Saarbrücken, Bundesrepublik Deutschland

5. Kongreß der DGII
Hrsg. Wenzel et al.
© Springer-Verlag Berlin Heidelberg

Patienten verglichen, denen eine monofokale Hinterkammerlinse vom Typ Adatomed 66p implantiert wurde. Der Altersmittelwert der Probandengruppe 1 (Patienten mit diffraktiver bifokaler Hinterkammerlinse) betrug 63,18 Jahre, die Standardabweichung 7,82 Jahre. Mittelwert und Standardabweichung waren bei der Probandengruppe 2 (Patienten mit monofokaler Hinterkammerlinse) 62,9 und 7,56 Jahre. Die Nachuntersuchung erfolgte zwischen dem 30. und 60. postoperativen Tag. Nach Bestimmung der subjektiv besten Fernkorrektur und nach Dunkeladaption von 5 Minuten wurden monokular mit der ermittelten Korrektur vier Untersuchungen am Mesoptometer II durchgeführt:

1. Bestimmung des Fernvisus bei der Umfeldleuchtdichte $1,0$ cd/m^2
2. Kontrastschwellenbestimmung bei der Umfeldleuchtdichte $0,1$ cd/m^2
3. Kontrastschwellenbestimmung bei der Umfeldleuchtdichte $0,032$ cd/m^2
4. Kontrastschwellenbestimmung bei der Umfeldleuchtdichte $0,1$ cd/m^2 und Dauerblendung mit $0,35$ lux Hornhautbeleuchtungsstärke.

In beiden Probandengruppen fanden sich postoperativ zwei Patienten mit einer Makulopathie. Der korrigierte Fernvisus lag bei diesen Patienten zwischen 0,4 und 0,63. Die Patienten wurden postoperativ nicht von der Studie ausgeschlossen.

Ergebnisse

Die Abb. 1–4 sowie die Tabellen 1–4 zeigen ausnahmslos bessere Ergebnisse für die Probandengruppe 2. Ob die Verteilungsfunktionen der vier Parameter statistisch signifikante Unterschiede aufweisen, sollen die im folgenden dargestellten statistischen Testverfahren darlegen. Abbildungen 3 und 4 zeigen, daß die Mehrzahl der Probanden bei den beiden hier dargestellten Untersuchungen keine Kontraststufe erkannt hat. Die Verteilungsfunktionen der in diesen Abbildungen dargestellten Parameter werden deshalb als Binomialverteilung mit der alternativen Merkmalsausprägung mindestens Kontraststufe 8 erkannt/keine Kontraststufe erkannt angesehen und entsprechend statistisch bearbeitet.

Fernvisus bei der Umfeldleuchtdichte $1,0$ cd/m^2: In beiden Probandengruppen handelt es sich um normalverteilte Verteilungsfunktionen. Varianzhomogenität liegt vor. Mit dem Zwei-Stichproben-t-Test ergibt sich als Prüfgröße $t = 2,75$. Dem Signifikanzniveau von 5% entspricht das Quantil $t_{98,0.975} = 1,99$. Die Mittelwerte des Fernvisus bei der Umfeldleuchtdichte $1,0$ cd/m^2 weisen zwischen den beiden Probandengruppen einen signifikanten Unterschied auf.

Kontrastschwelle bei der Umfeldleuchtdichte $0,1$ cd/m^2: Abbildung 2 ist zu entnehmen, daß in der Probandengruppe 1 13 Probanden und in der Probandengruppe 2 6 Probanden keine Kontraststufe erkannt haben. Bei der Berechnung der Lage- und Streuungsmaße (Tabelle 2) und bei der Anwendung statistischer Testverfahren werden diese Probanden nicht berücksich-

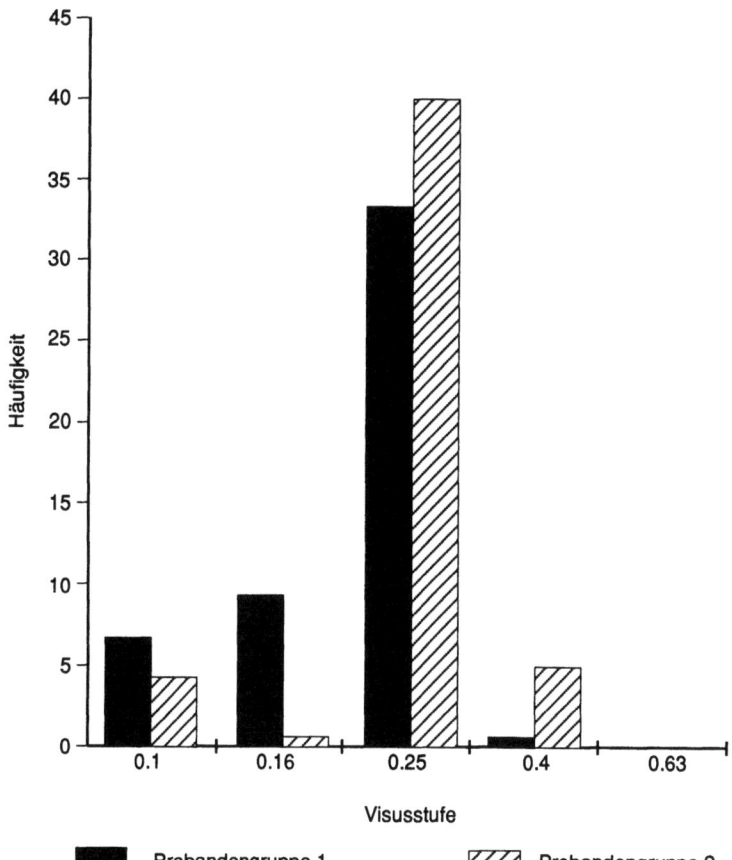

Abb. 1. Häufigkeitsverteilung des Parameters Fernvisus bei der Umfeldleuchtdichte 1,0 cd/m^2 (Untersuchungsgerät Mesoptometer II)

tigt. Da in beiden Probandengruppen keine Normalverteilung der Werte vorliegt, kann der Zwei-Stichproben-t-Test nicht zur Anwendung kommen. Statt dessen wird mit dem U-Test geprüft, ob der Unterschied zwischen den Medianen signifikant ist. Als Prüfgröße ergibt sich U = 3,53. Bei einer Irrtumswahrscheinlichkeit von 5% beträgt das Quantil $U_{0.975}$ = 1,96. Der Unterschied zwischen den Medianen beider Probandengruppen ist signifikant.

Kontrastschwelle bei der Umfeldleuchtdichte 0,032 cd/m^2: Mit dem χ^2-Test für Vierfeldertafeln soll geprüft werden, ob die alternative Merkmalsausprägung mindestens Kontraststufe 8 erkannt/keine Kontraststufe (Tabelle 3) erkannt signifikant unterschiedlich verteilt ist. Als Prüfgröße errechnet sich χ^2 = 6,11. Bei einem Signifikanzniveau von 5% beträgt das Quantil $\chi^2_{1,0.95}$ = 3,84. Der Unterschied zwischen den Binomialverteilungen beider Probandengruppen ist damit signifikant.

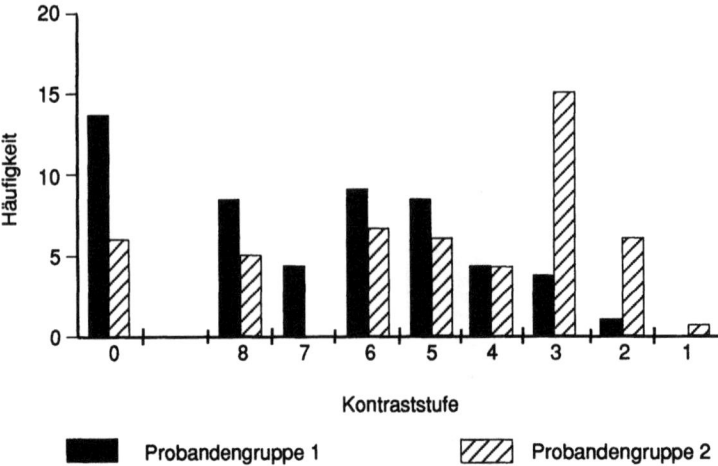

Abb. 2. Häufigkeitsverteilung des Parameters Kontrastschwelle bei der Umfeldleuchtdichte 0,1 cd/m^2 (Untersuchungsgerät Mesoptometer II)

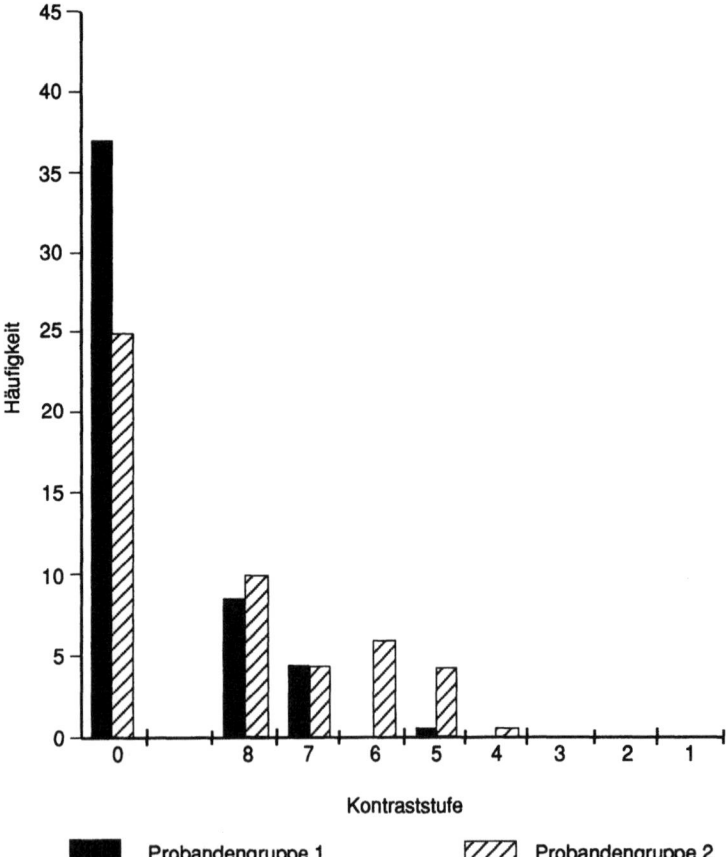

Abb. 3. Häufigkeitsverteilung des Parameters Kontrastschwelle bei der Umfeldleuchtdichte 0,032 cd/m^2 (Untersuchungsgerät Mesoptometer II)

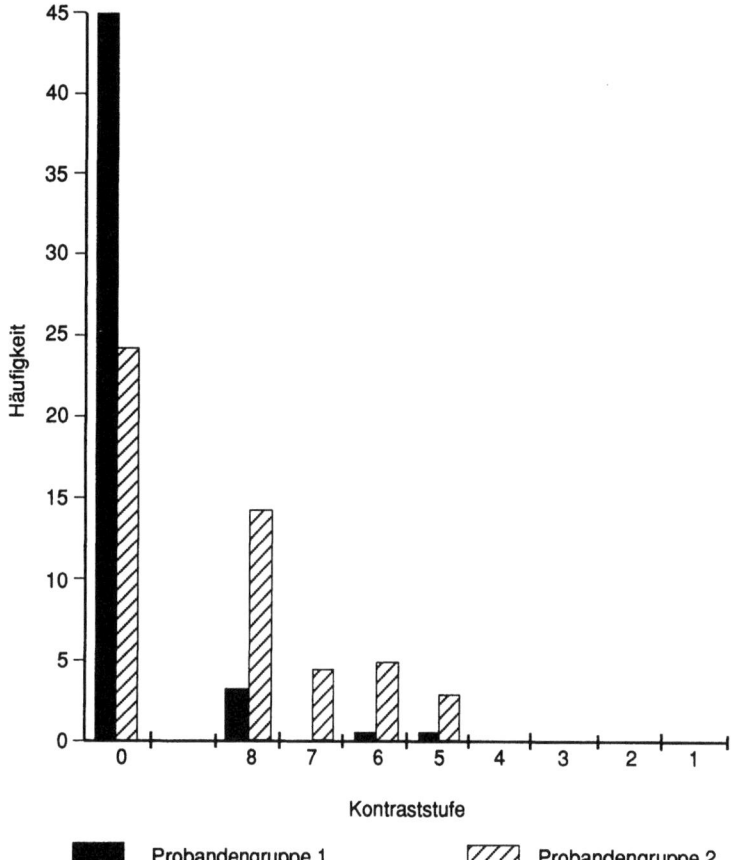

Abb. 4. Häufigkeitsverteilung des Parameters Kontrastschwelle bei der Umfeldleucht-dichte 0,1 cd/m^2 und Dauerblendung mit 0,35 lux Hornhautbeleuchtungsstärke (Untersuchungsgerät Mesoptometer II)

Tabelle 1. Lage- und Streuungsmaße des Parameters Fernvisus mit der Umfeldleuchtdichte 1,0 cd/m^2

	Probandengruppe 1	Probandengruppe 2
Mittelwert	0,216	0,250
Standardabweichung	0,063	0,065

Tabelle 2. Lage- und Streuungsmaße des Parameters Kontrastschwelle bei der Umfeld-leuchtdichte 0,1 dm/m^2

	Probandengruppe 1	Probandengruppe 2
Mittelwert	5,78	4,22
Median	6,0	3,5
Standardabweichung	1,69	1,93

Tabelle 3. Vierfeldertafel des Parameters Kontrastschwelle bei der Umfeldleuchtdichte 0,032 cd/m^2

	Mindestens Kontraststufe 8 erkannt	Keine Kontraststufe erkannt
Probandengruppe 1	13	37
Probandengruppe 2	25	25

Tabelle 4. Vierfeldertafel des Parameters Kontrastschwelle bei der Umfeldleuchtdichte 0,1 cd/m^2 und Dauerblendung mit 0,35 lux Hornhautbeleuchtungsstärke

Probandengruppe 1	5	45
Probandengruppe 2	26	24

Kontrastschwelle bei der Umfeldleuchtdichte 0,1 cd/m^2 und Dauerblendung mit 0,35 lux Hornhautbeleuchtungsstärke: Bei Anwendung des χ^2-Tests für Vierfeldertafeln (Tabelle 4) ergibt sich als Prüfgröße $\chi^2 = 20,62$. Der Irrtumswahrscheinlichkeit von 5% ist das Quantil $\chi^2_{1,0.95} = 3,84$ zugeordnet. Die Binomialfunktionen beider Probandengruppen sind damit signifikant verschieden.

Diskussion

Bei allen vier Untersuchungen mit dem Mesoptometer sind die Ergebnisse der Probanden mit diffraktiven bifokalen Hinterkammerlinsen bei einem Signifikanzniveau von 5% signifikant schlechter als die Ergebnisse der Vergleichsgruppe mit monofokaler Hinterkammerlinse.

Erste Arbeiten über das Dämmerungssehen und die Blendempfindlichkeit von Pseudophaken wurden von Aust u. Stärk, Lachenmayr u. Pateras sowie Wizemann u. Seel vorgelegt [1, 4, 9]. Behrendt et al. [2] verglichen erstmals Träger monofokaler Hinterkammerlinsen mit phaken Probanden vergleichbaren Alters und zeigten, daß bereits Träger monofokaler Hinterkammerlinsen bei Untersuchungen mit dem Mesoptometer und Nyktometer in fast allen Untersuchungsgängen signifikant schlechtere Ergebnisse aufweisen als phake Probanden. Signifikant schlechtere Ergebnisse bei Trägern monofokaler Hinterkammerlinsen im Vergleich zu phaken Probanden fanden auch Nowak u. Weirauch [6], Nowak u. Jacobi [7] sowie Schlote et al. [8] bei Visusprüfungen mit reduzierter Umfeldleuchtdichte. Für die funktionell schlechteren Ergebnisse von Trägern monofokaler Hinterkammerlinsen im Vergleich zu Phaken sind zwei Faktoren wesentlich:

1. vermehrtes intraokulares Streulicht durch Veränderungen der hinteren Linsenkapsel,

2. vermehrtes Streulicht durch Reflexionen an den Grenzflächen der Intraokularlinse [5].

Bei diffraktiven bifokalen Hinterkammerlinsen entsteht ein zusätzlicher Streulichtschleier durch den zweiten unscharf auf der Netzhaut abgebildeten Fokus. Dies ist ein grundsätzlicher Nachteil der simultanen Abbildung bifokaler Intraokularlinsen, die zu einer Kontrastminderung eines auf der Netzhaut abgebildeten Objekts führt. Die Abbildung über eine diffraktive bifokale Optik wurde von Zisser u. Guyton photographisch dokumentiert [10]. Aufwendiger haben Holladay et al. die Abbildungsqualität verschiedener bifokaler Hinterkammerlinsen im Vergleich zu monofokalen Hinterkammerlinsen im Modellversuch untersucht und die Kontrastminderung bifokaler Hinterkammerlinsen quantifiziert [3]. Aus theoretischen Überlegungen läßt sich auch ableiten, daß bei der Abbildungsqualität einer diffraktiven bifokalen Hinterkammerlinse auch durch Änderungen des Linsendesigns keine wesentliche Verbesserung zu erwarten ist. Praktische Konsequenz der Untersuchungsergebnisse sind eine genaue Anamnese der beruflichen Situation und der Lebensverhältnisse eines Patienten vor Implantation einer diffraktiven bifokalen Hinterkammerlinse. Patienten, die regelmäßig bei reduzierten Leuchtdichten am Straßenverkehr teilnehmen, sollte eine monofokale Hinterkammerlinse implantiert werden.

Literatur

1. Aust W, Stärk M (1985) Dämmerungssehvermögen und Blendempfindlichkeit nach Implantation von Vorderkammer- und Hinterkammerlinsen. Fortschr Ophthalmol 82:179–180
2. Behrendt S, Trier HG, Altenähr A, Hildenbrandt G (1988) Der Einfluß von Hinterkammerlinsen und YAG-Laser-Kapsulotomien auf Blendempfindlichkeit und Dämmerungssehen im Vergleich zu phaken Kontrollgruppen. Klin Monatsbl Augenheilkd 193:249–256
3. Holladay JT, van Dijk H, Lang A, Portney V, Willis TR, Sun R, Oksman HC (1990) Optical performance of multifocal intraocular lenses. J Cataract Refract Surg 16:413–422
4. Lachenmayr B, Pateras N (1987) Dämmerungssehen und Blendempfindlichkeit bei Pseudophaken. Fortschr Ophthalmol 84:173–179
5. Meyner EM (1990) Spiegelungseffekt durch Intraokularlinsen. Fortschr Ophthalmol 87:74–77
6. Nowak MR, Weirauch J (1990) Mesopic visual acuity and glare sensibility in phakic and pseudophakic eyes. Eur J Implant Refract Surg 2:233–236
7. Nowak MR, Jacobi KW (1990) Diffraktive multifokale Intraokularlinsen. Klin Monatsbl Augenheilkd 196:43–47
8. Schlote HW, Lindner H, Hübner K, Kohlmay K (1989) Subjektiver Helligkeitsbedarf und Blendung bei Intraokularlinsen- und Kontaktlinsenträgern. In: Freyler H, Skorpik C, Grasl M (Hrsg) 3. Kongreß der Deutschen Gesellschaft für Intraokularlinsen Implantation. Springer, Wien New York, S 53–57
9. Wizemann A, Seel S (1981) Das Dämmerungssehen bei künstlichen intraokularen Linsen. Klin Monatsbl Augenheilkd 179:30–32
10. Zisser HC, Guyton LD (1989) Photographic simulation of image quality through bifocal intraocular lenses. Am J Ophthalmol 108:324–326

Multifokale Linsen

Die TRUE VISTA Bifokal-IOL — Ergebnisse der Europäischen Multizentrischen Studie

M. C. KNORZ

Zusammenfassung. Die Implantation bifokaler IOLs gewinnt zunehmendes Interesse. Die TRUE VISTA IOL, eine refraktive Bifokal-IOL mit einem zentralen und peripherem Fernteil sowie einem ringförmigen Nahteil, wurde kürzlich vorgestellt.

Im Rahmen einer Europäischen Multizentrischen Studie wurden von März bis September 1990 165 Linsen (165 Patienten) von 13 Operateuren implantiert. Bis Oktober konnten 50 Patienten ohne sonstige Augenerkrankungen (best cases) 4−6 Monate postoperativ nachkontrolliert werden. Die korrigierte Fernsehschärfe war in 98% 0,5 oder besser, in 90% 0,63 oder besser und in 48% 1,0 oder besser. Die korrigierte Nahsehschärfe war in 100% 0,63 oder besser, in 98% 0,8 oder besser und in 68% 1,0 oder besser. Die unkorrigierte Nahsehschärfe war in 100% 0,63 oder besser und in 91% 0,8 oder besser.

Hinsichtlich des korrigierten Nahvisus fand sich eine Korrelation zum postoperativen Astigmatismus. Mit steigendem Astigmatismus fiel die Sehschärfe trotz optimaler Korrektur ab. Ebenfalls deutlich korreliert waren Patientenalter und korrigierter Visus, Visuswerte unter 0,63 (Ferne) bzw. unter 0,8 (Nähe) fanden sich nur bei über 70jährigen Patienten.

Unsere Ergebnisse zeigen eine gute Wirksamkeit der TRUE VISTA Bifokal-IOL. Zusätzlich wird deutlich, daß ein bestehender Astigmatismus sowie das Patientenalter die Funktion bifokaler IOLs zu beeinflussen scheint.

Summary. During the last years a number of bifocal IOLs was developed. The TRUE VISTA IOL is a three-zone refractive bifocal IOL with a central and peripheral distance zone and a pericentral near-annulus. In a prospective European Multicenter Study 165 TRUE VISTA IOLs were implanted between March and Sept. 1990. 50 best case patients were available for 4−6 months follow-up until now.

Best corrected distance acuity was 20/40 or better in 98%, 20/30 or better in 90% and 20/20 or better in 48%. Best corrected near acuity was 20/30 or better in 100%, 20/25 or better in 98% and 20/20 or better in 68%. Uncorrected near acuity was 20/30 or better in 100% and 20/25 or better in 91%.

Near acuity correlated with postoperative astigmatism. Acuity decreased with increasing astigmatism. Near and distance acuity also correlated with age. Acuities below 20/30 (distance) and 20/25 (near) were found in patients above 70 years of age only.

Our results suggest a good visual performance with the TRUE VISTA Bifokal IOL. However, postoperative astigmatism and patient age seems to influence the performance of bifocal IOLs.

Universitäts-Augenklinik, Klinikum Mannheim, Theodor-Kutzer-Ufer,
W-6800 Mannheim, Bundesrepublik Deutschland

5. Kongreß der DGII
Hrsg. Wenzel et al.
© Springer-Verlag Berlin Heidelberg

Einleitung

Die Implantation bifokaler oder multifokaler Intraokularlinsen (IOLs) findet zunehmend Verbreitung. Das Grundprinzip dieser IOLs ist die simultane Abbildung von zwei oder mehreren Bildern auf der Netzhaut [4]. Hierbei wird vom Betrachter nur das jeweils scharfe Bild wahrgenommen. Da jedoch immer nur ein bestimmter Anteil des einfallenden Lichtes scharf abgebildet wird, entsteht ein beträchtlicher Kontrastverlust [4].

Zur Erzeugung simultaner Netzhautbilder können verschiedene optische Prinzipien angewendet werden [4, 9]. Durch ein rein refraktives Design, die TRUE VISTA Bifokal-IOL, wird die Lichtverteilung auf Fern- und Nahfokus in Abhängigkeit vom Pupillendurchmesser variiert und damit theoretisch ein geringerer Kontrastverlust des Fernbildes erreicht [7].

Wir untersuchten im Rahmen einer prospektiven multizentrischen Studie die Sehleistung nach Implantation dieser IOL.

Material und Methoden

Bei der TRUE VISTA IOL (Storz Ophthalmics Inc., St. Louis, MO) handelt es sich um eine bikonvexe refraktive bifokale IOL aus PMMA. Sie weist einen zentralen Fernteil mit einem Durchmesser von 1,5 mm, einen ringförmigen Nahteil mit einer Breite von 1,1 mm und einer Nahaddition von 4,0 dptr sowie einen weiteren Fernteil peripher auf (Abb. 1). Die Nahaddition von 4,0 dptr entspricht einer wirksamen Brillenaddition von ca. 3,2 dptr, d.h. einem Leseabstand von ca. 31 cm [3].

Von Februar bis November 1990 wurden im Rahmen einer prospektiven Europäischen Multizentrischen Studie 165 TRUE VISTA IOLs (165 Patienten) von 13 Operateuren implantiert (*Liste der Teilnehmer der TRUE VISTA EMS:* D. Aron-Rosa, Paris, D. Beekhuis, Rotterdam, K. Bronken, Oslo, A.

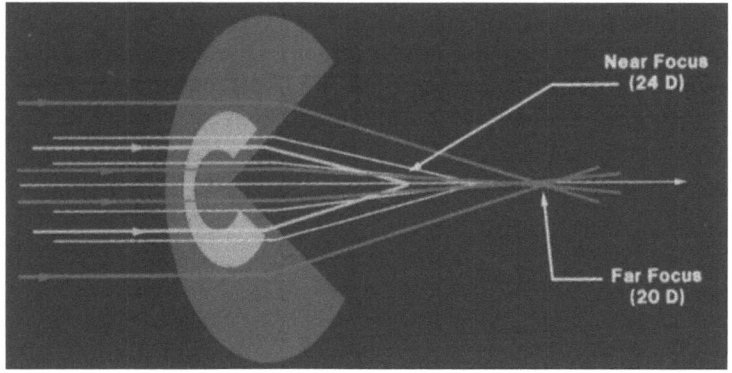

Abb. 1. Design der TRUE VISTA Bifokal-IOL

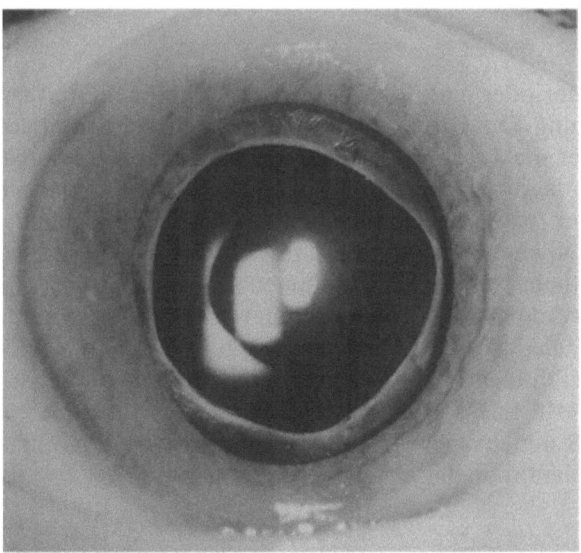

Abb. 2. TRUE VISTA Bifokal-IOL 4 Monate postoperativ. Der fibrosierte Rand der Kapsulorhexis ist deutlich erkennbar, ebenso der ringförmige Nahzusatz der IOL

Galand, Liege, F. Goes, Antwerpen, R. Guthoff, Hamburg, E. Haaskjold, Oslo, R. Hennekes, Brüssel, S. P. Kelly, Manchester, M. C. Knorz, Mannheim, W. Rich, Exeter, H. Seward, Thornton Heath, R. van Oye, Ghent). Die Implantation erfolgte bei 95 Patienten nach ECCE, bei 70 Patienten nach Kapsulorhexis und Phakoemulsifikation (Abb. 2).

Alle Patienten wurden präoperativ, direkt postoperativ, nach 2−3 Wochen, nach 4−8 Wochen, nach 4−6 Monaten und nach 7−11 Monaten nachuntersucht. Es wurden jeweils für beide Augen der Astigmatismus, die subjektive Refraktion, der Fern- und Nahvisus ohne und mit Korrektur sowie der Nahvisus mit Fernkorrektur bestimmt. Der Pupillendurchmesser wurde getrennt für Ferne und Nähe ermittelt. Nach 4−6 und 7−11 Monaten wurde bei allen Patienten ohne sonstige Augenerkrankungen (best cases) die Kontrastsehschärfe mit den Regan-Tafeln bestimmt. Hierüber wird an anderer Stelle berichtet [1]. Anschließend erfolgte die Untersuchung der vorderen und hinteren Augenabschnitte mittels Spaltlampenmikroskopie und binokularer Ophthalmoskopie in Mydriasis. Alle Befunde wurden auf standardisierten Erhebungsbögen erfaßt.

Ergebnisse

Das Durchschnittsalter der 165 Patienten betrug 73 Jahre (45−89 Jahre), 98 Patienten waren weiblich, 67 männlich. 59 Patienten hatten eine monofokale

Tabelle 1. Sehschärfe mit TRUE VISTA Bifokal-IOLs 4–6 Monate postoperativ. Alle Patienten, n = 76, zusätzlich Angabe in Prozent des Gesamtkollektivs

Visus	Fernvisus unkorr.		korr.		Nahvisus unkorr.		Fernkorr.		Nahadd.	
	n	%	n	%	n	%	n	%	n	%
1,0	4	5,3	28	36,8	24	33,8	27	60	46	62,2
0,8	3	3,9	11	14,5	17	24	11	24,4	21	28,4
0,63	14	18,4	21	27,6	13	18,3	3	6,7	2	2,7
0,5	19	25	13	17,2	3	4,2	1	2,2	1	1,3
0,25–0,4	29	38,2	2	2,6	11	15,5	3	6,7	4	5,4
0,2	2	2,6	0	0	1	1,4	0	0	0	0
0,1	4	5,3	0	0	2	2,8	0	0	0	0
<0,1	1	1,3	1	1,3	0	0	0	0	0	0
Summe	76	100	76	100	71	100	45	100	74	100

Tabelle 2. Sehschärfe der Partneraugen mit monofokaler IOL. Alle Patienten, n = 59, zusätzlich Angabe in Prozent des Gesamtkollektivs

Visus	Fernvisus unkorr.		korr.		Nahvisus unkorr.		Fernkorr.		Nahadd.	
	n	%	n	%	n	%	n	%	n	%
1,0	2	3,6	33	56,9	2	3,8	1	20	36	62,1
0,8	4	7,3	4	6,9	5	9,4	0	0	19	32,8
0,63	11	20	12	20,7	4	7,6	0	0	3	5,1
0,5	17	30,9	6	10,3	4	7,6	0	0	0	0
0,25–0,4	5	9,1	2	3,5	18	34	3	60	0	0
0,2	7	12,7	1	1,7	4	7,6	1	20	0	0
0,1	9	16,4	0	0	14	26,4	0	0	0	0
<0,1	0	0	0	0	2	3,8	0	0	0	0
Summe	55	100	58	100	53	100	5	100	58	100

IOL im Partnerauge und wurden als Vergleichsgruppe benutzt. 137 Patienten konnten bisher nach 4–8 Wochen und 76 nach 4–6 Monaten nachkontrolliert werden.

Die Visuswerte dieser 76 Patienten sind in Tabelle 1 dargestellt, die der 59 Augen mit monofokalen IOLs in Tabelle 2. Bei 8 der 76 Augen mit TRUE VISTA fand sich eine Dezentrierung von unter 1 mm (1 Auge nach Phako (1,3%), 7 Augen nach ECCE (9,2%)), bei 2 Augen von 1–1,5 mm (beide nach ECCE (2,6%)).

50 der 76 Augen mit TRUE VISTA IOLs und 47 der 59 Partneraugen mit monofokaler IOL wiesen keine prä-, intra- oder postoperativen pathologischen Befunde auf (best cases), ihre Visuswerte sind in den Tabellen 3 und 4 dargestellt. Nur bei einem Patienten mit der bifokalen IOL fand sich ein korrigierter Fernvisus unter 0,5, bei keinem Patienten lag der Nahvisus mit Fernkorrektur unter 0,63 (Tabelle 3). 34 Patienten bevorzugten subjektiv eine zusätzliche Nahaddition, der damit erzielte Nahvisus unterschied sich jedoch

Tabelle 3. Sehschärfe mit TRUE VISTA Bifokal-IOLs 4–6 Monate postoperativ. 50 Patienten (Augen) ohne sonstige Augenerkrankungen (best cases), n = Zahl der Augen, zusätzlich Angabe in Prozent des Gesamtkollektivs

Visus	Fernvisus unkorr. n	%	korr. n	%	Nahvisus unkorr. n	%	Fernkorr. n	%	Nahadd. n	%
1,0	4	8	24	48	20	41,7	23	67,7	34	68
0,8	2	4	7	14	10	20,8	8	23,5	15	30
0,63	9	18	14	28	10	20,8	3	8,8	1	2
0,5	15	30	4	8	2	4,2	0	0	0	0
0,25–0,4	17	34	1	2	5	10,4	0	0	0	0
0,2	1	2	0	0	1	2,1	0	0	0	0
0,1	2	4	0	0	0	0	0	0	0	0
Summe	50	100	50	100	48	100	34	100	50	100

Tabelle 4. Sehschärfe der Partneraugen mit monofokaler IOL. 47 Patienten (Augen) ohne sonstige Augenerkrankungen (best cases), n = Zahl der Augen, zusätzlich Angabe in Prozent des Gesamtkollektivs

Visus	Fernvisus unkorr. n	%	korr. n	%	Nahvisus unkorr. n	%	Fernkorr. n	%	Nahadd. n	%
1,0	3	6,8	28	59,5	2	4,5	0	0	27	61,4
0,8	3	6,8	2	4,3	4	9,1	0	0	14	31,8
0,63	6	13,6	12	25,5	2	4,5	0	0	2	4,5
0,5	10	22,7	2	4,3	3	6,8	0	0	1	2,3
0,25–0,4	9	20,5	3	6,4	15	34,1	1	50	0	0
0,2	6	13,7	0	0	4	9,1	1	50	0	0
0,1	7	15,9	0	0	11	25	0	0	0	0
<0,1	0	0	0	0	3	6,8	0	0	0	0
Summe	44	100	47	100	44	100	2	100	44	100

Tabelle 5. Astigmatismus und korrigierte Fernsehschärfe mit TRUE VISTA Bifokal-IOLs 4–6 Monate postoperativ. 50 Patienten (Augen) ohne sonstige Augenerkrankungen (best cases), n = Zahl der Augen, zusätzlich Angabe in Prozent des Gesamtkollektivs

Visus	Astigm. (dptr) 0,00–0,50 n	%	0,51–1,00 n	%	1,01–2,00 n	%	2,01–3,00 n	%	Gesamt n	%
1,0	4	30,8	4	40	7	53,8	9	64,3	24	48
0,8	4	30,8	1	10	1	7,7	1	7,1	7	14
0,63	3	23	4	40	3	23,1	4	28,6	14	28
0,5	1	7,7	1	10	2	15,4	0	0	4	8
0,25–0,4	1	7,7	0	0	0	0	0	0	1	2
Summe	13	100	10	100	13	100	14	100	50	100

Tabelle 6. Astigmatismus und korrigierte Nahsehschärfe mit TRUE VISTA Bifokal-IOLs 4–6 Monate postoperativ. 50 Patienten (Augen) ohne sonstige Augenerkrankungen (best cases), n = Zahl der Augen, zusätzlich Angabe in Prozent des Gesamtkollektivs

	Astigm.				(dptr)					
	0,00–0,50		0,51–1,00		1,01–2,00		2,01–3,00		Gesamt	
Visus	n	%	n	%	n	%	n	%	n	%
1,0	11	84,6	6	60	10	76,9	7	50	34	68
0,8	2	15,4	4	40	3	23,1	6	42,9	15	30
0,63	0	0	0	0	0	0	1	7,1	1	2
Summe	13	100	10	100	13	100	14	100	50	100

Tabelle 7. Patientenalter und korrigierte Fernsehschärfe mit TRUE VISTA Bifokal-IOLs 4–6 Monate postoperativ. 50 Patienten (Augen) ohne sonstige Augenerkrankungen (best cases), n = Zahl der Augen, zusätzlich Angabe in Prozent des Gesamtkollektivs

Alter	50–60 J.		61–70 J.		71–80 J.		>80 J.		Gesamt	
Visus	n	%	n	%	n	%	n	%	n	%
1,0	0	0	11	64,8	10	43,5	3	33,3	24	48
0,8	1	100	3	17,6	3	13	0	0	7	14
0,63	0	0	3	17,6	7	30,5	4	44,5	14	28
0,5	0	0	0	0	2	8,7	2	22,2	4	8
0,25–0,4	0	0	0	0	1	4,3	0	0	2	4
Summe	1	100	17	100	23	100	9	100	50	100

Tabelle 8. Patientenalter und korrigierte Nahsehschärfe mit TRUE VISTA Bifokal-IOLs 4–6 Monate postoperativ. 50 Patienten (Augen) ohne sonstige Augenerkrankungen (best cases), n = Zahl der Augen, zusätzlich Angabe in Prozent des Gesamtkollektivs

Alter	50–60 J.		61–70 J.		71–80 J.		>80 J.		Gesamt	
Visus	n	%	n	%	n	%	n	%	n	%
1,0	1	100	13	76,5	16	69,6	4	44,4	34	68
0,8	0	0	4	23,5	6	26,1	5	55,6	15	30
0,63	0	0	0	0	1	4,3	0	0	1	2
0,5	0	0	0	0	0	0	0	0	0	0
Summe	1	100	17	100	23	100	9	100	50	100

nicht signifikant vom Nahvisus mit Fernkorrektur (Tabelle 3; 34 Patienten, intraindividueller Vergleich der Visuswerte mit Fernkorrektur und zusätzlicher Nahaddition, Vorzeichentest, p = 0,53).

Um einen möglichen Einfluß des postoperativen Astigmatismus auf die Sehschärfe zu untersuchen, wurden die Visuswerte der Patienten ohne sonstige Augenerkrankungen (best cases) getrennt nach Astigmatismus dargestellt. 4–6 Monate postoperativ ließ sich keine Korrelation zwischen korri-

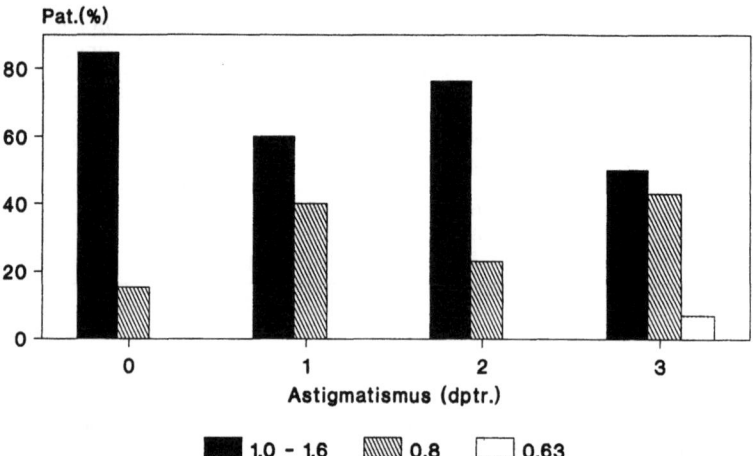

Abb. 3. Astigmatismus und Nahvisus mit TRUE VISTA IOLs („best cases", n = 50, 4−6 Mo. post-op)

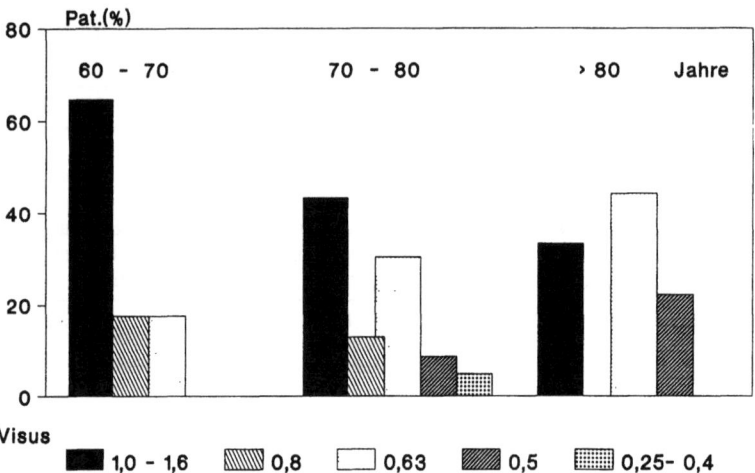

Abb. 4. Patientenalter und Fernvisus mit TRUE VISTA IOLs (best cases, n = 50, 4−6 Mo. post-op)

giertem Fernvisus und Astigmatismus darstellen (Tabelle 5), die Werte des Nahvisus waren jedoch bei höherem Astigmatismus geringer (Abb. 3, Tabelle 6). Die Auswertung der korrigierten Sehschärfe 4−6 Monate postoperativ in bezug zum Patientenalter zeigte eine Korrelation zwischen Visus und Patientenalter sowohl für den korrigierten Fernvisus (Abb. 4, Tabelle 7) als auch für den korrigierten Nahvisus (Abb. 5, Tabelle 8).

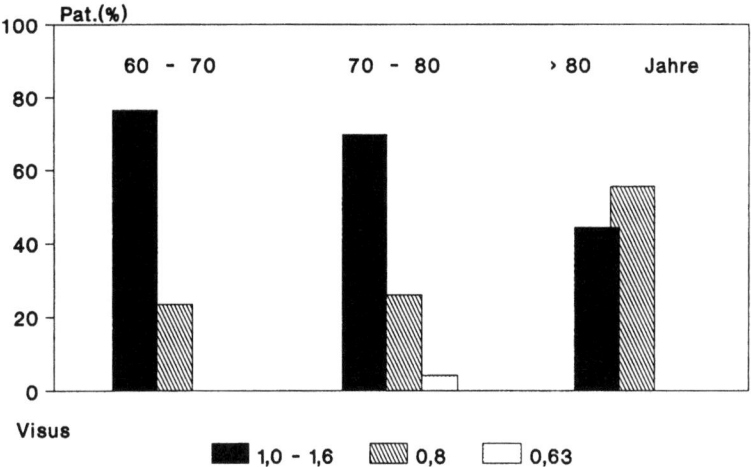

Abb. 5. Patientenalter und Nahvisus mit TRUE VISTA IOLs (best cases, n = 50, 4–6 Mo. post-op)

Diskussion

Im Idealfall soll durch die Implantation von bifokalen IOLs eine optimale Fern- und Nahsehschärfe ohne Korrektur erreicht werden [9, 10]. Nach dem derzeitigen Stand der klinischen Ergebnisse ist dieses Ziel mit keinem der zur Verfügung stehenden Modelle bisher erreicht worden [2, 8, 11, 13].

So wurde auch in dieser Studie mit der TRUE VISTA Bifokal-IOL nur in 53% ein unkorrigierter Fernvisus von 0,5 oder besser bzw, in 9% von 0,8 oder besser erzielt (Tabelle 1), auch bei Betrachtung der „best cases" lagen die Werte lediglich bei 60% bzw. 12% (Tabelle 3). Dies entspricht weitgehend den Werten mit monofokalen IOLs (50 bzw. 14%, Tabelle 4) und denen mit anderen bifokalen IOLs [2]. Die Ursachen für diese unbefriedigenden Ergebnisse sind zum einen in der noch nicht ausreichend präzisen präoperativen Biometrie und Keratometrie zu suchen, zum anderen im durch die Operation induzierten Astigmatismus [10].

Deutlich besser liegen unsere Ergebnisse im Hinblick auf den unkorrigierten Nahvisus, der in 80% bei 0,5 oder besser und in 58% bei 0,8 oder besser lag (Tabelle 1), bei Betrachtung der „best cases" lagen die Häufigkeiten sogar bei 88 bzw. 63% (Tabelle 3). Hier liegen die Werte für monofokale IOLs erwartungsgemäß deutlich niedriger (25 bzw. 14%, Tabelle 4). 91% der Patienten mit bifokaler IOL erreichten mit Fernkorrektur einen vollen Lesevisus von 0,8 oder mehr, mit zusätzlicher Nahaddition 98% (Tabelle 3). Obwohl 34 Patienten eine zusätzliche Nahkorrektur bevorzugten, stieg der Nahvisus hierdurch nicht signifikant an.

Gimbel [2] berichtete über die Visusergebnisse von 57 Patienten 3 Monate postoperativ, denen beidseits eine diffraktive Bifokallinse implantiert worden war (best cases). Der korrigierte Fernvisus war 1,0 oder besser in 73%, 0,63 oder besser in 94% und 0,5 oder besser in 98%, der korrigierte Lesevisus 1,0 (J2) oder besser in 11%, 0,63 (J3) oder besser in 85% und 0,5 (J4) oder besser in 92% [2]. Unsere Ergebnisse liegen hinsichtlich des korrigierten Fernvisus bei der Visusstufe 1,0 schlechter, bei 0,63 und 0,5 gleich (Tabelle 3). Hinsichtlich des korrigierten Nahvisus liegen unsere Ergebnisse wesentlich besser, 68% der Patienten hatten einen Nahvisus von 1,0 oder besser, 100% von 0,63 oder besser (Tabelle 3). Auch im nicht selektierten Patientengut liegen unsere Ergebnisse hinsichtlich des Nahvisus deutlich besser (1,0: 62%, 0,63: 93%, Tabelle 1). Eine mögliche Erklärung könnte der relativ hohe Lichtverlust bei der diffraktiven Bifokal-IOL von 60% sein (18% Verlust durch Diffraktion 2. und höhere Ordnung, 41% unfokussiertes Licht des Fernfokus) [10]. Zur Erzeugung des Nahbildes stehen somit nur 40% des einfallenden Lichtes zur Verfügung. Demgegenüber entfallen bei der TRUE VISTA IOL bei einem Pupillendurchmesser von 2,8−3,4 mm [durchschnittlicher Pupillendurchmesser beim Lesen mit heller Beleuchtung (80 fc) bzw. niedriger Leuchtdichte (20 fc)] [7] und zentrierter IOL 60 bzw. 50% des einfallenden Lichtes auf den Nahfokus.

Andere Autoren berichteten nach Implantation der IOLAB NUVUE Bifokal-IOL [5] über 5% der Patienten, deren korrigierter Nahvisus schlechter als 0,5 (J4) war bzw. 14% mit Nahvisus schlechter als 1,0 (J2) [5]. Dieses sog. „Lesedefizit" wurde auf die bifokale IOL zurückgeführt. In unserer Studie erreichten nach 4−6 Monaten bei den sonst augengesunden Patienten (best cases) 32% nicht einen korrigierten Nahvisus von 1,0 (J2) und 2% nicht 0,8, obwohl 100% einen Nahvisus von 0,63 (J3) erreichten (Tabelle 3). In der Vergleichsgruppe mit monofokalen IOLs erreichten ebenfalls 32% der Patienten nicht einen Nahvisus von 1,0 (Tabelle 4), so daß diese Ergebnisse u.U. auf das relativ hohe Durchschnittsalter unserer Patienten zurückzuführen sind (s. unten). Bei eingehenden Untersuchungen des Kontrastsehvermögens fand sich jedoch mit der TRUE VISTA IOL eine signifikant geringere Kontrastsehschärfe für die Nähe als für die Ferne [1].

Zur Analyse möglicher Ursachen untersuchten wir den Einfluß des postoperativen Astigmatismus und des Patientenalters auf die Sehschärfe. Die Beziehungen zwischen Fern- und Nahvisus und Pupillendurchmesser bei verschiedenen Kontraststufen wurden an anderer Stelle diskutiert [1]. Hinsichtlich des Astigmatismus fand sich eine Korrelation zum Nahvisus, trotz optimaler Korrektur zeigten sich niedrigere Visuswerte bei höheren Astigmatismen (Abb. 3, Tabelle 6). Im Vergleich zu den Ergebnissen bis 4−8 Wochen postoperativ [6] ist die Korrelation von Visus und Astigmatismus nach 4−6 Monaten jedoch geringer ausgeprägt und nur noch für den Nahvisus darstellbar. Ein postoperativer Astigmatismus könnte mitverantwortlich sein für eine reduzierte Nahsehschärfe trotz optimaler Korrektur.

Hinsichtlich des Patientenalters fand sich eine deutliche Korrelation zur korrigierten Sehschärfe. Werte unter 0,63 (Ferne, Tabelle 7, Abb. 4) bzw. unter 0,8 (Nähe, Tabelle 8, Abb. 5) waren ausschließlich bei den über 70jährigen Patienten zu beobachten. Inwieweit diese Ergebnisse durch eine mit zunehmendem Alter abnehmende Adaptationsfähigkeit an das Simultansehen oder die im Alter nachlassende Kontrastempfindlichkeit [10, 12] bedingt sind, kann derzeit nicht beantwortet werden.

Einen weiteren Faktor bei der Beurteilung der erreichten Sehschärfe stellen mögliche Adaptationsprozesse des Gehirns bei der Verarbeitung der simultan angebotenen Bilder dar. So fand sich nach Implantation der TRUE VISTA IOL ein Anstieg der postoperativen korrigierten Sehschärfe mit zunehmendem postoperativen Intervall. Dieser Adaptationsprozeß scheint unterschiedlich schnell abzulaufen und ist nur bei einem Teil der Patienten darstellbar [6]. Eine exakte Analyse der Gründe ist derzeit noch nicht möglich.

Zusammenfassend läßt sich feststellen, daß mit der TRUE VISTA Bifokal-IOL eine korrigierte Fern- und Nahsehschärfe erreicht wird, die der mit monofokalen IOLs gleicht. Die unkorrigierte Nahsehschärfe und der Nahvisus mit Fernkorrektur ist besser als mit monofokalen IOLs.

Bei 2% der Patienten war auch mit Nahkorrektur nur eine Nahvisus von 0,63 erreichbar. Als mögliche Ursachen zeigte sich ein postoperativer Astigmatismus sowie ein höheres Patientenalter. U.U. sollte bei höherem präoperativem Astigmatismus auf die Implantation einer bifokalen IOL verzichtet werden bzw. ein postoperativer Astigmatismus durch geeignete Nahttechniken und rechtzeitige Fadendurchtrennung vermindert werden. Schwerpunkt der zukünftigen Untersuchungen muß die Analyse der Faktoren sein, die die bei einigen Patienten unbefriedigende Wirkung der Bifokallinsen bedingen.

Literatur

1. Claessens D, Knorz MC, Münch D, Seiberth V, Schäfer RC (1991) Kontrastempfindlichkeit und Defokussierkurve mit TRUE VIST Bifokal-IOLs und monofokalen IOLs. In: Wenzel M, Reim M, Freyler H, Hartmann C (Hrsg) 5. Kongreß der DGII, Aachen 1991. Springer, Berlin Heidelberg New York
2. Gimbel HV (1991) Visual and refractive results of the diffractive multifocal. In: Maxwell WA, Nordan LT (eds) Current concepts of multifocal intraocular lenses. Slack Inc, Thorofare, pp 77–83
3. Holladay JT, Prager TC, Chandler TY, Musgrove KH, Lewis JW, Ruiz RS (1988) A three-part system for refining intraocular lens power calculations. J Cataract Refract Surg 14:17–25
4. Holladay JT, van Dijk H, Lang A, Portney V, Willis TR, Sun R, Oksman HC (1990) Optical performance of multifocal intraocular lenses. J Cataract Refract Surg 16:413–422
5. Keates RH, Kratz RP, Fitzgerald JK (1991) IOLAB Nuvue multifocal intraocular lens. In: Maxwell WA, Nordan LT (eds) Current concepts of multifocal intraocular lenses. Slack Inc, Thorofare, pp 85–93
6. Knorz MC, Aron-Rosa D, Claessens D, Seiberth V, Münch D (1991) Vision with the TRUE VISTA Bifocal IOL. Eur J Implant Refract Surg (zur Publikation eingereicht)
7. Koch DD, Samuelson SW, Haft EA, Merin LM (1991) Pupillary responsiveness and its implications for selection of a bifocal intraocular lens. In: Maxwell WA, Nordan LT (eds) Current concepts of multifocal intraocular lenses. Slack Inc, Thorofare, pp 147–152

8. Lindstrom RL (1990) Symposium on multifocal lens implants. Vortrag, XXVI. ICO, Singapore
9. Maxwell WA (1991) Introduction to the current status of multifocal intraocular lenses. In: Maxwell WA, Nordan LT (eds) Current concepts of multifocal intraocular lenses. Slack Inc, Thorofare, pp 3−11
10. Miller D (1991) Optics and contrast questions connected with the bifocal IOL. In: Maxwell WA, Nordan LT (eds) Current concepts of multifocal intraocular lenses. Slack Inc, Thorofare, pp 53−66
11. Nowak MR, Jacobi KW (1990) Diffraktive multifokale Intraokularlinsen. Klin Monatsbl Augenheilkd 196:43−47
12. Owsley C, Sekuler R, Siemsen D (1983) Contrast sensitivity throughout adulthood. Vis Res 23:689−699
13. Percival SPB (1990) Update on multifocal lens implants. Vortrag, XXVI. ICO, Singapore

Implantation multifokaler Silikonlinsen — Erste Ergebnisse

D. Claessens und M. C. Knorz

Zusammenfassung. Die Implantation bi- oder multifokaler IOLs gewinnt seit einigen Jahren zunehmend an Interesse. Ein neuartiges Design aus Silikon ermöglicht die Implantation nach Phakoemulsifikation durch eine 4-mm-Inzision. Von August bis Dezember 1990 implantierten wir im Rahmen einer prospektiven Studie 10 varifokale Silikon-IOLs (Typ VF 100, Fa. Wright Medical, Inc.; 6 mm asphärische Optik aus Silikon, 2 Prolene-Schlaufen). 4−8 Wochen post-operativ bestimmten wir die Sehschärfe bei Defokussierung sowie die Kontrastsehschärfe (KS) mittels der Regan-Charts (96%, 50%, 25%, 11%).

Der durchschnittliche Astigmatismus betrug 0,35 D, der Fernvisus mit Korrektur 0,92, der Nahvisus mit Fernkorrektur Nieden 5, mit Nahaddition von 2,25 D Nieden 2. Die Defokussierkurve zeigte ein Maximum bei Fernkorrektur und fiel bei Zugabe von Minusgläsern kontinuierlich ab, ein zweiter Gipfel im Nahbereich fehlte. Ein Visus von 0,5 oder besser wurde über einen Bereich von 3 D (+1,0 D bis −2,0 D) erreicht. Die KS war bei niedrigem Kontrast (11%) leicht reduziert.

Unsere Ergebnisse zeigen einen guten Fernvisus mit dieser multifokalen IOL bei durch den kleinen Schnitt bedingtem geringem Astigmatismus. Der Nahteil ist zu schwach dimensioniert, bei Defokussierung fehlt der Gipfel im Nahbereich. Es zeigte sich jedoch eine brauchbare Sehschärfe in mittleren Distanzen.

Summary. During the last years a number of bifocal IOL has been introduced. A new varifocal design made of silicone can be folded and implanted through a 4 mm incision. In a prospective study we implanted 10 varifocal IOLs (VF 100, Wright Medical Inc., 6 mm silicone optic, 2 prolene loops) between Aug. and Dec. 1990. 4−8 weeks post-op we determined the defocus curve, contrast acuity (CA) using the Regan Charts (96%, 50%, 25%, 11%), astigmatism and visual acuities.

Best corrected distande acuity was 20/22, astigmatism 0.35 D, near acuity with distance correction 20/50, with an average near-add of 2.25 D acuity was 20/29. The defocus curve peaked at distance correction and decreased continuously with defocus. There was no second peak at near. Acuity was 20/40 or better in a range of 3 D (+1.0 D to −2.0 D). CA was slightly reduced at low contrast levels (11%).

Our results indicate an insufficient near-add of the VF 100 IOL. However, useful vision is provided in intermediate distances due to an increased depths of focus.

Einleitung

Das Grundprinzip aller derzeit verwendeten bifokalen oder multifokalen IOLs besteht in der simultanen Abbildung von 2 oder mehr Bildern auf der Netzhaut [10]. Hierdurch kommt es zu einer Kontrastherabsetzung, da ein

Universitäts-Augenklinik, Klinikum Mannheim, Theodor-Kutzer-Ufer, W-6800 Mannheim, Bundesrepublik Deutschland

5. Kongreß der DGII
Hrsg. Wenzel et al.
© Springer-Verlag Berlin Heidelberg

variabler Anteil des einfallenden Lichtes als Streulicht verlorengeht [5]. Inwieweit diese Kontrastherabsetzung klinisch signifikant ist, ist noch umstritten und Objekt zahlreicher klinischer Untersuchungen.

Zur Erzeugung des bifokalen Effektes kommen verschiedene optische Prinzipien und Designs zur Anwendung [2, 4, 8, 11]. Ein neuartiges Konzept wurde von Nordan mit der varifokalen Silikonlinse VF 100 vorgestellt [2, 12]. Sie bietet den Vorteil der Faltbarkeit und kann daher durch eine 4-mm-Inzision nach Phakoemulsifikation implantiert werden. Da in verschiedenen Untersuchungen bei bifokalen IOLs eine Korrelation von Visus und postoperativem Astigmatismus gezeigt werden konnte [7, 8], erscheint eine kleinere Inzision gerade im Hinblick auf diese Zusammenhänge sinnvoll.

Wir untersuchten im Rahmen einer prospektiven Studie das Sehvermögen der Patienten nach Implantation der VF 100 IOL. Als Testparameter wählten wir die Bestimmung der Kontrastsehschärfe, da diese ein breiteres Spektrum visueller Funktionen erfaßt als der Snellen-Visus [6, 15] und auch im Hinblick auf den theoretisch zu erwartenden Kontrastverlust durch ein bifokales Design als wesentlicher Parameter gefordert wird [10, 11].

Material und Methoden

Die Nordan VariFocal Silicone IOL VF 100 (Wright Medical Inc., San Clemente, CA) hat einen Gesamtdurchmesser von 14 mm, die Optik besteht aus Silikon und hat einen Durchmesser von 6 mm, in die Optik sind zwei J-förmige Schlaufen aus Polypropylen eingebettet (Abb. 1). In die Vorderfläche der Optik ist ein halbkreisförmiger Nahteil mit asphärischer Krümmung ein-

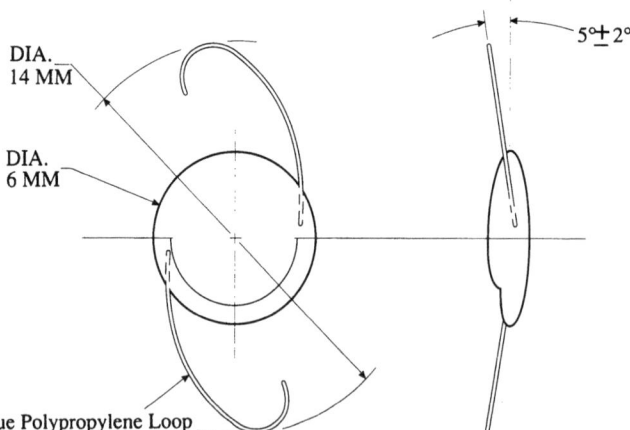

Abb. 1. Design der varifokalen Silikon-IOL VF 100. In der unteren Hälfte der Optik aus Silikon ist ein halbkreisförmiger Nahteil mit asphärischer Krümmung aufgesetzt. Die Krümmungsradien nehmen von zentral nach peripher zu

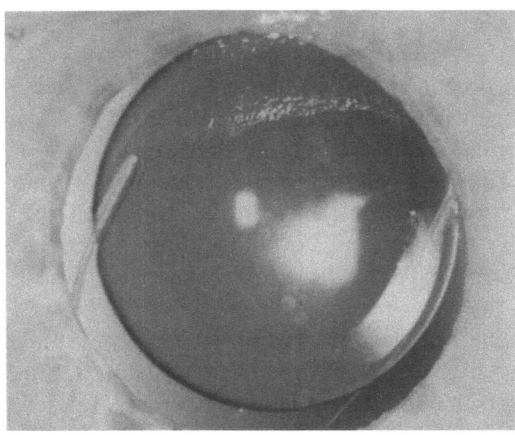

Abb. 2. Die varifokale Silikon-IOL VF 100 2 Tage postoperativ. Deutlich ist der aufgesetzte halbkreisförmige Nahteil unten zu erkennen

gearbeitet, dessen Krümmungsradius von zentral nach peripher hin abnimmt (Abb. 1). Die Radien sind so berechnet, daß ein Nahzusatz von 0−6 D resultiert. Dieses Design stellt also zumindest theoretisch eine echte multifokale oder varifokale IOL dar, da multiple Foki entsprechend einer Addition von 0−6 D erzeugt werden.

Von August bis Dezember 1990 implantierten wir 10 Linsen im Rahmen einer prospektiven Studie. Nach Kapsulorhexis, Hydrodissektion und endokapsulärer Phakoemulsifikation wurden die IOLs gefaltet (AMO Phaco Folder, Storz GmbH, Heidelberg) über eine 4-mm-Inzision in den Kapselsack implantiert. Der Nahteil wurde temporal-unten oder unten positioniert (Abb. 2). Der Verschluß des Skleratunnels erfolgte mittels einer modifizierten Horizontalnaht.

Kontrolluntersuchungen erfolgten präoperativ sowie postoperativ nach 1−5 Tagen, nach 2−3 und 4−8 Wochen und nach 4−6 Monaten. Es wurden jeweils für beide Augen der Astigmatismus, die subjektive Refraktion, der Fern- und Nahvisus ohne und mit Korrektur sowie der Nahvisus mit Fernkorrektur bestimmt. Der Pupillendurchmesser wurde getrennt für Ferne und Nähe ermittelt. Nach 4−8 Wochen und 4−6 Monaten wurde bei allen Patienten zusätzlich die Kontrastsehschärfe mit den Regan-Tafeln (Regan Low Contrast Acuity Charts, 96%, 50%, 25%, 11%, Paragon Services, Nova Scotia, Canada) bestimmt. Eine ausführliche Darstellung des Untersuchungsablaufs erfolgte an anderer Stelle [3]. Anschließend erfolgte die Untersuchung der vorderen und hinteren Augenabschnitte mittels Spaltlampenmikroskopie und binokularer Ophthalmoskopie in Mydriasis. Alle Befunde wurden auf standardisierten Erhebungsbögen erfaßt. Als Vergleichskollektiv dienten 10 Patienten nach Implantation der refraktiven TRUE VISTA Bifokal-IOL, die unter den gleichen Bedingungen untersucht worden waren [3]. Zur statistischen Auswertung diente der Median-Test.

Ergebnisse

Alle Patienten konnten nach 4–8 Wochen nachuntersucht werden. 7 Patienten (Augen) wiesen keine sonstigen Augenerkrankungen auf (best cases), nur ihre Daten wurden ausgewertet. Das Durchschnittsalter der Patienten betrug 72 Jahre (60–81 Jahre). Tabelle 1 zeigt die Refraktions- und Visuswerte der Patienten. Im Vergleich zur TRUE VISTA Bifokal-IOL fand sich ein geringerer Astigmatismus, der Nahvisus mit Fernkorrektur war jedoch signifikant schlechter, ebenso unterschied sich die erforderliche Nahaddition mit 2,25 D signifikant.

Die Werte der KS sind in Tabelle 2 dargestellt. Mit zunehmendem Pupillendurchmesser kam es zu einem Abfall der KS bei allen Kontraststufen. Für die Ferne fanden sich kaum Unterschiede hinsichtlich der KS im Vergleich zur TRUE VISTA IOL, bei niedrigem Kontrast (11%) lagen die Werte mit der varifokalen IOL etwas höher (Abb. 3, 5). Bei Defokussierung auf den Nahzusatz zur Bestimmung der KS für die Nähe lagen die Werte mit der varifokalen IOL durchweg niedriger (Abb. 3, 4), der Unterschied war jedoch ebenfalls nicht signifikant (Tabelle 2).

Die Ergebnisse der Defokussierung sind in Tabelle 3 und Abb. 5 dargestellt. Es fand sich ein maximaler Visus mit Fernkorrektur, beim Vorsetzen von Minusgläsern fiel der Visus kontinuierlich ab, ein zweiter Gipfel im Nah-

Tabelle 1. Astigmatismus, subjektive Refraktion, Visus und Pupillendurchmesser mit der TRUE VISTA Bifokal-IOL und der varifokalen Silikon-IOL VF 100 [Nahvisus mit Lighthouse-Chart (LC) und Nieden-Tafeln (Nd); p-Werte gemäß Median-Test; TRUE VISTA n = 10, VF 100 n = 7, best cases]

| | TRUE VISTA IOL | | | Varifokale IOL | | | |
	MW	SD	Bereich	MW	SD	Bereich	p
Astigm.	0,73 D	0,6	0–2	0,35 D	0,35	0–1	0,13
sph.-Äquiv.	−0,2 D	1,0	−1,25±2,0	−0,3 D	0,55	−1,0±1,5	0,32
Nah-Add.	0,9 D	1,15	0–3	2,25 D	0,88	0,75–3,0	0,05
Pup.Ferne	3,1 mm	0,7	2,2–4,3	2,6 mm	0		0,009
Pup. Nähe	2,1 mm	0,5	1,3–2,6	2,2 mm	0,3	1,7–2,6	0,27
Fernvisus							
s.c.	0,72	0,18	0,5–1,0	0,57	0,14	0,4–0,8	0,18
c.c.	0,91	0,42	0,5–2,0	0,92	0,17	0,8–1,25	0,79
Nahvisus ohne Korrektur							
LC	0,48	0,15	0,25–0,63	0,38	0,2	0,25–0,8	0,14
Nd	3	1,1	1–5	4,6	2,5	1–9	0,04
Nahvisus mit Fernkorrektur							
LC	0,54	0,18	0,25–0,8	0,38	0,17	0,16–0,7	0,07
Nd	2,4	1,0	1–4	5,1	3,13	2–10	0,04
Nahvisus mit Nahaddition							
LC	0,58	0,18	0,25–0,8	0,68	0,13	0,5–0,8	0,32
Nd	2	1,4	1–5	2	1,15	1–4	0,5

Tabelle 2. Kontrastsehschärfe (KS) mit der TRUE VISTA Bifokal-IOL und der varifokalen Silikon-IOL VF 100 bei verschiedenen Pupillendurchmessern (Prüfung der Nah-KS durch Defokussierung mit Minusgläsern; p-Werte gemäß Median-Test; TRUE VISTA n = 10, VF 100 n = 7, best cases)

| Kontrast | TRUE VISTA IOL | | | Varifokale IOL | | | |
	Visus	SD	Bereich	Visus	SD	Bereich	p
1a) Beleuchtung 10 ftcandles							
Pup.	3,2 mm	0,8	2,2–4,3	2,6 mm	0,27	2,2–3,0	0,01
96%	0,88	0,20	0,63–1,25	0,89	0,17	0,8–1,25	0,53
50%	0,75	0,16	0,63–1,25	0,76	0,16	0,5–1,0	0,7
25%	0,59	0,17	0,4–0,8	0,6	0,12	0,4–0,8	0,4
11%	0,29	0,07	0,2–0,4	0,37	0,11	0,25–0,5	0,14
1b) dto., Nahteil der IOL							
Zusatz	−2,9 D	0,46	−2,5––3,5	−2,5 D	0,76	−1,0––3,5	0,26
96%	0,67	0,10	0,5–0,8	0,56	0,27	0,2–1,0	0,53
50%	0,55	0,12	0,4–0,8	0,48	0,27	0,1–0,8	0,71
25%	0,46	0,11	0,3–0,63	0,38	0,19	0,1–0,63	0,53
11%	0,25	0,05	0,2–0,3	0,23	0,11	0,1–0,4	0,78
2a) Beleuchtung 1000 ftcandles							
Pup.	2,2 mm	0,5	1,7–3	2,0 mm	0,36	1,7–2,6	0,7
96%	0,9	0,2	0,63–1,25	0,84	0,17	0,63–1,0	0,63
50%	0,83	0,2	0,63–1,0	0,79	0,21	0,5–1,0	0,63
25%	0,65	0,22	0,4–1,0	0,56	0,16	0,3–0,8	0,21
11%	0,34	0,14	0,1–0,5	0,37	0,12	0,5–0,5	0,63
2b) dto., Nahteil der IOL							
Zusatz	−2,9 D	0,46	−2,5––3,5	−2,5 D	0,76	−1,0––3,5	0,26
96%	0,63	0,15	0,4–0,8	0,54	0,24	0,2–0,8	0,84
50%	0,53	0,1	0,4–0,63	0,42	0,20	0,1–0,63	0,53
25%	0,44	0,13	0,2–0,63	0,33	0,17	0,1–0,5	0,84
11%	0,25	0,08	0,1–0,4	0,20	0,08	0,1–0,32	0,7
3) med. Miosis							
Pup.	1,6 mm	0,2	1,3–1,7	1,7 mm	0		0,43
96%	0,99	0,31	0,3–1,25	1,01	0,18	0,8–1,25	0,72
50%	0,93	0,1	0,8–1,0	0,93	0,20	0,63–1,25	0,29
25%	0,81	0,14	0,63–1,0	0,75	0,19	0,4–1,0	0,62
11%	0,5	0,14	0,4–0,8	0,45	0,14	0,25–0,63	0,62
4) med. Mydriasis							
Pup.	5,7 mm	0,8	4,3–6,7	5,2 mm	1,1	3,9–6,7	0,32
96%	0,66	0,21	0,3–1,0	0,78	0,13	0,63–1,0	0,92
50%	0,55	0,06	0,5–0,63	0,63	0,15	0,4–0,8	0,12
25%	0,4	0,12	0,25–0,63	0,49	0,16	0,4–0,8	0,88
11%	0,23	0,17	0,1–0,63	0,32	0,11	0,2–0,5	0,08

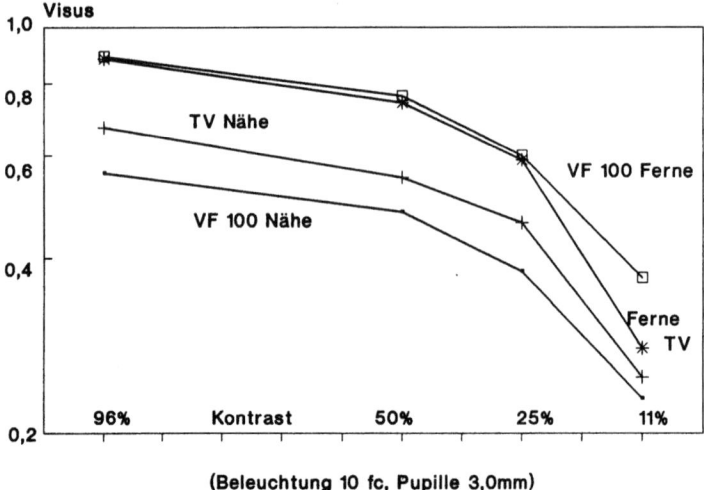

Abb. 3. Kontrastvisus mit varifokaler IOL VF 100 für Ferne und Nähe im Vergleich zur TRUE VISTA Bifokal-IOL (Regan-Charts)

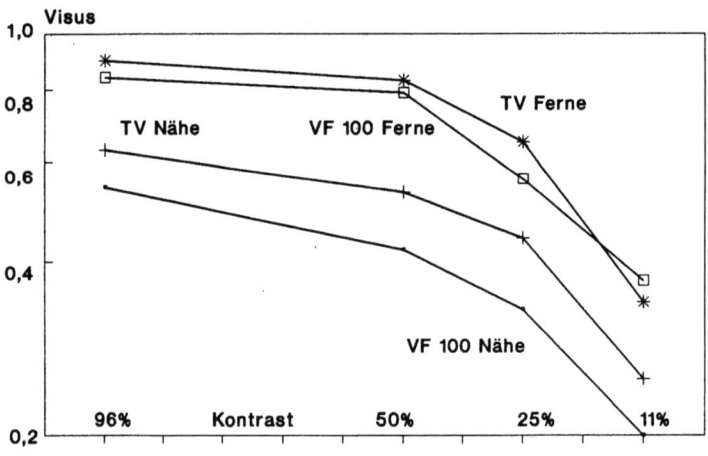

Abb. 4. Kontrastvisus mit varifokaler IOL VF 100 für Ferne und Nähe im Vergleich zur TRUE VISTA Bifokal-IOL (Regan-Charts)

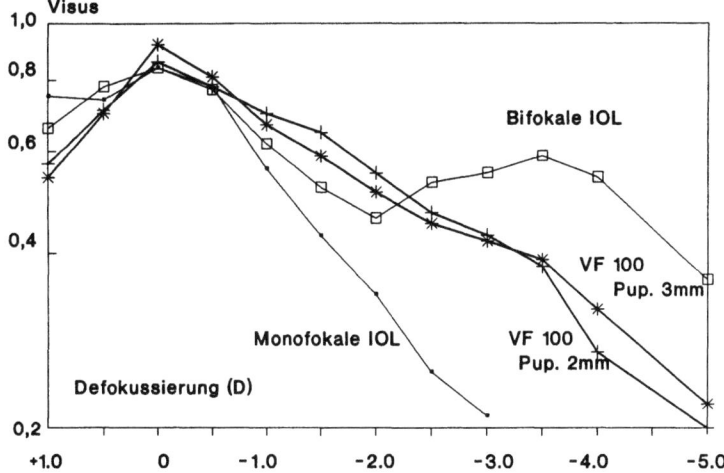

Abb. 5. Defokussierkurve mit varifokaler IOL (VF 100) im Vergleich zu bifokalen und monofokalen IOLs

bereich fehlte (Abb. 5). Im Nahbereich (d.h. Defokussierung um −2,5 bis −3,5 D) lag der Visus unter 0,5 (Tabelle 3). Der Kurvenverlauf war jedoch deutlich flacher als mit monofokalen IOLs (Abb. 5, Werte gemäß [3]).

Diskussion

Das Wunschziel einer vollen Fern- und Nahsehschärfe ohne Brillenkorrektur konnte bisher mit keiner der zur Verfügung stehenden IOLs erreicht werden [4, 7, 8, 13, 14]. Ursachen hierfür sind zum einen die noch nicht ausreichend präzise Biometrie, zum anderen der durch die Operation induzierte Astigmatismus [11]. Hinsichtlich des postoperativen Astigmatismus lassen sich durch die Implantation faltbarer IOLs deutlich niedrigere Werte erzielen [1]. Dies scheint insbesondere bei multifokalen IOLs vorteilhaft, da bei höherem Astigmatismus ein reduzierter Nahvisus beobachtet werden konnte [7, 8].

Bei Analyse der Defokussierung zeigte sich ein homogener Verlauf mit einem deutlichen Gipfel bei 0 D und einem kontinuierlichen Abfall bis −5,0 D (Abb. 5). Zum Vergleich sind unter gleichen Untersuchungsbedingungen mit der TRUE VISTA Bifokal-IOL und monofokalen IOLs erstellte Kurven [3] in Abb. 5 dargestellt. Im Gegensatz zu der bifokalen TRUE VISTA IOL fehlt bei der varifokalen Silikonlinse der Gipfel im Nahbereich. Dementsprechend benötigten auch unsere Patienten im Mittel eine zusätzliche Nahkorrektur von +2,25 D zum Lesen (Tabelle 1). Verglichen mit monofokalen IOLs findet sich jedoch ein wesentlich flacherer Kurvenverlauf mit Visuswerten über 0,5 bis zu einer Defokussierung von −2,0 D. Die Abhängigkeit des Designs vom Pupillendurchmesser zeigt sich beim Ver-

Tabelle 3. Defokussierkurve mit der TRUE VISTA Bifokal-IOL und der varifokalen Silikon-IOL VF 100 bei verschiedenen Pupillendurchmessern (p-Werte gemäß Median-Test; TRUE VISTA n = 10, VF 100 n = 7, best cases)

Defokus	TRUE VISTA IOL			Varifokale IOL		
	Visus	SD	Bereich	Visus	SD	Bereich
1a) Beleuchtung 10 ftcandles						
Pup.	3,0 mm	0,6	2,2–4,3	3,0 mm	0,18	2,6–3,0
+1,0	0,66	0,15	0,5 –1,0	0,54	0,18	0,3 –0,8
+0,5	0,78	0,16	0,5 –1,0	0,70	0,21	0,5 –1,0
0	0,84	0,23	0,5 –1,25	0,92	0,17	0,8 –1,25
−0,5	0,77	0,2	0,5 –1,0	0,81	0,21	0,63–1,25
−1,0	0,62	0,2	0,4 –1,0	0,67	0,18	0,5 –1,0
−1,5	0,52	0,23	0,25–1,0	0,59	0,20	0,4 –1,0
−2,0	0,46	0,23	0,2 –1,0	0,51	0,16	0,3 –0,8
−2,5	0,53	0,15	0,25–0,8	0,45	0,21	0,2 –0,8
−3,0	0,55	0,11	0,4 –0,8	0,42	0,23	0,2 –0,8
−3,5	0,59	0,13	0,4 –0,8	0,39	0,19	0,1 –0,63
−4,0	0,54	0,17	0,4 –0,8	0,32	0,17	0,1 –0,63
−5,0	0,36	0,1	0,2 –0,5	0,22	0,12	0,1 –0,4
2) Beleuchtung 1000 ftcandles						
Pup.	2,2 mm	0,4	1,7 –3	2,0 mm	0,24	1,7 –2,2
+1,0	0,75	0,22	0,5 –1,25	0,57	0,14	0,4 –0,8
+0,5	0,84	0,23	0,5 –1,25	0,71	0,12	0,5 –0,8
0	0,87	0,21	0,63–1,25	0,86	0,18	0,63–1,0
−0,5	0,78	0,18	0,5 –1,0	0,78	0,17	0,63–1,0
−1,0	0,66	0,19	0,4 –1,0	0,70	0,23	0,5 –1,0
−1,5	0,56	0,21	0,3 –1,0	0,65	0,25	0,4 –1,0
−2,0	0,52	0,18	0,3 –0,8	0,55	0,23	0,3 –1,0
−2,5	0,58	0,2	0,3 –1,0	0,47	0,21	0,2 –0,8
−3,0	0,64	0,12	0,5 –0,8	0,43	0,22	0,2 –0,8
−3,5	0,56	0,13	0,4 –0,8	0,38	0,23	0,1 –0,8
−4,0	0,47	0,16	0,3 –0,8	0,27	0,15	0,1 –0,5
−5,0	0,3	0,14	0,2 –0,63	0,20	0,09	0,1 –0,3

gleich der Kurven unter heller Beleuchtung (1000 fc, Pup. 2,0 mm) und unter dunkler Beleuchtung (10 fc, Pup. 3,0 mm). Bei enger Pupille wird ein kleinerer Teil des asphärischen Zusatzes wirksam, entsprechend geringer ist die zur Verfügung stehende Nahaddition, der Visus fällt ab, die Defokussierkurve mit enger Pupille verläuft bei stärkerer Defokussierung unterhalb der mit mittelweiter Pupille gemessenen Kurve (Abb. 5). Bei einem durchschnittlichen Pupillendurchmesser von 2,8 bzw. 3,4 mm (Lesen bei geringer bzw. heller Beleuchtung [9]) ist die wirksame Nahaddition daher nicht ausreichend.

Diese Ergebnisse zeigen, daß mit der varifokalen Silikon-IOL eine brauchbare Sehschärfe in mittleren Distanzen erreicht wird. Die KS ist geringfügig besser als mit anderen Designs, sicherlich bedingt durch einen geringeren Prozentsatz des auf Nahfoki entfallenden Lichtes, da die Nahaddition zur Erreichung einer brauchbaren Nahsehschärfe zu schwach ist.

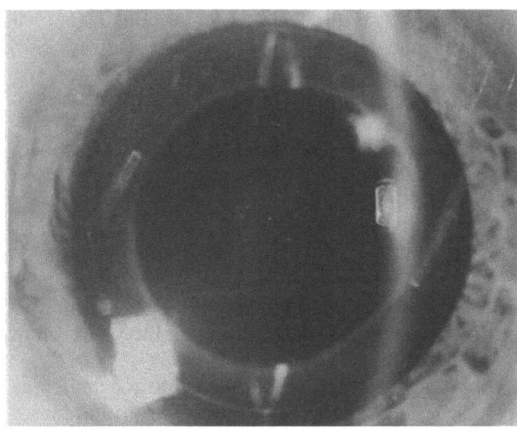

Abb. 6. Die varifokale Silikon-IOL VF 100 8 Wochen postoperativ. Im Spaltlicht sind deutlich zahlreiche Einschlüsse im Material zu erkennen

Eigentlich wären aufgrund des geringeren Nahzusatzes bessere Werte zu erwarten gewesen. Unter Umständen bewirken die bei allen implantierten VF 100 festgestellten Einschlüsse (Abb. 6) diese geringere Abbildungsqualität durch zusätzliche Lichtstreuung.

Die Faltbarkeit ist sicherlich vorteilhaft, die postoperativen Astigmatismen liegen sehr niedrig (Tabelle 1). Das asphärische Konstruktionsprinzip ist wirksam, sichtbar am sehr homogenen Verlauf der Defokussierkurve. Als vollständiger Ersatz einer Lesebrille ist diese IOL jedoch nicht geeignet, da der Visus in diesem Bereich lediglich bei ca. 0,4 liegt (Tabellen 1, 3). Hier müßte der asphärische Zusatz u.U. so modifiziert werden, daß eine stärkere Addition im Bereich der Pupille wirksam wird. Die varifokale IOL bietet jedoch aufgrund der etwas geringeren Herabsetzung der KS in Verbindung mit einer höheren Tiefenschärfe u.U. eine interessante Alternative zu monofokalen IOLs.

Literatur

1. Brint SF, Ostrick DM, Bryan JE (1991) Keratometric cylinder and visual performance following phacoemulsification and implantation with silicone small-incision or polymethylmethacrylate intraocular lenses. J Cataract Refract Surg 17:32–36
2. Christie B, Gupta A, Chipman R, Nordan LT (1991) Design and testing considerations for the aspheric multifocal IOL. In: Maxwell WA, Nordan LT (eds) Current concepts of multifocal intraocular lenses. Slack Inc, Thorofare, pp 13–36
3. Claessens D, Knorz MC, Münch D, Seiberth V, Schäfer RC (1991) Kontrastempfindlichkeit und Defokussierkurve mit TRUE VISTA Bifokal-IOLs und monofokalen IOLs. In: Wenzel M, Reim M, Freyler H, Hartmann C (Hrsg) 5. Kongreß der DGII, Aachen 1991. Springer, Berlin Heidelberg New York
4. Gimbel HV (1991) Visual and refractive results of the diffractive multifocal. In: Maxwell WA, Nordan LT (eds) Current concepts of multifocal intraocular lenses. Slack Inc, Thorofare, pp 77–83

5. Holladay JT, van Dijk H, Lang A, Portney V, Willis TR, Sun R, Oksman HC (1990)
    Optical performance of multifocal intraocular lenses. J Cataract Refract Surg
    16:413−422
6. Jindra LF, Zemon V (1989) Contrast sensitivity testing: a more complete assessment of
    vision. J Cataract Refract Surg 15:141−148
7. Knorz MC (1991) Die TRUE VISTA Bifokal-IOL: Ergebnisse der Europäischen Mul-
    tizentrischen Studie. In: Wenzel M, Reim M, Freyler H, Hartmann C (Hrsg) 5. Kon-
    greß der DGII, Aachen 1991. Springer, Berlin Heidelberg New York
8. Knorz MC, Aron-Rosa D, Claessens D, Seiberth V, Münch D (1991) Vision with the
    TRUE VISTA Bifocal IOL. Eur J Implant Refract Surg (zur Publikation eingereicht)
9. Koch DD, Samuelson SW, Haft EA, Merin LM (1991) Pupillary responsiveness and its
    implications for selection of a bifocal intraocular lens. In: Maxwell WA, Nordan LT
    (eds) Current concepts of multifocal intraocular lenses. Slack Inc, Thorofare,
    pp 147−152
10. Maxwell WA (1991) Introduction to the current status of multifocal intraocular lenses.
    In: Maxwell WA, Nordan LT (eds) Current concepts of multifocal intraocular lenses.
    Slack Inc, Thorofare, pp 3−11
11. Miller D (1991) Optics and contrast questions connected with the bifocal IOL. In: Max-
    well WA, Nordan LT (eds) Current concepts of multifocal intraocular lenses. Slack Inc,
    Thorofare, pp 53−66
12. Nordan LT (1991) The Nordan aspheric multifocal intraocular lens. In: Maxwell WA,
    Nordan LT (eds) Current concepts of multifocal intraocular lenses. Slack Inc, Thoro-
    fare, pp 117−126
13. Nowak MR, Jacobi KW (1990) Diffraktive multifokale Intraokularlinsen. Klin
    Monatsbl Augenheilkd 196:43−47
14. Percival SPB (1990) Update on multifocal lens implants. XXVI. ICO, Singapore
15. Storch RL, Bodis-Wollner I (1990) Overview of contrast sensitivity and neuro-ophthal-
    mic disease. In: Nadler MP, Miller D, Nadler DJ (eds) Glare and contrast sensitivity for
    clinicians. Springer, New York, pp 84−112

Multifokale Linsen

Kontrastempfindlichkeit und Defokussierkurve mit TRUE VISTA Bifokal-IOLs und monofokalen IOLs

D. Claessens, M. C. Knorz, D. Münch, V. Seiberth und R. C. Schäfer

Zusammenfassung. Durch die simultane Darbietung von zwei Bildern, dem Grundprinzip aller bifokalen IOLs, wird zum einen eine brauchbare Sehschärfe über einen größeren Entfernungsbereich, zum anderen jedoch ein Kontrastverlust bewirkt. Wir untersuchten bei 10 Patienten (best cases) mit einer TRUE VISTA Bifokal-IOL (TV) in einem und einer monofokalen IOL (MF) im Partnerauge 7−11 Monate postoperativ die Sehschärfe bei Defokussierung von +1,0 bis −5,0 dptr. Zusätzlich bestimmten wir die Kontrastsehschärfe (KS) mittels Regan-Testtafeln (96%, 50%, 25%, 11%) bei verschiedenen Pupillendurchmessern (1,6 mm, 2,2 mm, 3,2 mm, 5,7 mm).

Bei Pupillen von 1,6 mm und 2,2 mm fand sich kein Unterschied der KS zwischen TV und MF. Bei 3,2 mm war die KS bei geringem Kontrast (11%) mit TV reduziert (p = 0,14), bei 5,7 mm war die KS mit TV bei 25% und 11% Kontrast reduziert (p = 0,06 bzw. p = 0,14). Bei Defokussierung wurde mit TV eine Sehschärfe von 0,5 oder mehr über einen Bereich von 5 dptr (+1,0 bis −4,0 dptr) erreicht, mit MF lediglich über 2,5 dptr (+1,0 bis −1,5 dptr).

Unsere Ergebnisse zeigen die Abhängigkeit der KS vom Pupillendurchmesser. Bei enger Pupille (z.B. direktes Sonnenlicht) entspricht die KS mit TV der mit MF, bei Dunkelheit kommt es zu einer leichten Reduktion der KS bei geringem Kontrast (11%, p = 0,14). Der wesentlich größere Tiefenschärfenbereich von 5,0 dptr mit TV gegenüber 2,5 dptr mit MF ermöglicht eine brauchbare Sehschärfe in mittleren Distanzen und in vielen Fällen den Verzicht auf eine ständige Brillenkorrektur.

Summary. Simultaneous vision, the basic principle of all bifocal IOLs, provides increased depth of focus but also causes a loss of contrast. We therefore measured contrast acuity (CA) and defocus curve at different pupil sizes (1.6, 2.2, 3.2, 5.7 mm) in 10 patients (best cases) with a TRUE VISTA Bifocal IOL (TV) in one and a monofocal IOL (MF) in the fellow eye 7−11 months postoperatively using the Regan Low Contrast Acuity Charts (96%, 50%, 25%, 11%).

With pupil sizes of 1.6 mm and 2.2 mm there was no difference of CA between TV and MF. With 3.2 mm CA was reduced with TV at low contrast (11% chart, p = 0.14) and with 5.7 mm CA was reduced both at 25% and 11% (p = 0.06 and p = 0.14). The defocus curve showed an acuity of 20/40 or better over a range of 5 D (+1.0 D to −4.0 D) with TV and of 2.5 D (+1.0 D to −1.5 D) with MF.

Our results show that CA is related to pupil size with the TRUE VISTA IOL. In small pupils, or bright light, there is no difference of CA between TV and MF. In large pupils, or dim light, however, CA is reduced with TV at low contrast levels. On the other hand depth of focus is considerably increased with TV providing useful vision at intermediate distances.

Universitäts-Augenklinik, Klinikum Mannheim, Theodor-Kutzer-Ufer,
W-6800 Mannheim, Bundesrepublik Deutschland

5. Kongreß der DGII
Hrsg. Wenzel et al.
© Springer-Verlag Berlin Heidelberg

Einleitung

Bifokale oder auch multifokale IOLs sollen eine volle Fern- und Nahsehschärfe sowie eine brauchbare Sehschärfe in mittleren Distanzen ermöglichen. Zur Erzeugung des bifokalen Effekts kommen verschiedene optische
Prinzipien und Designs zur Anwendung [1, 3, 7, 8, 13]. Ein diffraktives
Design ist weitgehend unabhängig von Dezentrierung und Pupillendurchmesser, dafür muß ein konstant hoher Streulichtanteil in Kauf genommen
werden. Refraktive Designs sind i.d.R. abhängig von Zentrierung und Pupillendurchmesser, bieten u.U. jedoch den Vorteil eines geringeren Kontrast-
verlustes [10].
    Wir verglichen die Kontrastsehschärfe (KS) und die Defokussierkurve
mit bifokalen und monofokalen IOLs. Die Bestimmung der KS wurde als
Testparameter gewählt, da diese ein breiteres Spektrum visueller Funktionen erfaßt als der Snellen-Visus [6, 15] und auch im Hinblick auf den theoretisch zu erwartenden Kontrastverlust durch ein bifokales Design als wesentlicher Parameter gefordert wird [12, 13].

Material und Methoden

Im Rahmen einer prospektiven Europäischen Multizentrischen Studie
implantierten wir bisher 62 TRUE VISTA Bifokal IOLs. Bei der TRUE
VISTA IOL (Storz Ophthalmics Inc., St. Louis, MO) handelt es sich um eine
bikonvexe refraktive bifokale IOL aus PMMA (Abb. 1). Sie weist einen zentralen Fernteil mit einem Durchmesser von 1,5 mm, einen ringförmigen
Nahteil mit einer Breite von 1,1 mm und einer Nahaddition von 4,0 dptr
sowie einen weiteren Fernteil peripher auf. Die Nahaddition von 4,0 dptr
entspricht einer wirksamen Brillenaddition von ca. 3,2 dptr, d.h. einem
Leseabstand von ca. 31 cm [4].

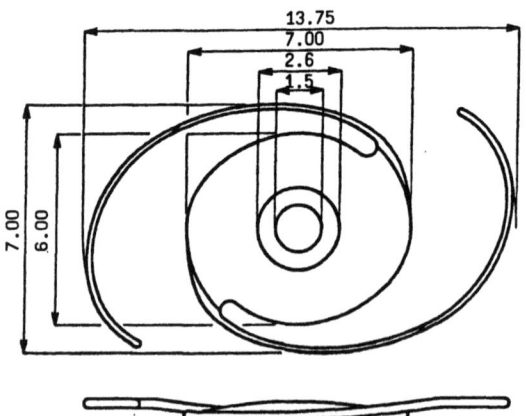

Abb. 1. Design der TRUE
VISTA Bifokal-IOL

17 Patienten mit einer TRUE VISTA IOL (TV) in einem und einer monofokalen IOL (MF) im Partnerauge wurden nach 7–11 Monaten nachuntersucht. Bei 8 Patienten erfolgte die Implantation der monofokalen IOL durch den gleichen Operateur 5–15 Tage vor Implantation der TRUE VISTA IOL, bei 9 Patienten durch andere Operateure 4–20 Monate zuvor. Bei 10 der 17 Patienten fanden sich beidseits keine anderen Augenerkrankungen (best cases), nur ihre Daten wurden zur Auswertung verwendet. Es wurde jeweils für beide Augen der Astigmatismus, die subjektive Refraktion, der Fern- und Nahvisus ohne und mit Korrektur sowie der Nahvisus mit Fernkorrektur bestimmt. Der Nahvisus wurde sowohl mit der Lighthouse-Chart als auch mit der Nieden-Tafel geprüft. Der Pupillendurchmesser wurde getrennt für Ferne und Nähe ermittelt.

Die Untersuchung der Kontrastsehschärfe erfolgte mit den Regan-Tafeln (Regan Low Contrast Acuity Charts, 96%, 50%, 25%, 11%; Paragon Services, Nova Scotia, Canada) immer durch den gleichen Untersucher unter streng standardisierten Bedingungen. Es war immer nur eine der Testtafeln vor schwarzem Hintergrund in Augenhöhe des sitzenden Probanden angebracht. Die Tafel wurde durch 2 Lampen von schräg unten her gleichmäßig mit 100 ftcandles (fc) ausgeleuchtet. Die Prüfentfernung betrug 3 m. In dieser Entfernung wurde die subjektive Refraktion mittels der 96% Kontrasttafel überprüft und ggf. angeglichen. Die Untersuchungen erfolgten bei zwei unterschiedlichen Umgebungshelligkeiten, um Ergebnisse bei verschiedenen Pupillendurchmessern zu gewinnen. Begonnen wurde mit der Prüfung im bis auf die Testtafel abgedunkelten Raum (Helligkeit unter 10 fc, entsprechend z.B. nächtlicher Autofahrt [9]. Beim Blick auf die Testtafel wurde beidseits der Pupillendurchmesser mittels einer Schablone geschätzt. Anschließend erfolgte die Prüfung mittels des BAT-Testers (brightness acuity tester, Fa. Mentor) in Stufe „medium", was einer Umgebungsbeleuchtung von 1000 fc, d.h. direktem Sonnenlicht, entspricht [9]. Während der Patient den BAT-Tester vor das zu prüfende Auge hielt, wurde erneut der Pupillendurchmesser gemessen.

Zur Prüfung extremer Pupillendurchmesser wurde anschließend zunächst durch Gabe von Pilocarpin 1% eine Miosis erzeugt sowie nach dieser Testung durch mehrfache Gabe von Cyclopentolat und Phenylephrin 5% die Prüfung in Mydriasis wiederholt. Die Prüfung der Defokussierkurve erfolgte bei gleichem Testaufbau unter zwei verschiedenen Umgebungshelligkeiten (unter 10 fc und bei 1000 fc). Es wurde die 96% Kontrasttafel verwendet. Ausgehend von der optimalen subjektiven Fernrefraktion wurde durch Vorsetzen von Testgläsern von +1,0 bis −5,0 dptr in Schritten von 0,5 dptr defokussiert und jeweils der maximal erreichte Visus notiert.

Alle Untersuchungen wurden getrennt für beide Augen durchgeführt sowie zusätzlich binokular (mit Ausnahme der Prüfungen bei 1000 fc mittels BAT-Tester, diese erfolgten nur monokular. Alle Befunde wurden auf standardisierten Erhebungsbögen erfaßt. Verglichen wurden jeweils die Werte des Auges mit bifokaler IOL mit dem Partnerauge mit monofokaler IOL. Zur statistischen Auswertung diente der Vorzeichentest.

Ergebnisse

Die Refraktions- und Visuswerte der 10 Patienten sind in Tabelle 1 darge-stellt. Der Astigmatismus war mit TV signifikant geringer, ebenso unter-schied sich das sphärische Äquivalent signifikant, da mit TV Emmetropie, mit MF jedoch leichte Myopie angestrebt worden war.

Entsprechend der leichten Myopsierung war der Fernvisus s.c. mit MF schlechter als mit TV, der Fernvisus c.c. unterschied sich jedoch nicht signifi-kant. Der Nahvisus mit Fernkorrektur (c.c.f.) war mit TV signifikant besser. Der Nahvisus mit Nahaddition war mit TV bei Verwendung der Lighthouse-Chart schlechter als mit MF, bei Verwendung der Nieden-Tafel lies sich die-ser Unterschied nicht nachweisen.

Die Ergebnisse der KS-Prüfung sind in Tabelle 2a, b zusammengefaßt. Die angegebenen Pupillendurchmesser sind jeweils für den Vergrößerungs-effekt der Hornhaut korrigiert [12]. Sowohl mit TV als auch mit MF fiel die

Tabelle 1. Astigmatismus, subjektive Refraktion, Visus und Pupillendurchmesser mit TRUE VISTA Bifokal-IOLs und monofokalen IOLs [Nahvisus mit Lighthouse-Chart (LC) und Nieden-Tafeln (Nd); p-Werte gemäß Vorzeichentest]

| | TRUE VISTA IOL | | | Monofokale IOL | | | |
	MW	SD	Bereich	MW	SD	Bereich	p
Astigm.	0,73 D	0,6	0−2	1,44 D	1,13	0−3,25	0,04
sph.-Äquiv.	−0,2 D	1,0	−1,25±2,0	−0,9 D	1,3	−2,0±2,0	0,002
Nah-Add.	0,9 D	1,15	0−3	2,92 D	0,36	2−3,5	0,002
Pup. Ferne	3,1 mm	0,7	2,2−4,3	3,1 mm	0,7	2,6−4,3	1,0
Pup. Nähe	2,1 mm	0,5	1,3−2,6	2,2 mm	0,6	1,3−3,1	0,53
Fernvisus							
s.c.	0,72	0,18	0,5−1,0	0,48	0,26	0,2−1,0	
s.c. binoc.	0,85	0,27	0,4−1,25				
c.c.	0,91	0,42	0,5−2,0	0,77	0,11	0,63−1,0	0,48
c.c. binoc.	0,89	0,23	0,5−1,25				
Nahvisus ohne Korrektur							
LC	0,48	0,15	0,25−0,63	0,43	0,22	0,1−0,8	0,37
Nd	3	1,1	1−5	4,4	4,1	1−11	0,52
binoc. LC	0,57	0,17	0,4−0,8				
binoc. Nd	2,8	1,6	1−6				
Nahvisus mit Fernkorrektur							
LC	0,54	0,18	0,25−0,8	0,28	0,15	0,16−0,5	0,003
Nd	2,4	1,0	1−4	7,2	4	1−11	0,02
binoc. LC	0,49	0,17	0,3−0,8				
binoc. Nd	3,1	1,7	1−5				
Nahvisus mit Nahaddition							
LC	0,58	0,18	0,25−0,8	0,76	0,16	0,5−1,0	0,03
Nd	2	1,4	1−5	1,9	1,1	1−4	1,0
binoc. LC	0,74	0,27	0,3−1,25				
binoc. Nd	1,9	1,4	1−5				

Tabelle 2a. Kontrastsehschärfe (KS) mit der TRUE VISTA Bifokal-IOLs und monofokalen IOLs bei verschiedenen Pupillendurchmessern (Prüfung der Nah-KS durch Defokussierung mit Minusgläsern; p-Werte gemäß Vorzeichentest)

Kontrast	TRUE VISTA IOL			Monofokale IOL			p
	Visus	SD	Bereich	Visus	SD	Bereich	
1a) Beleuchtung 10 ftcandles							
Pup.	3,2 mm	0,8	2,2−4,3	3,2 mm	0,8	2,6−4,3	1,0
96%	0,88	0,20	0,63−1,25	0,81	0,13	0,63−1,0	0,53
50%	0,75	0,16	0,63−1,25	0,78	0,21	0,5−1,25	1,0
25%	0,59	0,17	0,4−0,8	0,63	0,21	0,3−108	0,71
11%	0,29	0,07	0,2−0,4	0,44	0,19	0,1−0,8	0,14
1b) dto., Nahteil der IOL				(p-Werte i.Vgl. zu 1a, TRUE VISTA)			
Zusatz	−2,9 D	0,46	−2,5−−3,5				
96%	0,67	0,10	0,5−0,8	0,02			
50%	0,55	0,12	0,4−0,8	0,02			
25%	0,46	0,11	0,3−0,63	0,06			
11%	0,25	0,05	0,2−0,3	0,25			
2a) Beleuchtung 1000 ftcandles							
Pup.	2,2 mm	0,5	1,7−3	2,2 mm	0,6	1,7−3	0,5
96%	0,9	0,2	0,63−1,25	0,84	0,21	0,63−1,25	0,47
50%	0,83	0,2	0,63−1,0	0,79	0,25	0,5−1,2	0,81
25%	0,65	0,22	0,4−1,0	0,69	0,27	0,4−1,25	0,67
11%	0,34	0,14	0,1−0,5	0,46	0,23	0,25−1,0	0,25
2b) dto., Nahteil der IOL				(p-Werte i.Vgl. zu 2a, TRUE VISTA)			
Zusatz	−2,9 D	0,46	−2,5−−3,5				
96%	0,63	0,15	0,4−0,8	0,004			
50%	0,53	0,1	0,4−0,63	0,008			
25%	0,44	0,13	0,2−0,63	0,02			
11%	0,25	0,08	0,1−0,4	0,13			
3) med. Miosis							
Pup.	1,6 mm	0,2	1,3−1,7	1,7 mm	0,3	1,3−2,2	0,5
96%	0,99	0,31	0,3−1,25	1,0	0,36	0,5−1,6	1,0
50%	0,93	0,1	0,8−1,0	0,94	0,33	0,5−1,6	1,0
25%	0,81	0,14	0,63−1,0	0,72	0,24	0,5−1,25	0,33
11%	0,5	0,14	0,4−0,8	0,5	0,23	0,25−1,0	0,95
4) med. Mydriasis							
Pup.	5,7 mm	0,8	4,3−6,7	5,2 mm	0,7	4,3−6	0,61
96%	0,66	0,21	0,3−1,0	0,74	0,29	0,3−1,25	0,66
50%	0,55	0,06	0,5−0,63	0,67	0,19	0,4−1,0	0,19
25%	0,4	0,12	0,25−0,63	0,57	0,14	0,3−0,8	0,06
11%	0,23	0,17	0,1−0,63	0,34	0,17	0,1−0,63	0,14

Tabelle 2b. Binokulare Kontrastsehschärfe (KS) mit TRUE VISTA Bifokal-IOLs und monofokalen IOLs bei verschiedenen Pupillendurchmessern (p-Werte gemäß Vorzeichentest, Angabe der p-Werte im Vergleich binokular zu monokular mit TRUE VISTA und binokular zu monokular mit monofokaler IOL (s. Tabelle 2a))

Kontrast	Binokulare KS Visus	SD	Bereich	TRUE VISTA p	Monofokal p
1) Beleuchtung 10 ftcandles					
Pup.	3,2 mm	0,8	2,2 −4,3		
96%	0,95	0,21	0,63−1,25	0,69	0,16
50%	0,88	0,20	0,63−1,25	0,16	0,25
25%	0,77	0,17	0,5 −1,0	0,07	0,13
11%	0,55	0,19	0,3 −1,0	0,004	0,03
2) med. Miosis					
Pup.	1,6 mm	0,2	1,3 −1,7		
96%	1,12	0,27	0,8 −1,6	0,5	0,5
50%	1,06	0,26	0,8 −1,6	0,38	0,25
25%	0,91	0,19	0,63−1,25	0,38	0,03
11%	0,68	0,15	0,5 −1,0	0,06	0,03
3) med. Mydriasis					
Pup.	5,7 mm	0,8	4,3 −6,7		
96%	0,82	0,28	0,3 −1,25	0,06	0,5
50%	0,8	0,24	0,5 −1,25	0,03	0,25
25%	0,62	0,09	0,5 −0,8	0,02	0,75
11%	0,38	0,13	0,25−0,63	0,02	0,25

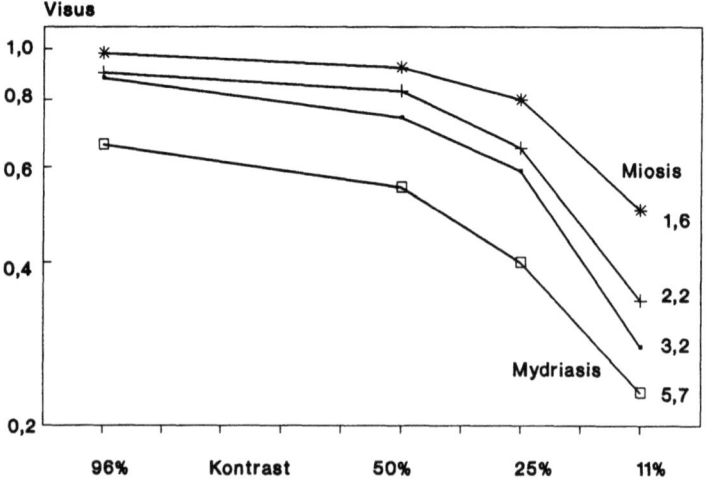

Abb. 2. Kontrastvisus mit TRUE VISTA bei verschiedenen Pupillendurchmessern (Pupillendurchmesser in mm)

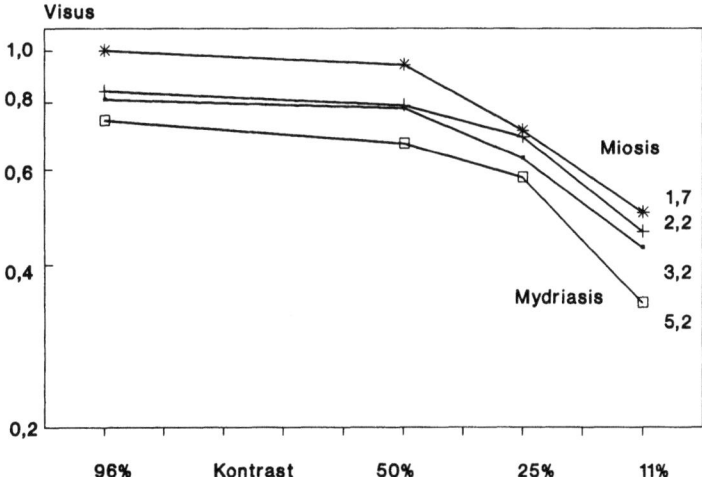

Abb. 3. Kontrastvisus mit monofok. IOLs bei verschiedenen Pupillendurchmessern (Pupillendurchmesser in mm)

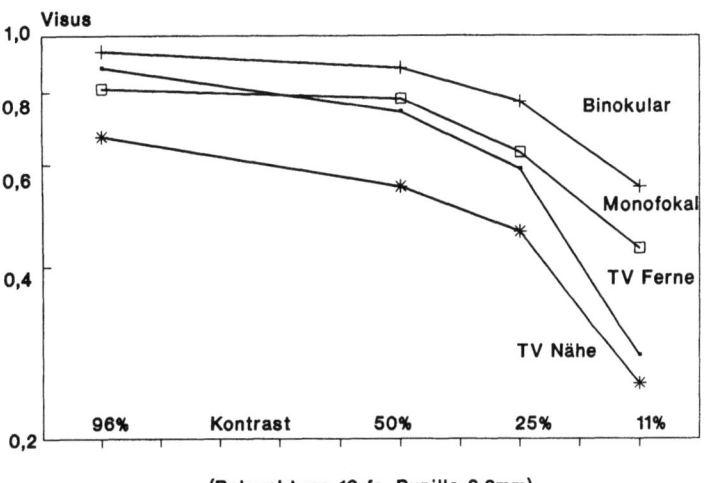

Abb. 4. Kontrastvisus mit TRUE VISTA für Fern- und Nahteil im Vergleich zu monofokalen IOLs sowie binokular (Regan-Charts)

KS mit zunehmendem Pupillendurchmesser ab (Abb. 2, 3, Tabelle 2a). Dieser Abfall war mit TV stärker ausgeprägt. In Miosis und bei heller Beleuchtung fanden sich kaum Unterschiede der KS zwischen TV und MF (Abb. 5). Bei dunkler Beleuchtung und damit größerem Pupillendurchmesser war die KS bei geringem Kontrast (11%) mit TV reduziert (p = 0,14, Tabelle 2a, Abb. 4). In Mydriasis war diese Reduktion der KS auch bei einem Kontrast von 25% vorhanden (25%, p = 0,06; 11%, p = 0,14). Die binokulare KS lag

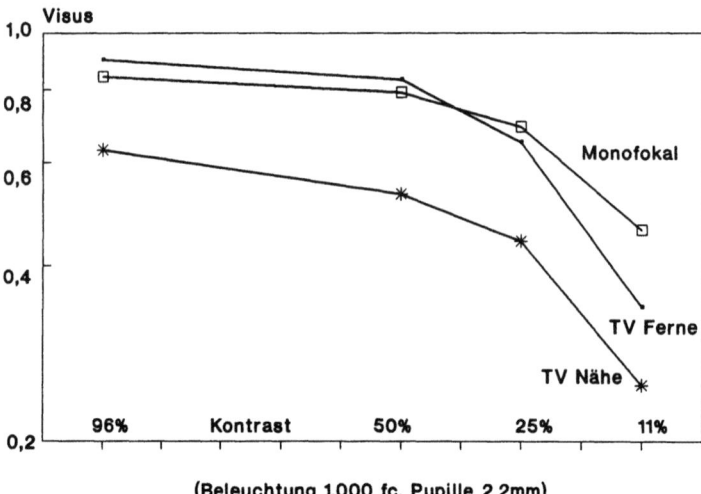

(Beleuchtung 1.000 fc, Pupille 2,2mm)

Abb. 5. Kontrastvisus mit TRUE VISTA für Fern- und Nahteil im Vergleich zu monofokalen IOLs (Regan-Charts)

für alle Pupillendurchmesser über der KS mit TV und über der KS mit MF
(Tabelle 2b, Abb. 4). Beim Vergleich der KS mit TV für die Nähe und für die
Ferne fanden sich sowohl bei enger als auch bei mittelweiter Pupille signifi-
kant niedrigere Werte der KS für die Nähe (Tabelle 2a, Abb. 4, 5).

Die Ergebnisse der Visusprüfung mit Defokussierung sind in Tabelle 3
dargestellt. Erwartungsgemäß lag der Visus mit MF bereits ab einer Defokussierung mit −1,5 D unter 0,5, mit TV erst ab −4,0 D (Tabelle 3, Abb. 6).
Wesentliche Unterschiede der Visuswerte bei unterschiedlichen Pupillendurchmessern fanden sich nicht (Tabelle 3). In Abb. 6 ist die Defokussierkurve bei dunkler Beleuchtung (unter 10 fc, Pupille 3,0 mm) dargestellt. Es
zeigt sich, daß der zweite Gipfel der Kurve im Nahbereich bei −3,0 bis
−3,5 D niedriger liegt als bei 0 D, entsprechend einer geringeren Sehschärfe
im Nahbereich. Bei binokularer Defokussierung liegt der Gipfel im Fernbereich sowohl über dem monokularen mit TV als auch dem mit MF (Abb. 6).

Diskussion

Die Darbietung simultaner Abbildungen führt zu einer Herabsetzung des
Bildkontrastes. Dieser Kontrastverlust ließ sich in optischen Versuchen für
alle derzeitigen bifokalen oder multifokalen IOLs nachweisen [5]. Auch klinisch konnte nach Implantation diffraktiver bifokaler IOLs eine reduzierte
Kontrastempfindlichkeit nachgewiesen werden [11, 14].

Bei der TRUE VISTA IOL (TV) handelt es sich um eine refraktive Bifokallinse, bei der die Lichtverteilung auf Fern- und Nahfokus vom Pupillen-

Tabelle 3. Defokussierkurve mit der TRUE VISTA Bifokal-IOLs und monofokalen IOLs bei verschiedenen Pupillendurchmessern

Defokus	TRUE VISTA IOL			Monofokale IOL		
	Visus	SD	Bereich	Visus	SD	Bereich
1a) Beleuchtung 10 ftcandles						
Pup.	3,0 mm	0,6	2,2−4,3	3,1 mm	0,6	2,6−4,3
+1,0	0,66	0,15	0,5 −1,0	0,75	0,32	0,5 −1,6
+0,5	0,78	0,16	0,5 −1,0	0,74	0,16	0,5 −1,0
0	0,84	0,23	0,5 −1,25	0,85	0,28	0,63−1,6
−0,5	0,77	0,2	0,5 −1,0	0,78	0,33	0,5 −1,6
−1,0	0,62	0,2	0,4 −1,0	0,56	0,17	0,25−0,8
−1,5	0,52	0,23	0,25−1,0	0,43	0,13	0,2 −0,63
−2,0	0,46	0,23	0,2 −1,0	0,34	0,13	0,2 −0,63
−2,5	0,53	0,15	0,25−0,8	0,25	0,14	0,1 −0,5
−3,0	0,55	0,11	0,4 −0,8	0,21	0,11	0,1 −0,4
−3,5	0,59	0,13	0,4 −0,8	0,16	0,06	0,1 −0,25
−4,0	0,54	0,17	0,4 −0,8	0,15	0,06	0,1 −0,25
−5,0	0,36	0,1	0,2 −0,5	0,13	0,05	0,1 −0,2
1b) dto., binocular						
+1,0	0,85	0,21	0,63−1,25			
+0,5	0,87	0,16	0,8 −1,25			
0	0,97	0,19	0,8 −1,25			
−0,5	0,88	0,2	0,63−1,25			
−1,0	0,77	0,26	0,5 −1,25			
−1,5	0,63	0,25	0,4 −1,0			
−2,0	0,55	0,22	0,3 −1,0			
−2,5	0,54	0,13	0,3 −0,8			
−3,0	0,53	0,13	0,4 −0,8			
−3,5	0,55	0,16	0,4 −0,8			
−4,0	0,49	0,17	0,25−0,8			
−5,0	0,32	0,14	0,1 −0,63			
2) Beleuchtung 1000 ftcandles						
Pup.	2,2 mm	0,4	1,7 −3	2,3 mm	0,4	1,7 −3
+1,0	0,75	0,22	0,5 −1,25	0,72	0,19	0,5 −1,0
+0,5	0,84	0,23	0,5 −1,25	0,75	0,23	0,5 −1,25
0	0,87	0,21	0,63−1,25	0,81	0,19	0,63−1,25
−0,5	0,78	0,18	0,5 −1,0	0,75	0,23	0,5 −1,25
−1,0	0,66	0,19	0,4 −1,0	0,58	0,17	0,4 −1,0
−1,5	0,56	0,21	0,3 −1,0	0,48	0,19	0,25−0,8
−2,0	0,52	0,18	0,3 −0,8	0,35	0,11	0,25−0,5
−2,5	0,58	0,2	0,3 −1,0	0,29	0,08	0,2 −0,4
−3,0	0,64	0,12	0,5 −0,8	0,22	0,09	0,1 −0,4
−3,5	0,56	0,13	0,4 −0,8	0,16	0,07	0,1 −0,3
−4,0	0,47	0,16	0,3 −0,8	0,14	0,07	0,1 −0,3
−5,0	0,3	0,14	0,2 −0,63	0,12	0,05	0,1 −0,25

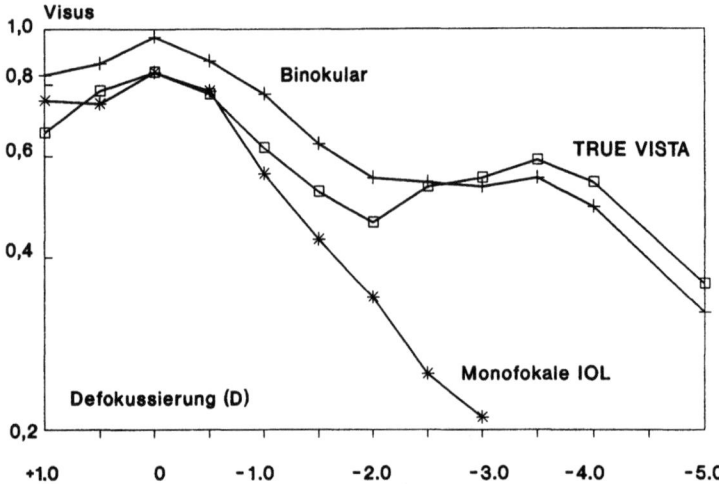

Abb. 6. Defokussierkurve mit TRUE VISTA und monofokalen IOLs sowie binokular (Beleuchtung 10 fc, Pupille 3,0 mm)

Tabelle 4. Lichtverteilung auf Fern- und Nahfokus bei der TRUE VISTA Bifokal-IOL mit verschiedenen Pupillendurchmessern (zentrierte IOL)

Pupille	Lichteinfall Nahteil (%)	Fernteil (%)
2,0 mm	44	56
2,5 mm	64	36
3,0 mm	50	50
3,5 mm	37	63
4,0 mm	28	72
4,5 mm	22	78
5,0 mm	18	82

durchmesser abhängig ist. Unter 2 mm und über 3,5 mm entfallen über 60% des Lichtes auf den Fernfokus und entsprechend weniger als 40% auf den Nahfokus. Zwischen 2,0 und 3,5 mm sinkt der Anteil des Fernfokus bis zu einem Minimum von 40% bei 2,5 mm bzw. steigt der Anteil des Nahfokus bis zu einem Maximum von 60%, bei 2,2 und 3,0 mm entfallen je 50% des Lichts auf Nah- und Fernfokus (Tabelle 4).

Wir untersuchten daher die Kontrastsehschärfe (KS) in bezug zum Pupillendurchmesser. Bei enger Pupille fand sich kein signifikanter Unterschied der KS zwischen TV und MF (Tabelle 2a). Mit zunehmendem Pupillendurchmesser fiel die KS sowohl mit TV als auch mit MF ab, dieser Abfall war jedoch mit TV bei niedrigem Kontrast (11%) deutlicher ausgeprägt (Abb. 2–4, Tabelle 2a), obwohl sich keine eindeutig signifikante Unterschiede ergaben. Die binokulare KS (Tabelle 2b, Abb. 4) war signifikant besser als die monokulare sowohl mit TV als auch mit MF. Eine zentrale Hemmung durch die geringere KS mit der bifokalen IOL ließ sich somit nicht nachweisen [2].

Unsere Ergebnisse zeigen zum einen die Abhängigkeit der KS vom Pupillendurchmesser. Zum anderen scheint die klinisch feststellbare Minderung der KS deutlich geringer ausgeprägt als es aufgrund optischer Versuche (Bestimmung der Modulations-Transfer-Funktion [5]) zu erwarten gewesen wäre. Bei heller Beleuchtung, also enger Pupille [9], war klinisch keine reduzierte KS mit TV feststellbar. Mit zunehmender Pupillenweite kam es jedoch zu einem Abfall der KS, der stärker ausgeprägt war als mit MF, obwohl bei einem Pupillendurchmesser von über 5 mm weniger als 20% des Lichtes auf den Nahfokus entfallen und damit zu einer Kontrastminderung führen (Tabelle 4). Hier sind sicherlich vergleichende Untersuchungen mit anderen bifokalen Designs erforderlich.

Bei Analyse der Defokussierkurve fand sich ein zweigipfliger Verlauf, entsprechend dem bifokalen Design der TV (Abb. 6). Hierbei lag der 2. Gipfel im Nahbereich deutlich niedriger, entsprechend einer geringeren Nahsehschärfe als Fernsehschärfe (Tabelle 3), obwohl bei Pupillendurchmessern von 2,2 und 3,0 mm eine gleichmäßige Lichtverteilung auf Fern- und Nahbild zu erwarten wäre (Tabelle 4). Dies deckt sich mit dem Nahvisus von 0,54 mit Fernkorrektur (Lighthouse-Chart, Tabelle 1), der deutlich niedriger lag als der mit Nahaddition mit MF (0,76, Tabelle 1). Der Nieden-Visus lag jedoch mit TV mit Fernkorrektur bei 2,4 (Nieden 1−4, Tabelle 1) und unterschied sich somit nicht von dem mit MF mit Nahaddition [Nieden 1,9 (1−4), Tabelle 1]. Der Lesevisus scheint somit nicht reduziert, wohl aber der Nahvisus beim Erkennen einzelner Optotypen. Über mögliche Ursachen kann derzeit nur spekuliert werden.

Die Defokussierkurve zeigte den wesentlichsten Vorteil bifokaler IOLs. Eine Sehschärfe von 0,5 oder besser wurde über einen Bereich von 5 D, mit MF lediglich über 2,5 D erreicht. Dies ermöglicht eine brauchbare Sehschärfe in mittleren Distanzen und in vielen Fällen den Verzicht auf eine ständige Brillenkorrektur. Bei binokularer Defokussierung fanden sich für den Fernfokus bessere Visuswerte als monokular, für den Nahfokus schlechtere als monokular mit TV. Offensichtlich kommt es durch die unscharfe Abbildung der MF im Nahbereich zu einer Hemmung im Bereich höherer neuronaler Zentren, die die schlechteren binokularen Werte bedingt, wie auch in anderem Zusammenhang beschrieben [2]. Dies zeigt, daß bifokale IOLs wohl besser beidseits implantiert werden sollten.

Literatur

1. Christie B, Gupta A, Chipman R, Nordan LT (1991) Design and testing considerations for the aspheric multifocal IOL. In: Maxwell WA, Nordan LT (eds) Current concepts of multifocal intraocular lenses. Slack, Inc, Thorofare, pp 13−36
2. Gilchrist J, McIver C (1985) Fechner's paradox in binocular contrast sensitivity. Vis Res 25:609−612

3. Gimbel HV (1991) Visual and refractive results of the diffractive multifocal. In: Maxwell WA, Nordan LT (eds) Current cpncepts of multifocal intraocular lenses. Slack Inc, Thorofare, pp 77–83
4. Holladay JT, Prager TC, Chandler TY, Musgrove KH, Lewis JW, Ruiz RS (1988) A three-part system for refining intraocular lens power calculations. J Cataract Refract Surg 14:17–25
5. Holladay JT, van Dijk H, Lang A, Portney V, Willis TR, Sun R, Oksman HC (1990) Optical performance of multifocal intraocular lenses. J Cataract Refract Surg 16:413–422
6. Jindra LF, Zemon V (1989) Contrast sensitivity testing: a more complete assessment of vision. J Cataract Refract Surg 15:141–148
7. Keates RH, Kratz RP, Fitzgerald JK (1991) IOLAB Nuvue multifocal intraocular lens. In: Maxwell WA, Nordan LT (eds) Current concepts of multifocal intraocular lenses. Slack Inc, Thorofare, pp 85–93
8. Knorz MC, Aron-Rosa D, Claessens D, Seiberth V, Münch D (1991) Vision with the TRUE VISTA Bifocal IOL. Eur J Implant Refract Surg (zur Publikation eingereicht)
9. Koch DD, Samuelson SW, Haft EA, Merin LM (1991) Pupillary responsiveness and its implications for selection of a bifocal intraocular lens. In: Maxwell WA, Mordan LT (eds) Current concepts of multifocal intraocular lenses. Slack Inc, Thorofare, pp 147–152
10. Koester CJ (1991) IOL decentration and tilt. In: Maxwell WA, Nordan LT (eds) Current concepts of multifocal intraocular lenses. Slack Inc, Thorofare, pp 135–145
11. Luttke J, Guthoff R, Dornbach G, Kammann JP, Draeger J (1991) Klinische Untersuchung an Patienten mit diffraktiver IOL. In: Schott K, Jacobi KW, Freyler H (Hrsg) 4. Kongreß der Deutschen Gesellschaft für Intraokularlinsen Implantation. Springer, Berlin Heidelberg New York, S 393–398
12. Maxwell WA (1991) Introduction to the current status of multifocal intraocular lenses. In: Maxwell WA, Nordan LT (eds) Current concepts of multifocal intraocular lenses. Slack Inc, Thorofare, pp 3–11
13. Miller D (1991) Optics and contrast questions connected with the bifocal IOL. In: Maxwell WA, Mordan LT (eds) Current concepts of multifocal intraocular lenses. Slack Inc, Thorofare, pp 53–66
14. Nowak MR (1991) Vergleichende Untersuchung der Kontrastempfindlichkeit bei multifokalen Intraokularlinsen. In: Schott K, Jacobi KW, Freyler H (Hrsg) 4. Kongreß der Deutschen Gesellschaft für Intraokularlinsen Implantation. Springer, Berlin Heidelberg New York, S 377–381
15. Storch RL, Bodis-Wollner I (1990) Overview of contrast sensitivity and neuro-ophthalmic disease. In: Nadler MP, Miller D, Nadler DJ (eds) Glare and contrast sensitivity for clinicians. Springer, New York, pp 84–112

V. Operationstechniken

Kleinschnitt-Kataraktchirurgie

CH. SKORPIK

Zusammenfassung. Bei Kleinschnitt-Kataraktchirurgie wird die Kunstlinse nach Phako-emulsifikation durch eine möglichst kleine Öffnung hindurch implantiert. Im Idealfall sollte man den Phakoemulsifikationsschnitt gar nicht mehr vergrößern müssen. Derzeit braucht man jedoch für die Implantation noch Schnittlängen zwischen 3,5 und 4,5 mm. 5 mm lange Schnitte werden meist auch noch der Kleinschnitt-Technik zugeordnet. Die Vorteile einer kleinen Schnittöffnung sind offensichtlich. Das geringe Gewebetrauma bewirkt eine kürze-ren Heilungsverlauf und damit eine schnellere Rehabilitation des Patienten. Der operativ induzierte Astigmatismus ist sehr gering und bildet sich schnell wieder zurück. Durch spe-zielle Schnittführung und Nahttechnik (Horizontalnaht) läßt sich dieser Astigmatismus wei-ter reduzieren. Eine neuerdings angewendete nahtfreie Operationstechnik scheint in dieser Beziehung die besten Ergebnisse zu erbringen. Die derzeit verwendeten Linsen, die in einer Faltpinzette gefaltet oder in einer speziellen Spritze komprimiert durch die kleine Wundöff-nung implantiert werden, sind aus weichen flexiblen Materialien wie p-Hema oder Silikon. Bei zeitgemäß optimaler Operationstechnik (sichere Kapselsackimplantation nach „conti-nuous circular capsulorhexis") werden sehr gute Erfolge erzielt.

Summary. Small-incision cataract surgery means IOL implantation through a wound open-ing which is not much longer than the incision for phacoemulsification. It would be the optimum to implant the IOL directly the phacoincision. But nowadays wound openings between 3.5 and 4.5 mm are required. Also 5 mm incisions sometimes are subsummized to small-incision cataract surgery. The advantages of this new technique are evident. Minimal tissue trauma results in an accelerated healing process and in early physical rehabilitation. The operative induced astigmatism is minimal and degrades postoperatively within a short time. With a special incision and wound closure technique (horizontal suture) it is possible to reduce astigmatism further more. The so called „no suture technique" seems to provide the best results. At the present the commonly used foldable IOLs for small incision technique surgery are p-Hema lenses and silicone lenses. The implantation is performed with a special folding forceps or with a syringe type instrument. In combination with a proper surgical technique (continuous circular capsulorhexis, capsular bag implantation) the results are excellent.

Noch vor wenigen Jahren hatte man den Eindruck, daß die Kataraktchirur-gie in eine Phase der Stagnation eingetreten war. Es erschienen nur mehr relativ geringe Verbesserungen im Detail möglich zu sein. Dank der Ent-wicklung weicher Kunstlinsenmaterialien eröffneten sich jedoch Wege für grundsätzliche Neuerungen und Verbesserungen. Es wurde möglich, Kunst-linsen aus weichen Materialien wie Silikon oder p-Hema gefaltet durch

I. Universitäts-Augenklinik Wien, Spitalgasse 2, A-1090 Wien

5. Kongreß der DGII
Hrsg. Wenzel et al.
© Springer-Verlag Berlin Heidelberg

kleine Schnittöffnungen zu implantieren. Nach einer Phakoemulsifikation brauchte man die Schnittöffnung für die Linsenimplantation nicht mehr auf 6–7 mm zu erweitern. Durch eine 4 mm große Schnittöffnung konnten Linsen nun problemlos implantiert werden. Dadurch erlebte die von Kelman [16] eingeführte Phakoemulsifikationstechnik einen unerhörten Aufschwung, denn Kleinschnitt-Kataraktchirurgie ist ja nur im Zusammenhang mit Phakoemulsifikation möglich.

Man muß sich nun fragen, wie Kleinschnitt-Kataraktchirurgie, Implantation durch eine kleine Schnittöffnung, zu definieren wäre. Die Meinungen sind unterschiedlich, und es gibt bislang keine exakte Festlegung. Am idealsten wäre es, wenn man die Linse gleich durch die Phakoemulsifikationsöffnung implantieren könnte, was jedoch mit den bisherigen Linsenmaterialien nicht möglich ist. Durch eine 3,5 mm große Öffnung sind manche Linsen bereits implantierbar, so daß man den Bereich zwischen 3,5 und 4,5 mm als Kleinschnittöffnung definieren könnte. Es werden aber auch Schnittlängen von 5 mm Länge als Kleinschnitt bezeichnet, wobei es jedoch fraglich ist, ob man einen Schnitt von 5 mm Länge nun wirklich unter diesen Begriff mit einschließen kann, da in bezug auf Wundverschluß und postoperativen Astigmatismus bei größeren Schnittlängen andere Voraussetzungen als bei kleinen Wundöffnungen zutreffen.

Die Vorteile einer kleinen Schnittöffnung sind leicht einzusehen: 1. geringeres Gewebetrauma, 2. kürzerer Heilungsverlauf, 3. schnellere Rehabilitation, 4. geringer operativ induzierter Astigmatismus, 5. rasche Astigmatismusrückbildung.

ad 1) Geringeres Gewebetrauma: Es ist klar, daß bei einem kleinen Schnitt das Gewebetrauma geringer ist als bei einem großen, denn das traumatisierte Wundgebiet ist kleiner. Eine kleine Wunde kann rascher wieder verschlossen werden. Die dadurch bedingte kürzere Operationszeit führt zu weniger „Operationsstreß" für das operierte Auge.

ad 2) Kürzerer Heilungsverlauf: Bei einer kleinen Wunde sind die postoperativen Reizerscheinungen am Auge geringer und die Wunde heilt schneller und problemloser. Hornhautendothel und Kammerwinkelstrukturen werden bei einer kleinen Schnittöffnung weniger geschädigt als bei einer großen Wunde. James P. Gills konnte bei einer vergleichenden Untersuchung mit dem Kowa laser flare/cell-meter bei einer kleinen Schnittöffnung deutlich geringere postoperative Entzündungszeichen als bei einer größeren Schnittöffnung nachweisen [34].

ad 3) Schnellere Rehabilitation: Bezüglich einer traumatischen postoperativen Wundsprengung ist ein Auge mit einer kleinen Schnittöffnung viel weniger gefährdet. Die Gefahr eines Iris-, Linsen- oder Vitreusverlustes ist gering. Außer der Schnittlänge ist auch Ort und Art des Schnittes von Bedeutung, was bereits auf den nächsten Punkt, den postoperativen Astigmatismus, hinweist.

ad 4) und 5) Geringer operativ induzierter Astigmatismus und rasche Astigmatismusrückbildung: Bei einer kleinen Schnittöffnung ist der operativ induzierte Astigmatismus gering und er bildet sich auch rasch wieder zurück. Für diesen Astigmatismus sind jedoch außer der Schnittlänge noch die Schnitt-Technik und der Wundverschluß weitere wichtige Parameter.

Armeniades et al. konnten in einer experimentellen Arbeit nachweisen, daß eine kleine Schnittöffnung von 3 mm Länge am radiären Umfang des Bulbus im Schnittbereich die geringsten Formveränderungen bewirkt. Bezüglich Schnittführung schneidet die „scleral pocket incision" am besten ab [2]. Diese Veränderungen der Bulbusgeometrie bewirken den operativ induzierten Astigmatismus. Die experimentellen Untersuchungen konnten am Patienten bestätigt werden. Ein 4 mm langer skleraler Stufenschnitt induziert weniger Astigmatismus als eine 6 mm große oder noch längere Schnittwunde [3, 15, 33, 35, 37, 40]. Durch die Wundnaht ist es möglich, den postoperativen Astigmatismus zu beeinflussen. Die gebräuchlichste Nahttechnik war bisher, die Wunde mit einer radiär gestochenen kreuzförmigen Naht zu verschließen [40, 41].

Es ist das Verdienst von John R. Shepherd, neue Wege beim Wundverschluß beschritten zu haben [36]. Er beschrieb eine limbusparallel gestochene Nahttechnik, die sog. Horizontalnaht. Eine horizontale Naht hat im radiären Vektor die geringsten Zugkräfte und induziert daher kaum einen Astigmatismus. Eine einzige horizontale 11,0-Nylonnaht bewirkte 1 Woche postoperativ einen operativ induzierten Astigmatismus von nur 0,13 dptr nach der Regel und 3 Monate postoperativ 0,22 dptr gegen die Regel. Mit dieser Technik wird also sehr schnell postoperativ ein äußerst geringer, recht stabiler Astigmatismus erreicht, was für den Patienten große funktionelle Vorteile bedeutet. Man kann bereits kurz postoperativ eine Brillenkorrektur verordnen, die sich später kaum mehr ändert. Die guten Ergebnisse konnten von anderen Autoren bestätigt werden. J. Howard Fine und Paul H. Ernest erzielten bei einer einheitlichen Schnittlänge von 4 mm mit der horizontalen Nahttechnik kurz postoperativ einen geringeren operativ induzierten Astigmatismus als bei radiärer Nahttechnik. Die Ergebnisse von William F. Maloney, der die Horizontalnaht mit einer kreuzförmigen Nahttechnik bei 6-mm-Schnittöffnung verglich, sind ähnlich gut. Auffällig ist bei J. Howard Fine der auch schon bei John R. Shepherd in der ersten Publikation über diese neue Nahttechnik beschriebene Trend in Richtung Astigmatismus gegen die Regel [35]. Die Ergebnisse müssen weiterhin noch genau analysiert werden. Horizontale Nahttechniken werden inzwischen aber auch schon bei längeren Schnittöffnungen mit Erfolg angewendet [7].

Doch auch eine einzige horizontale Naht mit geringstem postoperativ induziertem Astigmatismus war noch nicht das Ende in der Entwicklung der Kleinschnitt-Kataraktchirurgie. Man suchte nach geeigneten Schnittführungen, um überhaupt ohne Naht auskommen zu können. Jede Naht führt zu einer Gewebekompression und damit zu einer, wenn auch geringen, Verziehung und Änderung der Bulbusgeometrie. Durch entsprechende Schnittführung – indem man die primäre Inzision möglichst weit peripher vom Limbus setzt, skleral bis in die periphere Kornea lamelliert und dort einen selbst schließenden, ventilartigen, inneren Hornhautlappen bildet – bleibt die Integrität der für den Astigmatismus entscheidenden limbalen Region unangetastet. Die Wunde bleibt perfekt dicht und es entsteht praktisch kein operativ induzierter Astigmatismus. Die Dicke der Skleralamelle, die Schichttiefe in der die Limbusregion lamelliert wird, die Art des inneren Hornhautlappens, die Schnitterweiterung für die Linsenimplantation und eventuelle Gewebeschrumpfung durch das Phakogerät bei zu enger Wundöffnung könnten den Astigmatismus trotzdem beeinflussen. Da viele individuell verschiedene Faktoren in das Ergebnis einfließen, können bei ungefähr ähnlicher Technik doch die Resultate von Chirurg zu Chirurg etwas verschieden sein. Die bisher berichteten Ergebnisse sind durchweg als sehr gut zu bezeichnen [4, 8, 17, 22, 23, 25, 38]. Nahtlose Techniken werden nun auch bei längeren Schnittöffnungen angewendet [9]. Auf einen eventuell möglichen Trend in Richtung Astigmatismus gegen die Regel muß jedoch Bedacht genommen werden. Weiter ist zu bemerken, daß durch diese Schnittführung die Phakoemulsifikation etwas erschwert wird. Über den schnittbedingten eventuell höheren Endothelzellverlust der Hornhaut liegen bisher noch keine Untersuchungsergebnisse vor.

Kleinschnitt-Kataraktchirurgie mit Implantation weicher Kunstlinsen eignet sich auch gut für kombinierte Operationstechniken, z.B. zur Kombination mit Trabekulektomie oder mit perforierender Keratoplastik. Bei Kombination mit einer Trabekulektomie vegrößert man lediglich unter dem Skleralappen die Trabekulektomieöffnung seitlich auf 4 mm Länge, um die Linse implantieren zu können. Es genügt, den Skleralappen locker mit 2 Nähten zu fixieren. Die bisherigen Ergebnisse mit dieser Methode sind sehr zufriedenstellend [20, 21, 39, 40].

Bei trüber Hornhaut und geplanter kombinierter Kataraktoperation mit Keratoplastik kann man mittels einer temporären Keratoprothese im geschlossenen System Kleinschnitt-Kataraktchirurgie mit Kunstlinsenimplantation durchführen. Anschließend wird die Keratoprothese durch ein Hornhauttransplantat ersetzt. Die Technik ist etwas zeitaufwendiger als die herkömmliche „triple procedure", hat aber den Vorteil, daß man alle Operationsschritte kontrolliert unter optimalen Bedingungen durchführen kann. Kortexmaterial kann komplett entfernt und die Haptik exakt in den Kapselsack plaziert werden. Die Gefahr einer Kapselruptur ist minimal. Die Technik hat sich bisher ausgezeichnet bewährt [24, 28].

Abschließend noch einige Bemerkungen zu den verwendeten Kunstlinsentypen bei Kleinschnitt-Kataraktchirurgie: Die derzeit gebräuchlichen weichen faltbaren Linsen sind aus Silikon oder p-Hema. Neue Materialien sind jedoch in Erprobung. Thermoplastische Linsen, wie die „Memory lens" der Firma Optical Radiation Corporation sind bei Körpertemperatur formstabil, werden bei Erwärmung jedoch plastisch verformbar. So können sie in erhitztem Zustand gefaltet werden. Nach der Implantation nehmen sie wieder ihre ursprüngliche plane Form an. Das Material besteht hauptsächlich aus einer

Kombination von MMA (Methylmethacrylat) und Hema (Hydroxyethyl-methacrylat). Die Linsenoberfläche ist im Gegensatz zu Silikon und PMMA wie bei den p-Hema-Linsen hydrophil [32]. Expansible Linsen aus Hydrogel können in dehydriertem Zustand implantiert werden und nehmen erst im Auge an Größe zu. Diese Linsen sind jedoch erst im experimentellen Stadium [1]. In Richtung injizierbarer Intraokularlinsen, die erst endokapsular poly-merieren, wird ebenfalls geforscht [12]. Letztendlich können auch spezielle schmale Linsen aus hartem PMMA durch eine 5 mm große Öffnung implan-tiert werden. Bei weiter Pupille bzw. bei Dezentrierung kann es jedoch mög-licherweise zu störenden optischen Randphänomenen kommen [13].

Im Hinblick auf das Linsendesign ergeben sich weitere Unterscheidungs-möglichkeiten. Es gibt faltbare weiche Linsen, die die Form üblicherweise verwendeter Bügellinsen haben. In die Linsenoptik sind 2 Bügel aus Polypro-pylene (U780A-„Memory lens" – ORC, SI18NB, SI19NB, SI20NB – AMO) oder auch aus Polyimide (Elastimide lens Staar) eingesetzt. Außer bei der „Memory lens" ist das Optikmaterial bei den angeführten Linsen Sili-kon. Diese Linsen können gefaltet oder auch ungefaltet, wie konventionelle Hinterkammerlinsen implantiert werden [20, 43].

Dank der elastischen Linsenbügel kann sich die Linse im Kapselsack, aber auch im Sulcus ciliaris gut abstützen. Eine „in and out"-Position kann tole-riert werden. Ein Riß in der hinteren Kapsel stellt keine absolute Kontraindi-kation für die Implantation dar. Einrisse der Kapsulorhexis oder „can ope-ner"-Technik sind akzeptierbar.

Bei den aus einem Stück gefertigten Linsen ist die Situation anders. Poly-Hema-Linsen der Firma ALCON (Typ IOGEL PC12, Typ 1103, Typ 1003) haben ein kahnförmiges Design. Die Haptik ist zur Optikebene leicht ange-winkelt. Die Silikonlinsen der Firma Staar (AA 4004, AA 4203) sind ähnlich geformt, jedoch komplett plan. Diskusförmige Linsen aus Silikonmaterial (ADATOMED Typ 90D) sind ebenfalls plan. Die materialabhängige unter-schiedliche Linsensteifheit sowie die unterschiedlichen Linsendurchmesser beeinflussen die Linsenposition und die Linsenstabilität. Das p-Hema-Modell IOGEL PC 12 sowie das Silikonmodell STAAR AA 4004 wurde anfangs in den Sulcus implantiert. Wegen der hohen Rate an Dezentrierung und der auftretenden Pigmentdispersion wurde der Implantationsort wieder verlassen [5, 24, 42]. Diese Modelle waren für die Kapselsackimplantation jedoch etwas zu groß und nur unter Vorbehalt geeignet [29, 40]. Beim Modell IOGEL PC 12 kam es sogar nach YAG-Laser-Kapsulotomien bedingt durch die Kapselsackspannung zu Dislokationen von Linsen durch die Rhexisöff-nung hindurch in den Glaskörperraum [18]. Die Linsenmodelle mit kleine-rem Durchmesser (ALCON Typ 1103, Typ 1003, STAAR AA 4203) führten bei Kapselsackimplantation bisher zu guten Ergebnissen [R. Menapace – persönliche Mitteilung, 11, 30]. Diskusförmige Silikonlinsen (ADATO-MED, Typ 90D) können gefaltet nur durch eine etwa 5 mm große Öffnung implantiert werden und sind auch schwieriger zu implantieren als die zuvor angeführten Linsen [14].

Die aus einem Stück gefertigten p-Hema- und Silikonlinsen erfordern eine exakte Implantationstechnik, d.h. man muß die Linsen komplett in den Kapselsack implantieren können. Die Möglichkeit zu gezielter sicherer Implantation ergibt sich erst seit Einführung der „continuous circular capsulorhexis" [10, 31]. Das Beherrschen dieser Technik ist für die Implantation dieser Linsen unumgänglich. Wegen der nicht kontrollierbaren Kapselsackschrumpfung und der Gefahr einer Luxation der Linse mit „in and out"-Position der Haptik sollten die Linsen möglichst nicht bei radiären Einrissen der Kapsulorhexis implantiert werden. Ein Riß der hinteren Kapsel ist eine absolute Kontraindikation für die Implantation.

Grundsätzlich gibt es 2 Möglichkeiten flexible Linsen aus weichen Materialien zu implantieren:

1. Man kann die Linse in eine entsprechende Faltpinzette einspannen und gefaltet implantieren [6, 26, 42].
2. Man implantiert die Linse mit einem spritzenartigen Injektor [19, 20, 40, 41, 42].

Für Linsen mit eingesetzten Bügeln ist wegen der Gefahr der Haptikbeschädigung die kontrolliertere Implantation mit einem Injektor der Pinzettenimplantation vorzuziehen. Ein speziell für diesen Linsentyp entwickelter Injektor ist das „Prodigy-System" der Firma Allergan Medical Optic (AMO).

Weitere Verbesserungen und Neuentwicklungen sind zu erwarten. Eine UV-Licht-absorbierende Wirkung haben derzeit erst die Silikonlinsen der Firma AMO. Nachteile der Kleinschnitt-Kataraktchirurgie gibt es keine, außer daß dabei für die Implantation Linsenmaterialien verwendet werden, für die es noch keine Untersuchungen zur Langzeitverträglichkeit gibt. Daher sollte bei jüngeren Patienten die Implantation noch sehr kritisch gehandhabt werden.

Literatur

1. Apple DJ, Assia EI, Blumenthal M, Legler UFC (1991) Das Konzept der ausdehnbaren Hydrogel-Linse. In: Wenzel M, Reim M, Freyler H, Hartmann C (Hrsg) 5. Kongreß der DGII. Springer, Berlin Heidelberg New York
2. Armeniades CD, Boriek A, Knolle GE Jr (1990) Effect of incision length, location, and shape on local corneoscleral deformation during cataract surgery. J Cataract Refract Surg 16:83−87
3. Artaria LG (1990) Visuelle Rehabilitation nach Kataraktchirurgie mit kleinem Schnitt. In: Schott K, Jacobi KW, Freyler H (Hrsg) 4. Kongreß der DGII. Springer, Berlin Heidelberg New York, S 136−142
4. Bloomberg L (1990) Bloomberg's sirgical technique. In: Gills JP, Sanders DR (eds) Small-incision cataract surgery. Slack Inc, New York, pp 167−173
5. Condon PI, Barrett GD, Kinsella M (1989) Results of the intercapsular technique with the IOGEL lens. J Cataract Refract Surg 15:495−503
6. Faulkner GD (1987) Folding and inserting silicone intraocular lens implants. J Cataract Refract Surg 13:678−681
7. Fine IH (1990) Infinity suture. Modified horizontal suture for 6.5 mm incisions. In: Gills JP, Sanders DR (eds) Small-incision cataract surgery. Slack Inc, New York, pp 191−196

8. Gills JP (1990) Sutureless cataract surgery. From 3 to 3.5 mm incision with foldable lens to 6 mm incision with phacoemulsification and standard PMMA lens. In: Gills JP, Sanders DR (eds) Small-incision cataract surgery. Slack Inc, New York, pp 127–140

9. Gills JP, Wang D, Pollard A (1990) Sutureless extracapsular cataract extraction with in-the-bag intraocular lens implantation. In: Gills JP, Sanders DR (eds) Small-incision cataract surgery. Slack Inc, New York, pp 141–153

10. Gimbel HV, Neuhann Th (1990) Development, advantages, and methods of the continuous circular capsulorhexis technique. J Cataract Refract Surg 16:31–37

11. Grabow HB, Sanders DR (1990) Implantation of STAAR AA-4203 single-piece silicone lens. In: Gills JP, Sanders DR (eds) Small-incision cataract surgery. Slack Inc, New York, pp 29–56

12. Hettlich HJ, Kaden P, Otterbach F, Fritz A, Kreiner CF (1990) Endokapsuläre Polymerisation einer injizierbaren Intraokularlinse – Erste In-vitro- und In-vivo-Ergebnisse. In: Schott K, Jacobi KW, Freyler H (Hrsg) 4. Kongreß der DGII. Springer, Berlin Heidelberg New York, S 38–45

13. Jörgensen JS, Müller-Bergh JA (1990) Erste Ergebnisse nach Kapselsackimplantation einer 5-mm-one-piece-PMMA-Hinterkammerlinse (Phacobag.). In: Schott K, Jacobi KW, Freyler H (Hrsg) 4. Kongreß der DGII. Springer, Berlin Heidelberg New York, S 32–37

14. Kammann JP, Greite HJ, Dornbach G, Harde J (1990) Ergebnisse der klinischen Prüfung mit einer neuen Silikondisklinse. In: Schott K, Jacobi KW, Freyler H (Hrsg) 4. Kongreß der DGII. Springer, Berlin Heidelberg New York, S 13–19

15. Kansas PG (1989) Modified pocket incision: A simplified technique for astigmatism control and wound closure. J Cataract Refract Surg 15:93–95

16. Kelman CD (1967) Phaco-emusification and aspiration. Am J Ophthalmol 64:23–35

17. Kondrot E (1990) Kondrot surgical technique. In: Gills JP, Sanders DR (eds) Small-incision cataract surgery. Slack Inc, New York, pp 161–165

18. Levy JH, Pisacano AM, Anello RD (1990) Desplacement of bag-placed hydrogel lenses into the vitreous following neodymium:YAG laser capsulotomy. J Cataract Refract Surg 16:563–566

19. Levy JH, Pisacano AM, Anello RD (1990) Endothelial cell trauma and visual results with the syringe-style insertion of silicone intraocular lenses. Eur J Implant Ref Surg 2:213–216

20. Lindstrom RL (1990) SI-18 Three-piece foldable silicone IOL for small-incision cataract surgery. In: Gills JP, Sanders DR (eds) Small-incision cataract surgery. Slack Inc, New York, pp 57–88

21. Lyle WA, Jin JC (1991) Comparison of a 3- and 6-mm-incision in combined phacoemulsification and trabeculectomy. Am J Ophthalmol 111:189–196

22. Martin RG (1990) Martin surgical technique. In: Gills JP, Sanders DR (eds) Small-incision cataract surgery. Slack Inc, New York, pp 155–160

23. McFarland MS (1990) McFarland surgical technique. In: Gills JP, Sanders DR (eds) Small-incision cataract surgery. Slack Inc, New York, pp 107–116

24. Menapace R (1990) Eine modifizierte Tripleprozedur mit temporärer Keratoprothese und Kleinschnittkataraktchirurgie im geschlossenen System. In: Schott K, Jacobi KW, Freyler H (Hrsg) 4. Kongreß der DGII. Springer, Berlin Heidelberg New York, S 306–310

25. Menapace R (1991) Technik und Vorteile der No-Stitch-Kataraktchirurgie. In: Wenzel M, Reim M, Freyler H, Hartmann C (Hrsg) 5. Kongreß der DGII. Springer, Berlin Heidelberg New York

26. Menapace R, Skorpik C (1990) Technik der Kleinschnitt-Implantation und Kapselsackfixation für die flexible pHema-Linse IOGEL. In: Freyler H, Skorpik Ch, Grasl M (Hrsg) 3. Kongreß der DGII. Springer, Wien New York, S 130–138

27. Menapace R, Skorpik C, Juchem M, Scheidel W, Schranz R (1989) Evaluation of the first 60 cases of poly HEMA posterior chamber lenses implanted in the sulcus. J Cataract Refract Surg 15:264–271

28. Menapace R, Skorpik C, Grasl M (1990) Modified triple procedure using a temporary

keratoprosthesis for closed-system, small-incision cataract surgery. J Cataract Refract Surg 16:230–234

29. Menapace R, Skorpik C, Wedrich A (1990) Evaluation of 150 consecutive cases of poly HEMA posterior chamber lenses implanted in the bag using a small-incision technique. J Cataract Refract Surg 16:567–577

30. Milauskas AT (1990) Capsular bag fixation of one-piece silicone lenses. J Cataract Refract Surg 16:583–586

31. Neuhann T (1987) Theorie und Operationstechnik der Kapsulorhexis. Klin Monatsbl Augenheilkd 190:542–545

32. Neuhann Th, Neuhann T (1991) Erste Erfahrungen mit der Memory Lens – eine thermoplastische Intraokularlinse zur Implantation durch kleine Inzisionen. In: Wenzel M, Reim M, Freyler H, Hartmann C (Hrsg) 5. Kongreß der DGII. Springer, Berlin Heidelberg New York

33. Neumann AC, McCarty GR, Sanders DR, Raanan MG (1989) Small incisions to control astigmatism during cataract surgery. J Cataract Refract Surg 15:78–84

34. Sanders DR, EL Maghraby A, Kraff MC, Berkeley RG (1990) Advantages of small-incision surgery. In: Gills JP, Sanders DR (eds) Small-incision cataract surgery. Slack Inc, New York, pp 3–13

35. Sanders DR, Shepherd J, Ernest PH, Fine HI, Maloney WF (1990) Effect of incision size and suture configuration on induced astigmatism and visual rehabilitation. In: Gills JP, Sanders DR (eds) Small-incision cataract surgery. Slack Inc, New York, pp 15–25

36. Shepherd JR (1989) Induced astigmatism in small incision cataract surgery. J Cataract Refract Surg 15:85–88

37. Shimizu K, Komatsu M (1989) Physical fixation of soft intraocular lenses. J Cataract Refract Surg 15:580–583

38. Siepser SB (1990) Sutureless cataract surgery. Radial transverse incision. In: Gills JP, Sanders DR (eds) Small-incision cataract surgery. Slack Inc, New York, pp 117–125

39. Skorpik C (1987) Silicone lens implantation combined with phacoemulsification and trabeculectomy. Ocular Surgery News 5/22:40–41

40. Skorpik C (1988) Klinische und experimentelle Ergebnisse nach der Implantation von Hinterkammerlinsen aus Silikonmaterial. Spektrum Augenheilkd Suppl 3

41. Skorpik C, Menapace R (1989) Über die Technik der Implantation flexibler Hinterkammerlinsen durch eine kleine Wundöffnung. In: Lang GK, Ruprecht KW, Jacobi KW, Schott K (Hrsg) 2. Kongreß der DGII. Enke, Stuttgart, S 181–183

42. Skorpik C, Menapace R, Gnad HD, Grasl M, Scheidel W (1987) Evaluation of 50 silicone posterior chamber lens implantations. J Cataract Refract Surg 13:640–643

43. Utrata PJ (1990) Implantation of STAAR three-piece silicone elastimide lens. In: Gills JP, Sanders DR (eds) Small-incision cataract surgery. Slack Inc, New York, pp 89–101

Technik und Vorteile
der Kleinschnitt-Kataraktchirurgie ohne Naht

R. Menapace

Zusammenfassung. Flexible Linsen erlauben eine Reduktion der Schnittweite auf 3,5−4 mm. Dadurch kann der Vorteil der Phakoemulsifikation voll genutzt werden. Trotz verbesserter Nahttechniken ist ein induzierter Astigmatismus in der frühen postoperativen Phase unvermeidlich. Durch eine lamellierende Kleinschnitt-Technik kann die Wunde so gestaltet werden, daß sie bei Tonisierung der Kammer wasserdicht verschlossen wird, so daß auf die Naht völlig verzichtet werden kann. Dadurch entfällt der nahtinduzierte Astigmatismus. Darüber hinaus ist auch bei intraoperativen Zwischenfällen jederzeit die Dichtigkeit gewährleistet.

In 60 Augen wurde über einen 4×4-mm-Lamellenschnitt eine flexible Linse implantiert (Phakoflex, IOGEL 1003; Prodigy-Injektor, Faulkner-Faltpinzette). Von zwei Ausnahmen abgesehen war in allen Fällen zu Operationsende volle Dichtigkeit auch bei Druck auf den Bulbus gegeben. Durch Einsatz eines geeigneten Instrumentariums konnte die Schnittführung optimiert werden, so daß anfänglich gelegentlich aufgetretene Probleme des Infusionsflüssigkeitausstroms und des Hornhautstromaödems während der Phakoemulsifikation und Aspiration gemeistert werden konnten. Während der ersten postoperativen Tage zeigte sich fallweise eine leichte Stromaschwellung im kornealen Wundbereich. Die Hornhautkrümmung entsprach bereits am ersten postoperativen Tag weitgehend der präoperativ vorgegebenen. Eine Woche postoperativ war die Refraktion stabil und meist auch die endgültige Sehschärfe erreicht.

Die No-stitch-Technik optimiert die visuelle Rehabilitation wie auch die Sicherheit des Eingriffs. Präzision ist jedoch erforderlich, um lokales Hornhauttrauma und Endothelzellverlust möglichst gering zu halten.

Summary. Flexible lenses allow to reduce the incision width to 3.5−4 mm and thereby to take full advantage of the benefits of phacoemulsification. Despite sophisticated techniques suturing of the wounds carries the risk of inducing early postoperative astigmatism. A 4 × 4 mm self-sealing incision was designed. At the end of surgery the ventile is locked by tonisizing the anterior chamber. As a suture is dispensable, early astigmatism is no more induced. Moreover, tightness of the wound will be effectuated at any time during surgery in case of an intraocular pressure rise.

60 eyes thus operated on received a flexible lens implant (Phakoflex, IOGEL 1003; Prodigy-Injektor, Faulkner-Folder). With two exceptions tight wound closure was achieved at completion of surgery in all cases. Improvements in technique and instrumentation helped to avoid corneal stress folds and infusion fluid outflow initially encountered, thereby reducing endothelial cell loss and local corneal edema. Local corneal edema vanished within days. K-readings revealed to remain virtually unchanged compared to preoperative values. After one week refraction was stable and, in most cases, final visual acuity was attained.

The no-stitch technique applied optimizes visual rehabilitation and enhances safety of surgery. However, precision is required to minimize local corneal trauma and endothelial cell loss. No-stitch small-incision cataract surgery enhances visual rehabilitation as well as the safety of the procedure. However, high precision is required to minimize corneal and endothelial trauma.

I. Universitäts-Augenklinik Wien, Spitalgasse 2, A-1090 Wien

5. Kongreß der DGII
Hrsg. Wenzel et al.
© Springer-Verlag Berlin Heidelberg

Problemstellung

Die Operationsschritte der extrakapsulären Kataraktextraktion und endokapsulären Kunstlinsenfixation haben einen hohen Standard erreicht. Die
Techniken der Kapsulorhexis und Phakoemulsifikation haben sich durchgesetzt. Das Augenmerk liegt nunmehr auf der Beherrschung des postoperativen Astigmatismus. Es gilt, hohe frühpostoperative Astigmatismen (Früh-
peak) wie den fortschreitenden spätoperativen Trend zur Achsenumkehr
(Spätshift) zu eliminieren.

Verbesserte Schnittgestaltung und Nahttechnik ermöglichen eine kongru-
ente und spannungsfreie Wundadaptation. Nach wie vor wird jedoch die für
die Spontanrückstellung der Hornhautgeometrie entscheidende limbale
Spange verletzt und ein Nahtzug ausgeübt. Damit ist die Problematik der
postoperativen Astigmatismusveränderung wohl gemildert, jedoch nicht
beseitigt [4, 8]. Daran hat prinzipiell auch der intraoperative Einsatz von
Keratoskopen zwecks Überwachung der Nahtspannung nichts geändert [3].·
Die Gewinne hinsichtlich des Frühpeaks sind graduell und wechselnd und
werden mit einem verstärkten Trend zur spätpostoperativen Achsenumkehr
erkauft.

Einen entscheidenden Fortschritt hat die Kleinschnittchirurgie mit flexiblen Linsen gebracht [5]. Sie gestattet die Durchführung von Kataraktextraktion und Linsenimplantation über eine nur 3,5−4 mm weite Skleratasche. Armeniades et al. konnten zeigen, daß die Deformierung der Bulbus
dadurch gegenüber den herkömmlichen Schnittweiten entscheidend verringert wird [1]. Durch die Notwendigkeit des Nahtverschlusses wird jedoch vor
allem in der frühpostoperativen Phase ein Astigmatismus induziert [2, 6].
Die Anwendung spannungsfreier Nahttechniken kann diesen wohl reduzieren [7]. Aufgrund der kurzen Nachbeobachtungszeiten kann jedoch nicht
ausgeschlossen werden, daß dies nicht wiederum mit einem verstärkten
Trend zur spätpostoperativen Achsenumkehr erkauft wird.

Ziel des Autors war es, durch eine spezielle Schnitt-Technik die Korneo-
skleralspange unversehrt zu erhalten und einen Nahtverschluß verzichtbar zu
machen. Über Technik und Zwischenergebnisse wird nachfolgend berichtet.

Material und Methode

Operationstechnik. Eine spezielle Präparationstechnik macht es möglich, die
limbale Spange zu umgehen und einen Ventilmechanismus zu schaffen, der
bereits bei leicht erhöhtem Kammerwasserdruck aktiviert wird und dessen
Wirksamkeit mit dessen Zunahme wächst. Die Präparationsschritte sind:
1. 3 mm hinter dem Limbus wird ein 4 mm weiter Schnitt in eine Tiefe von
   $\frac{1}{3}-\frac{1}{2}$ der Sklera angelegt (Abb. 1).

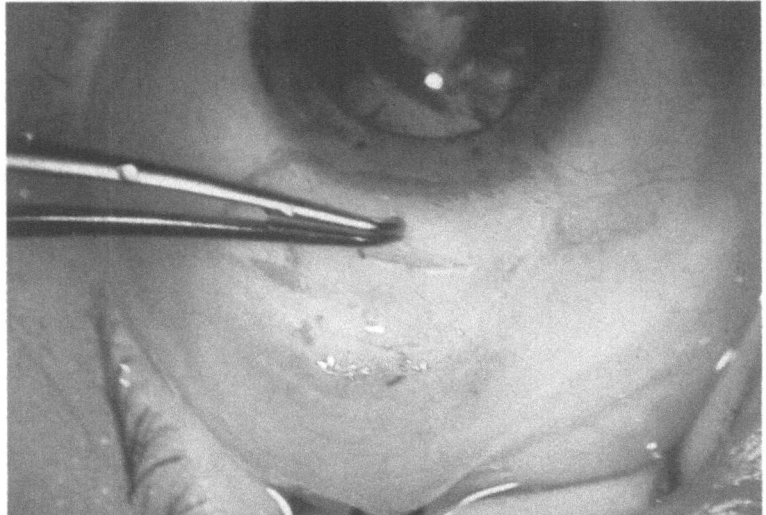

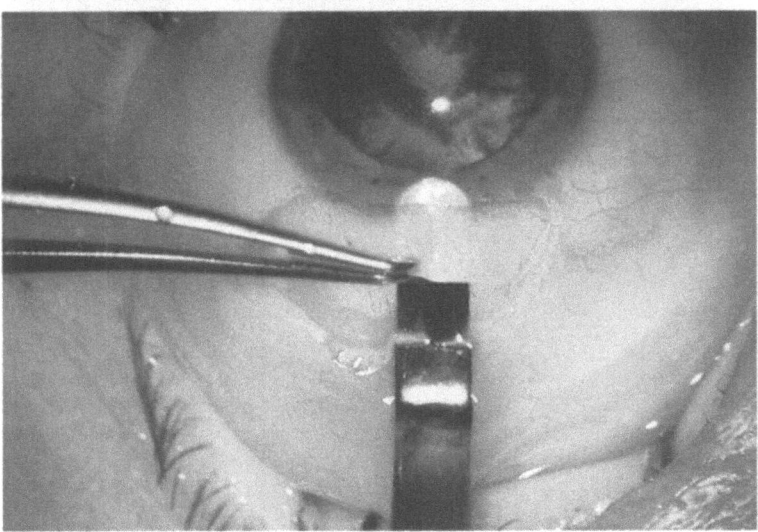

Abb. 1, 2. 3 mm hinter dem Limbus wird ein 4 mm weiter Schnitt in eine Tiefe von ⅓–½ der Sklera angelegt. In dieser Schicht wird ein Rundmesser über den Limbus hinaus 1–1,5 mm in die klare Hornhaut vorgetragen

2. In dieser Schicht wird ein Rundmesser über den Limbus hinaus 1–1,5 mm in die klare Hornhaut vorgeführt (Abb. 2).
3. Über eine seitlich angelegte Parazentese wird das Kammerwasser gegen Healon ausgetauscht, um die Kammer zu stabilisieren. Nunmehr (Abb. 3, 4) wird an der am weitesten korneal gelegenen Stelle der Tasche die innere Hornhautlamelle mittels leicht angewinkelter Dreieckslanze penetriert.

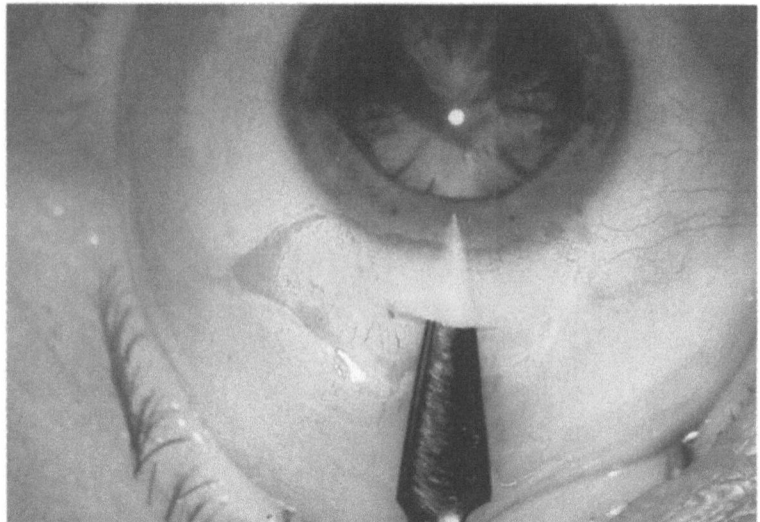

3

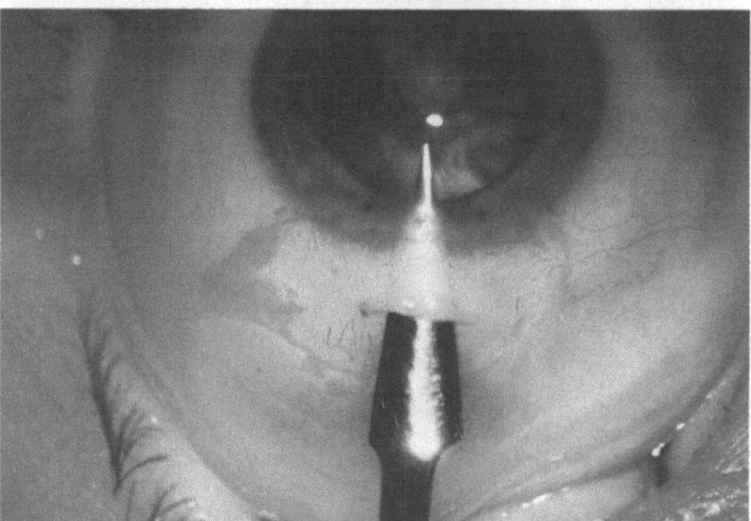

4

Abb. 3, 4. Nach Austausch des Kammerwassers über eine seitlich angelegte Parazentese wird an der am weitesten korneal gelegenen Stelle der Tasche die innere Hornhautlamelle mittels leicht angewinkelter Dreieckslanze penetriert

4. Durch seitliches Ausschwenken wird der Kanaleingang trapezförmig erweitert und die innere Hornhautlamelle zu einem bogenförmigen, am Limbus verankerten Läppchen ausgestaltet (Abb. 5, 6).

Es resultiert ein sanduhrförmig gestalteter Wundkanal, der während der Phakoemulsifikation und Aspiration bei voller Dichtigkeit erhebliche Bewegungsfreiheit gewährleistet (Abb. 7). Die innere Korneosklerallippe wirkt

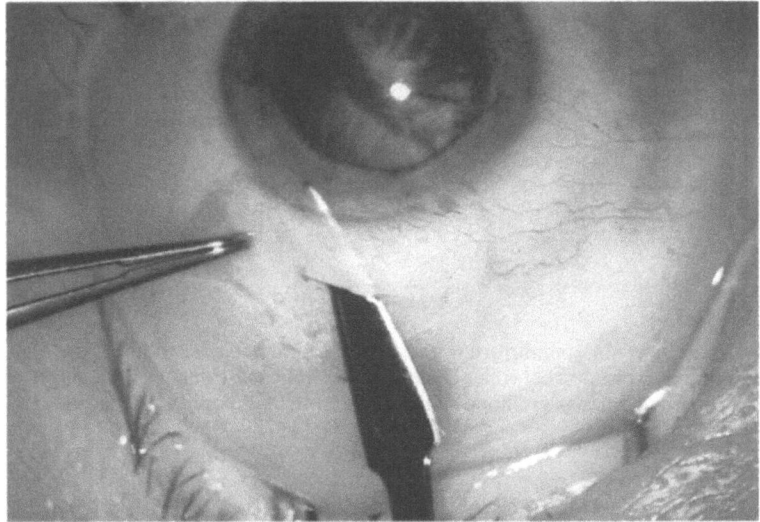

5

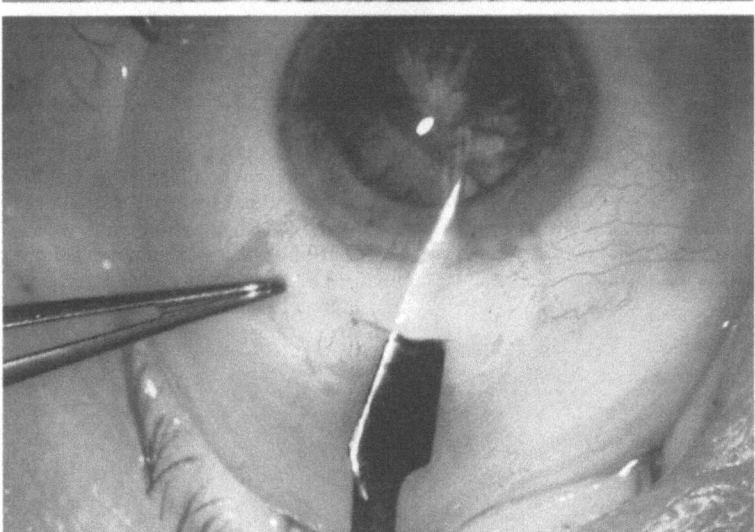

6

Abb. 5, 6. Durch seitliches Ausschwenken wird der Kanaleingang trapezförmig erweitert und die innere Hornhautlamelle zu einem bogenförmigen, am Limbus verankerten Läppchen ausgestaltet

als Ventil, das beim Zurückziehen dieser Instrumente ebenso wie bei der Installation von Healon aktiviert wird (Abb. 8). Dadurch wird ein Kammerverlust unterbunden und durch die vollständige Expansion des Kapselsacks die gezielte Implantation der Linse erleichtert. Vor dem Einführen des Implantationsinstruments (Faltpinzette, Injektor) wird auch der mittlere Anteil des Kanals auf 4 mm erweitert (Abb. 9). Das Instrument selbst dichtet

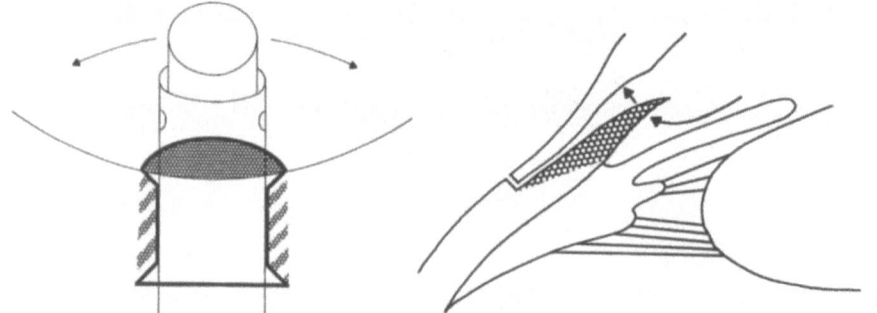

7   8

Abb. 7, 8. Es resultiert ein sanduhrförmig gestalteter Wundkanal, der während der Phako-emulsifikation und Aspiration bei voller Dichtigkeit erhebliche Bewegungsfreiheit gewähr-leistet. Die innere Korneosklerallippe wirkt als Ventil, das bereits bei geringfügigem Druckgefälle aktiviert wird

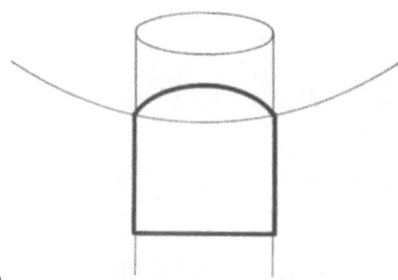

Abb. 9, 10. Zum Einführen der Implanta-tionsinstrumente (im Beispiel Prodigy-Injek-tor mit Phakoflex-Linse) wird auch der mitt-lere Anteil des Kanals auf 4 mm erweitert. Das Instrument selbst dichtet den Schnitt ab, wodurch die Kammer weiter vertieft und das Plazieren der Haptik im Kapselsack erleich-tert wird

9

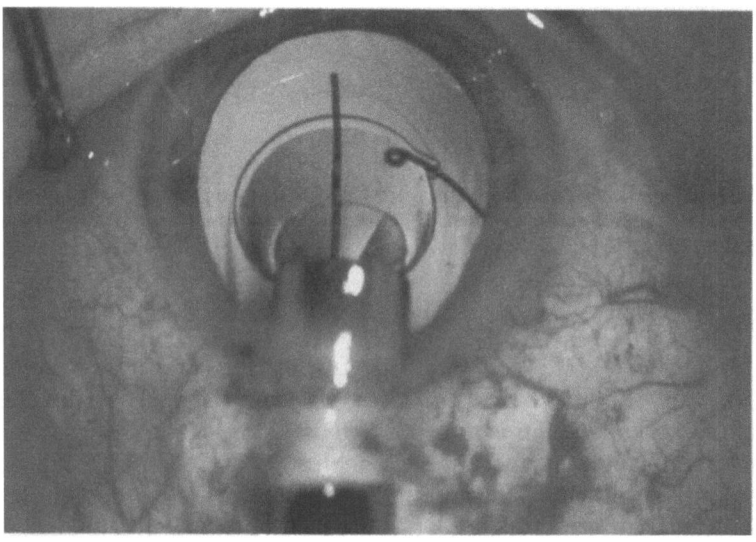

10

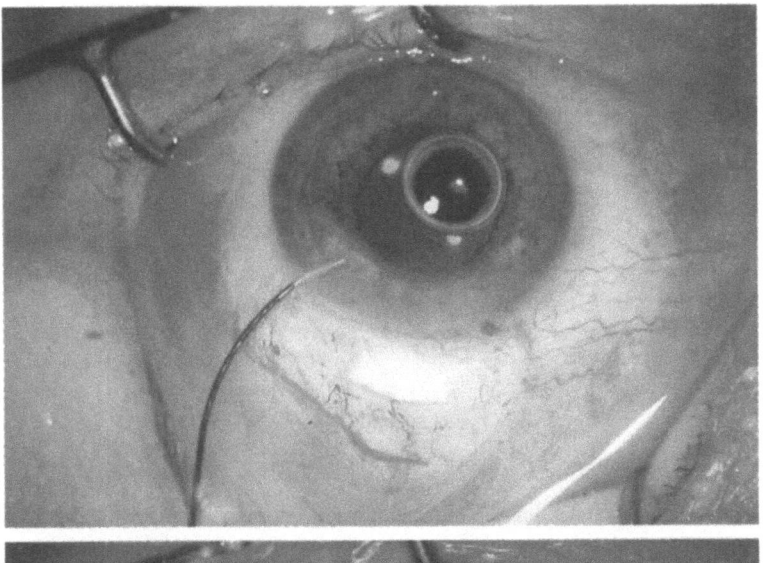

11

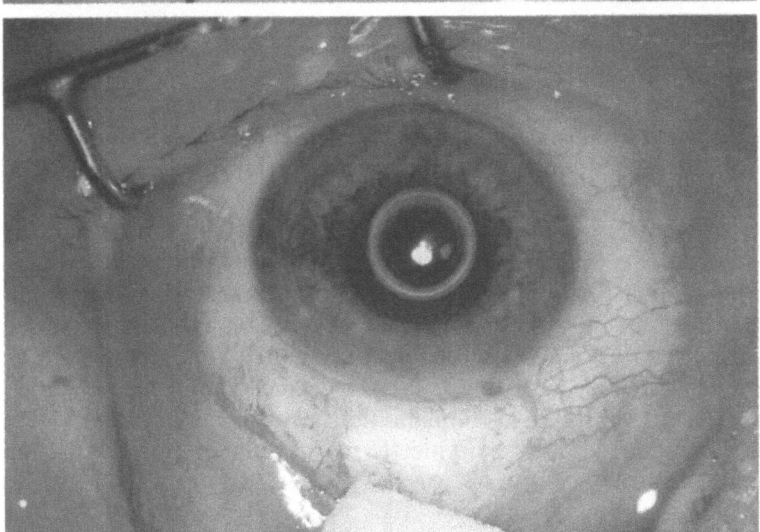

12

Abb. 11, 12. Die Kammer wird über die Parazenteseöffnung tonisiert. Die Dichtigkeit der Wunde wird mittels Saugtupfer überprüft

den Schnitt während des Einführens ab, wodurch die Kammer weiter vertieft und das Plazieren der Haptik im Kapselsack erleichtert wird (Abb. 10). Ist das Instrument zurückgezogen, schließt sich das Ventil wiederum, was eine Abflachung der Kammer und eine Vorwärtsbewegung der Kunstlinse verhindert. Durch Tonisieren der Kammer und durch Injektion von BSS oder Acetylcholin über die Parazenteseöffnung wird das innere Schichtläppchen zunehmend angedrückt und das Ventil damit verschlossen (Abb. 11). Die

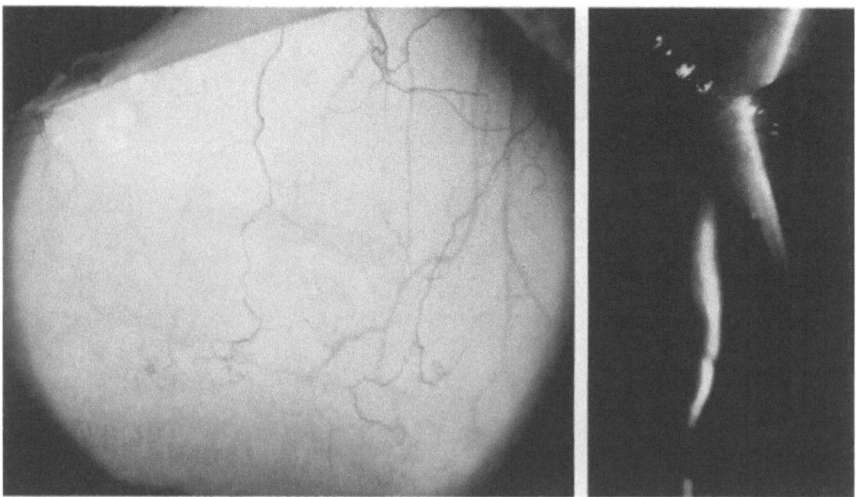

13   14

Abb. 13, 14. Im Auflicht ist der äußere Tunneleingang zu erkennen. Das Spaltbild zeigt das innere sklerokorneale Ventil

Festigkeit des Verschlusses wächst dabei mit zunehmendem Kammerinnendruck (Abb. 12). Abbildungen 13 und 14 zeigen den postoperativen Aspekt.

Patientengut. Von November 1990 bis Februar 1991 wurden 60 derartige Operationen durchgeführt. Nach Kapsulorhexis und Hydrodissektion, bimanueller Phakoemulsifikation und Rindenaspiration wurde eine flexible Hinterkammerlinse in den polierten Kapselsack implantiert. Als Implantate dienten zu gleichen Teilen die Linsen Phakoflex mit Silikonoptik und offenen Prolenebügeln (Modelle SI 18 und 19 NB) sowie die kahnförmige Hydrogellinse IOGEL (Modell 1003), als Implantationsinstrumente der Injektor Prodigy (für Phakoflex) und die Faltpinzette nach Faulkner (für IOGEL und fallweise für Phakoflex).

Ergebnisse

Intraoperative Hornhautbelastung und Dichtigkeit. Zu Anfang wurde der innere, korneale Schnitt relativ gerade (Stufenschnitt) und nicht bogenförmig bis zum Skleralsporn gestaltet (Läppchenschnitt). Wurde die Stufe knapp bemessen, verursachten die eingeschobenen Instrumente, insbesondere bei Neigung von den Schnittenden, radiär ausstrahlende Streßfalten der Deszemet und im weiteren ein diffuses, die Sicht behinderndes Ödem des Hornhautstromas im Wundbereich. Wurde die Stufe erweitert, hatte dies einen starken Ausstrom von Infusionsflüssigkeit zu beiden Seiten des Phako-

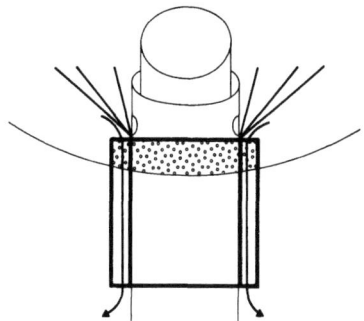

Abb. 15. Folgen geradliniger anstatt bogenförmiger Gestaltung der inneren Sklerokorneallippe: bei engem Zugang behindern radiäre Streßfalten der Deszemet und Quellung des Stromas im Wundbereich die Sicht, bei weitem Zugang destabilisiert der Flüssigkeitsausstrom die Kammer. Beides ist zudem mit erhöhtem Endothelzellverlust verbunden

bzw. I/A-Tips zur Folge (Abb. 15). Nach Übergang zur Läppchenpräparation wurde dies nicht mehr beobachtet.

In nur 2 von 60 Fällen erwies sich die Wunde beim Tonisieren der Kammer als undicht. Grund war die insuffiziente Ausgestaltung der Läppchenflanken aufgrund von Unzulänglichkeiten des Instrumentariums. In beiden Fällen wurde der dichte Wundverschluß durch eine horizontale Naht erreicht.

Postoperative Dichtigkeit, Astigmatismus- und Visusentwicklung. Am ersten postoperativen Tag lag der Augendruck im Normbereich, Hypotonie oder ein Sickerkissen traten auch auf Druck gegen den Bulbus nie auf. Ein eventuelles Ödem im Wundbereich bildete sich innerhalb von Tagen zurück. Der Astigmatismus zeigte keine wesentliche Veränderung zum präoperativen Ausgangswert. Eine Woche postoperativ hatten sich die Refraktion und im Regelfall auch die Sehschärfe stabilisiert.

Schlußfolgerung

Die angeführte Schnitt-Technik umgeht die limbale Spange und schafft einen Ventilmechanismus. Dies bringt folgende Vorteile mit sich: 1. Die visuelle Rehabilitation wird optimiert. Die Destabilisierung der Hornhautarchitektonik wird vermieden, der Nahtzug entfällt. Damit sind auch die Ursachen des hohen früh- wie auch des fortschreitenden Spätastigmatismus beseitigt. Refraktion und Visus sind im Regelfall nach einer Woche stabil. 2. Die Sicherheit während des Eingriffs wird erhöht: Das Ventil verhindert Kammerverlust oder Irisprolaps und wird im Fall einer Steigerung des Augeninnendrucks (Pressen, Aderhautblutung) selbsttätig aktiviert. 3. Die Operationszeit wird durch den Wegfall der Naht verkürzt. Diesen Vorteilen steht

Tabelle 1. Potentielle Gefahren

− Sichtbehinderung durch *Hornhautquelleung*
− Endothelzellverlust durch *Streß* und *Flow*

als einziger potentieller Nachteil eine erhöhte Hornhautbelastung im Wundbereich und ein erhöhter Endothelzellverlust bei inadäquater Präparation gegenüber (Tabelle 1). Richtige und sorgfältige Schnitt-Technik sind daher zu fordern. Langzeitbeobachtungen werden zeigen, ob der Astigmatismus auf Dauer stabil bleibt.

Literatur

1. Armeniades CD, Boriek A, Knolle GE (1990) Effect of incision length, location and shape on local corneoscleral deformation during cataract surgery. J Cataract Refract Surg 16:83−87
2. Artaria LG (1991) Visuelle Rehabilitation nach Kataraktchirurgie mit kleinem Schnitt. In: Schott K, Jacobi KW, Freyler H (Hrsg) 4. Kongreß der Deutschen Gesellschaft für Intraokularlinsen Implantation. Springer, Berlin Heidelberg New York, S 136−142
3. Jacobi KW, Strobel J (1986) Hornhautastigmatismus nach Katarakt-Operationen. Klin Monatsbl Augenheilkd 188:209−215
4. Masket S (1989) Keratorefractive aspects of the scleral pocket incision and closure method for cataract surgery. J Cataract Refract Surg 15:70−77
5. Menapace R (1991) Aktueller Stand der Implantation flexibler Intraokularlinsen. Fortschr Ophthalmol (im Druck)
6. Pfleger Th, Menapace R, Amon M, Papapanos P (1991) Postoperativer Astigmatismusverlauf nach 3,5 mm Skleraltunnelschnitt und HEMA-Hinterkammerlinse versus 6,5 mm Sklerastufenschnitt und PMMA-Hinterkammerlinse. 89. Tagung der Deutschen Ophthalmologischen Gesellschaft. September 1991, Leipzig
7. Shepard JR (1989) Induced astigmatism in small incision cataract surgery. J Cataract Refract Surg 15:85−88
8. Wetzel W, Gast R, Duncker G (1991) Verlaufsbeobachtung des Hornhautastigmatismus nach Phakoemulsifikation mit Intraokularlinsenimplantation. In: Schott K, Jacobi KW, Freyler H (Hrsg) 4. Kongreß der Deutschen Gesellschaft für Intraokularlinsen Implantation. Springer, Berlin Heidelberg New York, S 143−149

PMMA − Hinterkammerlinsenimplantation bei Kleinschnittechnik

U. M. KLEMEN und K. FRIDRICH

Zusammenfassung. Ein neues Modell einer PMMA-Hinterkammerlinse mit einem optischen Durchmesser von 5 mm ermöglicht eine Implantation bei Kleinschnittechnik und einen Wundverschluß mit einer Naht. Erfahrungen nach 180 Implantationen zeigen zufriedenstellende Ergebnisse, Komplikationen wie Dezentrierungen, Nachstarbildungen und Fibrinreaktionen stehen in direktem Zusammenhang mit intraoperativen Problemen. Unter den Voraussetzungen einer zentrischen Kapsulorhexis mit glattem Rand, einer möglichst vollständigen Kortexentfernung und einer gesicherten Kapselsackfixierung können ausgezeichnete morphologische und funktionelle Resultate erwartet werden.

Summary. A newly styled one piece PMMA posterior chamber intraocular lens (IOL) with an optic diameter of 5 mm allows a small incision technique with a 1 stitch wound closure. In the majority of 180 eyes operated on using this method the postoperative findings were excellent. Complications, such as displacements of the IOL, fibrinous reactions and secondary cataract formation, were found to have a direct correlation to intraoperative problems. With prerequisites of a central continous circular capsulotomy, a complete removal of all cortical remmants and an in-the-bag fixation of the IOL, optimal morphological and functional results can be expected.

Einleitung

Jede Schnitterweiterung nach Phakoemulsifikation zur Linsenimplantation erscheint widersinnig und zur Minimierung der Öffnung haben sich in zahlreichen Studien weiche Hinterkammerlinsen (HKL) aus Silikon und Hydrogel bewährt [1, 3]. Trotz Optimierung von Material und Form dieser HKL blieb die Anwendungsbreite eher bescheiden, nur rund 1% aller implantierten HKL sind faltbar, und das trotz bereits 5jähriger Erfahrung. Die Zahl der Phakoemulsifikationen hat sich von 1987 auf 1989 verdreifacht [2, 4]. Während innerhalb der letzten fünf Jahre die Tendenz bestand den Durchmesser der Optik auf 7 mm zu vergrößern, zeigte sich innerhalb der letzten zwei Jahre der Trend auch mit geringeren Optiken durchzukommen und dabei erwies sich ein Durchmesser von 5 mm als ausreichend. Die vorliegende Studie verfolgt den Zweck erste Erfahrungen mit dem PMMA Linsentyp 740P der Firma Pharmacia darzustellen.

Augenabteilung, Krankenhaus St. Pölten, Probst Führerstr. 4, A-3100 St. Pölten, Österreich

5. Kongreß der DGII
Hrsg. Wenzel et al.
© Springer-Verlag Berlin Heidelberg

Krankengut und Operationstechnik

In diese Studie sind 180 Augen von 167 Patienten einbezogen, welche zwischen Juni 1989 und Februar 1990 sich einer Phakoemulsifikation mit Implantation einer 740P HKL unterzogen haben. Alle Eingriffe wurden von einem Operateur durchgeführt, das Alter reicht von 51−92 Jahre, 77,6 im Durchschnitt. 108 Frauen stehen 59 Männern gegenüber, bei 86 Augen beträgt die Beobachtungszeit bis 6 Monate.

Zur Operationstechnik: Trapezförmige Skleralappenbildung mit einer limbalen Basis von exakt 5,5 mm nach dreieckförmiger limbusbasaler Bindehautpräparation, Parazentese mit einer 3,0 mm breiten Einmallanzette, Kapsulorhexis (Abb. 1), Hydrodissektion, intrakapsuläre Phakoemulsifikation (Abb. 2), I/A von Kortexresten (Abb. 3), Luftfüllung der Vorderkammer und Healontamponade nach Schnitterweiterung auf 5,5 mm (Skleralappenbreite, Abb. 4), Kapselsackfixierung in zwei Schritten (Abb. 5, 6). Verschluß mit 1 Lappennaht (Abb. 7) und 1 Bindehautnaht jeweils mit 8/0 Vicryl.

Ergebnisse

Intraoperative Beobachtungen

In 165 von 180 Fällen gelang eine Kapsulorhexis (CCC = Continous Circular Capsulotomy) mit einem Durchmesser von 4−5 mm, radiäre Einrisse dabei mußten wir in 11 Augen feststellen. Bei Maturen und intumeszenten Katarakten mißlang der Versuch einer CCC praktisch immer, weshalb wir der Briefschlitztechnik den Vorzug gaben. In 3 Augen ereignete sich während der Phakoemulsifikation ein Hinterkapselriß, ein Glaskörpervorfall konnte jedoch in allen Fällen durch Lufttamponade verhindert werden. In 42 Augen verengte sich die Pupille intraoperativ auf weniger als 5 mm, so daß weder eine exakte Aspiration von Kortexresten noch eine sichere Kapselsackfixierung des Implantats gewährleistet schien.

Als Hauptproblem erwies sich in fast allen Fällen (155) die Kortexentfernung unter der korneoskleralen Öffnung bei 12 Uhr, in wenigen Fällen (19) haben wir sogar eine zweite Parazentese bei 3 bzw. 9 Uhr durchgeführt, um sicher alle Kortexreste zu entfernen. Bei der Implantation vermieden wir wegen der Schwierigkeiten einer späteren Entfernung eine Füllung des Kapselsacks mit Healon und beschränkten uns auf eine Luftfüllung der Vorderkammer und ein Healonpolster im Schnittbereich. Die untere Haptikschleife wurde in den Kapselsack eingeschoben und danach gelang es mit der Implantationspinzette die obere direkt in den Kapselsack zu leiten, die Zentrierung erfolgte fast immer von selbst, nur in wenigen Fällen mußte diese mit einem Häkchen erfolgen. Luft und Healon wurden prinzipiell immer aus der Vorderkammer entfernt.

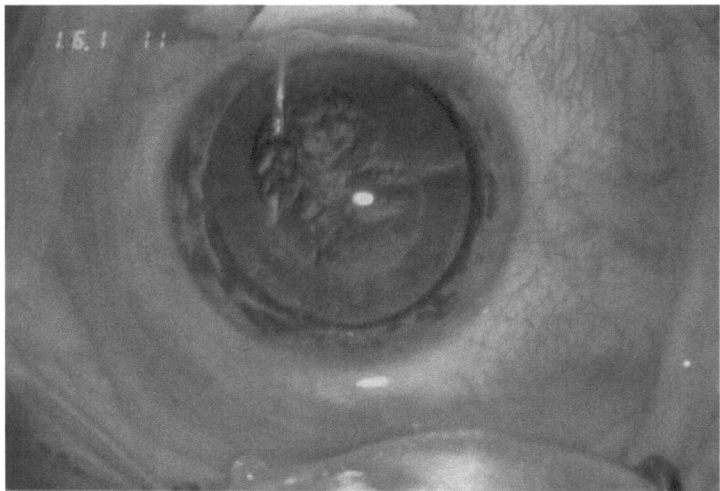

1

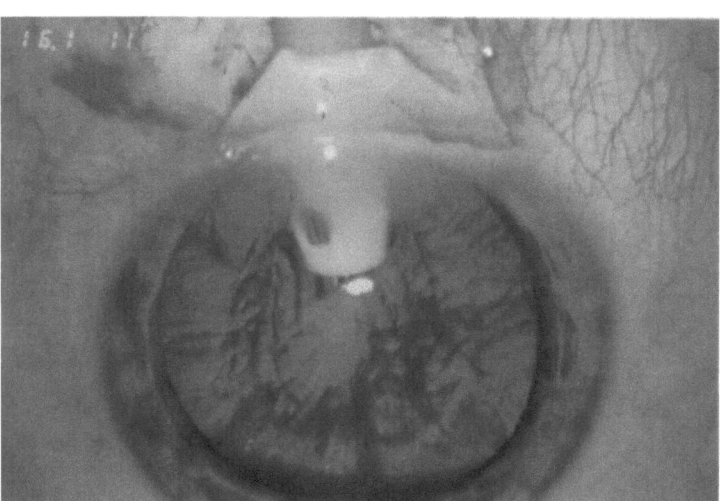

2

Abb. 1. Kapsulorhexis mit einer gebogenen Einmalnadel, ein Durchmesser von 4 bis maximal 5 mm wird angestrebt

Abb. 2. Interkapsuläre Phakoemulsifikation, am oberen Bildrand ist der trapezförmige Skleralappen mit einer limbusbasalen Länge von exakt 5,5 mm zu sehen. Die Bindehaut wurde scharf am Limbus abpräpariert und bei 11 Uhr radiär inzidiert um einen Verschluß mit 1 Naht zu ermöglichen

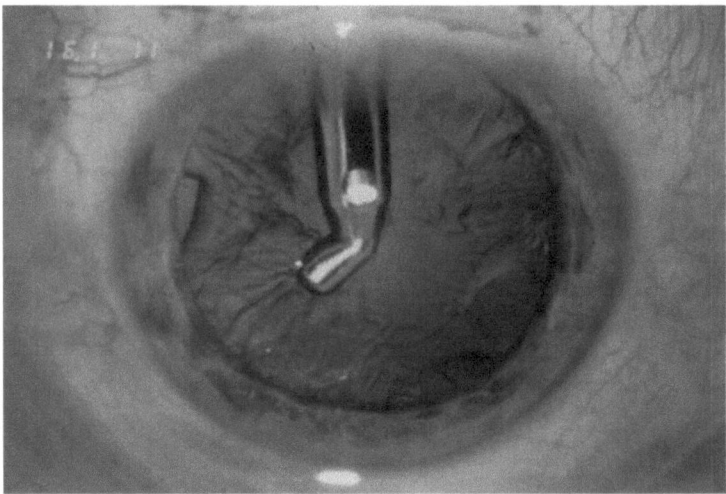

3

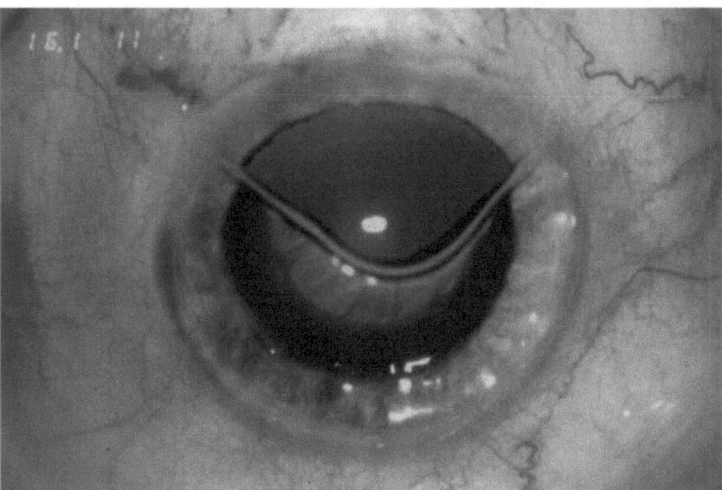

4

Abb. 3. Die Irrigation/Aspiration erfolgt mit einem gewinkelten Ansatz um die Kortexentfernung unter der primären Parazentesestelle zu erleichtern

Abb. 4. Nach Polieren des Kapselsacks erfolgt die Schnitterweiterung auf 5,5 mm (limbusbasale Lappenlänge) und eine Füllung der Vorderkammer mit Luft, die mit einem „Healonpolster" in situ gehalten wird. Es wurde in allen Fällen eine Füllung des Kapselsacks mit einer viskoelastischen Substanz vermieden. Der obere glatte Rhexisrand erscheint eindrucksvoll unter „Healonpolster"

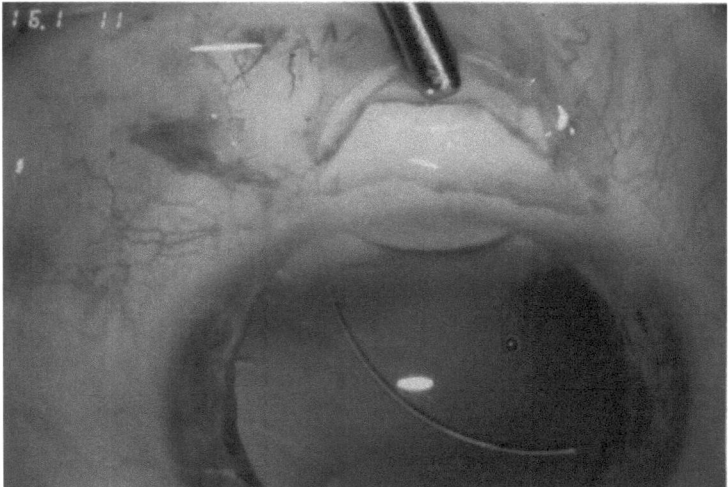

5

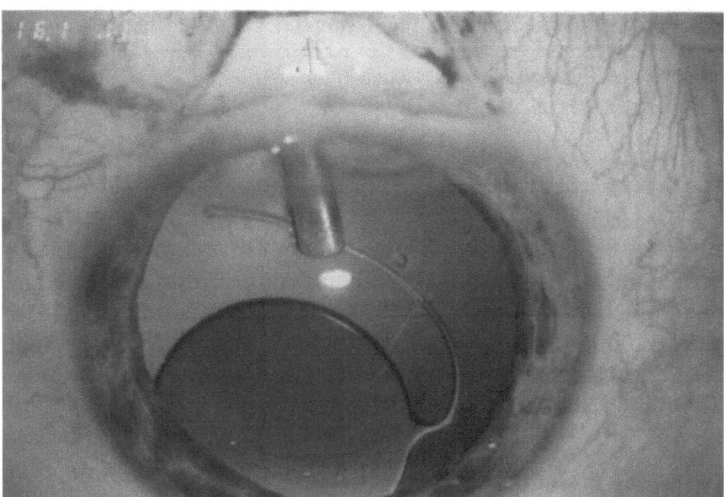

6

Abb. 5. Erster Schritt der Implantation: Die HKL wird am Rande der Optik erfaßt und mit der Haptikschleife in den unteren Kapselsack eingeschoben

Abb. 6. Zweiter Schritt der Implantation: Die Implantationspinzette erfaßt die obere Haptikschleife und schiebt unter vorsichtigem Druck zunächst den angewinkelten Teil nach links in den Kapselsack und dann die Spitze nach rechts. Sobald die Pinzette geöffnet wird, erfolgt eine selbständige Zentrierung der Linse. Ein Nachjustieren ist nur in vereinzelten Fällen nötig

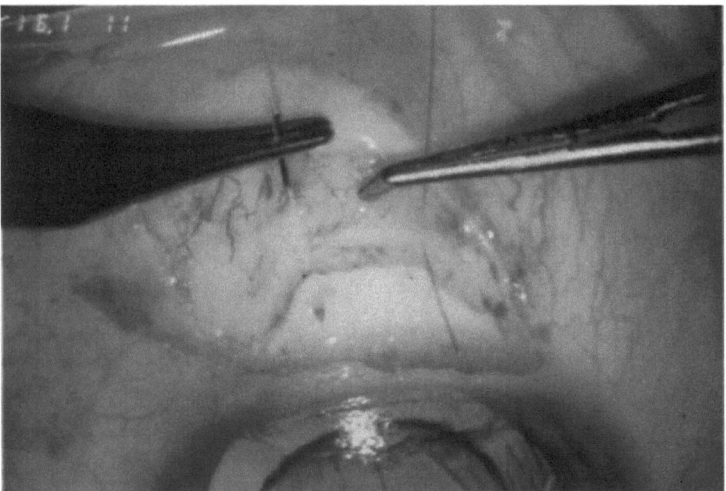

Abb. 7. Technik der Skleradeckelnaht: Ein 10/0-Nylon- oder 8/0-Vicrylfaden wird an den distalen Ecken des Trapezes so gezogen, daß der Knoten im Sklerawundspalt zu liegen kommt und keinerlei Reizungsgefühle verursachen kann

Postoperative Sehschärfe (Tabelle 1)

17 Augen mit einer Sehschärfe von 0,2 und weniger litten entweder an einer diabetischen Makulopathie [11] oder scheibenförmigen zentralen Netzhautdegenerationen [5] und in einem Fall sahen wir ein Makulaloch. In der Gruppe der Augen mit Visus zwischen 0,4 und 0,2 wiesen 23 von 29 Augen eine trockene Makuladegeneration auf, bei 4 Fällen lag eine Amblyopie und in 2 eine diabetische Makulopathie vor.

Postoperative Komplikationen (Tabellen 2, 3)

Die Tatsache, daß wir ein Auge durch eine Endophthalmitis praktisch verloren haben, überschattet die sonst sehr befriedigenden Ergebnisse. In diesem Fall konnten die entzündlichen Erscheinungen erst nach I.C.Entfernung des Implantats und Vitrektomie zum Stillstand kommen, das Sehvermögen betrug schließlich nur 0,1 mit Aphakiekorrektur. Fälle mit passagerer Keratopathie beschränkten sich auf Augen mit präoperativ bestehender Cornea Guttata oder Augen nach fistulierenden Glaukomoperationen, in allen Fällen besserte sich das Zustandsbild jedoch bis zum 7. Postoperativen Tag, es war in keinem Fall eine Keratoplastik erforderlich. Fibrinreaktionen traten hauptsächlich in Augen auf, in welchen intraoperativ keine exakte Entfernung von Kortexresten wegen Miosis gewährleistet war, ebenso Augen mit sog. Pseudo-Toxic-Lens-Syndrom. Druckanstiege konnten in allen Fällen mit lokaler Therapie beherrscht werden.

Tabelle 1

Sehschärfe	Zahl der Augen	%
0,5 und besser	134	74,5
0,4–0,2	29	16,1
>0,2	17	9,4

Tabelle 2

Frühkomplikationen (180 Augen)	Zahl der Augen	%
Keratopathie, Transient	32	17,8
Fibrin-Reaktion	25	13,9
Pseudo-Toxic-lens-Syndrom	6	3,3
Endophthalmitis	1	0,5
Druckanstieg	67	37,2

Tabelle 3

Spätkomplikationen (86 Augen)	Zahl der Augen	%
Nachstarbildung	24	27,9
Nachstarbildung (2. Eingriff erforderlich)	5	5,8
Dezentrierung	38	44,2
Optisch störende Dezentrierung	6	7,0
Zystoides Makulaödem	10	11,7

Die Zahl der Augen mit regeneratorischer Nachstarbildung liegt im üblichen Rahmen, nur bei 5 Augen war eine chirurgische Intervention nötig, wobei in 4 von 5 Fällen eine I/A von Elschniggschen Regeneraten und nur in 1 Fall eine ND-YAG-Laser-Kapsulotomie durchgeführt wurde. Weitaus problematischer scheint die hohe Zahl von dezentrierten Linsen, auch wenn sie in der Mehrzahl optisch nicht störten. 6 Augen, bei welchen wir eine sekundäre Zentrierung durchführen mußten, zeigten eine Positionierung von einer Schleife im Kapselsack und einer im Sulkus. Es gelang primär eine Sulkusfixierung beider Haptikschleifen, jedoch kam es in 2 von 6 Augen nach Sulkusfixierung der 740P HKL zu einer neuerlichen Dezentrierung, welche einen Linsentausch induzierte. Für eine Sulkusfixierung ist demnach dieser Linsentyp nur bedingt anwendbar. Die Zahl der Augen mit zystoidem Makulaödem überstieg nicht jene nach Implantation von herkömmlichen HKL mit Durchmessern der Optik von 7,0 mm.

Weitere Beobachtungen

Durch die Skleralappennahtverschlußtechnik lagen die Hornhautastigmatismen zum Zeitpunkt der Entlassung aus der Hospitalisierung zwischen 1 und

2 dptr zwischen 80 und 100°. Weitere Untersuchungen ergaben, daß bis zum Ende des ersten Monats nach dem Eingriff sich die Höhe der Hornhautverkrümmung kaum änderte, sich aber die Achsen in die Horizontale bewegten. In rund ⅓ aller Augen bildete sich über dem Skleralappen ein Bindehautfilterkissen, eine Hypotonie wurde jedoch nur in 3 Fällen festgestellt, die sich dann spontan normalisierte. Sekundärnähte waren in keinem Fall notwendig. Bei 20 Augen konnte wegen einer diabetischen Retinopathie innerhalb der ersten postoperativen Tage eine Argonlaserkoagulation durchgeführt werden, die optische Qualität der HKL erwies sich für diese Behandlung als zufriedenstellend. Schwierigkeiten hingegen erfuhren wir bei der Biomikroskopie der Netzhautperipherie in myopen Augen, in 4 Fällen mit einer Kapsulorhexis von 4 mm Durchmesser traten Probleme bei der Koagulation peripherer Degenerationszonen auf, speziell in 2 Fällen mit leichter Dezentrierung.

Diskussion der Befunde

Erste Erfahrungen mit der 740P HKL zeigten neben drei Vorteilen leider auch vier Nachteile, welche nicht unberücksichtigt bleiben sollten:

Vorteile: Verkürzung der postoperativen Rehabilitation
- geringe Höhe des postoperativen Hornhautastigmatismus
- gute Voraussetzungen für Biomikroskopie und Laserkoagulation bis zur mittleren Netzhautperipherie

Nachteile: Nur bei idealem Operationsverlauf anwendbar
- relative Kontraindikationen
- Sulkusfixierung problematisch
- Schwierigkeiten bei Biomikroskopie und Laserkoagulation der extremen Netzhautperipherie

Alle beobachteten unmittelbaren und späteren Komplikationen stehen in unserem Krankengut mit prä- und intraoperativen Schwierigkeiten in direktem Zusammenhang. Dezentrierungen traten nut in Augen auf, bei welchen keine zentrische und geschlossene Kapsulorhexis vorlag und bei welchen keine exakte I/A von Kortexresten und keine sichere Kapselsackfixierung der HKL wegen einer engen Pupille gewährleistet war.

Bei Gegenüberstellung der Vor- und Nachteile sollte jedoch die Tatsache berücksichtigt werden, daß aus dem Operationsverlauf heraus postoperative Probleme zwar erwartet, aber nicht ausgeschlossen werden können. Eine geringfügige Dezentrierung einer HKL mit einem 7 mm optischen Durchmesser wirkt sich für den Patienten sicher nicht so unangenehm aus wie dieselbe Verlagerung einer HKL mit 5-mm-Optik, vor allem bei Patienten bis zum 60. Lebensjahr mit einer durchschnittlichen Pupillenweite von 5,0 mm. Bei diesen Fällen liegt die Pupillenweite bei fehlendem Licht über jener der

Optik der HKL. Die Größe der Kapsulorhexis ist eine weitere offene Frage, ein 4-mm-Durchmesser erlaubt zwar eine zirkuläre Deckung der Optik, verkleinert diese aber zugleich um einen weiteren Millimeter, was sich besonders für Biomikroskopie und Photokoagulation der Netzhautperipherie ungünstig auswirkt. In Augen mit Kapsulotomiedurchmessern von mehr als 5 mm haben wir keine postoperativen Probleme erlebt außer bei Sulkus-Kapselsackfixierung. Diese Positionierung führt in allen Fällen zu einer optisch störenden Dezentrierung, die eine Reposition bzw. einen Linsentausch erforderten. Aus diesen Beobachtungen lassen sich somit folgende *relative Kontraindikationen* aufstellen:

1. Patienten unter 60 Jahre,
2. Augen mit peripheren Netzhautveränderungen (Myopie, Zustand nach Ablatiooperation etc.),
3. dezentrierte CCC, radiäre Einrisse der Vorderkapsel, Hinterkapselrupturen,
4. ungenügende Kortexentfernung bei intraoperativer Miose und fragliche Kapselsackfixierung.

Einen direkten Vergleich mit faltbaren HKL aus Silikon oder Hydrogel können wir aufgrund eigener Erfahrungen mangels eines zahlenmäßig gleichwertigen Krankengutes nicht ziehen; aus der Literatur ergeben sich jedoch ähnliche Indikationen, Ergebnisse und Komplikationen. Warum wir eher zur Implantation von PMMA-HKL mit 5-mm-Optikdurchmesser als zu weichen HKL tendierten, können wir wie folgt definieren:

1. Länge der Verlaufsdauer der Biokompatibilität (PMMA 41 Jahre, Silikon bzw. Hydrogel 5 Jahre).
2. Bei irregulärer Kapselsackschrumpfung bietet eine PMMA-Haptik wahrscheinlich einen größeren Widerstand zur Dezentrierung als Silikon bzw. Hydrogel.
3. Bei Elschniggschen Regeneraten ist eine I/A hinter einer HKL aus PMMA mit einem optischen Durchmesser leichter zu bewerkstelligen als bei einer Ganzkörperlinse.
4. Eine Reposition, Entfernung oder ein Linsentausch ist bei einer PMMA HKL weitaus weniger problematisch als bei Silikon oder Hydrogel HKL.

Der Hauptnachteil der 5-mm-Optik liegt natürlich in einer Gefahr von optisch störenden Dezentrierungen, welche bei größeren optischen Durchmessern weitaus geringer sind. Die immer wieder für weiche HKL aufgestellte Forderung, daß deren Implantation nur für erfahrene Operateure reserviert bleiben sollte, können wir auf die 740P HKL wie folgt abwandeln: Nur Chirurgen, welche aus dem Operationsverlauf postoperative Probleme ausschließen können, sollten diese Linsen implantieren. Es ist durchaus keine Schande, wenn man in komplizierten Fällen eine Schnitterweiterung durchführt und ein Linsenmodell mit größerem optischen Durchmesser implantiert, das auch bei leichten Dezentrierungen dem Patienten keine subjektiven Beschwerden verursacht.

Literatur

1. Allarakhia L, Knoll RL, Lindstrom RL (1987) Soft intraocular lenses. J Cataract Refract Surg 13:607–620
2. Bucher PJM (1990) The status of European Cataract Surgery. Eur J Impl Refract Surg 16:624–633
3. Faulkner GD (1987) Folding and Inserting silicone intraocular lenses. J Cataract Refract Surg 13:678–681
4. Leaming DV (1990) Practice styles and references of ASCRS members – 1989 survey. J Cataract Refract Surg 16:624–632

Kleine Hinterkammerlinse mit Prolenehaptik versus große Monopiece-Hinterkammerlinse – Untersuchung der Positionsstabilität an 763 Fällen

CH. ALTHAUS, M. MÖLLER und R. SUNDMACHER

Zusammenfassung. In einer retrospektiven Studie an 763 Augen wurde die Positionsstabilität einer Threepiece-Hinterkammerlinse (HKL) mit Prolene-Haptik und einer Monopiece-PMMA-HKL verglichen. Es wurde Kapselsackfixation angestrebt, wobei verschiedene Kapseleröffnungstechniken zur Anwendung kamen. Die Monopiece-PMMA-HKL wies bei einer durchschnittlichen Nachbeobachtungszeit von 19,9 Monaten eine signifikant bessere Positionsstabilität auf. Die verschiedenen Einflußgrößen diesbezüglich und ihre Relevanz werden dargestellt.

Summary. In a retrospective study on 763 eyes intraocular position stability of two types of ppsterior chamber lenses was investigated, stability of a threepiece PMMA lens with prolene haptics versus stability of a large monopiece PMMA lens. Intracapsular positioning was primarily intended by different surgeons with different techniques. After a follow-up time of 19.9 months the large monopiece PMMA lens proved to be significantly superior. This special lens has no positioning holes and is characterized by comparatively stiff PMMA haptics. The various determinants for intraocular position stability are discussed.

Die Positionsstabilität einer implantierten Hinterkammerlinse (HKL) ist eine entscheidende Voraussetzung für ein anhaltend gutes funktionelles Ergebnis. Zahlreiche Faktoren beeinflussen in unterschiedlichem Maß die Zentrierung und die dauerhafte Positionierung einer HKL:

1. *Intraoperativ:* Kapseleröffnungstechnik (Kapsulorhexis, Briefkastenschlitztechnik, Dosenöffnertechnik), Plazierung der Haptiken (Kapselsack, Sulcus ciliaris, asymmetrisch), Komplikationen (Ruptur der Hinterkapsel, Glaskörpervorfall, Zonulolyse),
2. *Postoperativ:* Dynamik der Kapselsackschrumpfung und dabei entstehende Kräfte,
3. *Materialeigenschaften der Linsenhaptik:* Seifigkeit, Formerinnerungsvermögen, Rückstellkräfte,
4. *Geometrie des Linsendesigns:* Gesamtdurchmesser, Symmetrie der Kapselsackausspannung, Verklebungsmöglichkeiten der Kapselblätter.

In den letzten Jahren hat in Kombination mit der Phakoemulsifikation und der Kleinschnittechnik das „kapselbewußte" Operieren mit dem Ziel der symmetrischen mittelgroßen Kapsulorhexis nach Neuhann neue Maßstäbe gesetzt, was Positionierung der HKL und dauerhafte Positionsstabilität

Universitäts-Augenklinik Düsseldorf, Moorenstr. 5, W-4000 Düsseldorf, Bundesrepublik Deutschland

5. Kongreß der DGII
Hrsg. Wenzel et al.

angeht. Diese operative Idealkombination ist aber nicht bei jeder Katarakt-
form vorteilhaft oder machbar. In Verbindung mit einer extrakapsulären
Kernexpression muß entweder die Kapsulorhexis-Öffnung gekerbt werden,
oder es wird primär auf die Dosenöffner- oder Briefkastenschlitztechnik
zurückgegriffen. Maßnahmen, die allesamt mit einer deutlich erhöhten
Gefahr postoperativer HKL-Instabilität und -Verlagerung einhergehen [1, 3,
5, 7, 11–13, 16, 21, 22, 24–26, 31–33]. Hieraus ergibt sich die Forderung,
daß man zumindest in allen solchen Operationssituationen, bei denen postoperativ mit einer HKL-Verlagerung gerechnet werden muß – und das sind
alle Fälle, die nicht mit vollständiger Kapsulorhexis und sauberer intrakapsulärer HKL-Positionierung abgeschlossen werden können – einen Hinter-
kammerlinsen-Typ wählen sollte, der postoperativen Verlagerungen größt-
möglichen Widerstand entgegensetzt. Wir haben deshalb eine umfassende
retrospektive Studie zur Positionsstabilität zweier unterschiedlicher HKL-
Typen durchgeführt.

Material und Patienten

Verglichen wurden zwei Linsentypen, von denen der Typ 1 zu Beginn des
Studienzeitraums in der Klinik ausschließlich eingeführt war. Er wurde dann
zunehmend durch den Typ 2 ersetzt, der seinerseits zum Ende des Studienab-
schnitts ausschließlich in Gebrauch war und auch heute noch ist (Abb. 1).
    HKL-Typ 1: Threepiece-HKL (Morcher Typ 34) 6,5-mm-Optik aus
PMMA mit 4 Positionierungslöchern, lange C-Schlingen-Haptik aus Polypropylene mit 0,15 mm Durchmesser, Gesamtdurchmesser 14 mm.
    HKL-Typ 2: Monopiece-HKL (Morcher Typ 48) 7,0- mm-Optik aus
PMMA ohne Positionierungslöcher, „geschulterte" C-Schlingen-Haptik aus
PMMA mit 0,2 mm Durchmesser, Gesamtdurchmesser 13,5 mm.
    Im Zeitraum vom 1. 7. 87 bis 30. 6. 89 wurden laut Operationsbuch 2237
Katarakte mit HKL-Implantation operiert. Bei 2200 Fällen waren die Hinterkammerlinsen am Schluß der Operation vom Operateur als zentriert beurteilt worden. An die weiterbetreuenden Augenärzte wurden 2200 detaillierte
Fragebögen ausgeschickt. Die Hauptfragen zielten auf die Positionierung
der HKL in Relation zur unbeeinflußten und erweiterten Pupille bei der letzten Untersuchung. Eine starke Dezentrierung wurde dann notiert, wenn
bereits bei unbeeinflußter Pupille ein HKL-Rand zu sehen war. Eine geringfügige Dezentrierung lag dann vor, wenn erst bei mäßiger medikamentöser
Mydriasis ein HKL-Rand auftauchte. Wir erhielten 763 auswertbare Erhebungsbögen zurück. Unsere retrospektive Studie bezieht sich damit auf eine
von uns unausgewählte und zufällige Stichprobe von 34% aller im Zeitraum
Juli 1987 bis Juni 1989 mit HKL operierten Augen.

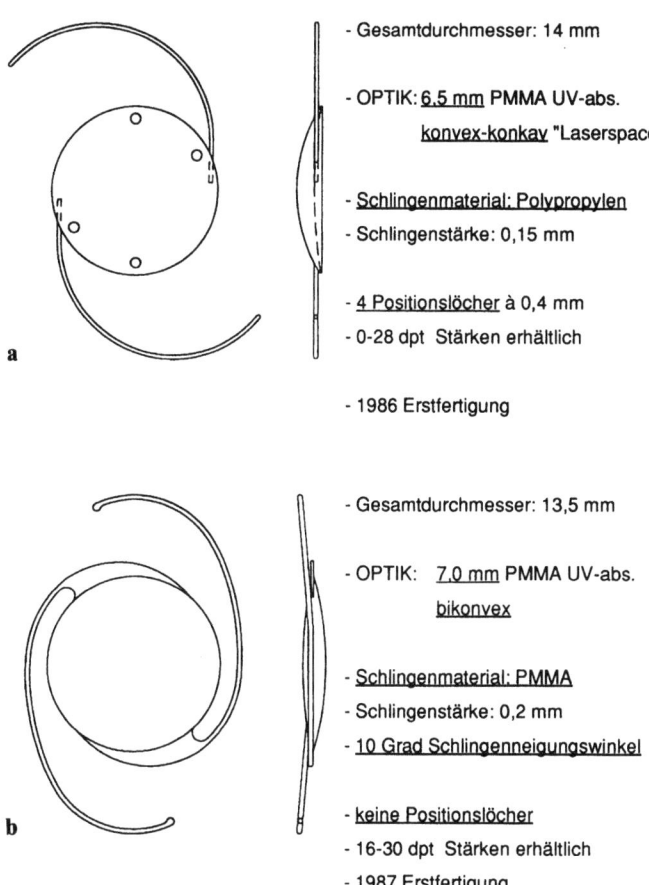

- Gesamtdurchmesser: 14 mm

- OPTIK: <u>6.5 mm</u> PMMA UV-abs.
        <u>konvex-konkav</u> "Laserspace"

- <u>Schlingenmaterial: Polypropylen</u>
- Schlingenstärke: 0,15 mm

- <u>4 Positionslöcher</u> à 0,4 mm
- 0-28 dpt Stärken erhältlich

- 1986 Erstfertigung

- Gesamtdurchmesser: 13,5 mm

- OPTIK: <u>7.0 mm</u> PMMA UV-abs.
        <u>bikonvex</u>

- <u>Schlingenmaterial: PMMA</u>
- Schlingenstärke: 0,2 mm
- <u>10 Grad Schlingenneigungswinkel</u>

- <u>keine Positionslöcher</u>
- 16-30 dpt Stärken erhältlich
- 1987 Erstfertigung

Abb. 1. Konstruktionsmermale der von uns im sukzessiven Vergleich geprüften beiden Linsentypen: **a** Morcher 34: „Three-piece IOL"; **b** Morcher 48: „One-piece IOL"

Ergebnisse

405 Augen (53,1%) enthielten HKL-Typ 1. In 358 Augen (46,9%) war HKL-Typ 2 implantiert worden. Geschlechts- und Altersverteilung waren in beiden Gruppen gleich. Die mittlere Nachbeobachtungszeit betrug 29,7 Monate beim HKL-Typ 1 und 19,9 Monate beim HKL-Typ 2. In 84,1% wurde eine extrakapsuläre Kernexpression (ECCE), in 13,5% eine Phakoemulsifikation und in 2,4% eine Triple-OP (Keratoplastik, ECCE, HKL) durchgeführt. Der geringe Prozentsatz der Phakoemulsifikationen zur damaligen Zeit hatte keine Indikationsgründe, sondern ausschließlich logistische Gründe.

Intraoperative Komplikationen: In 3,0% trat eine Ruptur der Hinterkapsel auf, wobei in 0,8% noch in den Kapselsack, in 2,2% jedoch in den Sulcus

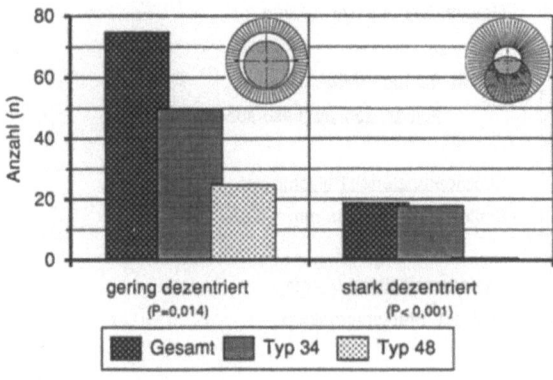

Abb. 2. Späte fixierte Dezentrierung der Hinterkammerlinsen

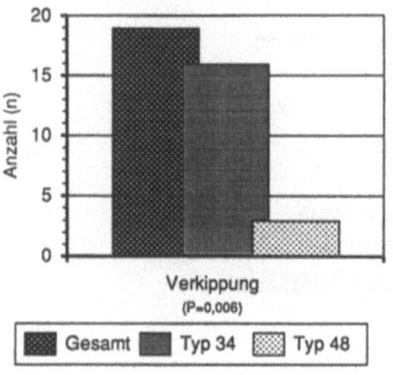

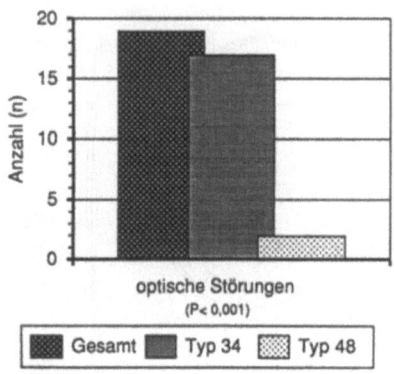

Abb. 3. Verkippung der Hinterkammerlinsen

Abb. 4. Linsenbedingte optische Störungen

ciliaris implantiert wurde. Von den in den Kapselsack implantierten 6 HKLs
(3 HKL-Typ 1, 3 HKL-Typ 2) dezentrierten 3 später leicht (2 HKL-Typ 1, 1
HKL-Typ 2). Von den in den Sulcus ciliaris implantierten 3 HKL-Typ 1
dezentrierten 3 später leicht, von den 14 so positionierten HKL-Typ 2 dezentrierte nur eine leicht.

Störungen in der frühen postoperativen Phase (bis 7. postop. Tag): Iris capture (n = 7): 6× HKL-Typ 1, 1× HKL-Typ 2 (p = 0,083); in allen Fällen
medikamentös reversibel). Geringfügige Dezentrierung (n = 10): 9× HKL-
Typ 1, 1× HKL-Typ 2 (p = 0,019). Frühe postoperative Lagekorrekturen
waren nicht erforderlich.

Positionsstörungen zum Zeitpunkt der Nachuntersuchung: Insgesamt waren
96 Linsen (12,6%) dezentriert, 17,3% der HKL-Typ 1 und 7,3% der HKL-
Typ 2. Bei 75 Linsen (9,8%) war die Dezentrierung nur als geringfügig
bewertet worden, bei 2,8% aber als stark. Der HKL-Typ 1 dezentrierte signi-

fikant häufiger: 12,4% HKL-Typ 1 gegenüber 7,0% HKL-Typ 2 waren geringfügig verlagert (p = 0,014). Bei den klinisch sehr viel wichtigeren starken Verlagerungen ist dieser Unterschied noch eindeutiger: 4,9% HKL-Typ 1 gegenüber nur 0,3% HKL-Typ 2 (p < 0,001). Eine Verkippung trat insgesamt bei 2,5% aller Linsen auf. In 4,0% beim HKL-Typ 1 und nur in 0,8% beim HKL-Typ 2 (p = 0,006) (Abb. 2). Die Angaben über optische Störungen im Rahmen von Dezentrierung und Verkippung entsprechen in etwa denen bei starker Verkippung: 4,2% bei HKL-Typ 1 und nur 0,6% bei HKL-Typ 2 (p < 0,001) (Abb. 3, 4). Operative Lagekorrekturen wurden 14mal erforderlich, ausschließlich bei HKL-Typ 1.

Diskussion

Die exakte Beurteilung der Zentrierung von Hinterkammerlinsen wirft Probleme auf. Einerseits entspricht die operationstechnisch erreichbare Zentrierung auf die Kapselsackmitte oder die Zentrierung zu den Sulkusstrukturen nicht der optisch erforderlichen Zentrierung auf die Pupille. Andererseits ist eine exakte quantitative Messung in sich schon schwierig. Verschiedene Verfahren sind in der Literatur ausführlich dargestellt [4, 6, 20, 27, 29]. Die Schätzgenauigkeit der rein klinischen Beurteilung soll schlechter als 0,5 mm sein [30]. Im Rahmen der vorliegenden retrospektiven Studie kam es uns aber auf solche metrischen Genauigkeitsaussagen nicht an. Uns erschien wichtiger und richtiger, danach zu fragen, wie sich die Linsen – und hier speziell die optisch stark störenden Linsenränder – langfristig im Verhältnis zur unbeeinflußten und mäßig medikamentös erweiterten Pupille einstellten [6, 15, 28]. Das Ergebnis, das sich auf eine große unausgewählte Stichprobe stützt, war eindeutig: Der HKL-Typ 1 führte langfristig zu signifikant mehr Positionsstörungen als der HKL-Typ 2. Da es sich bei unseren Patienten um ein unausgesuchtes Mischkollektiv handelte, das von verschiedenen Operateuren mit verschiedenen Techniken operiert wurde, bevorzugt mit ECCE-Techniken, können wir folgern, daß unsere Ergebnisse für alle diejenigen Operateure volle Relevanz haben, die überwiegend ECCE-Techniken anwenden. In früheren Studien ist mit Briefkastenschlitztechnik nur in 68% und nach Kapsulorhexis mit Kernexpression nur in 85% eine Kapselsackfixation erzielt worden [11, 13]. Die Kapsulorhexis mit Kernexpression führt in einem unbekannt hohen Anteil zu radiären Einrissen zum Äquator und erlaubt so das Herausrotieren eines Bügels aus dem Kapselsack. Post mortem Untersuchungen 2–3 Jahre nach der Implantation haben gezeigt, daß etwa 50% der Haptiken asymmetrisch lagen [2, 34]. Die asymmetrische Lage der Haptiken führt zur asymmetrischen Einwirkung von Kapselschrumpfungsprozessen, damit zur Dezentrierung und zu optischen Problemen [8, 22]. Dabei können offenbar erhebliche Kräfte auftreten, die Guthoff in Modellversuchen größenordnungsmäßig erfaßte [9, 17]. Von noch entscheidenderer Bedeutung ist wahrscheinlich die Geschwindigkeit der Verklebung der Kapselblätter in der Kapselsackperipherie, weil hiervon abhängt, wieviel Kraft überhaupt in welcher Richtung auf die Linsengeometrie ausgeübt wird. Die Dynamik der Kapselsackschrumpfung ist von Hartmann ausführlich beschrieben worden [8, 22]. Sie ist nach etwa 2 Monaten abgeschlossen, so daß unser Kollektiv auch hinsichtlich der durchschnittlichen Nachbeobachtungszeiten aussagekräftig ist.

Nur begrenzt gültig sind unsere Ergebnisse und Schlußfolgerungen für reine Phakoemulsifikationsoperateure, solange es ihnen gelingt, eine vollständige Kapsulorhexis-Öffnung zu schaffen und zu erhalten und die Linse sauber in den Sack zu plazieren. Vom Durchschnittsphakoemulsifikateur sind diese Idealleistungen aber ganz offenbar nicht in jedem Fall zu erbringen, und vom „Superspezialisten" vermutlich auch nicht immer. Dunker berichtete, daß nach Phakoemulsifikation und Kapsulorhexis 95% der Linsen zentriert gewesen seien [11]. Also auch bei diesen Techniken waren langfristig noch 5% unbefriedigend zentriert mit entsprechendem Bedarf für eine dislokationsresistente HKL.

Womit erklärt sich nun, daß der HKL-Typ 2 eine signifikant bessere Positionsstabilität aufweist als der HKL-Typ 1? Das hat zum geringeren Teil mit den Materialeigenschaften der Linsenhaptiken zu tun. Zahlreiche Untersuchungen befaßten sich mit dem Materialeigenschaften der Polypropylene- und PMMA-Haptiken, insbesondere mit deren Elastizität, Plastizität, Formerinnerungsvermögen und Rückstellkraft. Hierbei weisen die Ergebnisse zum Teil erhebliche Diskrepanzen auf [10, 14, 18, 19, 23].

Weit wichtiger ist nach Guthoff für die Positionsstabilität einer Intraokularlinse deren Gesamtgeometrie [18, 19], und in dieser Hinsicht weist der HKL-Typ 2 folgende positionsstabilisierenden und funktionssichernden Vorteile gegenüber dem HKL-Typ 1 auf:

1. Die größere Optik (7 gegenüber 6,5 mm) hält negative funktionelle Auswirkungen bei primären oder sekundären Pupillenverlagerungen und bei sekundären HKL-Verlagerungen in fast immer tolerablen Grenzen.

2. Der Verzicht auf Positionierungslöcher vermindert die Gefahr von unguten HKL-Iris-Verwachsungen und sich daraus ergebenden chronischen Schrankenstörungen mit Reizzuständen.

3. Die aus einer kräftigen Schulter am HKL-Körper entspringenden Monopiece-PMMA-Haptiken haben in ihrem Ursprung eher eine J- als eine C-Form und weisen einen größeren Durchmesser auf (0,2 gegenüber 0,15 mm). Beides zusammen führt zu einer deutlich höheren Steifigkeit der HKL-Typ-2-Haptiken im Vergleich zu den viel flexibleren HKL-Typ-1-Polypropylene-Haptiken.

Während bei idealer Ausgangssituation (intakte symmetrische mittelgroße Kapsulorhexis-Öffnung nach Phakoemulsifikation) eine Kapselsackimplantation mit verschiedenen Linsentypen ähnlich sicher möglich mit relativer Positionsstabilität auch über die Phase der Kapselsackschrumpfung hinaus, benötigt jeder Operateur je nach operativer Technik mehr oder weniger häufig einen Linsentyp, der die potentiellen Nachteile einer asymmetrischen

Kapselsackeröffnung ausgleicht, indem er intraokularen Verlagerungskräften entgegen wirkt.

Unsere Studie belegt, daß bei asymmetrischer Kapseleröffnungstechnik und angestrebter Kapselsackfixation die von uns verwendete Monopiece-HKL aus PMMA aufgrund ihrer größeren Steifigkeit bei asymmetrischer Plazierung der Haptiken primär besser zentriert, in der dynamischen Phase der Kapselsackschrumpfung den hierbei auf sie wirkenden Kräften besser standhält und damit signifikant seltener stark dezentriert als die verwendete Threepiece-HKL mit flexiblerer Polypropylene-Haptik.

Ausdrücklich möchten wir vor dem Schluß warnen, daß *jede* PMMA-Monopiece-HKL diese positiven Eigenschaften haben müßte. Das ist sicher nicht der Fall. Viele dieser Linsen sind bewußt so konstruiert, daß ihre Haptik ähnlich flexibel oder noch flexibler als die der üblichen Polypropylene-Schlingen sind. Von derartigen Linsen sind die geschilderten Vorteile des von uns gegenwärtig bevorzugten HKL-Typ 2 nicht zu erwarten.

Literatur

1. Apple DJ, Mamalis N, Loftfield K, Googe JM, Novak LC, Kavka-Van Norman D, Brady SE, Olson RJ (1984) Complications of intraocular lenses. A historical and histopathological review. Surv Ophthalmol 29/1:1−54
2. Apple DJ, Park SBm Merkley KH, Brems RN, Richards SC, Langley KE, Piest KL, Isenberg RA (1986) Posterior chamber intraocular lenses in a series of 75 autopsy eyes. Part I: Loop location. J Cataract Refract Surg 12:358−362
3. Arnott EJ (1989) Lens decentration. Eur J Implant Refract Surg 1:201−203
4. Auran JD, Koester CJ, Donn A (1990) In vivo measurement of posterior chamber intraocular lens decentration and tilt. Arch Ophthalmol 108:75−79
5. Böke W, Krüger H (1986) Weitere Untersuchungen zur Zentrierung von Hinterkammerlinsen bei angestrebter Sulkusfixierung. Klin Monatsbl Augenheilkd 188:216−220
6. Brems RN, Apple DJ, Pfeffer BR, Park SB, Piest KL, Isenberg RA (1986) Posterior chamber intra ocular lenses in a series of 75 autopsy eyes. Part III: Correlation of positioning holes and optic edges with the pupillary aperture and visual axis. J Cataract Refract Surg 12:367−371
7. Davison JA (1986) Analysis of capsular bag defects and intraocular lens positions for consistent centration. J Cataract Refract Surg 12:124−129
8. Draeger J, Guthoff R, Abramo F (1988) Zur Biomechanik der Intraokularlinsen-Haptik; Vergleichende Messungen von Elastizitäts- und Rückstellkraft in Abhängigkeit von Materialeigenschaften und Konstruktion. In: Lang KW, Ruprecht KW, Jacobi KW (Hrsg) 2. Kongreß der DGII. Enke, Stuttgart, S 42−44
9. Draeger J, Guthoff R, Abramo F, Lang GK, Neumann W (1989) Quantifizierung der Schrumpfungskräfte des Kapselsacks − Eine experimentelle Studie. In: Freyler H, Skorpik C, Grasl M (Hrsg) 3. Kongreß der DGII. Springer, Wien New York, S 70−75
10. Drews RC, Kreiner C (1987) Comparative study of the elasticity and memory of intraocular lensloops. J Cataract Refract Surg 13:525−530
11. Duncker G, Wetzel W (1990) Linsenposition nach geplanter Kapselsackfixierung: Ergebnisse von 200 konsekutiv operierten Phakoemulsifikationen. Fortschr Ophthalmol 87:140−143
12. Duncker G, Wetzel W (1990) Linsenposition nach 400 konsekutiven Phakoemulsifikationen mit geplanter Kapselsackfixierung. In: Schott K, Jacobi KW, Freyler H (Hrsg) 4. Kongreß der DGII. Springer, Berlin Heidelberg New York, S 113−119

13. Duncker G, Böke W, Krüger H, Behrendt S (1988) Linsenposition nach geplanter Kapselsackfixierung: Kapsulorhexis versus Briefkastentechnik. In: Lang KW, Ruprecht KW, Jacobi KW (Hrsg) 2. Kongreß der DGII. Enke, Stuttgart, S 120−124

14. Effert R, Imkamp E, Danassis M, Heim T (1990) Vergleichende Untersuchungen über die Kompressibilität der Haptiken intraokularer Kunstlinsen aus PMMA und Polypropylen. In: Schott K, Jacobi KW, Freyler H (Hrsg) 4. Kongreß der DGII. Springer, Berlin Heidelberg New York, S 57−61

15. Friedberg HL, Kline OR, Friedberg AH (1989) Comparison of the unwanted optical images produced by 6 mm and 7 mm intraocular lenses. J Cataract Refract Surg 15:541−544

16. Greite JH, Kammann JP, Tsinopoulos I, Kreiner CF (1990) Die ST-Linse − Eine Ganzkörperlinse zur spannungsfreien endokapsulären Fixation. In: Schott K, Jacobi KW, Freyler H (Hrsg) 4. Kongreß der DGII. Springer, Berlin Heidelberg New York, S 5−12

17. Guthoff R, Abramo F, Draeger J, Chumbley LC, Lang GK, Neumann W (1990) Forces on intraocular lens haptics induced by capsular fibrosis. An experimental study. Graefes Arch Ophthalmol 228:363−368

18. Guthoff R, Abramo F, Draeger J (1990) Zur Rückstellelastizität von Intraokularlinsenhaptiken verschiedener Geometrie und verschiedenen Materials. Klin Monatsbl Augenheilkd 197:27−32

19. Guthoff R, Abramo F, Middleton V, Draeger J (1990) Zum Formerinnerungsvermögen verschiedener Kunststofflinsenhaptiken im Hinblick auf Geometrie und Materialien. In: Schott K, Jacobi KW, Freyler H (Hrsg) 4. Kongreß der DGII. Springer, Berlin Heidelberg New York, S 62−66

20. Guyton DL, Uozata H, Wisnicki HJ (1990) Rapid determination of intraocular lens tilt and decentration through the undilated pupil. Ophthalmology 97:1259−1264

21. Hartmann C, Kriegelstein GK (1990) Morphologie der Kapselsackschrumpfung in Abhängigkeit von der Kapseleröffnungstechnik, vom Linsendesign und von der Sulcus-/Saccusfixation. Klin Monatsbl Augenheilkd 197:302−310

22. Hartmann C, Kriegelstein GK (1990) Dynamik der Kapselsackschrumpfung in Abhängigkeit von der Kapsulotomietechnik, vom Linsendesign und von der Sulkus-/Sakkusfixation. In: Schott K, Jacobi KW, Freyler H (Hrsg) 4. Kongreß der DGII. Springer, Berlin Heidelberg New York, S 102−107

23. Imkamp E, Effert R, Fleckhaus S, Böhmer H (1990) Vergleichende Untersuchungen zum Kapselsackdurchmesser und zur Kapselsackverformung nach Kapsulorhexis und großer, anteriorer Kapsulotomie mit Hinterkammerlinsenimplantation. In: Schott K, Jacobi KW, Freyler H (Hrsg) 4. Kongreß der DGII. Springer, Berlin Heidelberg New York, S 52−56

24. Jaffe NS (1989) Sulcus versus capsular bag fixation of posterior chamber lenses. Eur J Implant Refract Surg 1:157−162

25. Krüger H, Papst N, Otto H, Böke W (1985) Untersuchung zur Dezentrierung von Hinterkammerlinsen (HKL). Fortschr Ophthalmol 82:344−346

26. Kutschera E, Oberhummer W, Alzner E (1990) Kapselsackimplantation einer bikonvexen PMMA-Linse mit flexibler Ringhaptik. Spektrum Augenheilkd 4/6:230−232

27. Lakshminarayanan V, Enoch JM, Raasch T, Crawford B, Nygaard RW (1986) Refractive changes induced by intraocular lens tilt and longitudinal displacement. Arch Ophthalmol 104:90−92

28. McDonell PJ, Spalton DJ, Falcon MG (1990) Decentration of the posterior chamber lens implant: The effect of optic size on the incidence of visual aberrations. Eye 4:132−137

29. Phillips P, Pérez-Emmanuelli J, Rosskothen HD, Koester CJ (1988) Measurement of intraocular lens decentration and tilt in vivo. J Cataract Refract Surg 14:129−135

30. Riemann S, Frohn A, Weidle EG, Lisch W (1990) Subjektive und objektive Ermittlung der Linsenzentrierung. In: Schott K, Jacobi KW, Freyler H (Hrsg) 4. Kongreß der DGII. Springer, Berlin Heidelberg New York, S 120−125

31. Rochels R, Nover A (1988) Untersuchung zur Häufigkeit und Entstehung der Dezen-

trierung kapselsackfixierter Hinterkammerlinsen. Klin Monatsbl Augenheilkd 193:585−588
32. Weidel EG, Riemann S, Lisch W (1989) Zentrierverhalten kapselsackfixierter Hinter-kammerlinsen nach Kapsulorhexis. In: Freyler H, Skorpik C, Grasl M (Hrsg) 3. Kon-greß der DGII. Springer, Wien New York, S 182−189
33. Wilbrandt HR (1990) Mini-Capsulorhexis for intercapsular phacoemulsification assu-res intraocular lens centration. Eur J Implant Refract Surg 2:75−77
34. Wilson DG (1984) Location of loops of the Sinskey Modified J Loop posterior chamber lens. A Histopathological study. Trans Ophthalmol Soc NZ 36:51−53

Implantation von PMMA-Disklinsen mit Schlaufeninstrumenten — Implantationsanalyse und klinische Ergebnisse

H. Hermeking und E. Gerke

Zusammenfassung. 100 PMMA-Disklinsen mit geschlossener kompressibler Rundhaptik (Pharmacia CD 801 A) und 200 PMMA-Disklinsen mit offener kompressibler Rundhaptik (Polytech 257) wurden mit Schlaufeninstrumenten nach Kapsulorhexis endokapsulär implantiert. Die klinischen Ergebnisse decken sich mit den Auswertungen einer experimentellen Implantationsanalyse, die mit der SFVT-Graphik nach Zirm durchgeführt wurde. Die CD-801-A-Disklinse neigt aufgrund der Tatsache, daß sie einen geringeren Durchmesser als der Kapselsack aufweist, zu leichten Dezentrierungen von etwa 1 mm (38% der Fälle). Die videographische Implantationsanalyse der Disklinse mit offener kompressibler Rundhaptik (PC 257) zeigt, daß sich die Linse nach Implantation der Kapselsackgröße anpaßt und die kreisrunde Kapselsackkonfiguration aufrecht erhält. Dies erklärt auch die Stabilität der postoperativen Befunde, es kam in keinem Fall zu einer späten Dezentrierung. Die Disklinse mit offener Rundhaptik (Polytech PC 257) weist gegenüber der Disklinse mit geschlossener Rundhaptik (Pharmacia CD 801 A) wesentliche Vorteile auf.

Summary. 100 PMMA disc-lenses with compressible circular closed haptics (Pharmacia 801 A) and 200 PMMA disc-lenses with compressible open haptics (Polytech CD 257) were implanted with solid loop instruments into the capsular bag after capsulorhexis. The clinical results are consistent with our data derived from an experimental analysis of implantation carried out with SFVT graphic by Zirm. As the overall diameter of the CD 801 A disc-lens is smaller than the capsular bag this implant shows a tendency towards slight decentration of about 1 mm in 38% of the cases. The videographic analysis of the implantation of PC 257 disc-lenses with open compressible circular haptics demonstrates that by adaption of the lens to the size of the capsular bag its circular shape is maintained. This explains that we found no late decentrations in our clinical cases. We conclude that the lens with open circular haptic has major advantages over the lens with closed circular haptics.

Methode und Implantationsanalyse

Das solide Schlaufeninstrumentarium (Abb. 1) wurde entwickelt, um kompressible Disklinsen nach Kapsulorhexis gezielt endokapsulär implantieren zu können. Durch leichte Modifikation am Instrument können Instrument und Disklinse aufeinander abgestimmt werden. So können unter Beibehaltung des instrumentellen Konzepts, nämlich dem Einziehen der Linse in eine V-förmige Schlaufe (Abb. 2, 3), Disklinsen unterschiedlichen Designs über symmetrische und reproduzierbare Kompression nach Kapsulorhexis sicher

---

Augenklinik, Klinikum Barmen, Heusnerstr. 40, W-5600 Wuppertal 2, Bundesrepublik Deutschland

5. Kongreß der DGII
Hrsg. Wenzel et al.
© Springer-Verlag Berlin Heidelberg

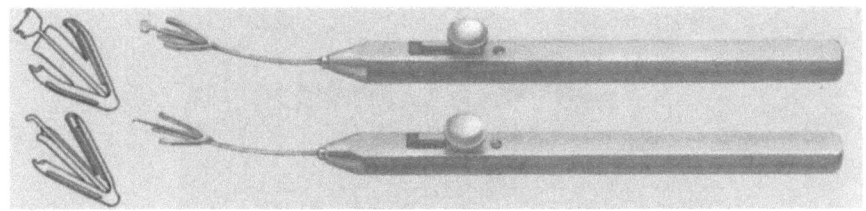

Abb. 1. Das Schlaufeninstrumentarium. Durch leichte Variation am Instrument wird Instrument und Disklinse unter Beibehaltung des instrumentellen Konzepts aufeinander abgestimmt

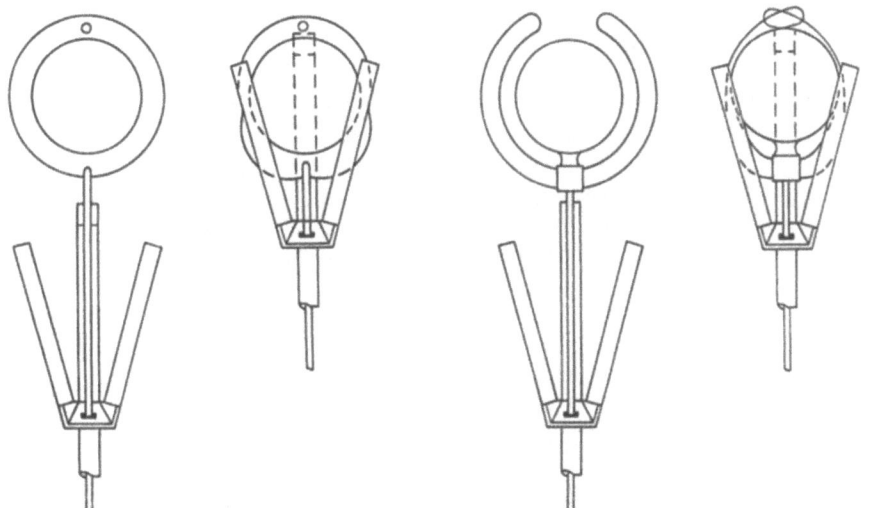

2

3

Abb. 2. Schlaufeninstrument für die CD 801 A. Die Linse wird mittels Haken über das Positionierungsloch in die Instrumentenschlaufe eingezogen

Abb. 3. Schlaufeninstrument für die PC 257. Die Linse wird über eine 4-Hakenplatte, in die der äußere Haptikring und Haptiksteg eingelegt wird, in die Instrumentenschlaufe eingezogen

in den Kapselsack eingebracht werden. Für einige Disklinsen wird durch das Schlaufeninstrumentarium ihre Implantation überhaupt erst möglich. Das Schlaufeninstrumentarium wurde zunächst für zwei spezielle Disklinsendesigns entwickelt:

1. Für eine Disklinse mit geschlossener kompressibler Rundhaptik, einem Gesamtdurchmesser von 9,0 mm, einer bikonvexen 6,0 mm großen Optik und einer Haptikabwinkelung von 9° (Pharmacia CD 801 A) (Abb. 10, 11).
2. Für eine Disklinse mit offener kompressibler Rundhaptik, einem Gesamtdurchmesser von 10,8 mm und einer plankonvexen 6,0 mm gro-

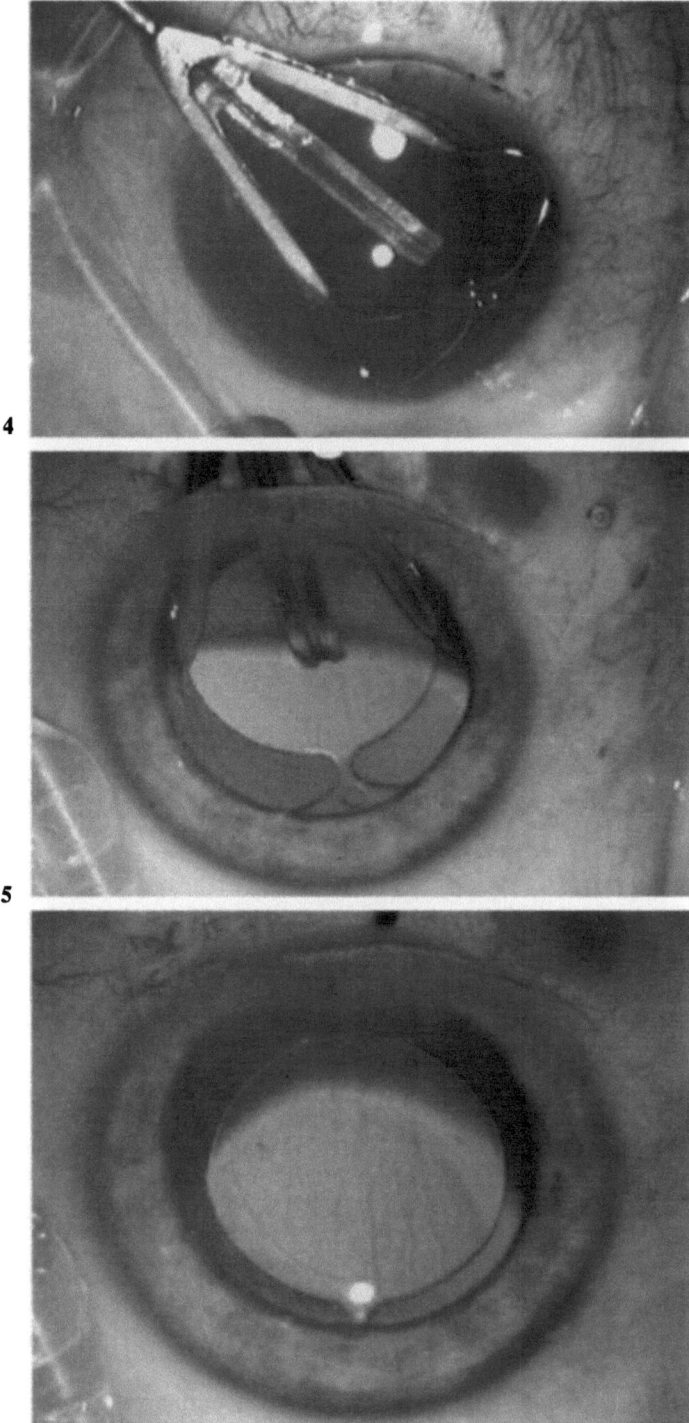

4

5

6

ßen Optik (Polytech PC 257) (Abb. 12, 13); die Haptik ist bei dieser Linse nicht abgewinkelt.

Die Haptik der CD 801 A wird nach Einziehen in das Instrument in ihrer Mitte komprimiert (Abb. 2, 4), entsprechend der dadurch bedingten Ausbuchtungen der Haptik am vorderen und hinteren Teil der Linse ist das Einbringen in den Kapselsack etwas anspruchsvoller (Abb. 5). Zudem ist durch die vorne und hinten liegenden Haptikstege der in Implantationslinie liegende Anteil der Linse starr, so daß bei einer Linsenlänge von 9 mm der Kapselsack zwangsläufig vor sich hergeschoben wird, bis auch der hintere Anteil der Linse in den Kapselsack eingleitet. Wenn auch in geringerem Ausmaß kann dabei Zonulastreß entstehen. Nach Implantation läßt sich die CD 801 A intraoperativ zuverlässig zentral im Kapselsack positionieren (Abb. 6).

Die Haptik der PC 257 faltet sich nach Einziehen in das Instrument übereinander. Dadurch verkleinert sich die Linse sowohl in ihrer Breite wie auch in der Länge erheblich und läßt sich so unproblematisch und sicher implantieren (Abb. 7, 8). Sie entfaltet sich über das Memory des Materials erst im Kapselsack. Zug am Kapselsack oder gar Zonulastreß wird auf diese Weise vermieden. Auch diese Linse läßt sich im Kapselsack zuverlässig zentral positionieren (Abb. 9).

Die videographische Implantationsanalyse nach experimenteller Implantation der CD 801 A (Abb. 10, 11) zeigt, daß sie mit ihrem Gesamtdurchmesser von 9,0 mm den Kapselsack (weiß) nicht ganz ausfüllt. Wird die nichtimplantierte Linse (rot) auf die implantierte Linse (blau) projiziert, so ergibt sich kein Konfigurationsunterschied. Die Linse schwebt gewissermaßen im Kapselsack und wird erst durch die Verklebung der beiden Kapselblätter fixiert. Die zirkuläre Rundhaptik setzt allerdings der Kapselsackschrumpfung Grenzen.

Die Implantationsanalyse der PC 257 (Abb. 12, 13) zeigt eine Anlagerung der Haptik exakt über dem gesamten Äquator des Linsensacks (weiß). Projiziert man hier die nichtimplantierte Linse (rot) auf die implantierte Linse (blau), so wird ersichtlich, daß die implantierte Linse den Kapselsack über 360° ausspannt und seine ursprüngliche Konfiguration aufrechterhält. Sie genügt damit voll den Anforderungen, die man an eine Disklinse stellt.

Abb. 4. Die in die Instrumentenschlaufe eingezogene Disklinse CD 801 A intraoperativ. Die Ausbuchtungen der Haptik überragen vorne die Instrumentenschlaufe. Hierin liegt ein höherer implantationstechnischer Anspruch begründet

Abb. 5. Nachdem der vordere Linsenanteil der CD 801 A in den Kapselsack eingebracht ist, wird die Linse durch Vorschieben des Hakens aus der Instrumentenschlaufe herausgelassen und kontrolliert in den Kapselsack inseriert

Abb. 6. Die CD 801 A läßt sich intraoperativ unproblematisch zentral im Kapselsack positionieren

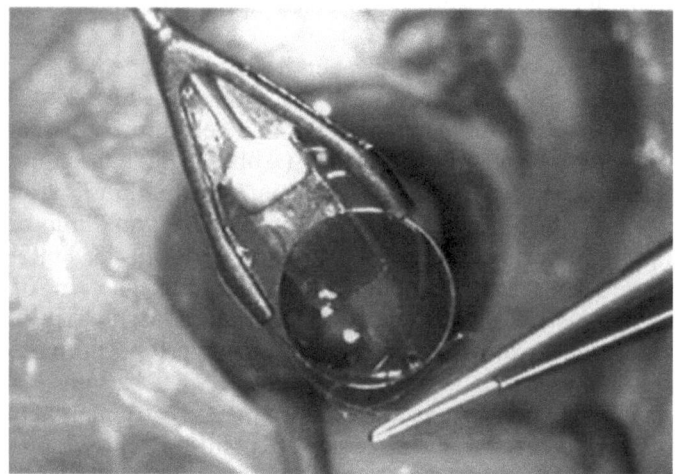

7

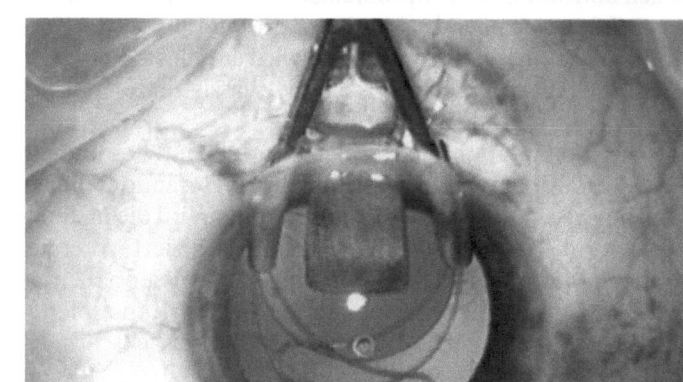

8

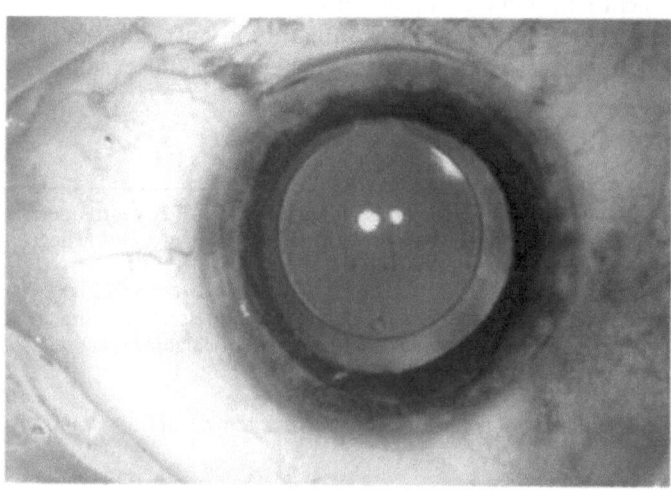

9

10   **11**

Abb. 10. Implantationsanalyse der CD 801 A mit der videographischen Analyse nach Zirm nach experimenteller Implantation. Der Kapselsack *(weiß)* ist deutlich größer als die Linse. Die aufprojizierte nichtimplantierte Linse *(rot)* entspricht der Konfiguration der implantierten Linse *(blau)*

Abb. 11. Die Videographik der Abb. 7 aus dem Auge abstrahiert. Die PC 801 A schwebt im Kapselsack. Die 9,0-mm-Rundhaptik setzt einer späteren Kapselsackschrumpfung Grenzen

◄───

Abb. 7. Die Disklinse PC 257 beim Einzug in die Instrumentenschlaufe intraoperativ. Mit einer zweiten Pinzette wird die Haptik hinter die Optik gelagert

Abb. 8. Die PC 257 läßt sich einfach implantieren. Dies liegt auch darin begründet, daß die übereinandergefalteten Haptikarme nicht die Instrumentenschlaufe in ihrer Breite überragen. Nachdem auch der obere Anteil der Linse kontrolliert mit der Hakenplatte in den Kapselsack eingebracht ist, entfaltet sich die Linse im Kapselsack selbständig über das Memory des Materials

Abb. 9. Nachdem sich die PC 257 über ihr Memory im Kapselsack entfaltet hat, positioniert sich die Optik gewissermaßen selbständig zentral in die optische Achse

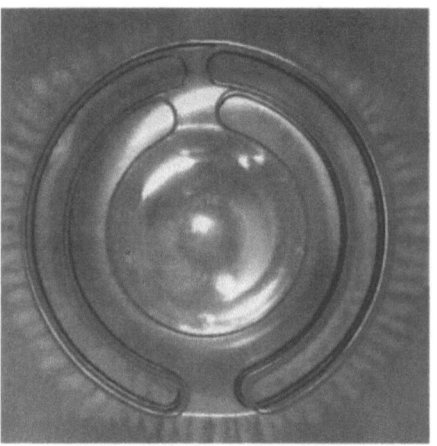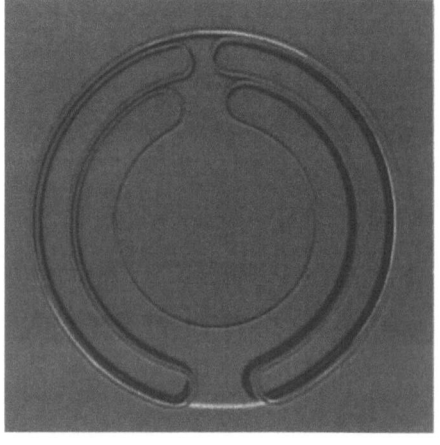

12   **13**

Abb. 12. Implantationsanalyse der PC 257: Der Kapselsack *(weiß)* ist 360° zirkulär ausgespannt. Die Projektion der nichtimplantierten Linse *(rot)*, auf die implantierte Linse *(blau)*
zeigt, daß die Konfiguration im Kapselsack leicht verändert ist

Abb. 13. Die Videographik der Abb. 9 aus dem Auge abstrahiert. Die leichte Kompression
der Linsenhaptik im Kapselsack wirkt der späteren Kapselsackschrumpfung entgegen und
erklärt die stabilen postoperativen Befunde

Klinische Ergebnisse

Insgesamt wurden konsekutiv 300 Disklinsen mit dem Schlaufeninstrumentarium implantiert, davon 100 CD 801 A und 200 PC 257. Für beide Linsen
lag die Inzisionsbreite bei der beschriebenen Implantationsmethode bei
7,0 mm. In zwei Fällen wurde auf die zunächst beabsichtigte Implantation
einer CD 801 A bei erhöhtem intraoperativen Augendruck wegen ihres
höheren implantationstechnischen Anspruchs verzichtet. Ansonsten gab es
intraoperativ keine durch die Implantation bedingten Komplikationen. Postoperativ (Tabelle 1) wurden bei zwei Augen mit CD 801 A Implantaten fibrinöse Reaktionen verzeichnet. Bei beiden Linsentypen traten in insgesamt 7
Fällen passagere Druckerhöhungen auf, bedingt durch Residuen viskoelastischer Substanz. Weitere nennenswerte postoperative Komplikationen wurden nicht beobachtet.

Bei den postoperativen Nachuntersuchungen, die mittlere Beobachtungszeit betrug 8 Monate, wurden bei der CD 801 A leichte Dezentrierungen
(Tabelle 2) bis zu 1 mm in 38% der Fälle gesehen, die allerdings bei der 6 mm
großen Optik klinisch keine Relevanz aufwiesen. Die PC 257 zeigte in keinem Fall eine Dezentrierung. Diese Linse fiel durch ihren postoperativen
durchweg stabilen Befund auf (Abb. 14). Verkippungen der Linsen in der
Sagittalachse traten bei beiden Linsentypen nicht auf. Bei der PC 257 hat sich
bisher (längste Nachbeobachtungszeit zwei Jahre) kein regeneratorischer

Tabelle 1. Postoperative Komplikationen

CD 801 A (n = 100)		PC 257 (n = 200)	
Fibrinöse Reaktionen	2	Fibrinöse Reaktionen	0
Passagere Druckerhöhung	2	Passagere Druckerhöhung	5

Tabelle 2. Dezentrierungen (mittlere Beobachtungszeit 8 Monate)

CD 801 A (n = 100)		PC 257 (n = 200)
leichte Dezentrierung (≤1 mm)	38	keine Dezentrierung

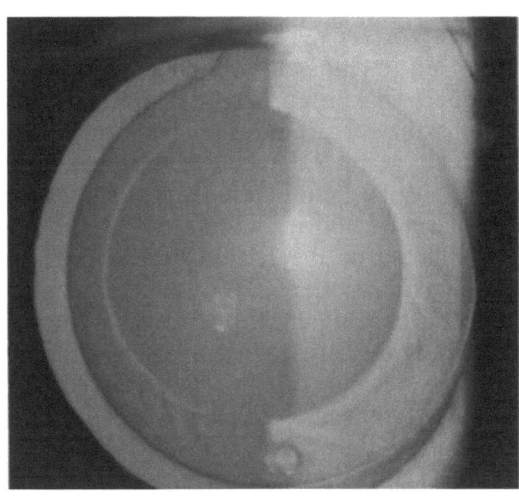

Abb. 14. Die PC 257 1 Jahr postoperativ. Die Fibrosierung des Kapselsacks hat keinen Einfluß auf den stabilen Sitz der Linse. Auffällig, daß der optische Rand hier offensichtlich eine mechanische Barrierefunktion gegenüber regeneratorischem Nachstar ausübt

Nachstar ausgebildet, in drei Fällen mit CD 801 A-Implantaten wurde eine YAG-Laser-Kapsulotomie durchgeführt.

Diskussion

Bislang wurden Disklinsen in der Vielzahl mit der Envelope- oder mit ähnlichen Kapsulotomietechniken implantiert [1–3, 5, 6, 8, 9, 11]. PMMA-Disklinsen-Implantation nach Kapsulorhexis erfordert entweder eine schmale Inzisionsbreite, so daß der Schnitt die Haptik komprimiert, oder aber eine instrumentelle Implantationshilfe. Im ersten Fall muß Inzision und Rhexisgröße optimal aufeinander abgestimmt sein, damit die Kompression der Haptik nicht aufgehoben ist, bevor die Hälfte der Linse schon durch die Rhexisöffnung in den Kapselsack eingebracht ist. Eine PMMA-Haptik ist zu rigide umd durch eine Rhexisöffnung komprimiert zu werden, ist die PMMA-Ringhaptik jedoch nicht komprimiert, so verformt sie bei einem Implantationsversuch die Rhexisöffnung zu einem Knopfloch um schließlich bei weiterem Vorschieben der Linse eine Zonulolyse zu provozieren. Die Implantationsmethode unter Zuhilfenahme der Inzision erscheint für die Routine ungeeignet. Instrumentelle Konzepte für die Implantation von PMMA-Disklinsen sind in der Literatur bisher nicht beschrieben, es sei denn, die Linsenkonfiguration wurde verändert [7].

Die Schlaufeninstrumente sind damit eine einzigartige Implantationshilfe für Implantation von PMMA-Disklinsen. Das System des Schlaufeninstrumentariums ermöglicht eine sichere Implantation von Disklinsen nach Kapsulorhexis. Die geringe Zahl intra- und postoperativer Komplikationen, über die berichtet wurde, spricht für die Anwendung dieses Implantationskonzepts in der Routine. Es verbindet die Vorteile der Kapsulorhexis mit denen der Disklinse. Dabei sind Disklinsen mit geschlossener Ringhaptik implantationstechnisch jedoch anspruchsvoller. Disklinsen mit offener Ringhaptik sind mit vorliegendem Implantationskonzept sicher zu implantieren. Nach der Implantationsanalyse ist die CD 801 A mit 9,0 mm Gesamtdurchmesser zu klein, um einen zentralen Sitz der Linse zu garantieren. Dementsprechend wurden in 38% der Fälle leichte, allerdings klinisch unrelevante Detentrierungen gesehen. Auch an anderer Stelle wurde über leichte Dezentrierungen der CD 801 A berichtet [5]. Das Designkonzept der CD 801 A mit ihrer zirkulären geschlossenen Rundhaptik liegt in der Begrenzung sekundärer Kapselsackschrumpfungen. Eine Vergrößerung des Gesamtdurchmessers der Linse über 9,0 mm stößt bei der geschlossenen Ringhaptik mit zwei fixen Haptikstegen an die implantationstechnischen Grenzen.

Das gute implantationsanalytische Ergebnis der PC 257 wurde durch die klinischen Resultate untermauert: In keinem Fall war bei der PC 257 eine Dezentrierung zu beobachten. Verkippungen in sagittaler Achse wurden bei beiden Linsentypen nicht gesehen. Bei einem der PC 257 ähnlichen Linsendesign war in einem experimentellen Modell die Anfälligkeit der Optik auf sagittale Verkippung aufgezeigt worden [4]. Die Stabilität der Optik ist bei der PC 257 jedich durch einen gemeinsamen Haptiksteg, der äußeren und inneren Haptikring mit der Optik verbindet, gewährleistet.

Allgemein müssen Designs von Disklinsen in allen Details bestimmten Anforderungen genügen, um im Kapselsack die Verhältnisse zu optimieren. Dies sind insbesondere 360°-Ausspannung des Kapselsacks durch Anlagerung der Haptik im Bereich des Kapselsackäquators, leichter Haptikdruck der implantierten Linse nach außen, um der Kapselsackschrumpfung Stand zu halten, wie auch Stabilität zwischen Haptik und Optik, um sagittale Verkippungen zu vermeiden. Diese Voraussetzungen sind bei der Konfiguration der PC 257 insgesamt erfüllt.

Um über einen eventuellen günstigen Einfluß der Kapselsackausspannung hinsichtlich Hemmung regeneratorischen Nachstars definitive Aussagen machen zu können, erscheint der Beobachtungszeitraum zu kurz. Auffallend war, daß sich bei der PC 257 bisher hinter der Optik kein regeneratorischer Nachstar ausgebildet hatte. Lediglich zwischen Optik und Haptik war in einigen Fällen Nachstarbildung zu beobachten, sie war aber jeweils am optischen Rand zum Stehen gekommen. Interessant ist diesbezüglich, daß auch experimentell Beobachtungen einer günstigen Nachstarbeeinflussung durch die mechanische Barriere einer Disklinse vorliegen [11].

Nach den vorliegenden Ergebnissen sind Disklinsen mit offener Ringhaptik denjenigen mit geschlossener Ringhaptik sowohl implantationstechnisch als auch von der postoperativen Stabilität her überlegen. Der gesicherte zentrale Sitz der Optik würde sich auch für Konzepte wie das der Multifokallinse eignen. Größere Implantationszahlen und längere Beobachtungszeiträume werden zeigen, ob Implantationskonzept und Disklinsen weitere Vorteile mit sich bringen.

Literatur

1. Galand A (1988) Present and future of implantation in the capsular bag. Eye 2:336−340
2. Galand A (1990) The compressible disc lens implantation. Eur J Implant Refract Surg 2(1):82−85
3. Galand A, Delmelle M (1987) Implantation in the capsular sac. A 4 year evaluation. Bull Soc Ophthalmol Fr 87(1):125−127
4. Guthoff R, Draeger J, Abramo F (1989) Experimentelle Messungen zum Zusammenhang zwischen Verkippung der Kunstlinsenoptik und der Haptikgeometrie. In: Freyler H, Skorpik Ch, Grasl M (Hrsg) 3. Kongreß der Deutschen Gesellschaft für Intraokularlinsen Implantation. Springer, Wien New York, S 82−86
5. Kent DG, Gross KA (1990) Trial of a disc lens for intracapsular cataract extraction. Aust NZ J Ophthalmol 18(3):329−334
6. Moniz N (1989) Envelope method of insertion of disc. IOL Indian J Ophthalmol 37(4):164−165
7. Nishi O (1990) New posterior chamber lens with open circular haptic for a small capsular opening. J Cataract Refract Surg 16(5):640−643
8. Polito D, Perinotto U (1988) Our experience with intraocular disc lens. Ann Ottalmol Clin Ocul 114(4):481−487
9. Teichmann KD (1990) Endocapsular closed chamber technique for disc lens implantation. J Cataract Refract Surg 16(2):253−256
10. Tetz MR, O'Morchoe DJC, Gwin TD, Wilbrandt ThH, Solomon KD, Hansen StO, Apple DJ (1988) Posterior capsular opacification and intraocular lens decentration. Part II: Experimental findings on a prototype circular intraocular lens design. J Cataract Refract Surg 14:614−623
11. Watts MT, Pearce JL (1988) Implantation of a disc lens in the capsular bag. Ophthalmic Surg 19(8):546−548

Verlauf der Zylinderwerte und der Zylinderachse nach Implantation von 80 One-Piece-PMMA-Linsen und 79 Hydrogellinsen

R. Gerl und St. Schmickler

Zusammenfassung. Von August bis Dezember 1989 wurde bei 80 Kataraktpatienten eine One-Piece-PMMA-Linse und bei 79 Kataraktpatienten eine Hydrogellinse implantiert. Operationstechnisch wurde nach Kapsulorhexis und Phakoemulsifikation die Linse in allen Fällen im Kapselsack implantiert. Der Schnitt wurde in der Zwei-Stufen-Technik ausgeführt. Die Schnittlänge betrug bei der One-Piece-PMMA-Linse 7 mm, bei der Hydrogellinse 5 mm. Die Wunde wurde mittels Hexenstichnaht geschlossen. Es wurde versucht, unmittelbar postoperativ einen Astigmatismus nach der Regel von 2−3 dptr zu erzielen. Ab Oktober 1989 wurde der Astigmatismus regelmäßig mit dem Keratometer nach Malony kontrolliert. In keinem der Fälle wurde der Faden nachträglich durchtrennt.

Summary. From august until december 1989 80 One-Piece-PMMA-Lenses and 79 Hydrogel lenses were implanted in cataract patients. In all cases the cataract was extracted by phacoemulsification and the intraocular lenses were implanted in the capsular bag. Even one year after cataract extraction there is still some change in the refraction. Even by a small corneoscleral incision the refraction cannot be influenced significantly especially in the cylindric values.

Verlauf der Zylinderwerte

Präoperativ wiesen beide Gruppen im Schnitt einen Astigmatismus bis zu 1 dptr auf (Abb. 1). In den ersten 6 Tagen (Tag 1−6) wurde postoperativ ein Astigmatismus bei One-Piece-PMMA-Linsen bis zu 4 dptr gemessen, bei Hydrogellinsen lag der Astigmatismus im Schnitt um 1 dptr niedriger (Abb. 2).

Nach 3−6 Monaten hatte sich die Hornhautverkürmmung der Patienten mit One-Piece-PMMA-Linse deutlich reduziert: bei jeweils ca. 24% der Patienten auf 0,5 und 1 dptr (gegenüber 25% der Patienten mit der Hydrogellinse). Bei den Hydrogellinsen war bei 19% der Patienten kein Astigmatismus mehr nachweisbar (gegenüber 6% der Patienten mit One-Piece-PMMA-Linse) (Abb. 3).

Nach 8−12 Monaten fand sich bei 32% der Patienten aus beiden Gruppen ein Astigmatismus von 1 dptr. Patienten mit Hydrogellinse haben zu 20% keine Hornhautverkrümmung mehr, Patienten mit der One-Piece-PMMA-Linse zu 11% (Abb. 4).

Praxisklinik Dr. Gerl u. Partner, Domhof 15−21, W-4422 Ahaus, Bundesrepublik Deutschland

5. Kongreß der DGII
Hrsg. Wenzel et al.
© Springer-Verlag Berlin Heidelberg

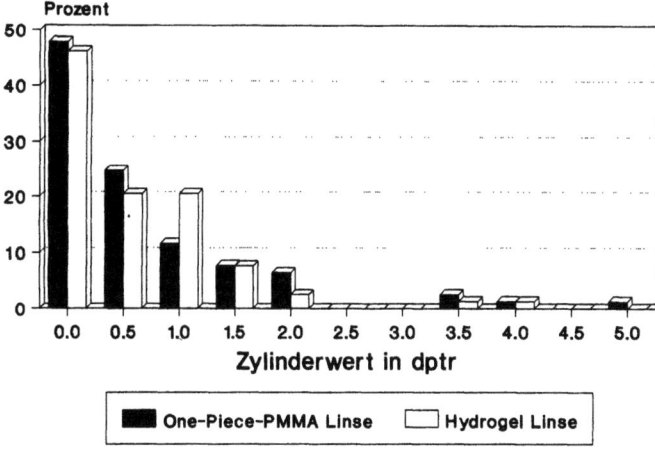

Abb. 1. Zylinderwerte, präoperativ

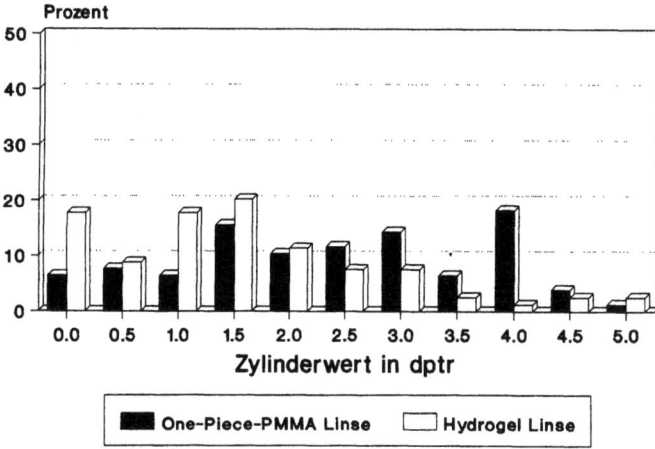

Abb. 2. Zylinderwerte, 1–6 Tage

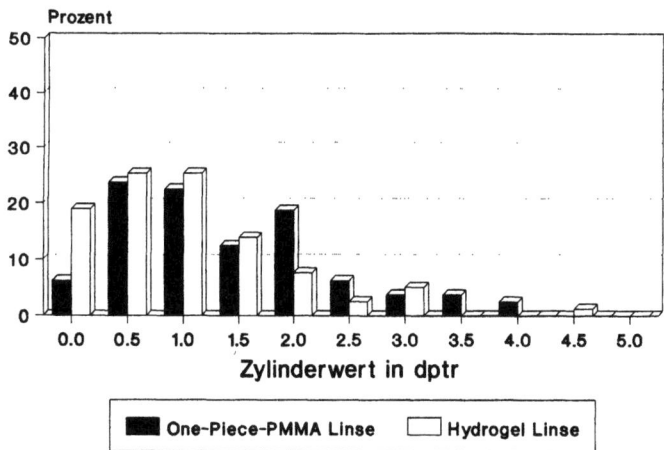

Abb. 3. Zylinderwerte, 3–6 Monate

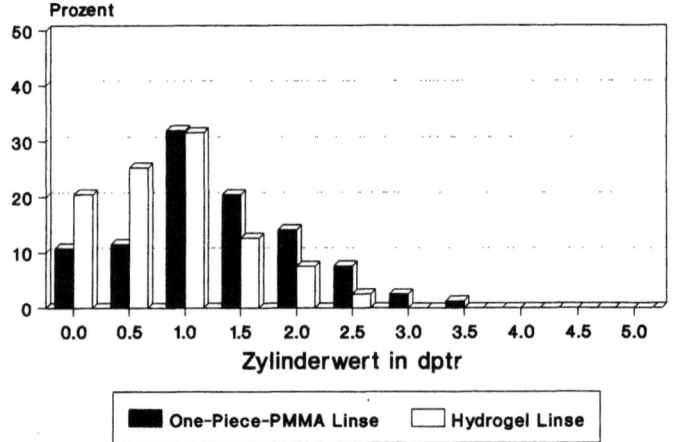

Abb. 4. Zylinderwerte, 8–12 Monate

Zylinderachse in Grad

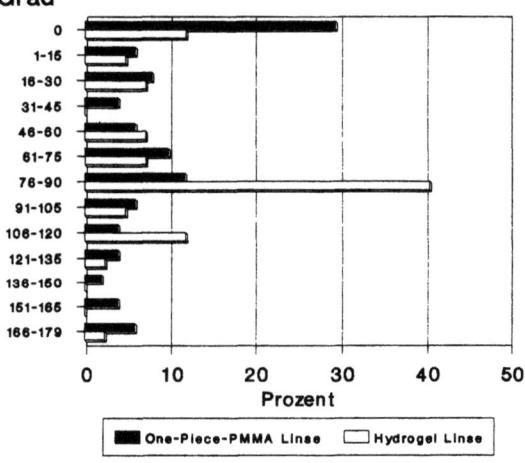

Abb. 5. Zylinderachse, präoperativ

Bei heute veränderter Schnittführung und regelmäßiger Benutzung des Keratometers treten unmittelbar postoperativ fast nur noch Zylinderwerte bis zu 2 dptr auf.

Verlauf der Zylinderachse

Was die Zylinderachse angeht, so zeigt sich bei den Patienten mit der One-Piece-PMMA-Linse präoperativ rein zufällig eine Häufung bei 0° (30%), während die Patienten mit der Hydrogellinse eine Häufung bei 90° (40%) zeigen (Abb. 5).

Zylinderachse in Grad

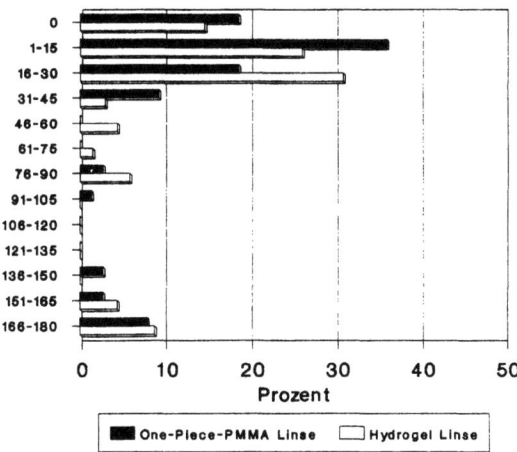

Abb. 6. Zylinderachse, 1–6 Tage

Zylinderachse in Grad

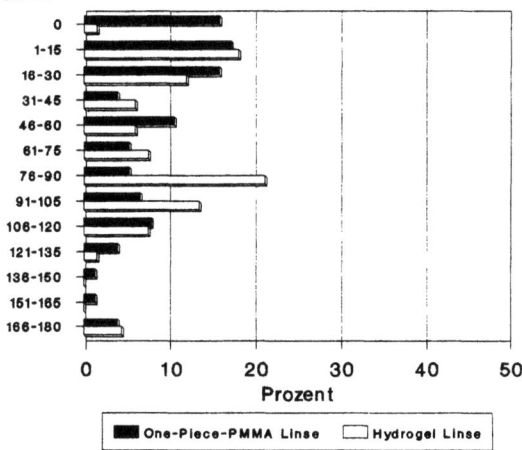

Abb. 7. Zylinderachse, 3–6 Monate

Postoperativ zeigt sich ein gewünschter Astigmatismus nach der Regel, also eine Konzentration der Zylinderachse im Bereich von $165°-0°-30°$. Beide Linsentypen zeigen keine großen Unterschiede (Abb. 6).

Nach 3–6 Monaten ist eine mehr oder minder gleiche Verteilung der Achsenwerte im Spektrum von $0°-180°$ nachweisbar. Eine gewisse Konzentration der Zylinderachse der Patienten mit One-Piece-PMMA-Linse findet sich im Bereich von $0°-30°$ (33%), während die Patienten mit Hydrogellinse eine Häufung bei $76°-105°$ (25%) zeigen (Abb. 7).

Zylinderachse in Grad

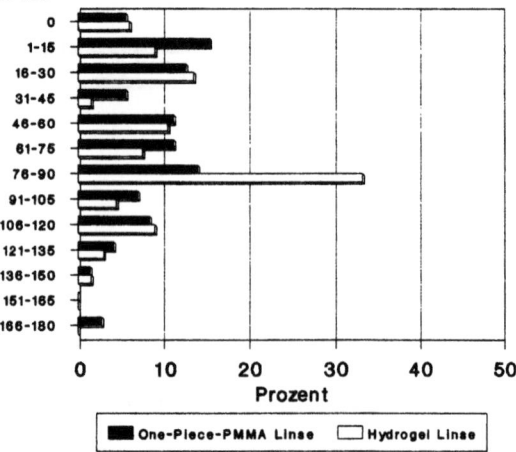

Abb. 8. Zylinderachse, 8−12 Monate

Bei der One-Piece-PMMA-Linse nimmt der Anteil der Patienten mit Zylinderachse um 0° nach 8−12 Monaten weiter zu. Die Patienten mit Hydrogellinse haben in 38% der Fälle eine Zylinderachse um 90° (Abb. 8). Vergleicht man die Achsenlage nach 8−12 Monaten mit der Ausgangsachsenlage, so zeigt sich ein Wiederkehren der Zylinderwerte in die alte Achsenlage. Besonders deutlich wird dies in der Statistik bei den Hydrogellinsen.

Zusammengefaßt kann gesagt werden:

1. Auch ein Jahr nach Kataraktoperation zeigen sich in beiden Gruppen noch Änderungen in der Refraktion, speziell des Astigmatismus. Die Patienten mit der Hydrogellinse haben durchschnittlich einen geringeren Astigmatismus.
2. Ein kleiner korneoskleraler Schnitt bei Kataraktoperationen kann nur zum Teil durch Anziehen der Naht für refraktive Zwecke genutzt werden. Ein präoperativ hoher Astigmatismus persistiert auch postoperativ.
3. Die alte Achsenlage stellt sich häufig postoperativ wieder ein. Dies gilt sowohl für die Patienten mit der One-Piece-PMMA-Linse als auch mit der Hydrogellinse.

Früh- und Spätergebnisse einer neuen horizontalen Nahttechnik

D. W. KLAAS

Zusammenfassung. Es wird über eine neue limbusparallele Nahttechnik nach Implantation von Intraocularlinsen verschiedener Durchmesser berichtet, die nicht nur einen dichten Wundverschluß, sondern auch eine wesentliche Verringerung des postoperativen Astigmatismus gewährleistet. Ein neues Computerprogramm zur Auswertung der komplexen Daten wird vorgestellt. Die Ergebnisse des postoperativen Astigmatismus werden mit den in der Literatur angegebenen kritisch verglichen.

Summary. A new horizontal suture-technique allows better astigmatismus control dependent on length and size of the pocketincision. The values reported here are similar to those found in single-stitch small incision technique.

Trotz sorgfältiger Operationstechnik ist der postoperative Astigmatismus immer wieder Gegenstand vieler Veröffentlichungen. Es ist bekannt, daß der postoperative Astigmatismus natürlich nicht allein vom sog. „surgical factor", sondern von Schnitt- und Nahttechnik, Länge und Lage des Schnitts als durchaus auch von Patientenparametern, Alter, Geschlecht, Art der präoperativen Refraktion und Beschaffenheit der Sklera abhängt. Klinische Beobachtungen lassen vermuten, daß die Chirurgie des kleinen Schnitts unvergleichlich sicherer ist, weil die normale Anatomie des Bulbus erhalten bleibt. Eine rechnerische Betrachtung mit Hilfe der dreidimensionalen finiteelementanalyse zeigten einen Zusammenhang zwischen Schnittlänge, Schnittlage und Schnittechnik und ihre Auswirkungen auf die korneasklerale Deformation [2]. Das Ziel, in einer mehrere Jahre lang laufenden klinischen Studie fortlaufend statistische Auswertungen der Operationstechnik zu erhalten, die die Optimierung derselben gewährleistet, kann nur mit einem umfassenden Computerprogramm verwirklicht werden. Um die verschiedenen Parameter genauer betrachten zu können, wurde deshalb ein Software-Paket im Rahmen eines neuen Computerprogramms entwickelt, das in der Lage ist, die vielfältigen Daten statistisch aufzuarbeiten. Die ersten Ergebnisse bei einer Gesamtzahl von nur 200 Phakoemulsifikationen mit IOL-Implantation reichen allerdings noch nicht aus, alle möglichen Fragestellungen zu beantworten.

Bahnhofstr. 5, W-8904 Friedberg, Bundesrepublik Deutschland

5. Kongreß der DGII
Hrsg. Wenzel et al.
© Springer-Verlag Berlin Heidelberg

Material und Methoden

Alle Patienten, die in die Statistik aufgenommen wurden, wurden nach der gleichen Operationsmethode vom gleichen Operateur mit Hilfe der Phakoemulsifikation operiert. Die Eröffnung des Bulbus erfolgte nach Anlegen einer Pocketinzision 2,00 mm vom Limbus mit voreingestelltem Diamantmesser und lamellärer Präparation 1,00 mm intrakorneal, korneolimbal ebenfalls mit einem Diamantmesser, um exakt reproduzierbare Schnitte zu bekommen. Nach Rhexis, Phakoemulsifikation und IOL-Implantation erfolgte der Wundverschluß der Pocketinzision.

Um den postoperativen Astigmatismus zu reduzieren, wurde in Anlehnung an die Single-stitch-Technik eine neue limbusparallele Nahttechnik entwickelt, die einen äußerst dichten Wundverschluß sowie eine weitgehende Reduzierung aller Zugkräfte gewährleistet. Die Naht findet eine seitliche Verankerung in der festen Sklera. Zwischen diesen seitlichen Säulen spannt sich der − die Wunde abdichtende − Faden aus, der einen gewissen Gegendruck gegenüber dem Augeninnendruck bildet (Abb. 1).

Der korneale Astigmatismus wurde präoperativ, 2 Tage postoperativ, 5 Tage postoperativ, 4 Wochen postoperativ, 3 Monate postoperativ und 1 Jahr postoperativ mit Hilfe des Auto-Keratometers gemessen. Eine Ana-

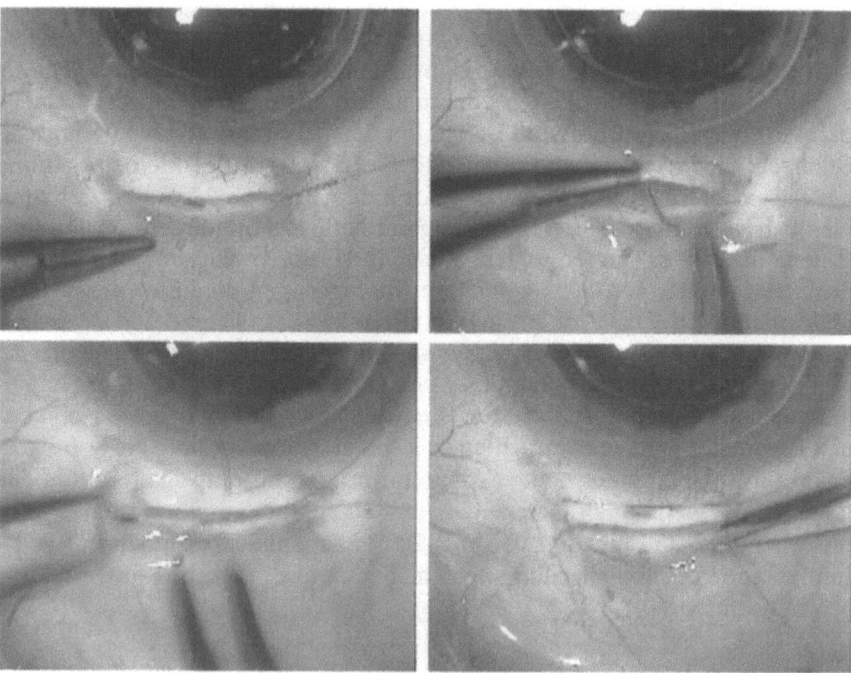

Abb. 1. Technik der horizontalen limbusparallelen Naht

lyse des prä- und unmittelbar postoperativen kornealen Astigmatismus wurde außerdem mit dem Corneatopography-Instrument TMS von Computed Anatomy Inc. vorgenommen.

Hier soll in Abhängigkeit von der Schnittlänge zunächst nur über 2 Gruppen berichtet werden. In Gruppe I wurden Patienten aufgenommen, bei denen eine ovaläre 5 × 6 mm IOL Typ 410 H von ORC, Durchmesser 12 mm implantiert wurde. Die Schnittlänge betrug 5,1 mm. In Gruppe II wurden Patienten aufgenommen, bei denen eine 6 mm IOL Typ 40 F von ORC, Durchmesser 14 mm implantiert wurden. Die Schnittlänge betrug 6,1–6,2 mm. In beiden Gruppen wurden jeweils 100 Patienten aufgenommen. Alle implantationsvorbereitenden Schritte waren – wie oben beschrieben – gleich.

Ergebnisse

Die Patienten in den beiden Gruppen waren ungefähr gleichalt zwischen 55 und 85 Jahren. Eine Unterteilung erfolgte in 5 Jahresabständen sowie nach Geschlecht. Der zentrale Visus war nach Ausschluß von Patienten mit Vorschädigung der Makula bei Diabetes, Venenthrombose und AMD in der Gruppe II mit größerem Schnitt unmittelbar postoperativ geringfügig schlechter. Schon nach 1 Woche bestand kein signifikanter Unterschied mehr. Die Kontrolle des postoperativen kornealen Astigmatismus erfolgte nach 2 Tagen, 1 Woche, 3 Monaten und 1 Jahr. Der Unterschied der keratometrischen Werte wurde jeweils mit den präoperativen Daten verglichen. Die Auswertung der Ergebnisse für Gruppe I und II wird in Tabelle 1 wiedergegeben.

Da kein statistisch signifikant auftretender Unterschied zu den Werten nach 3 Monaten, 6 Monaten und 1 Jahr bestand, wird hier auf die Wiedergabe verzichtet. Ein in der Statistik sichtbarer Geschlechtsunterschied ist wegen der noch sehr geringen Patientenzahl nicht eindeutig bewertbar.

Mit Hilfe der neuen Nahttechnik gelingt eine deutliche Reduktion des postoperativen kornealen Astigmatismus. 6 Monate postoperativ: 83,2% haben einen kleineren Astigmatismus als 1 dptr. 48,7% haben einen kleineren Astigmatismus als vor der Operation. Bereits 2 Tage postoperativ besitzen

Tabelle 1. Keratometrischer Zylinder

Intervall (dpt)		0,25	0,5	1,0	1,5	2,0	3,0	größer 3,0
präoperativ	I	48,7%	10,6%	8,8%	15,0%	6,2%	4,4%	6,1%
	II	43,0%	12,7%	12,7%	13,9%	6,3%	3,8%	7,6%
2. Tag	I	40,1%	17,0%	12,1%	12,1%	6,6%	7,7%	4,4%
	II	29,0%	21,0%	9,7%	12,9%	12,9%	8,1%	6,4%
1 Woche	I	39,3%	19,4%	17,0%	8,3%	6,0%	4,0%	6,0%
	II	38,3%	16,3%	8,3%	12,4%	11,3%	6,7%	6,7%

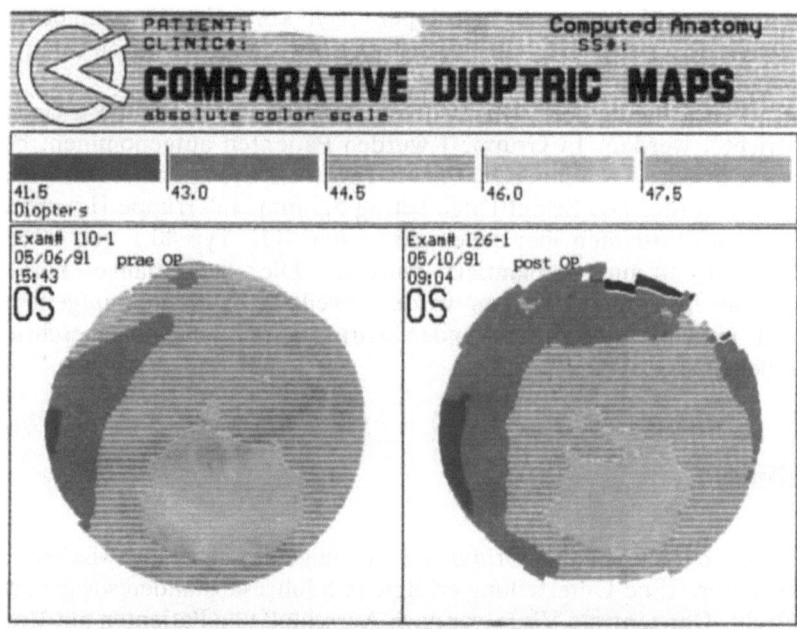

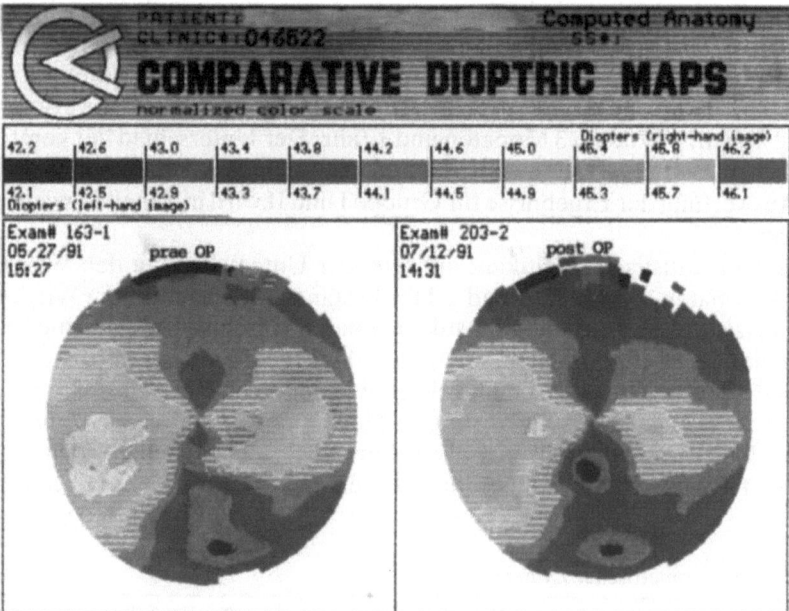

Abb. 2a, b. Korneale Topographie 2 Tage postoperativ. **a** Limbusparallele Nahttechnik, **b** No-suture-Technik

61,5% einen kleineren Astigmatismus als 1,0 dptr. Nach 1 Woche bereits haben 65,5% einen kleineren Astigmatismus als 1,0 dptr.

Vergleicht man diese Zahlen mit Angaben in der Literatur [1, 3, 4], so fallen solch ähnlich gute Ergebnisse nur bei der 3,5—4,0 mm Inzisionstechnik mit Implantation einer faltbaren IOL auf. So gibt Brint [5] für die Single-stitch-Technik einen Wert von 65,3% nach 6 Wochen an, mit weniger als 1,0 dptr Zylinder. Bei größerer Schnittlänge von 6,0—7,0 mm mit herkömmlicher xxx-Nahttechnik sind die Werte im Vergleich zu denen der o.g. Gruppe II deutlich schlechter [5].

Ein weiterer Vergleich mit noch nicht veröffentlichten eigenen Daten der sog. No-suture-Technik bei 5,0—6,0 mm Schnittlänge zeigt, daß diese Operationstechnik zwar den präoperativ vorhandenen Astigmatismus nicht reduzieren kann, aber es haben bereits 88% der Patienten 2 Tage nach dem operativen Eingriff keinen Unterschied in den Hornhautkrümmungsradien gegenüber den präoperativen Werten. Hornhauttopographieaufnahmen 2 Tage postoperativ in der Patientengruppe mit geringem Ausgangsastigmatismus zeigen den geringen Unterschied zwischen der No-suture-Technik und der modifizierten horizontalen limbusparallelen Nahttechnik (Abb. 2a, b). Die Abweichungen vom präoperativ gemessenen Astigmatismus sind so gering, daß sie bereits in der Toleranzgrenze der Meßgenauigkeit liegen.

Diskussion

Der Trend zur No-suture-Technik mit Reduzierung des postoperativen Astigmatismus hat 2 Seiten. Die Erhaltung der präoperativen Form der Hornhaut gelingt zwar verblüffend sicher mit der No-suture-Technik, allerdings kann der präoperative Astigmatismus in den allermeisten Fällen nicht korrigiert werden. Will man das tun, ist eine Astigmatismus-kontrollierte Naht mit unter Umständen modifizierter Schnitttechnik erforderlich. Die limbusparallele Naht mit leichter Anschlingung der Wundlefze in der Mitte erlaubt eine gute Astigmatismuskontrolle infolge wesentlich geringer wirkender Zugkräfte. Durch seitliche Verankerung des Fadens in der festen Sklera wird ein über die gesamte Wundfläche kontinuierlich wirkender Druck wirksam, der eine feste Wundabdichtung bewirkt und somit Garant einer schnellen Wundheilung ist.

Literatur

1. Allarakhia L, Knoll RL, Lindstrom RL (1987) Soft intraocular lenses. J Cataract Refract Surg 13:607—620
2. Armeniades CD, Borick A, Knolle GE jr. (1990) Effect of incision length, location, and shape on local conreoscleral deformation during cataract surgery. J Cataract Refract Surg 16(1):83—87

3. Popham JK, Apple DJ, Newman DA et al. (1986) Advantages and limitations of soft intraocular lenses: A scientific perspective. In: Mazzocco TR, Rajacich GM, Epstein E (eds) Soft implant lenses in cataract surgery. Slack Inc, Thorofare, NJ, pp 11–30
4. Silva M (1986) Advantages and limitations of soft intraocular lenses: A clinical perspective. In: Mazzocco TR, Rajacich GM, Epstein E (eds) Soft implant lenses in cataract surgery. Slack Inc, Thorofare, NJ, pp 31–37
5. Brint StF, Ostrick DM, Bryan JE (1991) Keratometric cylinder and visual performance following phacoemulsification and implantation with silicone small-incision or poly(methyl methacrylate) intraocular lenses. J Cataract Refract Surg 17(1):32–36

Astigmatismusreduktion nach Durchtrennung von Korneoskleralfäden mit dem Argonlaser

L. E. Pillunat und U. Giers

Zusammenfassung. Bei 96 Patienten, die sich einer extrakapsulären Kataraktextraktion mit Implantation einer Hinterkammerlinse unterzogen, wurden postoperativ korneosklerale Einzelknüpfnähte mit dem Argonlaser durchtrennt. Ziel der vorliegenden Studie war es, den Einfluß der Anzahl durchtrennter Fäden auf die Astigmatismusreduktion zu untersuchen, einen Anhalt für die Bedeutung des Zeitintervalls zwischen operativem Eingriff und Fadendurchtrennung zu gewinnen und die Auswirkung der postoperativen Astigmatismushöhe auf die endgültige Refraktion zu bestimmen.

Nach Durchtrennung eines Korneoskleralfadens betrug die durchschnittliche Reduktion des Astigmatismus 2,74 dpt, bei zwei Fäden konnte eine mittlere Wirkung von 2,0 dpt erreicht werden und die Durchtrennung von drei und mehr Fäden führte zu einer Reduktion von durchschnittlich 3,7 dpt. Berücksichtigt man die Höhe des Astigmatismus, so findet sich die stärkste Reduktion bei postoperativen Astigmatismen über 6 dpt (x = 4,6 dpt Reduktion) und die schwächste Wirkung bei geringen postoperativen Werten (Gruppe I: 0 < 3 dpt: x = 1,9 dpt Reduktion). Untersucht man hingegen die prozentuale Reduktion des Astigmatismus nach der Fadendurchtrennung, so findet sich bei kleinen Astigmatismen die größte Wirkung. Der Effekt der Fadendurchtrennung zeigt bis zur 16. postoperativen Woche keine wesentliche Abhängigkeit vom Zeitintervall seit der Operation. Dennoch läßt sich die stärkste Astigmatismusreduktion zwischen der 6. und 8. postoperativen Woche belegen.

Summary. In 96 patients who underwent extracapsular cataract extraction with implantation of a posterior chamber lens, corneo-scleral sutures were cut with an argon-laser. To evaluate the effect of different numbers of cut sutures, to evaluate the ideal postoperative time interval for cutting sutures and to elucidate the influence of the postoperative astigmatism on the reduction of astigmatism after laser-dissection was the aim of the study.

After cutting only one suture the mean reduction of astigmatism was 2.74 dpt, after cutting two sutures 2.0 and after cutting three or more sutures the reduction was found to be 3.7 dpt. With respect to the height of postoperative astigmatism there was found the highest reduction after laser-dissection in patients who showed postoperatively an astigmatism higher than 6 dpt (x = 4.6 dpt reduction) and the weakest effect in patients who showed postoperatively an astigmatism smaller than 3 dpt (x = 1.9). The relative reduction, however, i.e. reduction of astigmatism in procentual relation to the initial pre-laser astigmatism, there was found the strongest effect in eyes with small astigmatism. The effect of time between surgery and laser-dissection showed no striking differences. After relative evaluation, however, there was found a striking and statistically significant peak in reduction of astigmatism between the fifth and eights week.

Klinik Dardenne, Friedrich-Ebert-Str. 23–25, W-5300 Bonn 2, Bundesrepublik Deutschland

5. Kongreß der DGII
Hrsg. Wenzel et al.
© Springer-Verlag Berlin Heidelberg

Einleitung

Die Technik, korneosklerale Nähte postoperativ zu durchtrennen, führt bekanntermaßen [2, 3] zu einer raschen Reduktion des operativ induzierten Astigmatismus. Nach Durchtrennung der Nähte erfolgt eine Herabsetzung der kornealen Oberflächenspannung an der Nahtstelle, so daß eine Verlagerung zum Astigmatismus mit der Regel beobachtet wird. Andererseits führt der natürliche Wundheilungsprozeß ebenfalls zu einer Verlagerung des operativ induzierten Astigmatismus gegen die Regel zu einem Astigmatismus mit der Regel [8, 12]. Axt [1] fand – im Hinblick auf die endgültige Achsenlage des Astigmatismus – in einer Serie von 503 Augen nach extrakapsulärer Kataraktextraktion keinen Unterschied zwischen Augen, bei denen die Nähte durchtrennt wurden (n = 307) oder in situ belassen wurden (n = 196). Nur bei präoperativ bestehendem Astigmatismus mit der Regel sollte – wenn möglich – eine Fadendurchtrennung vermieden werden.

Da es unmittelbar postoperativ zu starken Schwankungen des Hornhautastigmatismus kommt – durch Wundheilung oder ein passageres Ödem der Wundränder bedingt – empfiehlt sich eine Fadendurchtrennung nicht vor der 5.–6. postoperativen Woche. Da auch der korneosklerale Wundverschluß erst nach einigen Wochen [4] eine ausreichende Stabilität zeigt, sollte wegen der Gefahr einer Nahtdehiszenz nicht zu früh eine korneosklerale Naht entfernt oder durchtrennt werden. Bei unkomplizierter, regelrechter Wundheilung kommt es jedoch andererseits nach 3–4 Monaten [6, 15] zu einem festen Wundverschluß, so daß eine Fadendurchtrennung einen deutlich geringeren Effekt im Sinne einer Astigmatismusreduktion zeigt.

In der vorliegenden Studie sollte nun überprüft werden, ob es einen „idealen Zeitpunkt" zur Durchtrennung korneoskleraler Fäden gibt, d.h. an dem eine maximale Astigmatismusreduktion bei geringer Komplikationsrate zu verzeichnen ist.

Material und Methoden

Korneosklerale Einzelknüpfnähte und Kreuzstichnähte wurden bei 96 konsekutiven Patienten im Zeitraum von 1986–1990 mit dem Argonlaser durchtrennt. Die Dissektion der Fäden erfolgte entweder wegen einer hohen postoperativen Hornhautverkrümmung oder aufgrund einer schlechten Sehschärfe bei schiefer Achsenlage des Astigmatismus. Bei allen Patienten war eine extrakapsuläre Kataraktextraktion oder Phakoemulsifikation mit Implantation einer kapselsackfixierten Hinterkammerlinse vorausgegangen. Zur Eröffnung wurde ein fornixständiger Bindehautlappen präpariert und ein Zweistufenschnitt angelegt. Der Wundverschluß erfolgte mit 5 Einzelknüpfnähten oder Kreuzstichnähten. Als Nahtmaterial diente schwarzes 10-0-Nylon.

In der vorliegenden Studie wurde der postoperative Astigmatismus bei Entlassung aus der stationären Behandlung dokumentiert, die Höhe des Astigmatismus und dessen Achsenlage unmittelbar vor der Fadendurchtrennung erfaßt und eine erneute Untersuchung mindestens drei Wochen nach der Fadendissektion dokumentiert. Neben den genannten Daten hielten wir die Anzahl der durchtrennten Fäden, das postoperative Zeitintervall und die erreichte Astigmatismusreduktion in einem Studienprotokoll fest.

Die Durchtrennung der Fäden wurde bei allen Patienten mit dem Argonlaser durchgeführt. In der Regel applizierten wir 1–3 Expositionen pro korneoskleralem Faden, verwandten eine Energie von 0,4–0,7 Watt bei einer Expositionszeit von 0,1 s und einer Herdgröße von 50 µm. Die Laserdissektion erfolgte zwischen der 1. und 70. postoperativen Woche und es wurden jeweils zwischen einem und fünf Fäden durchtrennt.

Als Zielgrößen der Studie wurden definiert:
1. Einfluß des postoperativen Intervalls auf die Astigmatismusreduktion.
2. Einfluß der Anzahl der durchtrennten Fäden auf die Astigmatismusreduktion.
3. Einfluß der Höhe des postoperativen Astigmatismus auf die Astigmatismusreduktion.

Zur statistischen Auswertung wurde der Wilcoxon-Test für verbundene Stichproben und der U-Test nach Mann und Whitney herangezogen. Die statistische Testung der zeitlichen Verläufe erfolgte mit der Varianzanalyse.

Ergebnisse

Bei insgesamt 96 Patienten wurden in der 12. postoperativen Woche ($\bar{x}$ = 11,9 Wochen, s = 8,75 Wochen) durchschnittlich $\bar{x}$ = 2,09 Korneoskleralfäden durchtrennt (s = 1,25 Fäden). Dies führte zu einer durchschnittlichen Astigmatismusreduktion um $\bar{x}$ = 3,01 dpt (s = 1,74 dpt) was einer prozentualen Minderung des Astigmatismus um $\bar{x}$ = 58% (s = 22%) entspricht.

Einfluß der Anzahl der durchtrennten Fäden

Wie aus Abb. 1a hervorgeht, findet sich der größte „Effekt" im Sinne einer Astigmatismusreduktion bei der Durchtrennung von 3 und mehr korneoskleralen Fäden ($\bar{x}$ = 3,7 dpt, s = 1,6 dpt). Die Betrachtung dieser absoluten Werte ergibt jedoch ein nicht aussagekräftiges Bild. Bei Beurteilung der prozentualen Wirkung (s. Abb. 1b) findet sich kein wesentlicher Unterschied mehr zwischen dem Effekt der Durchtrennung von 2 bzw. 3 und mehr korneoskleralen Fäden (n = 2 : $\bar{x}$ = 67%; n > 3 : $\bar{x}$ = 68,1%). Es wird jedoch deutlich, daß die Durchtrennung lediglich eines Fadens keine ausreichende Astigmatismusreduktion erbringt.

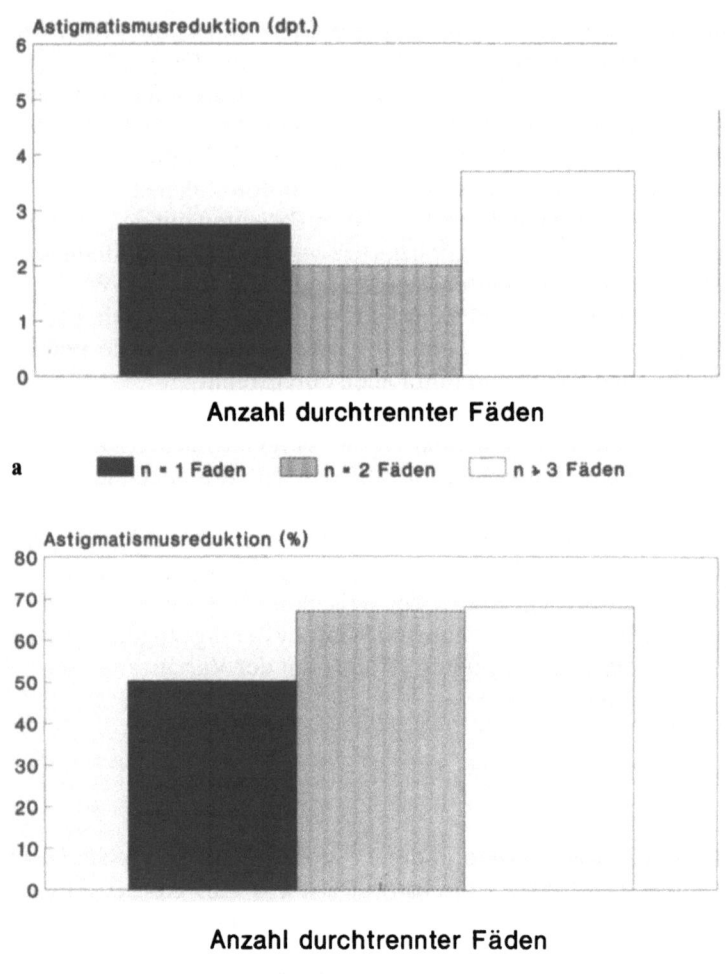

Abb. 1. a Dargestellt ist die absolute Reduktion des Astigmatismus in Dioptrien in Abhängigkeit von der Anzahl der durchtrennten Fäden. **b** Dargestellt ist die prozentuale Reduktion des Astigmatismus in Relation zur Hornhautverkürmmung vor der Fadendurchtrennung. Die prozentuale Reduktion wird in Abhängigkeit von den durchtrennten Fäden angegeben

Einfluß des postoperativen Astigmatismus

Setzt man den postoperativ bestehenden Hornhautastigmatismus bzw. den Astigmatismus vor der Laserdissektion in Relation zur Wirksamkeit der Maßnahmen, so zeigt sich eindeutig der beste Effekt der Dissektion bei hohen postoperativen Astigmatismen (s. Abb. 2a). Die Astigmatismusreduktion in der Gruppe 3, d.h. postoperativer Astigmatismus >6 dpt, beträgt

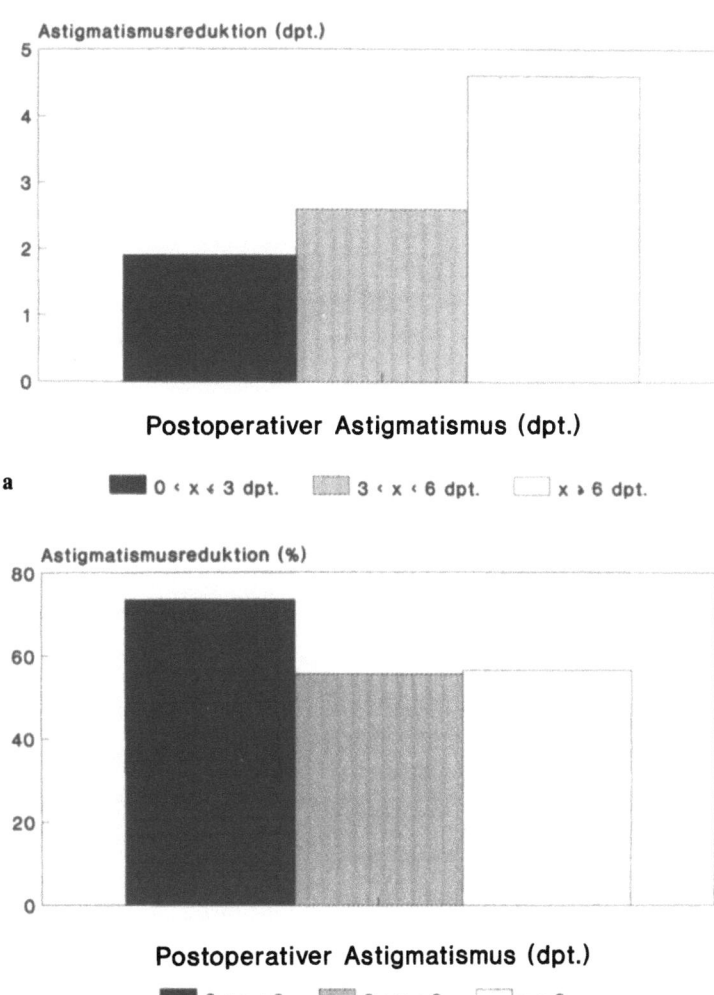

Abb. 2. a Dargestellt ist die absolute Reduktion des Astigmatismus in Dioptrien in Abhängigkeit vom unmittelbar postoperativ bestehenden Astigmatismus. **b** Dargestellt ist die prozentuale Reduktion des Astigmatismus in Relation zur Hornhautverkürmmung vor der Fadendurchtrennung. Die prozentuale Reduktion wird in Abhängigkeit vom unmittelbar postoperativ bestehenden Astigmatismus angegeben

$\bar{x}$ = 4,6 dpt mit s = 2,1 dpt, während in Gruppe 1 ($\bar{x}$ = 1,9 dpt, s = 0,4 dpt) und in Gruppe 2 ($\bar{x}$ = 2,6 dpt, s = 1,0 dpt) die Wirkung deutlich geringer ist. Dieser Unterschied ist statistisch signifikant. Da jedoch nur eine „wirklich große" Reduktion des Hornhautastigmatismus in der Gruppe 3 möglich ist, lohnt eine „relative" Betrachtung.

Wie Abb. 2b zeigt, ergibt sich ein völlig anderes Bild. Hier zeigt sich die eindeutig größte Wirksamkeit der Fadendurchtrennung bei niedrigen post-

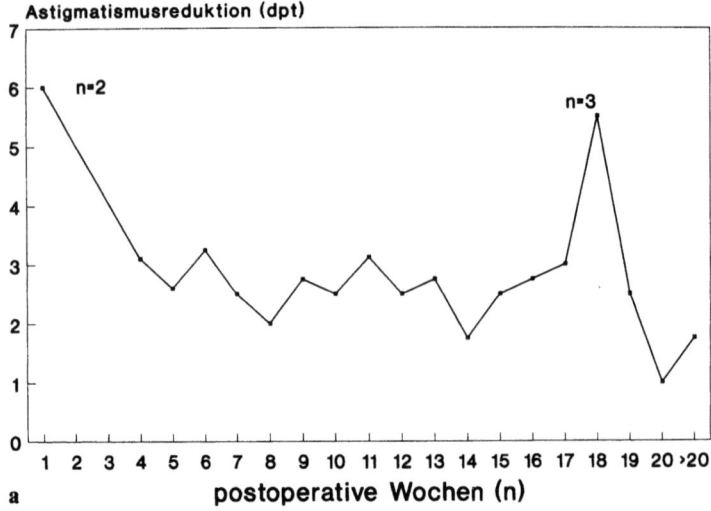

a **postoperative Wochen (n)**

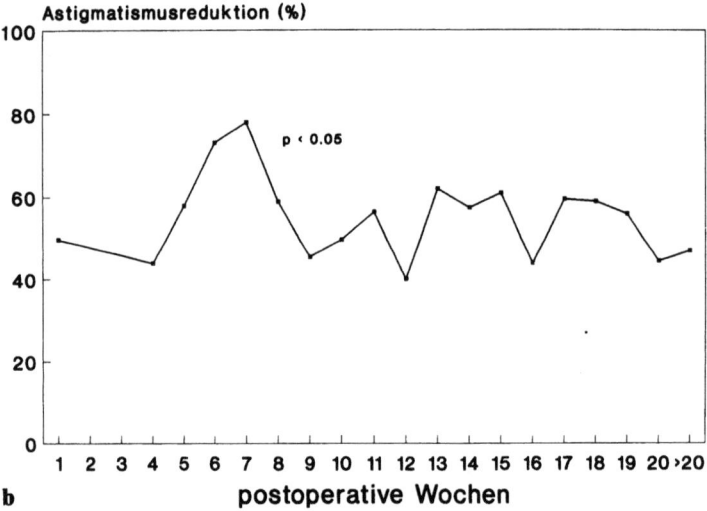

b **postoperative Wochen**

Abb. 3. a Dargestellt ist die absolute Reduktion des Astigmatismus in Dioptrien in Abhängigkeit vom Zeitpunkt der Fadendurchtrennung. **b** Dargestellt ist die prozentuale Reduktion des Astigmatismus in Relation zur Hornhautverkürmmung vor der Fadendurchtrennung. Die prozentuale Reduktion wird in Abhängigkeit vom Zeitpunkt der Fadendurchtrennung angegeben. **c** Dargestellt ist die prozentuale Reduktion des Astigmatismus in Abhängigkeit vom Zeitpunkt der Fadendurchtrennung

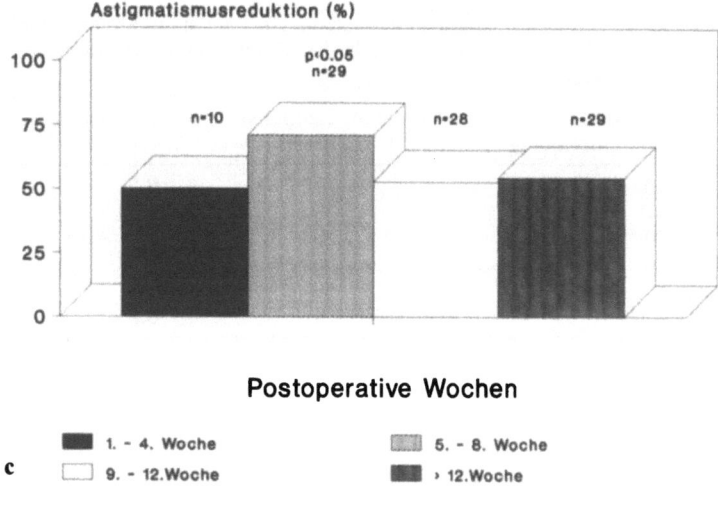

Postoperative Wochen

c
- ▇ 1. - 4. Woche   ▨ 5. - 8. Woche
- ☐ 9. - 12.Woche   ▇ › 12.Woche

operativen Astigmatismen. Während die prozentuale Astigmatismusreduktion in Gruppe 1 73,4% (s = 16,6%) beträgt, findet sich in Gruppe 2 eine prozentuale Reduktion um 55,7% (s = 21,6) und in Gruppe 3 um 56,6% (s = 22,2%).

Einfluß des postoperativen Zeitraums

Trägt man die absolute Astigmatismusreduktion in Dioptrien gegenüber dem postoperativen Zeitintervall (Wochen) in einem Koordinatensystem auf (s. Abb. 3a), so ergibt sich keine eindeutige Tendenz zu einem optimalen Zeitpunkt für eine Fadendurchtrennung. Die Gipfel in der ersten Woche und in der 18. Woche sind wegen des geringen Stichprobenumfangs zu diesen Zeitpunkten artifiziell bedingt und daher nicht repräsentativ. Somit scheint sich zwischen der 1. und 20. postoperativen Woche kein besonderer Zeitpunkt für die Fadendurchtrennung anzubieten. Der Median der Astigmatismusreduktion beträgt undulierend zwischen zwei und drei Dioptrien.

Betrachtet man jedoch die prozentuale Wirksamkeit in Relation zum postoperativen Intervall, so ergibt sich ein eindeutiger Gipfel der Wirksamkeit zwischen der 6. und 8. postoperativen Woche (s. Abb. 3b). In der Varianzanalyse ist dieser Gipfel (Maximum 7. Woche) statistisch signifikant ($p < 0,05$) verschieden zu den Umgebungszeitpunkten. Da wegen des relativ geringen Stichprobenumfangs pro aufgetragenem Zeitpunkt hier der Medianverlauf angegeben wird, empfiehlt sich eine Klassenbildung und eine klassenbezogene deskriptive und teststatistische Auswertung. Wie aus Abb. 3c ersichtlich, ergibt sich bei einer Bildung von vier Zeitraumklassen ein ähnliches Ergebnis. Zwischen der 5. und 8. postoperativen Woche findet sich eine statistisch signifikant größere, prozentuale Astigmatismusreduktion als in den übrigen Zeitintervallen.

Tabelle 1. Darstellung der Daten von 6 Patienten, bei denen die Fadendurchtrennung mit dem Argonlaser als unzureichend definiert wurde, d.h. die Astigmatismusreduktion geringer oder gleich einer Dioptrie war

Patient	Astigmatismus vor Fadendurchtrennung	Durchtrennte Faden (n)	Zeitpunkt (postop. Woche)	Astigmatismus-reduktion (dpt)
1	5,5 dpt/165	1	7	0,5
2	3,0 dpt/170	1	8	0,75
3	4,0 dpt/10	1	10	1,0
4	3,5 dpt/20	2	20	0
5	5,0 dpt/8	3	69	1,0
6	4,25 dpt/25	1	10	0,5

Erfolge der Laserdissektion

Als Erfolge der Laserdissektion wurden alle Fadendurchtrennungen gewertet, die eine Reduktion der Hornhautverkrümmung um mehr als eine Dioptrie bewirkten. Anhand dieser Definition konnte bei 90 der 96 Patienten eine erfolgreiche Reduktion des Hornhautastigmatismus erreicht werden. Bei 6 Patienten (s. Tabelle 1) konnte nur eine unzureichende Wirkung des Eingriffs verzeichnet werden. Bei 4 der 6 Patienten wurde jeweils nur ein Korneoskleralfaden durchtrennt und bei den restlichen 2 Patienten fand sich ein sehr langes Zeitintervall zwischen der Kataraktextraktion und der Laserdissektion (20. bzw. 69. postoperative Woche).

Veränderungen der Achsenlagen

Es konnten nur verhältnismäßig geringe Verschiebungen der Achsenlage nach der Durchtrennung der Korneoskleralfäden erreicht werden. Wesentlich erscheint jedoch, daß sich der Anteil der Patienten, die postoperativ eine schiefe Achsenlage aufwiesen (n = 11), deutlich reduzierte (n = 5 nach Laserdissektion).

Diskussion

Trotz rasanter Fortschritte in der Mikrochirurgie (Nahttechniken, Nahtmaterialien, Operationstechniken) findet sich bei einigen Patienten dennoch ein deutlich überhöhter, operativ induzierter Astigmatismus nach der Durchführung einer Kataraktextraktion [10]. In der vorliegenden, retrospektiven Untersuchung wurden 96 konsekutive Patienten behandelt. Dies entspricht einem Anteil von 2,3% aller durchgeführten Kataraktextraktionen im angegebenen Zeitraum. Da uns jedoch sicher nicht alle Patienten mit höherem operativ induzierten Astigmatismus zur Fadendurchtrennung zugewiesen wurden, wird der tatsächliche Prozentsatz wahrscheinlich höher liegen.

Die Fadendurchtrennung mit dem Argonlaser hat sich in diesen Fällen sehr bewährt und führt zu einem optisch befriedigenden Ergebnis. Anhand der dargestellten Resultate bietet sich eine Fadendurchtrennung zwischen der 5. und 8. postoperativen Woche an.

Obwohl bei postoperativ hohen Astigmatismen die eindeutig höchste, absolute Astigmatismusreduktion zu verzeichnen war, konnte bei kleineren Astigmatismen die prozentual größte Wirkung erzielt werden, d.h. wird ein Faden bei hohen Zylinderwerten durchtrennt, so bleibt trotz einer absolut großen Reduktion des Astigmatismus eine verhältnismäßig große Hornhautverkürmmung bestehen und somit ist die prozentuale Wirksamkeit verhältnismäßig gering.

Wie bereits in einer kleineren, vorausgegangenen Studie gezeigt [5] und wie aus der Literatur ersichtlich [7, 11, 13], wird die prinzipielle Achsenlage (Meridian mit der Regel oder gegen die Regel) nur unwesentlich beeinflußt. Lediglich der Anteil schiefer Achsenlagen läßt sich durch den Eingriff reduzieren.

Nach Kilchofer [9] findet sich eine größere Reduktion des Astigmatismus, je mehr Fäden durchtrennt werden. Dies kann nach den vorliegenden Ergebnissen nur partiell bestätigt werden. Die Dissektion eines einzelnen korneoskleralen Fadens reicht nur selten aus, um eine größere Reduktion des Astigmatismus zu erreichen. Der Grund für diese Beobachtung könnte sein, daß die Achsenlage des zu durchtrennenden Fadens nicht genau mit der Achsenlage des Astigmatismus übereinstimmt. Obwohl der steile Meridian in der Regel gut mit einer straffen Korneoskleralnaht korreliert, kann die Achsenlage des Astigmatismus hiervon differieren, da die Korneoskleralnähte eine vektorförmige Verziehung der Hornhaut bewirken [13, 14, 16] und der resultierende astigmatische Vektor nicht notwendigerweise auch die gleiche Achse wie ein straffer Faden besitzt. Somit bietet sich − auch nach den vorliegenden Ergebnissen − die Durchtrennung von mindestens zwei Fäden an, da hier der größte Effekt im Sinne einer Astigmatismusreduktion erreicht wird.

Literatur

1. Axt J (1987) Longitudinal study of postoperative astigmatism. J Cataract Refract Surg 13:381−390
2. Cravy T (1989) Long-term corneal astigmatism related to selected elastic, monofilament nonabsorbable sutures. J Cataract Refract Surg 15:61−69
3. Dowling J (1981) Wound closure in cataract surgery. Ophthalmic Surg 12:574−577
4. Flaxel J, Swan K (1969) Limbal wound healing after cataract extraction − A histologic study. Arch Ophthalmol 81:653−659
5. Giers U, Pillunat L (1989) Verringerung des Astigmatismus nach Durchtrennung korneoskleraler Einzelknüpfnähte. Sitzungsber Rhein Westf Augenärzte 151:335−339

6. Heller M, Irvine R, Straatsma B, Foos R (1971) Wound healing after cataract extraction and position of the vitreous in aphakic eyes studied postmortem. Trans Am Acad Ophthalmol Soc 69:245—262
7. Jaffe N, Clayman H (1975) The pathophysiology of corneal astigmatism after cataract extraction. Trans Am Acad Ophthalmol Otol 79:615—630
8. Jampel H, Thompson J, Baker C, Stark W (1986) A computerized analysis of astigmatism after cataract surgery. Ophthalmol Surg 17:786—790
9. Kilchhofer A (1988) Ergebnisse der Laserfadendurchtrennung bei hohem postoperativen nach Katarakt-Operation. Klin Monatsbl Augenheilkd 192:450—452
10. Paton D (1979) Suturing techniques: Continous and interrupted. Doc Ophthalmol Proc Ser 21:295—305
11. Reading V (1984) Astigmatism following cataract surgery. Br J Ophthalmol 68:97—104
12. Saada A (1981) Elacticity — Theory and applications. Pergamon Press, Oxford, pp 153—157
13. Swinger C (1978) Postoperative astigmatism. Surv Ophthalmol 31:219—248
14. Thygesen J, Reersted P, Fledelius H, Corydon L (1979) Corneal astigmatism after cataract extraction. Acta Ophthalmol 57:243—251
15. Troutman R (1979) The cataract wound: Its closure and healing. Doc Ophthalmol Proc Ser 21:291—293
16. Troutman R (1979) Postoperative astigmatism in cataract surgery. Doc Ophthalmol Proc Ser 21:307—309

Endophako durch eine Minirhexis

H.-R. KOCH

Zusammenfassung. Es wird über das relativ neue Verfahren der Endophako berichtet. Ursprünglich von Hara u. Hara [4] entwickelt, wurde es vor allem von Patel et al. [11] und Michelson [9] perfektioniert. Der Verfasser wendet das Verfahren seit einem halben Jahr als seine ausschließliche Methode der Kataraktchirurgie an. Das Verfahren besteht in der Emulsifikation der Linse im weitgehend geschlossenen Kapselsack, während die Vorder-kammer durch Methylzellulose oder viskoelastisches Material versiegelt ist. Entscheidende Schritte der Operation sind die Kapseleröffnung durch eine Minirhexis von ca. 1 × 4 mm, die Hydrodissektion und Hydrodemarkation des Linsenkerns, die (einhändige) Phako-emulsifikation des so von der Kapsel gelösten Kerns und die Rindenaspiration durch die Minirhexis, die ausgiebige Reinigung und Polierung der Vorder- und Hinterkapsel, die Implantation einer geeigneten IOL durch die noch nicht erweiterte Kapselöffnung und schließlich die Erweiterung der Kapsulorhexis mit Schere und Rhexispinzette. Das Verfah-ren erweist sich als außerordentlich schonend für das Endothel. Während der Lernphase sind Kapselrupturen das größte Problem. Diese lassen sich aber gerade bei der Endophako relativ gut meistern. Bei entsprechender Erfahrung ist die Methode für praktisch alle Fälle der Kataraktchirurgie geeignet, auch für harte Linsen und enge Pupillen.

Summary. This is a report on the relatively new method of endo phako. Originally developed by Hara and Hara [4], the procedure was improved and perfected by Patel et al. [11] and Michelson [9]. The author has been using this method as his exclusive form of cataract surgery for over 6 months now. The method consists of the emulsification of the lens in the closed capsular bag, while the anterior chamber is almost completely sealed by methyl cellulose or visco-elastic. Decisive steps of the procedure are opening of the anterior capsule by a minirhexis of appr. 1 × 4 mm, hydrodissection and hydrodemarcation of the nucleus, (one-handed) phako-emulsification of the nucleus and aspiration of the cortex through the intact minirhexis, diligent cleaning and polishing of the anterior and posterior capsules, in-the-bag implantation of a suitable IOL through the still un-enlarged rhexis and finally enlargement of the minirhexis with scissors and forceps. The method is extremely protective for the corneal endothelium. During the learning phase capsular ruptures may occur. But there are some advantages in handling such problems during an endo phako pro-cedure. With appropriate experience, the method can be used in practically all cases of cataract surgery, even with hard nuclei and narrow pupils.

Einführung

Es ist ein alter Traum des Ophthalmologen, die Augenlinse bei der Starope-ration durch ein künstliches Linsensystem zu ersetzen, das sich durch

---

Klinik Dardenne, Friedrich-Ebert-Str. 23−27, W-5300 Bonn 2, Bundesrepublik Deutschland

5. Kongreß der DGII
Hrsg. Wenzel et al.
© Springer-Verlag Berlin Heidelberg

„Akkommodation" auf verschiedene Entfernungen einstellen kann. Fast alle bis heute vorgestellten und diskutierten Konzepte gehen dabei davon aus, daß hierzu die Augenlinse unter weitgehender Erhaltung des Kapselsacks entfernt werden sollte, um dann einen verformbaren Linsenersatz in den leeren Kapselsack einzuführen.

Vorreiter für die Lösung der chirurgischen Voraussetzungen waren Hara u. Hara [4], die als erste gezeigt hatten, daß man tatsächlich eine Linse durch eine kleine Öffnung im Kapselsack entfernen kann. Bei ihren 1980 vorgenommenen ersten Operationen war die Komplikationsrate allerdings noch relativ groß. Sie konnten ihr Verfahren in der Folgezeit verbessern [5] und zeigen, daß man bei Erhalt der Vorderkapsel eine Hinterkammerlinse in den geschlossenen Kapselsack implantieren kann [5]. Die dann zu erwartende massive Fibrosierung der Vorderkapsel läßt sich dadurch verhindern, daß man das Epithel unter der Vorderkapsel entfernt. Hierzu wurden zahlreiche chemische, osmotische und physikalische Verfahren erdacht und ausgetestet [7]. Schließlich wurde von Nishi et al. [10] nach Tierversuchen das Konzept eines neuartigen Linsenersatzes vorgestellt, der sich nach Endophako in den erhaltenen Kapselsack implantieren läßt. Er besteht aus einem Silikonsäckchen, das zusammengefaltet in den entleerten Kapselsack eingeführt wird und erst anschließend mit flüssigem Silikon aufgefüllt wird. Beim Affen ließ sich nach Versorgung mit einer solchen Prothese sogar eine gewisse Akkommodationsfähigkeit erkennen.

Dieses faszinierende Konzept ist zwar noch weit von einer klinischen Anwendbarkeit entfernt, weist uns aber den Weg in eine Zukunft, den wir zu Beginn unserer ophthalmologischen Ausbildung noch ins Reich der Utopie verwiesen hätten und den manche unserer Lehrer als frevelhaften Verstoß gegen das ärztlich Erlaubte eingestuft hätten.

Selbst wenn man in Sachen Linsenersatz noch nicht zu den Sternen greifen will, kann doch die Methodik der endokapsulären Phako durch eine winzige Kapseleröffnung, die gerade dem Phakotip Platz bietet, auch heute schon faszinierende Vorteile gegenüber herkömmlichen Techniken der Kataraktchirurgie bieten. Das erkannten vor allem Patel et al. [11] und Michelson [9], die die endokapsuläre Phako zu einem ausgereiften und klinisch sicheren Verfahren weiterentwickelten. Sie fanden bisher noch nicht viele Nachahmer.

Bei vielen „etablierten Phakoemulsifikationen" stieß das neue Verfahren eher auf Ablehnung. Man kannte die Gefahren, die von den Kanten und Scharten eines teilweise emulsifizierten harten Kerns ausgingen und konnte sich daher allenfalls vorstellen, daß man eine derartige Operation bei einem sehr weichen Linsenkern durchführen könne. Als Verfahren für „normale" oder gar harte Linsen schien das endokapsuläre Vorgehen völlig ungeeignet. Auch Experimente an Versuchstieren mit ohnehin extrem weichen Linsen [12] konnten bei Klinikern hier kein Vertrauen wecken.

Der alte Merkspruch, der über lange Jahre den Phakochirurgen immer wieder ins Stammbuch geschrieben worden war, „Große Öffnung, kleine Komplikationen – kleine Öffnung, große Komplikationen!" schien für die

Endophako noch viel mehr Gültigkeit zu haben als für die Phako selbst. Daß dies für die Endophako genausowenig gilt wie für die Phako überhaupt, soll im folgenden gezeigt werden.

Ich selbst wurde durch die Arbeiten der Gruppe um Hara und Nishi, durch die bohrenden Fragen von Salah-el-din Mostapha und durch überaus anregende Gespräche mit Marc Michelson sowie seinen außergewöhnlichen stereoskopischen Videofilm zur Endophako konvertiert.

Seit ca. 6 Monaten führe ich meine Kataraktoperationen fast ausschließlich als Endophako durch. Nachdem ich jetzt ca. 500 Fälle überblicke, möchte ich Ihnen gerne über die Besonderheiten und Probleme des operativen Vorgehens berichten.

Bezeichnung

Hinsichtlich des Namens für die neue Technik besteht zur Zeit noch eine babylonische Verwirrung. Von verschiedenen Autoren werden die Begriffe ICCE (sic!), intrakapsuläre Phako, interkapsuläre Phako und endokapsuläre Phako verwendet. Die Begriffe *ICCE* und *intrakapsulär* sind eigentlich für die „rückstandsfreie" Linsenentfernung inklusive ihrer Kapsel vergeben, während der Begriff *interkapsulär* im Allgemeinen mit der (inzwischen auch von Galand wieder verlassenen) Technik der Kernexpression nach „Letterbox"-Öffnung (vgl. Galand [3]) assoziiert wird. Daher scheint nur der Begriff *endokapsulär* akzeptabel zu sein. Dieser ist aber unglücklicherweise zum Modewort für alle heute üblichen Phakoverfahren geworden, bei denen nach einer (mehr oder weniger großen) Kapsulorhexis die Phako nicht in der Pupillarebene, sondern eben in der Tiefe des Kapselsacks vorgenommen wird. Die einzige unmißverständliche, aber zugleich recht umständliche Bezeichnung wurde von Michelson [9] geprägt: *endokapsuläre Phakoemulsifikation mit Minirhexis.*

Ich selbst habe mich entschieden, das Verfahren einfach als *Endophako* zu bezeichnen. Dieser Name ist nicht mit älteren Sinninhalten belastet, er ist prägnant und einprägsam und so kurz, wie es die Bezeichnung für ein Verfahren sein sollte, dem ich wünsche und zutraue, daß es das Standardverfahren der Kataraktchirurgie der 90er Jahre wird.

Methode

Eröffnung

Zur Eröffnung des Bulbus präpariere ich zunächst ein trapezförmiges Skleraläppchen mit einer 5 mm langen Basis am Limbus, 2 mm langen Seitenkanten und einer 3 mm langen limbusparallelen Kante. Das Läppchen wird in einer Tiefe von 0,3 mm lamellierend zum Limbus vorpräpariert und in einer Tiefe von 1 mm wird der Schnitt dann in die Hornhaut weiter vorpräpariert. Gerade der korneale Teil der Präparation ist für die postoperative Dichtigkeit des Schnitts und für ein Astigmatismus-armes Operieren wichtig.

Man könnte versucht sein, die Endophako mit der heute auch „aktuellen" Methode der „No-stitch-Chirurgie" zu verbinden (vgl. Brauweiler [1]). Dies erwies sich bei meinen eigenen Versuchen nicht als vorteilhaft. Die No-stitch-Chirurgie schafft einen auch ohne Naht dichten Zugang zum Augeninneren dadurch, daß über einen Bereich von etwa 4 mm (2 mm intraskleral und 2 mm intrakorneal) eine taschenartige, lamellierende Verbindung präpariert wird. Bewegungen der Tips (Phako bzw. A/I) in der Vorderkammer führen nun zu einer deutlichen Deformierung der oberen Hälfte der Kornea und damit zu einer Verschlechterung des Einblicks in gerade den Bereich, in dem sich bei der Endophako die Minirhexis befindet.

Viskoelastische Materialien

Das Auffüllen der Vorderkammer mit einer viskoelastischen Substanz ist dann die nächste Maßnahme. Gewöhnliches Healon ist für diesen Zweck ungeeignet. Es würde nach Phakobeginn sofort vom Tip aspiriert oder am Tip vorbei als Bolus aus dem Auge gespült. Verwendet werden kann dagegen Methocel [2], daß zwar schlechtere viskoelastische Eigenschaften hat, aber gerade deshalb länger im Auge verbleibt und durch einströmende Flüssigkeit allenfalls verdünnt, nicht aber ausgewaschen wird.

Ein neuartiges Hyaluronsäure-Präparat mit höherer Viskosität („Healon-Phako") erfüllt den gleichen Zweck. Es verbleibt während der Phako im Auge und wird kaum aspiriert. Es ist derzeit allerdings noch nicht im Handel erhältlich. Auch einige andere, aus den Vereinigten Staaten bekannte viskoelastische Materialien hoher Viskosität könnten bei der Endophako Verwendung finden. In Deutschland sind sie weder zugelassen noch erhältlich.

Minirhexis und Hydrodissektion

Nach Anlagen des skleralen Zugangs wird bei der Endophako die Minirhexis angelegt (Abb. 1a−d). Hierzu bediene ich mich einer an der Spitze zurechtgebogenen Einmalkanüle (18er oder 20er) und einer Utrata-Pinzette. Die Minirhexis wird so angelegt, daß ihre periphere Lippe einen ca. 3−4 mm langen und ca. 3 mm von der Pupillenmitte entfernten Kreisbogen beschreibt. Diese Form der Eröffnung erinnert an einen (unvollständigen) „lachenden Mund", wie wir ihn von der interkapsulären Technik der ECCE kennen. Am Rißende werden die beiden inneren Lefzen mit der Utrata-Pinzette ergriffen und entlang einem engen runden Bogen weitergerissen, so daß dann im Endeffekt eine etwa nieren- oder erdnußförmige Öffnung entsteht, deren äußerer Rand bereits die obere Begrenzung der späteren, erweiterten Rhexis von 6 mm sein wird.

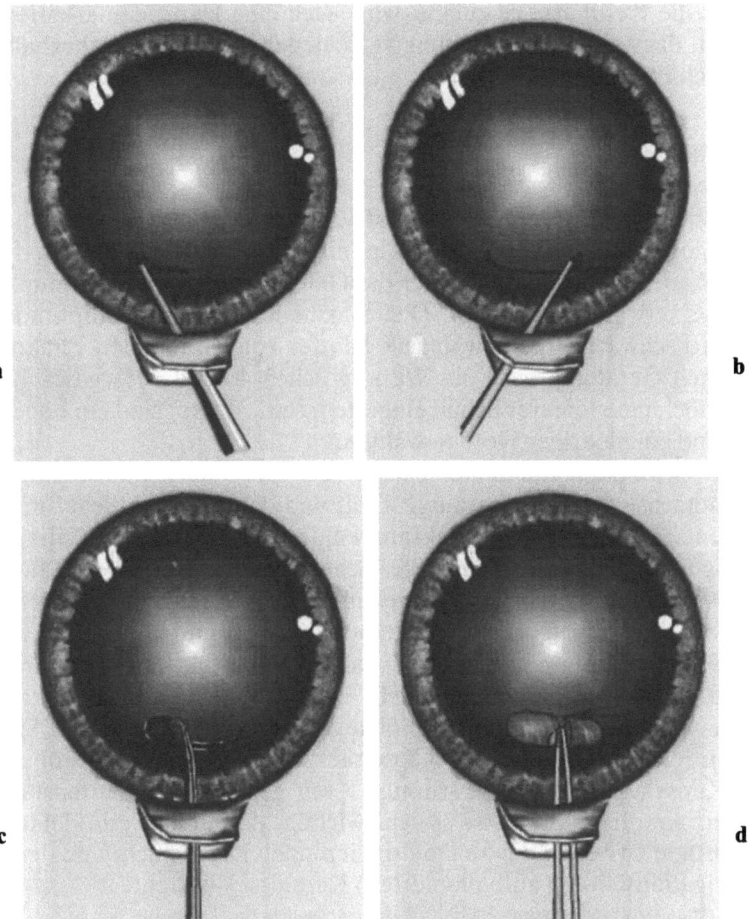

Abb. 1a–d. Minirhexis. **a** Mit der (20er) Einmalkanüle wird die Kapsel punktiert und die Kanüle nach links geschoben um einen bogenförmigen Riß zu erzeugen. **b** Die Kanüle wird dann in die andere Richtung geführt. **c** Sodann wird das linke „Öhrchen" der Rhexis mit der Utrata-Pinzette ergriffen und nach zentral zurückgeführt. **d** Auch von rechts her wird der Rhexisrand gefaßt und auf diese Weise die Rhexis vollendet

Die Endophako erfolgt ganz durch diese Rhexis. Sie sollte daher sie weit sein, daß bei Bewegungen des Tips ihre Ränder nicht eingerissen werden, und so eng, daß möglichst kein Flüssigkeitsausstrom aus dem Kapselsack in die vordere Augenkammer entsteht.

Vor der eigentlichen Phako ist die Hydrodissektion ein äußerst wichtiger, vorbereitender Schritt. Sie wird mit BSS und einer leicht gebogenen Sautter-Kanüle vorgenommen. Ohne eine Hydrodissektion würde sich der Linsenkern nicht in dem fest umschließenden Kapselsack drehen und manipulieren lsssen. Soweit die Kernhärte es zuläßt, wird auch eine Hydrodemarkation vorgenommen, das heißt eine Trennung verschiedener Schichten innerhalb des Kerns durch Flüssigkeitsinjektion.

Phakoemulsifikation

Sodann wird der Phakotip eingeführt und eine Emulsifikation durch die Minirhexis begonnen. Es wird dabei ein Tip mit 30°-Anschliff bevorzugt, da er im geschlossenen Kapselsack weniger die Gefahr einer Kapselläsion mit sich bringt als etwa ein 45°-Tip. Die maximale Ultraschallamplitude („Power") wird schwächer vorgewählt als bei der konventionellen Phako-technik. Je nach Gerätetyp wird ein Wert zwischen 40 und 60% gewählt. Selbstverständlich muß linearer Schall eingestellt sein. Weiter sind ein höheres Vakuum und ein niedriger Flow zu wählen.

   Mit dem Tip wird dann von „innen heraus" der Linsenkern emulsifiziert. Dabei wird zunächst der Kern herausgeschält und dann − nach Schaffung eines zentralen Maneuvrier-Raums im Inneren des Kerns − die Emulsifika-tion vorsichtig und bei möglichst niedriger Schallamplitude im Bereich zwischen 5 und 7 Uhr rindenwärts vorgetrieben. Die noch stehende, äußere Kernschicht wird allmählich um die Sagittalachse rotiert und kontinuierlich verdünnt. Diese Verdünnung führt dazu, daß im Endeffekt nur noch eine sehr dünne äußere Kernschicht stehen bleibt. Nach Unterschreiten einer kritischen Dicke wird diese Kernschicht plötzlich weich und verformbar. Sie läßt sich dann leicht ins Innere des Kapselsacks saugen und dort − ohne Gefahr der Kapselaspiration bzw. -ruptur − mit geringer Schallintensität emulsifizieren. An dieser Stelle ist es sehr wichtig, daß immer ein kleiner Sicherheitsabstand zwischen der zu emulsifizierenden Kernschicht und dem (durch die Irrigationsleitung aufballonierten) Kapselsack besteht.

Aspiration/Irrigation

Das Absaugen der Rinde ist bei der Endophako wegen der noch stehenden Vorderkapsel relativ einfach. Der Flüssigkeitsstrom der Irrigationsleitung sorgt für ein pralles „Aufblasen" des Kapselsacks, sobald der Tip durch die Minirhexis getreten ist. Damit ist überall − gerade auch bei 12 Uhr − die Rinde gut zugänglich und meist ist das Absaugen weit weniger problematisch, als wir das manchmal bei der konventionellen Phako erleben. Im Normalfall ist danach der Kapselsack leer und die Minirhexis hat noch immer ihre Originalgröße.

   Jetzt lassen sich mit dem A/I-Tip Vorder- und Hinterkapsel polieren und säubern. Gerade die Vorderkapsel ist bei dem ja noch fast ganz erhaltenen Kapseldiaphragma sehr schön ausgespannt und kann mit dem Tip leicht von ihrem Epithel befreit werden. Lediglich der periphere Kapselrand bei 12 Uhr ist einer Epithelabschabung durch den Tip nicht zugänglich. Versuche, hier den gebogenen A/I-Tip von Greite einzusetzen, habe ich noch nicht unternommen. Unter Umständen ist auch der neuartige Kapselkürettensatz von Rentsch hier vorteilhaft verwendbar.

Verhalten des viskoelastischen Materials

Während der ganzen Operation bis hierher verbleibt das Methocel bzw. viskoelastische Material in der vorderen Augenkammer. Michelson [9] hat darauf hingewiesen, daß eine u. U. im viskoelastischen Material gefangene Luftblase höchst eindrucksvoll demonstriert, daß während der ganzen Operation keine Flüssigkeitsbewegungen in der Vorderkammer stattfinden. Während Luftblasen bei der normalen Phako im Flüssigkeitsstrom tanzen, bleibt das Luftbläschen bei der Endophako starr und unbeirrt an seiner Stelle.

Aus diesem Grund ist eine Entstehung von Luftbläschen, wie sie bei manchen Phakomaschinen vor allem bei hoher Schallamplitude entstehen können, aber auch höchst unerwünscht. Es bildet sich dann nämlich leicht ein froschleichartiger undurchsichtiger Schaum aus Methocel und Luft in der Vorderkammer. Der Einblick in den Operationssitus kann dadurch unmöglich werden.

Sollte am Ende der Phako bei relativ weit geratener Minirhexis doch einmal das viskoelastische Material aus der Vorderkammer ausgespült sein, kann es jederzeit nachinjiziert werden. Es wird für die folgenden Schritte der Implantation und Rhexiserweiterung noch benötigt und danach vor der Naht mit dem A/I-Tip abgesaugt.

Rhexiserweiterung und Implantation

Ob als nächster Schritt jetzt die Erweiterung der Kapsulorhexis oder die Implantation der Kunstlinse folgt, hängt von der Wahl des Implantats ab. Falls eine kleine Intraokularlinse eingesetzt werden soll (z.B. ein 5 mm großes Miniimplantat oder ein 5 × 6 mm großes ovales Implantat), kann zuerst durch die noch enge Rhexis implantiert und anschließend erweitert werden. Wurde ein größeres Implantat gewählt, erfolgt die Implantation erst nach vorheriger Rhexiserweiterung.

Die Vergrößerung der Rhexis ist relativ einfach. Nach Erweiterung des Skleraschnitts führt man eine Vannas-Schere in die Vorderkammer ein und schneidet die beiden seitlichen, runden Begrenzungen der Minirhexis in limbusparalleler Richtung weiter. Mit der Utrata-Pinzette wird dann die zentrale Vorderkapsel so herausgerissen, daß eine kontinuierliche, runde Rhexis von 6 mm Durchmesser entsteht.

Naht

Nach Absaugen des viskoelastischen Materials wird die Skleraöffnung wieder vernäht. Grundsätzlich wird einer limbusparallelen Nahtführung der Vorzug gegeben, da sie wesentlich neutraler hinsichtlich des Astigmatismus ist. Wir haben sowohl mit einer limbusparallelen Matratzennaht als auch mit jeweils 2 seitlichen Nähten an den Ecken des Skleraläppchens Erfahrungen gesammelt. Wir ziehen die letztere Nahtform zur Zeit vor, da sie hinsichtlich Astigmatismus ähnliche Ergebnisse liefert und die Läppchenränder deutlich besser adaptiert.

Grenzen der Methode

Nach Betrachten der ersten Bilder und Videos auf Kongressen und nach dem Studium der wenigen bisher erschienenen Arbeiten war ich zunächst der Ansicht, es handele sich um ein äußerst selektives Verfahren, das nur in ausgewählten Fällen angewendet werden könne. Dementsprechend hatte ich es selbst nur in vereinzelten Extremsituationen einzusetzen gewagt. So hatte ich z.B. schon 1987 in einem jugendlichen Auge mit ausgedehntem hinteren Lentiglobus mit erhaltener, blutführender Arteria hyaloidea eine vorsichtige Endophako vorgenommen, die hintere Kapsel und das Gefäß mit dem Klöthi-Stripper entfernt und dann eine IOL vor die erhaltene Vorderkapsel plaziert.

Erst jetzt habe ich nach entsprechender Erfahrung die Überzeugung gewonnen, daß sich das Verfahren für praktisch alle Katarakte eignet. Die außerordentlich eindrucksvollen Hornhautbefunde, die die minimale Endothelschädigung dieses Vorgehens widerspiegeln (vgl. Kohnen et al. [8]), lassen das Verfahren bei Patienten mit harten Linsenkernen besonders interessant erscheinen. Wenn aber die Endophako für diese Patientengruppe nicht in Betracht käme, würde das ganze Verfahren natürlich keine Daseinsberechtigung haben.

Aufgrund der guten Fixation und Stabilisierung des zu emulsifizierenden Kerns in seinem Kapselsack arbeitet der Phakotip mit einem weit besseren Wirkungsgrad, als wir das bei der konventionellen Phako mit mobilisiertem, frei im Vorderabschnitt beweglichem Kern gewohnt sind. Das bedeutet, daß auch sehr *harte* Kerne relativ gut emulsifiziert werden können. Zudem ist die hierfür aufzuwendende Schallintensität geringer.

Auf der anderen Seite dauert die Endophako eines harten Kerns deutlich länger, als wir das von der konventionellen Technik kennen. Trotz der verlängerten Phakozeit kommt es aber nicht zu einem vermehrten Endothelzellverlust. Vielmehr ist die Endothelzahl bei der Endophako praktisch nicht mehr von der Phakodauer abhängig (vgl. Kohnen et al. [8]).

Erst bei extrem harten Kernen, die auch einer konventionellen Phako nicht mehr zugänglich wären, versagt die Endophako. Hier ist – in bewährter Weise – umzuwandeln bzw. von vornherein geplant extrakapsulär zu operieren.

Bei entsprechender Erfahrung muß auch die *enge Pupille* kein Hinderungsgrund für die Endophako sein. Hierbei kann es aber notwendig werden, bimanuell zu operieren. Nach Anlegen einer Parazentese bei ca. 3 Uhr wird mit dem Push-pull-Häkchen in die Vorderkammer eingegangen. Der

Push-Pull wird dazu verwendet, die Iris nach peripher zu schieben und so den Einblick des Operateurs auf die Linsenperipherie freizugeben. Es zeigt sich bald, daß die Endophako bei enger Pupille zwar schwieriger ist, aber aufgrund der wesentlich schonenderen Behandlung der Iris macht sich die mit ihr verbundene Mühe bezahlt.

Die wichtigste Grenze für das neue Verfahren ist der Fall mit unvollkommener bzw. nicht gelungener Minirhexis. Nur bei Erzielen einer intakten Minirhexis − und d.h. einer Minirhexis mit glattem, kontinuierlichem Rand ohne periphere Einrisse − kann gefahrlos eine Hydrodissektion und Endophako durchgeführt werden. Zeigt sich hingegen ein auch nur kleiner radiärer Einriß, ist die Entstehung von u.U. schwerwiegenden Komplikationen schon vorprogrammiert.

Komplikationen

Die wichtigsten Komplikationen der Endophako sind Kapselrisse und ihre Folgen. Solche Kapselrisse können schon bei der Rhexis entstanden sein. Sie können sich aber auch erst später während der Operation entwickeln. Fast immer war dann die Minirhexis für den Tip zu eng und bei Manipulationen des Tips hat dieser die Rhexis seitlich oder nach 6 Uhr weiter aufgerissen.

In diesem Zusammenhang ist es wichtig zu bedenken, daß hoch myope Augen meist eine sehr tiefe Vorderkammer und eine entsprechend tief liegende Linse haben. Legt man dann eine Minirhexis in der oben beschriebenen Weise an, dann wird es schwierig, mit dem Phakotip ohne erhebliche Dehnung des Minirhexisrandes die Linsenperipherie bei 6 Uhr zu erreichen. Auch hier kann die Rhexis leicht weiterreißen.

Eingerissene Rhexisränder sind meist unproblematisch, wenn sie frühzeitig erkannt werden. In einem solchen Fall muß der Phakotip sofort aus dem Auge genommen werden. Es muß versucht werden, das Ende des radiären Kapseleinrisses mit der Utrata-Pinzette zu fassen und es so weiterzureißen, daß wieder eine − wenn auch bizarr geformte − kontinuierliche Rhexis entsteht. Unter Umständen ist dann auch der Punkt gekommen, an dem man verfrüht die Minirhexis zu einer großen Rhexis von 6 mm Durchmesser erweitert. Nach dieser „Umwandlung" wird die Phako dann als konventionelle Phako in der Hinterkammer oder der Pupillarebene fortgesetzt.

Wird der Einriß dagegen nicht rechtzeitig erkannt, muß man damit rechnen, daß er plötzlich über den Äquator in die Hinterkapsel reißt. Es kann zum Glaskörpervorfall und Verlust von Linsenteilen in den Glaskörperraum kommen.

Aber selbst bei Entstehen einer Ruptur der Hinterkapsel kann die Situation bei der Endophako durchaus noch Vorteile bieten. Die noch weitgehend intakte Vorderkapsel wird dann bei der Bereinigung der Situation für eine bessere Kompartimentierung zwischen Vorder- und Hinterabschnitt sorgen, und bei der Implantation kann sie u.U. als Support für die Hinterkammerlinse dienen.

Vorteile

Auch abgesehen von dem im letzten Abschnitt dargestellten Fall von „Glück im Unglück" hat die Endophako einige ganz wesentliche Vorteile gegenüber der konventionellen Phakotechnik.

Im Vordergrund steht der außerordentlich schonende Umgang mit der Iris und vor allem dem Endothel (vgl. Kohnen et al. [8]). Auch als Phakochirurg, der sich etwas auf das meist gute Aussehen seiner Hornhäute am ersten postoperativen Tag einbildete, war ich beeindruckt, um wieviel besser noch die Hornhäute am Tag nach einer Endophako aussehen können. Für mich ist aus diesem Grund eine Kataraktoperation bei schon präoperativ kompromittiertem Endothel (z.B. Guttata, Fuchs, voroperierte Fälle etc.) nur noch als Endophako vorstellbar.

Wenn die Technik im Anfang auch ungewohnt und schwierig erscheinen mag, wird man doch bald einsehen, daß sie viele Schritte der Operation im Endeffekt erleichtert. Das Emulsifizieren harter Katarakte, das Absaugen der Rinde und die Implantation kleiner IOLs gehören hierher. Ein sauberes Entfernen des Linsenepithels von der Vorderkapsel wird bei der Endophako erst richtig möglich. Und sollte tatsächlich einmal das Märchen vom akkommodationsfähigen Linsenersatz für den geschlossenen Kapselsack Wirklichkeit werden, dann wird der im Kapselsack einge*igel*te „Endo-Emulsifikator" dem alten ECCE-*Hasen* zurufen: „Ick bin al do!"

Literatur

1. Brauweiler HP (1991) No-Stitch-Chirurgie für konventionelle PMMA-Linsen bis 7 mm Durchmesser. Ophthalmochirurgie (im Druck)
2. Fechner PU, Rimpler M (1989) Comparison of hydroxypropyl methylcellulose 2% (Adatocel®) and hyaluronic acid 1% (Healon®). J Cataract Refract Surg 15:683−688
3. Galand A (1983) A simple method of implantation within the capsular bag. J Am Intraocular Implant Soc 9:330−332
4. Hara T, Hara T (1984) Subcapsular phacoemulsification and aspiration. Am Intra-Ocular Implant Soc J 10:333−337
5. Hara T, Hara T (1986) Fate of the capsular bag in endocapsular phacoemulsification and complete in-the-bag intraocular lens fixation. J Cataract Refract Surg 12:408−412
6. Hara T, Hara T (1987) Clinical results of endocapsular phacoemulsification and complete in-the-bag intraocular lens fixation. J Cataract Refract Surg 13:279−286
7. Hara T, Hara T, Kojima M, Nakaizumi H, Yamamura T, Sasaki K (1988) Specular microscopy of the lens casule after endocapsular lens implantation. J Cataract Refract Surg 14:533−540
8. Kohnen T, Felderhoff T, Han J, Koch H-R (1991) Endothelzellverlust bei endokapsulärer und konventioneller Phakoemulsifikation. In: Wenzel M, Reim M, Freyler H, Hartmann C (Hrsg) 5. Kongreß der Deutschen Gesellschaft für Intraokularlinsen Implantation, Aachen, März 1991. Springer, Berlin Heidelberg New York
9. Michelson M (1991) Endocapsular phacoemulsification with mini-capsulorhexis. In: Koch PS, Davison JA (eds) Textbook of advanced phacoemulsification techniques. Slack Thorofare, NJ, pp 275−309

10. Nishi O, Hara T, Hara T, Hayashi F, Sakka Y, Iwata S (1989) Further development of experimental techniques for refilling the lens of animal eyes with a balloon. J Cataract Refract Surg 15:584–588
11. Patel J, Apple DJ, Hansen SO, Solomon KD, Tetz MR, Gwin TD, O'Morchoe DJC, Daun ME (1989) Protective effect of the anterior lens capsule during extracapsular cataract extraction. Part II. Preliminary result of clinical study. Ophthalmology 96(5):598–602
12. Solomon KD, Gwin TD, O'Morchoe DJC, Tetz MR, Hansen SO, Sugita A, Imkamp EM, Apple DJ (1989) Protective effect of the anterior lens capsule during extracapsular cataract extraction. Part I. Experimental animal study. Ophthalmology 96(5):591–597

Endothelzellverlust nach endokapsulärer und konventioneller Phakoemulsifikation

TH. KOHNEN, TH. FELDERHOFF, J. HAN und H.-R. KOCH

Zusammenfassung. Die endokapsuläre Phakoemulsifikation durch eine Minikapsulorhexis bietet dadurch einen besonderen Endothelschutz, daß Ultraschallenergie und Flüssigkeits-strom weitgehend im Kapselsack bleiben und das viskoelastische Material während der gesamten Operation fast vollständig in der Vorderkammer verbleibt. In unserer Studie wurden 20 konventionelle mit 20 endokapsulären Phakoemulsifikationen verglichen. Beide Gruppen waren hinsichtlich des Alters, der Linsenhärte und der Häufigkeit komplizierender Faktoren vergleichbar. Die mittlere Ultraschallzeit war in der Endophakogruppe mit 85 s gegenüber der konventionell operierten Gruppe mit 64 s sogar höher. Trotzdem lag der postoperative Endothelzellverlust nach Endophako nur bei 3,09% und nach konventioneller Technik bei 10,84%. Schlüsselt man die Ergebnisse weiter auf, dann zeigt sich bei konventioneller Technik eine deutliche Abhängigkeit des Endothelverlusts von der Kern-härte und der Phakozeit, während diese beiden Faktoren bei der Endotechnik ohne signifikanten Einfluß waren. Zusätzliche Risikofaktoren führten vor allem in der konventionell operierten Gruppe zu einem deutlicheren Endothelverlust. Damit erwies sich die Endo-phako mit Minirhexis als entscheidender Faktor auf dem Weg zur endothelschonenden Kataraktchirurgie. Sie bietet sich besonders für Augen an, bei denen schon präoperativ das Endothel kompromittiert ist.

Summary. The method of endocapsular phako-emulsification through a minicapsulorhexis supplies excellent endothelial protection by restricting the site of ultrasound action and fluid convection mostly to the capsular bag. Viscoelastics are thus retained in the anterior chamber during the whole procedure. In our study, 20 conventional and 20 endocapsular phakoemulsifications were compared. The groups did not differ with respect to patient age, nuclear hardness and the incidence of complicating risk factors. Mean ultrasound time was longer in the endo group (85 s) as compared to the group operated by a conventional Divide-and-Conquer method with a 6 mm capsulorhexis (64 s). Nevertheless, the endo-thelial cell loss was only 3.09% after endo phako and 10.84% after „Divide-and-Conquer". More detailed analysis of the data shows a marked dependency of the cell loss on nuclear hardness and phako time in the conventional group, whereas these two factors had no significant influence on the cell counts in the endo group. Additional risk factors influenced cell density, especially in the Divide-and-Conquer group. Endophako can therefore be regarded as an essential step forward in developing methods of cataract surgery less damaging to the endothelium. It is a method specially indicated in cases where the endothelium is known to be compromised even before surgery.

Klinik Dardenne, Friedrich-Ebert-Str. 23–27, W-5300 Bonn 2, Bundesrepublik Deutschland

5. Kongreß der DGII
Hrsg. Wenzel et al.
© Springer-Verlag Berlin Heidelberg

Einleitung

Jede Form der Kataraktchirurgie mit oder ohne Kunstlinsenimplantation führt zu einem Verlust von Endothelzellen. Die Phakoemulsifikation trägt durch Ultraschallenergie und vermehrten Flüssigkeitsstrom dazu bei. Zum Schutze können viskoelastische Substanzen in die Vorderkammer gefüllt werden [8, 22], die bei der Phako mit normal großer Vorderkapselöffnung (6 mm) aber schnell wieder aspiriert bzw. ausgespült werden.

Hier kann die endokapsuläre Phakoemulsifikation durch eine Minikapsulorhexis entscheidende Vorteile bieten. Während bei diesem Verfahren die Emulsifikation und Aspiration der harten und weichen Linsenanteile im quasi geschlossenen Kapselsack stattfinden, kann die vordere Augenkammer mit einer viskoelastischen Substanz angefüllt werden, die aufgrund der erhaltenen Barriere durch die vordere Linsenkapsel nicht Gefahr läuft, abgesaugt oder ausgespült zu werden.

Als Entwickler dieser Technik können Hara u. Hara [11] gelten, die im Jahre 1980 nach inkompletter *Can-opener-Kapsulotomie* versuchten, die Linse unter der erhaltenen Vorderkapsel zu emulsifizieren. Die Ergebnisse schienen den Autoren trotz einer relativ hohen Komplikationsrate und einem Endothelverlust von noch 12% vielversprechend. Für die Zukunft der Kataraktchirurgie könnte das Verfahren vor allem dadurch interessant sein, daß es eine Linsenentfernung bei weitgehend erhaltenem Kapselsack möglich macht, in den dann eine (akkommodationsfähige?) Linsenprothese eingesetzt werden könnte [12, 25].

Patel [28] und Michelson [23] haben dann das Verfahren zu einer klinischen Methode weiterentwickelt und über bis dahin unmöglich erscheinende postoperative Endothelzellzahlen berichtet. Unsere ersten eigenen klinischen Ergebnisse mit dieser Methode [18] haben diesen Effekt voll bestätigt. Nach einer Eingewöhnungsphase von ca. 4 Monaten mit ca. 400 endokapsulär operierten Fällen sahen wir uns daher veranlaßt, den postoperativen Endothelzellverlust bei der Endophakotechnik im Vergleich zu unserer bisherigen Technik genauer prospektiv zu untersuchen.

Patientengut und Zuteilung

Für die vorliegende Untersuchung wurden aus unserem Patientengut 40 *konsekutive* Patienten ausgewählt, die Anfang 1991 zu einer Kataraktoperation (Phakoemulsifikation mit Implantation einer Hinterkammerlinse) unsere Klinik aufsuchten. Unter den Patienten waren 14 männliche und 26 weibliche Personen. Das Durchschnittsalter betrug 68 Jahre. Präoperativ wurden die Patienten nach dem Lebensalter (<51, 51−60, 61−70, 71−80, >80), der Linsenkernhärte und dem Bestehen von Zusatzrisiken vorklassifiziert.

Dabei erfolgte die Bestimmung der *Kernhärte* durch klinische Spaltlampenbewertung in sehr weich, weich, mittel, hart und sehr hart. Als *Zusatzrisi-*

ken galten Voroperationen, Glaukome, Hornhauttrübungen, Synechien, flache Vorderkammern und nicht erweiterbare Pupillen. Es ergab sich hieraus eine Unterteilung in 50 (= 5 × 5 × 2) Klassen.

Wir haben durch diese Einteilung einen repräsentativen Querschnitt durch unser gesamtes Patientengut erhalten und harte Kerne oder schwierige Fälle nicht von vornherein aussortiert. Weiterhin muß betont werden, daß im Untersuchungszeitraum kein Patient wegen zu harter Linse als geplante ECCE oder *Umwandlung* operiert wurde, was ja zu einer „Schönung" der Endothelzahlen geführt hätte. Überhaupt wandeln wir nur in Ausnahmefällen wegen extremer Linsenhärte um (ca. 1% unserer Kataraktfälle). Einziges Ausschlußkriterium für die Studie war eine Fuchs-Endotheldystrophie oder eine Cornea guttata. Aufgrund der Erfahrungen der ersten Monate hatten wir bereits vor Studienbeginn den Verdacht, daß das neue Verfahren endothelschonender sein würde, und haben Patienten mit vorgeschädigtem Endothel nicht mehr mit großer Rhexis operiert.

Aufgrund der Klassifikation wurden die Patienten mit einem mehrdimensionalen Horbach-Schema [15] nach dem Prinzip der schichtweisen, alternierend ausgewogenen Zuordnung einer der beiden Operationstechniken *(Endophako* bzw. *Divide-and-Conquer)* zugeordnet. Dieses Vorgehen ermöglicht auch bei kleineren Stichproben eine ausgewogene Zuteilung der Patienten auf die Vergleichsgruppen. Eine Vermengung des zu untersuchenden Behandlungseffektes mit den (vorausgewählten) Klassifizierungskriterien läßt sich so vermeiden.

Für die vorliegende Untersuchung erschien uns vor allem wichtig zu sein, daß die Patientengruppen hinsichtlich Kernhärte und Schwierigkeitsgrad der Operation vergleichbar waren. Ein vergleichbares Patientenalter schien uns aus doppeltem Grund entscheidend. Mit zunehmendem Alter wird der Kern härter, während die Zahl der Endothelzellen sinkt [3].

Operationsverfahren

Alle Augen wurden präoperativ mit Cyclopentolat (1%-Augentropfen) und Neosynephrin (10%-Augentropfen) erweitert. Zur Lokalanästhesie wurde Bupivacain (2 × 5 ml einer 10%igen Lösung) mit Kinetin (Hyaluronidase) peribulbär injiziert.

Nach Anlegen einer Bindehautschürze wurde durch einen trapezförmigen Einschnitt in halber Skleradicke eine Skleratasche gebildet. Die Vorderkapsel wurde mit einer schmalen Lanze punktiert, danach die Kammer mit Methylzellulose (Adatocel) aufgefüllt und eine Kapsulorhexis durchgeführt. Für die *konventionelle Phako* wurde mit einer zurechtgebogenen Einmalkanüle eine *Kapsulorhexis* mit einem Durchmesser von 6 mm angelegt, für die *Endophako* wurde mit gebogener Kanüle und Utrata-Pinzette eine *Minirhexis* (ca. 1 × 4 mm) vorgenommen. In beiden Fällen folgte als nächster Schritt eine Hydrodissektion mit der Sautter-Kanüle. In den Endofällen wurde zusätzlich eine Hydrodemarkation innerhalb des Kerns durchgeführt.

Die eigentliche Phako erfolgte bei der *konventionellen* Methode als bimanuelle sog. *„2/4-Divide-and-Conquer"*-Technik. Hierbei wird zunächst ein senkrecht verlaufendes Tal in Richtung 6.00 Uhr gegraben. Nach Parazentese bei 2.00 Uhr wird der Kern mit Hilfe des Push-pull-Häkchen um 180° gedreht und das Tal in die andere Richtung verlängert. Danach läßt sich der Kern leicht in 2 Hälften teilen. Nach weiterer Rotation und Graben zweier „Seitentäler" senkrecht zum ersten Tal kann jede der Hälften in zwei Viertel geteilt werden. Ohne mechanische Belastung des Kapsulorhexisrandes lassen sich die vier Viertel nacheinander im Kapselsack emulsifizieren. Danach werden die Rindenreste mit dem A/I-Handstück abgesaugt.

Die *Endophako* erfolgt durch die Minirhexis im geschlossenen Kapselsack. Nach Hydrodissektion und Hydrodelineation wurden die einzelnen Kernschichten von innen nach außen abgetragen. Aufgrund der Enge der Kapselöffnung ist dies natürlich eine einhändige Technik. Auch das Absaugen der Rindenreste mit dem A/I-Tip erfolgte durch die Minirhexis im noch fast intakten Kapselsack. Hiernach wurden Kapselsack und Vorderkammer erneut mit Methylzellulose aufgefüllt und nach zwei Einschnitten der Vannas-Schere die Minirhexis mit der Utrata-Pinzette zur 6-mm-Rhexis erweitert.

Bei beiden Verfahren wurde dieselbe Phakomaschine (Fa. Hans Geuder GmbH, Heidelberg) in linearer Stellung eingesetzt. Ein Unterschied bestand lediglich hinsichtlich der Ultraschallintensität: Während die maximale Leistung für die konventionelle Phako bei 80% eingestellt war, wurde bei Endophako ein Maximum von 40−60% gewählt. In beiden Fällen wurde das Maximum aber meist nicht ausgeschöpft.

Nach der Emulsifikation des Kerns wurde mit dem A/I-Tip die Rinde abgesaugt, bei den Endo-Fällen bei noch erhaltenem Vorderkapselblatt. Anschließend erfolgte bei der Endophako als zusätzlicher Schritt eine ausgiebige *Kürettage* des erreichbaren Linsenepithels der Vorderkapsel. Dies war mit dem A/I-Tip bei noch weitgehend vorhandenem Kapseldiaphragma wesentlich einfacher, als nach Anlegen einer großen Rhexis.

Allen Augen wurde eine einteilige *PMMA-Hinterkammerlinse* mit Optikdurchmesser von 5 mm (Pharmacia Typ 740P) in den Kapselsack implantiert. Die Methylzellulose wurde dann mit dem A/I-Tip abgesaugt und die Skleratasche durch 2 limbusparallele Einzelnähte adaptiert.

Beiden Operationsverfahren war also gemeinsam:
− Auffüllen der Vorderkammer mit Methylzellulose,
− Phakoemulsifikation ausschließlich in der Hinterkammer,
− gleiche Phakomaschine,
− gleiche HKL (Pharmacia 740P, 5.0 Optik) und
− gleicher Operateur.
Unterschiede zwischen den beiden Operationstechniken bestanden demgegenüber nur hinsichtlich:
− der Form und Größe der Kapseleröffnung,
− Ort, Zeit und max. Intensität der Ultraschallwirkung,
− dem Ort der A/I-Anwendung und
− der Intensität der Vorderkapselreinigung.

Intraoperativ wurden Phakozeit und -intensität sowie eventuell auftretende
Komplikationen registriert. Aus dem Verhalten bei der Operation wurde die
Linsenhärte vom Operateur noch einmal zum Vergleich mit dem präoperati-
ven Spaltlampenbefund aufgezeichnet.

Spiegelmikroskopie und Auswertung

Vor und nach der Operation wurde die Endothelzelldichte mit der *Spiegelmikroskopie* bestimmt. Dazu wurde der Endothelzusatz der Zeiss-Forschungs-
spaltlampe (75 SL, mit 8facher Vergrößerung) verwendet. Mit diesem *Non-
contact-Verfahren* wurden jeweils 4 Aufnahmen des zentralen Endothels auf
Ilford-XP1-400-Film gemacht. Die Aufnahmen wurden auf Papier nachver-
größert. Auf jeder Aufnahme wurden zwei zufällig ausgewählte Bezirke ausgezählt und aus diesen Werten die mittlere Endothelzellzahl pro mm^2 ermittelt. Der durch die Operation verursachte Zellverlust ergab sich aus der Differenz der Zelldichten vor und 1−3 Tage nach der Operation.

Grundsätzlich werden mit den *Non-contact-Verfahren* größere Bildaus-
schnitte abgebildet. Sie sind daher für die Berechnung der *Zelldichte* günstiger. Die *Contact-Verfahren* liefern dagegen bei hoher Vergrößerung (100- bis
400fach) und d.h. kleinerem Bildausschnitt bessere Abbildungsqualität. Sie
eignen sich dementsprechend mehr für die Untersuchung der Zellmorpholo-
gie [13].

Die Ergebnisse in beiden Patientengruppen wurden mit dem Student-t-
Test für unverbundene Stichproben verglichen. Durch Regressions- und
Korrelationsanalyse wurde die Abhängigkeit des Endothelzellverlustet von
der Dauer der Ultraschalleinwirkung und der Linsenhärte für beide Operationstechniken getrennt untersucht.

Ergebnisse

Obwohl in unserer Studie kein unbegrenzt großer Stichprobenumfang ($2 \times n$
$= 20$) vorlag, haben wir mit der Zuteilung nach dem von Horbach [15] entwickelten Verfahren eine weitgehend gleiche Zusammensetzung in den beiden zu vergleichenden Gruppen erreicht [19]. Tabelle 1 läßt erkennen, daß
sich weder das Patientenalter, noch die Häufigkeit von Risikofaktoren in den
beiden Gruppen signifikant unterscheiden. Lediglich hinsichtlich der Kernhärte bestand ein geringfügiger Unterschied, der allerdings zu ungunsten der
Endophakogruppe ausfiel. Trotz gleicher Vorbedingungen bezüglich Patientenalter, Linsenhärte und Zusatzrisiken unterschied sich die Endophako
durch eine deutlich längere Ultraschallzeit (84,7 s) von der konventionellen
Technik (63,6 s).

Tabelle 1. Zuteilungskriterien und Ultraschallzeit bei der Phakoemulsifikation in den beiden Patientengruppen der Untersuchung. Mittelwerte, Standardabweichungen und das Ergebnis des t-Tests für unverbundene Stichproben für Alter und Phakozeit

Parameter Methode	Gruppe 1 Endophako	Gruppe 2 Divide & Conquer	t-Test t-Wert	I.W.
Alter (Jahre)	$69,45 \pm 11,04$	$69,00 \pm 13,56$	0,115	0,91
Kernhärte (I–V)	III	II–III	–	
Risikopatienten	6 von 20	5 von 20	–	
U-Schallzeit (min)	$84,7 \pm 33,2$	$63,6 \pm 32,5$	2,032	0,05

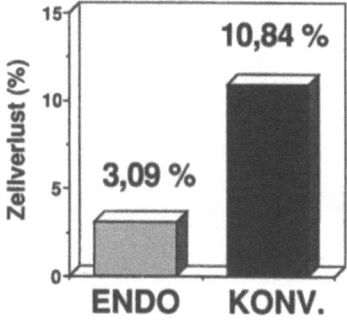

Abb. 1. Vergleich der Endothelzelldichten nach konventioneller Phako und Endophako. Gruppenmittelwerte aus jeweils 20 Patienten

Die verlängerte Ultraschallzeit hatte jedoch keinen negativen Einfluß auf den durch die Kataraktoperation hervorgerufenen Endothelzellverlust. Im Gegenteil, das endokapsuläre Verfahren zeigte mit 3,09% einen deutlich geringeren Abfall der Zelldichte als das Verfahren mit der großen Kapsulorhexis (Abb. 1). Im t-Test war dieser Unterschied signifikant ($p < 0,01$).

Erwartungsgemäß zeigte sich bei näherer Analyse der Ergebnisse, daß die Dauer der Ultraschalleinwirkung bei der konventionellen Phakotechnik mit großer Rhexis einen deutlichen Einfluß auf den Endothelverlust ausübte (Abb. 2). Dementsprechend findet sich ein signifikanter Korrelationskoeffizient von 0,79. Bei der Endophako ist nicht nur der Endothelverlust erheblich geringer. Es zeigt sich auch, daß kein signifikanter Zusammenhang mit der Ultraschallzeit besteht ($r = 0,22$). Die Barriere durch erhaltene Vorderkapsel und das viskoelastische Material verhindert also auch bei langen Phakozeiten eine Schädigung des Endothels. Das ist um so bemerkenswerter, als ja – wie gesagt – die Phakozeiten bei der Endophako signifikant länger waren als bei der Technik mit der größeren Rhexis.

Die (präoperativ geschätzte) Härte des Linsenkerns übte bei der konventionellen Technik ebenfalls einen deutlichen Einfluß auf den Endothelverlust aus (Abb. 3). Bei der Endotechnik war auch hier der Einfluß wesentlich geringer und der Korrelationskoeffizient nicht signifikant. Bei den Operationen zeigte sich übrigens, daß die präoperativ klinisch geschätzte Kernhärte in

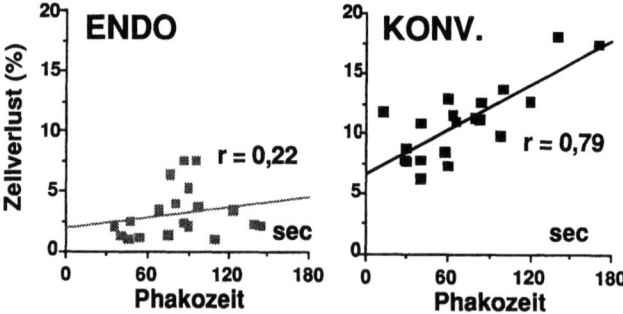

Abb. 2. Korrelation zwischen Linsenhärte (5 Härtegruppen, gemäß klinischer Klassifizierung) und dem Endothelzellverlust in Gruppe 1 (Endophako) und Gruppe 2 (konventionelle Phako)

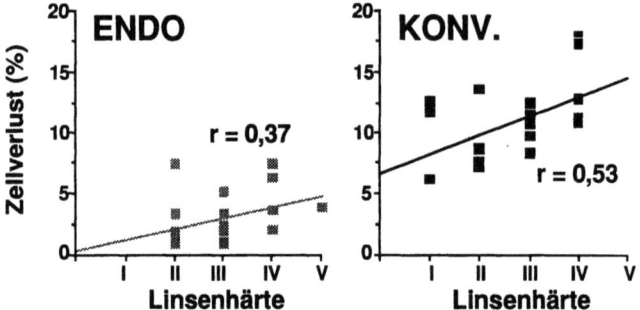

Abb. 3. Korrelation zwischen Ultraschallzeit während der Phakoemulsifikation (in s) und dem Endothelzellverlust in Gruppe 1 (Endophako) und Gruppe 2 (konventionelle Phako)

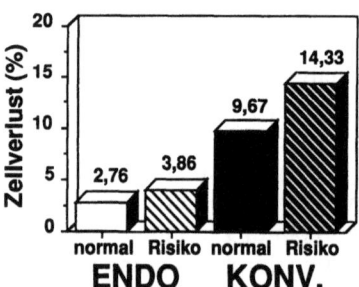

Abb. 4. Endothelzellverlust in den beiden Versuchsgruppen 1 (Endophako) und 2 (konventionelle Phako) in Abhängigkeit davon, ob es sich um einen Normalfall oder den Angehörigen einer Risikogruppe handelte (Definition der Risiken im Text)

praktisch allen Fällen auch tatsächlich dem intraoperativen Eindruck entsprach.

Hinsichtlich des Bestehens von Zusatzrisiken ergab sich ein ähnliches Ergebnis (Abb. 4). Zwar wiesen die Patienten mit Zusatzrisiken in beiden Gruppen jeweils den höheren Zellverlust auf. Trotzdem war dieser Unterschied in der endokapsulär operierten Gruppe mit durchschnittlich 3,86% für Risikopatienten gegenüber 2,76% für „normale" Katarakte gering und selbst die Werte dieser Risikopatienten lagen immer noch weit unter denen der „Normalpatienten" bei großer Rhexis.

Diskussion

Das menschliche Hornhautendothel verliert jährlich durchschnittlich 0,5% seiner Zellen während des normalen Alterungsprozesses [3]. Es hat eine ausgesprochen niedrige Kapazität zur Regeneration, wenn es erst einmal verletzt worden ist. Im Falle eines Zellverlustes breiten sich die erhaltenen Zellen der Umgebung über die Descementsche Membran aus und füllen den leeren Raum unter Verschiebung und Zellvergrößerung wieder auf. Eine Zellteilung ist den Hornhautendothelzellen nicht möglich.

Die kritische Endothelzelldichte liegt bei ca. 300−700 Zellen pro mm^2 [1, 13, 17, 24]. Wird dieser Wert unterschritten, ist mit einer Quellung und Dekompensation der Hornhaut zu rechnen. Eine eigene Beobachtung bei einer aphaken Urämikerin mit ca. 600 Endothelzellen pro mm^2 war hier besonders instruktiv [30]. Bei der Patientin trat regelmäßig unter der Dialyse eine massive bullöse Hornhautquellung auf, die sich innerhalb einiger Stunden wieder zurückbildete. Dieses Endothel arbeitete also am Rand der Dekompensation und war dem zusätzlichen osmotischen Streß der intermittierenden Dialyse nicht mehr gewachsen.

Aus diesen Gründen ist es selbstverständlich, daß der Ophthalmochirurg jede Schädigung der Endothelzellen vermeiden sollte. Sein Bestreben muß es vielmehr sein, endothelschonende Verfahren der Kataraktchirurgie zu entwickeln bzw. zu verbessern. Hier schien uns die Endophako unschätzbare Vorteile zu bieten. Erste Ergebnisse der wenigen Endophakochirurgen zeigten nur minimale Endothelverluste.

Betrachtet man die Zahlen, die für den postoperativen Endothelverlust in der Literatur vorliegen, dann sieht man allerdings schnell ein, daß diese oft nur schwer miteinander verglichen werden können. Der Endothelverlust findet bei den Verfahren mit großem Einschnitt vor allem in Schnittnähe statt (vgl. Reinhard et al. [29]), bei den Phakoverfahren ist er dagegen relativ homogen über die ganze Hornhautrückfläche verteilt. Bei ICCE und ECCE ist daher der Meßort für das Ergebnis entscheidend, während bei der Phako Ultraschallzeit (Kernhärte!) und Durchströmungsvolumen wichtige Einflußfaktoren sind. Hier werden die Ergebnisse deshalb sehr davon beeinflußt, bei welcher Kernhärte der Operateur umwandeln bzw. eine Phako ablehnen wird. Während bei der ECCE die Erfahrung des Operateurs wenig Einfluß auf das Ergebnis hat [29], ist bei der Phako der „Surgeon Factor" von größerer Bedeutung. Die Vergleichbarkeit von „Normal"-Studien krankt u.U. auch daran, daß nicht immer ganz klar ist, welcher Anteil an Problemfällen als nicht normale Ausreißer von der Studie ausgeschlossen wurden.

Unter diesen Umständen werden die z.T. ganz erheblichen Unterschiede zwischen verschiedenen Mitteilungen in der Literatur (Tabelle 2) eher ver-

Tabelle 2. Endothelzellverluste nach Kataraktoperation. Zusammenstellung von Angaben aus der Literatur bei verschiedenen operativen Verfahren. Die Werte sind nicht immer ohne weiteres vergleichbar, da die zitierten Arbeiten hinsichtlich Meßmethodik und Fallzahl erheblich variieren. Bei den Phakofällen sind in Anbetracht der Abhängigkeit des Zellverlustets von der Ultraschallzeit, die Werte natürlich in starkem Maße von der Indikationsgrenze zwischen Phako und Umwandlung, sowie von den Ausschlußkriterien bei Risikofällen abhängig

OP-Verfahren	IOL	Endothelverlust	Autor	Jahr
ICCE	Medallion	39,5%	Sugar et al.	1978
	Iris clip	12,0%	Irvine et al.	1978
	Ø IOL	12,6%	Kraff et al.	1980
	Medallion, VKL	17,6%	Kraff et al.	1980
	Ø IOL	17,1%	Bourne et al.	1981
	Ø IOL	34,0%	Winter et al.	1981
	Iris clip	67,0%	Winter et al.	1981
	VKL	10,8%	Levy & Pisacano	1985
geplante ECCE	HKL	18,0%	Kraff et al.	1980
	Irisclip, HKL	13,6%	Bourne et al.	1981
	HKL	12,0%	Graether et al.	1983
	HKL	10,7%	Davison	1984
	HKL	10,7%	Levy & Pisacano	1985
	HKL	10,7%	Colin & Bonnet	1989
Phako (VK)	Ø IOL	33,8%	Sugar et al.	1978
	Ø IOL	27,3%	Kraff et al.	1980
	Ø IOL	27,3%	Kraff et al.	1980
	Irisclip, HKL	24,6%	Hoffer	1982
	HKL	26,0%	Graether et al.	1983
	HKL	10,0%	Davison	1984
Phako (HK)	Ø IOL	15,2%	Kraff et al.	1980
	HKL	20,9%	Kraff et al.	1980
	HKL	9,2%	Ohrloff & Dardenne	1981
	Ø IOL	9,0%	Colvard et al.	1981
	HKL	8,0%	Colvard et al.	1981
	HKL	12,5%	Hoffer	1982
	HKL	13,0%	Graether et al.	1983
	HKL	4,1%	Ohrloff et al.	1985
	Silikon HKL	9,6%	Faulkner	1987
	PMMA HKL	10,9%	Faulkner	1987
	HKL	10,7%	Colin & Bonnet	1989
	HKL	10,1%	Patel et al.	1989
Phako (Endo)	Ø IOL	6,9%	Hara & Hara	1984
	HKL	13,6%	Hara & Hara	1984
	HKL	3,9%	Patel et al.	1989
	HKL	0%–4,0%	Michelson	1991

ständlich. So schwankt der Endothelverlust bei dem ja wohl weitgehend standardisierten intrakapsulären Verfahren zwischen 11 und 67%, für die geplanten ECCE-Techniken werden Werte zwischen 11 und 18% angegeben. Unter den Phakoverfahren führt die alte Vorderkammertechnik zu hohen durchschnittlichen Verlusten zwischen 10 und 34%. Die Phako in der Hinterkammer bzw. Pupillarebene reduziert den Zellverlust auf Werte zwischen 4 und 20% und ist damit den geplanten ECCE-Verfahren vergleichbar.

Schon bei unseren ersten *endokapsulären* Phakoemulsifikationen war eine außerordentliche Klarheit der Hornhaut aufgefallen. Befund und Visusergebnisse waren auch bei Patienten mit relativ harten Kernen schon am ersten Tag nach der Operation ausgesprochen gut. Deszemetfalten, die wir vorher doch immer wieder einmal in den ersten Tagen beobachtet hatten, schienen der Vergangenheit anzugehören. Die Ergebnisse der Endothelzählungen bestätigten uns dann, daß wir in der Tat außerordentlich endothelschonend operiert hatten.

Entscheidend für diesen Effekt war es, daß das Phakogeschehen ganz im geschlossenen Kapselsack stattfand und daß die Vorderkammer durch Methylzellulose praktisch versiegelt war. Manchmal kann man während der gesamten Endophako kleine Luftbläschen unter der Hornhaut erkennen, die sich in der Methylzellulose praktisch nicht bewegen. Sie zeigen uns an, daß das „Polster" aus Methylzellulose in der Kammer verbleibt und unter dem Endothel keine Turbulenzen stattfinden.

Bei der Phako mit großer Rhexis tritt ein vergleichbarer Effekt leider nicht ein. Methylzellulose oder viskoelastisches Material würden schnell aus der Kammer ausgespült. Sie werden daher meist nicht verwandt. Das Endothel liegt frei im Flüssigkeitsstrom. Ein alter Trick der Phakochirurgen, die seitlichen Öffnungen des Phako-Sleeve grundsätzlich so zur Seite zu drehen, daß das Endothel nicht direkt vom Flüssigkeitsstrom getroffen wird, spricht Bände.

Bei großer Rhexis kann das Endothel auch von einem gemeinsam mit der Ultraschallnadel vibrierenden harten Linsenkern berührt werden. Winzige bei der Emulsifikation losgebrochene Kernfragmente können geschoßartig auf die Hornhautrückfläche auftreffen und inselförmige Endotheldefekte setzen. Das haben Solomon et al. [31] sogar im Tierexperiment mit Kaninchen zeigen können. Dabei dürfte die Kaninchenlinse alles andere als hart sein.

Auch in der Phase der Rindenaspiration, bei der das Endothel dem Flüssigkeitsstrom des A/I-Handstücks ausgesetzt ist, bleibt der Endothelschutz durch die noch vorhandene Vorderkapsel ein wichtiger Faktor.

Wenn wir uns alle diese Faktoren der möglichen Endothelschädigung durch die Phakochirurgie vergegenwärtigen, dann wird klar, daß eine Abschottung der Vorderkammer die besten Voraussetzungen für eine atraumatische Kataraktchirurgie schafft. Unsere Ergebnisse zeigen, daß unter diesen Bedingungen Kernhärte, Ultraschallzeit und Begleitrisiken ihren gefährlichen Einfluß auf das Hornhautendothel weitgehend verlieren.

Literatur

1. Bahn CF, Sugar A, Arbor A (1981) Endothelial physiology and intraocular lens implantation. Am Intra-Ocular Implant Soc J 7:351–364
2. Bigar F (1982) Specular microscopy of the corneal endothelium. In: Straub W (ed) Diagnostic techniques and clinical questions. Developments of Ophthalmology, vol 5. Karger, Basel, pp 1–94
3. Bourne WM, Kaufmann HE (1976) Specular microscopy of human corneal endothelium in vivo. Am J Ophthalmol 81:319–323
4. Bourne WM, Waller RR, Liesegang TJ, Brubaker RF (1981) Corneal trauma in intracapsular and extracapsular cataract extraction with lens implantation. Arch Ophthalmol 99:1375–1376
5. Colin J, Bonnet P (1989) Comparaison de la phacoemulsification et de l'extraction extracapsulaire manuelle du christallin. Ophthalmologie 3:233–234
6. Colvard DM, Kratz RP, Mazzocco TR, Davidson B (1981) Endothelial cell loss following phacoemulsification in the pupillary plane. Am Intra-Ocular Implant Soc J 7:334–336
7. Davison JA (1984) Endothelium cell loss during the transition from nucleus expression to posterior chamber-iris plane phacoemulsification. Am Intra-Ocular Implant Soc J 10:40–43
8. Eisner G (1989) Grundlagen für die praktische Anwendung viskoelastischer Substanzen in der Augenheilkunde. Fortschr Ophthalmol 86:19–22
9. Faulkner GD (1987) Endothelial cell loss after phacoemulsification and insertion of silicone lens implants. J Cataract Refract Surg 13:649–652
10. Graether JM, Harris GW, Davison JA, Widner RR, Sposito V (1983) A comparison of the effects of phacoemulsification and nucleus expression on endothelial cell density. Am Intra-Ocular Implant Soc J 9:420–423
11. Hara T, Hara T (1984) Subcapsular phacoemulsification and aspiration. Am Intra-Ocular Implant Soc J 10:333–337
12. Hara T, Hara T (1986) Fate of the capsular bag in endocapsular phacoemulsification and complete in-the-bag intraocular lens fixation. J Cataract Refract Surg 12:408–412
13. Hartmann C (1987) Klinische Hornhautspiegelmikroskopie. Fortschr Ophthalmol 84:313–322
14. Hoffer KJ (1982) Effects of extracapsular implant techniques on corneal endothelium. Arch Ophthalmol 100:791–792
15. Horbach L (1968) Zuteilungsprobleme für therapeutische Vergleiche. Verh Dtsch Ges Inn Med 74:193–196
16. Irvine AR, Kratz RP, O'Donnell JJ (1978) Endothelial damage with phacoemulsification and intraocular lens implantation. Arch Ophthalmol 96:1023–1026
17. Kaufmann HE (1988) The cornea. Churchill-Livingston, Edinburgh, pp 3–31
18. Koch H-R (1991) Endophako durch eine Minirhexis. In: Wenzel M, Reim M, Freyler H, Hartmann C (Hrsg) 5. Kongreß der Deutschen Gesellschaft für Intraokularlinsen Implantation, Aachen, März 1991. Springer, Berlin Heidelberg New York
19. Koch H-R, Weigelin E (1985). Dokumentation und Statistik als Forschungsmethode in der Ophthalmologie. Nova Acta Leopoldiana NF 57, 259:95–113
20. Kraff MC, Sanders DR, Liebermann HL (1980) Specular microscopy in cataract and intraocular lens patients. Arch Ophthalmol 98:1782–1784
21. Levy JH, Pisacano AM (1985) Endothelial cell loss in four types of intraocular lens implant procedures. Am Intra-Ocular Implant Soc J 11:465–468
22. Liesegang TJ (1990) Viscoelastic substances in ophthalmology. Surv Ophthalmol 34(4):268–293
23. Michelson M (1991) Endocapsular phacoemulsification with mini-capsulorhexis. In: Koch PS, Davison JA (eds) Textbook of advanced phacoemulsification techniques. Slack Thorofare, NJ, pp 275–309

24. Mishima S (1982) Clinical investigations on the corneal endothelium. Am J Ophthalmol 93:1–29
25. Nishi O, Hara T, Hara T, Hayashi F, Sakka Y, Iwata S (1989) Further development of experimental techniques for refilling the lens of animal eyes with a ballon. J Cataract Refract Surg 15:584–588
26. Ohrloff CM, Dardenne MU (1981) Quantitative Endothelzellauswertung nach Phako-emulsifikation mit Shering-Linsenimplantation. Klin Monatsbl Augenheilkd 178:478–488
27. Ohrloff C, Oldendörp J, Puck A (1985) Geringe Endothelzellverluste nach Phako-emulsifikation und Implantation einer Hinterkammerlinse. Klin Monatsbl Augen-heilkd 186:303–306
28. Patel J, Apple DJ, Hansen SO, Solomon KD, Tetz MR, Gwin TD, O'Morchoe DJC, Daun ME (1989) Protective effect of the anterior lens capsule during extracapsular cataract extraction. Part II. Preliminary result of clinical study. Ophthalmology 96(5):598–602
29. Reinhard T, Reim M, Wolf S, Wenzel M (1989) Zur Zelldichte des Hornhautendothels nach Kataraktoperationen. Klin Monatsbl Augenheilkd 195:211–215
30. Rocumback H, Koch H-R, Ohrloff C, Klehr HU (1981) Rezidivierende Hornhautquel-lung unter intermittierender Hämodialyse bei terminaler Niereninsuffizienz. Klin Monatsbl Augenheilkd 178:6–9
31. Solomon KD, Gwin TD, O'Morchoe DJC, Tetz MR, Hansen SO, Sugita A, Imkamp EM, Apple DJ (1989) Protective effect of the anterior lens capsule during extracapsular cataract extraction. Part I. Experimental animal study. Ophthalmology 96(5):591–597
32. Sugar J, Mitchelson J, Kraff M (1978) The effect of phacoemulsification on the corneal endothelial cell density. Arch Ophthalmol 96:446–448
33. Sugar J, Mitchelson J, Kraff M (1978) Endothelial trauma and cell loss from intraocular lens insertion. Arch Ophthalmol 96:449–450
34. Winter R, Draeger J, Kreysing G (1981) Das Hornhautendothel nach Implantation von Kunstlinsen. Ber Dtsch Ophthalmol Ges 78:469–473

Endokapsuläre Lentektomie mit einem mechanischen Schneidgerät

M. Böhnke

Zusammenfasung. Für die Entfernung der getrübten Linse werden heute vorwiegend die Techniken der Phakoemulsifikation sowie der Kernexpression eingesetzt. Wir erprobten ein neues Verfahren, bei dem ein in die Linsenkapsel eingebrachter Spül-/Saugkopf mit einer Vorrichtung zur mechanischen Zerkleinerung des Linsenkerns untersucht wurde. Bei dem hier vorgestellten Instrument handelt es sich um eine Vorrichtung, bei der in einer schabenden Bewegung eine Klinge gegen den durch Unterdruck fixierten Linsenkern bewegt wird. Wir untersuchten an normalen Linsen von Schweineaugen sowie an experimentell durch Injektion von Trichloressigsäure induzierten Katarakten, ob durch den mechanischen Schabeeffekt eine Verkürzung der Absaugzeit eintritt. Die für die Aspiration von je 10 Linsen wurde in 6 Gruppen bei unterschiedlichem Vakuum jeweils mit und ohne Betrieb der schabenden Klinge gemessen. Weiterhin wurde bei 0,2 atm die Zeit zur Entfernung denaturierten Linsenproteins in einem ähnlichen Versuchsaufbau festgestellt. Die Messungen zeigten, daß in der hier gewählten Versuchsanordnung bei hohem Ansaugdruck eine Verkürzung der Aspirationszeiten durch die mechanische Zerkleinerung möglich war. Für eine vollständige Entfernung des denaturierten Linsenproteins innerhalb eines akzeptablen Zeitraums war das untersuchte Gerät noch nicht geeignet.

Summary. Today phacoemulsification or the expression of the nucleus are the most used techniques for the extraction of opacified lenses. According to a new technique experienced by the author an irrigation and aspiration tip inserted into the capsule of the lens was tested by a device for mechanical cutting of the lenticular nucleus. In the presented instrument the device is a lame scraping against the nucleus fixated by underpressure. The author examined whether the mechanical scraping effect reduces the aspiration time using normal lenses of porcine eyes and cataracts induced in an experiment by the injection of trichloracetic acid. The time needed for the aspiration of respectively 10 lenses was measured in 6 groups of different vacuums, each time with and without operationg the scraping lame. A part from this the time for eliminating denatured lens protein was measured in a similar experiment under a pressure of 0.2 atm. The measurements showed that in the underlying experiment a reduction of the aspiration times due to mechanical cutting was possible in case of high aspiration pressure. The tested instrument was not yet apt for a complete and fast extraction of denatured lens protein.

Einführung

Die Kataraktextraktion wird heute vorwiegend mit der extrakapsulären Operationstechnik mit verschiedenen Techniken der Kapselsackeröffnung durchgeführt [1, 6]. Die Kernexpression ist in den letzten Jahren zunehmend

Universitäts-Augenklinik, Inselspital, CH-3010 Bern

5. Kongreß der DGII
Hrsg. Wenzel et al.
© Springer-Verlag Berlin Heidelberg

durch die endokapsuläre Phakoemulsifikation abgelöst worden [5], die besonders in Verbindung mit Kleinschnittechniken Vorteile aufweist. Als bevorzugter Implantationsort wird der Kapselsack gesehen, der eine vorteilhafte Fixation der IOL ermöglicht [1, 2]. Eine alternative Möglichkeit, bei der durch eine kleine Inzision korneoskleral sowie in der Vorderkapsel eine mechanische Zerkleinerung und Entfernung des Linsenproteins weitgehend ohne Bewegung des Instrumentes möglich ist, wurde von uns in den letzten Jahren durch Entwicklung einiger mechanischer Schneidgeräte untersucht.

Material und Methoden

In Anlehnung an die Prinzipien der Vitrektomie, nämlich das Ansaugen und Zerkleinern von zu entfernendem intraokularem Material, wurde das gezeigte Instrument entwickelt (Abb. 1): Ein Irrigations-/Aspirationssystem führt in der Aspirationslinie eine schlingenförmige Klinge, die an der ovalen Instrumentenöffnung, im ca. 30°-Winkel zur Instrumentenachse gelegen, flach kreisförmig herausragt und über eine im Instrument verlaufende Achse in eine langsam oszillierende Bewegung versetzt wird. Daraus ergibt sich bei Ansaugung von Material an die Instrumentenöffnung eine schabende Bewegung des in dieser Version noch stumpf gearbeiteten Schlingenkopfes, der zu einer Verkleinerung von angesaugtem Linsenmaterial führen kann. Die Oszillationsgeschwindigkeit kann durch entsprechende Wahl der Betriebsspannung in einem weiten Bereich verstellt werden und wurde für die Versuche bei 2−4 Hertz gehalten. Bei einem hydrostatischen Spüldruck von 50 cm Wassersäule und wählbaren Unterdruckleistungen des Vakuumsystems (zwischen 0,2 und 0,8 atm) wurde Linsenprotein bzw. induziertes Kataraktmaterial angesaugt und bei einem Teil der Versuche gleichzeitig mit einer mechanischen Zerkleinerung aspiriert (Abb. 2). Folgende Versuche wurden durchgeführt: Aspiration klarer Linsen bei 0,8, 0,6 sowie 0,2 atm Druck im Saugsystem; die Versuche wurden in Gruppen von je 3 × 10 Augen bei laufendem Linsenschaber sowie 3 × 10 Augen durch Aspiration alleine durchgeführt. Die bis zur vollständigen Entfernung des Linsenproteins erforderliche Zeit wurde gemessen.

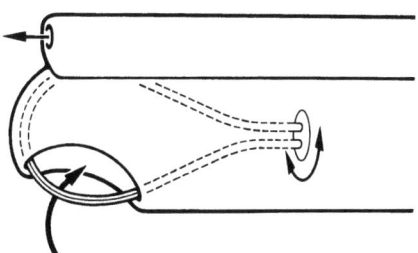

Abb. 1. Schemazeichnung des Instrumentenkopfes, Erklärung s. Text, Material und Methoden

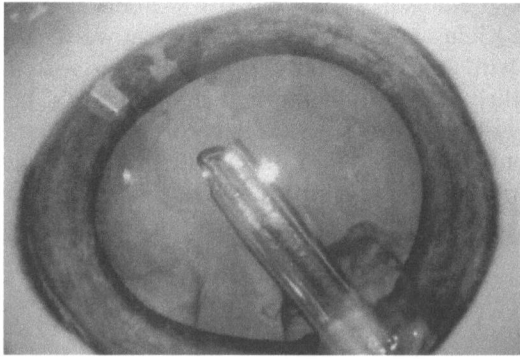

Abb. 2. Lentektomie einer durch Trichloressigsäure induzierten Katarakt. Das denaturierte Linsenprotein wird in die Ansaugöffnung gezogen und dort vom laufenden Linsenschaber abgetragen

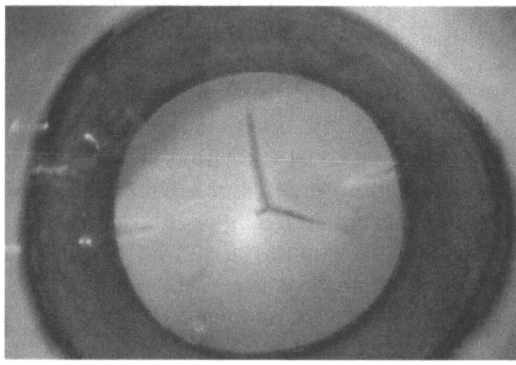

Abb. 3. Durch Injektion von 50 µl Trichloressigsäure 25% induzierte Katarakt im enukleierten Schweineauge

In einer Serie von Linsen wurde sodann durch intrakapsuläre Injektion von 50 µl 25%iger Trichloressigsäure eine Katarakt induziert (Abb. 3) und mit der höchsten Saugstufe (0,2 atm Druck im System) mit und ohne laufendem Linsenschaber zu entfernen versucht. Zeiten über 1200 s wurden als Versager aufgezeichnet und der Versuch abgebrochen.

Ergebnisse

Die für die vollständige Entfernung des Linsenproteins der klaren Linse am Schweineauge erforderliche Zeit ist in Abb. 4 gezeigt. Bei einem relativ geringen Saugdruck von 0,8 atü wurden für die reine Aspiration mit dem gezeigten Gerät 642 ± 58 s benötigt. Bei gleicher Saugleistung, jedoch laufendem Linsenschaber, war die Aspirationszeit um 24% auf 487 ± 48 s verringert ($p < 0,1$). Bei der höheren Saugleistung 0,6 atü im Drucksystem war die Aspirationszeit 412 ± 40 s, mit laufendem Linsenschaber 302 ± 33 s, ent-

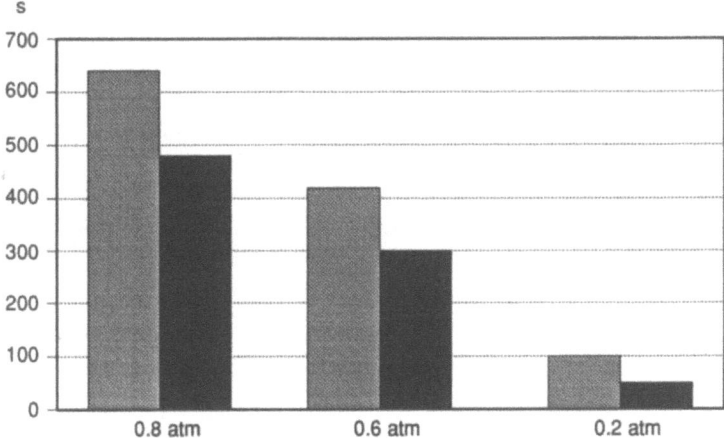

Abb. 4. Für die Entfernung von Linsenproteinen benötigte Zeit bei verschiedenen Druckeinstellungen im Saugsystem. *Linke Säule:* nur Aspiration; *rechte Säule:* Aspiration plus laufender Linsenschaber

sprechend einer 26%igen Verkürzung. Bei einem Systemdruck von 0,2 atü war die reine Aspirationszeit für die klare Schweinelinse 91 ± 21 s, mit laufendem Linsenschaber dagegen 46 ± 6 s, entsprechend einer Verkürzung um 53%. In der Gruppe der TCA-induzierten Katarakte war eine Entfernung durch Aspiration innerhalb des vorgegebenen Zeitraums von 20 min nicht möglich. Die Entfernung mit Aspiration und laufendem Linsenschaber war möglich mit einer durchschnittlichen Zeit von 937 ± 195 s.

Diskussion

Die ideale Methode zur Entfernung der getrübten Linse sollte neben kleinen Inzisionen eine große intraoperative Sicherheit, eine kurze Zeitdauer des Eingriffs sowie geringe intraokulare Energiefreisetzungen beinhalten. Das zu diesem Zweck von uns vorgestellte Gerät ist ein erster Ansatz, ohne intraokulare Energiefreisetzung mit einem relativ simplen mechanischen Prinzip die getrübte Linse mit ihrem denaturierten Linsenprotein zu entfernen. Trotz der heute bereits hochentwickelten und eleganten Möglichkeiten der Kataraktchirurgie [4] erscheint eine mechanische Lösung in Analogie zu den chirurgischen Möglichkeiten der Glaskörperchirurgie naheliegend. Im Unterschied zu den Instrumentenköpfen der Glaskörperchirurgie kann jedoch für ein derartiges Gerät kein Hineinsaugen des Proteins mit anschließendem Abtrennen, sondern nur ein gerade außerhalb des Instruments gelegenes Abtragen des starren und nicht plastischen Linsenproteins als Schneidprinzip erfolgreich sein. In den hier gezeigten Ergebnissen wird offensichtlich, daß eine wichtige Rolle der Ansaugkraft und der Stabilität der Fixierung des Linsenproteins an der Ansaugöffnung zukommt. Nur bei fest angesaugtem Linsenprotein kann die schabende Wirkung der in diesen Versuchen noch relativ stumpfen Klinge zur Wirkung kommen. Mit zu geringem Ansaugdruck wird das angesaugte Protein nicht abgetragen, sondern von der Ansaugöffnung zurückgestoßen. Inwieweit durch technische Veränderungen eine Form der Ansaugöffnung sowie durch eine mehr schneidenförmige Ausbildung des Linsenschabers eine weitere Verkürzung der derzeit noch unakzeptabel hohen Ansaugzeiten eintreten kann, soll in weiteren Versuchen geklärt werden.

Literatur

1. Apple DJ, Mamalis N, Brady SE et al. (1984) Biocompatibility of implant materials: A review and scanning electron microscopic study. Am Intraocular Implant Soc J 10:53−66
2. Apple DJ, Mamalis N, Reidy JJ, Novak LC, Googe JM, Loftfield K, Olson RJ (1985) A comparison of ciliary sulcus and capsular bag fixation of posterior chamber intraocular lenses. Am Intraocular Implant Soc J 11:44−63
3. Binkhorst CD (1985) Safe all-in-the-bag psudophakia with a new lens design (the moustache lens). Doc Ophthalmol 59:57−69
4. Eisner G (1990) Eye surgery. Springer, Berlin Heidelberg New York, p 263 ff
5. Hara TS, Hara TA (1987) Clinical results of endocapsular phacoemulsification and complete in-the-bag intraocular lens fixation. J Cataract Refract Surg 13:279−286
6. Uthoff D (1987) Endokapsuläre Kataraktchirurgie und endokapsuläre Kunstlinsenimplantation. Klin Monatsbl Augenheilkd 191:211−215

Erste Erfahrungen mit MemoryLens – Eine thermoplastische Intraokularlinse zur Implantation durch kleine Inzisionen

Th. Neuhann und T. Neuhann

Zusammenfassung. Bericht über erste praktische Erfahrungen mit der gerollten Implantation einer Kunstlinse aus einem neuen thermoplastischen Material: In erwärmtem Zustand ist das Material elastisch deformierbar, abgekühlt ist es glashart und behält jede Deformierung bei. Das vorliegende Material ist ein Copolymer aus mehreren Metacrylaten, hydrophil, von hohem refraktivem Index und UV-absorbierend. Die Linse wird erwärmt, gerollt, durch Abkühlung im gerollten Zustand fixiert und so durch einen kleinen Schnitt ins Auge implantiert. Dort entfaltet sie sich langsam und kontrolliert zur ursprünglichen Form unter dem Einfluß der Körpertemperatur. Die ersten praktischen Erfahrungen über kurze Nachbeobachtungszeiten zeigen, daß das Prinzip reproduzierbar funktioniert und die klinischen Ergebnisse mit denen des herkömmlichen Standards vergleichbar sind.

Summary. This is a report on first clinical experiences with the rolled implantation of lenses made from a new thermal plastic material. This material, a copolymer of several methacrylates, is elastically deformable under elevated temperature and glas-hard under low temperature. The material is a copolymer of several methacrylates, hydrophilic, of high refractive index and uv-absorbing. Lenses made of this material are warmed up, rolled, fixated in the rolled stage by cooling and implanted in that state into the eye through a small incision. In the eye, the lense slowly unfolds to its prior form under the influence of body temperature. Primliminary clinical experience shows, that the principle works reproducibly and that the short-term functional results are comparable to the conventional comparison standard.

Kelmans epochemachende Erfindung der Phakoemulsifikation hat die Entfernung von Katarakten durch Inzisionen von etwa 3 mm möglich gemacht; die logische Folge davon ist der Wunsch, Kunstlinsen von genügend großem optischem Durchmesser durch die selbe kleine Inzision auch implantieren zu können. Die letzten Jahre haben erhebliche Fortschritte bei solchen Linsen gebracht, die zur Implantation durch eine kleine Inzision deformiert werden können und sich im Auge wieder zu ihrer vorgesehenen Form entfalten. Silikonkautschuk, ein elastisch deformierbarer Kunststoff, hat sich in der klinischen Linsenimplantation bereits seit einiger Zeit bewährt. Darüber hinaus wird seit einiger Zeit an der Entwicklung thermoplastisch verformbarer Kunststoffe gearbeitet. Seit wenigen Monaten stehen erste solche Implantate zur klinischen Anwendung zur Verfügung, dies ist ein erster Bericht hierüber.

Kurfürstenplatz 5, W-8000 München 40, Bundesrepublik Deutschland

---

5. Kongreß der DGII
Hrsg. Wenzel et al.
© Springer-Verlag Berlin Heidelberg

Für ihre MemoryLens verwendet der Hersteller ORC ein Copolymer aus
MMA, HEMA, EDGMA sowie MOBP als UV-Absorber. Dieses Material
besitzt eine Reihe bemerkenswerter vorteilhafter Eigenschaften, aus denen
wegen ihrer besonderen Relevanz die ausgezeichnete Biokompatibilität, der
hohe refraktive Index und die Autoklavierbarkeit hervorgehoben seien. Das
Material ist überdies hydrophil − ob dies von klinischer Bedeutung ist und
wenn ja, von welcher, ist nicht bekannt, wenn es auch naheliegt, darin eher
einen Vorteil zu sehen. Insbesondere aber ist das Material thermoplastisch
verformbar: Oberhalb seiner sog. Glas-Übergangstemperatur ist es mit
zunehmender Temperatur immer leichter elastisch verformbar, unterhalb
dieser Grenztemperatur wird das Material glashart und behält jede bestehende Deformierung unverändert bei. Es kann also in warmem Zustand
gerollt oder gefaltet werden, durch Abkühlung kann dieser Zustand sozu-
sagen eingefroren werden, durch Wiedererwärmung über die Glasübergangstemperatur hinaus wird dem Material die Rückkehr in seine ursprüngliche Form wieder ermöglicht. Die Glasübergangstemperatur des Memory-
Lens-Materials ist nun günstigerweise gerade oberhalb der Raumtempera-
tur, aber unterhalb der intraokularen Körpertemperatur gelegen. So kann
die im deformierten Zustand Temperatur-fixierte Linse bei Raumtempera-
tur gehandhabt werden, ohne daß sie in ihre ursprüngliche Form rückstellt.

Nachdem Material und Linse zur Implantation in gerolltem Zustand am
Menschen freigegeben waren, erfolgten die ersten Implantationen Mitte
September 1990 am Rot-Kreuz-Krankenhaus München, Implantationen in
den USA folgten kurz darauf. Das verwendete Modell ist eine bikonvexe
Linse von 7,0 mm Optikdurchmesser mit kurzen C-Schlaufen aus 4-0-Pro-
lene, Haptikdurchmesser 14,0 mm − ein wohlvertrautes Design. Das Rollen
der Linse erfolgt mit Hilfe eines eigenen, einer Injektionsspritze ähnlichen
Instruments, nachdem sie in einem chemisch geheizten Wasserbad auf etwa
85° erwärmt worden ist. In gerolltem Zustand und im Roller wird sie dann in
ein chemisch gekühltes Wasserbad übergeführt, im deformierten Zustand
unterhalb der Glasübergangstemperatur gekühlt, so daß sie in diesem
Zustand aushärtet.

Beim Optikdurchmesser von 7 mm sind als minimale Inzisionsgröße gut
4 mm für die Implantation erforderlich, das Einstecken der unteren Schlaufe
in die gerollte Optik erleichtert die Implantation. Als Instrument ist lediglich
eine gewöhnliche Knüpfpinzette erforderlich, die keinen zusätzlichen Platz
in der Inzision beansprucht (Abb. 1). Das Auffüllen von Kammer und Kapselsack mit einem Viskoelastikum ist dabei unerläßlich, wie bei allen Faltlin-
sen. Unter der im Auge herrschenden Körpertemperatur öffnet sich die
Linse nunmehr langsam, um im Verlauf von etwa 10 min im wesentlichen
ihre ursprüngliche Form wieder zu gewinnen. Auf die optischen Eigenschaften haben sie ab dem ersten postoperativen Tag keinen Einfluß. Die Implantation der oberen Schlaufe kann ohne weiteren Verzug bereits im noch deformierten Zustand erfolgen, so daß der weitere Fortgang des Eingriffs −
Absaugen des Viskoelastikums und Wundverschluß entweder ohne Naht
oder mit einer Horizontalnaht − nicht aufgehalten wird.

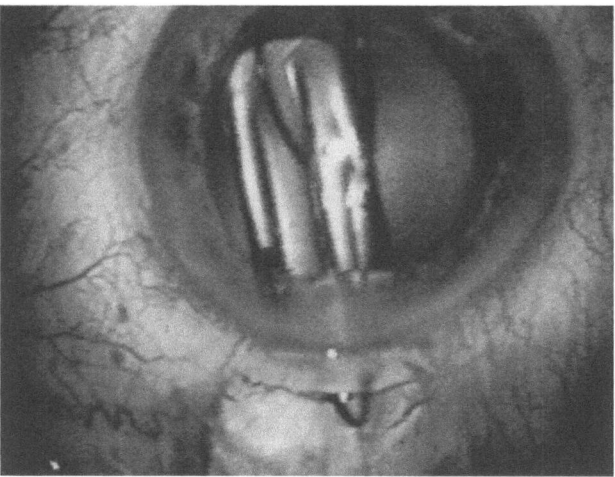

Abb. 1. MemoryLens gerollt während Implantation durch 4,2 mm skleralen Tunnelschnitt

Für die Mitteilung detaillierter Ergebnisse ist es noch zu früh. Es genüge an dieser Stelle zu sagen, daß von den 27 solcher Implantationen bis zum gegenwärtigen Zeitpunkt alle Patienten mit einer Ausnahme die best zu erwartende Sehschärfe auch tatsächlich erreicht haben und keine relevanten Komplikationen aufgetreten sind. Bei der einen Patientin fand sich am ersten postoperativen Tage ein deutlicher „makular pucker", der noch einen Visus von 0,6 zuließ, im weiteren Verlauf trat jedoch ein ausgeprägtes zystoides Makulaödem hinzu, das zwar ausheilte, jedoch eine erhebliche Verschlechterung des Puckers und eine entsprechende Visusverschlechterung mit sich brachte. Detaillierte Ergebnisse werden wir beim Vorliegen aussagekräftigen Datenmaterials mitteilen.

Zusammenfassend lassen sich folgende Vorteile des neuen Implantates herausstellen: Die Implantation ist durch eine wesentlich kleinere Inzision als den optischen Durchmesser möglich, wobei kein spezielles Instrument zusätzlich eingeführt werden muß. Das hydrophile Material öffnet sich sanft und langsam zu seiner ursprünglichen Form und springt nicht schwer kontrollierbar, wie elastische Materialien, auf – dies ist besonders atraumatisch. Die Linse verbindet die Deformierbarkeit mit allen Vorteilen der harten Acrylmaterialien. Schließlich ist das Material exzellent biokompatibel, soweit dies irgend mit heutigen Methoden vorab zu testen ist. Die Autoklavierbarkeit und damit der Fortfall von Sterilisationsgasen ist nicht nur praktisch, sondern trägt zur Bioverträglichkeit bei. Freilich hat MemoryLens im gegenwärtigen Stadium ihrer Entwicklung auch noch Nachteile: Die Vorbereitung durch die thermal exchange unit ist nicht nur umständlich, sondern auch materiell in jeder Hinsicht hoch aufwendig, wobei die Abfallbelastung zumindest erwähnt werden soll. Außerdem ist durch die Dimensionen des einzig bisher erhältlichen Modells mit 7 mm Optikdurchmesser und der damit verbundenen Mittendicke die notwendige Inzisionslänge unnötig groß – moderne Verfahren haben Optikdurchmesser von mehr als 6 oder höchstens 6,5 mm überflüssig gemacht. Die Behebung dieser beiden Nachteile ist aber nicht nur relativ einfach, sie ist auch in absehbarer Zeit zu erwarten. Wir glauben deshalb, daß dieses Implantat einmal mehr einen kleinen aber durchaus bemerkenswerten Fortschritt – direkt und indirekt – in der Kataraktchirurgie bedeuten wird.

Das Konzept der ausdehnbaren Hydrogellinse und die Wiederherstellung der natürlichen Kapselsackanatomie

D. J. APPLE[1], E. I. ASSIA[1], M. BLUMENTHAL[2] und U. F. C. LEGLER[1]

Zusammenfassung. Implantationen von Hinterkammerlinsen nach extrakapsulärer Kataraktoperation werden durchgeführt, um die natürliche Linse zu ersetzen. Dabei wird die ca. 4,5 mm dicke natürliche Linse durch eine 1,0 mm dicke Kunstlinse ersetzt. Der kollabierte Kapselsack wird so typischerweise durch die Bügel der Hinterkammerlinse gedehnt und nimmt eine unsymmetrische ovale Form an. Eine volle Wiederherstellung der Anatomie der natürlichen Linse und ihrer physiologischen Beziehungen zu umgebenden Geweben kann nur durch einen Linsenersatz erreicht werden, der den gesamten Kapselsack gleichmäßig ausfüllt. In unserer Studie stellen wir den Prototyp einer ausdehnbaren Hinterkammerlinse vor. Die im dehydrierten Zustand 7 mm breite und 2 mm tiefe Hydrogellinse wird durch eine 5 mm messende Kapsulorhexis in den Kapselsack implantiert und dehnt sich nach Hydrierung mittels BSS kontinuierlich zu ihrer vollen Größe aus. Im hydrierten Zustand erreicht die implantierte Hydrogellinse nach ca. 180 min die Ausmaße der natürlichen Linse mit einem Durchmesser von ca. 10,0 mm und einer Tiefe von ca. 4,0–4,5 mm. Die Hinterkammerlinse füllt so den gesamten Kapselsack und stellt die Anatomie der natürlichen Linse wieder her. Die vollständige Füllung des Kapselsacks soll durch Kontaktinhibition die Proliferation von aktiven Linsenepithelzellen hemmen. Eine geringere Nachstarbildung kann somit theoretisch erwartet werden. Weitere potentielle Vorteile der wiederhergestellten Kapselsackanatomie bestehen in einer möglichen Akkommodationsfähigkeit.

Summary. Implantation of an posterior chamber intraocular lens in cataract surgery is done to compensate for the loss of the crystalline lens. However, a 4.5 mm thick crystalline lens is replaced by a 1.0 mm intraocular lens. The capsular bag is then collapsed and streched laterally by the loops, resuming a non symmetrical oval shape. Full restoration of the anatomy of the lens and its physiological relations to the surrounding structures is achieved with a lens that fills the entire capsular bag. The lens, made of expandable hydrogel, is comparable in size to a conventional intraocular lens. After hydration the lens expands to a full 4.0–4.5 mm thick and 10.0 mm diameter lens. An intraocular lens that restores the anatomy as well as the function of the crystalline lens is the most physiological and will probably be associated with the least post operative complications such as decentration and posterior capsule opacification. Only a full-size lens has the potential to accomodate.

Einleitung

Entwicklungen von Kunstlinsen haben idealerweise zum Ziel, die natürliche Linse sowohl in Anatomie als auch in Funktion vollständig zu ersetzen. Her-

---

[1] Center for Intraocular Lens Research, Storm Eye Institute, Medical University of South Carolina, 171 Ashley Avenue, Charleston, SC 29425, USA
[2] Goldschleger Eye Institute, Sheba Medical Center, Tel-Hashomer, Israel

5. Kongreß der DGII
Hrsg. Wenzel et al.
© Springer-Verlag Berlin Heidelberg

kömmliche Intraokularlinsen werden diesen Anforderungen nur teilweise
gerecht. Mittels der Miyake-Technik [8] und der Fenstertechnik nach Assia
(scleral window „keyhole technique") [4, 5], haben wir die anatomischen
Beziehungen der menschlichen Linse, des Kapselsacks im entleerten
Zustand und nach Implantation von Hinterkammerlinsen untersucht [7]. Die
Linsenausmaße betragen in etwa 9,5 mm im Durchmesser und 4,5 mm in der
Tiefe [7]. Die Zonulafasern sind gleichmäßig gespannt und es besteht ein
physiologischer Abstand vom Linsenäquator zum Ziliarkörper von ungefähr
0,3 mm, eine wesentliche Voraussetzung für die Kontraktion des Ziliarmuskels beim Akkommodationsvorgang [4]. Nach extrakapsulärer Kataraktextraktion beträgt der Durchmesser des Kapselsacks ca. 10,5 mm [7]. Konventionelle Hinterkammerlinsen weisen Durchmesser von 10,5−14 mm auf
und messen ca. 1 mm in der Tiefe. Nach Implantation in den Kapselsack wird
dieser durch die Linsenbügel gedehnt und nimmt eine unsymmetrisch flach-
ovale Form an. Der Verlust an Linsenvolumen führt zu einer Zunahme der
Vorderkammertiefe. Der Federeffekt der Linsenbügel führt zu radialer Dehnung des Kapselsackäquators in der Achse der Haptik [4, 7]. Der Durchmesser des Kapselsacks nach Implantation von konventionellen Hinterkammerlinsen beträgt in der Ebene der Linsenbügel 11,0−11,5 mm und senkrecht
dazu ca. 9,2 mm [7]. Die Kapselsackperipherie reicht jetzt bis hinter die Processus ciliares, die Zonulafasern sind in der Ebene der Haptik relaxiert, senkrecht dazu maximal gespannt [5, 7], eine Akkommodation ist prinzipiell nicht
möglich. Eine Änderung der Brennweite im Sinne der physiologischen
Akkommodation kann nur mit einer Kunstlinse erreicht werden, die den
Kapselsack symmetrisch ausfüllt, die Zonulafasern gleichmäßig dehnt und
die Lücke zwischen Kapselsackperipherie und Ziliarring, die für die Kontraktion des Ziliarmuskels erforderlich ist, aufrechterhält. Mit anderen Wor-
ten sollte diese Linse der Form, den Ausmaßen und der Konsistenz der
natürlichen Linse möglichst nahekommen. Über Laborversuche mit einer
solchen „full-size lens" aus dehnbarem Hydrogel wollen wir im folgenden
berichten.

Material und Methoden

Die weiche Linse aus Hydrogel mißt im dehydrierten Zustand 7 mm im
Durchmesser und 2 mm in der Tiefe. Nach Hydrierung mit BSS dehnt sich
das Implantat kontinuierlich aus und erreicht mit ca. 10mal 4 mm die Anatomie der menschlichen Linse. Die voll expandierte Hydrogellinse enthält 66%
Wasser. Die endgültige Konfiguration und Brechkraft, welche die Linse
nach vollständiger Hydrierung erreicht, wird bei der Produktion festgelegt.
Die Fixierung der Hydrogellinse im Kapselsack und die Dynamik ihrer Ausdehnung haben wir an menschlichen post-mortem Augen aus 3 verschiedenen Perspektiven untersucht: 1. frontal (Sicht des Chirurgen), 2. posterior
und 3. seitlich durch ein uveosklerales Fenster. Bei der Untersuchung in der

frontalen Perspektive wurden Kornea und Iris entfernt, um eine Sicht über die gesamte vordere Linsenfläche bis hin zum Äquator zu ermöglichen. Zur Untersuchung in der posterioren Perspektive wurde der Bulbus in der Coronarebene knapp vor dem Äquator getrennt. Die vordere Hälfte wurde mit Healon gefüllt und auf einen Objektträger gelegt. Die posteriore Aufsicht auf die Linse erfolgte mit einem Leitz-Wild-M8-Stereomikroskop durch ein Loch im OP-Tisch, auf welchem der Objektträger befestigt war (Miyake-Technik) [8]. Zur seitlichen Perspektive wurde ein ca. 15 × 20 mm messendes „Fenster" durch Exzision von Sklera und Uvea im lateralen vorderen Augenabschnitt angelegt. Zur Untersuchung wurde das Stereomikroskop in Horizontalposition gelegt, um die Sicht von lateral auf die Linse durch das unveosklerale Fenster zu ermöglichen [4, 5]. Für alle 3 Perspektiven wurde an den post-mortem Augen eine kontinuierliche zirkuläre 5 mm Kapsulorhexis angelegt und die kristalline Linse mittels Phakoemulsifikation entfernt. Die Hydrogellinse wurde im dehydrierten Zustand in den Kapselsack implantiert und kontinuierlich mit BSS hydriert. Topographie und Ausdehnung der Linse wurden mittels Photographie und einer Videokamera dokumentiert.

Ergebnisse

Die Linse wurde durch eine 5-mm-Kapsulorhexis implantiert (Abb. 1). Ihre glatte Oberfläche und das Fehlen von Bügeln erleichtern die Implantation. Nach Hydrierung erfolgte die Expansion zum größten Teil innerhalb der ersten Stunde. Nach ca. 20 min war die Linse schon zu groß, um durch die

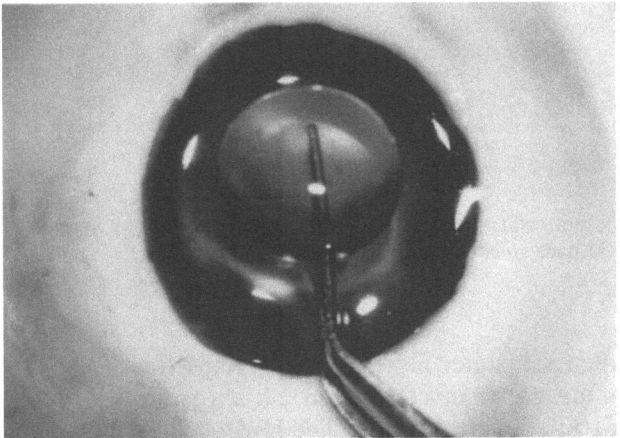

Abb. 1. Vorderer Augenabschnitt nach Entfernung von Kornea und Iris von vorne fotografiert (frontale Perspektive): Die Hydrogellinse wird im dehydrierten Zustand durch eine 5 mm Kapsulorhexis implantiert

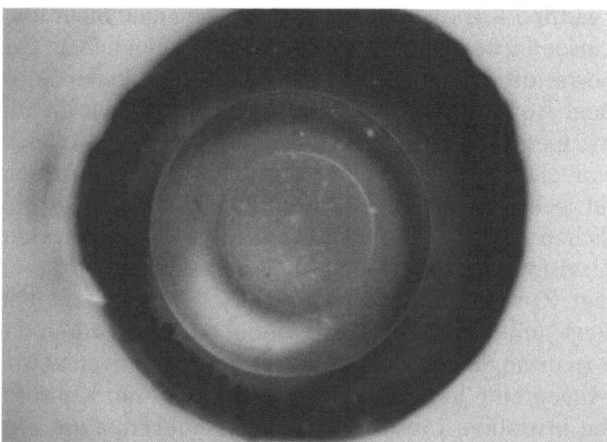

Abb. 2. Vorderer Augenabschnitt von vorne fotografiert (frontale Perspektive): Die Hydrogellinse nach begonnener Hydrierung (20 min). Es besteht noch ein großer Abstand zwischen Linse und Kapselsackäquator. Die Linse ist jedoch schon zu groß, um durch die Kapsulorhexis nach außen zu luxieren und liegt stabil im Kapselsack

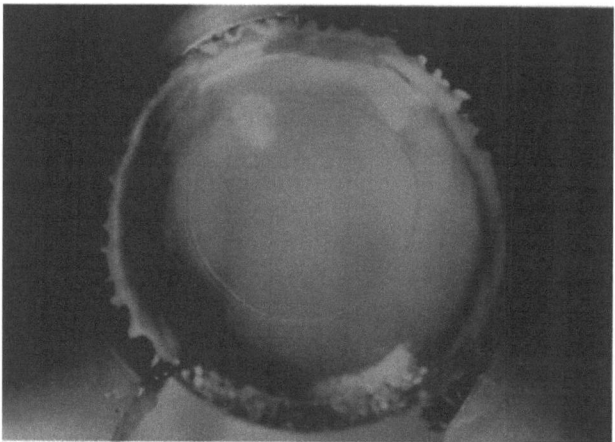

Abb. 3. Vorderer Augenabschnitt von vorne fotografiert (frontale Perspektive): Symmetrische Füllung des Kapselsacks nach vollständiger Ausdehnung der Linse (3 h)

Kapsulorhexis nach außen zu luxieren und lag stabil im Kapselsack (Abb. 2). 90% der Größenzunahme waren innerhalb von 2 h abgeschlossen. Nach 3–4 h war die Kapselsackperipherie erreicht. Die Hydrogellinse hatte ihre vollständige Größe angenommen und dehnte den Kapselsack symmetrisch aus (Abb. 3). Mit dem Wachstum der Linse im horizontalen Durchmesser vollzog sich eine Dickenzunahme von 2 mm im dehydrierten zu 4,5 mm im hydrierten Zustand. Mit der vollständigen Füllung des Kapselsacks wurde die Anatomie der natürlichen Linse nachgeahmt. Der Linsenäquator war gleichmäßig rund, die Zonulafasern wurden symmetrisch gedehnt. Der physiologische Abstand von 0,2−0,3 mm zwischen Linsenäquator und Ziliarkörper war wiederhergestellt.

Diskussion

Eine ideale Intraokularlinse müßte in Anatomie, Optik und Akkommodationsfähigkeit der natürlichen Linse möglichst nahekommen. In der vorliegenden Studie untersuchten wir die Eigenschaften der ausdehnbaren Hydrogellinse, ein Konzept, über das von verschiedenen Autoren, wie Apple [1, 2], Assia und Blumenthal [3, 6], und Siepser [9] berichtet worden ist. Die Linse wird im dehydrierten Zustand durch eine relativ kleine Inzision in den Kapselsack implantiert. Nach Hydrierung durch Kammerwasser nimmt das Implantat die Ausmaße der natürlichen Linse an und füllt den Kapselsack vollständig und symmetrisch aus (Abb. 3). In unserer Studie zeigte sich, daß die hydrierte Hydrogellinse mit beinahe identischer Größe, Konsistenz, Transparenz und Konfiguration der gesunden natürlichen Linse, dem Ideal des optimalen Linsenersatzes sehr nahekommt. Die potentiellen Vorteile einer Kunstlinse mit den Ausmaßen der natürlichen Linse („full-size lens") lassen sich in folgenden Punkten zusammenfassen:
1. Die physiologische Tiefe der Vorderkammer und des Glaskörperraumes sind wiederhergestellt. Möglicherweise wird hierdurch eine verminderte Glaskörpertraktion an der Netzhaut bewirkt.
2. Konstanter Druck auf vordere und hintere Linsenkapsel, und insbesondere auf den Linsenäquator wirken einer Nachstarentwicklung entgegen. Derzeit laufende Versuche am Kaninchenmodell in unserem Labor bestätigen uns in dieser Annahme.
3. Die Zonulafasern sind symmetrisch gedehnt, es besteht Relaxierungspotential, eine Voraussetzung für mögliche Akkommodation.
4. Eine optimale Linsenzentrierung ist prinzipiell gewährleistet, da die Linse den gesamten Kapselsack symmetrisch ausfüllt.
5. Die Implantation ist technisch einfach und kann auch durch kleine Schnittöffnungen erfolgen.
Die Konfiguration von implantierten konventionellen Hinterkammerlinsen zeigt im Vergleich dazu Unterschiede zur Anatomie und Funktion der natürlichen Linse: Der Äquator des Kapselsacks wird in der Ebene der Haptik durch die Linsenbügel bis hinter die Processus ciliares verlagert. Der Kapselsack kollabiert und nimmt eine flach-ovale Form an. Die gedehnte hintere Linsenkapsel zeigt Streßlinien. In der Achse der Haptik sind die Zonulafasern komplett relaxiert, senkrecht dazu maximal gespannt [5, 7], eine Akkommodation ist prinzipiell nicht möglich. Derzeit an unserem Labor durchgeführte Experimente mit gefalteten Prototypen ergaben, daß die

Hydrogellinse auch für kleine Schnittöffnungen geeignet ist. Nach Implantation durch eine 4,5 mm messende Inzision entfaltet sich das Implantat mit zunehmender Hydrierung bis zur vollständigen Füllung des Kapselsacks. Unserer Ansicht nach stellt die „full-size lens" eine Kombination von 2 Ideen dar, nämlich dem ursprünglichen Konzept der Ridley-Linse [1] und dem aktuellen Konzept der „injectable lens" als Phakoersatz [2]. Die Hydrogellinse bietet Vorteile der „injectable lens", wie z.b. vollständige Füllung des Kapselsacks und mögliche Akkommodation, ohne die technischen Nachteile von flüssigem Material und der damit verbundenen aufwendigen Operationstechniken.

Literatur

1. Apple DJ, Mamalis N, Olson RJ, Kincaid MC (eds) (1989) Evolution and classification of intraocular lenses. In: Intraocular lenses; evolution designs, complications and pathology. Williams & Wilkins, Baltimore, pp 15–17
2. Apple DJ, Mamalis N, Olson RJ, Kincaid MC (eds) (1989) Endocapsular techniques and injectable lens. In: Intraocular lenses; evolution, design, complications and pathology. Williams & Wilkins, Baltimore, pp 201–205
3. Assia EI, Blumenthal M (1990) The rationale of the full-size lens. Vortrag, 8th Congress of the European Intraocular Implantlens Council, Dublin, Ireland
4. Assia EI, Apple DJ (1991) Examination of human eyes obtained post mortem with the side-view (scleral window technique). Part I: anatomy of the crystalline lens and capsular bag after extracapsular cataract extraction. Arch Ophthalmol (im Druck)
5. Assia EI, Apple DJ (1991) Examination of human eyes obtained post mortem with the side-view (scleral window technique). Part II: positioning of posterior chamber intraocular lenses. Arch Ophthalmol (im Druck)
6. Assia EI, Blumenthal M, Apple DJ (1991) The concept of the full-size IOL. Video presentation, Symposium on Cataract, IOL and Refract Surgery (ASCRS), Boston, MA
7. Assia EI, Legler UFC, Libby C, Hoggatt JP, Castaneda VE, Apple DJ (1991) Size and configuration of the capsular bag after short and long term fixation of posterior chamber intraocular lenses in the capsular bag. Inv Ophthalmol Vis Sci 32(4):797
8. Miyake K, Miyake C (1985) Intraoperative posterior chamber lens haptic fixation in the human cadaver eye. Ophthalmic Surg 16:230–236
9. Siepser M (1991) Persönliche Mitteilung

Verformbare Linsen

Luxationsgefahr von IOGEL-Linsen in den Glaskörper postoperativ und nach YAG-Kapsulotomie

M. Saad und U. Demeler

Zusammenfassung. Von 200 nach geplanter extrakapsulärer Kataraktextraktion implantierten IOGEL-Linsen luxierten 5 in den Glaskörper, davon 2 nach YAG-Kapsulotomie, 2 postoperativ und eine nach chirurgischer Reposition. Insgesamt wurde wegen eines fibrotischen oder regeneratorischen Nachstars bei 22 Patienten eine YAG-Kapsulotomie mit einem Durchmesser von 4−5 mm durchgeführt. Bei 2 Patienten war die IOGEL-Linse erst 2 bzw. 6 Wochen nach der YAG-Behandlung in den Glaskörper luxiert, wobei die Kapsulotomie 5 bzw. 6 Monate nach der Implantation vorgenommen worden war.

Bei 2 Patienten war die IOGEL-Linse einmal 2 Tage und einmal 3 Monate nach der Operation in den Glaskörper luxiert, wobei es bei beiden Patienten zu einem intraoperativen kleinen Defekt in der hinteren Kapsel gekommen war, der jedoch eine zunächst noch sichere Lage der Linse im Kapselsack ermöglicht hatte. Bei einem Patienten war 3 Monate nach der Implantation eine chirurgische Reposition wegen einer Subluxation notwendig geworden, die Linse luxierte am ersten postoperativen Tag in den Glaskörper.

Mögliche Gründe für die Spätluxation der weichen Linse liegen in ihrer Eigenschaft, keine festen Verbindungen mit den Kapselblättern einzugehen, in ihrer hohen Flexibilität sowie in postoperativen Schrumpfungsvorgängen der Kapsel, die eine Kapsulotomieöffnung oder eine Kapselruptur vergrößern können und dadurch die Luxationsgefahr erhöhen.

Alle 5 Patienten haben eine sekundäre Vorderkammerlinse implantiert bekommen. Im Fall einer notwendigen YAG-Kapsulotomie sollte diese möglichst erst nach dem 6. Monat durchgeführt werden und einen Durchmesser von 4,0 mm nicht überschreiten. Bei intraoperativ aufgetretener Kapselruptur empfehlen wir, keine IOGEL-Linse zu implantieren. In den Glaskörper luxierte Linsen sollten wegen möglicher retinaler Komplikationen dort belassen werden.

Summary. Following a planned extracapsular cataract extraction we implanted 200 IOGEL-lenses into the capsular bag and noticed 5 dislocations into the vitreous cavity: 2 after a Nd:YAG capsulotomy, 2 postoperatively and 1 after a surgical reposition.

22 patients required a Nd:YAG capsulotomy of 4−5 mm because of a regenerative or fibrotic secondary cataract. 2 lenses dislocated 2 and 6 weeks after the capsulotomy, which had been performed 5 and 6 months after the implantation.

2 dislocations were seen 2 days and 3 months after the implantation due to an intraoperative rupture of the posterior capsule; a primary stable placement in the bag could be achieved however. 1 patient required repositioning of the lens because of a major decentration 3 months after the implantation; the lens dislocated on the following day.

Such a late dislocation of the flexible lens can be due to the fact that the lens do not form adhesions to the capsular sheets. Furtheron a postoperative capsular shrinkage enlarging a posterior capsular opening leads to a lens dislocation. All 5 patients had undergone a secondary anterior chamber lens implantation. While surgical explantation of the dislocated lens might be followed by further complications, the lens should be left in the vitreous cavity. In case of a Nd:YAG capsulotomy it should be performed not before 6 months postoperatively and should not exceed 4 mm in diameter.

Zentralkrankenhaus, Augenklinik, St.-Jürgen-Str., W-2800 Bremen, Bundesrepublik Deutschland

5. Kongreß der DGII
Hrsg. Wenzel et al.
© Springer-Verlag Berlin Heidelberg

Einleitung

Die seit 1983 implantierte Hydrogellinse aus 38% Poly-HEMA bietet verschiedene Vorteile durch ihre hydrophilen Eigenschaften, ihre Flexibilität und große Biokompatibilität sowie eine geringe Empfindlichkeit auf Nd-YAG-Laser-Behandlungen [1, 2, 6]. Nach mitgeteilten Erfahrungen in multizentrischen klinischen Untersuchungen wurde die IOGEL-Linse als vorteilhafte Alternative zur PMMA-Linse angesehen [2, 5]. Inzwischen wurde jedoch von verschiedenen Autoren über eine postoperative Komplikation, nämlich die Luxation dieser weichen Linse in den Glaskörper nach einer YAG-Kapsulotomie, berichtet [3, pers. Mitteilung der Alcon Lab. 1990].

Auch in unserem Patientenkollektiv wurden Dislokationen der Linse in den Glaskörper beobachtet, und zwar nicht nur nach einer YAG-Kapsulotomie. Daher haben wir versucht, anhand dieser Patienten intra- und postoperative Faktoren zu ermitteln, die die Gefahr einer Luxation − sowohl postoperativ als auch nach einer YAG-Kapsulotomie − erhöhen, um durch ihre Berücksichtigung eine solche Komplikation zu vermeiden.

Patientenkollektiv und Methode

Von Oktober 1987 bis Dezember 1990 wurden nach geplanter extrakapsulärer Kataraktextraktion mit Kapsulorhexis 160 IOGEL-Linsen des Typs PC 12 und 40 IOGEL-Linsen des Typs PC 1103 der Firma Alcon in den Kapselsack implantiert. Bei 17 Augen war intraoperativ eine kleine Ruptur in der hinteren Kapsel aufgetreten, die IOGEL-Linse konnte jedoch in allen Fällen sicher im Kapselsack fixiert werden. Bei insgesamt 22 Patienten war infolge einer Fibrose der hinteren Kapsel oder eines regeneratorischen Nachstars aufgrund einer Visusverschlechterung eine YAG-Kapsulotomie notwendig geworden. Diese wurde mittels eines Neodynium-YAG-Lasers mit einem Durchmesser von 4−5 mm durchgeführt.

Zeitpunkt der YAG-Kapsulotomie postoperativ

Von den insgesamt 22 Patienten, bei denen eine YAG-Kapsulotomie durchgeführt worden war, erfolgte sie bei 50% der Fälle, also bei 11 Augen, innerhalb der ersten 6 Monate nach der Implantation (Tabelle 1). Bei 3 von diesen

Tabelle 1. Zeitpunkt der YAG-Kapsulometie post-op.

< 3 Mon.	3
4− 6 Mon.	8
8−12 Mon.	4
18−24 Mon.	7
Gesamt	22

11 Patienten war sie 3 Monate und bei den restlichen 8 Patienten zwischen dem 4. und 6. Monat postoperativ vorgenommen worden.

Ergebnisse

Bei 5 Patienten konnte eine Luxation der IOGEL-Linse in den Glaskörper festgestellt werden. Von den 160 eingesetzten IOGEL-Linsen des Typs PC 12 waren insgesamt 4 (2,5%) und von den restlichen 40 IOGEL-Linsen des verkürzten Typs 1103 eine Linse (2,5%) in den Glaskörper luxiert. Von diesen 5 Linsenluxationen waren 2 nach einer YAG-Kapsulotomie aufgetreten, 2 postoperativ und eine nach chirurgischer Reposition wegen einer Dezentrierung.

Luxation nach Kapsulotomie

Bei beiden Patienten war die YAG-Behandlung einmal 5 und einmal 6 Monate nach der Implantation durchgeführt worden (Tabelle 2). Die Luxation trat bei dem ersten Patienten 2 Wochen und bei dem anderen Patienten sogar erst 6 Wochen nach der YAG-Kapsulotomie auf. Anamnestisch bestand bei beiden Patienten kein Hinweis auf ein Trauma.

Luxation postoperativ

Bei den anderen 3 Patienten war die IOGEL-Linse einmal 2 Tage und einmal 3 Monate nach der Implantation in den Glaskörper luxiert (Tabelle 3). Bei beiden Patienten war die Linse trotz eines intraoperativ aufgetretenen kleinen Defekts in der hinteren Kapsel in den Sack implantiert worden. Beim dritten Patienten war die Linse wegen einer Dezentrierung 3 Monate nach

Tabelle 2. IOGEL-Luxation post YAG-Kapsulotomie

Patient	YAG post-op.	Luxat. post YAG
1	5 Mon.	6 Wo.
2	6 Mon.	2 Wo.

Tabelle 3. IOGEL-Luxation post-op.

Patient	post-op.
3	2 Tage
4	3 Mon.
5	1 Tag post Repos.

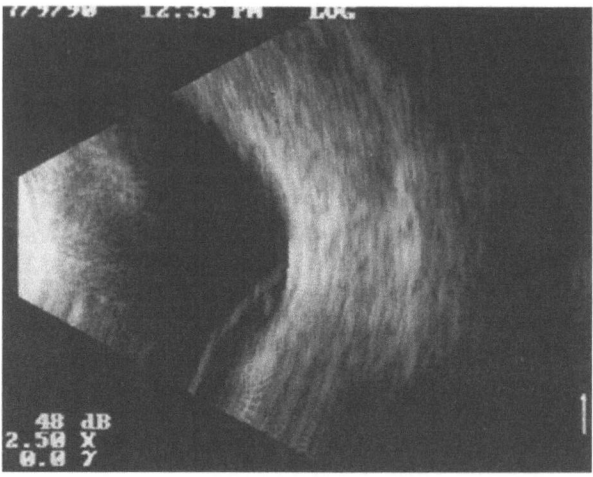

Abb. 1. Echographischer Befund einer vor der Netzhaut liegenden IOGEL-Linse

der Implantation reponiert worden. Sie luxierte bereits am 1. postoperativen Tag in den Glaskörper.

Operatives Vorgehen

Bei allen 5 Patienten wurde sekundär eine Vorderkammerlinse implantiert. Bei einem Patienten konnte die luxierte IOGEL-Linse erfolgreich explantiert werden. Bei einem Patienten mißlang dieser Versuch, so daß zur Vermeidung intra- oder postoperativer Komplikationen die Linse im Glaskörper belassen wurde und dort echographisch nachweisbar ist (Abb. 1). Bei einem Patienten war die Explantation mit erheblichen retinalen Komplikationen verbunden, so daß dieses Auge nach mehreren Folgeoperationen leider erblindete.

Deshalb wurde bei den 2 folgenden Patienten bewußt auf die Explantation verzichtet. Diese beiden IOGEL-Linsen liegen heute nach 10 Monaten bzw. 2½ Jahren ohne Beeinträchtigung für den Patienten und ohne retinale Komplikationen tief im Glaskörper vor der Netzhaut.

Diskussion

Bei allen 5 luxierten IOGEL-Linsen war ein Defekt in der hinteren Kapsel, der entweder intraoperativ aufgetreten oder mittels der YAG-Kapsulotomie angelegt worden war.

Von der Firma Alcon wurde in einem Rundschreiben vom Februar 1990 an alle IOGEL-Implanteure von bis dahin 5 bekannten Luxationen einer

IOGEL-Linse in den Glaskörper nach insgesamt 117 YAG- Kapsulotomien berichtet. Die YAG-Behandlung war dabei in allen Fällen innerhalb der ersten 3 Monate nach der Implantation durchgeführt worden. Auch Levy [3] beobachtete 2 Dislokationen nach einer bereits 7 Wochen nach der Implantation vorgenommenen YAG-Kapsulotomie.

Bei unseren 3 Patienten, bei denen die YAG-Kapsulotomie innerhalb dieses Zeitraumes von 3 Monaten erfolgt war, haben wir keine Luxation gesehen. Bei unseren 2 Patienten hingegen, bei denen die IOGEL-Linse nach YAG-Behandlung in den Glaskörper luxiert war, geschah dies erst 2 bzw. 6 Monate nach der Kapsulotomie, wobei diese sogar 5 bzw. 6 Monate nach der Implantation erfolgt war.

Die Möglichkeit einer Spätluxation der IOGEL-Linse läßt sich zum einen durch die Eigenschaften der Linse, zum anderen durch postoperative Veränderungen der hinteren Kapsel selbst erklären. Die Hydrogellinse geht nämlich keine festen Verbindungen mit den Kapselblättern ein [1]. Diese Eigenschaft, die eine komplikationslose Explantation selbst noch nach Monaten ermöglicht [1], läßt zugleich jedoch auch die Dislokation nach einem ebenso langen Zeitraum zu. Eine Öffnung in der hinteren Kapsel nach YAG-Kapsulotomie oder infolge einer intraoperativen Kapselruptur kann durch postoperative Schrumpfungsvorgänge der Kapsel und gleichzeitigem Zonulazug soweit vergrößert werden, daß der Durchtritt der IOGEL-Linse mit einem Durchmesser von 6,5 mm aufgrund ihrer hohen Flexibilität erleichtert wird. Daher wurde die ursprüngliche Größe der Linse von 12,0 mm um 0,7 auf 11,3 mm reduziert, um bei einer Schrumpfung der Kapsel die Möglichkeit der Verformung und Dislozierung der weichen Linse zu verringern und so ihre Stabilität im Kapselsack zu erhöhen.

Eine Explantation der luxierten Linse aus dem Glaskörper ist nur mittels einer Vitrektomie möglich, entweder via pars plana oder „open sky". Da hierbei nicht unerhebliche retinale Komplikationen auftreten können, die bei einem von unseren Patienten sogar zur Erblindung des Auges geführt haben, meinen wir, daß man tief im Glaskörper liegende IOGEL-Linsen belassen sollte, da sie – zumindest aufgrund unserer Erfahrungen – von den Patienten gut toleriert werden. Die sekundäre Implantation einer Vorderkammerlinse ist danach immer noch möglich.

Schlußfolgerungen

Entsteht während der Operation auch nur eine kleine Ruptur an der hinteren Kapsel, so sollte auf die Implantation einer IOGEL-Linse verzichtet werden. Da es nach einer YAG-Kapsulotomie infolge Kapselschrumpfung und Zonulazuges häufig zu einer Vergrößerung der Kapsulotomieöffnung kommen kann, sollte diese einen Durchmesser von 4,0 mm nicht überschreiten. Ist es zu einer Luxation der IOGEL-Linse gekommen, sollte wegen der möglichen retinalen Komplikationen kein Explantationsversuch vorgenommen, sondern die Linse im Glaskörper belassen werden. Eine Luxationsgefahr der IOGEL-Linse besteht noch bis zu 6 Wochen nach YAG-Kapsulotomie, selbst wenn diese noch 6 Monate nach der Implantation durchgeführt worden ist.

Literatur

1. Barrett GD, Constable IJ, Stewart AD (1986) Clinical results of hydrogel lens implantation. J Cataract Refract Surg:623−631
2. Barrett GD, Beasley H, Lorenzetti OJ, Rosenthal A (1987) Multicenter trial of an intraocular hydrogel lens implant. J Cataract Refract Surg 13:621−626
3. Levy JH, Pisacano AM, Anello RD (1990) Displacement of bag-placed hydrogel lenses into the vitreous following neodynium: YAG laser capsulotomy. J Cataract Refract Surg 16:563−566
4. Noble BA, Hayward JM, Huber C (1990) Secondary evaluation of hydrogel lens implants. Eye 4:450−455
5. Rosenthal AL, De Faller JM, McDonald TO, Barrett GD, Beasley CH, Parsons DG, Disbrow DT (1989) A review of worldweide IOGEL intraocular lens implantation. Implants Ophthalmol 3,2:39−44
6. Skelnik DL, Lidstrom RL, Allarakhia L, Tamulinas C, Lorenzetti OJ (1987) Neodynium:YAG laser interaction with Alcon IOGEL hydrogel intraocular lenses: an in vitro toxicity assay. J Cataract Refract Surg 13:662−668

Erste Erfahrungen nach Phakoemulsifikation mit Implantation unterschiedlicher scheibenförmiger Silikonhinterkammerlinsen

G. DUNCKER

Zusammenfassung. Es wird über die postoperativen Ergebnisse von 30 Silikon-Disk-Hinterkammerlinsen des Typs FK I (Silikon-Optik) und 15 Silikonlinsen des Typs 90 D (Adatomed) berichtet. Die Nachbeobachtungszeit beträgt bisher 3—15 Monate. Trotz der geringen Zahl bisher implantierter Silikondisklinsen und trotz einer bewußt schonenden Operationstechnik kam es in zwei Fällen zu Komplikationen, die in dieser Form nach Implantation von PMMA-Hinterkammer-Linsen nicht hatten beobachtet werden können. Der flexible Typ FK I scheint einer massiven Kapselsackschrumpfung zu wenig Widerstand entgegenzusetzen, so daß es zu einem „Vaulting" im Kapselsack kommen kann (Schlapphutphänomen). Die rigidere 90-D-Silikonlinse muß bei Verwendung einer Faltpinzette und einer viskoelastischen Substanz exakt symmetrisch implantiert werden, weil andernfalls eine Beschädigung des Zonulaapparats droht und sich die 90-D-Linse zu abrupt entfaltet. Beide Linsen müssen obligat kapselsackfixiert werden, zur Verhinderung eines möglichen Pupillarblocks sollte eine basale Iridektomie angelegt werden.

Summary. This is a postoperative report of 45 silicone disc IOLs (30 FKI IOLs by Silikon Optik, St. Wendel, Germany, and 15 90 D IOL's by Adatomed, Munich) which were implanted in 45 eyes following circular capsulorhexis and phacoemulsification through a 4.5 mm incision. Postoperative follow-up ranges from 3 to 15 months. Despite the relatively low number of implanted silicone IOL's we observed complications which were unknown to us with PMMA IOLs. The flexible FKI silicone disc lens can present „vaulting" of the rim caused by shrinking of the capsular bag. The 90 D silicone lenses are more rigid. They were implanted using a modified Faulkner forceps to fold the lens. Implantation requires the use of viscoelastic substances and an exactly symmetrical position. Asymmetric unfolding of the IOL would result in damage to the zonular fibers and/or endothelium of the cornea. Both types of silicone disc lenses must be securely fixated in the capsular bag. To prevent a pupillary block we prefer to perform an iridectomy.

Einleitung

Die wesentlichen Vorteile der Kleinschnittchirurgie mit Verwendung weicher, flexibler Intraokularlinsen werden in der Reduktion des postoperativen Astigmatismus durch die Anlage einer Inzision von nur 3—4,5 mm und damit in einem beschleunigten postoperativen Heilverlauf gesehen [3, 18, 28]. Der gesamte operative Eingriff wird durch die kleine Wundöffnung verkürzt, das Risiko einer expulsiven Blutung und eines Uvealprolapses kann

Zentrum Operative Medizin II, Abteilung Ophthalmologie, Hegewischstr. 2, W-2300 Kiel 1, Bundesrepublik Deutschland

5. Kongreß der DGII
Hrsg. Wenzel et al.
© Springer-Verlag Berlin Heidelberg

weiter minimiert werden. Die kleine Wundöffnung verringert das Risiko des Eindringens von Bakterien in das Auge.

Soll eine Intraokularlinse implantiert werden, kann der kleine Schnitt für die Phakoemulsifikation bisher nur bei Verwendung weicher Linsenmaterialien weitgehend erhalten werden. Die gebräuchlichsten Materialien für flexible Intraokularlinsen sind derzeit hydrogele und Silikon-Kautschuk-Linsen, beide Materialien sind autoklavierbar [13]. An dieser Stelle sollen die Kieler Erfahrungen mit der Silikon Optik FK I-Disklinse und der 90 D-Silikonlinse (Adatomed) geschildert werden. Trotz der geringen Zahl bisher implantierter Linsen kam es in zwei Fällen zu Komplikationen, die in dieser Form nach Implantation von PMMA-Hinterkammerlinsen bisher nicht hatten beobachtet werden können.

Linsentypen, Patienten und Operationsmethode

Die verwendete Silikon Optik Hinterkammerlinse besteht aus SIL C-1-Polyorganosiloxan. Die 6-mm-Optik ist bikonvex und von einer scheibenförmigen Silikonhaptik mit zwei plankonvexen Verstärkungsringen umgeben. Der Gesamtdurchmesser betrug 9,5 mm und wurde jetzt auf 9,1 mm reduziert. Das Gewicht der FKI-Linse ist mit 0,9 mg im Kammerwasser sehr gering. Der Hersteller gibt an, daß die besondere Ausformung der Haptik mit einem relativ dünnen scheibenförmigen Anteil und zwei ringförmigen Verstärkungen Faltung beim Implantieren erlaubt und bleibende Stabilität im Auge garantiere.

Bei der verwendeten 90 D-Silikonlinse handelt es sich um den älteren 0,45 mm dicken Typ ohne Positionslöcher. Der Durchmesser der Optik und

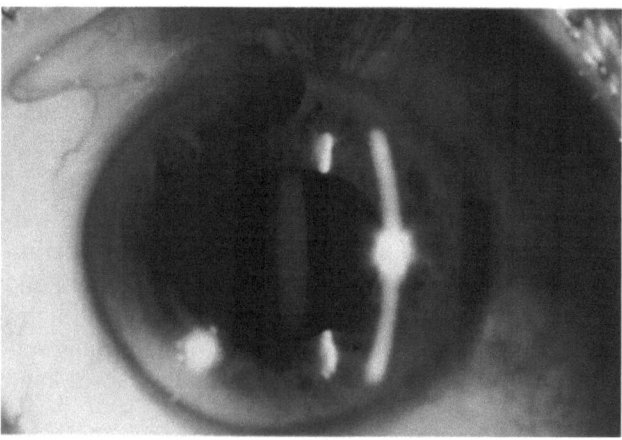

Abb. 1. 70jähriger Patient: Reizfreier Aspekt vier Monate nach Implantation einer FK I-Silikondisklinse, großzügige basale Iridektomie

der Gesamtdurchmesser der 90 D-Silikonlinse entsprechen mit 6,0 bzw. 9,6 mm in etwa der FK I-Linse. Die Linsenform ist ebenfalls bikonvex. Die deutlich rigidere 90 D-Linse kann nur unter Faltung mit einer modifizierten Faulkner-Pinzette durch eine 4,5- bis 5-mm-Inzision implantiert werden.

Bisher wurden vom Autor 30 FK I und 15 90 D Silikondisklinsen implantiert, davon bei 25 Frauen im Alter von 47−82 und bei 19 Männern im Alter von 49−77. Nahezu die Hälfte der Patienten hatte einen D.m. oder rezidivierende vordere Uveitiden. Alle Operationen wurden mit Kapsulorhexis und Phakoemulsifikation im Kapselsack durchgeführt. Die sklerokorneale Wundinzision wurde nach Abschluß der Phakoemulsifikation auf 4,5 mm erweitert. Der Wundverschluß erfolgte bei der Hälfte der Patienten mit einer Rückstichnaht, bei den übrigen Fällen mit einer einfachen U-Naht (single stitch).

Ergebnisse

Der postoperative Visus betrug bei 85% 0,6−1,0. Drei Fälle erreichten nur 0,4−0,5. Ebenfalls drei Patienten hatten Makulaveränderungen, die nur einen postoperativen Visus von 0,2−0,3 erlaubten. Die Nachbeobachtungszeit beträgt jetzt 3−15 Monate. Abbildung 1 zeigt einen representativen Befund nach unkomplizierter FK I-Silikondisklinsen-Implantation.

Ein osmotisch aktives Healon-Depot hinter der Silikonlinse wurde in einem Fall durch eine umschriebene Neodym-YAG-Laser-Kapsulotomie abgelassen. Der von Tag zu Tag zunehmende Abstand zwischen FKI-Linse und Hinterkapsel schmolz nach der Kapsulotomie innerhalb von Sekunden zusammen und die Hinterkapsel legte sich der Rückfläche der Silikonlinse wieder an.

Bei drei Patienten konnten wir nach 6 Monaten erhebliche Kapselfibrosen feststellen mit Visusabfall und in einem Fall Deformierung der FKI-Silikonlinse im Kapselsack (vgl. Abb. 2, 3). Zwei FKI-Linsen mußten explantiert werden, diese Fälle sollen eingehender beschrieben werden.

Kasuistiken

Fall 1: Bei der 78jährigen Patientin hatte nach Kapsulorhexis und Phakoemulsifikation problemlos eine FKI-Silikondisklinse kapselsackfixiert werden können. Eine Woche postoperativ wurde ein Visus von 0,6 erzielt. 5 Monate später wurde die Patientin erneut aufgenommen. Es war eine massive Kapselsackschrumpfung eingetreten. Die Silikonlinse war dreieckförmig im Kapselsack zusammengepreßt mit nach vorn geklappten Rändern. Vorder- und Hinterkapsel waren weißlich fibrosiert (Abb. 2). Aufgrund des auf 0,2 herabgesetzten Visus wurde die Silikondisklinse explantiert und

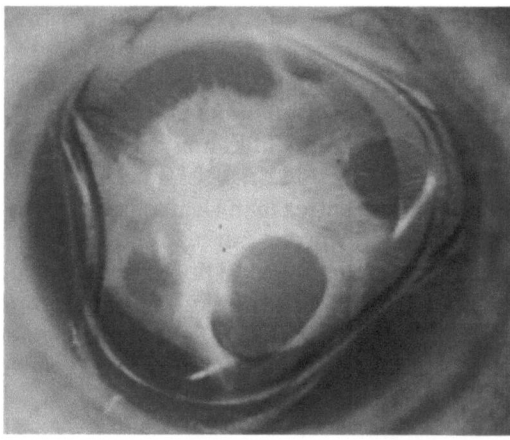

Abb. 2. Sogenanntes Schlapphutphänomen: Die FK I-Silikondisklinse ist dreiecksförmig im
Kapselsack komprimiert. Die
weiche Haptik mit den Verstärkungsringen ist nach vorn umge-
knickt. Vorder- und Hinterkapsel sind massiv fibrosiert. Die
Aufnahme entstand fünf Monate
postoperativ

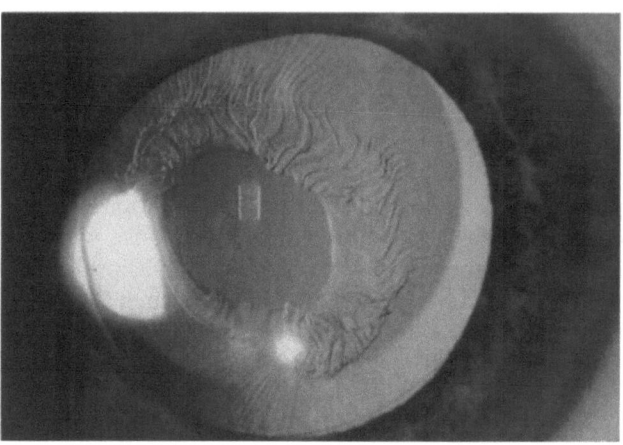

Abb. 3. 81jährige Patientin mit deutlicher Fibrose der Vorderkapsel mit Spannungslinien
ein Jahr nach Implantation einer FK I-Silikondisklinse. Bisher trat keine Dislokation der
Silikonlinse auf

durch eine sklerafixierte Ein-Stück-PMMA-Hinterkammerlinse ersetzt. Die
Bügelnähte wurden unter vorher angelegte Skleradeckel geknüpft. Nach diesem Eingriff wurde wieder eine Sehschärfe von 0,5 erreicht.

Fall 2: Die zweite Patientin wurde uns bereits am 9. postoperativen Tag wieder eingewiesen wegen einer „Kunstlinsenluxation in die Vorderkammer".
Seit zwei Tagen hatte sie Beschwerden, die Tensio war über 60 mmHg, die
Vorderkammer völlig aufgehoben, die Papille hyperämisch und randunscharf. Auf der offensichtlich sulkusfixierten Linse war ein Abklatsch des Iri-
spigmentsblattes zu sehen. Auch nach Explantation der Linse wurde kein

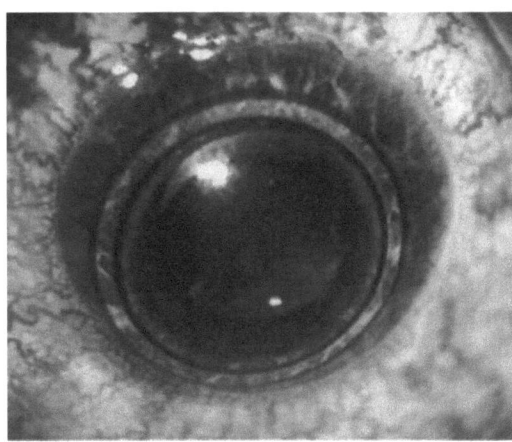

Abb. 4. Bild einer sulkusfixierten FK I-Silikondisklinse vor der Explantation. Die Vorderkammer war infolge eines Pupillarblockes mit sekundärem Winkelblock vollständig aufgehoben, die Papille hyperämisch und randunscharf. Die Verstärkungsringe der Linsenhaptik scheinen durch die Iris durch

brauchbarer Visus angegeben. Die Silikonlinse hatte zu einem Pupillarblock mit sekundärem Winkelblock geführt (Abb. 4).

Die 90 D-Silikondisklinsen wurden durch eine 4,5-mm-Inzision mit einer modifizierten Faulkner-Faltpinzette gezielt in den Kapselsack implantiert. Vom Faltvorgang waren postoperativ gelegentlich Kompressionslinien auf der Silikonlinse zu erkennen. Eine Visusbeeinträchtigung durch diese Linien konnten wir nicht feststellen. Es wurde beim Faltvorgang auf eine streng symmetrische Einpassung der Linse geachtet, weil sich andernfalls infolge der relativ starken Rückstellkräfte die Silikonlinse unkontrolliert im Kapselsack entfalten kann. Verformungen infolge von Kapselfibrosen haben wir bisher nicht feststellen können. Bei einem Patienten mußten wir − obwohl die Silikondisklinse am Ende der Operation zentriert war − einen Monat später die 90 D-Linse durch eine sulkusfixierte PMMA-Linse ersetzen, da es nach Zonulolyse zu einer zunehmenden Dezentrierung der Silikonlinse gekommen war.

Diskussion und Schlußfolgerungen

Scheibenförmige Silikonlinsen sind der 1949 von Ridley inaugurierten PMMA-Disklinse nachempfunden. Die Faltbarkeit des Silikons macht die Implantation durch einen deutlich kleineren Schnitt als bei PMMA-Implantaten möglich. Aufgrund ihrer kreissymmetrischen Form sollten Silikondisklinsen ein optimales Zentrierungsverhalten zeigen. Tatsächlich wurden von uns bei intaktem Kapselsack und regelrechter Kapsulorhexis bis auf den einen beschriebenen Fall eines „Vaulting" weder bei der FK I- noch bei der 90 D-Linse Dezentrierungen der Optik beobachtet.

Verschiedene Autoren betonen, daß Silikonlinsen besonders bei „Problemaugen", d.h. bei rezidivierenden Uveitiden oder Diabetes mellitus, geeignet seien [10, 11]. Koch et al. beschreiben jedoch selbst einen Fall, bei dem die FV-II-Silikonlinse bei einem Diabetiker drei Monate nach der Implantation wegen einer aufgetretenen Rubeosis wieder entfernt werden mußte [11, vgl. auch 20]. Auch Wolter und Sugar [30] schildern den Fall einer Diabetikerin, deren kapselsackfixierte, faltbare Silikonlinse zu einem Sekundärglaukom und zur Ausbildung einer Fibrinmembran führte. Auch diese Silikonlinse mußte nach 4 Monaten explantiert werden. Exsudat- und Fibrinmembranen können sich ebenso wie auf PMMA auf Silikonlinsen ausbilden [29]. Prospektive Studien, die in einer zufälligen Verteilung die Ergebnisse von Silikonlinsen-Implantationen denen von PMMA-Implantaten bei solchen komplizierten Fällen gegenüberstellten, gibt es jedoch bisher nicht. Die in der vorliegenden Studie vorgestellten Kasuistiken belegen, daß nach Implantation von Silikondisklinsen durchaus Komplikationen auftreten können, die nach PMMA-Implantaten nicht beschrieben wurden.

Guthoff et al. [8] haben eindrucksvoll gezeigt, daß bei den von ihnen verwendeten Dreischlaufen-Silikonlinsen bei 20 von 28 beurteilbaren Haptiken eine Dislozierung aufgrund der fibrotischen Kräfte des Kapselsackes auftraten. Auch bei scheibenförmigen Silikonlinsen kann − wie der geschilderte FK I-Fall belegt − die Kapselsackschrumpfung zu einer Verbiegung der Haptik führen. Hierbei muß jedoch einschränkend gesagt werden, daß die Stoffgruppe der Silikone hinsichtlich Elastizität, Transparenz und Brechungsindex, aber auch bezüglich der Gerüststoffe sehr heterogen ist [12, 13] und daher die unterschiedlichen Silikonlinsentypen auch differenziert beurteilt werden müssen [10, 11]. Heute wird allgemein die Kapselsackfixation als Fixationsmodus für Silikonlinsen empfohlen [7, 23, 25]. Die Sulkusfixation von Silikonlinsen wurde wohl in erster Linie wegen häufiger Dislozierungen wieder verlassen [2, 3, 18].

Trotz zahlreicher Studien zur Biokompatibilität [3, 6, 21, 29], zur Oberflächenstruktur [22], zu den optischen Qualitäten [26] und zur klinischen Einsatzmöglichkeit von Silikonlinsen [1, 3, 10, 11, 18] konnte eine Überlegenheit dieses Implantationsmaterials gegenüber PMMA nicht belegt werden, ja, es wurde über eine Vielzahl von Komplikationen berichtet [vgl. 1, 2, 10, 11, 16, 18, 20, 24, 27]. Die Mitteilungen zu einer erhöhten Inzidenz von Hinterkapselfibrosen [16, 24] werden von anderen Autoren in Frage gestellt [10]. Neodym:YAG-Laser-Defekte sollen bei Silikonlinsen leichter auftreten als bei PMMA-Implantaten [28]. Allgemein wird bei größeren Hinterkapseldefekten von der Implantation von Silikonlinsen abgeraten [10, 11]. Verschiedentlich wurden höhere Endothelzellverluste durch das Einführen von Faltpinzetten berichtet [vgl. 4, 5, 9, 14]. Menapace et al. [15] fanden tierexperimentell nicht weniger Präzipitate auf dem Pseudophakos nach Silikonlinsenimplantation verglichen mit PMMA-Implantaten. Dennoch scheint es Unterschiede in der Komplementaktivierung zwischen Silikon- und PMMA-Linsen zu geben [17]. Heute kann noch nicht abschließend beurteilt werden, ob die nach Silikonlinsenimplantation beobachteten Komplikationen tatsächlich durch die Vorteile der Kleinschnittchirurgie aufgewogen werden. Es bleibt zu hoffen, daß die Entwicklung neuer Typen von Silikonlinsen die möglichen Komplikationen kleinhalten kann.

Aufgrund der von uns gemachten Erfahrungen können wir für die Implantation scheibenförmiger Silikondisklinsen der Typen FK I und 90 D folgende Schlußfolgerungen ziehen:

- Silikon-Disk-Hinterkammerlinsen des Typ FK I sind obligat kapselgestützt zu implantieren. Kann dies nicht sicher kontrolliert werden, sollte die Linse explantiert und durch eine PMMA-Hinterkammerlinse ersetzt werden.
- In jedem Fall sollte unseres Erachtens eine großzügige basale Iridektomie angelegt werden, um einen Pupillarblock mit sekundärem Winkelblock von vornherein zu vermeiden.
- Patienten mit Hinweiszeichen für eine sich entwickelnde Kapselfibrose mit Kapselsackschrumpfung sollten keine Silikonlinse dieses Typs erhalten.
- Bei Patienten mit proliferativer diabetischer Retinopathie mit zu befürchtenden komplizierten Netzhauteingriffen sollten grundsätzlich keine Silikonlinse erhalten, da eine Implantation von Silikonöl zur Quellung der Silikonlinse führt.
- Nach extrakapsulärer Extraktion mit Kernexpression und hierbei häufig auftretender Rißbildung der Kapsulorhexis würden wir von einer Silikonlinsenimplantation abraten, da die absolut intakte Kapsulorhexis nach Phakoemulsifikation eine Grundbedingung für die langfristig sichere Kapselsackfixation ist.
- Die rigidere 90 D-Silikonlinse muß bei Verwendung einer Faltpinzette und einer viskoelastischen Substanz exakt symmetrisch implantiert werden, weil andernfalls eine Beschädigung des Zonulaapparates droht und sich die 90 D-Linse zu abrupt entfaltet.

Literatur

1. Chen TT (1987) Clinical experience with soft intraocular lens implantation. J Cataract Refract Surg 13:50−53
2. Crawford JB, Faulkner GD (1986) Pathology report on the foldable silicone posterior chamber lens. J Cataract Refract Surg 12:297−300
3. Faulkner GD (1986) Early experience with Staar silicone elastic lens implants. J Cataract Refract Surg 12:36−39
4. Faulkner GD (1987) Endothelial cell loss after phacoemulsification and insertion of silicone lens implants. J Cataract Refract Surg 13:649−652
5. Faulkner GD (1987) Folding and inserting silicone intraocular lens implants. J Cataract Refract Surg 13:678−681
6. Fedorov SN, Egorova EV, Kishkina VY, Semenov AD, Benenson IL (1987) Fluorescent iridoangiography in assessment of the iridal microcirculation in implantation of silicone or polymethylmethacrylate intraocular lenses. Vestn Oftalmol 103:19−21
7. Greite JH, Kreiner CF (1989) Development of a flexible discshaped lens for capsular fixation. Eur J Implant Refract Surg 1:131−134
8. Guthoff R, Abramo F, Draeger J, Chumbley LC, Lang GK, Neumann W (1990) Forces on intraocular lens haptics induced by capsular fibrosis. An experimental study. Graefes Arch Clin Exp Ophthalmol 228:363−368

9. Herzog WR, Peiffer RL (1987) Comparison of the effect of polymethylmethacrylate and silicone intraocular lenses on rabbit corneal endothelium in vitro. J Cataract Refract Surg 13:397–400

10. Kammann JP, Greite JH, Dornbach G, Harde J (1991) Ergebnisse der klinischen Prüfung mit einer neuen Silikondisklinse. In: Schott K, Jacobi KW, Freyler H (Hrsg) 4. Kongreß der Deutschen Gesellschaft für Intraokularlinsen Implantation. Springer, Berlin Heidelberg New York, S 13–19

11. Koch H-R, Fromberg G, Weber F, Douenne JL, Schütte E, Pitrova S, Meur G, Rácz P, Kozamanoglu K, Trau R, Pivovarov NN, Engels T, Nommensen I, Schinz H (1990) Klinische Ergebnisse nach Implantation von FV-II-Silikon- Intraokularlinsen in die Hinterkammer. In: Freyler H, Skorpik Ch, Grasl M (Hrsg) 3. Kongreß der Deutschen Gesellschaft für Intraokularlinsen Implantation. Springer, Wien New York, S 148–156

12. Kreiner CF (1987) Chemical and physical aspects of clinically applied silicons. Dev Ophthalmol 14:11–19

13. Kreiner CF (1989) Vergleich der chemischen und physikalischen Eigenschaften von Silikonkautschuk und Hema für die intraokulare Anwendung. Augenspiegel 5:38–42

14. Levy JH, Pisacano AM (1988) Clinical endothelial cell loss following phacoemulsification and silicone or polymethylmethacrylate lens implantation. J Cataract Refract Surg 14:299–302

15. Menapace R, Juchem M, Skorpik C, Kulnig W (1987) Clinicopathologic findings after in-the-bag implantation of open-loop polymethylmethacrylate and silicone lenses in the rabbit eye. J Cataract Refract Surg 13:630–634

16. Milauskas AT (1987) Posterior capsule opacification after silicone lens implantation and its management. J Cataract Refract Surg 13:644–648

17. Mondino BJ, Rajacich GM, Sumner H (1987) Comparison of complement activation by silicone intraocular lenses and polymethylmethacrylate intraocular lenses with polypropylene loops. Arch Ophthalmol 105:989–990

18. Neumann AC, Cobb B (1989) Advantages and limitations of current soft intraocular lenses. J Cataract Refract Surg 15:257–263

20. Newman DA, McIntyre DJ, Apple DJ, Popham JK, Deacon J, Isenberg R (1986) Pathologic findings of an explanted silicone intraocular lens. J Cataract Refract Surg 12:292–297

21. Rink H (1990) Zellbiologische Untersuchungen zur Toxizität von Silikon-Intraokularlinsen. In: Freyler H, Skorpik Ch, Grasl M (Hrsg) 3. Kongreß der Deutschen Gesellschaft für Intraokularlinsen Implantation. Springer, Wien New York, S 163–167

22. Rochels R, Stofft E (1988) Rasterelektronenmikroskopische Befunde an fabrikneuen und zur Implantation gefalteten Silikonhinterkammerlinsen. Fortschr Ophthalmol 85:273–276

23. Shepherd JR (1989) Continuous-tear capsulotomy and insertion of a silicone bag lens. J Cataract Refract Surg 15:335–339

24. Shepherd JR (1989) Capsular opacification associated with silicone implants. J Cataract Refract Surg 15:448–450

25. Shimizu K, Komatsu M (1989) Physical fixation of soft intraocular lenses. J Cataract Refract Surg 15:580–583

26. Skorpik C, Gottlob I, Weghaupt H (1989) Comparison of contrast sensitivity between posterior chamber lenses of silicone and PMMA material. Graefes Arch Clin Exp Ophthalmol 227:413–416

27. Watt RH (1988) Pigment dispersion syndrome associated with silicone posterior chamber intraocular lenses. J Cataract Refract Surg 14:431–433

28. Weber F (1990) Etude clinique d'un nouvel implant en silicone de Silikon Optik. Klin Monatsbl Augenheilkd 196:322–324

29. Wolter J (1989) Morphologie der Exsudatmembranen auf intraokularen Linsen. Fortschr Ophthalmol 86:132–137

30. Wolter JR, Sugar A (1989) Reactive membrane on a foldable silicone lens implant in the posterior chamber of a human eye. Ophthalmol Surg 20:17–20

Erfahrungen
mit einer neuen diskförmigen Silikonlinse

J. Kammann, G. Dornbach, J. Harde, I. v.d. Heydt und J. Luttke

Zusammenfassung. In 169 Augen wurde eine diskförmige Silikonlinse mit einem Gesamtdurchmesser von 9,6 mm implantiert. Zwei verschiedene Operationstechniken kamen zur Anwendung: 1. Letterbox-Kapsulotomie mit nachfolgender ECCE oder Kapsulorhexis mit zwei seitlichen Entlastungsschnitten, also der Letterbox-Technik gleich, 2. C.C.C. in Kombination mit Phakoemulsifikation. Der postoperative Nachbeobachtungszeitraum lag zwischen 12 und 18 Monaten. Das Durchschnittsalter war 71,1 Jahre. 39,1% der Patienten hatten Risikofaktoren. 99 Patienten erreichten einen Visus von >0,6. Bei intakter Rhexis fanden sich in 2,9% klinisch nicht relevante Dezentrierungen von <0,5 mm. Bei Letterbox-Technik zeigten sich in 24,2% leichte Dezentrierungen von <1 mm. Eine YAG-Laser-Kapsulotomie bei Nachstar war in 7% der Fälle erforderlich. Das Kontrastsehen war bei Silikondisklinsen besser als bei PMMA-Linsen.

Summary. In 169 eyes a disc-shaped silicone lens having a total diameter of 9.6 mm was implanted. Two different operation techniques were applied, letter-box-capsulotomy followed by ECCE or a capsulorhexis with two releasing incisions which also results in a letter-box-capsulotomy as well as C.C.C. in combination with phacoemulsification. The postoperative follow-up was between 12 and 18 months. The average was 71.1 years. 39.1% of the patients had high-risk eyes. 99 patients reached a vision of >0.6. With intact rhexis clinically non-relevant decentrations of <0.5 mm were found in 2.9%. With the letter-box-technique a slight decentration of <1 mm was found in 24.2%. A YAG-laser capsulotomy due to second cataract formation became necessary in 7% of the cases. The contrast vision with the silicone disc lens was better than with PMMA-lenses.

Einleitung

Die heute gebräuchlichsten Intraokularlinsen zur Implantation in den Kapselsack haben einen Gesamtdurchmesser von 14 mm. Nach Implantation der Linse wird der Kapselsack durch die Spannung der Bügel ovalär verformt, schrumpft aber im Laufe der Zeit wieder auf seine ursprüngliche Größe von ca. 10 mm. Dabei wird die Intraokularlinse deutlich komprimiert. Bei Anwendung der extrakapsulären Kataraktoperation mit Eröffnung der vorderen Linsenkapsel mittels Canopener-Technik rutscht nach primärer Implantation in den Kapselsack durch die Schrumpfungsvorgänge leicht ein Linsenbügel in den Sulcus ciliaris.

Augenklinik des St. Johannes-Hospitals, Johannesstr. 9–13, W-4600 Dortmund 1, Bundesrepublik Deutschland

5. Kongreß der DGII
Hrsg. Wenzel et al.
© Springer-Verlag Berlin Heidelberg

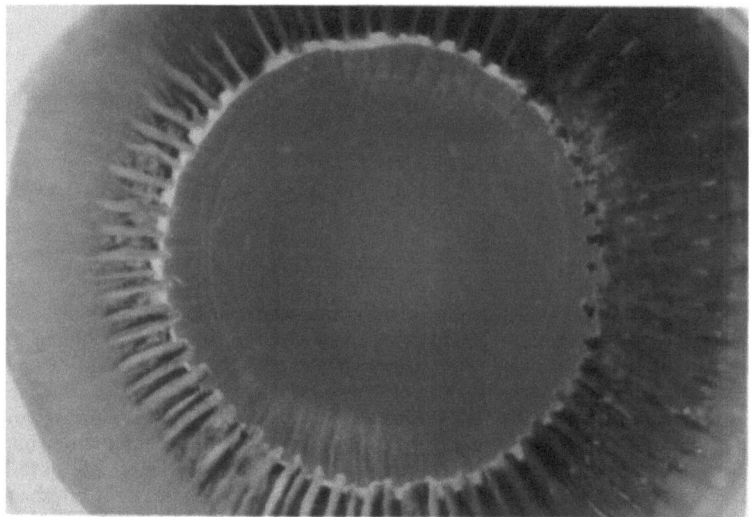

Abb. 1. Silikondisklinse (anatomisches Präparat)

Eine diskförmige Linse mit einem Gesamtdurchmesser von 9,6 mm kommt den anatomischen Verhältnissen am nächsten [1] und bewirkt eine gleichmäßige Ausspannung des Kapselsacks ohne Deformierung (Abb. 1). Möchte man zusätzlich die Vorteile der Kleinschnittchirurgie nutzen, ist eine Silikonlinse am besten geeignet, da sie faltbar ist [2].

Material und Methode

Wir haben inzwischen über 460 Silikondisklinsen der Firma Adatomed erfolgreich implantiert und möchten über unsere ersten 169 Fälle mit einer Nachbeobachtungszeit zwischen 12 und 18 Monaten berichten. Patienten mit Risikofaktoren wie Diabetes mellitus, Glaukom, Iritis oder Trauma wurden nicht ausgeschlossen, um gerade hier die Verträglichkeit zu testen. Ihr Anteil machte 39,1% aus.

Es kamen zwei verschiedene Operationstechniken zur Anwendung:
1. ECCE im Letterbox-Verfahren oder Phakoemulsifikation nach Kapsulorhexis mit seitlichen Entlastungsinzisionen bei 2 und 10 h zur Implantation. Folglich war die Kapsulorhexis hier nicht intakt (Abb. 2).
2. Phakoemulsifikation nach Kapsulorhexis ohne Entlastungsinzisionen mit Implantation der IOL gefaltet oder nicht gefaltet. Die Kapsulorhexis war jeweils intakt (Abb. 3). Voraussetzung ist hierfür jedoch eine ausreichende Rhexisgröße.

Wir operierten 69 Männer und 100 Frauen, in 87 Fällen das rechte, in 82 Fällen das linke Auge. Das Durchschnittsalter betrug 71,1 Jahre; der jüngste

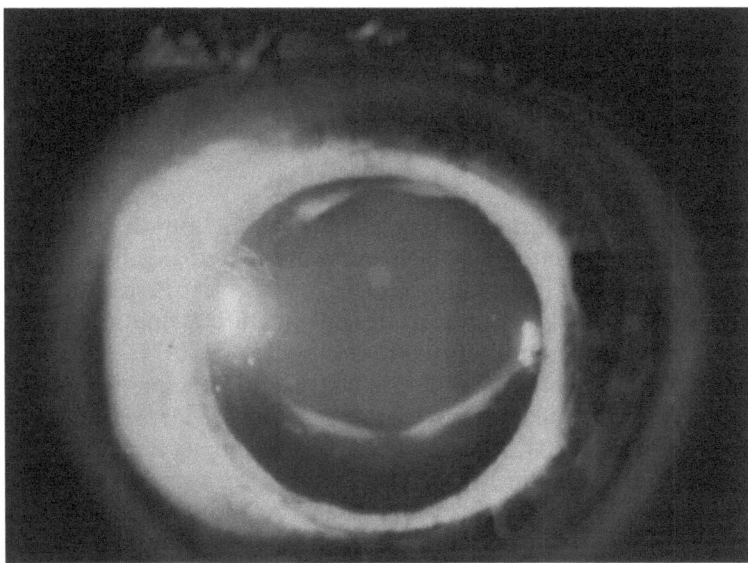

Abb. 2. Linsenimplantation nach Letterbox-Technik, leichte Dezentrierung nach oben (Spaltlampenbefund)

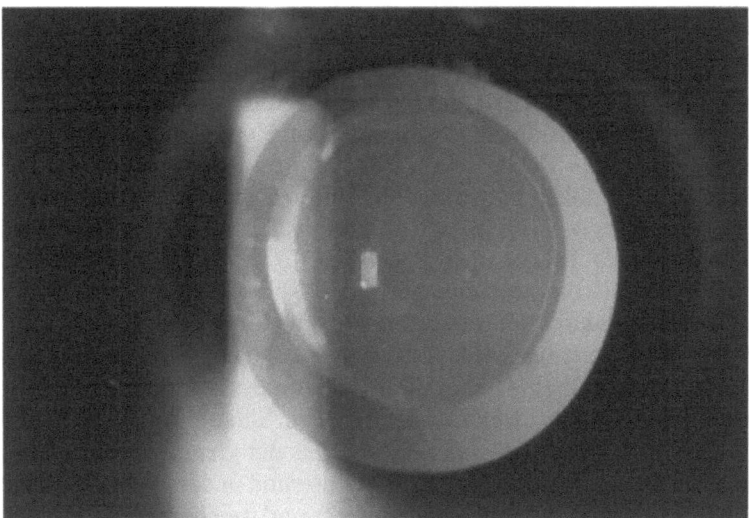

Abb. 3. Linsenimplantation nach intakter Kapsulorhexis, optimale Zentrierung (Spaltlampenbefund)

Patient war 27, der älteste 89 Jahre alt. Die Stärke der implantierten Linsen reichte von 14,5–26,5 dpt.

Ergebnisse

Trotz der großen scheibenförmigen Haptik, die Vorteile für die Stabilisierung der vorderen und hinteren Augenabschnitte bietet, ergab sich kein negativer Einfluß auf den intraokularen Druck, weder bei Patienten ohne noch mit Glaukom. Der Visus liegt trotz des hohen Durchschnittsalters und der großen Zahl komplizierender Begleiterkrankungen bei 0,74.

Synechierungen zwischen Iris und Linse oder Kapsel fanden sich in 13% der Fälle jeweils bei Patienten mit Risikofaktoren. Leichte Dezentrierungen unter 1 mm zeigten sich in 24,2% und nur nach Anwendung der Letterbox-Technik (Abb. 2). Bei intakter Rhexis kam es nur in 2,9% zu klinisch nicht relevanten Dezentrierungen unter 0,5 mm. Eine YAG-Laser-Kapsulotomie wegen Nachstarbildung war bei 7% der Patienten erforderlich. In 2,9% der Fälle mußte wegen schon intraoperativ festgestellter visusbeeinträchtigender Fibrosierung die hintere Linsenkapsel eröffnet werden.

Diskussion

Die guten Ergebnisse mit recht geringer Komplikationsrate, besonders bei den Patienten mit Risikofaktoren, deuten auf die gute Biokompatibilität des Silikons hin, so daß die diskförmige Silikonlinse für alle Patienten geeignet ist. Gutes Kontrastsehen wurde schon früher von uns festgestellt [3]. Die Ursache liegt wahrscheinlich im geringeren Unterschied der Brechungsindizes von Kammerwasser (n = 1,336) und Silikonlinse (n = 1,41) im Gegensatz zur wesentlich stärker brechenden PMMA-IOL (n = 1,49). Hierdurch bedingt besteht bei Silikonlinsen eine geringere Reflexion des Lichts an der Linsenoberfläche, das durch weitere Reflexion am Hornhautendothel zu diffusen Lichtstrahlen gestreut wird. Erhärtet wird diese Annahme durch Untersuchungen von Reiner [4] über die Reflexion des auffallenden Lichts. Diese beträgt, bei der natürlichen Linse 0,03%, bei Silikonlinsen 0,07% und bei PMMA-Linsen 0,3%. Möglicherweise ist dies der Grund, daß von über 50 Patienten, die in einem Auge eine Silikonlinse und in dem anderen Auge eine PMMA-Linse haben, oft ein angenehmerer und weicherer Seheindruck für das Auge mit der Silikon-Linse angegeben wird.

Auffallend war das problemlose Verhalten der Linse und der hinteren Linsenkapsel bei YAG-Laser-Behandlung, die sich ohne Beschädigung der Linse durchführen läßt. Selten auftretende Schäden zeigen sich nur als Minimalläsionen – kleiner als bei PMMA-Linsen – durch punktuelle Einschmelzung des Materials. Im Gegensatz zu PMMA-Linsen sind die Lücken in der

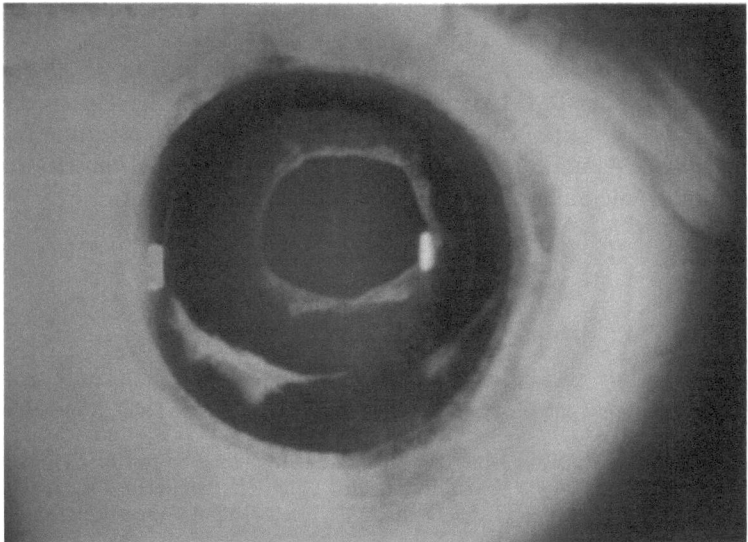

Abb. 4. Silikondisklinse nach YAG-Laser-Kapsulotomie, glatter Rand (Spaltlampenbefund)

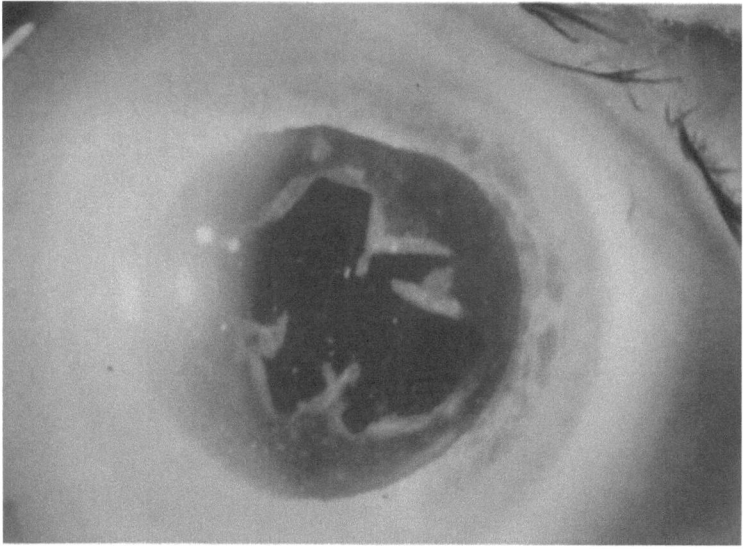

Abb. 5. PMMA-Linse nach YAG-Laser-Kapsulotomie, „gefranster" Rand (Spaltlampenbefund)

hinteren Kapsel wegen der gleichmäßigen Kapselsackausspannung rund (Abb. 4) und nicht so „gefranst" (Abb. 5).

Nach unseren Ergebnissen ist das Verhalten der Silikonlinse bezüglich der objektiven Kriterien der PMMA-Linse mindestens ebenbürtig. Durch die subjektiven Eindrücke seitens der Patienten, die optimale Zentrierung bei intakter Kapsulorhexis und die Möglichkeit zur Nutzung der Kleinschnitt-chirurgie schneiden die Silikonlinsen im Vergleich sogar besser ab.

Literatur

1. Apple DJ, Kincaid MC, Mamalis N, Olson RJ (1989) Intraocular lenses. Evolution, design, complications and pathology. Williams & Wilkins, Baltimore Hong Kong London Sydney, p 533
2. Skorpik Ch, Menapace R (1989) Über die Technik der Implantation flexibler Hinterkammerlinsen durch eine kleine Wundöffnung. In: Lang GK, Ruprecht KW, Jacobi KW, Schott K (Hrsg) 2. Kongreß der Deutschen Gesellschaft für Intraokularlinsen Implantation. Enke, Stuttgart, S 130–138
3. Knorz MC, Liesenhoff O, Freiwald R, Seiberth V, Kammann J, Luttke J (1990) Vergleich der Kontrastempfindlichkeit mit verschiedenen HK-Linsen. 88. Tagung der Deutschen Ophthalmologischen Gesellschaft 23.–26. September 1990, Baden-Baden
4. Kreiner CF, Reiner J (1991) Entspiegelung intraokularer Linsen. In: Wenzel M, Reim M, Freyler H, Hartmann C (Hrsg) 5. Kongreß der Deutschen Gesellschaft für Intraokularlinsen Implantation. 8.–9. März 1991, Aachen. Springer, Berlin Heidelberg New York

Silikondisklinsen – Optische Eigenschaften und Sehleistung

H. W. SCHLOTE, H. LINDNER und M. KÄRN

Zusammenfassung. Dieser Beitrag berichtet über die optische Qualität intraokulärer Silikondisk- und PMMA-Linsen verglichen mit menschlichen Linsen. Zwischen den dreien bestehen einige Unterschiede. Es fand ein Vergleich des postoperativen Sehvermögens von 19 Patienten mit Silikondisk-, 23 Patienten mit PMMA-Linsen und 27 Patienten mit beginnender Linsentrübung auf der Basis gleicher Sehschärfe statt.

In Patientengruppen mit gleicher Sehschärfe erfolgte eine Aufzeichnung der Kontrastsensitivität, der physiologischen Blendung und des Blendungsgesichtsfeldes. Es ergaben sich keine signifikanten Unterschiede. Der subjektive Lichtbedarf war bei Patienten mit Silikonlinsen geringfügig erhöht. Dies läßt darauf schließen, daß die physiologische Blendung bei Patienten mit Silikondisklinsen geringer ist.

Summary. This paper reports the optical quality of intraocular silicon disk lenses and PMMA lenses compared to human lenses. There are some differences between the triplets. The postoperativly visual performances were compared of 19 patients with silicon disk lenses, 23 patients with PMMA lenses and 27 patients with beginning lens opacity. The basic were the equal visual acuity.

Contrast sensitivity, disability glare and glare visual field were recorded in equal visual acuity groups. There are no significant differences. The subjective lighting needs by patientes with silicon lenses were sightly higher. This suggests that patients with silicon lenses show a smaller disability glare.

Einleitung

Die Silikonlinse ist flexibel und dadurch eine sinnvolle Ergänzung der Kleinschnittechnik mit Phakoemulsifikation. Die gealterte menschliche Linse weist eine leichte bis mittlere „natürliche" Trübung auf, so daß solche Eigenschaften bei künstlichen Linsen ebenfalls vorteilhaft sein können. Nun findet man bei der Silikon-IOL einen leichten „Tyndall", während die PMMA-Linsen sich absolut klar darstellen [1].

Ein Vergleich der optischen Eigenschaften zeigt Tabelle 1. Es wurden Brechzahl und Abbe-Zahl herangezogen. In bezug auf die Brechzahl liegt die Silikonlinse näher an der natürlichen Linse als die PMMA-Linse. Die Abbe-Zahl erlaubt eine Beurteilung der zu erwartenden Farbstreuung. Je kleiner die Abbe-Zahl um so größer die Farbstreuung. Da für die menschliche Linse keine Meßwerte vorliegen, wurde hilfsweise die Abbe-Zahl von Wasser ein-

---

Klinik und Poliklinik für Augenheilkunde der Medizinischen Akademie Magdeburg, Leipziger Str. 44, O-3090 Magdeburg, Bundesrepublik Deutschland

5. Kongreß der DGII
Hrsg. Wenzel et al.
© Springer-Verlag Berlin Heidelberg

Tabelle 1. IOL – optische Eigenschaften

	Brechzahl n	Abbe-Zahl $v = n_e - 1/n_{F'} - n_{C'}$
Lens cristallina	1,413–1,424	55 (Wasser)
Silikon	1,409	51,80
PMMA	1,49	58

e = grün, F' = blau, C' = rot

Tabelle 2. Silikon-Disklinsen-Implantation

Patienten	48 (41 weiblich, 7 männlich)
Alter	75,5 (64–93)
Visus	0,59
Nachbeobachtung	4,8 Monate (28 Patienten $\geq$ 6 Monate)

gesetzt. Danach wird für die Silikonlinse eine größere, für die PMMA-Linse eine kleinere Farbstreuung zu erwarten sein als für die natürliche Linse.

Klinische Untersuchungen

Die Untersuchungsgruppen wurden in Tripelform angelegt. Neben den Trägern von Silikon- und PMMA-Linsen wurden als Vergleichsgruppe Probanden mit geringen, beginnenden Linsentrübungen herangezogen. Basis für einen sinnvollen Vergleich postoperativer Sehleistung war ein gleicher Visus. In Tabelle 2 sind Daten der Silikonlinsengruppe zusammengestellt, deren Nachbeobachtungszeit im Mittel 4,8 Monate beträgt. In die vergleichende Untersuchung waren 19 Silikonlinsenträger, 23 PMMA-Linsenträger und 27 Probanden mit geringen Linsentrübungen einbezogen. Aus Zweckmäßigkeitsgründen wurden für die weiteren Auswertungen zwei Visusgruppen gebildet: guter Visus 1,0 $\geq$ 0,7, geringer Visus 0,6 $\geq$ 0,4. Patienten mit Visuswerten unter 0,4 wurden in die Untersuchung nicht einbezogen, da von ihnen die verwendeten Sehleistungstests nicht zu erbringen waren.

Die Visusbestimmung als Basismessung erfolgte an vergleichbaren Sehzeichenprojektoren. Die Kontrastempfindlichkeit für die Ferne wurde mit der Vistech-Tafel sowie mit dem Mesoptometer bestimmt. Für die Bestimmungen der Blendempfindlichkeit verwendeten wir ebenfalls das Mesoptometer sowie die Methode des Blendgesichtsfeldes, die von Lindner und Knoche in unserem Hause entwickelt wurde [2]. Der subjektive Lichtbedarf für leichte Sehaufgaben (Nieden IX) wurde in unserem Lichtlabor ermittelt, wobei der Patient seinen Lichtbedarf selbst an einer steuerbaren Leuchtstofflampenanlage zwischen 0 und 6000 Lux wählen konnte.

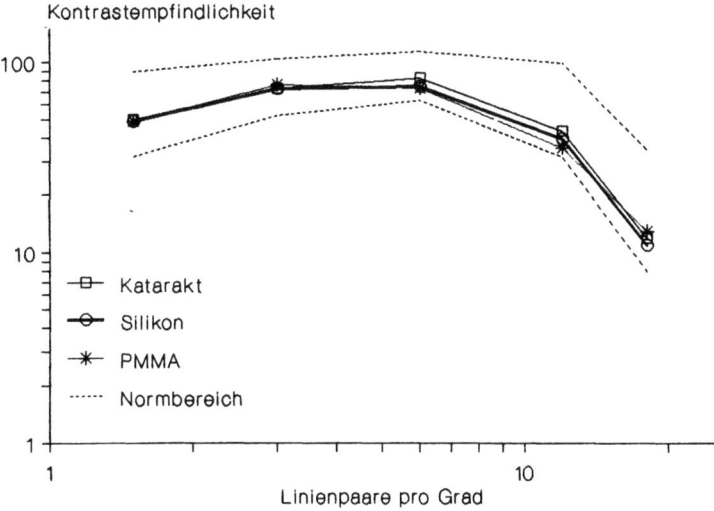

Abb. 1. Kontrastempfindlichkeit in allen 3 Gruppen bei einem Visus von 1,0 ≥ 0,7

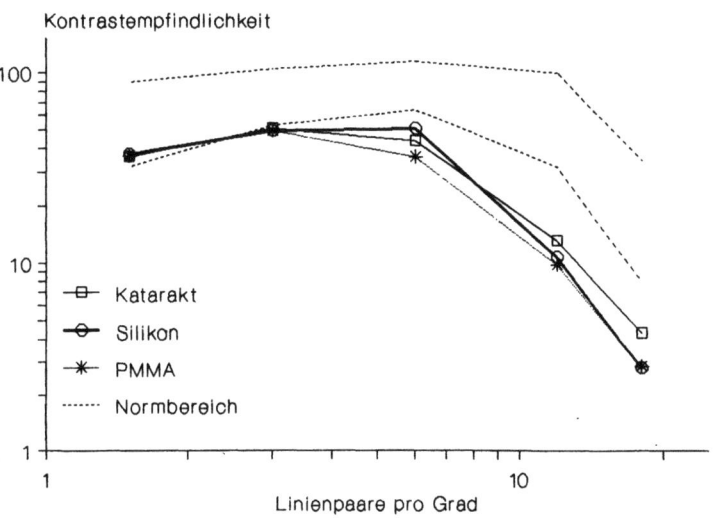

Abb. 2. Kontrastempfindlichkeit in allen 3 Gruppen bei einem Visus von 0,6 ≥ 0,4

Ergebnisse und Diskussion

Die Untersuchung der Kontrastempfindlichkeit mit der Vistech-Tafel ergab
zwischen den drei Linsentypen in beiden Visusgruppen keine erkennbaren
Unterschiede (Abb. 1, 2). Auffällig ist, daß in der Visusgruppe 1,0–0,7 die
Meßwerte für alle Linsentypen im Normbereich liegen. Erwartungsgemäß
niedrig ist die ermittelte Kontrastempfindlichkeit der schlechteren Visus-

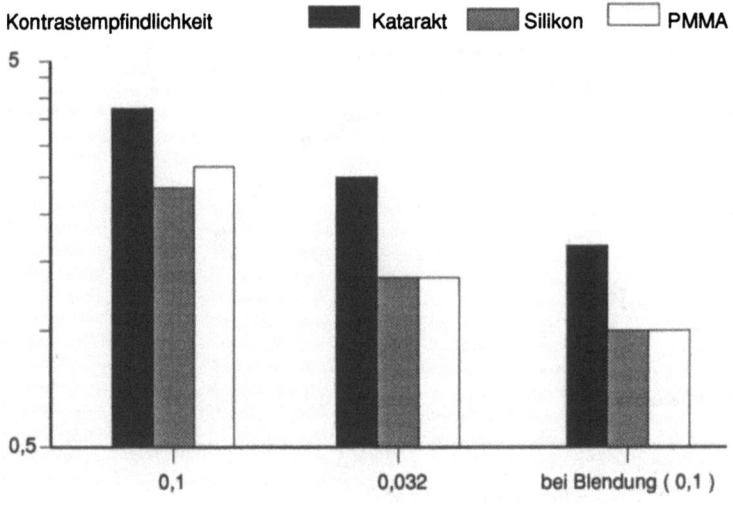

Abb. 3. Kontrastempfindlichkeit bei reduzierter Umfeldleuchtdichte und Visus von 1,0 > 0,7

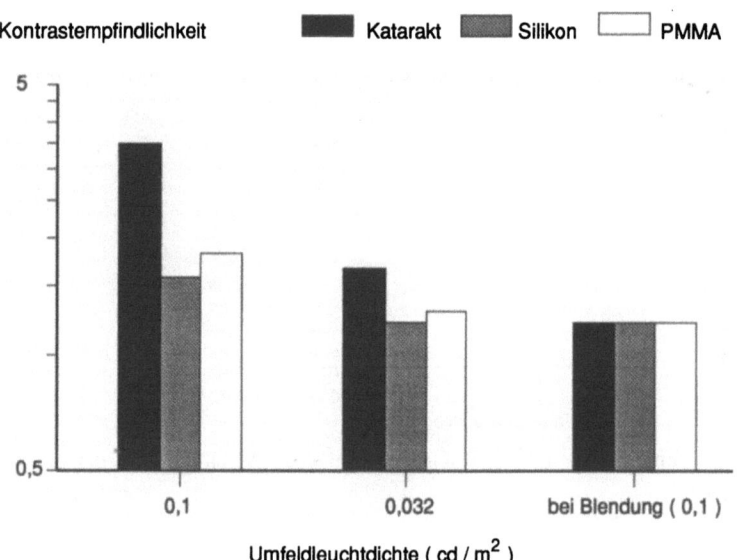

Abb. 4. Kontrastempfindlichkeit bei reduzierter Umfeldleuchtdichte und Visus von 0,6 > 0,4

gruppe für die Meßpunkte 6, 12 und 18 Linienpaare pro Grad. Für die Erfüllung der Norm wurde der hierfür erforderliche Visus nicht erreicht.

Für die nichtoperierte Vergleichsgruppe war in beiden Visusbereichen die erreichte Kontrastempfindlichkeit bei reduzierter Umfeldleuchtdichte (Mesoptometer: 0,1 und 0,032 cd/m^2) deutlich höher als die der beiden synthetischen Linsen. Der direkte Vergleich zwischen Silikon- und PMMA-Linsen fiel für PMMA-Linsen unerheblich günstiger aus, was mit dem deutlich höheren Durchschnittsalter der Silikonlinsenträger erklärt werden könnte (Abb. 3, 4). Eine Differenz der Blendempfindlichkeit (Mesoptometer) zeigt lediglich in der besseren Visusgruppe Unterschiede zwischen der Kataraktgruppe und beiden implantierten Linsentypen. Zwischen Silikon- und PMMA-Linsen konnte hier in beiden Visusgruppen kein Unterschied gefunden werden. Die Untersuchung des Blendgesichtsfeldes nach Lindner und Knoche ergab bei den 3 Probandengruppen gleichermaßen eine positive Korrelation mit dem Visus (Abb. 5).

Bisherige Untersuchungen [3] ließen uns bei der Ermittlung des subjektiven Lichtbedarfs für die Silikonlinsengruppe, aufgrund ihres deutlich höheren Durchschnittsalters, den niedrigsten Wert erwarten. Unsere Untersuchungen zeigen jedoch, daß sie eher ein höheres Beleuchtungsniveau bei der Lösung leichter Nahsehaufgaben (Lesen von Nieden IX) bevorzugen. Betrachtet man den subjektiven Lichtbedarf als umgekehrtes Maß für die Blendempfindlichkeit. so ergeben sich für die Silikonlinsengruppe im Vergleich zur PMMA- und der Kataraktgruppe deutliche Vorteile. Der geringe Lichtbedarf der Visusgruppe 0,5/PMMA ist durch die geringe Patientenzahl (n = 1) erklärt (Abb. 6).

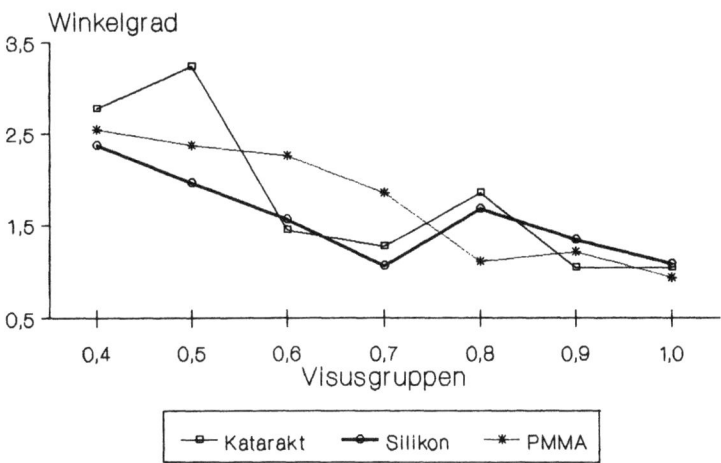

Abb. 5. Blendgesichtsfeld in Abhängigkeit vom Visus

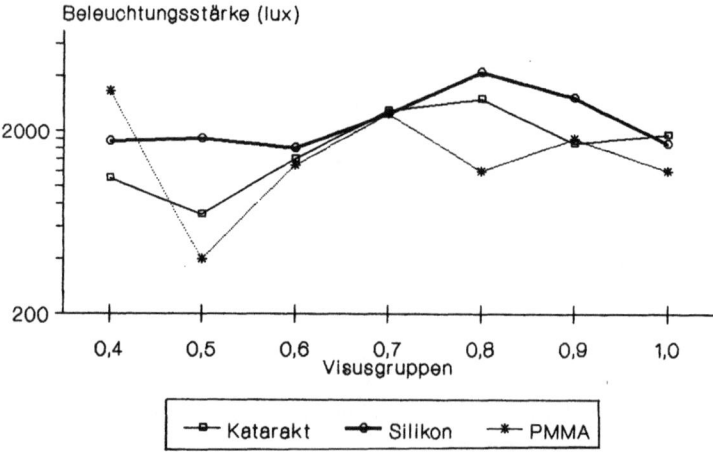

Abb. 6. Subjektiver Lichtbedarf beim Lesen von Nieden IX in Abhängigkeit vom Visus

Zusammenfassung

Insgesamt läßt sich sagen, daß sich beide verwendeten Intraokularlinsentypen hervorragend als Ersatz der getrübten natürlichen Linse eignen. Spätere Untersuchungen werden zeigen müssen, ob sich der Trend zu einem erhöhten subjektiven Lichtbedarf der Silikonlinsenträger als im Rahmen der natürlichen Varianz herausstellt oder eine bessere Blendungstoleranz anzeigt.

Literatur

1. Koch H-R, Fromberg G, Weber F, Douenne JL, Schütte E, Pitrova S, Meur G, Räcs P, Kozamanoglu K, Trau R, Pivovarov N, Engels T, Nommensen I, Schinz H (1989) Klinische Ergebnisse nach Implantation von FV-II-Silikon-Intraokularlinsen in die Hinterkammer. In: Freyler H, Skorpik Ch, Grasl M (Hrsg) 3. Kongreß der Deutschen Gesellschaft für Intraokularlinsen Implantation. 1989, Wien. Springer, Wien New York
2. Lindner H, Knoche H (1983) Prüfung des Blendgesichtsfeldes – Anwendungsmöglichkeiten und Verbesserungen. Folia Ophthalmol Leipzig 8:35–44
3. Lindner H, Palm K, Schlote H-W (1986) Subjektive Helligkeitsempfindung bei verschiedenen ophthalmologischen Krankheitsbildern. Folia Ophthalmol Leipzig 11:341–350

Implantation faltbarer Silikonlinsen – Eine vergleichende Studie

B. Poepel und M. C. Knorz

Zusammenfassung. Durch die Verbreitung der Phakoemulsifikation gewinnt die Implantation faltbarer Silikonlinsen zunehmend an Bedeutung. Im Rahmen einer prospektiven Studie implantierten wir von Mai bis Dezember 1990 44 Silikon-Disklinsen (Fa. adatomed, Typ 90D; Gruppe 1) und 14 Silikonlinsen herkömmlichen Designs (Fa. AMO, Typ SI 19NB; Gruppe 2).

Nach 3–4 Monaten konnten 39 Patienten in Gruppe 1 und 14 Patienten in Gruppe 2 nachuntersucht werden. Der Astigmatismus betrug 0,71 D und der Snellen-Visus 0,65 in Gruppe 1 bzw. 0,57 D und 0,74 in Gruppe 2. Es fand sich kein signigikanter Unterschied hinsichtlich Astigmatismus, Snellen-Visus und Kontrastsehschärfe (Regan Low Contrast Acuity Charts, 96%, 50%, 25%, 11%). Die Implantation der Silikon-Disklinse war aufgrund ihrer hohen Steifigkeit deutlich schwieriger. In 80% der Fälle verblieben Reste viskoelastischer Substanzen hinter der IOL.

Unsere Ergebnisse zeigen eine gute Sehleistung mit beiden Silikon-IOLs. Hinsichtlich der Implantationsinstrumente sind jedoch Verbesserungen erforderlich. Inwieweit das hinter der Disklinse verbliebene Healon die Nachstarentwicklung beeinflußt, muß abgewartet werden.

Summary. Small incision cataract surgery necessitates the use of foldable IOLs such as silicone IOLs. We therefore compared two designs, the adatomed 90D (silicone disc IOL, 6 mm optic, diameter 9.6 mm) and the AMO SI19NB (6 mm silicone optic, 2 prolene loops). In a prospective study 44 disc IOLs and 14 AMO IOLs were implanted between May and Dec. 1990. Patients were followed up 1–5 days, 4–6 weeks, 3–4 months and 6–8 months postoperatively. Intra- and postoperative complications, refraction, visual acuity and contrast acuity (Regan Low Contrast Acuity Charts, 96%, 50%, 25%, 11%) were determined.

At 3–4 months 39 patients with a disc IOL and 14 patients with an AMO IOL were available. Acuity was 20/31 and 20/27, astigmatism 0.71 D and 0.57 D respectively. Contrast acuity did not differ significantly between the two groups. Due to the stiffness of the material implantation of the disc IOL was more difficult than implantation of the AMO IOL. In 80% of the cases viscoelastics were trapped behind the disc IOL.

Our results suggest a good visual performance with both IOLs. Regarding the disc IOL, simplified means of implantation have to be developed. The effect of viscoelastics trapped behind the IOL on capsular opacification remains to be demonstrated.

Universitäts-Augenklinik, Klinikum Mannheim, Theodor-Kutzer-Ufer,
W-6800 Mannheim, Bundesrepublik Deutschland

5. Kongreß der DGII
Hrsg. Wenzel et al.
© Springer-Verlag Berlin Heidelberg

Einleitung

Silikon hat sich bei der Anwendung am Auge bisher vor allem bei Kontaktlinsen, Skleraplomben, Hornhautprothesen und zur intraokularen Tampo-
nade bewährt. Erstmals wurde 1976 eine Intraokularlinse aus Silikon hergestellt [6]. In letzter Zeit gewinnt die Kleinschnittinzision bei der Kataraktoperation zunehmend an Interesse. Hinzu kommt, daß dank verbesserter
Operations- und Gerätetechniken die Phakoemulsifikation weiter in den
Vordergrund gerückt ist. Sie erlaubt gegenüber der Kernexpression einen
nur 3 mm kleinen skleralen Schnitt. Die Optik der PMMA-IOLs hat heute
jedoch meist einen Durchmesser von 6,5−7 mm und ist damit für die Small-
incision-Technik nicht geeignet.

Die Faltbarkeit der Silikonlinsen ermöglicht es, den Vorteil der Phakoemulsifikation auch für die Linsenimplantation auszunutzen. Dadurch wird
ein geringerer postoperativer Astigmatismus erzielt und die postoperative
Rehabilitation verkürzt [3].

Material und Methoden

Im Rahmen einer prospektiven Studie implantierten wir bei 44 Patienten
eine bikonvexe Silikon-Disklinse (Fa. Adatomed, Typ 90D, Gesamtdurchmesser 9,6 mm, Durchmesser der Optik 6 mm) und bei 14 Patienten eine
bikonvexe Silikonlinse herkömmlichen Designs (Fa. AMO, Typ SI19NB,
6 mm Optik, zwei eingesetzte Prolene-Bügel, Gesamtdurchmesser 14 mm).

Die Implantation beider Linsen erfolgte nach Kapsulorhexis und Phakoemulsifikation in den Kapselsack. Die AMO-Linse wurde mittels des mitgelieferten Prodigy über eine Inzision von 4−5 mm implantiert, bei einer Kapsulorhexis von 5−6 mm, bei einigen Patienten verwendeten wir zur Implantation den AMO-Phako-Folder (Fa. Storz, Heidelberg). Die Adatomed-
Linse wurde teilweise mit einer speziellen Faulkner-Pinzette nach Kammann
(Fa. Storz) gefaltet und über eine 5-mm-Inzision eingesetzt. In den meisten
Fällen verwendeten wir die Implantation in gestauchtem Zustand. Hierbei
wurde die Linse mittels zweier Knüpfpinzetten gerollt und über eine
5−6 mm Inzision bei 7 mm durchmessender Kapsulorhexis implantiert. In
allen Fällen wurde Healon als viskoelastische Substanz benutzt.

Nachuntersuchungen erfolgten 1−5 Tage, 4−6 Wochen, 3−4 Monate und
6−8 Monate postoperativ. Bei jeder Kontrolluntersuchung wurde die objektive (Nidek-Autorefraktometer) und subjektive Refraktion bestimmt sowie
der objektive Astigmatismus (Ophthalmometer nach Javal) gemessen. Weiterhin erfolgte eine Untersuchung der vorderen Augenabschnitte an der
Spaltlampe bei spielender und weiter Pupille sowie des Augenhintergrundes
mittels binokularer Ophthalmoskopie.

Nach 3−4 Monaten untersuchten wir zusätzlich die Kontrastempfindlichkeit mittels der Regan-Tafeln (Regan Low Contrast Acuity Charts, 96%, 50%, 25%, 11%, Paragon Services, Nova Scotia, Canada) bei unterschiedlichen Pupillendurchmessern ohne und mit Blendung. Hierzu wurden nur diejenigen Patienten herangezogen, die keine sonstigen ophthalmologischen Erkrankungen aufwiesen (best cases). Patienten mit einem postoperativen Astigmatismus von mehr als 3,5 D wurden ebenfalls ausgeschlossen [9]. Die Prüfung erfolgte zum einen bei mittelweiter Pupille (Umgebungshelligkeit unter 10 ftcandles), zum anderen bei enge Pupille unter gleichzeitiger Blendung (BAT, brightness acuity tester, Fa. Mentor, Stufe „high"). Die Testtafeln waren gleichmäßig mit 100 ftcandles ausgeleuchtet. Alle Untersuchungen wurden vom gleichen Untersucher durchgeführt und mitttels standardisierter Erhebungsbögen dokumentiert. Zur statistischen Auswertung diente der Median-Test.

Ergebnisse

39 Patienten mit einer Disklinse (Gruppe 1, Abb. 1) sowie 14 Patienten mit einer AMO-Linse (Gruppe 2, Abb. 2) konnten nach 3−4 Monaten nachuntersucht werden. Das Durchschnittsalter der Patienten in Gruppe 1 betrug 74,3 Jahre (41−87 Jahre), in Gruppe 2 71,6 Jahre (41−81 Jahre). Hinsichtlich des Astigmatismus fanden sich mit im Durchschnitt 0,57 D (0−1 D) etwas geringere Werte in Gruppe 2 im Gegensatz zu 0,71 D in Gruppe 1 (0−2,0 D). Der korrigierte Fernvisus in Gruppe 1 lag bei 0,65 bzw. bei 0,74 in Gruppe 2.

Intra- und postoperative Komplikationen sind in Tabelle 1 dargestellt. In Gruppe 1 kam es in zwei Fällen zur partiellen Zonulolyse ohne Glaskörperprolaps beim Versuch, hinter der IOL verbliebenes Healon abzusaugen. In einem Fall kam es aufgrund fehlerhafter Faltung bei der Entfaltung zum Endothelkontakt peripher. Bei Implantation mittels zweier Pinzetten kam es in 7 Fällen zu Pigmentblattverlusten der Iris, die Implantation der bei dieser Technik bereits in der Vorderkammer entfalteten IOL in den Kapselsack war schwierig und erforderte eine Kapsulorhexis von mindestens 7 mm Durchmesser. Intraoperativ gelang es nur unvollständig, hinter der IOL verbliebenes Healon abzusaugen.

In Gruppe 2 kam es bei der kombinierten Faltung und Rollung der Linse mittels des Prodigy durch Hervorstehen der Prolene-Bügel in einem Fall zu einer Durchspießung der Iris und teilweise zu einer Verformung der Bügel. Bei der Retraktion des Prodigy kam es in 3 weiteren Fällen zu einer Iriseinklemmung mit Pigmentblattverlusten. In einem Fall kam es zu einem leichten Endotheltrauma peripher durch die Haptiken während der Entfaltung.

3−4 Monate postoperativ fanden sich in Gruppe 1 in 2 Fällen Präzipitate auf der IOL, 2 Linsen waren aufgrund einer intraoperativ unbemerkten in-and-out-Fixation 1−1,5 mm dezentriert. In 80% der Fälle (31 Patienten)

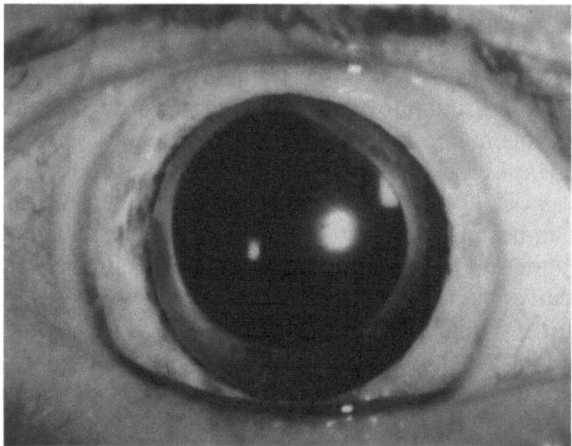

Abb. 1. Silikon-Disklinse
3 Monate nach Implantation.
Im regredienten Licht ist die zentrale optische Zone deutlich
erkennbar

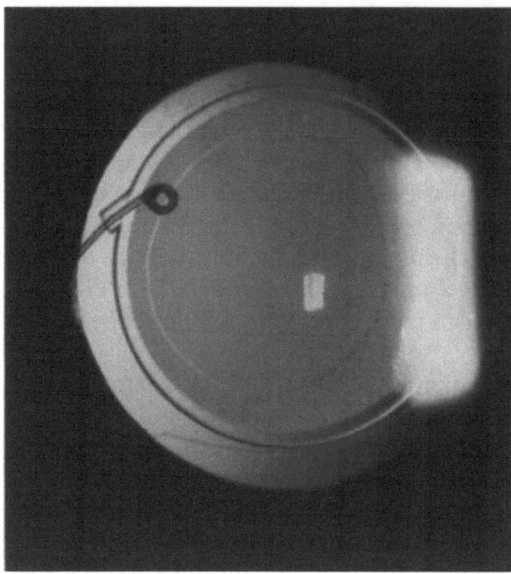

Abb. 2. AMO SI19NB 1
Woche postoperativ

zeigte sich hinter der Linse verbliebenes Healon, so daß ein Abstand zwischen der IOL und der hinteren Kapsel bestand (Abb. 3). Dieser entsprach
in 26 Fällen maximal der einfachen Linsendicke, in 5 Fällen fand sich ein
Abstand entsprechend 3facher Linsendicke. Eine Abnahme im zeitlichen
Verlauf fand sich nicht.

Bei 2 Patienten wurde eine periphere YAG-Laser Kapsulotomie in den
ersten postoperativen Tagen durchgeführt, um die Resorption des Healons
zu ermöglichen. Unmittelbar danach konnte bereits eine Wiederanlegung
der hinteren Kapsel beobachtet werden. Hierbei kam es zu einer objektiv
nachweisbaren Refraktionsänderung (0,75 D, Nidek-Autorefraktometer).

Tabelle 1. Intra- und postoperative Komplikationen mit Silikon-IOLs (Adatomed 90D, AMO SI19NB)

	90D		SI19NB	
	n	%	n	%
Intraoperativ:				
Patienten	44	100	14	100
Endotheltrauma	1	2,3	1	7,1
Iristrauma	7	15,9	4	28,4
Zonulolyse	2	4,5	0	0
Kapselruptur	0	0	0	0
3–4 Mo. postoperativ:				
Patienten	39	100	14	100
Dezentrierung (<2 mm)	2	4,5	2	14,3
Präzipitate auf IOL	2	4,5	0	0
Hornhautödem	0	0	0	0
Healon hinter IOL	31	79,5	0	0

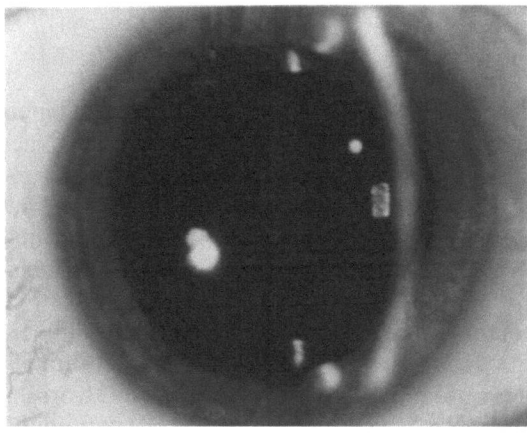

Abb. 3. Silikon-Disklinse 1 Monat postoperativ. Im Spaltlicht ist der Abstand zwischen IOL und hinterer Kapsel erkennbar, der durch Healonreste hervorgerufen wird

Die objektive Refraktion der übrigen Patienten im zeitlichen Verlauf zeigte hingegen keine Änderung, so daß nicht von einer spontanen Resorption des Healons ausgegangen werden kann, entsprechend dem klinischen Befund.

In Gruppe 2 fand sich nach 3–4 Monaten in 2 Fällen eine Dezentrierung von 1,5–2 mm trotz intakter Kapsulorhexis.

19 Patienten in Gruppe 1 und 7 Patienten in Gruppe 2 (best cases), wurden zur vergleichenden Auswertung der Kontrastsehschärfe herangezogen. Der korrigierte Fernvisus betrug 1,06 bzw. 1,11. Wie aus Tabelle 2 hervorgeht, fand sich weder bei mittelweiter Pupille (3,2 mm) noch bei enger Pupille (1,7 mm) unter gleichzeitiger Blendung ein signifikanter Unterschied zwischen den beiden Silikonlinsen (Pupillendurchmesser für Vergrößerungseffekt der Hornhaut korrigiert [8]).

Tabelle 2. Kontrastsehschärfe mit Silikon-IOLs ohne und mit Blendung (Regan Charts; Adatomed 90D: n = 19, AMO SI19NB: n = 7, best chases; p-Werte gemäß Median-Test)

Kontrast	Adatomed 90D		AMO SI19NB		p
	Visus	Bereich	Visus	Bereich	
1. Helligkeit 10 ftcandles					
Pup.	3,2 mm		3,2 mm		
96%	1,06	0,8 −1,25	1,11	0,8 −1,25	0,74
50%	0,97	1,0 −1,25	0,96	0,8 −1,25	0,91
25%	0,75	0,5 −1,25	0,68	0,5 −1,0	0,43
11%	0,49	0,25−0,8	0,52	0,4 −0,63	0,7
2. Blendung (BAT „high")					
Pup.	1,7 mm		1,7 mm		1,0
96%	0,96	0,8 −1,25	1,11	0,8 −1,25	0,23
50%	0,90	0,5 −1,25	0,96	0,63−1,25	0,47
25%	0,66	0,4 −1,0	0,69	0,4 −1,0	0,7
11%	0,50	0,2 −0,8	0,50	0,3 −0,8	0,92

Diskussion

Die Implantation faltbarer Linsen durch den kleinen Schnitt führt zu einem geringeren Astigmatismus mit schneller visueller Rehabilitation [3]. Nach einem Monat wurde mit der Disklinse ein durchschnittlicher Visus von 0,63, mit der AMO-Linse von 0,74 erreicht, bei Auswertung der best cases lag der Visus bei 1,06 bzw. 1,11. Der etwas geringere postoperative Astigmatismus bei der AMO-Linse ist wohl auf die kleinere sklerale Inzision zurückzuführen.

Der Snellen-Visus bestimmt nur das Auflösungsvermögen bei hohem Kontrast. Die Bestimmung der Kontrastempfindlichkeit hingegen umfaßt ein breiteres Spektrum visueller Funktionen und zeigt eine bessere Korrelation zu den subjektiven Beschwerden der Patienten [5, 7, 9]. Aufgrund der geringeren Oberflächenreflexion der Silikonlinsen im Gegensatz zu herkömmlichen PMMA-Linsen [1] war es interessant zu erfahren, inwieweit sich die Silikonlinsen untereinander in der Kontrastempfindlichkeit unterscheiden. Die Prüfung der Kontrastsehschärfe ohne und mit Blendung ergab keinen signifikanten Unterschied zwischen den verwendeten Linsen (Tabelle 2).

Der Durchmesser des Kapselsacks beträgt vor IOL-Implantation im Mittel 9,6 mm [2]. Aufgrund ihrer radiären Symmetrie und eines Durchmessers von 9,6 mm besitzt die Disklinse somit theoretisch eine optimale Form. Die Haptik zeigt keine Schlaufen, so daß eine faltenfreie Ausspannung der hinteren Kapsel entsprechend der anatomischen Ausgangssituation resultiert, was sich tierexperimentell als optimal erwiesen hat [10]. Um den postoperativen Schrumpfungskräften des Kapselsacks standzuhalten [4], muß ein relativ steifes Material verwendet werden, was die Implantation der Disklinse erschwert.

Die beschriebenen intraoperativen Komplikationen sind bei beiden Gruppen großteils auf die Lernkurve des Operateurs zurückzuführen und traten hauptsächlich bei den ersten Fällen auf. Die Implantation der Disklinse im gefalteten Zustand mittels der Faulkner-Pinzette oder gestaucht ist aufgrund des steifen Materials schwierig, beide Methoden sind nicht als optimal anzusehen und mit Komplikationen behaftet, hier ist eine Weiterentwicklung erforderlich. Die Implantation der sehr wichen AMO-IOL ist einfacher. Inwieweit bei Schrumpfung des Kapselsacks [4] Verformungen der IOL auftreten, müssen Langzeitbeobachtungen zeigen.

Das hinter der Disklinse verbleibende Healon stellt im Hinblick auf die mögliche Nachstarentwicklung einen Nachteil dar, da es postoperativ nach unseren Ergebnissen nicht zu einer Resorption kommt. Mittlerweile wurde das Design der Disklinse modifiziert, was zum einen die Implantation wesentlich vereinfacht (dünnere Haptik) und zum anderen über zwei Öffnungen in der Haptik das vollständige Absaugen viskoelastischer Substanzen ermöglicht. Direkt postoperativ fanden sich keine Reste viskoelastischer Substanzen, die hintere Kapsel lag der IOL an (eigene, noch unveröffentlichte Ergebnisse).

Zusammenfassend bieten die flexiblen Silikon-IOLs eine interessante Alternative zu den herkömmlichen PMMA-IOLs. Die Kontrastsehschärfe zeigt keine Unterschiede zwischen den getesteten IOLs. Hinsichtlich der Implantationsinstrumente sind jedoch noch weitere Verbesserungen erforderlich.

Literatur

1. Allarakhia L, Knoll RL, Lindstrom RL (1987) Soft intraocular lenses. J Cataract Refract Surg 13:607–620
2. Blumenthal M, Assia E, Neumann D (1990) The round capsulorhexis capsulotomy and the rationale for 11.0 mm diamter IOL. Eur J Implant Refract Surg 2:15–19
3. Brint SF, Ostrick DM, Bryan JE (1991) Keratometric cylinder and visual performance following phacoemulsification and implantation with silicone small-incision or polymethylmethacrylate intraocular lenses. J Cataract Refract Surg 17:32–36
4. Draeger J, Guthoff R, Abramo F, Lang GK (1990) Quantifizierung der Schrumpfungskräfte des Kapselsacks – eine experimentelle Studie. In: Freyler H, Skorpik C, Grasl M (Hrsg) 3. Kongreß der Deutschen Gesellschaft für Intraokularlinsen Implantation. Springer, Wien New York, S 70–75
5. Jindra LF, Zemon V (1989) Contrast sensitivity testing: a more complete assessment of vision. J Cataract Refract Surg 15:141–148
6. Kammann JP, Greite JH, Dornbach G, Harde J (1991) Ergebnisse der klinischen Prüfung mit einer neuen Silikondisklinse. In: Schott K, Jacobi KW, Freyler H (Hrsg) 4. Kongreß der Deutschen Gesellschaft für Intraokularlinsen Implantation. Springer, Berlin Heidelberg New York, S 13–19
7. Koch DD (1989) Glare and contrast sensitivity testing in cataract patients. J Cataract Refract Surg 15:158–164
8. Koch DD, Samuelson SW, Haft EA, Merin LM (1991) Pupillary responsiveness and its implications for selection of a bifocal intraocular lens. In: Maxwell WA, Nordan LT

(eds) Current concepts of multifocal intraocular lenses. Slack Inc, Thorofare, pp 147—152

9. Storch RL, Bodis-Wollner I (1990) Overview of contrast sensitivity and neuro-ophthalmic disease. In: Nadler MP, Miller D, Nadler DJ (eds) Glare and contrast sensitivity for clinicians. Springer, New York, pp 84—112

10. Tetz MR, O'Morchoe DJC, Gwin TD, Wilbrandt TH, Solomon KD, Hansen SO, Apple DJ (1988) Posterior capsule opacification and intraocular lens decentration Part II: Experimental findings on a prototype circular intraocular lens design. J Cataract Refract Surg 144:614—623

Erfahrungen mit der Silikonhinterkammerlinse Phaco-Flex

D.-T. Pham, J. Wollensak und C. Linke

Zusammenfassung. Die Phaco-Flex SI19NB (AMO) ist ein neues Modell der Silikon-Hinterkammerlinse (HKL), die eine konventionelle Polypropylen-Haptik hat. Die Linse kann mit dem mitgelieferten Injektor (Prodigy) gefaltet und durch einen ca. 4 mm Zugang komplett und kontrolliert in den Kapselsack implantiert werden. Wir haben bisher 50 Linsen implantiert. Eine weitere Serie von 50 one piece PMMA-Linsen wurde als Kontrollgruppe benutzt. Postoperative Befunde nach 1, 4, 8 und 12 Wochen von der ersten Serie mit 20 Linsen bezüglich des Endothelzellverlustet, des kornealen Astigmatismus und der visuellen Funktionen zeigten vergleichbare bzw. günstigere Ergebnisse im Vergleich zu der Standard-PMMA-Linse.

Summary. The Phaco-Flex (SI19NB, AMO) is a new silicone lens with flexible polypropylene haptics. The lens can be folded using a injector (Prodigy) and inserted through an incision of approximately 4.0 mm complettly in the capsular bag. We have implanted 50 silicone lenses and 50 one piece PMMA lenses as controls. Results of the first series with 20 silicone lenses were reported. Follow-up examinations were performed at 1, 4, 8, and 12 weeks after surgery. The results concerning endothelial cell loss, visual acuity and corneal astigmatism of patients receiving silicone lenses were comparable or more favorable as those with conventional PMMA lenses.

Einleitung

Entscheidender Vorteil der faltbaren intraokularen Linsen (IOL) ist, daß sie nach der Phakoemulsifikation durch einen kleinen Zugang implantiert werden können. Bisher wurden solche Linsen hauptsächlich aus p-HEMA oder Silikon in einem Stück hergestellt. Mit Hilfe unterschiedlicher Hilfsinstrumente können diese weichen Linsen implantiert werden. Die Sulkusfixation der flexiblen Hinterkammerlinsen (HKL) erwies sich als nicht geeignet, weil im Lauf der Zeit eine Pigmentdispersion des Irispigmentblattes durch Instabilität der Linsenlage auftreten kann. In den letzten Jahren hat sich die Kapselsackfixation auch bei weichen HKL durchgesetzt. Hierbei zeigten sich die alten Modelle der Silikon-one-piece-Linse sowie die One-piece-p-HEMA-Linse nicht selten eine Dezentrierung, die bei der Kapselsackschrumpfung durch deformierte Haptiken hervorgerufen wird [6, 7]. Die weiche HKL mit konventioneller Haptik aus Polypropylen scheint somit eine Lösung zu sein, um die Faltbarkeit und Lagestabilität der Linse zu gewährleisten.

Augenklinik und Poliklinik, Universitätsklinikum Charlottenburg, Spandauer Damm 130, W-1000 Berlin 19, Bundesrepublik Deutschland

5. Kongreß der DGII
Hrsg. Wenzel et al.
© Springer-Verlag Berlin Heidelberg

Material und Methode

Die Phako-Flex Silikon HKL (three piece Modell SI19NB, Firma AMO)
besitzt eine bikonvexe Optik von 6,5 mm Durchmesser. Der Brechungsindex beträgt 1,46. Der maximale Durchmesser der Linse ist 14 mm. Linsen
von 20–24 dpt stehen zur Verfügung. Insgesamt haben wir 50 Linsen
implantiert. Postoperativ wurde an den folgenden Terminen nachuntersucht: 1., 4., 8. und 12. Woche. Präoperativ und zum letzten Termin wurde
darüber hinaus die Endothelzellzahl der zentralen Kornea (Conan Specular
Microscope) bestimmt. Die Daten der ersten 20 Augen von 20 Patienten
konnten ausgewertet und dargestellt werden. Daneben wurde eine Serie mit
50 Augen von 50 Patienten, denen die konventionelle HKL implantiert worden waren (one piece PMMA mit 6,5 mm Optikdurchmesser, ca. 7 mm skleraler Zugang), als Kontrollgruppe benutzt.

Bezüglich der Operationstechnik bei der Silikonlinsenimplantation sei
hier zu erwähnen, daß der sklerale Zugang in ca. 3 mm Limbusabstand durch
einen Zweistufenschnitt vorgenommen wurde. Eine intakte Kapsulorhexis
wurde angestrebt. Übliche Phakoemulsifikation, die in der Regel im Kapselsack erfolgte, Kortexaspiration und eventuelles Kapselpolieren. Die sklerale
Inzision wurde dann auf die markierte Breite von 4 mm erweitert. Die Silikonlinse wurde in den mitgelieferten Injektor (Prodigy) bis zum unteren
Rand der Optik eingezogen. Unter Anwendung von viskoelastischer Substanz (Healon) wurde die untere Haptik, die sich komplett außerhalb des
Injektors befand, durch einen ca. 4 mm breiten skleralen Zugang ausschließlich in den Kapselsack in der 6-Uhr-Position eingeführt. Die Linse wurde
dann langsam herausgeschoben und gleichzeitig wurde der Injektor nachkor-
rigiert, so daß sich die Linsenoptik aber auch die obere Haptik innerhalb des
Kapselsacks entfalten konnten (Abb. 1). Es folgte ein ausgiebiges Absaugen
der viskoelastischen Substanz. Der Wundverschluß (Abb. 2) wurde durch
eine horizontale 10,0-Nylonnaht (one Stitch, Shepherd 1990) im Bereich der
blau-weißen Grenze an der Sklera vorgenommen.

Ergebnisse

Das mittlere Alter der Patienten mit Silikon HKL lag bei 73 Jahren (zwischen
41 und 86 Jahre). Der Mittelwert des präoperativen Visus von 0,2 + 0,1 stand
den postoperativen Werten von 0,5 + 1,6 (1. Woche) und 0,9 + 0,2 (4. Woche)
gegenüber. Im weiteren Verlauf erreichte der Visus den maximalen Wert
(Abb. 3). Die Analyse der Astigmatismuswerte zeigte, daß vor allem in den
ersten postoperativen Tagen bis zur 4. Woche ein geringerer Astigmatismus
bei den Patienten mit Silikonlinsen bestand (Abb. 4). Im Vergleich zu dem
präoperativen Wert hat die Operation eine Zunahme von +0,5 dpt induziert
mit Achsenverlagerung um 30°. Hierbei hatten 7 von 20 Augen einen Astig-

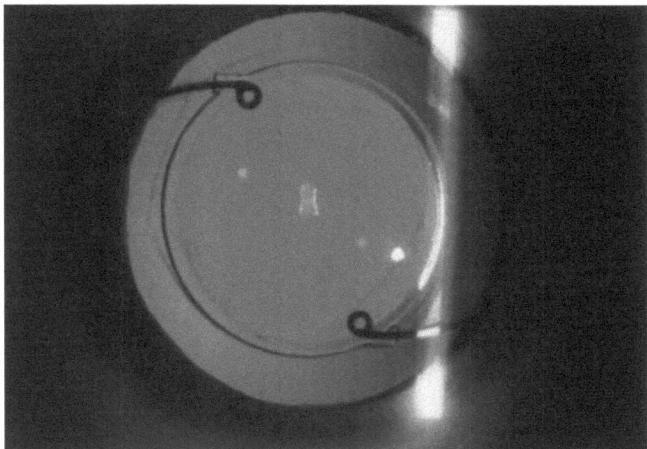

Abb. 1. Silikon-HKL in situ

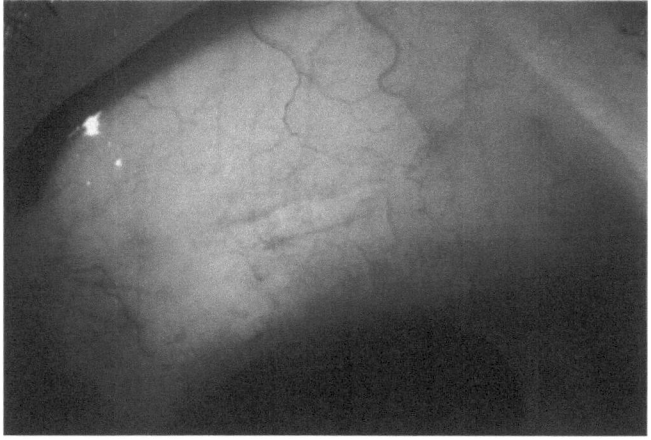

Abb. 2. Wundverschluß mit horizontaler Naht

matismus von 0−0,5 dpt. Nach weiteren 4 Wochen waren dies 12 von 20, die übrigen lagen zwischen 0,75 und 1,0 dpt. Fünf Augen hatten nun allerdings einen Astigmatismus gegen die Regel.

Die präoperativ ermittelte Endothelzellzahl der Gruppe mit Silikonlinsen betrug im Mittel 2275 ± 404, der Gruppe mit PMMA-Linsen 2647 ± 440 Zellen/mm². Vier bis acht Wochen postoperativ waren diese 2105 ± 339 bzw. 2339 ± 458 Zellen/mm². Der prozentuale Zellverlust lag bei 10,7 ± 11,6% in der Gruppe mit Silikonlinsen und 11,6 ± 11,5% in der Gruppe mit PMMA-Linsen.

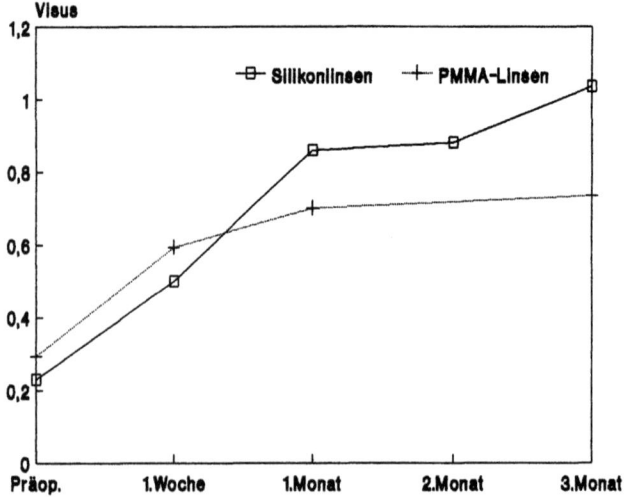

Abb. 3. Postoperativer Visusverlauf

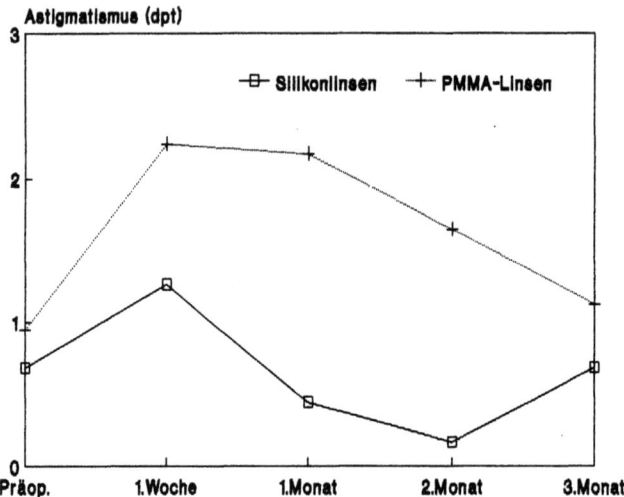

Abb. 4. Änderung der kornealen Astigmatismuswerte

Diskussion

Die Implantation weicher intraokularer Linsen kann bisher mit Hilfe unterschiedlicher Instrumente erfolgen. Mit den Pinzetten lassen sich die Linsen
durchaus einfach falten. Beim Implantieren könnten allerdings einige
Schwierigkeiten auftreten, vor allem springen die Linsen meist rasch und
zum Teil unkontrolliert aus der Pinzette heraus. Mit dem vorliegenden Injek-

tor kann die Linse in einem Röhrchen von ca. 3 mm Durchmesser „eingezogen" werden. Nach dem Einführen in den Kapselsack kann sich die Linse unter Kontrolle komplett im Kapselsack entfalten. Bei Linsen mit höherer Dioptrienzahl (ab 22,5 dpt) funktioniert der Schiebemechanismus jedoch nicht einwandfrei. Ein größeres Röhrchen könnte dieses Problem wohl lösen. Bei der intraokularen Entfaltung der flexiblen Linse stellt sich die Frage, ob das Endothel dadurch vermehrt beeinträchtigt wird. Faulkner berichtete über 9,6% Endothelzellverlust nach Phakoemulsifikation und Implantation einer Silikon HKL mit der Faltpinzette im Vergleich zu 10,9% bei PMMA-Linsenimplantation. Nach der Implantation einer Silikonlinse mit einem neuen Injektor (STAAR Shooter) wurde ebenfalls von Levy und Mitarbeiter ein geringerer Endothelzellverlust im Vergleich zu konventioneller Implantation einer PMMA-Linse berichtet. Wir haben den Bereich der zentralen Kornea durch non-contact Endothelmikroskopie untersucht. Im Vergleich zu der Kontrollgruppe mit PMMA-Linsenimplantation bestand somit kein Unterschied. Hierbei zeigte sich bis 8 Wochen postoperativ ein prozentualer Endothelzellverlust um 11%. Da ein weiterer Endothelzellverlust in der spätpostoperativen Phase zustande kommen könnte [4], werden noch weitere Untersuchungen durchgeführt.

Der induzierte Astigmatismus ist im Vergleich zu der konventionellen Technik mit ca. 7 mm breite Inzision geringer. Hierbei spielen neben der kleinen Inzision und dem weiteren Abstand zum Limbus sicherlich auch die horizontale Nahttechnik eine Rolle. Ob langfristig der Astigmatismus doch um 90° umschlägt, muß noch abgewartet werden. Die Höhe des Astigmatismus dürfte jedoch gering bleiben.

Die funktionellen Ergebnisse der Silikonlinse waren sehr gut. Es lag auch daran, daß diese kleine Serie nicht das breite Spektrum des allgemeinen Krankenguts der Kataraktpatienten repräsentieren konnte. Es konnte jedoch gezeigt werden, daß ein maximales Funktionsergebnis stets zu erreichen war. Vielmehr konnten einige Patienten mit vollem Visus an beiden Augen, bei denen jeweils eine PMMA- und eine Silikonlinse implantiert wurden, bessere Empfindung zu Gunsten der Silikonlinse beschreiben. Bei Untersuchung des Visus mit Blendung und unter niedrigem Kontrast konnten in der Tat bessere Ergebnisse an den Augen mit Silikonlinsen festgestellt werden. Darüber wird augenblicklich eine prospektive Studie in unserer Klinik durchgeführt.

Das wichtigste Argument für diese sog. small incision technique besteht unseres Erachtens in der höheren intra- und postoperativen Bulbusstabilität wegen der kleinen Operationswunde. Die Operationstechnik ist allerdings anspruchsvoller. Dieses ist nur gerechtfertigt, wenn die funktionellen Ergebnisse zumindest vergleichbar mit denen der PMMA-Linsen sind. Die frühoperativen Befunde scheinen diese Forderung zu erfüllen. Die Dauerbeständigkeit des Silikonmaterials wurde in vitro bestätigt [2], klinisch muß dies vor allem für die Silikonlinsen neuer Generation noch bewiesen werden [1].

Literatur

1. Allarakhia L, Knoll RL, Lindstrom RL (1987) Soft intraocular lenses. J Cataract Refract Surg 13:607–620
2. Christ FR, Fencil DA, Gent SV, Knight PM (1989) Evaluation of the chemical, optical, and mechanical properties of elastomeric intraocular lens materials and their clinical significance. J Cataract Refract Surg 15:176–184
3. Faulkner GD (1987) Endothelial cell loss after phacoemulsification and insertion of silicone lens implants. J Cataract Refract Surg 13:649–652
4. Kraff MC, Sanders DR, Lieberman HL (1982) Monitoring for continuing endothelial cell loss with cataract extraction and intraocular lens implantation. Ophthalmology 89:30–34
5. Levy JH, Pisacano AM, Anello RD (1990) Endothelial cell trauma and visual results with the syringe-style insertion of silicone intraocular lenses. Eur J Implant Refract Surg 2:213–216
6. Neumann AC, McCarty GR, DeLand, Osher RH (1987) Complications associated with STAAR silicone implants. J Cataract Refract Surg 13:653–656
7. Pham DT, Wollensak J, Wiemer C (1990) Ergebnisse der kapselsackfixierten weichen IOL (p-HEMA). In: Freyler H, Skorpik C, Grasl M (Hrsg) 3. Kongreß der DGII. Springer, Wien New York, S 105–110
8. Shepherd JR (1989) Induced astigmatism in small incision cataract surgery. J Cataract Refract Surg 15:85–88

Entzündungsreaktionen nach der Implantation von PMMA-Linsen und Silikonlinsen in das Kaninchenauge

S. Kamps und M. Wenzel

Zusammenfassung. In einer tierexperimentellen Studie wurde untersucht, ob es Unterschiede in der Bioverträglichkeit von Intraokularlinsen aus PMMA und Silikon gab. Dazu wurden von der Geometrie her sehr ähnliche Linsenmodelle aus beiden Materialien hergestellt. Es handelte sich um seitlich durchbrochene Disklinsen. 10 Kaninchen erhielten eine Linse aus PMMA, 10 Kaninchen erhielten eine Linse aus Silikon. Durch die weicheren Bügel ließ sich die Silikonlinse angenehmer implantieren. Nach 13 Wochen wurden die Augen der Tiere mikroskopisch untersucht. Die Fixationsstabilität beider Linsen war gleich gut. Deutliches Granulationsgewebe fand sich nur in einem Auge, von der Lage her war es vermutlich eher durch die massive Nachstarbildung provoziert als durch die Silikonlinse. Zellauflagerungen fanden sich auf allen Linsen. Die Dichte der kleinen und spindelförmigen Zellen war auf den Silikonlinsen mit 215/mm^2 nur unwesentlich geringer als auf den PMMA-Linsen (220/mm^2). Auf den Silikonlinsen waren jedoch statistisch signifikant weniger Fremdkörperriesenzellen (4/mm^2) als auf den PMMA-Linsen (6/mm^2). Somit könnte Silikonlinsen eine bessere Bioverträglichkeit zugesprochen werden als PMMA-Linsen.

Summary. In 20 rabbit-eyes extracapsular lens extraction and intraocular lens (IOL) implantation were performed. Only 17 rabbits came to evaluation. Nine of them were bearing silicone-IOLs, whereas eight animals had obtained polymethyl-metacrylate (PMMA) lenses. After an observation period of 13 weeks all animals were enucleated.

By histological examination a strong granulation tissue was evident in only one case. The rest of the eyes contained only singular histiocytes as residuals of the operative trauma. Cellular precipitation was found on the surface of all implanted IOLs. We differentiated two groups of cells: Group one consisted of multinucleated giant cells and epitheloid cells. Group two included small and spindle-shaped cells.

In seven cases more then five epitheloid or giant cells/mm^2 were found in the area of maximal cellular density. On eight lenses the number of small and spindle-shaped cells exceeded 225/mm^2. There is no dependence between the number of giant cells and the number of spindle-shaped cells on the lens' surface.

Silicone-IOLs caused significantly less precipitation of giant cells and epitheloid cells than PMMA-IOLs. We did not find any proof of a positive correlation between the extent of IOL-precipitation and an inflammatory tissue reaction.

Seit Harold Ridley am 12. November 1949 die erste Intraokularlinse aus Plexiglas implantierte, haben sich hinsichtlich der verwendeten Linsenmaterialien und Linsendesigns zahlreiche Änderungen und Verfeinerungen ergeben. Neben Polymethylmetacrylat (PMMA), welches Ridley bereits für seine erste Intraokularlinse wählte, wurde in den letzten Jahren die Bedeu-

---

Augenklinik der RWTH Aachen, Pauwelsstr., W-5100 Aachen, Bundesrepublik Deutschland

5. Kongreß der DGII
Hrsg. Wenzel et al.
© Springer-Verlag Berlin Heidelberg

tung von Silikon als Werkstoff für intraokulare Linsen zunehmend diskutiert.

PMMA gilt als physikalisch und chemisch inert. Da es ein geringes
Gewicht und einen hohen Refraktionsindex aufweist, bietet es sich für einen
Einsatz im Auge an. Die Vorzüge von Silikon liegen in seiner Flexibilität und
Autoclavierbarkeit. Auch diesem Kunststoff wird eine gute Bioverträglichkeit zugeschrieben [3]. Ein Schwerpunkt unserer Arbeit war infolgedessen
ein Vergleich dieser beiden Linsenmaterialien bezüglich ihres Einflusses auf
die verschiedenen Gewebe des Auges. Ein weiterer Schwerpunkt dieser
Arbeit ergab sich aus der Tatsache, daß man sich der Frage nach der Bioverträglichkeit verschiedener Intraokularlinsenmaterialien bisher auf zweierlei
Weise näherte: Mit Einführung der Linsen-Implantat-Zytologie durch Wolter [19] richtete sich großes Interesse auf die zytologische Untersuchung
explantierter Kunstlinsen. Apple [1] hingegen hat zur Prüfung der Bioverträglichkeit eine Reihe histopathologischer Untersuchungen angestellt. Für
uns ergab sich daraus die Frage, in welcher Beziehung zytologische und histologische Untersuchungsmethoden zueinander stehen, und ob die IOL-Zyto-
logie Rückschlüsse auf den Zustand des Gewebes im Auge zuläßt.

Material und Methoden

An 20 unpigmentierten Kaninchen, deren durchschnittliches Gewicht jeweils
etwa 2,5 kg betrug, wurden extrakapsuläre Linsextraktion und Implantation von intraokularen Linsen durchgeführt. Zehn Tiere erhielten Silikon-
IOLs, zehn Kaninchen erhielten PMMA-Linsen der Firma „Adatomed",
München. Postoperativ erfolgte die einmalige Injektion von 10 mg Prednison (Soludecortin) subkonjunktival. Eins der Kaninchen verstarb während,
zwei weitere verstarben unmittelbar nach der Operation, so daß 17 Tiere (9
mit Silikon-IOLs, 8 mit PMMA-IOLs) zur Auswertung gelangten. Bei den
implantierten Linsen handelte es sich um Disklinsen mit kompressibler Haptik (Abb. 1). Der Durchmesser der Linsenoptiken betrug jeweils 6 mm, der
Gesamtdurchmesser 10 mm.

Nach 13wöchiger klinischer Beobachtung erfolgte die Enukleation,
gefolgt von 10tägiger Fixation der Bulbi in Formalin (Formalin : Sörensen-
Phosphat-Puffer pH 7,2 = 1 : 9). Die fixierten Kaninchenaugen wurden
koronar vertikal aufgeschnitten, die intraokularen Linsen aus dem Kapselsack entnommen. Nach vorübergehender Lagerung der Linsen in Sörensen-
Phosphat-Puffer erfolgte ihre Färbung mittels einer modifizierten HE-
Schnellfärbung. Entgegen der sonst üblichen Färbemethode kam kein Xylol
zur Anwendung, da es die IOL-Oberfläche schädigt.

Die gefärbten Linsen wurden mit Hilfe von Kaisers Glyzeringelatine auf
Objektträger aufgebracht. Es folgte die Begutachtung der Linsenoberfläche
mit dem „Orthoplan"-Lichtmikroskop der Firma Leitz. Der Bezirk größter
Zelldichte wurde bei 20facher Vergrößerung photographiert. Zur photogra-

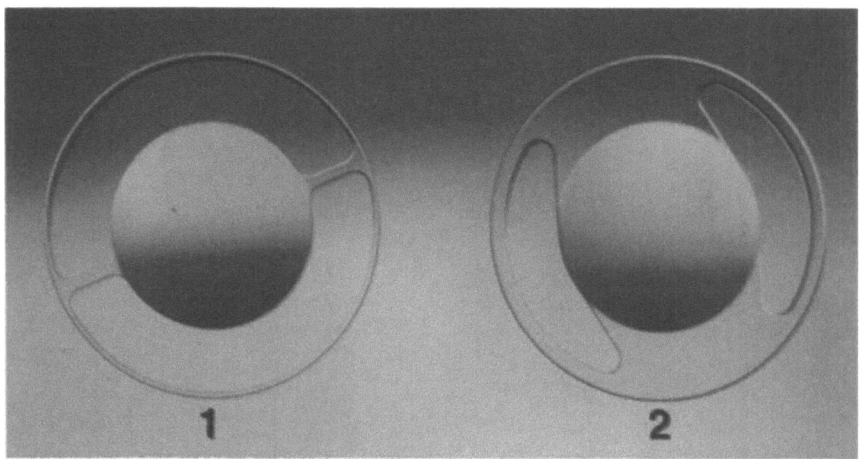

Abb. 1. Kompressible Disklinsen aus PMMA *(1)* und Silikon *(2)*. Der breitere Steg bei der Silikonlinse gewährleistete eine gute Stabilität, ×5

phischen Dokumentation wurde ein 50 ASA-Diafilm (Kodak, Ektachrome 50) verwendet. Die Photos wurden unter fester Vergrößerung auf einen Schirm (Ophthalmic Viewer von Topcon) projiziert. Die Auswertung erfolgte mittels Schablonen mit einem Gitternetzmuster, dessen Einheiten einem Linsenareal von je 0,1 mm^2 entsprachen. Es wurden mindestens fünf benachbarte Areale ausgezählt, bei Vorliegen von Riesenzellen wurde auf 1 mm^2 ausgezählt.

Die vorderen Hälften der Kaninchenbulbi wurden nach Durchbringen durch eine Alkoholreihe in Paraffin gebettet. Es wurden histologische Schnitte angefertigt, die z.T. HE-, teilweise Giemsa-gefärbt wurden. Die histologische Auswertung erfolgte mit Hilfe des „Orthoplan"-Lichtmikroskopes von Leitz bei maximal 100facher Vergrößerung.

Ergebnisse

Operationsverlauf und klinische Beobachtung

Während der Operation kam es in 4 Fällen bei Implantation der PMMA-Linse zu einem Bügelabriß am Verbindungssteg. Dies behinderte jedoch die sichere Positionierung der Kunstlinsen im Kapselsack nicht.

Im Verlauf der klinischen Beobachtung ließ sich in 4 Fällen spaltlampenmikroskopisch eine Dezentrierung der intraokularen Linse feststellen. Zwei PMMA-Linsen sowie eine Silikon-IOL waren zu mehr als 50% ihres Durchmessers in die Vorderkammer disloziert.

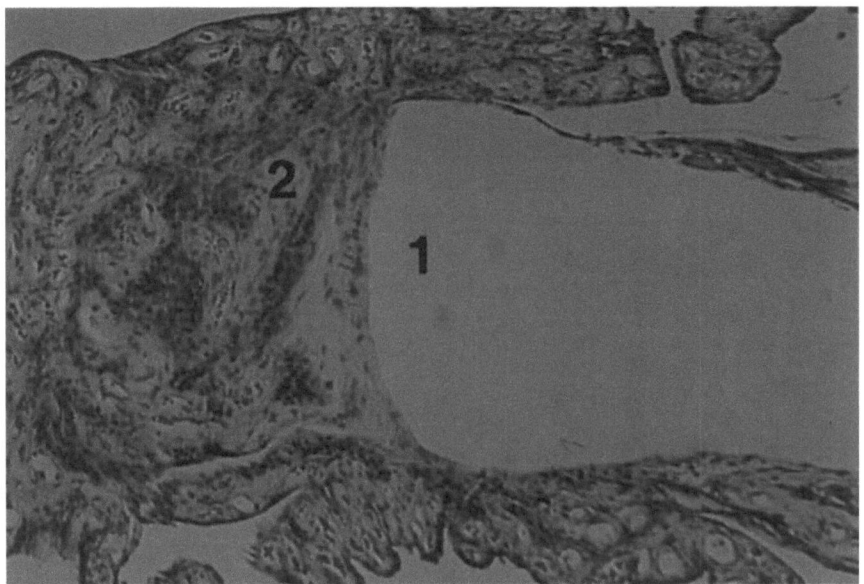

Abb. 2. Histologischer Schnitt 13 Wochen nach Implantation einer Silikonlinse. Durch einen aktiven Prozeß der Iris wurde die Linsenoptik in die vordere Augenkammer disloziert. Impression der Optik *(1)* und Granulkationsgewebe im Ziliarkörper *(2)*. HE, ×50

Histologische Untersuchung

Bei der mikroskopischen Untersuchung war der Korneabefund in der Mehrzahl der Fälle unauffällig. Nur in Bulbi mit vorderen Synechien (3 Fälle mit Silikon-IOLs, 2 Fälle mit PMMA-IOLs) war die Endothelstruktur teilweise aufgehoben. In 3 dieser Fälle waren auch retrokorneale Membranen nachweisbar. Eine akute Entzündungsreaktion im Gewebe von Iris und Ziliarkörper war erwartungsgemäß in keinem der Fälle erkennbar. In allen Augen fanden sich 13 Wochen nach der Operation nur noch vereinzelte Histiozyten als Residuen des Operationstraumas. Ein starkes Granulationsgewebe im Ziliarkörper fand sich in nur einem Fall, in dem eine Silikonlinse disloziert war (Abb. 2). In 9 Fällen war innerhalb des Kapselsacks gelegenes Nachstarmaterial erkennbar, dabei handelte es sich in 6 Fällen um Augen mit Silikonlinsen.

Zytologische Untersuchung

In der zytologischen Untersuchung waren zelluläre Präzipitate auf allen implantierten Linsen nachweisbar (Abb. 3). Aufgrund ihrer Morphologie wurden die vorhandenen Zellen in zwei Gruppen eingeteilt: Die eine Gruppe bestand aus Riesenzellen und Epitheloiden, die andere Gruppe aus spindel-

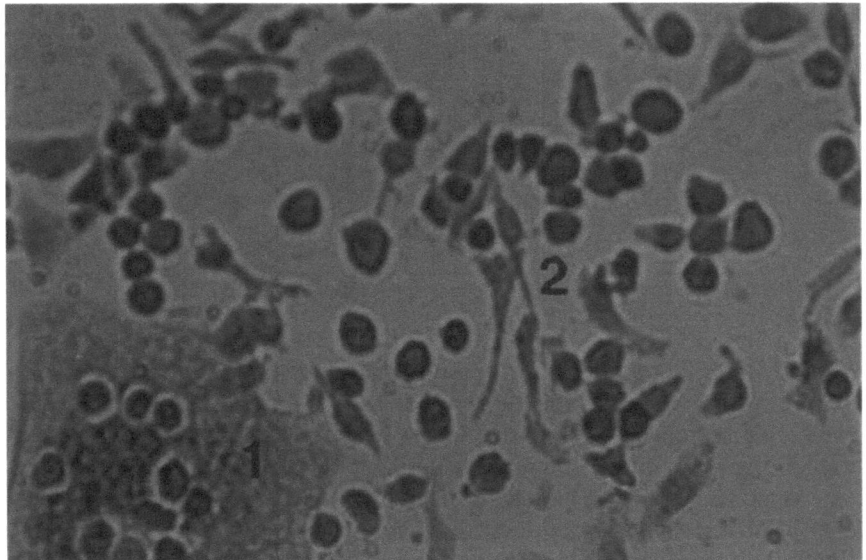

Abb. 3. Mehrkernige Riesenzelle *(1)* sowie zahlreiche spindelförmige und kleine runde Makrophagen auf der Oberfläche einer PMMA-Linse *(2)*. HE-Schnellfärbung, ×450

förmigen und kleinen runden Zellen. Die Anzahl der spindelförmigen und kleinen runden Zellen schwankte zwischen 20 und 480/mm^2 im Bereich der maximalen Zelldichte. Die Zahl der Riesenzellen und Epitheloiden betrug zwischen 2 und 20/mm^2. In 7 Fällen fanden sich mehr als 5 Riesenzellen oder Epitheloide pro mm^2. In 8 Fällen ergab die Untersuchung mehr als 225 spindelförmige pro mm^2. Eine Abhängigkeit zwischen der Anzahl von Riesenzellen auf der Linsenoberfläche und der Anzahl der spindelförmigen und kleinen Zellen besteht nicht.

In der Gruppe der spindelförmigen und kleinen Zellen fanden sich auf den Silikon-IOL nicht weniger Präzipitate als auf den PMMA-IOL. Hingegen verursachten die Silikonlinsen signifikant weniger Auflagerungen von Epitheloiden und Riesenzellen als die PMMA-Linsen (Tabelle 1). Das Signifikanzniveau wurde mit Hilfe des Wilcoxon-Tests ermittelt.

Diskussion

Verschiedene Silikone haben sich für Implantate in und um das Auge bewährt [10]. Linsen aus Silkon werden schon länger beim Menschen sehr erfolgreich implantiert, wobei die Geometrie der einzelnen Typen deutlich voneinander differiert. Faulkner [5], der 1986 über die Implantation von Hinterkammerlinsen berichtete, wies bereits auf die Probleme der sicheren Fixation hin, da die Haptiken der frühen Modelle nicht immer eine ausrei-

Tabelle 1. Ergebnisse der histologischen und zytologischen Untersuchung nach Implantation von Intraokularlinsen aus Silikon und PMMA in Kaninchenaugen

		RW 4 (Silikon) n = 9	CD (PMMA) n = 8
Histologie:	starkes Granulationsgewebe	1	0
IOL-Zytologie:	Epitheloide und Riesenzellen	$4/mm^2$	$6/mm^2$
	$p \leq 0,0308$		
	Spindelförmige und kleine runde Zellen	$215/mm^2$	$220/mm^2$
	$p \leq 0,7720$		

chende Stabilität besaßen. In Übereinstimmung mit anderen Autoren sah er keine prinzipiellen Nachteile gegenüber Linsen aus PMMA [2, 6, 11, 17]. Nachteilig können sich Trübungen nach Beschuß mit dem YAG-Laser auswirken. Darüber hinaus wurde nach einigen Typen von Silikonlinsen über eine verstärkte Nachstarbildung berichtet [8, 12, 13]. Schlegel [16] fand eine eher reduzierte Nachstarbildung. Besonderer Vorteil der Linsen kann ihre Faltbarkeit sein, um so auch durch kleine Schnitte implantiert zu werden. Die Modellvielfalt bei Silikonlinsen ist groß, die Größe reicht von kleinen Linsen mit offenen Haptiken [4] bis hin zu Disklinsen [7].

Neben diesen physikalischen Unterschieden zwischen PMMA und Silikon interessiert die Bioverträglichkeit. Vergleichende Studien hatten bisher meist den Nachteil, daß nicht nur die chemische Zusammensetzung, sondern auch die Konfiguration der Linsen unterschiedlich waren. Explantierte Linsen wurden schon 1986 von Newman und Apple untersucht [14]. Es wurden keine spezifischen Reaktionen gegen das Material gefunden. Durch spiegelmikroskopische Untersuchungen von implantierten Linsen in vivo vermutete Skorpik [17], daß auf der Oberfläche von Silikonlinsen weniger Makrophagen nachweisbar sind als auf Linsen aus PMMA. Trotzdem spielt Silikon als Material für die Implantation immer noch eine untergeordnete Rolle [15].

Für unsere Studie stellte uns die Firma Adatomed zwei Linsentypen mit fast identischen Abmessungen her (Abb. 1). Durch die Implantation in je 10 Kaninchenaugen nach Linsenextraktion mittels Phakoemulsifikation sollten Unterschiede der Bioverträglichkeit gefunden werden. Der Übergang der zirkulären Haptik zum zarten Steg der PMMA-Linse konnte bei der Implantation durch eine 6 mm korneosklerale Inzision abbrechen. Dies behinderte aber nicht eine stabile Kapselsackfixation. Die Silikonlinse ließ sich dank ihrer weichen Haptik angenehmer implantieren. In der Stabilität im Kapselsack ergab sich kein signifikanter Unterschied zwischen beiden Linsentypen. Der breite Steg der Silikonlinsen gewährte eine gute Stabilität gegen die Kräfte des Kapselsackes, so daß im Gegensatz zu anderen Silikonlinsen [5] eine Abknickung der Haptik nicht beobachtet wurde.

Das Kaninchenauge ist nur bedingt als Versuchsobjekt geeignet. Wegen der Regenerationsfähigkeit des Hornhautendothels können dessen mögliche Schäden beim Menschen nicht genügend abgeschätzt werden. Das innere

Auge scheint viel reaktionsfreudiger als das des Menschen zu sein. So fanden wir ausgeprägte Synechien der Iris mit Resten der Linsenkapsel, die dazu führten, daß Teile der Linse vor die Iris verlagert wurden. In diesem Zusammenhang möchten wir nicht von einem „Iris capture" sprechen. Vom Verlauf des Geschehens hatte sich nicht die Iris hinter der Linse verfangen, vielmehr handelte es sich um einen aktiven Prozeß der Iris, der das Implantat deplazierte. Außerdem waren die Zellauflagerungen viel zahlreicher, als wir beim Menschen gewöhnt sind [18].

Die histologische Untersuchung der Bulbi erbrachte keinen signifikanten Unterschied zwischen Silikon- und PMMA-Linsen. Ein überdurchschnittliches Granulationsgewebe fanden wir nur in einem Auge mit einer teilweise in die Vorderkammer dislozierten Silikonlinse. Wir fanden keine Lymphozyten als Hinweis auf eine spezifische Reaktion gegen den Kunststoff.

Die zytologische Untersuchung der Linsen erbrachte jedoch Unterschiede. Zwar war die Dichte der kleinen und spindelförmigen Makrophagen auf beiden Linsen gleich hoch, jedoch fanden sich auf den Silikonlinsen signifikant weniger Epitheloid- und Fremdkörperriesenzellen. Auch wenn diese Ergebnisse nicht unbedingt auf die Reaktion beim Menschen übertragen werden können, so läßt sich doch schlußfolgern, daß Linsen aus Silikon mindestens so gut bioverträglich sind wie Linsen aus PMMA.

Literatur

1. Apple DJ, Mamalis N, Lotfield K, Googe JM, Novak LC et al. (1984) Complications of intraocular lenses. A historical and histopathological review. Surv Ophthalmol 29:1−54
2. Chen TT (1987) Clinical experience with soft intraocular lens implantation. J Cataract Refract Surg 13:50−53
3. Cook CS, Pfeiffer RL, Mazzocco TR (1986) Clinical and pathologic evaluation of a flexible silicone posterior chamber lens design in a rabbit model. J Cataract Refract Surg 12:130−134
4. Draeger J, Guthoff R, Wirt H, Neumann W, Lang GK (1988) Experimentelle Untersuchungen mit neuem Linsenmaterial, neuer Geometrie, insbesondere zur Gewebeverträglichkeit im Tierversuch. In: Jacobi KW, Schott K, Gloor B (Hrsg) 1. Kongreß der DGII. Springer, Berlin Heidelberg New York, S 15−19
5. Faulkner GD (1986) Early experience with STAAR™ silicone elastic lens implants. J Cataract Refract Surg 12:36−39
6. Jones ED (1987) Implantation of folding intraocular lens: Results of 200 cases. Implants Ophthalmol 1:74−76
7. Kammann JP, Greite JH, Dornbach G, Harde J (1991) Ergebnisse der klinischen Prüfung mit einer neuen Silikondisklinse. In: Schott K, Jacobi KW, Freyler H (Hrsg) 4. Kongreß der DGII. Springer, Berlin Heidelberg New York, S 13−19
8. Keates RH, Sall KN, Kreter JK (1987) Effect of the Nd:YAG laser on polymethylmethacrylate, HEMA copolymer, and silicone intraocular materials. J Cataract Refract Surg 13:401−409
9. Koch HR, Fromberg G, Weber F, Douenne L et al. (1990) Klinische Ergebnisse nach Implantation von FW-II-Silikon-Intraokularlinsen in die Hinterkammer. In: Freyler H, Skorpik Ch, Grasl M (Hrsg) 3. Kongreß der DGII. Springer, Wien New York, S 148−156

10. Kreiner CF (1987) Chemical and physical aspects of clinically applied silicones. Dev Ophthalmol 14:11–19
11. Levy JH, Piscano AM (1988) Initial clinical studies with silicone intraocular implants. J Cataract Refract Surg 14:294–298
12. Milauskas AT (1987) Posterior capsule opacification after silicone lens implantation and its management. J Cataract Refract Surg 13:644–648
13. Neumann DA, McCarty GR, Osher RH (1987) Complications associated with STAAR silicone lenses. J Cataract Refract Surg 13:653–656
14. Newman DA, McIntyre DJ, Apple DJ, Popham JK, Deacon J, Isenberg R (1986) Pathologie findings of an explanted silicone intraocular lens. J Cataract Refract Surg 12:292–296
15. Reim M, Wenzel M, Bucher PJM (1991) Zum derzeitigen Stand der Kataraktchirurgie im deutschsprachigen Europa. In: Wenzel M, Reim M, Freyler H, Hartmann C (Hrsg) 5. Kongreß der DGII. Springer, Berlin Heidelberg New York
16. Schlegel HJ (1989) Sieben Jahre Implantation von Silikonlinsen. In: Lang GK, Ruprecht KW, Jacobi KW, Schott K (Hrsg) 2. Kongreß der DGII. Enke, Stuttgart, S 164–168
17. Skorpik C (1988) Klinische und experimentelle Ergebnisse nach Implantation von Hinterkammerlinsen aus Silikonmaterial. Spektrum Augenheilkd 2 (Suppl 3)
18. Wenzel M, Reim M, Heinze M, Böcking A (1988) Cellular invasiopn on the surface of intraocular lenses. In vivo cytological observations following lens implantation. Graefes Arch Clin Exp Ophthalmol 226:449–454
19. Wolter JR (1982) Lens implant cytology. Ophthalmic Surg 13:939–942

Verformbare Linsen

„Single-stitch"-Chirurgie
mit faltbaren Silikonlinsen —
Ergebnisse nach 1 Jahr

H. P. BRAUWEILER und A. S. KESSLER

Zusammenfassung. Faltbare Linsen mit Prolene-Haptik erlauben „Singe-stitch"-Katarakt-chirurgie. Die Verwendung eines skleralen Tunnels als Operationszugang, durch den sowohl Phakoemulsifikation als auch Implantation durchgeführt werden, erlaubt den Wundverschluß durch eine limbusparallele Einzelnaht. Bei 31 konsekutiven Patienten, die mit dieser Technik operiert wurden, liegt die Nachbeobachtungszeit bei etwa einem Jahr. In der unmittelbaren postoperativen Phase konnte eine signifikante Minderung des postope-rativen Astigmatismus erreicht werden. Bei nahezu 80% der Augen lag diese unter 1 dpt cyl. Die Änderung des induzierten Astigmatismus in den ersten 8 Wochen postoperativ lag bei über 75% der Augen unter 0,75 dpt cyl. In der Folgezeit waren keine wesentlichen Refraktionsänderungen nachweisbar. Während die frühe postoperative Phase eine signifi-kante Verbesserung des unkorrigierten und korrigierten Visus gegenüber anderen Verfah-ren zeigte, war nach 2 Monaten der bestkorrigierte Visus vergleichbar mit dem bei konven-tionellen Techniken erreichten Ergebnissen.

Summary. Silicone foldable IOLs with prolene haptics allow single stitch cataract surgery. The use of a scleral tunnel through which both phacoemulsification and IOL implantation can take place allows closure of the surgical wound by means of a single stitch parallel to the limbus. The results of 31 konsekutive patients after a mean follow up time of 10 months are presented. In the early postoperative period more than 80% of all eyes showed an induced astigmatism below 1.0 dpt. The astigmatic shift in the first 8 weeks postoperatively was in about 75% of the eyes below 0.75 dpt. After 8 weeks all eyes showed a stable refraction.

Die beeindruckende Zunahme des Interesses an der Phakoemulsifikation in den letzten Jahren ist nicht zuletzt der Tatsache zu verdanken, daß neue Techniken die Methode sicherer und leichter beherrschbar gemacht haben. Auch ist die Einführung von Kapsulorhexis und endokapsulärer Phakoemul-sifikation eine merkliche Verbesserung der postoperativen Visusverbesse-rung.

Neue Techniken in der Kataraktchirurgie waren immer mit einer besseren Kontrolle des Bulbus während der Operation und mit einer Verbesserung der visuellen Rehabilitation verbunden. Armeniades [1] konnte zeigen, daß die geringsten strukturellen Veränderungen des Bulbus während und nach der Operation bei Verwendung einer 3-mm-Skleratasche als Operations-zugang auftreten. Die Verwendung faltbarer Silikonlinsen erlaubt nun eine entsprechend kleine Inzision auch für die Linsenimplantation. Der Wund-

Klinik Dardenne, Friedrich-Ebert-Str. 23—25, W-5300 Bonn 2, Bundesrepublik Deutschland

5. Kongreß der DGII
Hrsg. Wenzel et al.
© Springer-Verlag Berlin Heidelberg

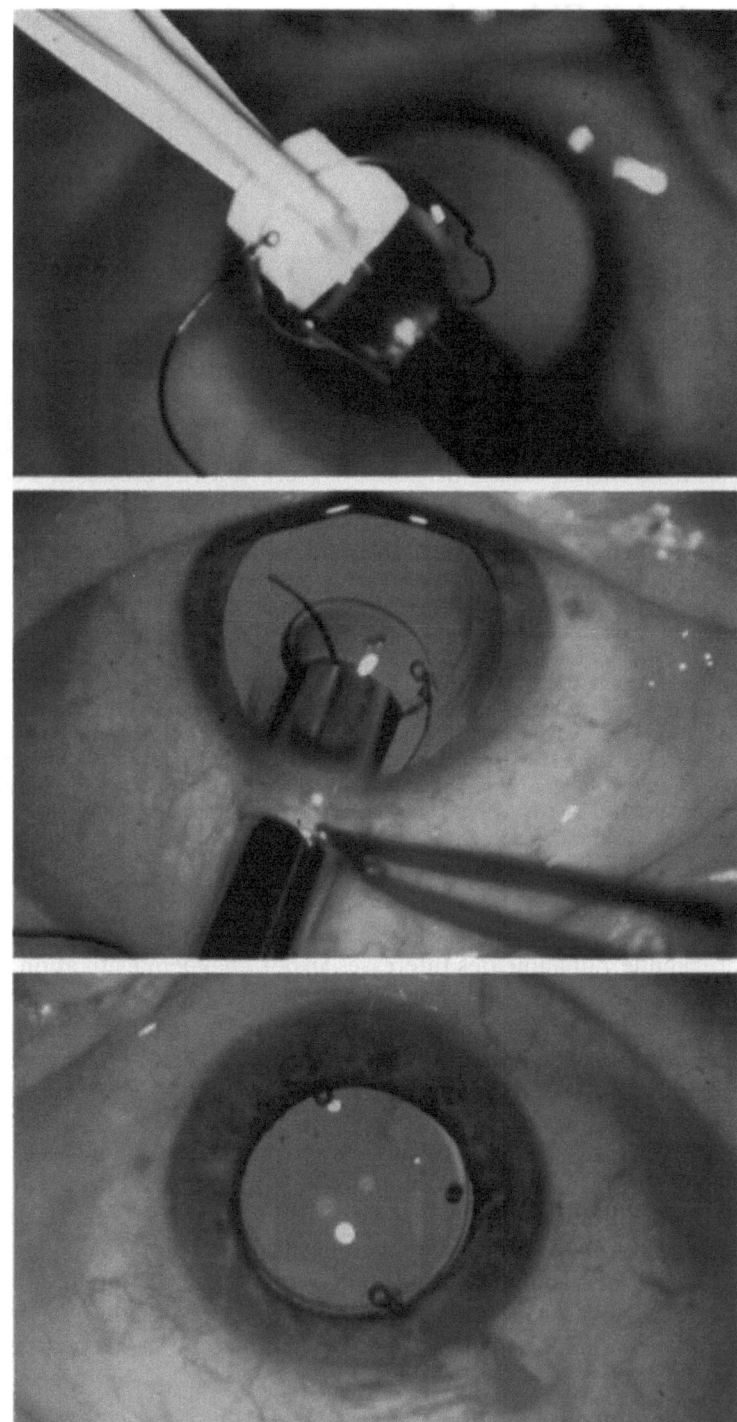

verschluß kann hierbei durch eine horizontale Einzelnaht, wie Shepherd [7] sie 1989 beschrieben hat, erfolgen.

Material und Methode

Bei insgesamt 67 Augen wurde eine Phakoemulsifikation mit Linsenimplantation durchgeführt. Für 31 Augen liegt die Nachbeobachtungszeit bei im Mittel 10 Monaten (9–12 Monaten). Es handelte sich um 30 Patienten, davon 16 weibliche und 14 männliche. Das Durchschnittsalter lag bei 72,4 Jahren (46–84 Jahren). Bei allen Augen wurde eine 3,5 mm lange sklerale Tunnelinzision vorgenommen. Die Kapsulorhexis wurde mit einer 27-Gauge-Kanüle bei geschlossener Vorderkammer vorgenommen. Auf Hydrodissektion und Hydrodelineation folgte die bimanuelle Phakoemulsifikation im Kapselsack. Nach Absaugen der Linsenrinde und Polieren von Vorder- und Hinterkapsel wurde der Kapselsack mit viskoelastischer Substanz (Healon) dargestellt. Der Skleratunnel wurde auf 3,8 mm erweitert. Anschließend erfolgte die Implantation der Silikonlinse (6 mm Optik, modifizierte C-Schlaufen aus Polypropylen, Fa. Allergan Medical Optics Typ SI19NB) mit Hilfe eines speziellen Injektors (Prodigy, Abb. 1–3). Die viskoelastische Substanz wurde ausgespült und der Wundverschluß durch eine limbusparallele Einzelnaht vorgenommen (Abb. 4). Alle Eingriffe verliefen ohne Komplikationen.

Ergebnisse

Der am ersten postoperativen Tag erreichte bestkorrigierte Visus war vergleichbar mit dem bei Patienten nach PMMA-Linsen-Implantation und konventioneller Naht. Dagegen fand sich bei den meisten Patienten eine beeindruckende Verbesserung des unkorrigierten Visus, die Differenz betrug in der Regel nicht mehr als eine Visuslinie (Abb. 5). In mehr als der Hälfte der Fälle (64,5%) wurde bereits am ersten postoperativen Tag ein unkorrigierter Visus von 0,5 oder besser erreicht, in 16,1% betrug der unkorrigierte Visus 0,8 oder besser. Mit bester Korrektur erreichten 83,9% einen Visus von 0,5 oder besser.

    Verständlich werden diese Ergebnisse durch die Analyse des operativ induzierten Astigmatismus, die in Abb. 6 dargestellt ist. Der induzierte

---

Abb. 1–3. Implantation der faltbaren Silikonlinse. **Abb. 1.** Einfalten der Linse in den Injektor, **Abb. 2.** Implantation durch die 3,8-mm-Tunnelinzision, **Abb. 3.** Linsensitz im Kapselsack nach erfolgter Implantation

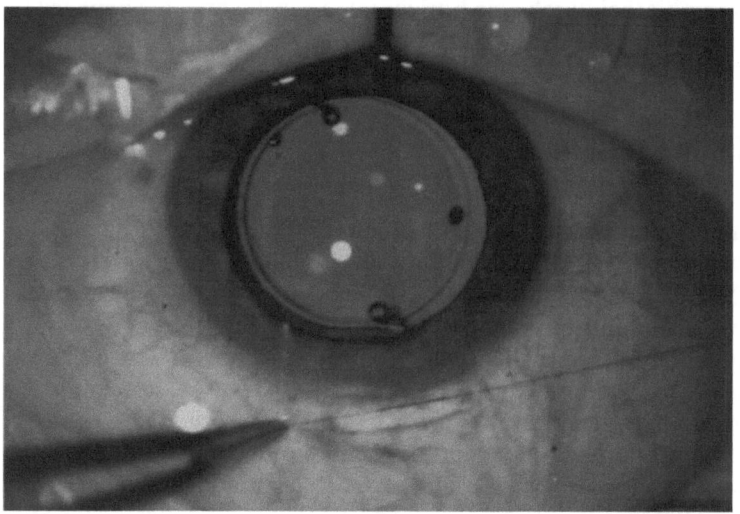

Abb. 4. Anlegen der limbusparallelen Einzelnaht

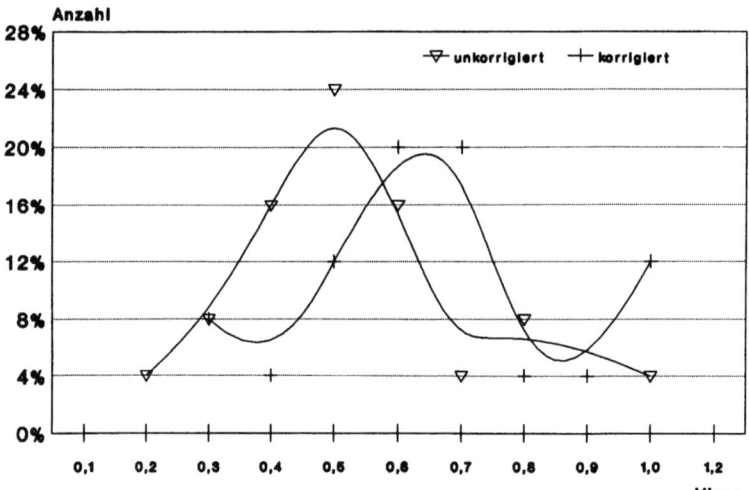

Abb. 5. Vergleichende Darstellung von unkorrigiertem und korrigiertem Visus am ersten postoperativen Tag

Astigmatismus betrug im Mittel 0,78 dpt cyl, in 83% der Fälle lag er unter 1,0 dpt cyl. Hierbei solllte erwähnt werden, daß die meisten der Patienten mit höherem induziertem Astigmatismus in der Anfangsphase operiert wurden. Die wachsende Vertrautheit mit der Methode könnte hier eine Rolle spielen.

Acht Wochen postoperativ zeigten 74,2% der Augen einen induzierten Astigmatismus von 0,5 dpt cyl oder weniger (Abb. 7). In keinem Fall lag er

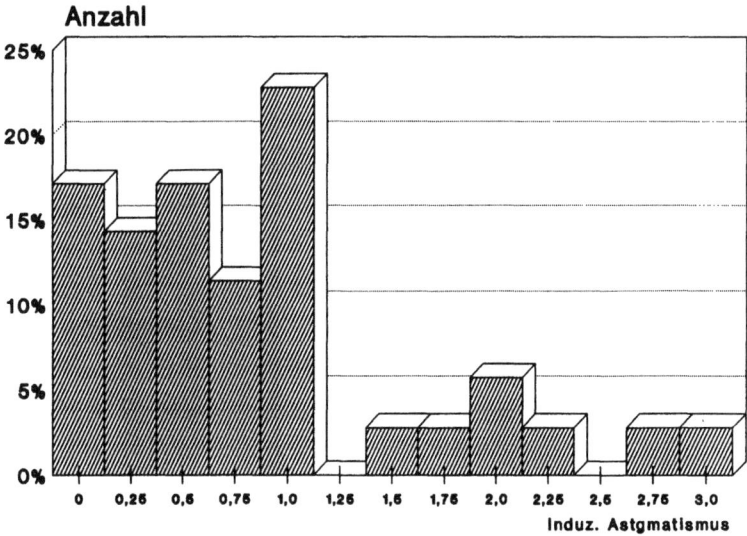

Abb. 6. Darstellung des operativ induzierten Astigmatismus am ersten postoperativen Tag

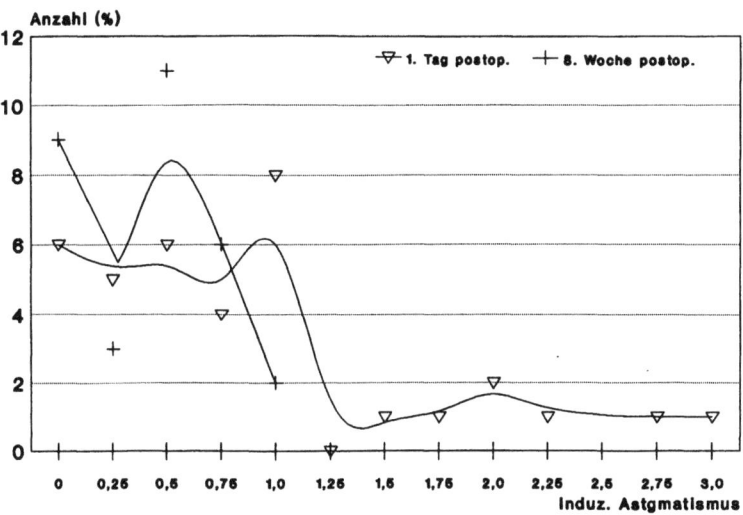

Abb. 7. Vergleichende Darstellung des operativ induzierten Astigmatismus zwischen erstem postoperativem Tag und nach 8 Wochen

über 1,0 dpt cyl. Die Änderung des induzierten Astigmatismus zwischen erstem postoperativem Tag und acht Wochen lag dabei im Mittel bei 0,49 dpt cyl, d.h. in etwa 90% der Fälle bei 0,5 dpt cyl oder weniger (Abb. 7, 8). Vergleicht man dies mit den Ergebnissen von Shepherd [7], so beschreibt er im wesentlichen ähnliche Ergebnisse beim Vergleich des Astigmatismus 4 und 12 Wochen postoperativ mit derselben Operationstechnik (Abb. 9). In der

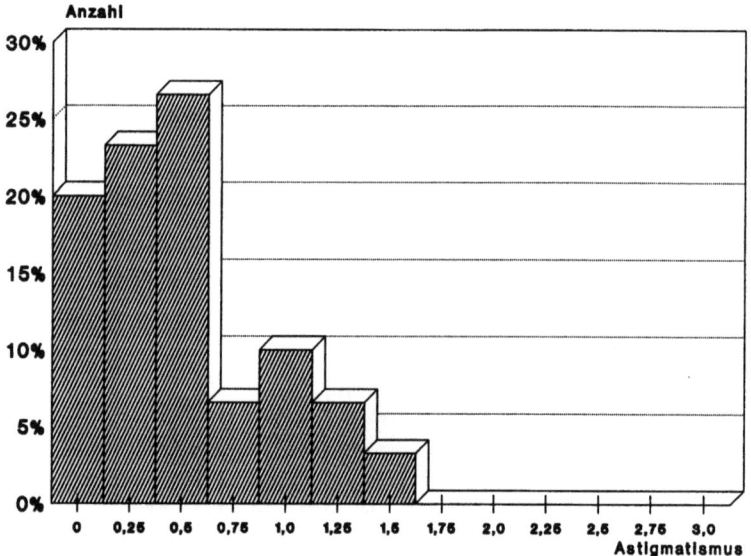

Abb. 8. Änderung des operativ induzierten Astigmatismus vom ersten postoperativen Tag bis zur achten postoperativen Woche

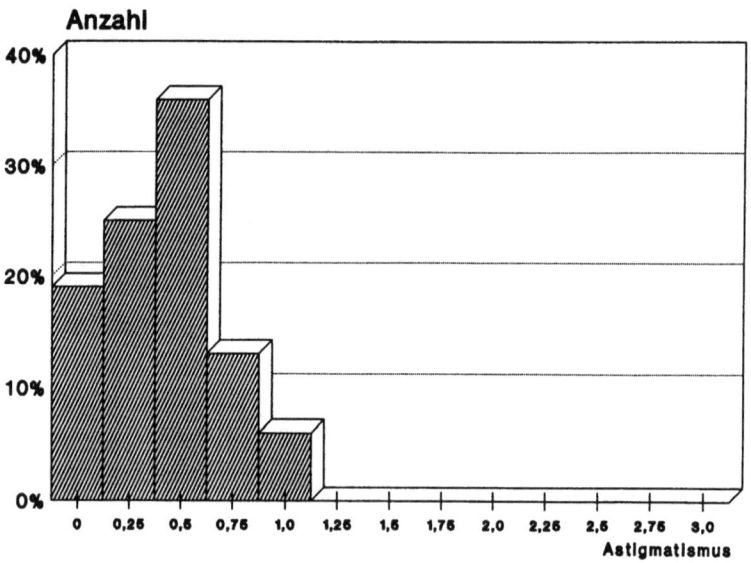

Abb. 9. Änderung des operativ induzierten Astigmatismus zwischen 4 und 12 Wochen postoperativ (Nach Shepherd [7])

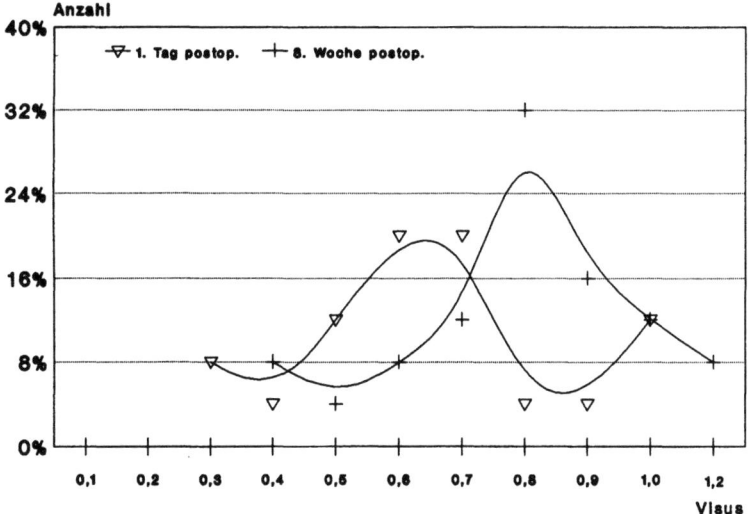

Abb. 10. Vergleichende Darstellung des bestkorrigierten Visus zwischen erstem postoperativen Tag und 8 Wochen postoperativ

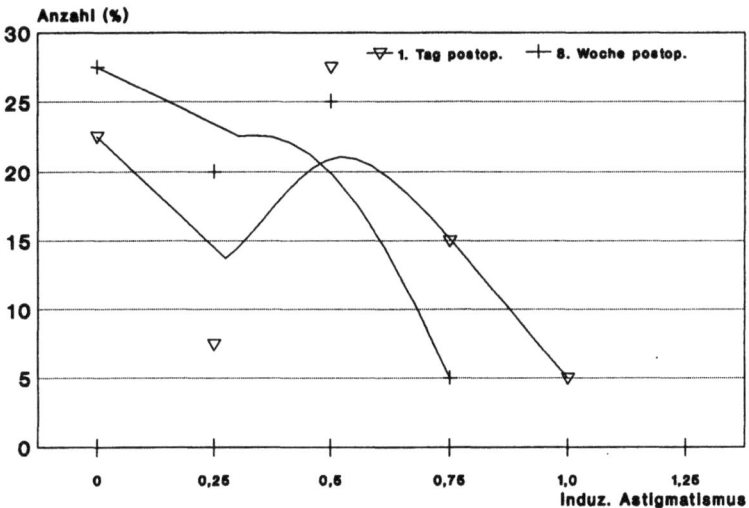

Abb. 11. Vergleichende Darstellung des operativ induzierten Astigmatismus zwischen der achten postoperativen Woche und nach 10 Monaten

vorliegenden Untersuchung fanden sich die größeren Schwankungen in den Fällen mit höherem Astigmatismus in der frühen postoperativen Phase. Die Fälle mit guten frühen Ergebnissen schienen stabiler. Die Änderung des bestkorrigierten Visus ist in Abb. 10 dargestellt.

Nach im Mittel 10 Monaten postoperativ waren keine wesentlichen Refraktionsänderungen mehr zu beobachten (Abb. 11). Die Änderung des operativ induzierten Astigmatismus betrug bei keinem Patienten mehr als 0,75 dpt cyl, bei über 90% der Augen lag sie bei 0,5 dpt cyl oder darunter.

Diskussion

Die Kleinschnittchirurgie führt durch Verwendung von Tunnelinzision und limbusparalleler Naht bei Verwendung faltbarer Linsen zur Implantation durch einen 4-mm-Schnitt zu einer deutlichen Reduktion des postoperativen Astigmatismus. Von entscheidender Bedeutung ist dabei die Inzisionstechnik. Es wurde schon früher über vergleichbare Ergebnisse mit Tunnelinzisionen berichtet, bevor Shepherd die limbusparallele Nahttechnik einführte [3, 6]. Die limbusparallele Naht erscheint als logische und konsequente Fortführung der Tunnelinzision [7]. Durch sie wird ein Wundverschluß ermöglicht, der keinerlei Kräfte in radiärer Richtung auf die Hornhaut bewirken und damit den postoperativen Astigmatismus beeinflussen kann [1]. Die Vorteile der Tunnelinzision bleiben damit gewahrt. Die hier gefundenen Ergebnisse sind vergleichbar mit denen anderer Autoren [2, 6, 7].

Die Technik ermöglicht nicht nur gute Ergebnisse in der frühen postoperativen Refraktion. Von größerer Bedeutung ist, daß auch die Schwankungen der postoperativen Refraktion in den ersten Wochen und Monaten erheblich geringer sind. Die visuelle Rehabilitation der Patienten wird damit beschleunigt, die Rückführung in ein normales tägliches Leben beschleunigt. Die Einschätzung des postoperativen Refraktionsverlaufs wird zuverlässiger [4].

Seit einiger Zeit wurde die Methode weiter verbessert. Bei geeigneter Schnittführung für die Inzision ist so keine Naht mehr zum Wundverschluß erforderlich [3]. Dies bedeutet nicht nur einen möglichen Gewinn für die postoperative Refraktionsentwicklung, sondern auch eine Verbesserung der postoperativen Stabilität und Integrität des Bulbus.

Literatur

1. Armeniades CD, Boriek A, Knolle GE (1990) Effect of incision length, location and shape on local corneoskleral deformation during cataract surgery. J Cataract Refract Surg 16:83−87
2. Brint SF, Ostick DM, Bryan JE (1991) Keratome-tric cylinder and visual performance following phako-emulsification and implantation with silicone small-incision or poly-(methyl mehtacrylate) intraocular lenses. J Cataract Refract Surg 17:32−36
3. Ernest P (1984) Trapezoidal wound construction. Ophthalmol Surg 1:9−11
4. Ernest P (1990) Astigmatism related to incision size. Ophthalmol Times 15:No 13
5. Jones ED (1987) Implantations of folding intraocular lenses: Results of 200 cases. Implants Ophthalmol 1:74−76
6. Neumann AC, McCarty GR, Sanders DR, Raanan MG (1989) Small incisions to control astigmatism during cataract surgery. J Cataract Refract Surg 15:78−84
7. Shepherd JR (1989) Induced astigmatism in small incision cataract surgery. J Cataract Refract Surg 15:19−24

Zur Implantationstechnik scheibenförmiger Silikonhinterkammerlinsen nach Kleinschnittchirurgie

G. DUNCKER

Zusammenfassung. Die FK I-Silikonlinse kann durch eine 4,5-mm-Inzision auch unter Luft sicher in der einhändigen Technik in den Kapselsack implantiert werden. Um die plötzliche Entfaltung der 90D-Hinterkammerlinse abzufedern, ist die Verwendung viskoelastischer Substanzen obligat. Die vom Autor bevorzugte Implantationstechnik für Silikondisklinsen wird demonstriert.

Summary. The FK I silicone disc lens (Silikon Optik, St. Wendel, Germany) can be inserted through a 4.5 mm incision. The endothelium should be protected either using air injection into the anterior chamber or with the help of viscoelastic substances. The implantation of the 90 D lens by Adatomed, Munich, definitely requires the use of viscoelastic substances in every case as well as an exactly symmetrical position in the capsular bag. Asymmetric unfolding of the IOL would result in damage to the zonular fibers or corneal endothelium. This video demonstrates the author's favorite implantation technique of silicone disc lenses.

Zentrum Operative Medizin II, Abteilung Ophthalmologie, Hegewischstr. 2, W-2300 Kiel, Bundesrepublik Deutschland

5. Kongreß der DGII
Hrsg. Wenzel et al.
© Springer-Verlag Berlin Heidelberg

Verformbare Linsen

Komplikationen nach Implantation von Silikon-Disk-Hinterkammerlinsen des Typs FK I

G. Duncker

Zusammenfassung. Es wird die Explantation zweier scheibenförmiger Silikon-Hinterkammerlinsen gezeigt. Im ersten Fall handelt es sich um eine 78jährige Patientin nach problemloser kapselsackgestützter Implantation einer FK I-Linse nach Kapsulorhexis und Phakoemulsifikation, postoperativer Visus 0,6. 5 Monate postoperativ kam es zu einer massiven Kapselsackschrumpfung. Die Silikonlinse war dreieckförmig im Kapselsack zusammengepreßt mit nach vorn geklappten Rändern. Vorder- und Hinterkapsel waren weißlich fibrosiert. Aufgrund des auf 0,2 herabgesetzten Visus erfolgte die Explantation der Silikonlinse mit dem Kapselsack und die Sklerafixation einer Ein-Stück-PMMA-Hinterkammerlinse. Die Bügelnähte wurden unter vorher angelegte Skleradeckel geknüpft. Der postoperative Visus betrug 0,4−0,5.

Die zweite Patientin wurde bereits am 9. postoperativen Tag wieder eingewiesen wegen einer „Kunstlinsenluxation in die VK". Seit zwei Tagen hatte sie Beschwerden, die Tensio war über 60 mmHg, die Vorderkammer vollständig aufgehoben, die Papille hyperämisch und randunscharf. Auf der offensichtlich sulkusfixierten Linse war ein Abklatsch des Irispigmentblattes zu sehen. Auch nach der dargestellten Explantation der Linse wurde kein brauchbarer Visus erzielt. Die Silikonlinse hatte zu einem Pupillarblock mit sekundärem Winkelblock geführt.

Es werden folgende Schlußfolgerungen gezogen: Silikon-Disk-Hinterkammerlinsen des Typs FK I sind obligat kapselgestützt zu implantieren. Kann dies nicht sicher kontrolliert werden, sollte die Linse explantiert und durch eine PMMA-Hinterkammerlinse ersetzt werden. In jedem Fall sollte aufgrund der dargestellten Komplikationen eine großzügige basale Iridektomie angelegt werden, um einen Pupillarblock mit sekundärem Winkelblock von vornherein zu vermeiden. Patienten mit Hinweiszeichen für eine sich entwickelnde Kapselfibrose mit Kapselsackschrumpfung sollten keine Silikonlinse dieses Typs erhalten. Bei Patienten mit proliferativer diabetischer Retinopathie mit zu befürchtenden komplizierten Netzhauteingriffen sollten grundsätzlich keine Silikonlinsen verwendet werden, da eine spätere Implantation von Silikonöl zur Quellung der Silikonlinse führt. Nach extrakapsulärer Extraktion mit Kernexpression und hierbei häufig auftretender Rißbildung der Kapsulorhexis würden wir von einer Silikonlinsenimplantation abraten, da die absolut intakte Kapsulorhexis nach Phakoemulsifikation eine Grundbedingung für die langfristig sichere Kapselsackfixation ist.

Summary. This video demonstrates the explantation of two silicone disc lenses (FKI, Silikon Optik, St. Wendel, Germany). The first case, a 78 year old woman, had undergone circular capsulorhexis, phacoemulsification in the bag and implantation of the FK I lens without any problems. Visual acuity one week post op was 0.6 (ca. 20/40). Five months post op the patient developed severe shrinking of the capsular bag. The FKI silicone lens was vaulted in the capsular bag like a triangle. The anterior and posterior portions of the capsular bag were white and fibrotic. Due to decrease of the visual acuity (20/100) the silicone disc

Zentrum Operative Medizin II, Abteilung Ophthalmologie, Hegewischstr. 2, W-2300 Kiel, Bundesrepublik Deutschland

5. Kongreß der DGII
Hrsg. Wenzel et al.
© Springer-Verlag Berlin Heidelberg

lens was explanted and a slera fixated one piece PMMA lens inserted. The scleral sutures were tied under scleral flaps. Post op visual acuity was 0.5 (20/40).

The second patient was readmitted to the hospital on the 9th postoperative day. She presented with severe pain and elevation of intraocular pressure to 60 mmHg. The anterior chamber was completely flat and the optic disc was pale and swollen. It was found that the silicone disc lens was located in the ciliary sulcus. An imprint of the iris pigment epithelium adheared to the silicone lens. Even after explantation the patient did not recover significant vision. The silicone lens had caused a pupillary block with consecutive angle-closure.

In summary we would like to stress: Silicone disc posterior chamber lenses of the type FKI should be meticulously placed in the capsular bag. In cases where the bag cannot be completely visualized or the lens placed safely inside the bag this silicone lens should be replaced by a PMMA lens. To prevent a pupillary block we recommend an iridectomy. Patients with signs of fibrosis or shrinking of the capsular bag in the other eye should not receive a silicone disc lens of the FKI type nor should patients with proliferative diabetic retinopathy and impending complicated retinal surgery. Instillation of silicone oil would lead to swelling of the disc lens. After ECCE with nuclear expression radial tears in the rim of the capsulorhexis occur frequently. We would not recommend to imsert a silicone disc lens in these cases, because a perfectly intact capsulorhexis after phacoemulsification is a fundamental condition for the long term capsular bag fixation of the silicone lens.

Experimentelle Untersuchungen zur räumlichen Ausdehnung von Neodym-YAG-Lasereffekten in verschiedenen Kunstlinsenwerkstoffen

R. Guthoff, A. Seppich und J. Draeger

Zusammenfassung. Bei bisherigen Untersuchungen von Schadenmustern auf Intraokularlinsenmaterialien nach Nd-YAG-Laserbeschuß konzentrierten sich die Autoren auf die Beschreibung und Quantifizierung von Oberflächenveränderungen. In dieser Untersuchung wurde die Erfassung der räumlichen Ausdehnung der Schäden in PMMA (Spritzgußverfahren) und Silikonkautschuk (Hochtemperaturvulkanisation) versucht. Die Schadenserfassung erfolgt lupenmikroskopisch durch die Schnittkante der Prüflinge. Die Dichte, die zur Auslösung eines Schadens ausreicht, liegt bei PMMA geringfügig höher als bei Silikonkautschuk (1,8 mJ Leistung führten bei PMMA in 90%, bei Silikonkautschuk in 96% zu sichtbaren Schäden). Der frontale Durchmesser der Schäden im Material betrug bei PMMA ca. 300 μ, bei Silikonkautschuk 30 μ. Für die Klinik läßt sich daraus folgern, daß YAG-Lasereffekte im Silikon bei kleiner frontaler Ausdehnung geringere Streulichtquellen darstellen als die schneeflockenähnlichen Trübungsformen in PMMA-Materialien.

Summary. So far Yag-Laser defects in intraocular lens material has been quantified mostly by surface analysis using scanning electron microscopy. Light microscopic evaluation through the cut edge of lens material reveals the three-dimensional extension of YAG-laser effects in PMMA (injection-moulded) and silicone-rubber (high temperature vulcanisation). The boarder line energy to create visible effects is somewhat lower in silicone than in PMMA (1.8 mJ burst lead visible defects in 96% of silicone-rubber and in 90% of PMMA). The maximal diameter of the opacifications inside the test material measured 30 μ in silicone and 300 in PMMA. The three-dimensional configuration appeared spindleshaped in silicone and snowball-like in PMMA. In conclusion it is most likely that lens-material opacifications create by equal energy will cause light scattering sources of higher potential in PMMA than in silicone rubber.

Bei den mechanischen Effekten, die mit dem Neodym-YAG-Laser in der Augenheilkunde erzeugt werden, handelt es sich um Folgen von Mikroexplosionen. Eine wesentliche ophthalmologische Anwendung besteht in der Eröffnung von unter Spannung stehenden Nachstarmembranen. Die hohe Energiedichte in der Umgebung des Fokus ist unter Umständen ausreichend, um auch andere Strukturen – so auch Kunstlinsenmaterialien – zu beschädigen [6]. Die Folgen sind Trübungszonen in den optischen Teilen der Implantate, die als Streulichtquellen wirken können. Bei der bsiherigen In-vitro-Untersuchung dieser Schadensmuster konzentrierten sich die Autoren auf die Beschreibung und Quantifizierung von Oberflächenveränderungen. In der Regel wurden rasterelektronenmikroskopische Untersuchungen zur

Universitäts-Krankenhaus Eppendorf, Augenklinik, Martinistr. 52, W-2000 Hamburg 20, Bundesrepublik Deutschland

5. Kongreß der DGII
Hrsg. Wenzel et al.
© Springer-Verlag Berlin Heidelberg

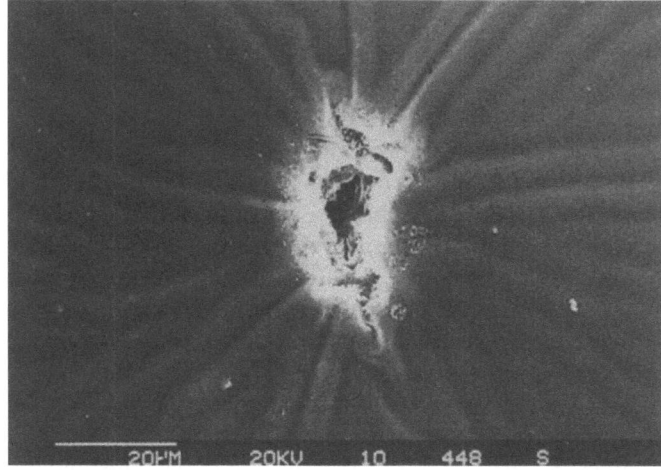

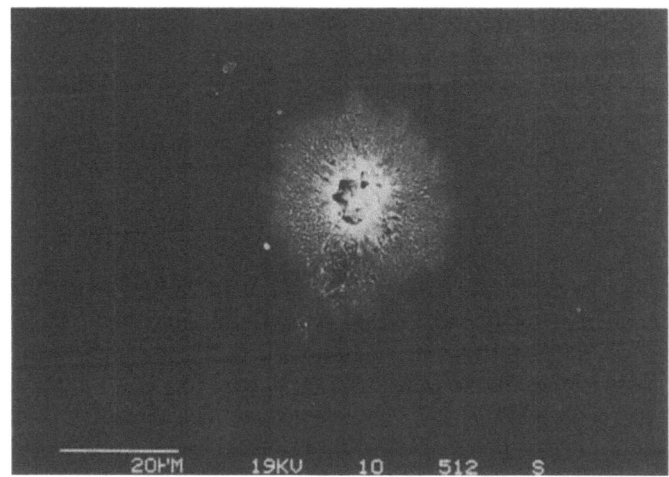

Abb. 1. a Rasterelektronenmikroskopische Aufnahme eines Silikonprüflings im Bereich der Laserquelle abgewandten Oberfläche. **b** Unter gleichen Versuchsbedingungen entstandener Oberflächendefekt in einem PMMA-Prüfling

Quantifizierung herangezogen [2, 5]. Die Oberflächendefekte stellen sich als unterschiedlich tiefe Krater mit Schädigungszonen der Kraterumgebung dar, die häufig ein Mehrfaches des zentralen Schadens erreichen können (Abb. 1). Das Ziel dieser Arbeit war es, neben der elektronenmikroskopischen Erfassung der Oberflächendefekte auch etwas über die räumliche Ausdehnung des Schadens im Inneren des Kunstlinsenmaterials zu erfahren.

Material und Methode

Zur Untersuchung der räumlichen Ausdehnung der YAG-Lasereffekte wurden definierte Prüflinge

1. aus in Spritzgußverfahren hergestelltem PMMA und
2. aus heiß vulkanisiertem Polydimethylsiloxan [4]

unter definierten Bedingungen mit dem YAG-Laser beschossen. Beide Materialien wurden uns von Kunstlinsenherstellern in planparallelen Scheiben mit einem Durchmesser von 10 mm und einer Dicke von 0,4 und 1 mm zur Verfügung gestellt.

In einer aus optischem Glas hergestellten Küvette haben wir die fixierten Prüflinge in physiologischer Kochsalzlösung dem YAG-Laser-Beschuß ausgesetzt. Zur Anwendung kam das Gerät OPL 3 F der Fa. Meditec. Zur Bestimmung der YAG-Laserresistenz (der Schwellenenergiedichte) haben wir in Vorversuchen den konvergenten Laserstrahl bewußt mit Hilfe des Mikrometertriebs eines Kreuztisches defokussiert und die entstandenen Defekte im Durchlicht und rasterelektronenmikroskopisch untersucht.

Zur Erfassung der räumlichen Ausdehnung wurden die Prüflinge mit einer Abziehklinge halbiert und die Schädigungszonen durch die Schnittfläche hindurch fotographisch quantifiziert.

Ergebnisse

Bei der Auswertung von 120 YAG-Laserschüssen bei 1,8 mJ Leistung führten 96% zu einem sichtbaren Effekt im Silikonmaterial, aber nur 90% bei PMMA. Bei einer Defokussierung um 0,2 mm wurde dieser Unterschied noch deutlicher: Bei gleicher Schädigungsrate im Silikonkautschuk sank die Schädigungshäufigkeit im PMMA auf 80%. Bei einer Defokussierung um 0,5 mm unterschieden sich beide Materialien nicht mehr voneinander (Tabelle 1).

Besonders auffällig unterschieden sich die Formen der Schädigungszonen von PMMA und Silikon bei gleichem Fokusabstand (Helium-Neon-Fokus 0,5 mm vor der Prüflingsoberfläche). In PMMA entstehen kugelige, in ihrer räumlichen Ausdehnung schneeflockenähnliche Zonen, die nur ausnahmsweise die Plattenoberfläche erreichten (Abb. 2). Im Silikonmaterial stellen sich die Schädigungen als schlanke spindelförmige Trübungszonen dar, die die Vorder- und Rückfläche des Prüflings miteinbeziehen (Abb. 3).

Tabelle 1

Material	Relative Häufigkeit der optical breakdowns bei 1,8 mJ und HeNe Fokusabstand		
	0,0 mm	0,2 mm	0,5 mm
Silikon	96%	96%	83%
PMMA	90%	80%	85%

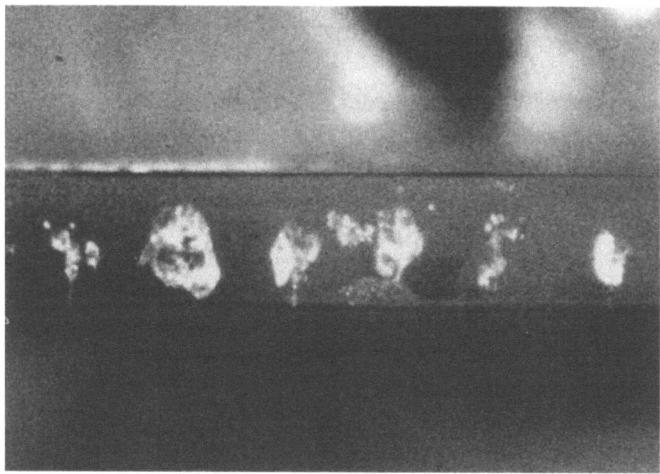

Abb. 2. Lupenmikroskopische Aufnahme durch die Schnittfläche eines PMMA-Prüflings, Dicke 1,0 mm: Die gleiche Intensität wie in Abb. 3 entstandenen Lasereffekte sind gekennzeichnet durch eine Schneeflocken-ähnliche, dreidimensionale Ausdehnung mit einem Durchmesser von 300–400 μ

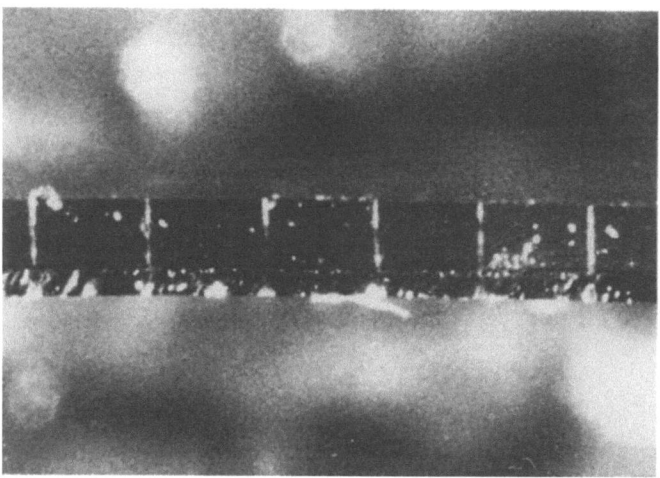

Abb. 3. Lupenmikroskopische Aufnahme durch die Schnittfläche eines Silikonkautschukprüflings, Dicke 0,4 mm: Die Schadenszonen zeigen sich als spindelförmige Trübungen, die beide Materialoberflächen verbinden und einen Durchmesser von maximal 30 μ aufweisen

Diskussion

Wie lassen sich diese großen Diskrepanzen der räumlichen Ausdehnung der Effekte erklären? Die Energiedichte, die zur Entstehung von Plasma und damit zur Mikroexplosion notwendig ist, wird vom umgebenden optischen Medium bestimmt. Wir wissen aus der täglichen Erfahrung, daß für diesen „Optical break-down" in Luft besonders hohe Energiedichten notwendig sind. Offensichtlich ist der Schwellenwert für Silikon etwas niedriger als in PMMA. Zu gleichen Ergebnissen kamen auch Bath et al. [1, 2] und Keates et al. [3]. Dafür spricht die Tatsache, daß über eine vergleichsweise große Strecke in der Umgebung des YAG-Laserfokus und damit bereits vor dem eigentlichen Brennpunkt im Silikonkautschuk ein Schaden entsteht. Er durchdringt die gesamte Dicke des Prüflings von 0,4 mm. Sein Querschnitt beträgt jedoch nur maximal 30 µ.

Im Gegensatz zu diesen eher filigranen Trübungszonen konzentriert sich der Schaden in PMMA-Prüflingen auf eine Zone dicht um den Fokuspunkt, ohne Vorder- und Rückfläche zu erreichen. Die Energie wird nahezu konzentrisch absorbiert und führt zu Sprüngen im spröden Material, die etwa den zehnfachen Querschnitt der Schädigungszonen im Silikon erreichen.

Schlußfolgerung

Für die Klinik läßt sich daraus folgern, daß die YAG-Lasereffekte im Silikon bei kleinerer frontaler Ausdehnung als Streulichtquellen wohl weniger wirksam sind als die schneeflockenähnlichen Trübungsformen in PMMA-Materialien. Allein die auch aus der Literatur bekannten, geringen Schädigungswerte [1] sollten uns nicht davon abhalten, Silikonkautschuklinsen als ernsthafte Alternativen in der Implantationschirurgie zu betrachten.

Literatur

1. Bath PE, Romberger AB (1986) A comparison of ND-YAG Laser damage threshold for PMMA and Silicone intraocular lenses. Vis Sci 27:795–798
2. Bath PE et al. (1987) Pathology and physics of YAG Laser intraocular lens damage. J Cataract Refract Surg 13:47–49
3. Keates RH et al. (1987) Effect of the Nd-YAG laser on polymethylmethacrylate, HEMA copolymer and silicone intraocular materials. J Cataract Refract Surg 13:226–231
4. Kreiner CF (1987) Chemical and physical aspects of clinically applied silicones. Dev Ophthalmol 14:11–19
5. Smith SG et al. (1988) Nd-YAG laser damage of intraocular lenses. J Cataract Refract Surg 14:660–663
6. Steinert RF, Puliafito CA (1985) The Nd-YAG laser in ophthalmology, principles and clinical applications of photodisruption. Saunders, Philadelphia London Toronto

Erfahrung als qualitätsbestimmender Parameter am Beispiel der Phakoemulsifikation

J.-H. GREITE und I. TSINOPULOS

Zusammenfassung. In einer retrospektiven Studie wird geprüft, welche Rolle die Erfahrung bei den Ergebnissen der Kataraktchirurgie mit Phakoemulsifikation spielt. Unsere Ergebnisse zeigen, daß diese Technik bei Routinefällen auch bei weniger erfahrenen Operateuren schnell zu guten Ergebnissen führt.

Summary. In a retrospective study the influence of experience on the results obtained in cataract surgery with phacoemulsification are tested. Our findings show that this technique leads in a short time to good results in routine cases even with less experienced operators.

Einleitung

Bei der Diskussion über das Für und Wider der Phakoemulsifikation wird unter anderem das Argument angeführt, diese Operationsmethode sei schwierig, schwer zu erlernen und vor allem bei weniger erfahrenen Operateuren mit einer hohen Komplikationsrate behaftet. Dennoch haben wir über diese Ansicht in der Literatur bisher keine verläßlichen Angaben gefunden.

Eine umfangreiche Analyse der Kataraktoperationen unserer Abteilung haben wir zum Anlaß genommen, diese Frage näher zu untersuchen.

Methode

Bei dieser retrospektiven Studie gelangten alle 476 Kataraktoperationen aus dem Zeitraum vom 12. 1.–13. 7. 1988 zur Auswertung. Das Alter der Patienten lag zwischen 18–91 Jahren, das Durchschnittsalter betrug 69 Jahre. Die Nachbeobachtungszeit umfaßte 24 Monate. Die Ergebnisse der Nachuntersuchungen wurden zum Teil von niedergelassenen Kollegen erhoben und uns mitgeteilt.

Das Gesamtkollektiv wurde in drei Gruppen aufgeteilt, wobei die Gruppen 1 und 2 jeweils von einem erfahrenen Operateur, die Gruppe 3 von drei verschiedenen Operateuren operiert wurden. In Gruppe 3 war ein Operateur

Augenabteilung des Städtischen Krankenhauses München-Harlaching, Sanatoriumsplatz 2, W-8000 München 90, Bundesrepublik Deutschland

5. Kongreß der DGII
Hrsg. Wenzel et al.
© Springer-Verlag Berlin Heidelberg

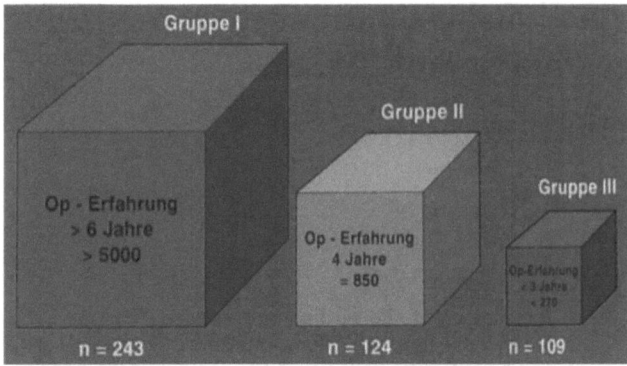

Abb. 1. Gruppeneinteilung nach Operationserfahrung

Tabelle 1. Vorschädigung der operierten Augen

	Gruppe I	Gruppe II	Gruppe III
Myopia magna	8,2%	4,0%	5,5%
Cornea guttata	2,1%	0,8%	0,9%
Glaukom	11,9%	9,6%	5,5%
PES	4,1%	4,0%	3,6%
Retinopathia diabetica	4,1%	1,6%	2,7%
Cataracta matura	13,6%	11,2%	4,6%

absoluter Anfänger in der Kataraktchirurgie (Abb. 1). Phakogerät und Basistechnik waren in allen Gruppen gleich.

Ergebnisse und Diskussion

Die Verteilung von Vorschädigungen in den Gruppen zeigt Tabelle 1. Deutlich kommt hier die relative Häufigkeit der Vorschädigungen in den Gruppen der erfahrenen Operateure (Gruppe 1 und 2) zum Ausdruck. Vor allem die Risikofälle wie Cataracta matura (in Hinblick auf die Durchführung der Kapsulorhexis und die Kernbeschaffenheit) sowie Glaukom (enge Pupille) sind hier häufiger vertreten (Tabelle 1).

Betrachtet man den gesamten Operationsverlauf, so wurden in der Gruppe 1 96,3%, in der Gruppe 2 96,0% und in der Gruppe 3 92,6% der geplanten Phakoemulsifikationen vollendet. Etwa 3% wurden in allen drei Gruppen in eine extrakapsuläre Operation umgewandelt. Auffallend ist eine nur um etwa 3% höhere ICCE-Rate in der 3. Gruppe, die eine Vorderkammerlinsenimplantation erforderlich machte (Tabelle 2).

Tabelle 2. Operationsverlauf

	Gruppe I	Gruppe II	Gruppe III
Geplante Phako, n =	243	124	109
Vollendete Phako	96,3%	96,0%	92,6%
ECCE	3,3%	3,2%	3,7%
ICCE	0,4%	0,8%	3,7%

Tabelle 3. Intraoperative Komplikationen

	Gruppe I	Gruppe II	Gruppe III
Inkomplette Rhexis	1,2%	4,0%	14,7%
Kapselruptur	1,2%	1,6%	1,8%
Vordere Vitrektomie	1,2%	1,6%	1,8%
Irisprolaps	2,9%	0,6%	7,3%
Zonulolyse	0,4%	3,2%	0,0%
Descemetolyse	0,4%	2,4%	1,8%

Tabelle 4. Postoperative Komplikationen

	Gruppe I	Gruppe II	Gruppe III
Postoperative Iritis	4,4%	0,9%	3,9%
T-Anstieg	4,8%	4,2%	3,9%
Hypotonie	4,8%	0,9%	4,9%
HH-Dekompensation	0,4%	0,0%	2,9%
Irisprolaps	0,0%	0,0%	1,9%
AH-Amotio	0,4%	0,0%	2,0%
VK-Blutung	6,4%	4,2%	14,5%

Die Verteilung der intraoperativen Komplikationen zeigt die Schwierigkeiten der Anfänger mit der Kapsulorhexis. Auffallend ist, daß die Kapsulorhexis mit nachfolgender Vitrektomie bei den weniger erfahrenen Operateuren nicht signifikant häufiger war (Tabelle 3).

Auch bei den postoperativen Komplikationen sind kaum Unterschiede zwischen den Gruppen zu finden. Das beste Ergebnis bezüglich des postoperativen intraokularen Reizzustandes sowie der Hypotonie zeigt die Gruppe 2. Das letztere könnte Folge einer anderen Nahttechnik sein. Die Netzhautablösungsrate liegt in allen Gruppen unter 1%. Nur postoperative Hornhautdekompensation und Vorderkammerblutungen liegen in der Gruppe 3 merklich höher (Tabelle 4).

Auch bei den Spätkomplikationen sind keine wesentlichen Unterschiede zu verzeichnen. Dies gilt auch für das zystoide Makulaödem und die Linsendezentrierung. Beim regeneratorischen Nachstar fällt ein mit 35% deutlich höherer Wert in der Gruppe 1 auf. Das Bild ändert sich jedoch, wenn fibrotische Veränderungen, die ja zumeist primär sind, von den rein regeneratori-

Tabelle 5. Spätere Komplikationen

	Gruppe I	Gruppe II	Gruppe III
CME	3,8%	2,2%	2,8%
Ablatio retinae	0,8%	0,8%	0,0%
Linsendezentrierung	0,5%	0,0%	1,4%
Nachstar	35,0%	24,7%	18,0%

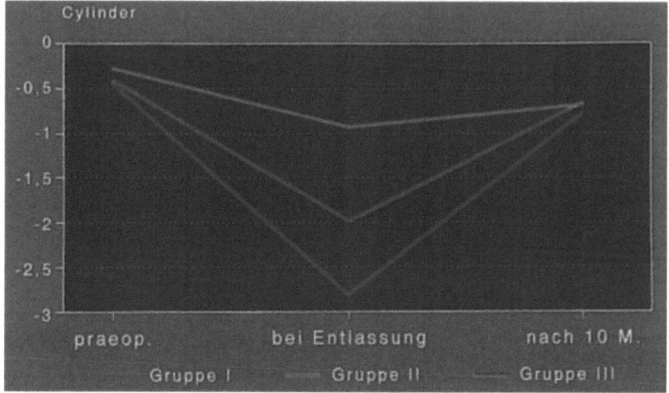

Abb. 2. Astigmatismus-Entwicklung nach Phakoemulsifikation (präoperativ, bei der Entlassung und nach 10 Monaten)

Tabelle 6. Analyse des Astigmatismus nach 10 Monaten

	Gruppe I	Gruppe II	Gruppe III
Nach der Regel	47,65%	29,78%	50,57%
Gegen die Regel	27,22%	48,94%	22,98%
Schräg	25,13%	21,27%	26,43%

schen Nachstarformen getrennt werden. Hier besteht wieder eine ungefähre Gleichverteilung (Tabelle 5). Primäre Fibrosen finden sich vorwiegend bei maturen Katarakten, aber auch bei jüngeren Patienten mit subkapsulären Trübungen. Diese Patienten wurden vorwiegend von den Operateuren der Gruppe 1 und 2 operiert.

Abbildung 2 zeigt den postoperativen Astigmatismus. In der Mitte der Graphik ist der durchschnittliche Minuszylinderwert bei der Entlassung dargestellt. Die Gruppe 2 liegt mit einem Durchschnittswert von −0,9 cyl am niedrigsten, im Vergleich zu −2,0 cyl in der Gruppe 1 und −2,8 cyl in der Gruppe 3. Nach 10 Monaten liegt der Durchschnittswert in allen Gruppen um −0,7 cyl. Analysiert man zusätzlich die Achsen, so findet sich in der zunächst anscheinend besten Gruppe 2 mit 48,9% ein deutlich höherer Anteil an Astigmatismus gegen die Regel, also ein weniger günstiges funktionelles Ergebnis Tabelle 6).

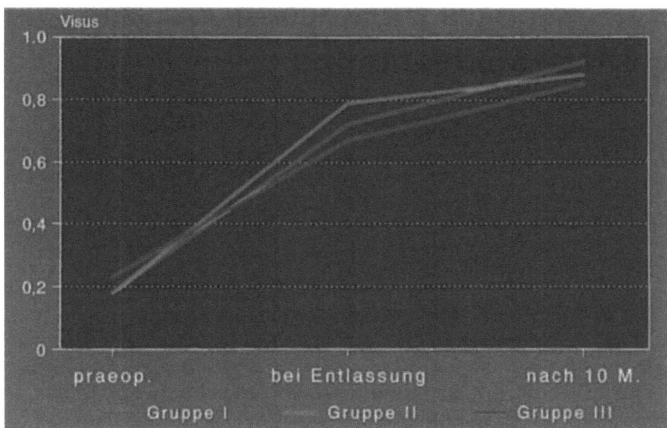

Abb. 3. Visusentwicklung nach Phakoemulsifikation (präoperativ bei der Entlassung und nach 10 Monaten)

Den Verlauf der Visusentwicklung zeigt Abb. 3. Die Kurven geben den durchschnittlichen bestkorrigierten Visus eine Woche postoperativ und nach 10 Monaten wieder. Fälle mit Makuladegeneration oder anderen, den Visus beeinträchtigenden Erkrankungen sind hier nicht erfaßt. Die Endergebnisse zeigen mit 0,92, 0,88 und 0,85 keinen signifikanten Unterschied.

Unsere Ergebnisse zeigen, daß die sog. Lernkurve für die Phakoemulsifikationstechnik offenbar sehr steil ist, so daß sie auch bei weniger erfahrenen Operateuren schnell zu guten Ergebnissen führt. Voraussetzung ist jedoch, daß die sog. Risikofälle den Operateuren mit mehr Erfahrungen zugeführt werden.

Qualitätskontrollen nach Phakoemulsifikation und Hinterkammerlinsenimplantation

R. Schalnus, W. Heider und C. Ohrloff

Zusammenfassung. Die Sicherheit der Phakoemulsifikation mit Hinterkammerlinsenimplantation soll durch die postoperative Kontrolle physiologischer Parameter dokumentiert werden. *Hornhautendothelzellfunktion:* Der operative Endothelzellverlust beträgt 5–7%; der weitere Endothelzellverlust ist bis zu 5 Jahren postoperativ kontrolliert im Normbereich. Die Permeabilität des Endothels (Durchlässigkeit für Fluoreszein) ist kurz nach der Operation (K(c) = 5,4 ± 1,6 × 10^{-3}/min) signifikant (p = 0,001) erhöht und normalisiert sich nach wenigen Tagen (K(c) = $-3,69$ ± 0,71 × 10^{-3}/min). Bei Diabetikern (K(c) = $-7,7$ ± 0,9 × 10^{-3}/min) ist diese passagere Permeabilitätssteigerung deutlich ausgeprägter (p = 0,001) als bei Nichtdiabetikern. *Kammerwasserfluß:* Fluorophotometrisch gemessen (Flow = 2,18 ± 0,92 µl/min) findet sich kein Unterschied (p = 0,05) zu normalen Augen (Flow = 1,73 ± 0,55 µl/min). *Intraokularer Druck:* In Glaukomaugen ist dieser bei präoperativ engem Kammerwinkel (Tensio = 20,7 ± 2,17 mmHg) nach Kataraktoperation erniedrigt (Tensio = 17,1 ± 1,83 mmHg). *Intraokulare Flüssigkeitsbewegung:* Nach Kapsulotomie der Hinterkapsel besteht eine ausgeprägte anterior-posteriore Flüssigkeitsbewegung (Diffusionsrate [-10^{-3}/min] > 2,00), die möglicherweise für eine Reihe von Komplikationen verantwortlich ist; dies ist bei intakter Hinterkapsel sowohl nach Sulcus-ciliaris-Fixation als auch nach Kapselsackfixation nicht der Fall (Diffusionsrate [-10^{-3}/min] < $-0,2$).

Summary. Physiologic parameters in the anterior segment postoperatively demonstrate surgical safety of the phakoemulsification procedure and implantation of a posterior chamber lens. *Corneal endothelial cell function:* postoperatively the endothelial cell loss is between 5 and 7%; throughout an observation period of 5 years the endothelial cell loss remains normal. The endothelial permeability to fluorescein was found to be increased significantly compared to controls immediately after surgery (K(c) = -5.4 ± 1.6 × 10^{-3}/min); it returns to a normal level after a few days. This short-term increase in permeability is even more obvious in diabetics (K(c) = -7.7 ± 0.9 × 10^{-3}/min). *Aqueous flow:* fluorophotometry revealed no significant difference (p = 0.05) between post surgical eyes (flow = 2.18 ± 0.92 µl/min) and normals (flow = 1.73 ± 0.55 µl/min). *Intraocular pressure:* IOP is reduced postoperatively (17.1 ± 1.83 mmHg) in glaucoma eyes which showed a narrow anterior chamber angle before surgery (O.IOP = 20.7 ± 2.17 mmHg) *Intraocular fluid dynamics:* after posterior capsulotomy a marked anteriorly-posteriorly directed exchange of intraocular fluid can be observed (diffusion rate [-10^{-3}/min] > 2.00); this is not the case with a remaining intact posterior capsule. Thus an increased fluid exchange possibly may initiate complications as retinal detachment or cystoid macular edema.

Universitäts-Augenklinik, Theodor-Stern-Kai 7, W-6000 Frankfurt/Main 70, Bundesrepublik Deutschland

5. Kongreß der DGII
Hrsg. Wenzel et al.
© Springer-Verlag Berlin Heidelberg

Die Phakoemulsifikation mit Implantation einer Hinterkammerlinse gewinnt in Westeuropa und den USA zunehmend an Bedeutung [10, 22]. Die Beeinträchtigung physiologischer Barrieren im vorderen Augenabschnitt sowie des Kammerwasserflusses können jedoch auch unter Anwendung dieser Technik Anlaß zu möglichen Komplikationen bieten [23]. Insbesondere richtet sich in diesem Zusammenhang das Interesse auf die Hornhautendothelzellfunktion [7, 24, 29, 31, 34] den Kammerwasserfluß [1, 10], den intraokulären Druck [4, 5] und auf die anterior-posteriorwärts gerichtete intraokuläre Flüssigkeitsbewegung [26, 30, 33]. Wünschenswert sind daher Verfahren, welche die Sicherheit dieser Operationstechnik dokumentieren und gegebenenfalls pathologische Alterationen in den angesprochenen Bereichen anzeigen können.

Patientengut und Methoden

Hornhautendothelzellfunktion

Die *Endothelzelldichte* wurde bei 50 Patienten (Durchschnittsalter 70,6 Jahre, 55–86 Jahre alt) unmittelbar postoperativ und darauffolgend 10 Tage, 27 Monate und schließlich 60 Monate nach Phakoemulsifikation und Implantation einer Hinterkammerlinse bestimmt. Benutzt wurde die Kontaktendothelkamera Biooptics LSM 2000 A; die Bestimmung der Endothelzelldichte erfolgte durch Auszählen der Zellen in einem normierten Hornhautareal [17].

Die *Endothelpermeabilität* wurde anhand des Transferkoeffizienten K(c) nach lokaler Applikation von Fluoreszein über die fluorophotometrisch bestimmte zeitabhängige Konzentrationsänderung des Farbstoffes in Hornhautstroma und Kammerwasser ermittelt [13, 25]. Untersucht wurden 29 Augen (Patientenalter 55–86 Jahre, Durchschnitt 71,3 Jahre) 5 Tage sowie zwischen 2,5 und 63 Monaten (Durchschnitt 25 Monate) postoperativ. Als Kontrolle dienten 28 Augen gesunder Probanden im Alter zwischen 23 und 86 Jahren (Durchschnitt 59,5 Jahre). Darüber hinaus wurde die Hornhautendothelpermeabilität bei 21 operierten Diabetikern der gleichen Altersgruppe jeweils 5 Tage und 2 Monate postoperativ gemessen.

Kammerwasserfluß

Der Kammerwasserfluß F konnte ebenfalls fluorophotometrisch nach lokaler Fluoreszeinapplikation über die Vorderkammerclearence bei 23 operierten Augen (Patientenalter 55–86 Jahre, Durchschnitt 71,2 Jahre) zwischen 2,5 und 63 Monaten (Durchschnitt 23,1 Monate) postoperativ ermittelt werden. Als Kontrolle dienten 28 Normalaugen von Probanden im Alter zwischen 23 und 86 Jahren (Durchschnitt 52,5 Jahre) [27].

Intraokulärer Druck

Bei 51 Glaukom-Patienten wurde der intraokuläre Druck präoperativ und 6 Monate nach Phakoemulsifikation und Hinterkammerlinsenimplantation bestimmt. Innerhalb dieser Patientengruppe fanden sich präoperativ 34 Augen mit weitem Kammerwinkel und 17 Augen mit engem Kammerwinkel.

Intraokuläre Flüssigkeitsbewegung

Nach lokaler Fluoreszeinapplikation wird die Fluoreszeinkonzentration im Kammerwasser und an einem definierten Punkt im vorderen Glaskörper, der 15 Einheiten hinter dem Kammerwassermeßpunkt liegt, gemessen. Zwei Stunden nach Farbstoffsättigung wird im Verlauf von weiteren vier Stunden nun halbstündlich der Quotient aus Kammerwasser- und Glaskörperkonzentration bestimmt. Die zeitliche Änderung des Logarithmus dieses Quotienten ist der „Kammerwasser-Glaskörper-Barrierequotient" D(AV). Sein Wert beschreibt allgemein die Funktion der Zonula-Linsen bzw. der Zonula-Hinterkapsel-Barriere [26, 30]. Untersucht wurden vier Gruppen von jeweils 12 Patienten zwischen einem und zwei Jahren nach stattgehabter Operation: Mit der ersten Gruppe, bei welcher vor der Hinterkammerlinsenimplantation die extrakapsuläre Kataraktextraktion mittels Phakoemulsifikation durchgeführt wurde, sollte jeweils eine Gruppe intrakapsulär, extrakapsulär ohne HKL-Implantation und extrakapsulär mit HKL-Implantation und posteriorer YAG-Laser-Kapsulotomie operierter Patienten verglichen werden.

Ergebnisse

Endothelzellfunktion

Der operative *Endothelzellverlust* lag zwischen 5 und 7%; im weiteren Verlauf betrug die Endothelzelldichte postoperativ nach 10 Tagen $2302 \pm 448/mm^2$, nach 27 Monaten $2210 \pm 246/mm^2$ und nach 5 Jahren $2187 \pm 390/mm^2$.

Die *Endothelpermeabilität* ist kurz nach Phakoemulsifikation und Hinterkammerlinsenimplantation mit $K(c) = -5,4 \pm 1,6 \times 10^{-3}/min$ gegenüber der Kontrollgruppe ($K(c) = -3,79 \pm 0,53 \times 10^{-3}/min$) signifikant erhöht ($p = 0,001$), um sich nach wenigen Tagen mit $K(c) = -3,69 \pm 0,71 \times 10^{-3}/min$ wieder zu normalisieren ($p = 0,05$). Nach 2,5 Monaten besteht im weiteren Verlauf keine signifikante Korrelation zwischen der Zeit nach Phakoemulsifikation und der Endothelpermeabilität. Bei Diabetikern ist die unmittelbar postoperative Permeabilitätssteigerung mit $K(c) = -7,9 \pm 1,2 \times 10^{-3}$ deutlich ausgeprägter als bei Augen von Nicht-Diabetikern ($p = 0,001$); im weiteren Verlauf normalisiert sich die Funktion der Endothelbarriere jedoch wieder.

Kammerwasserfluß

Der postoperativ gemessene durchschnittliche Kammerwasserfluß F zeigte mit $2{,}18 \pm 0{,}92$ µl/min keinen signifikanten (p = 0,05) Unterschied zur Kontrollgruppe (F = $1{,}73 \pm 0{,}55$ µl/min). Mit wachsendem postoperativem Zeitintervall nimmt der Kammerwasserfluß diskret zu (keine signifikante Korrelation). Sowohl die Kontrollgruppe als auch die Gruppe der operierten Augen wiesen mit zunehmendem Patientenalter ohne signifikante Korrelation eine geringfügige Abnahme des Kammerwasserflusses auf.

Intraokulärer Druck

In Glaukomaugen fand sich bei präoperativ weitem Kammerwinkel (Tensio zwischen 18 und 31 mmHg, Durchschnitt = $20{,}2 \pm 3{,}52$ mmHg) postoperativ mit $19{,}0 \pm 3{,}91$ mmHg (Tensio zwischen 10 und 27 mmHg) kein signifikanter Unterschied (p = 0,05). Eine signifikante (p = 0,001) postoperative Augeninnendrucksenkung (Durchschnitt = $17{,}1 \pm 1{,}83$ mmHg, Tensio zwischen 12 und 23 mmHg) ergab sich jedoch bei präoperativ engem Kammerwinkel (Tensio zwischen 17 und 35 mmHg, Durchschnitt $20{,}7 \pm 2{,}17$ mmHg).

Intraokuläre Flüssigkeitsbewegung

Nach Kapsulotomie der Hinterkapsel besteht eine ausgeprägte anterior-posteriorwärts gerichtete Flüssigkeitsbewegung (Diffusionsrate D(av) = $2{,}04 \pm 0{,}3 \times 10^{-3}$/min), dies ist bei intakter Hinterkapsel sowohl nach Sulcus ciliaris Fixation als auch nach Kapselsackfixation nicht der Fall (D(av) = $0{,}34 \pm 0{,}42 \times 10^{-3}$/min; p = 0,05). Hinsichtlich der Diffusionsrate besteht kein signifikanter Unterschied (p = 0,05) zwischen kapsulotomierten Augen mit Hinterkammerimplantat und intrakapsulär operierten Augen (D(av) = $-2{,}3 \pm 1{,}03 \times 10^{-3}$/min). Andererseits zeigt sich bei jeweils erhaltener Hinterkapsel kein Unterschied (p = 0,05) zwischen Augen mit und ohne Hinterkammerlinse (Diffusionsrate = $-0{,}15 \pm 0{,}41 \times 10^{-3}$/min).

Diskussion

Die Hornhautendothelpermeabilität steigt nach Phakoemulsifikation mit Hinterkammerlinsenimplantation unmittelbar postoperativ als Ausdruck einer offensichtlich kurzfristigen deutlichen Endothelbarrierefunktionsstörung an, um sich dann nach Ablauf von etwa 3 Monaten wieder zu normalisieren. Gleichzeitig konnte nach Ablauf von 5 Jahren eine über den unmittelbar postoperativ nachgewiesenen Endothelzellverlust hinausgehende Implantat-bedingte Verringerung der Endothelzelldichte nicht nachgewiesen werden. Weder der Eingriff selbst noch die implantierte Hinterkammerlinse hatten also mittelfristig einen endothelschädigenden Effekt. Neben

anderen Autoren [19, 37] untersuchten Tsuru et al. [36] den Ablauf der endothelialen Wundheilung am Affenmodell: Kurz nach Setzen von transkornea-
len Kryoläsionen wurde zunächst ein deutlicher Anstieg der endothelialen
Permeabilität in Verbindung mit einem Zuwachs der Hornhautdicke und der
durchschnittlichen Endothelzellfläche registriert, die Permeabilität und die
Hornhautdicke kehrten nach Ablauf von 4–6 Wochen zu Normalwerten
zurück, während die durchschnittliche Zellfläche weiterhin um etwa ⅓ über
derjenigen der Kontrollaugen lag. Elektronenmikroskopisch konnte der
Beginn des Wiederaufbaus der interzellulären junktionalen apikalen Komplexe nachgewiesen werden, sobald nach abgeschlossener Zellmigration
benachbarte Zellen wieder miteinander in Kontakt standen. Eine nahezu
vollständige Restitution der junktionalen Komplexe fand sich etwa 4
Wochen nach erfolgter Läsion. Letzteres koinzidierte mit der Normalisierung von Permeabilität und Hornhautdicke, nicht aber mit einer vollständigen Normalisierung der durchschnittlichen Endothelzellfläche. Möglicherweise kann die bei unseren Patienten postoperativ zu verzeichnende passagere Permeabilitätserhöhung unter anderem auch auf eine kurzfristige partielle Desintegration der interzellulären Verbindungen, deren Integrität für
die endotheliale Barriere so bedeutend ist, zurückgeführt werden. Dies
erscheint um so wahrscheinlicher, da die nach der Endothelläsion einsetzende Zellmigration und die Wiederherstellung des uniformen Zellbildes.
eine kurzfristige partielle Auflösung interzellulärer Verbindungen notwendig macht.

Der fluorophotometrisch bestimmte Kammerwasserfluß kann unter der
Voraussetzung der Konstanz des Flusses selbst, des durchströmten Volu-
mens und des intraokulären Drucks der Kammerwasserbildungsrate gleich-
gesetzt werden, weitere Bedingungen sind die nicht abnorm erhöhte Diffusionsrate in die Irisgefäße und eine intakte iridolentikuläre Barriere. Die
unsererseits an Normalaugen ermittelte Kammerwasserproduktion steht in
guter Übereinstimmung mit den Werten anderer Untersucher, die entweder
fluorophotometrische [6, 9, 11, 12, 15, 21, 38] oder tonographische [2]
Methoden angewandt hatten. Die Kammerwasserproduktion bei Patienten
mit einer Hinterkammerlinse liegt im oberen Normalbereich. Die Kontrollgruppe zeigt einen diskreten Rückgang der Kammerwasserbildungsrate mit
steigendem Lebensalter, obgleich die Kammerwasserproduktion insgesamt
erstaunlich stabil bleibt. Brubaker et al. [6] fanden neben einem altersabhän-
gigen abnehmenden Vorderkammervolumen und einem ansteigenden Ver-
lustkoeffizienten einen ähnlichen Zusammenhang. Dies könnte hinsichtlich
Linse, Hornhaut und Trabekelwerk von nutritivem Vorteil sein. Vor allem
aber weisen auch die Patienten mit einer Hinterkammerlinse hinsichtlich der
Kammerwasserbildungsrate ein altersabhängiges Normalverhalten auf. Bis
vor wenigen Jahren galt ein Glaukom als eine Kontraindikation für die
Implantation intraokularer Linsen. Dies bezog sich besonders auf irisgetragene Linsen und auf Vorderkammerlinsen, wurde primär aber auch als Vor-
sichtsmaßnahme bei der Hinterkammerlinsenimplantation angesehen [35].
Inzwischen konnten viele Untersuchungen zeigen, daß nach Hinterkammer-

linsenimplantation äußerst selten eine Zunahme des intraokulären Druckes auftritt [5]. Im Gegenteil, oftmals ist dieser bei Glaukom-Patienten sogar niedriger als vor der Operation und vielfach ist keine weitere drucksenkende Therapie notwendig [4]. Dies wird durch unsere eigenen Untersuchungen bestätigt, gerade bei präoperativ engem Kammerwinkel kommt es nach Hinterkammerlinsenimplantation zu einer signifikanten Senkung des Augeninnendrucks. Der positive Effekt auf den intraokulären Druck wurde damit erklärt, daß nach Entfernung der getrübten und oftmals auch großen Linse die Vorderkammer wieder an Tiefe gewinnt und das Trabekelwerk sich besser ausdehnt, so daß dann der Abflußwiderstand geringer ist als vor der Operation [28, 32]. Der von uns postoperativ ermittelte Kammerwasserfluß spricht tatsächlich dafür, daß in operierten Augen der Flow geringfügig über demjenigen von Normalaugen liegt.

Das Hinterkapsel-Zonula-Diaphragma stellt eine bedeutende Difussionsbarriere gegenüber hoch- und niedermolekularen Substanzen im Auge dar. Somit könnte die Beeinträchtigung dieser Barriere, beispielsweise durch Perforation der Hinterkapsel, eine wesentliche Rolle bei der Pathogenese einer Reihe von Erkrankungen spielen. Binkhorst [3] beschrieb das „barrier deprivation syndrome" nach intrakapsulärer Kataraktextraktion als einen Stabilitätsverlust innerhalb des Glaskörpergefüges (Vitreodonesis) und eine Verringerung der Stabilität innerhalb aphaker Augen insgesamt (Endophthalmodonesis). Dies wird für postoperative Komplikationen hinsichtlich Netzhaut und Hornhaut verantwortlich gemacht. Neben diesen mehr mechanischen Aspekten ist die Diffusion von physiologischen oder pathologischen Stoffen innerhalb des Auges erleichtert. Wir benutzten die Kammerwasser-Glaskörper-Fluoreszeinverteilung D(av) als Maß für die Geschwindigkeit des Fluoreszeinausgleichs zwischen Kammerwasser und Glaskörper. Nach extrakapsulärer Kataraktextraktion bleiben das Hinterkapsel-Zonula-System und der Glaskörper intakt. Hierdurch kann nicht nur die Stabilität und Integrität des vorderen und hinteren Augensegmentes gewährleistet, sondern auch eine bedeutende Diffusionsbarriere aufrechterhalten werden. Unsere Untersuchungen ergaben, daß die posteriore Kapsulotomie mit einem Durchmesser zwischen 3 und 5 mm einen Verlust des protektiven Barriereeffektes zur Folge hat. Die entsprechenden Augen zeigten das gleiche Fluoreszeinverteilungsmuster und die gleiche Fluoreszeindiffusionsrate wie diejenigen in Augen ohne Hinterkapsel nach intrakapsulärer Kataraktextraktion vorgefundenen. Diese Befunde könnten eine Erklärung für die nach posteriorer Kapsulotomie und nach intrakapsulärer Kataraktextraktion andererseits vorgefundene gleich hohe Inzidenz der Netzhautablösung sein. Ob dies auch hinsichtlich der Häufigkeit des zystoiden Makulaödems zutrifft, ist noch ungeklärt [18].

Unter anderen die intrakulare Flüssigkeitsverteilung beeinflussenden Faktoren hoben Miyake et al. [20] reduzierte aktive Transportkapazitäten im Bereich der anterioren Uvea nach operativen Eingriffen hervor. Diese Autoren fanden nach intravenöser Fluoreszeinapplikation nach intrakapsulärer Kataraktextraktion ein geringeres Glaskörper-Plasma-Farbstoffverteilungsverhältnis als nach extrakapsulärer Operationstechnik; nach posteriorer Kapsulotomie konnte eine derartige Beobachtung jedoch nicht gemacht werden. Die daraus zu ziehende klinische Konsequenz sollte in der Vermeidung aller nicht unbedingt notwendigen Kapsulotomien und der Verfeinerung der Techniken zur Vorbeugung der Hinterkapseltrübung bestehen, wie dies beispielsweise durch die bislang experimentelle Applikation von monoklonal gebundenen Mitoseinhibitoren gegen Linsenzellen [8] möglich sein könnte. Eine weitere Alternative besteht in der Entwicklung intraokularer Linsen, die entweder der Hinterkapseltrübung vorbeugen oder den nach Kapsulotomie entstandenen Kapseldefekt zu versiegeln im Stande sind. Inwiefern die Vermeidung der Nachstarbildung [14] bzw. der Verschluß eines Kapseldefekts durch die Kapselsackimplantation einer Hinterkammerlinse erreicht werden kann, ist Gegenstand noch laufender Untersuchungen.

Literatur

1. Apple D, Mamalis N, Olson R, Kinacid M (1989) Intraocular lenses: Evolution, designs, complications and pathology. Wilkins & Wilkins, Baltimore
2. Becker B (1958) The decline in aqueous secretion and outflow facility with age. Am J Ophthalmol 46:731−736
3. Binkhorst C (1980) Corneal and retinal complication after cataract extraction. Ophthalmology 1987:609−617
4. Bleckmann H (1985) Hinterkammerlinsen und Glaukom. Klin Monatsbl Augenheilkd 187:173−177
5. Böke W, Krüger H (1987) Zur Linsenimplantation bei Glaukom. Klin Monatsbl Augenheilkd 191:89−94
6. Brubaker RF, Nagataki S, Townsend DJ, Burns RR, Higgins RG, Wentworth W (1981) The effect of age on aqueous humor formation in man. Ophthalmology 88:283−287
7. Champion R, McDonnell P, Green R (1985) Intraocular lenses. Histopathologic characteristics of a large series of autopsy eyes. Surv Ophthalmol 30:1−32
8. Chan RY, Emery JM, Kretzer F (1982) Mitotic inhibitors in preventing posterior capsule opacification. In: Emery JM, Jacobson AC (eds) Current concepts in cataract surgery; selected proceedings of the Seventh Biennial Cataract Surgical Congress. Appleton-Century-Crofts, New York, pp 217−224
9. Coakes R, Brubaker F (1979) Method of measuring aqueous humor flow and corneal endothelial permeability using a fluorophotometry nomogram. Invest Ophthalmol Vis Sci 18:288−302
10. Crawford J (1981) A histopathologic study of the position of the shearing intraocular lens in the posterior chamber. Am J Ophthalmol 91:458−461
11. Goldmann H (1950) Über Fluoreszein in der menschlichen Vorderkammer. Ophthalmologica 119:2
12. Goldmann H (1951) Abflußdruck, Minutenvolumen und Widerstand der Kammerwasserströmung des Menschen. Docum Ophthalmol 5−6:278
13. Herrmann R, Ohrloff C, Schalnus R (1985) Fluorophotometrie − eine empfindliche Technik zur quantitativen Messung der Hornhautendothelfunktion. Fortschr Ophthalmol 82:584−586
14. Jacobi KW (1985) Why implant with reserved optics? In: Maumenee AE, Stark WJ, Esente I (eds) Cataract surgery and visual rehabilitation; proceedings of the Third International Congress on Cataract Surgery and Visual Rehabilitation, Florence, Italy. Kugler Publications, pp 167−168
15. Jones RF, Maurice DM (1966) New methods of measuring the rate of aqueous flow in man with fluorescein. Exp Eye Res 5:208−220

16. Kaden R (1989) Kataraktextraktion: Tendenzen in den USA. Ophthalmochirurgie 1:3−4
17. Laing RA, Sandstrom M, Leibowitz H (1975) In vivo photomicrography of the corneal endothelium. Arch Ophthalmol 93:143−145
18. Lewis H, Singer T, Hanscom T, Straatsma B (1987) A prospective study of cystoid macular edema after Neodym:YAG-Laser posterior capsulotomy. Ophthalmology 94:478−482
19. Matsuda M, Sawa M, Edelhauser HF, Bartels SP, Neufeld AH, Kenyon KR (1985) Cellular migration and morphology in corneal endothelial wound repair. Invest Ophthalmol Vis Sci 26:443−449
20. Miyake K, Miyake T, Miyake C, Asakura M, et al. (1985) Outward transport of fluorescein from the vitreous in aphakic eyes. Br J Ophthalmol 69:428−432
21. Nagataki S (1975) Aqueous humor dynamics of human eyes as studied using fluorescein. Jpn J Ophthalmol 19:235−249
22. Ohrloff C (1990) Vergleichende Bewertung von ICCE, ECCE und Phakoemulsifikation. Fortschr Ophthalmol 87 (Suppl):14−21
23. Ohrloff C, Dardenne M, Konen C, Sherif A (1982) Erfahrungen mit den ersten 1400 Hinterkammerlinsenimplantationen nach Phakoemulsifikation. Klin Monatsbl Augenheilkd 181:253−256
24. Ohrloff C, Oldendoerp J, Puck A (1985) Geringe Endothelzellverluste nach Phakoemulsifikation und Implantation einer Hinterkammerlinse. Klin Monatsbl Augenheilkd 186:303−306
25. Ohrloff C, Schalnus R, Spitznas M (1986) Quantitative Kontrolle der Hornhautendothelfunktion durch Fluorophotometrie im vorderen Augensegment. Klin Monatsbl Augenheilkd 189:24−27
26. Ohrloff C, Schalnus R, Spitznas M (1990) The role of the posterior capsule in the aqueous-vitreous barrier in aphakic and pseudophakic eyes. J Cataract Refract Surg 16:198−201
27. Ohrloff C, Schalnus R, Spitznas M (1990) Does a sulcus fixated posterior chamber lens impair aqueous flow? XXVI International Congress of Ophthalmology, Singapore
28. Randolpdh M, Maumenee AE, Illif E (1971) Cataract extraction in glaucomatous eyes. Am J Ophthalmol 71:328−333
29. Sawa M, Sakanishi Y, Shimizu H (1984) Fluorophotometric study of anterior segment barrier functions after extracapsular cataract extraction and posterior chamber intraocular lens implantation. Am J Ophthalmol 97:197−204
30. Schalnus R, Ohrloff C (1989) The posterior capsule as an aqueous-vitreous barrier. AER, 30th Meeting, Montpellier, France
31. Schalnus R, Ohrloff C, Spitznas M (1986) Fluorophotometrische Untersuchungen des Hornhautendothels nach Phakoemulsifikation mit Hinterkammerlinsenimplantation. Fortschr Ophthalmol 83:552−555
32. Sherif A, Dardenne U (1984) Posterior chamber lens implantation in patients with glaucoma. Cataract 1:6−9
33. Smith RT, Champbell CJ, Koester CJ, Trokel S, Anderson A (1990) The barrier function in extracapsular cataract surgery. Ophthalmology 97:90−95
34. Stark W, Maumenee AE, Dangel M, Martin N, Hirat L (1982) Intraocular lenses: Experience at the Wilmer Institute. Ophthalmology 89:104−108
35. Stark W, Worthen D, Holliday J, Bath P et al. (1983) The FDA report on intraocular lenses. Ophthalmology 90:311−317
36. Tsuru T, Araie M, Matsubara M, Tanishima T (1984) Endothelial wound healing of monkey cornea: fluorophotometric and specular microscopic studies. Jpn Ophthalmol 28:105−125
37. Tuft SJ, William KA, Coster DJ (1986) Endothelial repair in the rat cornea. Invest Ophthalmol Vis Sci 27:1199
38. Yablonski ME, Zimmermann T, Waltmann S, Becker B (1978) A fluorophotometric Study of the effect of topical timolol on aqueous humor dynamics. Exp Eye Res 27:135−142

Endothelschutz durch viskoelastische Substanzen bei Phakoemulsifikation

C. LINKE, D. T. PHAM und J. WOLLENSAK

Zusammenfassung. Wir führten eine prospektive klinische Studie über die intraoperative Verwendung von 1% Natrium-Hyaluronsäure (Healon), 3,5% Natrium-Hyaluronsäure (E 2004) und 2% Methylzellulose (Methocel) während der Kataraktoperation bei 91 Patienten durch. Wir verglichen die Wirkung dieser drei Substanzen auf den postoperativen intraokularen Druck (IOP), die zentrale Hornhautdicke und den Endothelzellverlust. 23 Patienten erhielten während Kapseleröffnung, Phakoemulsifikation und IOL-Implantation Healon. 27 Patienten erhielten während Kapseleröffnung, Phakoemulsifikation E 2004 und zusätzlich während der IOL-Implantation Healon. 41 Patienten erhielten während Kapseleröffnung, Phakoemulsifikation und IOL-Implantation Methocel. Alle viskoelastischen Substanzen wurden bei Operationsende entfernt. IOP und Hornhautdicke wurden präoperativ und 6 h, 24 h, 7 d und 3 m postoperativ bestimmt. Die Endothelzelldichte wurde prä- und 3 Monate postoperativ bestimmt. Wir fanden keine signifikanten Unterschiede zwischen den drei Gruppen.

Summary. Endothelial protection using viscoelastic substances during phacoemulsification. We conducted a clinical trial on the intraoperative use of 1% sodium hyaluronate (Healon). 3.5% sodium hyaluronate (E 2004) and 2% methylcellulose (Methocel) during cataract-extraction in 91 patients. We compared the effect of these three substances on postoperative intraocular pressure (IOP), central corneal thickness and endothelial cell loss. 23 patients received during capsulotomy, phacoemulsification and IOL-implantation Healon. 27 patients received during capsulotomy and phacoemulsification E 2004 and additionally during IOL-implantation Healon. 41 patients received during capsulotomy, phacoemulsification and IOL-implantation Methocel. All viscoelastic substances were removed at the end of surgery. IOP and corneal thickness were measured preoperatively and at six hours, 24 hours, one week and three months postoperatively. Endothelial cells were counted preoperatively and three months postoperatively. We found no differences between any of the three groups.

Es werden nach Kataraktextraktion zum Teil hohe postoperative Endothelzellverluste beschrieben [4, 5, 8]. Ursachen für diesen Endothelzellverlust sind intraoperative Schädigungen des Endothels, z.B. durch Berührung des Endothels mit Instrumenten oder mit der zu implantierenden Intraokularlinse. Das Hornhautendothel benötigt eine minimale Zelldichte von $300-500$ Zellen/mm^2, um die Transparenz der Hornhaut aufrechtzuerhalten. Da Endothelzellen nur eine geringe Mitosefähigkeit haben, sind endothelschonende Operationsmethoden sehr wichtig [7].

Augenklinik und Poliklinik, Universitätsklinikum Charlottenburg, Spandauer Damm 130, W-1000 Berlin 19, Bundesrepublik Deutschland

5. Kongreß der DGII
Hrsg. Wenzel et al.
© Springer-Verlag Berlin Heidelberg

Ein Hilfsmittel zur Vermeidung von Endothelkontakt besteht in der Verwendung von viskoelastischen Substanzen, z.B. Na-Hyaluronsäure (Healon) oder Methylzellulose (Methocel). Diese werden zu Beginn der Operation in die Vorderkammer injiziert und sollen sowohl die Vorderkammer stabilisieren [10, 14] als auch eine schützende Gleitfunktion bei Endothelberührung ausüben.

In die Vorderkammer injiziertes Healon wird zu einem großen Teil während der Phakoemulsifikation aspiriert. Eine während dieser Prozedur in der Vorderkammer verbleibende Substanz, die nicht aspiriert wird, könnte die endothelschützende Wirkung des Healon verstärken. Unter dieser Betrachtungsweise wurde eine neue viskoelastische Substanz, E 2004 (Pharmacia), entwickelt, die während der Phakoperiode besser als Healon in der Vorderkammer verbleibt und deshalb ein mechanisches Trauma des Endothels wirksamer verhindern soll.

Healon enthält 10 mg/ml Na-Hyaluronsäure, E 2004 enthält dagegen 35 mg/ml Na-Hyaluronsäure, gelöst in einem physiologischen Natriumchlorid-Phosphatpuffer. Als weitere viskoelastische Substanz wurde 2%ige Methylzellulose verwendet.

Wir untersuchten Patienten, bei denen während einer Kataraktextraktion eine der drei erwähnten viskoelastischen Substanzen verwendet wurde. Patienten, die älter als 40 Jahre waren und bei denen eine Phakoemulsifikation mit HKL-Implantation durchgeführt werden sollte, wurden im Hinblick auf die Teilnahme an dieser Studie untersucht. Patienten mit Glaukom oder Hornhauterkrankungen wurden von der Teilnahme an dieser Studie ausgeschlossen.

23 Patienten wurden mit Healon, 27 mit der Substanz E 2004 und 41 Patienten mit Methylzellulose behandelt. Bezüglich Alter und Geschlechtsverteilung bestand kein signifikanter Unterschied zwischen den Untersuchungsgruppen (Tabelle 1).

Bei den mit Healon behandelten Patienten wurde während der gesamten Operation Healon verwendet, im Mittel wurden $0,35 \pm 0,14$ ml benötigt. Bei den mit E 2004 behandelten Patienten wurde während der Kapseleröffnung und der Phakoemulsifikation E 2004 und zusätzlich bei der IOL-Implantation Healon verwendet. Im Mittel wurden $0,21 \pm 0,12$ ml der Substanz E 2004 und $0,13 \pm 0,06$ ml Healon benötigt. E 2004 verblieb im Mittel zu $47,4 \pm 23,66\%$ während der Phakoemulsifikation in der Vorderkammer und mußte in keinem Fall nachinjiziert werden. Bei den mit Methocel behandel-

Tabelle 1. Patientenanzahl, Geschlechts- und Altersverteilung in den drei Untersuchungsgruppen

	Healon	E2004	Methocel
Patientenanzahl	23	27	41
Geschlecht (m : w)	6 : 17	11 : 16	18 : 23
Mittleres Alter ± Std (Jahre)	$72,0 \pm 11,4$	$73,5 \pm 11,1$	$73,9 \pm 11,8$

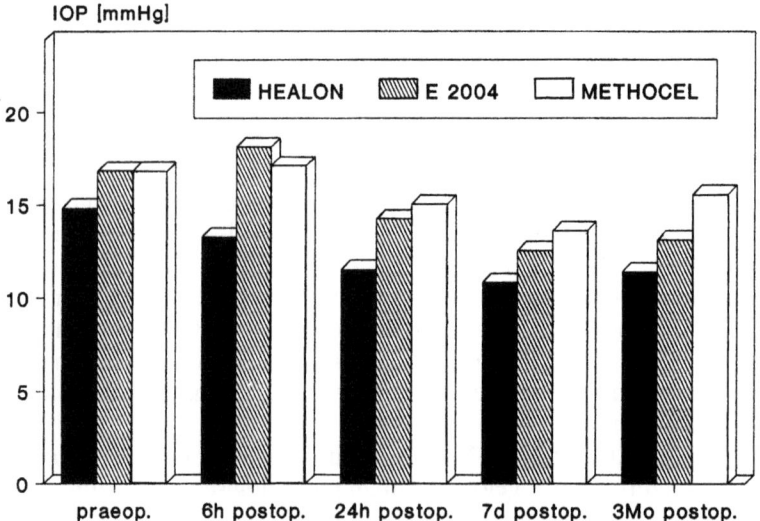

Abb. 1. Darstellung des intraokularen Drucks präoperativ, 6 h, 24 h, 7 d und 3 m postoperativ in den drei Untersuchungsgruppen

ten Patienten wurde während der gesamten Operation Methocel verwendet, im Mittel wurden 0,39 ± 0,09 ml benötigt. Methocel blieb im Mittel zu 14,1 ± 7,8% während der Phakoemulsifikation in der Vorderkammer und mußte in 47,2% der Fälle nachinjiziert werden.

Postoperativ wurden die viskoelastischen Substanzen wieder entfernt, dabei zeigte sich, daß das Methocel im Vergleich zu den anderen beiden Substanzen schwieriger zu entfernen war.

Die Patienten wurden präoperativ, 6 h, 24 h, 7 d und 3 Monate postoperativ untersucht. Beobachtete Parameter waren IOP, Dicke der zentralen Hornhaut und die Endothelzelldichte.

Die mit E 2004 bzw. Methocel operierten Patienten weisen im Vergleich zu den mit Healon operierten im Mittel höhere Druckwerte (Abb. 1) auf, der Unterschied ist jedoch statistisch nicht signifikant. Bei vier der mit E 2004 und bei zwei der mit Methocel behandelten Patienten kam es 6 h postoperativ zu einem Tensioanstieg über 35 mmHg, jedoch bei keinem der mit Healon behandelten.

Auch bei der zentralen HH-Dicke findet sich kein signifikanter Unterschied zwischen den Untersuchungsgruppen (Abb. 2).

Präoperativ und drei Monate postoperativ wurde das HH-Endothel fotografiert und die Endothelzelldichte bestimmt (Abb. 3). Präoperativ fand sich in der E-2004-Gruppe eine mittlere Zellzahl von 2611 ± 409 Zellen pro mm², in der Healon-Gruppe von 2697 ± 475 Zellen/mm² und in der Methocelgruppe von 2511 ± 431 Zellen/mm², diese Werte wiesen keinen signifikanten Unterschied auf. Postoperativ fand sich nach drei Monaten in der E-2004-Gruppe mit einem Zellverlust von im Mittel 12,7 ± 10,3% ein eher größerer

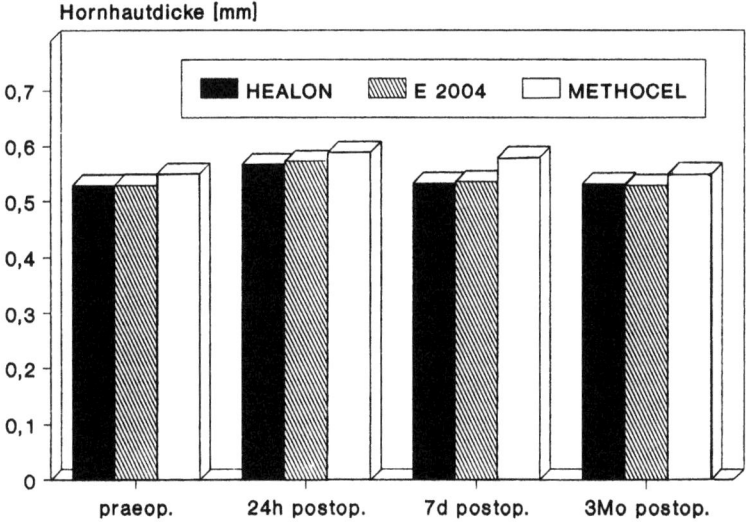

Abb. 2. Darstellung der zentralen Hornhautdicke präoperativ, 24 h, 7 d und 3 m postoperativ in den drei Untersuchungsgruppen

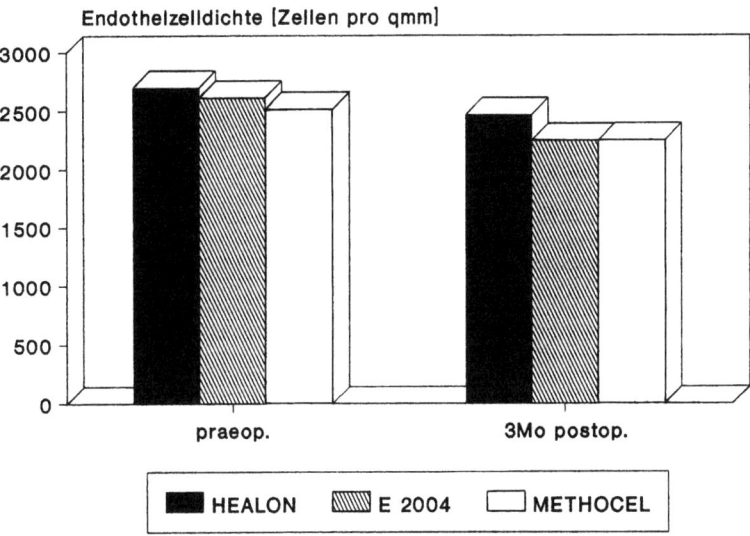

Abb. 3. Darstellung der Endothelzelldichte präoperativ und 3 Monate postoperativ in den drei Untersuchungsgruppen

Endothelzellverlust als in der Healon-Gruppe, dort betrug der Verlust nur
8,2 ± 9,2%. Aufgrund eines technischen Versagens konnte bis jetzt nur bei 8
der 41 mit Methocel behandelten Patienten die postoperative Endothelzellzahl bestimmt werden. In dieser Gruppe fand sich ein mittlerer Zellverlust
von 10,4 ± 9,7%. Der Unterschied zwischen den unterschiedlichen Substanzen ist jedoch nicht signifikant.

Diskussion

Alle drei verwendeten viskoelastischen Substanzen sind nichtinflammato-
risch und werden vom Auge toleriert. Sie üben eine Schutzfunktion auf das
Endothel aus, indem sie die Vorderkammer während der Kataraktoperation
stabilisieren und so die Operation vereinfachen.

Die intraoperative Verwendung von Methylzellulose und Healon wurde
in mehreren Studien untersucht [1, 6]. Liesegang et al. [10] fanden keinen
signifikanten Unterschied im postoperativen Druckverhalten, in der Hornhautdicke und beim Endothelzellverlust bei der intraoperativen Verwendung von Methylzellulose und Healon bei extrakapsulärer Kataraktoperation mit HKL-Implantation. Dieses Ergebnis wird von Thomsen et al. [17]
unterstützt. Pedersen [12] fand dagegen eine signifikant geringere Schutzwirkung von Methylzellulose im Vergleich zu Healon. Wir fanden keinen signifikanten Unterschied in bezug auf IOP, zentrale Hornhautdicke und Endothelzellverlust zwischen Healon, Methylzellulose und der dritten verwendeten Substanz, E 2004.

Ein akuter postoperativer Druckanstieg nach intraoperativer Verwendung einer viskoelastischen Substanz ist ein mehrfach beschriebenes Phänomen. Meist steigt der intraokulare Druck innerhalb der ersten 24 h postoperativ an, um dann in den folgenden 72 h allmählich abzusinken [9, 11, 13].
Dieser Effekt könnte darauf beruhen, daß die Makromoleküle des viskoelastischen Materials das Trabekelwerk verstopfen [3]. Theoretisch würde man
erwarten, daß hochvisköse Substanzen mit hohem Molekulargewicht das
Auge langsamer verlassen als solche niedriger Viskosität mit geringem Molekulargewicht und als Folge einen höheren und längeren Tensioanstieg erzeugen. Am Tiermodell konnte dieser Ansatz nicht verifiziert werden [15]. Wir
konnten in der vorliegenden Arbeit − wie auch Lane et al. [9] und Barron et
al. [2] − trotz unterschiedlicher physikalischer Eigenschaften der viskoelastischen Substanzen keine signifikanten Unterschiede im postoperativen Ten-
sioverlauf nachweisen. Kurzfristige Tensioerhöhungen über 35 mmHg traten bei vier der mit E 2004 und bei zwei der mit Methocel behandelten
Patienten 6 h postoperativ auf, jedoch bei keinem der mit Healon behandelten. Dieser Unterschied ist statistisch nicht signifikant.

Aufgrund der niedrigen Fallzahl konnten wir keine signifikanten Unterschiede zwischen den drei verglichenen viskoelastischen Substanzen feststellen. Der Vergleich zwischen E 2004 und Healon wurde im Rahmen einer

Multicenter-Studie erstellt. Endgültiges wird sich erst nach deren Beendigung feststellen lassen.

Literatur

1. Aron-Rosa D, Cohn HC, Aron JJ, Bouquety C (1983) Methylcellulose instead of Healon in extracapsular surgery with intraocular lens implantation. Ophthalmology 90:1235–1238
2. Barron BA, Busin M, Page C (1985) Comparison of the effects of Viscoat and Healon on postoperative intraocular pressure. Am J Ophthalmol 100:377–384
3. Berson FG, Patterson MM, Epstein DL (1983) Obstruction of aequeous outflow by sodium hyaluronate in enucleated human eyes. Am J Ophthalmol 95:668–672
4. Bigar F, Huber C (1982) Hornhautendothelveränderungen nach Implantation iridokapsulärer Linsen. Klin Monatsbl Augenheilkd 180:441–446
5. Bourne WM, Kaufmann HE (1976) Endothelial damage associated with intraocular lenses. Am J Ophthalmol 81:482–485
6. Fechner PU, Fechner MU (1983) Methylcellulose and lens implantation. Br J Ophthalmol 67:259–263
7. Hartmann C (1987) Klinische Hornhautspiegelmikroskopie. Fortschr Ophthalmol 84:313–322
8. Kaufmann HE, Katz J (1976) Endothelial damage from intraocular lens insertion. Invest Ophthalmol 15:996–1000
9. Lane SS, Naylor DW, Kullerstrand LJ, Knauth K, Lindstrom RL (1991) Prospective comparison of the effects of Occucoat, Viscoat and Healon on intraocular pressure and endothelial cell loss. J Cataract Refract Surg 17:21–26
10. Liesegang TJ, Bourne WM, Ilstrup DM (1986) The use of hydroxypropyl methylcellulose in extracapsular cataract extraction with intraocular lens implantation. Am J Ophthalmol 102:723–726
11. MacRae SM, Edelhauser HF, Hyndiuk RA, Burd EM, Schultz RO (1983) The effects of sodium hyaluronate, chondroitin sulfate and methylcellulose on the corneal endothelium and intraocular pressure. Am J Ophthalmol 95:332–341
12. Pedersen OÖ (1990) Comparison of the protective effects of methylcellulose and sodium hyaluronate on corneal swelling following phacoemulsification of senile cataracts. J Cataract Refract Surg 16:594–596
13. Percival SFB (1982) Complications from use of sodium hyaluronate (Healonid) in anterior segment surgery. Br J Ophthalmol 66:714–716
14. Polack FM (1986) Healon (Na Hyaluronate). A review of the literature. Cornea 5:81–93
15. Schubert H, Denlinger JL, Balazs EA (1981) Na-hyaluronate injected into the anterior chamber of the owl monkey: Effect on IOP and rate of disappearance. ARVO abstracts. Invest Ophthalmol Vis Sci 20 (S):118
16. Simonsen AH, Sörensen KE, Sperling S (1981) Thymidine incorporation by human corneal endothelium during organ culture. Acta Ophthalmol 59:110–118
17. Thomsen M, Simonsen AH, Andreassen TT (1987) Comparison of sodium hyaluronate and methylcellulose in extracapsular cataract extraction. Acta Ophthalmol 65:400–405

Qualitätskontrollen in der Kataraktchirurgie

Kontrollierte klinische Studie zweier viskoelastischer Substanzen

J. Kammann, G. Dornbach, C. Vollenberg und P. Hille

Zusammenfassung. Viskoelastische Substanzen haben in den letzten Jahren im Zusammenwirken mit der intraokularen Hypotonie neben den üblichen Anwendungsgebieten in der Augenchirurgie für die schonende Kataraktoperation große Bedeutung erlangt. Die Unterschiede in ihren chemischen Eigenschaften und damit ihrer Wirkung auf das Auge waren der Anlaß für eine kontrollierte klinische Studie, in der Na-Hyaluronsäure als Vertreter der Gruppe der Glukosaminoglykane mit Hydroxypropylmethylzellulose (HPMC) aus der Gruppe der Zelluloseäther verglichen wurde. 200 Patienten zur Kataraktoperation wurden unter Ausschluß von Diabetes mellitus, Glaukom und schwereren Hornhautschäden am ersten, zweiten und fünften postoperativen Tag sowie 4 Wochen nach Operation untersucht. Es ergaben sich keine statistisch signifikanten Unterschiede in bezug auf IOP, Ausprägung des postoperativen Vorderkammer-Reizzustandes und Hornhautdicke. Vom wirtschaftlichen Standpunkt aus betrachtet hat Methylzellulose (HPMC) wegen ihrer Preisgünstigkeit gegenüber Na-Hyaluronsäure für die Routine-Kataraktoperation Vorteile.

Summary. Viscoelastic substances in correlation with intraocular hypotony have gained great significance in low-irritation cataract surgery within the last few years. Differences in their chemical properties and thus in their effect on the eye formed the grounds for a controlled clinical study comparing sodium hyaluronic acid, representing the group of glucosamine glykanes, and hydroxypropyl methyl cellulose (HPMC), representing the group of cellulose ethers. 200 cataract patients, excluding those suffering from diabetes mellitus, glaucoma and severe corneal damage, were examined on the first, second and fifth postoperative day as well as four weeks postoperatively. Statistically, no significant differences were found as regards IOP, postoperative anterior chamber irritation and corneal thickness. From the economical point of view, methocel (HPMC) should be preferred against sodium hyaluronic acid in routine cataract surgery due to lower costs.

Einleitung

Seit 1958 wurde der Versuch unternommen, viskoelastische Substanzen (Na-Hyaluronsäure) als Glaskörperersatz in der Augenchirurgie einzusetzen [1]. Erst 1980 gelang es jedoch, Na-Hyaluronsäure ohne Entzündungsmediatoren und Immunogene herzustellen, die bis dahin häufig zu schweren Unverträglichkeitserscheinungen geführt hatten. 1977 wurde über die erfolgreiche Anwendung von Hydroxypropylmethylzellulose in der Kataraktchirurgie berichtet [2]. Eine neue Ära, die sog. „Visko-Chirurgie" begann.

Augenklinik des St. Johannes-Hospital, Johannesstr. 9–11, W-4600 Dortmund 1, Bundesrepublik Deutschland

5. Kongreß der DGII
Hrsg. Wenzel et al.
© Springer-Verlag Berlin Heidelberg

Chemische und physikalische Eigenschaften viskoelastischer Substanzen

Die heute gebräuchlichsten viskoelastischen Substanzen können in 2 chemische Gruppen eingeteilt werden:

I. *Glykosaminoglykane:* Biochemische Verbindungen, abgeleitet von den Mukopolysacchariden. Hierzu gehört Na-Hyaluronsäure, bekannt unter dem Handelsnamen Healon.

II. *Zelluloseäther:* Zur Familie der Polysaccharide gehörig, den Glykosaminoglykanen sehr ähnlich. In diese Gruppe fällt Hydroxypropylmethylzellulose (HPMC), auch Methylzellulose oder Methocel genannt, unter dem Handelsnamen Adatocel geläufig.

Beide Substanzen zeigen pseudoplastisches oder sog. viskoelastisches Verhalten, d.h. die Viskosität ist bei niedrigen Scherkräften höher und nimmt mit deren Zunahme ab, bis die Lösung elastisches Verhalten zeigt (Abb. 1). Je nach Molekülgröße, Konzentration und molekularer Interaktion haben viskoelastische Substanzen unterschiedliche elastische und viskose Eigenschaften [3]. Die Fließkurven beider Lösungen zeigen ein ausgeprägtes Memory bei HPMC (große Hysterese). Na-Hyaluronsäure weist weit weniger Veränderungen durch Einwirkung von Scherkräften und damit keine Hysterese auf (Abb. 2).

Klinische Anforderungen an viskoelastische Substanzen

Ein anderer wichtiger Gesichtspunkt sind die klinischen Anforderungen an viskoelastische Substanzen [3]. Sie müssen chemisch inert, isoosmotisch, frei von Endo- und Exotoxinen und sehr gut biokompatibel sein. Antikörperreaktionen sind nicht erlaubt. Das Material muß optisch klar und von ausreichender Viskoelastizität sein. Es soll einfach zu applizieren, nach Gebrauch leicht zu entfernen sein und keinen Einfluß auf den intraokularen Druck durch Verlegung des Trabekelwerks haben.

Unter Berücksichtigung der chemisch-physikalischen Eigenschaften kann, abhängig von der Operationssituation, die jeweils geeignete Substanz zur Durchtrennung oder Vereinigung von Geweben, zum Oberflächenschutz oder zur Blockade von intraokularen Verbindungswegen angewandt werden. Hauptanwendungsgebiet ist jedoch die Kataraktoperation in ihren verschiedenen Schritten.

Material und Methode

Bei der Auswahl viskoelastischer Substanzen sind auch wirtschaftliche Gesichtspunkte relevant. Für eine Kosten-Nutzen-Analyse führten wir

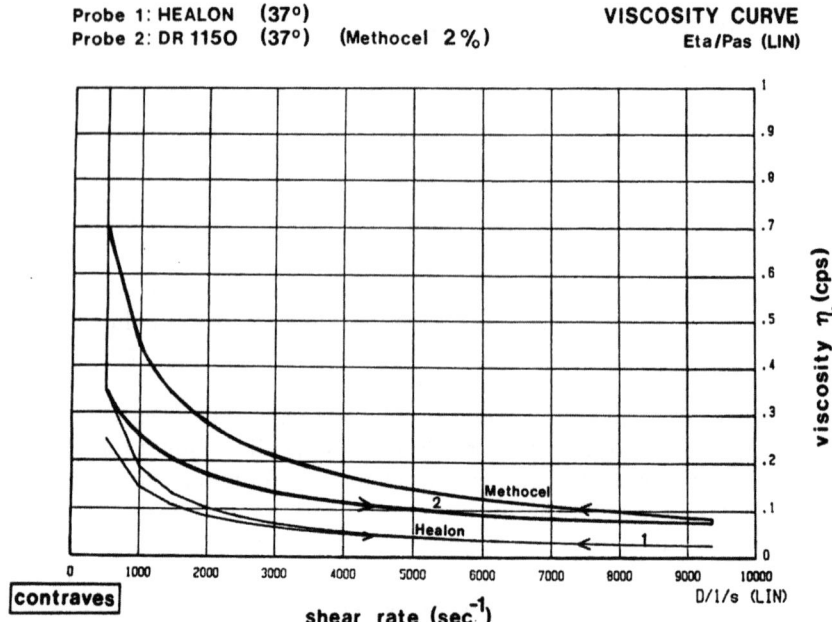

Abb. 1. Viskositätskurven (Quelle: Contraves GmbH, 7000 Stuttgart 80)

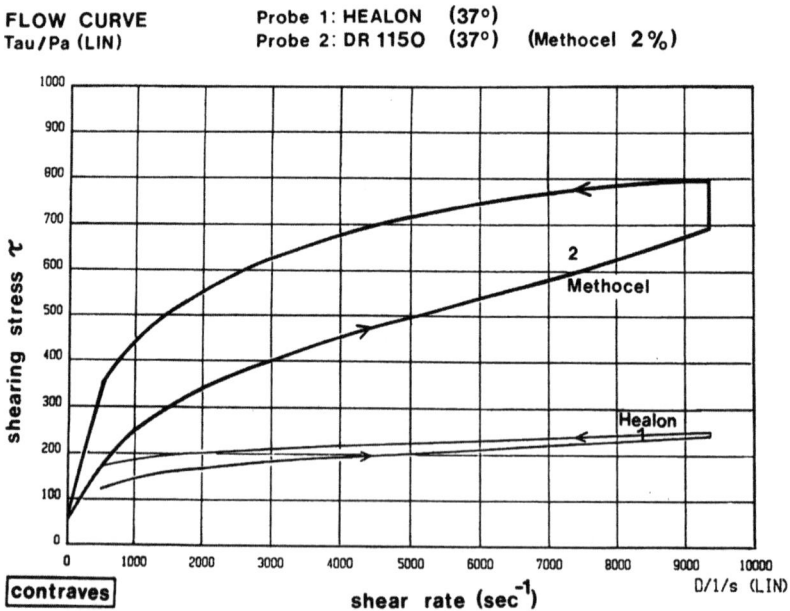

Abb. 2. Fließkurven (Quelle: Contraves GmbH, 7000 Stuttgart 80)

daher zwischen den beiden ältesten und bewährtesten Substanzen (Healon und Adatocel) eine kontrollierte klinische Studie durch. Untersucht wurden 200 Patienten, bei denen eine Kataraktoperation durchgeführt worden war, unter Ausschluß zusätzlicher Risikofaktoren wie Diabetes, Glaukom und schwerer Hornhautschäden. Bei 109 Patienten wurde eine Phakoemulsifikation mit Linsenimplantation, bei 91 eine ECCE mit Linsenimplantation durchgeführt. In beiden Gruppen wurden viskoelastische Substanzen intraoperativ nach IOL-Implantation in den Kapselsack durch ein maschinell gesteuertes Saug-Spül-Verfahren entfernt. Gründliche Untersuchungen erfolgten präoperativ, am 1., 2. und 5. Tag und 4 Wochen postoperativ. Jeweils 30 Patienten aus beiden Gruppen wurden zur Messung der Hornhautdicke präoperativ und am 1., 3. und 5. Tag postoperativ der Pachymetrie zugeführt.

Ergebnisse

Da die Tensionswerte beider Gruppen annähernd gleich sind (Abb. 3), prüften wir das Druckverhalten für Werte >24 mmHg (Abb. 4). Die statistische

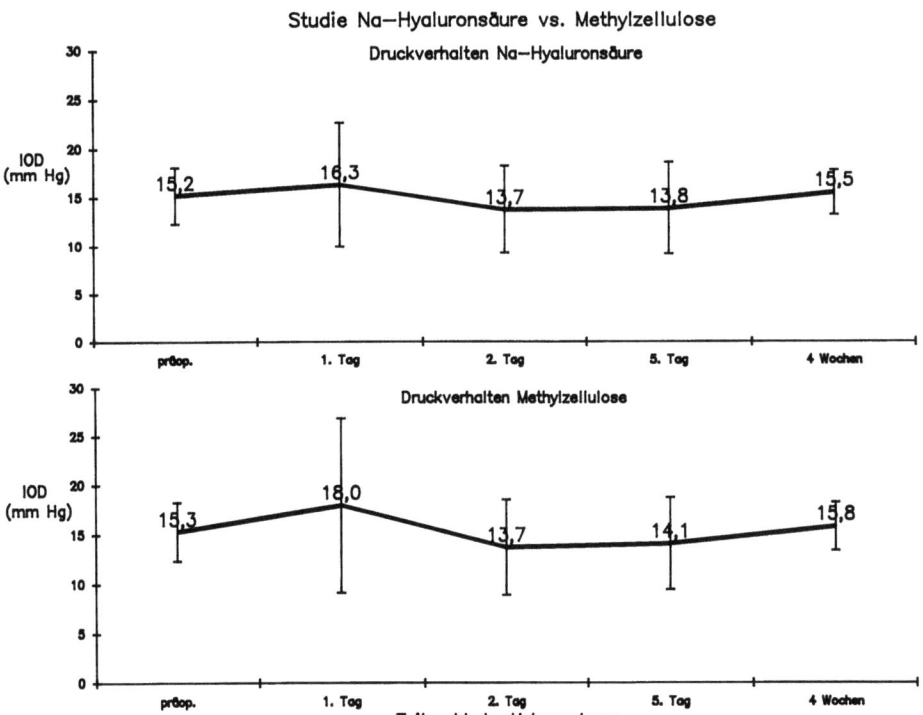

Abb. 3. Durchschnittliche Tensionswerte

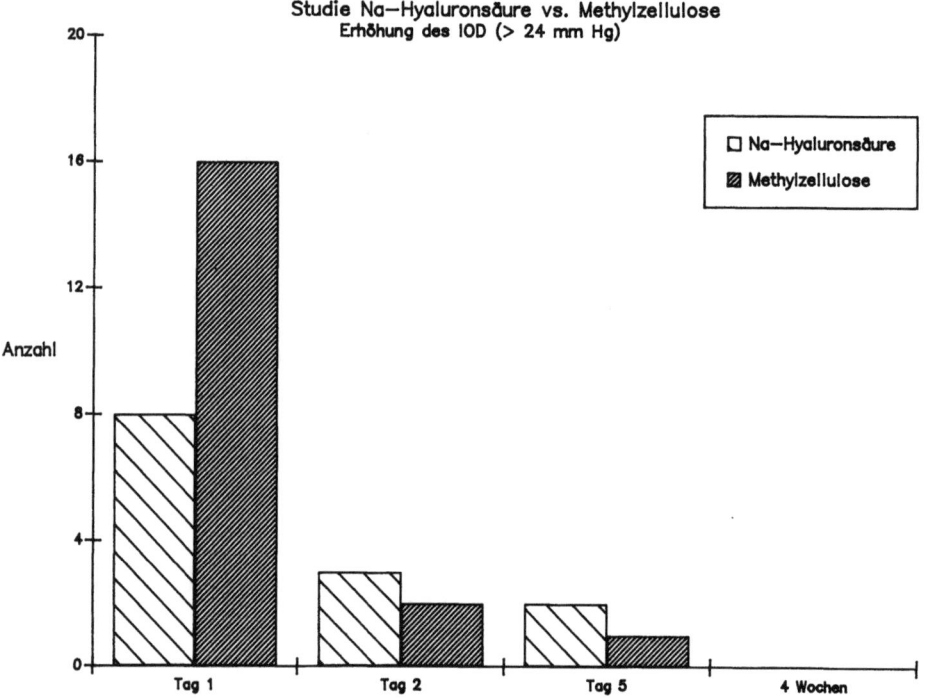

Abb. 4. Tensionswerte >24 mmHg

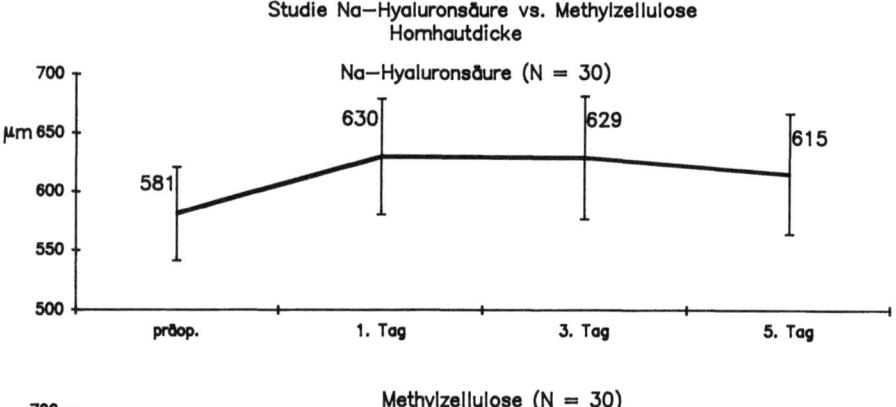

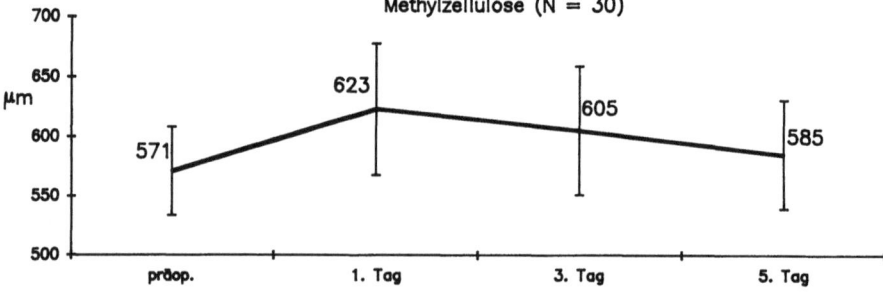

Abb. 5. Durchschnittliche Hornhautdicke

Auswertung mit Hilfe der Kontingenztafelmethode und des Pearson-Chi-Quadrat-Tests bei Annahme von p = 0,05 ergab keine signifikanten Unterschiede. Von den 200 Patienten wiesen in der Healon-Gruppe 6, in der Adatocel-Gruppe 12 postoperativ einen vermehrten Reizzustand auf. Auch heir zeigt die statistische Auswertung mit Hilfe der Kontingenztafelmethode und des Pearson-Chi-Quadrat-Test, daß bei p = 0,05 kein signifikanter Unterschied besteht. In beiden Gruppen war dieser vermehrte Reizzustand durch subkonjunktivale Kortisonapplikation über durchschnittlich 3 bzw. 4 Tage leicht zu beherrschen. Hintere Synechierungen traten in beiden Gruppen nicht auf. In der weiteren postoperativen Phase war eine zusätzliche besondere Medikation nicht mehr erforderlich. Als dritter aussagekräftiger Parameter wurde die Hornhautdicke an je 30 Patienten pachymetrisch bestimmt. Auch hier fanden sich keine Unterschiede; beide Substanzen bieten einen gleichwertigen Endothelschutz (Abb. 5).

Diskussion

Durch die Nutzung von intraokularer Hypotonie (Allgemeinanästhesie oder Retrobulbäranästhesie plus Drucksenkung mit dem Okulopressor nach Vörösmarthy) und Wirkung der viskoelastischen Substanzen können heute bei 95% aller Kataraktoperationen gleich gute Ergebnisse erzielt werden. Beide von uns untersuchten Substanzen sind in bezug auf Verhalten des IOD und der Hornhautdicke sowie Ausprägung des intraokularen Reizzustandes ebenbürtig. In 5% der Fälle bestehen schwierigere anatomische Situationen wie vis à tergo, flache Vorderkammer etc. Hier ist Na-Hyaluronsäure aufgrund der höheren Viskosität und der größeren Stabilität gegenüber Druck überlegen. Die Kombination von intraokularer Hypotonie und Anwendung viskoelastischer Substanzen ist Vorbedingung für schonende und erfolgreiche Kataraktoperationen. Aus betriebswirtschaftlicher Sicht, d.h. aus Kostengründen, ist aus den vorliegenden Untersuchungsergebnissen der Schluß zu ziehen, daß bei klinischer Gleichwertigkeit beider Substanzen dem Methocel (HPMC) im Rahmen der Routine-Kataraktoperation der Vorzug zu geben ist.

Literatur

1. Balasz E (1960) Physiology of the vitreous body (1958). In: Schepens CL (ed) Importance of the vitreous body in retina surgery with special emphasis on reoperations. Mosby, St. Louis, pp 29–48 und 144–146
2. Fechner PU (1977) Methylcellulose in lens implantation. Am Intraocular Implant Soc J 3:180–181
3. Kammann JP, Kreiner CF (1990) Methocel – Chemical properties and clinical use. Vorgetragen anläßlich der India IOL & Lasers in Ophthalmology, Satellite Symposia of the 26th Int. Congress of Ophthalmology, Neu Delhi, Indien

Spätergebnisse nach interkapsulärer Implantation (Binkhorst-2-Schlingenlinse)

O.-E. Schnaudigel, A. Zornemann und W. Doden

Zusammenfassung. In einer retrospektiven Studie werden 47 Augen 5½ Jahre nach Implantation einer iridokapsulären Linse in den Kapselsack nachuntersucht. Es fanden sich keine postoperativen Keratopathien, die Linse war meist durch zirkuläre Synechien im Pupillarbereich fixiert, es waren keine Komplikationen im Bereich der Netzhaut aufgetreten. Mit diesem Linsentyp hat Binkhorst also schon frühzeitig die später so erfolgreiche Kapselsackimplantation teilweise vorhergesehen.

Summary. In a retrospective study 47 eyes are examined 5½ years after implantation of an iridocapsular lens into the capsular bag. There was no postoperative permanent corneal clouding, in nearly all cases the lens fixated in the pupillary region by circular synechias. Ther were no retinal complications caused by the operation. With this type of intraocular lens Binkhorst has previewed the implantation of the IOL with capsular fixation which has been later on so sucessful.

Einleitung

1965 kam C. D. Binkhorst auf die Idee, die Kunstlinse nach extrakapsulärer Extraktion zu implantieren. Dadurch hatte er die Möglichkeit, seine 4-Schlingenlinse mit den hinteren Schlaufen im Kapselsack zu befestigen und die beiden vorderen Schlingen wegzulassen [4, 5]. Es entstand die iridokapsuläre 2-Schlingenlinse nach Binkhorst, die viele Komplikationen des früheren Linsentyps vermeiden sollte [7, 8, 15] (Abb. 1, 2).

Krankengut

Von 1980−1981 implantierten wir in der Universitätsaugenklinik Frankfurt (Main) diesen Linsentyp in insgesamt 182 Augen. In einer retrospektiven Kontrollstudie nach 5½ Jahren konnten wir aus dieser Gruppe 47 Augen von 41 Patienten untersuchen. Das durchschnittliche Patientenalter betrug 76 Jahre, die Geschlechtsverteilung 18 : 23 (männlich zu weiblich).

Universitäts-Augenklinik, Theodor-Stern-Kai 7, W-6000 Frankfurt/Main 70, Bundesrepublik Deutschland

5. Kongreß der DGII
Hrsg. Wenzel et al.
© Springer-Verlag Berlin Heidelberg

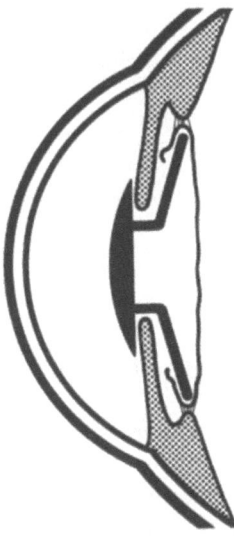

Abb. 1. Iridokapsuläre Linse im Querschnitt (Schema)

Abb. 2. Iridokapsuläre Linse mit zirkulärer Synechierung
▼

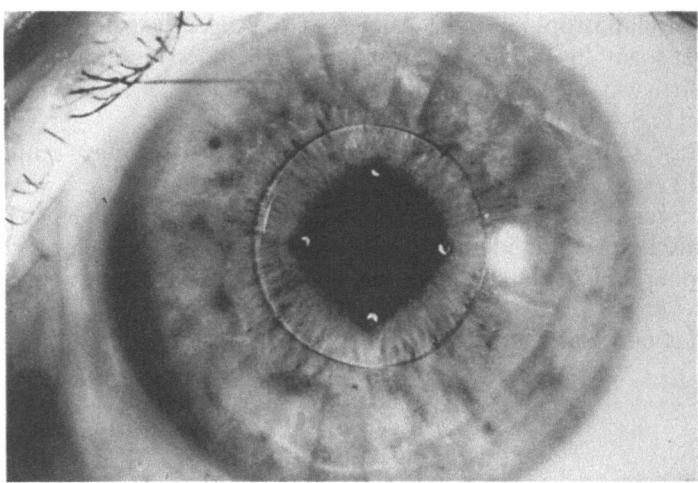

Operiert worden war mit primär extrakapsulärer Kataraktextraktion oder mit Phakoemulsifikation, es traten folgende Frühkomplikationen auf: passagere Keratopathien: 8; Rindenreste peripher: 5; geringe Vorderkammerblutung (bis 1 mm): 3; Luxation der Linse: 1.

Im Zwischenzeitraum zwischen Operation und Kontrolluntersuchung waren bei 4 Patienten Nachstaroperationen ausgeführt worden, es war keine Amotio aufgetreten, bei einem Patienten mit Diabetes mellitus hatte sich eine rezidivierende Glaskörperblutung gebildet.

Tabelle 1. Visusergebnisse (n = 17)

Visus	Präop.	Postop.
Weniger als 0,1	32	8
0,1–0,3	15	5
0,4–0,5	0	2
0,6 und besser	0	32

Ergebnisse der Nachuntersuchung

Die Visuswerte waren von durchschnittlich 0,07 vor der Operation auf 0,6 postoperativ angestiegen (s. Tabelle 1).

An den 47 Augen konnten bei der augenärztlichen Nachuntersuchung eine Reihe von Lokalbefunden erhoben werden.

Die Hornhaut zeigte bei 24 Augen punktförmige Pigmentierungen auf der Hornhautrückfläche diffus verteilt, eine Keratopathie fand sich nicht mehr.

Ein Sekundärglaukom war nicht aufgetreten, die Iris selbst zeigte diffus verteilte Pigmentblattatrophien in 32 Augen, in 40 Augen war die Pupille quadratisch, bei sogar 46 Augen zeigten sich Synechien der Pupille mit der Kunstlinse, dabei war nur ein Bügel in 5 Augen befallen, 2 Bügel in 18 Augen, 3 Bügel in 8 Augen und 4 Bügel bei 15 Augen.

Die Kunstlinse selbst war in 34 Augen exakt zentriert, bis max. 1 mm dezentriert in 13 Augen.

Die Netzhaut zeigte in 6 Fällen eine ausgeprägte trockene Makuladegeneration, ein zystisches Makulaödem und eine Netzhautablösung fanden sich nicht. Ein peripherer nicht behandlungsbedürftiger Nachstar fand sich bei 25 Augen.

Zusammenfassend sind die Befunde in Tabelle 2 wiedergegeben.

Diskussion

Die 2-Schlingenlinse nach Binkhorst, die nur eine passagere Entwicklung hin zur reinen Hinterkammerlinse mit Kapselsackfixierung bildete, zeigte also eine gute Stabilität im Kapselsack mit zusätzlicher Fixation durch die meist zirkulär synechierte Pupille.

Die gefürchteten Komplikationen der 4-Schlingen-Binkhorst-Linse im Bereich der Hornhaut [15] traten durch die fehlenden vorderen Bügel und durch die verbesserte Stabilität nicht mehr auf, die intakte hintere Linsenkapsel erzielte zusätzlich stabile Netzhautfunktionen, so fand sich selten ein zystoides Makulaödem oder eine Netzhautablösung [1, 6, 11, 14].

Speziell Keratopathien wurden nur in 0,9% gefunden [9], da durch das Fehlen der vorderen Schlaufen ein Endothelkontakt kaum noch vorkommt.

Tabelle 2. Befunde bei der Nachuntersuchung (n = 47)

Keratopathie: 0
Punktförmige Pigmentierung auf der Hornhautrückfläche: 24

Diffus verteilte Irispigmentblattatrophie: 32

Synechien: 46

    Ein Bügel: 5
    Zwei Bügel: 18
    Drei Bügel: 8
    Vier Bügel: 15

Pupille quadratisch: 40

Dezentrierungen: keine 34
                bis max. 1 mm 13

Ausgeprägte trocken Makuladegeneration: 6

Zystoides Makulaödem: 0

Amotio retinae: 0

Sekundärglaukom: 0

Nachstar: 25

Tabelle 3. Vorzüge und Nachteile der Binkhorst-2-Schlingenlinse (modifiziert nach Fechner)

Vorzüge
Primäre oder sekundäre Implantation möglich
Gute Fixation, Dislokation selten
Keine progressive Schädigung des Irispigments
Wenn keine Synchien vorhanden, Mydriasis möglich

Nachteile
Synechierung mit Schädigung des M. shpincter pupillae
Nur nach extrakapsulärer Kataraktoperation anwendbar
Fixation im Kapselsack nicht immer stabil
Netzhaut-Chirurgie später oft schwierig
Falls disloziert, schwierige Reposition

Die zur Implantation notwendige extrakapsuläre Kataraktextraktion birgt einen weiteren Vorteil, so daß Häufigkeit und Schwere des zystoiden Makulaödems sehr viel geringer waren als bei intrakapsulärer Technik [13]. Aber nicht alle Autoren konnten eine stabile Linsenlage mit Kapselsackfixation finden [11, 12].

Die häufigen zirkulären Synechien sind zwar zur Stabilisation erwünscht, das fehlende freie Pupillenspiel erschwert aber beispielsweise die postoperative Netzhautkontrolle. Andere Autoren finden bis zu 60% zirkuläre Synechien im Pupillarbereich [10, 11, 12].

In unserem Krankengut trat in über 50% ein Nachstar auf, in 4 Fällen mußte operiert werden. In der Literatur finden sich Nachstarraten von

6−37%, Binkhorst selbst findet nach einer Nachbeobachtungszeit von 20 Jahren eine Discisionsrate von 50% [2, 10, 12, 13].

Vorzüge und Nachteile der 2-Schlingenlinse nach Binkhorst sind in Tabelle 3 zusammengefaßt.

Mit dieser Entwicklung, der 2-Schlingenlinse zur iridokapsulären Implantation ist Binkhorst also schon frühzeitig den richtigen Weg mit einer Linsenfixation im Kapselsack vorausgegangen [3].

Literatur

1. Binkhorst CD (1975) Evaluation of intraocular lens fixation in pseudophakia. Am J Ophthalmol 80:184
2. Binkhorst CD (1977) Five hundred extracapsular extractions with iridocapsular and iris clip lens implantation in senile cataract. Ophthalmol Surg 8:37
3. Binkhorst CD (1979) Auf der Suche nach dem richtigen Ort und der optimalen Fixationsart einer intraokularen Linse. Klin Monatsbl Augenheilkd 174:870
4. Binkhorst CD, Gobin MH (1967) Pseudophakia after lens surgery in children. Ophthalmologica 154:81
5. Binkhorst CD, Kats A, Leonard PAM (1972) Extracapsular pseudophakia. Am J Ophthalmol 73:625
6. Bras JF (1977) Review of Binkhorst intraocular lenses. Br J Ophthalmol 61:631
7. Doden W, Schnaudigel OE (1980) Unerwünschte Befunde nach Kunststofflinsenimplantation. Klin Monatsbl Augenheilkd 177:808
8. Doden W, Schnaudigel OE, Welt R (1983) Erfahrungen mit verschiedenen Kunstlinsen. Klin Monatsbl Augenheilkd 182:263
9. Fechner PU (1984) In: Alpar JJ, Fechner PU (Hrsg) Intraokularlinsen, 2. Aufl. Enke, Stuttgart
10. Gilson M, Marechal-Courtois Ch, Galand A, Prijot E (1979) Fréquence des complications dans l'implantation des lentilles irido-capsulaires. Bull Soc Belge Ophthalmol 183:41
11. Huber C (1979) Indikation und Resultate der extrakapsulären Linsenimplantation beim Krankengut von Dr. C. D. Binkhorst im Jahre 1967. Klin Monatsbl Augenheilkd 174:876
12. Kern R (1978) Komplikationen und ihre Vermeidung vor, während und nach Implantation von intraokularen Linsen. Klin Monatsbl Augenheilkd 172:426
13. Kern R, Schipper J, Oppong C (1979) Rückblick auf 400 Linsenimplantationen. Klin Monatsbl Augenheilkd 174:895
14. Manschot WA (1978) Mechanism of fixation of two-loop iridocapsular lenses. Am J Ophthalmol 85:465
15. Schnaudigel OE, Doden W (1989) Spätergebnisse nach Binkhorst 4-Schlingenlinsen-Implantation. In: Lang GK, Rupprecht KW, Jacobi KW, Schott K (Hrsg) 2. Kongreß der DGII. Enke, Stuttgart

Risikofaktoren der Netzhautablösung nach Kataraktextraktion mit Implantation einer Hinterkammerlinse

C. KÜLLENBERG, H. HERMEKING und E. GERKE

Zusammenfassung. Retrospektiv wurden 49 Augen mit Pseudophakieablatio ausgewertet, die ab 1986 konsekutiv in unserer Klinik ablatiochirurgisch behandelt wurden. Der Zeitraum von der Kataraktoperation (gezielt extrakapsulär oder Phakoemulsifikation mit Implantation einer Hinterkammerlinse) bis zum Auftreten der Ablatio betrug durchschnittlich 2,5 Jahre. Ziel der Untersuchung war es, Risikofaktoren der Pseudophakieablatio zu erfassen. Es wurden folgende Faktoren gefunden: 65% der Augen wiesen eine zumeist mittelgradige Myopie auf. In 51% der Fälle war die hintere Linsenkapsel nicht intakt. Hierfür waren in 40% der Augen Komplikationen während der Kataraktchirurgie, in 60% eine Kapsulotomie mit dem Neodym-YAG-Laser die Ursache. In 18% wies das Partnerauge eine Ablatioanamnese bzw. Ablatiovorstufen auf. Hieraus schließen wir, daß bei Myopie der Erhalt des iridokapsulären Diaphragmas besondere Beachtung finden sollte. Bei Ablatiodisposition und bei Myopie sollte die Indikation zur Nachstardiszision streng gestellt werden, um nicht eine möglicherweise additiv wirksame Kombination von Risikofaktoren zu schaffen.

Summary. 49 eyes with pseudophakic retinal detachment, which underwent retinal surgery at our clinic consecutively since 1986 were studied retrospectively. The mean interval between cataract-surgery (planned ECCE or phacoemulsification with implantation of a posterior chamber intraocular lens) was 2.5 years. The purpose of this study was the assessment of factors related with pseudophakic retinal detachment. We found the following risk-factors: 65% of the eyes had previously been myopic, moderately (-1.5 dpt to -5.0 dpt) in the majority of these cases. In 51% the posterior capsule was not intact, due to intraoperative complications in 40% and to neodymium-YAG laser capsulotomy in 60%. 18% of the fellow eyes had a history of retinal detachment or photocoagulation for retinal holes or presented with lattice degeneration of the retina. We conclude that the integrity of the posterior lens capsule is of paramount importance in myopic eyes. There should be restrictions in the indication for YAG laser capsulotomy in eyes with myopia or an otherwise increased risk of retinal detachment.

Einleitung

Die Netzhautablösung ist die häufigste visusbedrohende Komplikation nach Kataraktextraktion. Ihre Inzidenz wurde in umfangreichen Studien mit 1,7 bzw. 0,33% nach extrakapsulärer Kataraktextraktion (ECCE) mit Implantation einer Hinterkammerlinse angegeben [7, 9]. Ziel der vorliegenden Studie war es, Risikofaktoren der Pseudophakieablatio zu erfassen.

Augenklinik, Klinikum Barmen, Heusnerstr. 40, W-5600 Wuppertal 2, Bundesrepublik Deutschland

5. Kongreß der DGII
Hrsg. Wenzel et al.
© Springer-Verlag Berlin Heidelberg

Tabelle 1. ECCE oder Phakoemulsifikation + HKL + Ablatio retinae

	48 Patienten 49 Augen
Alter der Patienten:	Durchschnitt 64 Jahre (min. 45 J./max. 82 J.)
Männlich/weiblich:	33/45
Zeitraum Kat.-OP bis zur Ablatio:	Durchschnitt 2,5 Jahre (min. 0,5 J./max. 9 J.)
Kat.-OP im Hause:	18 Augen
Kat.-OP außer Hause:	31 Augen

Material und Methodik

Retrospektiv wurden 49 Augen von 48 Patienten ausgewertet, die von März 1986 bis Februar 1991 konsekutiv in unserer Klinik ablatiochirurgisch behandelt wurden. Es gingen nur Augen in die Untersuchung ein, die nach geplanter ECCE oder Phakoemulsifikation mit Implantation einer Hinterkammerlinse eine rhegmatogene Netzhautablösung erlitten. Das Durchschnittsalter der Patienten bei Auftreten der Ablatio betrug 64 Jahre. Es waren 15 weibliche und 33 männliche Patienten betroffen. Bei 18 der 49 Augen war die Kataraktoperation in unserer Klinik erfolgt, bei den übrigen 31 Augen außer Haus. Der durchschnittliche Zeitraum von der Kataraktoperation bis zur Netzhautablösung betrug 2,5 Jahre (Tabelle 1). Die Bewertung des präoperativen Risikoprofils erfolgte anhand der ursprünglichen Refraktion und des individuellen Ablatiorisikos. Um die Disposition zur Netzhautablösung einzuschätzen wurden Familienanamnese und retinale Besonderheiten des Partnerauges erfaßt. Hierzu zählten behandlungsbedürftige oder prophylaktisch gelaserte gittrige äquatoriale Degenerationen, Netzhautforamina oder Risse sowie eine Ablatioanamnese des Partnerauges. Intraoperativ wurden Komplikationen und geplante Kapsulotomien erfaßt, postoperativ Kapsulotomien mit dem Neodym-YAG-Laser.

Ergebnisse

24 Fälle traten nach komplikationsloser Kataraktoperation bei intakter hinterer Kapsel auf. In 10 Fällen war es zu intraoperativen Komplikationen gekommen. In 9 Augen war eine akzidentielle Ruptur der hinteren Kapsel dokumentiert, was in 5 Fällen zum Glaskörperprolaps führte. Eine geplante intraoperative Kapsulotomie wurde gleichfalls durch einen Glaskörperprolaps kompliziert. In 15 Fällen wurde zu einem späteren Zeitpunkt eine hintere Kapsulotomie mit dem Neodym-YAG-Laser angelegt. Insgesamt war somit in etwa der Hälfte der Fälle die Integrität des Zonula-Kapsel-Diaphragmas nicht erhalten (Tabellen 2, 3).

Tabelle 2. Kataraktoperation mit HKL (ECCE oder Phako) (n = 49)

Keine Komplikationen	24 Augen
Intraoperative Komplikation	10 Augen
YAG-Laser post OP	15 Augen

Tabelle 3. Komplikationen bei Kataraktoperation (n = 10)

Partielle Kapselruptur	4 Augen
Partielle Kapselruptur mit GK-Prolaps	4 Augen
Gezielte Kapsulotomie mit GK-Prolaps	1 Auge
Umschriebener GK-Prolaps	1 Auge

Tabelle 4. Partneraugen (n = 49)

Phak ohne Komplikation	20
Phak mit Komplikation	2
Pseudophak ohne Komplikation	19
Pseudophak mit Komplikation	6
Aphak ohne Komplikation	0
Aphak mit Komplikation	1
Enukleiert	1

Tabelle 5. Refraktion der Ablatioaugen vor Kataraktoperation (n = 49)

Hyperopie	(+1,5 dpt bis +3,0 dpt)	0
Emmetropie	(+1,0 dpt bis −1,0 dpt)	17
Mäßige Myopie	(−1,5 dpt bis −5,0 dpt)	22
Hohe Myopie	(über −5,5 dpt)	10

In 9 Fällen mußte von einem erhöhten individuellen Ablatiorisiko ausgegangen werden. Ein Patient berichtete über eine Netzhautablösung innerhalb seiner Familie. Bei insgesamt 8 Partneraugen waren retinale Besonderheiten zu verzeichnen (Tabelle 4). Die Auswertung der vor der Kataraktentwicklung ursprünglich bestehenden Refraktion ergab, daß bei 32 Augen (rund ⅔ der Fälle) eine Myopie vorlag. Wiederum ⅔ dieser Augen waren mäßig myop zwischen −1,5 und −5,0 Dioptrien. In unserem Krankengut befindet sich niemand, der ursprünglich hyperop gewesen ist (Tabelle 5).

Diskussion

Mehrere Faktoren scheinen für die Entstehung der Pseudophakieablatio nach ECCE oder Phakoemulsifikation bedeutsam zu sein. Dies sind im besonderen:

- die Nicht-Integrität des zonulokapsulären Diaphragmas,
- die individuelle Ablatiodisposition und
- eine genuine Myopie.

Diese Risikofaktoren wurden übereinstimmend auch in anderen Studien über die Inzidenz der Netzhautablösung nach Phakoemulsifikation bzw. operation (ECCE) das Risiko der späteren Ablatio mit 0,66% gering [3]. Es 7, 9]. In einer Serie myoper Augen war nach komplikationsloser Kataraktoperation (ECCE) das Risikoe der späteren Ablatio mit 0,66% gering [3]. Es ist daher zu vermuten, daß die Kombination von Risikofaktoren eine besondere Rolle spielt und möglicherweise additiv wirkt. Mehrfach wurde über das Vorkommen der Pseudophakieablatio nach YAG Laserkapsulotomie berichtet [4, 5, 8]. Wir schließen aus unseren Ergebnissen, daß die Indikation zur hinteren Kapsulotomie bei Myopie und Ablatiodisposition streng gestellt werden sollte. Dies sollte auch dann gelten, wenn das Auge ursprünglich nur mäßig myop war. Als Alternative besteht die operative Kapselpolitur.

Zur Ätiologie wird von Schepens [6] angeführt, daß bei Myopie und bei Ablatiodisposition eine verringerte Adhäsion der Neuroretina zum retinalen Pigmentepithel besteht. Die Beobachtung, daß die Mukopolysaccharid-Matrix zwischen den Photorezeptoren und dem Pigmentepithel in Augen mit Myopie oder altersbezogener vaskulärer Insuffizienz der Choriokapillaris aufgelockert ist, stützt diese Hypothese. Prolongierte postoperative Entzündungsreaktionen könnten in diesem Zusammenhang ebenfalls eine Rolle spielen.

Die Netzhautablösung nach geplanter oder akzidentieller Ruptur der hinteren Kapsel steht wahrscheinlich in Verbindung mit dem Verlust der Barrierefunktion der rigiden vorderen Glaskörpergrenzschicht. Die partielle Bildung des primären Glaskörpers durch das Linsenepithel während der Embryogenese verdeutlicht die enge Beziehung zwischen Linse und Glaskörper, die als vordere Glaskörpergrenzschicht normalerweise zeitlebens Vorwärtsbewegungen des Glaskörpers hemmt. Die Schwächung dieser Barriere hat offensichtlich einen signifikanten Einfluß auf das Risiko einer Pseudophakieablatio [2].

Literatur

1. Coonan P, Fung WE, Webster RG, Allen AW, Abbott RL (1985) The incidence of retinal detachment following extracapsular cataract extraction. A ten-year study. Ophthalmology 92:1096−1101
2. Hogan MJ, Alvarado JA, Wedell JE (1971) Histology of the human eye; an atlas and textbook. Saunders, Philadelphia, pp 610−612
3. Jaffe NS, Clayman HM, Jaffe MS (1984) Retinal detachment in myopic eyes after intracapsular and extracapsular cataract extraction. Am J Ophthalmol 97:48−52
4. Ober RR, Wilkinson CP, Fiore JV, Maggiano JM (1986) Rhegmatogenous retinal detachment after neodymium-YAG laser capsulotomy in aphacic and pseudophacic eyes. Am J Ophthalmol 101:81−89

5. Rickman-Berger L, Florine CW, Larson RS, Lindstrom RL (1989) Retinal detachment after neodymium-YAG laser capsulotomy. Am J Ophthalmol 107:531–536
6. Schepens CL (1983) Retinal detachment and allied diseases. Saunders, Philadelphia, p 42
7. Smith PW, Stark WJ, Maumenee AE, Enger CL, Michels RG, Glaser BM, Bonham RD (1987) Retinal detachment after extracapsular cataract extraction with posterior chamber intraocular lens. Ophthalmology 94:495–504
8. Tasman W (1989) Pseudophakic retinal detachment after YAG laser capsulotomy. Aust NZ J Ophthalmol 17:277–279
9. Wollensak J, Zeisberg B, Pham Duy T (1988) Netzhautablösung nach Implantation einer Hinterkammerlinse. Klin Monatsbl Augenheilkd 192:1–5

Qualitätskontrollen in der Kataraktchirurgie

Einfluß der Kapselsackschrumpfung auf das Zentrierverhalten kapselsackfixierter PMMA-Intraokularlinsen

H. W. Heider, G. W. K. Steinkamp und Ch. Ohrloff

Zusammenfassung. Bei 46 Augen von 42 Patienten wurde nach zirkulärer Kapsulorhexis und Phakoemulsifikation eine one-piece-Hinterkammerlinse aus PMMA in den Kapselsack implantiert. Am 2. postoperativen Tag und zwischen dem 6. und 9. postoperativen Monat wurde photographisch in maximaler medikamentöser Mydriasis die Position der Hinterkammerlinse im Bezug zur Pupillenmitte bestimmt. Die durchschnittliche Dezentrierung der Intraokularlinse stieg von 0,24 mm nach 2 Tagen auf 0,27 mm nach 6 Monaten bei einem maximalen Wert von 0,65 mm an. 94% der Intraokularlinsen waren nach 6 Monaten weniger als 0,5 mm dezentriert. In der Horizontalen waren 6 Monate postoperativ 70% der Hinterkammerlinsen nach nasal und in der Vertikalen 78% nach oben dezentriert. 55% der Hinterkammerlinsen verschoben sich aus ihrer anfänglichen postoperativen Lage innerhalb der ersten 6 Monate durch Kontraktionsprozesse des Kapselsacks um mittlere 0,16 mm nach nasal. 27% um mittlere 0,11 mm nach temporal. Diejenigen Linsen, deren Optik zirkulär vom vorderen Kapselrand überlappt war, wiesen die relativ geringste Dezentrierung auf.

Summary. After circular continuous capsulorhexis and phacoemulsification a one-piece posterior chamber lens of PMMA was implanted into the capsular bag of 46 eyes. On the second postoperative day and between the sixth and ninth postoperative month photographs were taken in maximal pupillary dilatation and the position of the intraocular lens in respect to the pupil center was determined. The average decentration of the intraocular lens rose from 0,24 mm after two days to 0,27 mm after six months at a maximal value of 0,65 mm. After six months 94% of the IOL were decentered less than 0,5 mm. 70% of the IOL were nasally decentered and 78% upwards. During the first six months 55% of the IOL decentered of their initial position nasally by 0,16 mm average and 27% of the IOL temorally by 0,11 mm average on account of the contraction forces of the capsular bag. Those lenses, which were continuously overlapped by the anterior capsular rim showed the relatively lowest decentration.

Einleitung

Dezentrierungen von Hinterkammerlinsen bleiben in Abhängigkeit von ihrem Ausmaß in den meisten Fällen funktionell bedeutungslos, insbesondere dann, wenn bei älteren Patienten kein ausgiebiges Pupillenspiel mehr möglich ist. Bei jüngeren Patienten können jedoch schon geringere Dezentrierungen von nur 1−2 mm unter mesoptischen Bedingungen bei entspre-

Universitäts-Augenklinik, Theodor-Stern-Kai 7, W-6000 Frankfurt/Main 70, Bundesrepublik Deutschland

5. Kongreß der DGII
Hrsg. Wenzel et al.
© Springer-Verlag Berlin Heidelberg

chend weiter Pupille zu funktionellen Beeinträchtigungen führen [1, 12]. Darüber hinaus kann unabhängig von der Pupillenweite durch die prismatische Wirkung einer nach oben oder unten dezentrierten Hinterkammerlinse eine Vertikalphorie entstehen [5, 15]. Insofern ist eine gute Zentrierung der Intraokularlinse ein Operationsresultat, an dem sich nicht nur ausschließlich der Operateur erfreuen kann.

In den letzten Jahren konnte sich zunehmend die Kapselsackimplantation der Hinterkammerlinse nicht nur wegen der biologischen Vorzüge dieser Linsenlage, sondern auch wegen ihrer Vorteile bezüglich der Nachstarbildung und des Zentrierverhaltens der Linse als Methode der Wahl gegenüber der Sulcusfixierung etablieren [3, 4, 7, 8, 9, 11, 14, 16].

Weiterhin sind die Zentrierungsqualitäten einer kapselsackimplantierten Intraokularlinse wegen der regelmäßig postoperativ auftretenden Schrumpfungsprozesse der Linsenkapsel in Abhängigkeit von der Konfiguration der vorderen Kapselöffnung [10] offensichtlich von dem operativen Verfahren der Kataraktoperation abhängig [7, 8, 16]. Hierbei bietet offenbar die zirkuläre Kapsulorhexis nach Neuhann [13] in Kombination mit einer Phakoemulsifikation, die den vorderen Kapselrand intakt läßt, die besten Voraussetzungen für eine sichere Implantation der Hinterkammerlinse in den Kapselsack [3, 7, 8, 16]. Da die postoperativ auftretenden Refraktionskräfte der Kapselsackschrumpfung [6, 10] und ihre Auswirkungen auf die Lage der kapselsackfixierten Intraokularlinse bisher nur unzureichend untersucht worden waren, wollten wir prüfen, ob und in welchem meßbaren Ausmaß sich die anfängliche postoperative Position der Kunstlinse im Kapselsack im weiteren Verlauf ändert.

Patientengut und Methodik

In die Untersuchung eingeschlossen waren ursprünglich 57 Augen, die von einem Operateur (H.W.H.) mittels Phakoemulsifikation und Kapsulorhexis operiert worden waren und die Bedingung eines zirkulär erhaltenen vorderen Kapselrandes mit vollständiger Kapselsackimplantation einer 7,0-mm-PMMA-Intraokularlinse erfüllten (Tabelle 1). Davon waren nach 6−9 Monaten Nachuntersuchungszeit noch 46 Augen von 42 Patienten auswertbar (Tabelle 2).

Tabelle 1. Operationsmethode und Linsentyp bei 46 Phakoemulsifikationen mit Kapselsackimplantation einer Hinterkammerlinse

Phakoemulsifikation mit Vitrocat und Sonocat
Zirkuläre Kapsulorhexis (4−7 mm)
Hinterkammerlinse Typ PC 26 TB
One-piece-PMMA
Optik: 7 mm, Durchmesser: 14 mm
horizontale Bügellage im Kapselsack

Tabelle 2. Patientengut bei 46 kapselsackfixierten Hinterkammerlinsen

42 Patienten, 31 weiblich, 11 männlich
Alter: 34−86 Jahre (64 ± 13,2 Jahre)
Nachbeobachtungszeitraum: 6−9 Monate

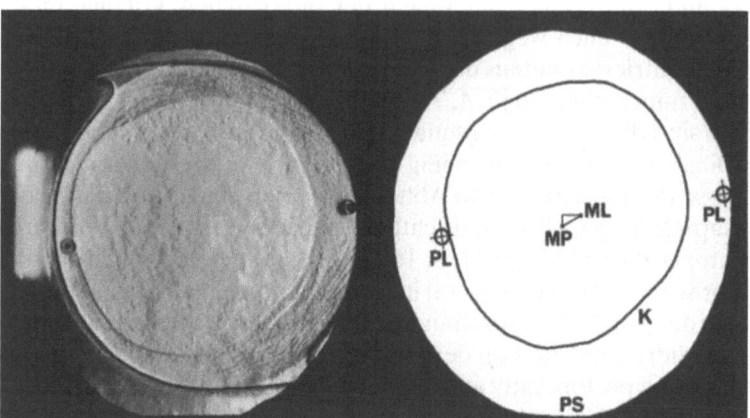

Abb. 1. Berechnungsbeispiel der Intraokularlinsendezentrierung einer 73jährigen Patientin 7 Monate postoperativ. Horizontale Dezentrierung: 0,45 mm bach nasal. Vertikale Dezentrierung: 0,2 mm nach oben. Gesamtdezentrierung: 0,49 mm. *MP* Pupillenmitte, *ML* IOL-Mitte, *PL* Positionierungsloch, *PS* Pupillarsaum, *K* vorderer Kapselrand

Am 2. postoperativen Tag und zwischen dem 6. und 9. postoperativen Monat wurden die Augen in maximaler medikamentöser Mydriasis im durchfallenden Licht fotografiert. Für die Beurteilung der Linsenlage und damit der Zentrierqualität wählten wir als Bezugspunkt den Mittelpunkt der maximal erweiterten Pupille. Dieser entspricht zwar nicht der optischen Achse des Auges, jedoch sind die Beschwerden durch dezentrierte Intraokularlinsen hauptsächlich von deren relativer Lage zur Pupille abhängig. Bei der Auswertung der Diapositive dienten die Positionierungslöcher der Intraokularlinse zur Festlegung des Mittelpunktes der Linse, der Pupillarsaum zur Bestimmung der Pupillenmitte (Abb. 1). Es wurde die Dezentrierung der Intraokularlinse von der Pupillenmitte in horizontaler und vertikaler Richtung und die daraus resultierende Gesamtdezentrierung gemessen. Dabei bezeichneten wir jede meßbare Abweichung der Linsenmitte von der Pupillenmitte als Dezentrierung, da uns die eingeschränkte Anwendung dieses Begriffes bei Überschreitung eines willkürlich festgelegten Grenzwertes als nicht sinnvoll erschien. Die Ränder des vorderen Kapselblattes wurden zur Bestimmung der relativen postoperativen Lageveränderung der Intraokularlinsen im Kapselsack herangezogen.

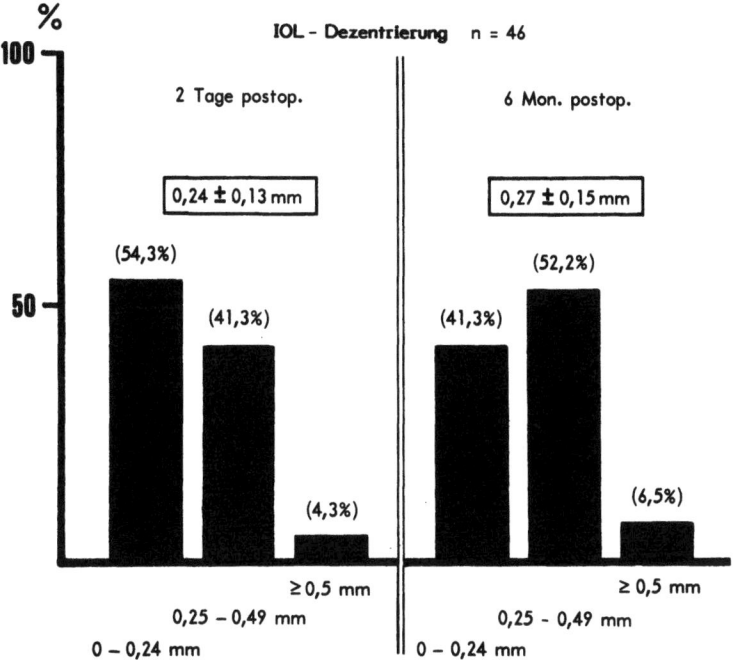

Abb. 2. Gesamtdezentrierung von 46 kapselsackfixierten Hinterkammerlinsen nach 2 Tagen und 6 Monaten

Ergebnisse

Die Gesamtdezentrierung der Intraokularlinsen zur Pupillenmitte betrug 2 Tage postoperativ durchschnittlich 0,24 mm und nach 6 Monaten durchschnittlich 0,27 mm mit einem maximalen Wert von 0,65 mm (Abb. 2). Nach 2 Tagen wiesen 96% und nach 6 Monaten 94% der Hinterkammerlinsen eine Gesamtdezentrierung von weniger als 0,5 mm auf (Abb. 2). In der Horizontalen waren 59% der Intraokularlinsen postoperativ um mittlere 0,17 mm nach nasal und 24% um mittlere 0,13 mm nach temporal dezentriert. 6 Monate postoperativ hatte der Anteil der nach nasal dezentrierten Intraokularlinsen auf 70% zugenommen (Abb. 3). In der Vertikalen überwiegt nach 2 Tagen und insbesondere nach 6 Monaten postoperativ eine Dezentrierung um durchschnittlich 0,22 bzw. 0,25 mm nach oben (Abb. 3).

In 55% von 33 hierfür auswertbaren Intraokularlinsen war zwischen dem 2. postoperativen Tag und 6. postoperativen Monat eine relative Verschiebung nach nasal bezogen auf die Pupille zu verzeichnen. In einem fast gleichen Prozentsatz war diese relative Nasalverschiebung auch bezogen auf die vorderen Kapselblätter als Verlagerung innerhalb des Kapselsacks nachzuweisen (Abb. 4).

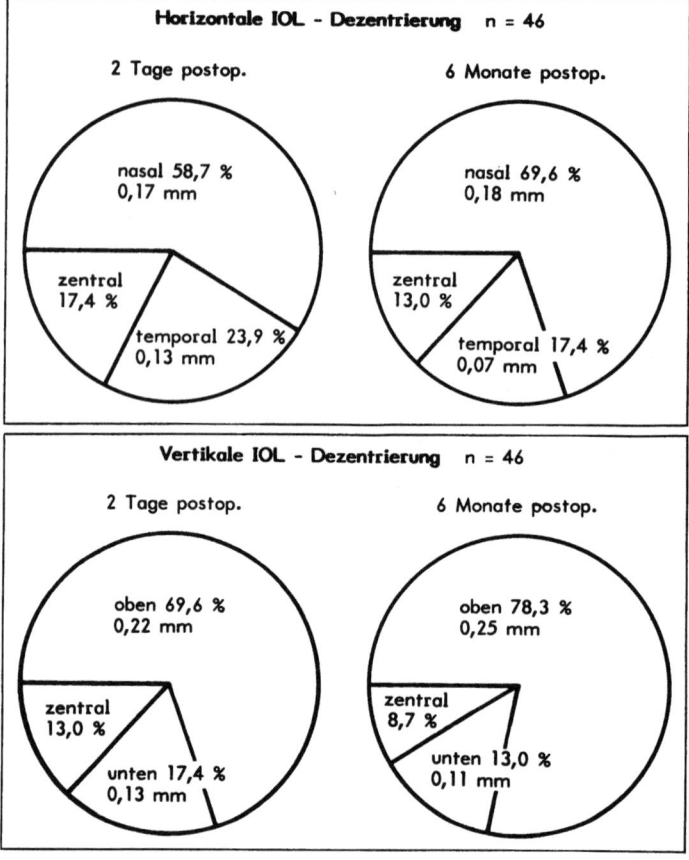

Abb. 3. Horizontale und vertikale Dezentrierung von 46 kapselsackfixierten Hinterkammerlinsen nach 2 Tagen und 6 Monaten

Bei Aufschlüsselung der Hinterkammerlinsen nach dem Ausmaß der Überlappung ihres optischen Teils durch die vordere Linsenkapsel zeigte sich eine geringfügig größere Gesamtdezentrierung bei unvollständiger Bedeckung der Intraokularlinsenoptik durch den Kapselrand (Abb. 5). Bei 38 Augen konnte die Veränderung des mittleren Durchmessers der vorderen Kapselöffnung innerhalb der ersten 6 postoperativen Monate gemessen werden. In 60,5% zeigte sich eine Vergrößerung der vorderen Kapselöffnung um mittlere 0,2 mm und nur in 21% eine Verkleinerung um mittlere 0,21 mm (Tabelle 3).

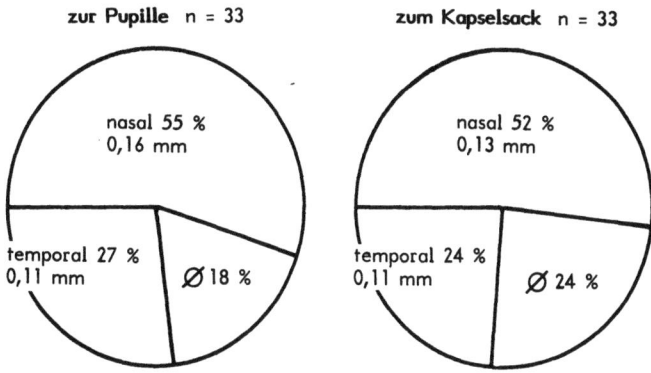

Abb. 4. Relative horizontale Verschiebung von 33 kapselsackfixierten Hinterkammerlinsen zwischen 2. postoperativen Tag und 6. postoperativen Monat in Relation zur Pupille und zum Kapselsack

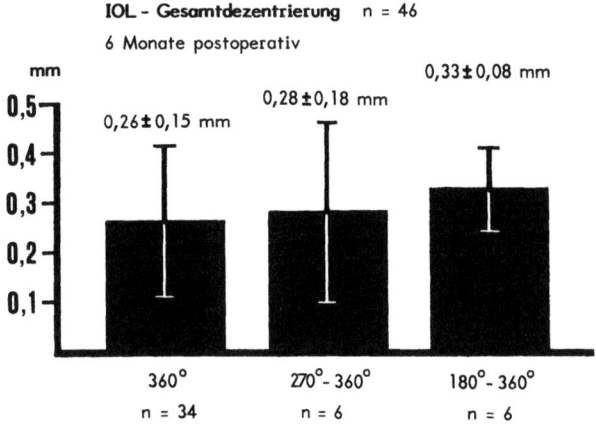

Abb. 5. Abhängigkeit der Gesamtdezentrierung 46 kapselsackfixierter Hinterkammerlinsen vom Ausmaß der vorderen Kapselrandbedeckung der Intraokularlinsenoptik 6 Monate postoperativ

Tabelle 3. Veränderung des mittleren Durchmessers der vorderen Kapsulorhexisöffnung bei 38 kapselsackfixierten Hinterkammerlinsen nach 6 Monaten

Zunahme um mittlere 0,2 mm	60,5%
Abnahme um mittlere 0,21 mm	21,0%
keine Änderung	18,4%

Diskussion

Auch bei der zumindest theoretisch günstigsten Lage einer One-piece-Hinterkammerlinse im Kapselsack bei zirkulär erhaltenem Kapsulorhexis ist die unmittelbare postoperative Position der Linse in über 80% nicht die endgültige. Durch Schrumpfungsprozesse im Kapselsack tritt eine geringe Verschiebung um 0,1−0,2 mm auf, wenn man davon ausgeht, daß nach 6 Monaten eine stabile Linsenlage eingetreten ist. Während schon die anfängliche Lage der untersuchten kapselsackfixierten Hinterkammerlinsen etwas nach nasal tendierte, setzte sich dieser Trend in den folgenden Monaten bei der Mehrzahl der Augen noch fort. Die Meßergebnisse unter Einbeziehung des vorderen Kapselrandes weisen darauf hin, daß es sich dabei nicht um eine Verlagerung des gesamten Kapselsackes, sondern um eine Positionsänderung der Linse innerhalb des Kapselsackes handeln muß. Warum hierbei die Richtung nach nasal bevorzugt wird, bleibt unklar. Die in einem noch höheren Prozentsatz nachgewiesene gering zunehmende Dezentrierung nach oben entspricht wahrscheinlich der natürlichen nach oben dezentrierten Position der menschlichen Linse [2].

Die nachweisbare Abhängigkeit des Ausmaßes der Gesamtdezentrierung der Intraokularlinse von der Konfiguration der vorderen Kapselöffnung und dem Umfang der Bedeckung der Intraokularlinsenoptik durch den Kapselrand dürfte ihre Ursache in einer Asymmetrie der bei der Kapselschrumpfung auftretenden Retraktionskräfte haben. Im Bereich der Kontaktzonen zwischen vorderem Kapselrand und hinterer Linsenkapsel kommt es durch Fibrozytenaktivitäten zu Traktionserscheinungen, die die Intraokularlinse verlagern können [10].

Dem Vorteil der kleineren vorderen Kapselöffnung steht eine angebliche Tendenz zur postoperativen Verkleinerung der Kapsulorhexisöffnung durch Kapselschrumpfung mit dem Nachteil des erschwerten Funduseinblickes gegenüber. Eine Verkleinerung der Kapselöffnung ließ sich in unserem Krankengut nur bei einer Minderheit nachweisen, weit mehr vordere Kapselöffnungen vergrößerten sich im gleichen Ausmaß von 0,2 mm.

Aus den Ergebnissen kann die Schlußfolgerung gezogen werden, daß eine Kapselsackimplantation bei relativ kleiner Kapsulorhexisöffnung nach Phakoemulsifikation zumindest bezüglich des Zentrierverhaltens von One-piece-PMMA-Intraokularlinsen derzeit die Methode der Wahl darstellt. Ob sich dies auch im Hinblick auf die Nachstarverhütung folgern läßt, werden weitere Untersuchungen zeigen.

Literatur

1. Apple DJ, Lichtenstein SB, Heerlein K, Letchinger SL, Park RB, Brems RN, Piest KL (1987) Visual aberrations caused by optic components of posterior chamber intraocular lenses. J Cataract Refract Surg 13:431−435

2. Auran JD, Koester CJ, Donn A (1990) In vivo measurement of posterior chamber intraocular lens decentration and tilt. Arch Ophthalmol 108:75−79
3. Bastian GO, Matzen D (1990) Zur Stabilität der Befunde kapselsackfixierter Linsen nach Kapsulorhexis. In: Freyler H, Skorpik C, Grasl M (Hrsg) 3. Kongreß der Deutschen Gesellschaft für Intraokularlinsen Implantation. Springer, Wien New York, S 183−189
4. Böke W, Krüger H (1986) Weitere Untersuchungen zur Zentrierung von Hinterkammerlinsen bei angestrebter Sulkusfixierung. Klin Monatsbl Augenheilkd 188:216−220
5. Doden W, Heider W, Schulze H (1984) Binokularfunktion bei einseitiger Pseudophakie. Klin Monatsbl Augenheilkd 185:250−252
6. Draeger J, Guthoff R, Abramo F, Lang GK, Neumann W (1990) Quantifizierung der Schrumpfungskräfte des Kapselsacks − Eine experimentelle Studie. In: Freyler H, Skorpik C, Grasl M (Hrsg) 3. Kongreß der Deutschen Gesellschaft für Intraokularlinsen Implantation. Springer, Wien New York, S 183−189
7. Duncker G, Wetzel W (1990) Linsenposition nach geplanter Kapselsackfixierung: Ergebnisse von 200 konsekutiv operierten Phakoemulsifikationen. Fortschr Ophthalmol 87:140−143
8. Duncker G, Wetzel W (1991) Linsenposition nach 400 konsekutiven Phakoemulsifikationen mit geplanter Kapselsackfixierung. In: Schott K, Jacobi KW, Freyler H (Hrsg) 4. Kongreß der Deutschen Gesellschaft für Intraokularlinsen Implantation. Springer, Berlin Heidelberg New York, S 113−119
9. Hansen SO, Tetz MR, Solomon KO (1988) Decentration of flexible loop posterior chamber intraocular lenses in a series of 222 postmorten eyes. Ophthalmology 95:344−349
10. Hartmann C, Krieglstein GK (1990) Morphologie der Kapselsackschrumpfung in Abhängigkeit von der Kapselsackeröffnungstechnik, vom Linsendesign und von der Sulcus-/Saccusfixation. Klin Monatsbl Augenheilkd 197:302−310
11. Jaffe NS (1989) Sucus versus capsular bag fixation of posterior chamber lenses. Eur J Implant Refract Surg 1:157−162
12. McDonnell PJ, Spalton DJ, Falcon MG (1990) Decentration of the posterior lens implant the effect of optic size on the incidence of visual aberrations. Eye 4:132−137
13. Neuhann T (1987) Theorie und Operationstechnik der Kapsulorhexis. Klin Monatsbl Augenheilkd 190:542−545
14. Rochels R, Nover A (1988) Untersuchung zur Häufigkeit und Entstehung der Dezentrierung kapselsackfixierter Hinterkammerlinsen. Klin Monatsbl Augenheilkd 193:585−588
15. Stangler-Zuschrott E, Kulnig W (1986) Störungen des Binokularsehens durch mäßiggradige Dezentrierung von Intraokularlinsen? Klin Monatsbl Augenheilkd 188:445−448
16. Weidle EG, Riemann S, Lisch W (1990) Zentrierverhalten kapselsackfixierter Hinterkammerlinsen nach Kapsulorhexis. In: Freyler H, Skorpik C, Grasl M (Hrsg) 3. Kongreß der Deutschen Gesellschaft für Intraokularlinsen Implantation. Springer, Wien New York, S 183−189

Dauerbelastung des Kapselsacks durch Haptiken intraokularer Kunstlinsen

R. Effert, E. Imkamp und P. Hunfeld

Zusammenfassung. Nach Implantation einer intraokularen Linse in den Kapselsack sind die Haptiken in der Regel um einen bestimmten Betrag gestaucht und üben Kräfte auf die Begrenzungen des Kapselsackes aus. Die Rückstellkräfte nehmen aber schnell ab, da Haptikmaterial aus Polypropylen oder PMMA nur ein geringes Strukturgedächtnis besitzt. In der vorliegenden Studie wurde untersucht welche Kräfte in der Anfangsphase und nach vielen Stunden noch wirksam sind. Hierzu wurden Haptiken aus Polypropylen und PMMA um definierte Beträge (1,6 bzw. 2,9 mm) auf der Meßplatte einer Hochpräzisionswaage gestaucht. Anschließend wurden die angezeigten Meßwerte in der Anfangsphase alle 10 s und später im Stundenrhythmus bis zu 10 h nach Einspannung abgelesen. Die Ergebnisse zeigen, daß die Rückstellkräfte für PMMA Haptiken um durchschnittlich 200–600% höher liegen, als für Haptiken aus Polypropylen. Innerhalb der ersten 3 min fällt der Ausgangswert um ca. 23% ab, innerhalb der nächsten 10 h erfolgt ein weiterer Abfall um 20%. Nach 10 h sind noch ca. 60% des Ausgangswertes wirksam.

Summary. After implantation of intraocular lenses in the bag, the haptics are bend and a force is acting on the circumference of the bag. However the force is not constant. In this study we examined the time course of the acting forces of PMMA and Polypropylen-haptics. N = 132 Haptics of different intraocular lenses were went on a high precison scale. In this way it could be shown, that the acting force will be reduced by 23% within the first three minutes. Within the next ten hours the acting force reduced again by 20%. The values for PMMA were higher by 200–600% in comparison to Polypropylen.

Einleitung

Nach Implantation einer intraokularen Linse in den Kapselsack wird dieser je nach Linsentyp ellipsenförmig deformiert. Der Grad der Deformierung hängt vom Gesamtdurchmesser des verwendeten Linsentypes und von der Geometrie der Haptik ab [2]. Auch die Rückstellelastizität hat einen Einfluß auf die Verformung des Kapselsackes [3]. In der vorliegenden Studie wurde untersucht, welche zeitlichen Verläufe der wirksamen Rückstellkräfte nach Implantation in den Kapselsack zu erwarten sind. Aufgrund des geringen Strukturgedächtnisses von Polypropylen und PMMA ist bekannt, daß die notwendigen Kräfte, um eine Haptik um einen bestimmten Betrag zu stauchen, schnell abnehmen. Umgekehrt gilt, daß die wirksame Spannkraft einer im Kapselsack gestauchten Haptik ebenso schnell nachläßt.

Augenklinik der RWTH Aachen, Pauwelsstr. 30, W-5100 Aachen, Bundesrepublik Deutschland

5. Kongreß der DGII
Hrsg. Wenzel et al.
© Springer-Verlag Berlin Heidelberg

Versuchsaufbau

Über den Versuchsaufbau wurde an anderer Stelle detailliert berichtet [3].
Die Optik jeder untersuchten intraokularen Linse wurde in eine spezielle
Haltevorrichtung eingespannt. Die Haltevorrichtung mit Linse wurde auf
dem Meßteller einer Hochpräzisionswaage positioniert. Die jeweils nach
oben stehende Haptik wurde anschließend von einer Mikrometerschraube
um einen definierten Betrag gestaucht. Die Ablesung der angezeigten Meßwerte der Waage erfolgte innerhalb der ersten 3 min alle 5 s, danach im Stundenrhythmus bis zu 10 h nach Kompressionsbeginn. Untersucht wurden insgesamt 68 Linsen verschiedener Hersteller, wobei mindestens 5 in der Regel
10 Linsen eines Types zur Verfügung standen. J-Schlaufen-Linsen wurden
um 1,6 mm, C-Schlaufen-Linsen um 2,9 mm komprimiert.

Ergebnisse

Abbildung 1 zeigt den Abfall der Rückstellkraft für J-Schlaufenlinsen, die
um 1,6 mm gestaucht wurden, in der Anfangsphase. Es handelt sich um Linsen des gleichen Herstellers mit Haptiken aus Polypropylen. In Abb. 2 sind
die Verläufe für C-Schlaufenlinsen aus Polypropylen und in Abb. 3 für C-
Schlaufenlinsen aus PMMA dargestellt. Aufgetragen ist der Zeitraum von
3 min. Abbildung 4 zeigt wiederum die Ergebnisse für C-Schlaufenlinsen aus
PMMA jedoch über einen Zeitraum von 10 h.

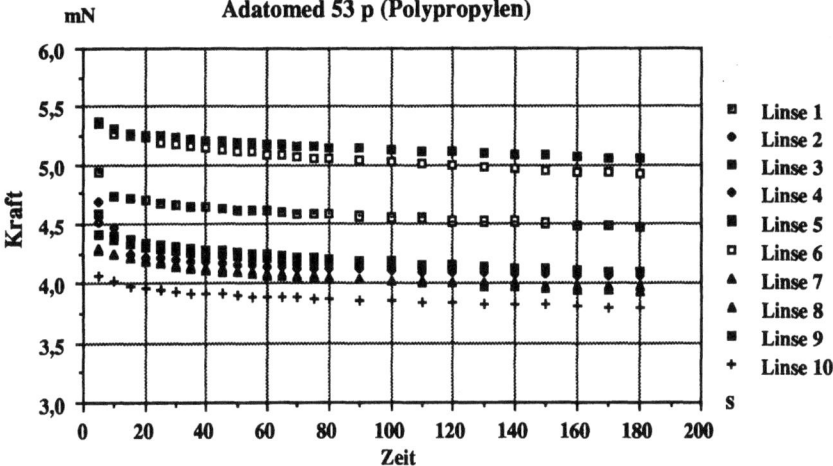

Abb. 1. Änderung der Rückstellkraft innerhalb der ersten 3 min von J-Schlaufenlinsen aus
Polypropylen, die um 1,6 mm gestaucht wurden

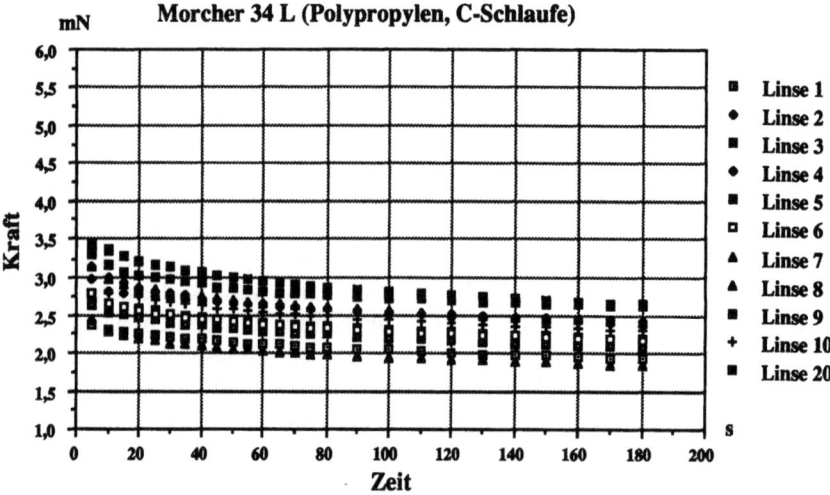

Abb. 2. Änderung der Rückstellkraft innerhalb der ersten 3 min von C-Schlaufenlinsen aus Polypropylen, die um 2,9 mm gestaucht wurden

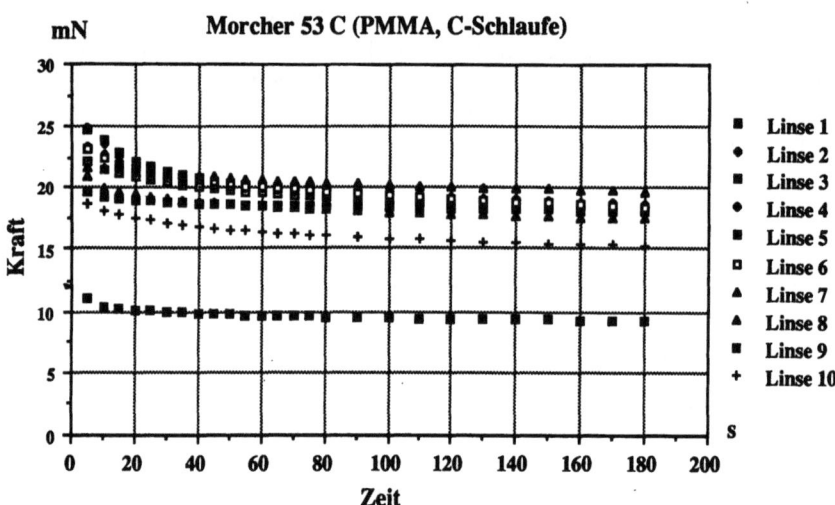

Abb. 3. Änderung der Rückstellkraft innerhalb der ersten 3 min von C-Schlaufenlinsen aus PMMA, die um 2,9 mm gestaucht wurden

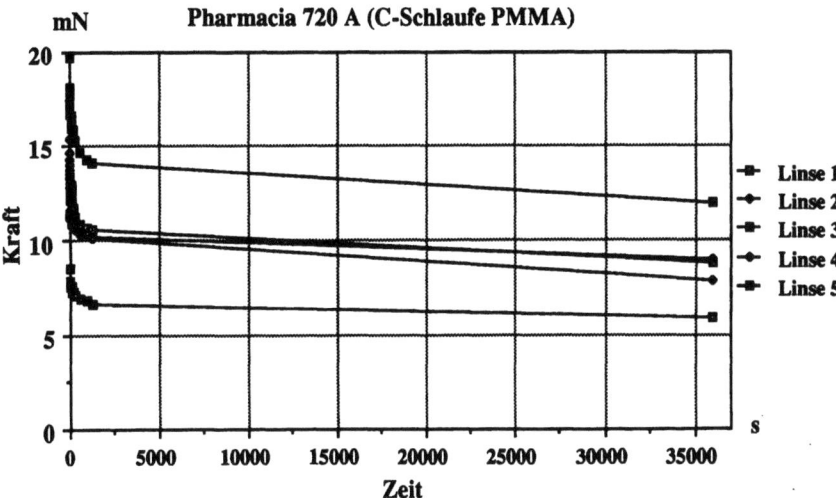

Abb. 4. Änderung der Rückstellkraft innerhalb der ersten 10 h von C-Schlaufenlinsen aus Polypropylen, die um 2,9 mm gestaucht wurden

Diskussion

Die Frage, wie groß die Rückstellkraft von Haptiken intraokularer Kunstlinsen ist, wurde bereits von anderen Arbeitsgruppen untersucht, allerdings mit einer anderen Versuchsanordnung [1, 4]. Vergleicht man die Kurvenverläufe in Abb. 1–4, so ergeben sich erhebliche Unterschiede. Die Werte für Polypropylenhaptiken liegen regelhaft um ein Vielfaches unter denen für PMMA-Haptiken. Alle Kurven verlaufen aber generell gleichartig. So konnten wir immer schon von wenigen Ausgangswerten auf den weiteren Verlauf schließen. Innerhalb der ersten Minuten fällt der Ausgangswert um 23% ab. Innerhalb weiterer 10 h erfolgt eine weitere Abnahme um ca. 20%. Nach 10 h sind noch ca. 60% wirksam. Es ist zu erwarten, daß die Werte über längere Zeiträume noch weiter abfallen. Aus technischen Gründen konnten wir aber nur Zeitintervalle von maximal 10 h untersuchen. Schrumpfungskräfte des Kapselsackes setzen sicherlich viel später ein. Welche Kräfte notwendig sind, um den Schrumpfungskräften und damit einer möglichen Dezentrierung stand zu halten, ist bisher nur ansatzweise untersucht worden [1]. Es gibt hierüber keine klinischen Daten. Interessant erscheint auf jeden Fall, daß die Werte von Hersteller zu Hersteller, vom verwendeten Material und von der Geometrie der Linse extreme Unterschiede zeigen. Wo hier das Optimum liegt, auch unter dem Aspekt der Belastung der Zonulafasern während des Implantationsvorgangs, ist bisher nicht entschieden.

Literatur

1. Draeger J, Guthoff R, Abramo F (1989) Zur Biomechanik der Intraokularlinsen-Haptik: Vergleichende Messungen von Elastizitäts- und Rückstellkraft in Abhängigkeit von Materialeigenschaften und Konstruktion. In: Lang KW, Ruprecht KW, Jacobi KW (Hrsg) 2. Kongreß der DGII. Enke, Stuttgart, S 42−44
2. Effert R, Danassis M, Heim Th (1989) Verformung des Kapselsackes nach Implantation von intraokularen Linsen. In: Freyler H, Skorpik Ch, Grasl M (Hrsg) 3. Kongreß der DGII. Springer, Wien New York, S 87−92
3. Effert R, Damassis H, Heim Th (1990) Quantifizierung der wirkenden Kräfte im Kapselsack nach Implantation von intraokularen Linsen. Fortschr Ophthalmol 87:579−582
4. Guthoff R, Abramo F, Draeger J, Chumbley L (1990) Measurement of elastic resisting forces of intraocular haptic loops of varying geometrical designs and material composition. J Cataract Refract Surg 16:551−543

Qualitätskontrollen in der Kataraktchirurgie

Das Verhalten der Kapsulorhexis bei der manuellen Kernexpression

E. IMKAMP, R. EFFERT, H. BÖHMER und S. FLECKHAUS

Zusammenfassung. In einer experimentellen Studie an 50 Schweineaugen wurde das Verhalten der anterioren Kapsulotomie (Kapsulorhexis) untersucht. Bei 25 Augen wurde eine Kapsulorhexis mit einer Größe zwischen 5,0 und 6,9 mm (Mittelwert = 5,8 mm) durchgeführt. Bei weiteren 25 Augen lag der Durchmesser der Kapsulorhexis zwischen 7,0 und 9,0 mm (Mittelwert = 8,2 mm) Bei der kleinen Kapsulorhexis ließ sich der Linsenkern in 20% der Fälle in toto entbinden. Bei 80% der Fälle wurde der Kern während der Exprimation zerteilt. Bei der großen Kapsulotomieöffnung gelang eine Kernentbindung in toto in 24 von 25 Fällen. Die Größe des Linsenkerns betrug im Mittel 9,8 mm. Bemerkenswert ist jedoch, daß der Rand der Kapsulorhexis bei allen 50 Augen völlig intakt blieb. Auch eine Entbindung eines großen Linsenkerns durch eine kleine Kapsulorhexis erhielt eine glatten, kontinuierlichen Rhexisrand. Bei einer geplanten manuellen Kernexpression scheint es u.E. sinnvoll, primär eine Kapsulorhexisöffnung herzustellen, die größer als 7,0 mm ist.

Summary. In an experimental study 50 pig eyes were examined. A small capsulorhexis (5.0 mm to 6.9 mm in diameter) was performed in 25 eyes. A large capsulorhexis (7.0 mm to 9.0 mm in diameter) was done on 25 other eyes. ECCE with manual nucleus expression was performed in all 50 eyes. The nucleus was delivered in toto in 24 eyes with a large capsular opening. In 80% of the eyes with a small opening the nucleus was fragmented during expression. The average size of the nuclei was determined to be 9.8 mm. But in all 50 eyes the continuous tear capsulotomy remained intact and showed no evidence for radial tears. The data obtained with pig eyes indicate again that the continuous tear capsulotomy provides a stabil capsular opening with a low risk for radial tears. A large capsulorhexis (>7.0 mm) may be more suitable for manual nucleus expression in human eyes.

Einleitung

Die Kapsulorhexis wird als großer Fortschritt für die Kataraktextraktion und Linsenimplantation bewertet. Ihre Entwicklung ist verknüpft mit dem Trend zur endokapsulären Phakoemulsifikation und kapselsackfixierten Linsenimplantation. Für die Phakoemulsifikation wird eine Kapsulorhexis mit einem Durchmesser von 5−6 mm empfohlen [1]. 70−80% der Operateure führen jedoch eine geplante ECCE mit manueller Kernentbindung durch und wählen hierbei eine große Kapsulotomie nach der Can-opener-Technik [2].

Augenklinik der RWTH Aachen, Pauwelsstr. 30, W-5100 Aachen, Bundesrepublik Deutschland

5. Kongreß der DGII
Hrsg. Wenzel et al.
© Springer-Verlag Berlin Heidelberg

Es stellt sich jedoch die Frage, ob die Kapsulorhexis nicht auch für die manuelle Kernexpression geeignet ist. Täumer hat in einer Studie [3], die von einem Öffnungsdurchmesser der Rhexis von 6 mm ausgeht, theoretische Berechnungen für die Linsendicke und -länge aufgestellt, die bei dieser primären Öffnungsgröße nicht überschritten werden dürfen, damit noch eine sichere Kernentbindung gelingt. Er kommt zu dem Schluß, daß ein harter Kern durch diese Kapsulorhexis nicht komplikationslos entbunden werden kann.

Uns stellte sich daher die Frage, ob die von ihm genannten Komplikationen nicht abhängig von der primär gewählten Öffnungsgröße der Kapsulorhexis sind. Wie groß sollte also der Durchmesser sein, um sowohl eine leichte und sichere Kernentbindung als auch eine stabile endokapsuläre Fixierung der Intraokularlinse zu gewährleisten.

Material und Methoden

Zur Beantwortung dieser Frage führten wir Untersuchungen an 50 frischen Schweineaugen durch. Die Linse des Schweineauges bietet ein gutes Modell. Ihre Größe entspricht mit 11–12,5 mm gut der menschlichen Linse mit 10,5–11,5 mm im Längsdurchmesser. Auch die vordere Linsenkapsel des Schweineauges läßt sich in ihrer Dicke mit der menschlichen Linsenkapsel vergleichen.

Die Augen wurden innerhalb von 4 h postmortem unter einem Operationsmikroskop präpariert. Nachdem die Kornea und Iris entfernt wurden, wurde mit einer umgebogenen Kanüle bei 25 Augen eine kleine Kapsulorhexis mit einem Durchmesser zwischen 5,0 und 6,9 mm durchgeführt (Abb. 1).

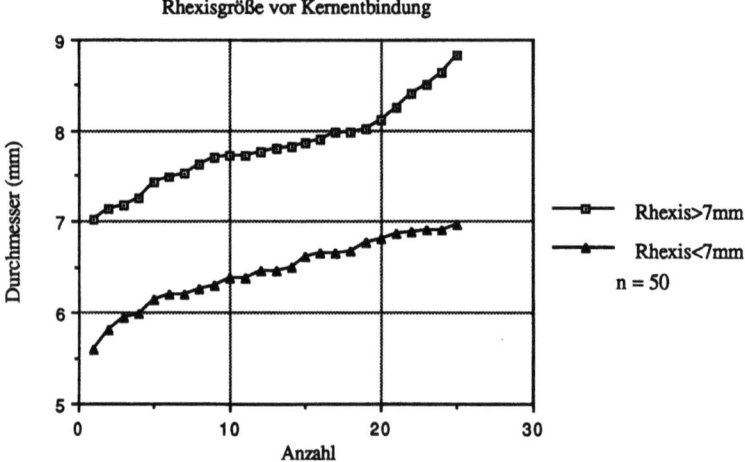

Abb. 1. Durchmesser der Kapsulorhexis (Graphik)

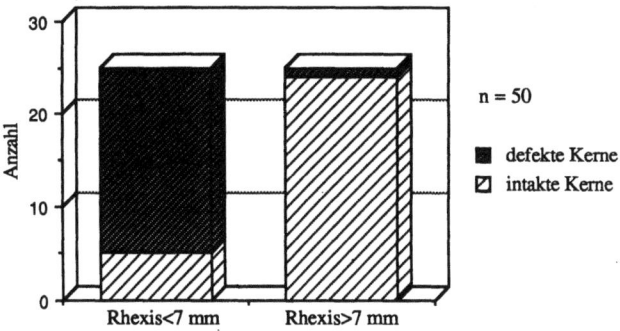

Abb. 2. Kernentbindung in toto vs fragmentiert (Graphik)

Diese Öffnungsgröße mit einem Mittelwert von *6,1 mm* wurde gewählt, weil sie der Größe entspricht, die üblicherweise für die Phakoemulsifikation angestrebt wird.

An 25 weiteren Augen erfolgte eine große Kapsulorhexis mit einem Durchmesser von 7–9,0 mm (Abb. 1). Der Mittelwert von *8,2 mm* entspricht der typischen Größe einer Kapsulotomie bei der Can-opener-Technik und manuellen Kernentbindung.

Anschließend wurde bei *allen 50* Augen eine manuelle Kernexpression vorgenommen. Die Größe des entbundenen Kerns betrug im Mittel *9,8 mm* (n = 50).

Ergebnisse

Bei kleiner Kapsulorhexis zeigten 20 der 25 Augen, also 80%, eine Fragmentierung des Linsenkerns beim Versuch der Exprimation. Bei *großer* Kapsulorhexis gelang in 24 von 25 Augen, also 96%, eine Entbindung des Linsenkernes in toto (Abb. 2). Bei allen 50 Augen blieb der Rand der Kapsulorhexis glatt und unbeschädigt. Es kam insbesondere *nie* zum Auftreten radiärer Risse der Vorderkapsel.

Diskussion

Die Kapsulorhexis [1] hat sich zur Methode der Wahl bei der Phakoemulsifikation entwickelt, weil sie im Vergleich zur Can-opener-Technik die Integrität und Stabilität des Kapselsacks erhält. Die gute Sichtbarkeit des Vorderkapselblattes läßt eine bessere und vollständige Entfernung des Linsenmaterials zu und ermöglicht eine sichere und zentrierte Implantation der IOL in den Kapselsack.

Die manuelle Kernentbindung durch eine kleine Kapsulorhexis birgt Komplikationen. Der harte Kern ist zu groß für die übliche Rhexisgröße von 5–6 mm. Da der Rand der Kapsulorhexis sehr widerstandsfähig ist, kann ein harter Kern zu Zonulafaserruptur und Hinterkapseldefekten führen 3, 4].

Auch unsere Ergebnisse an Schweineaugen zeigen, daß die Öffnungsgröße, die typischerweise bei der Phakoemulsifikation verwendet wird (5–6 mm) für eine mühelose und sichere Kernentbindung zu klein ist. In unserem Modell wird der weiche Linsenkern des Schweineauges durch die Rhexisöffnung bei der Exprimation zerteilt. Eine Kapsulorhexis, die in ihrer Größe der konventionellen Can-opener-Kapsulotomie entspricht, ließ in 96% beim Schweineauge eine Kernentbindung in toto zu.

Es läßt sich vermuten, daß eine große Kapsulorhexis (7,0–9,0 mm Durchmesser) auch beim menschlichen Auge eine sichere Entbindung des harten kataraktösen Kerns zuläßt. Die Größe des senilen Linsenkernes beim menschlichen Auge kann zwar erheblich variieren, wird aber mit 8–9 mm Längsdurchmesser angegeben [3].

Einige Autoren [3] empfehlen das Legen von Entlastungsschnitten für die Kernentbindung. Diese Entlastungsschnitte verändern die Stabilität des Kapselsackes entscheidend.

Unsere Untersuchungen geben Hinweise dafür, daß Entlastungsschnitte für die Kernexpression nicht nötig sind, wenn der primäre Durchmesser der Kapsulorhexis mit ca. 7,0 mm oder größer gewählt wird. Ausgehend von einer Größe des menschlichen Kapselsackes von 11 mm Längsdurchmesser bleibt ein genügend großer Vorderkapselrest für eine endokapsuläre Implantation der Intraokularlinse bestehen. Somit kann die Kapsulorhexis auch für die manuelle Kernentbindung Anwendung finden.

Literatur

1. Gimbel HV, Neuhann T (1990) Development, advantages and methods of the continuous circular capsulorhexis technique. J Cataract Refract Surg 16:31–37
2. Leaming DV (1988) Practice styles and preferences of ASCRS members 1987 survey. J Cataract Refract Surg 14:552–559
3. Täumer R (1990) Probleme der Kernexpression bei e.c. Katarakt-Operationen. In: Freyler H, Skorpik C, Grasl M (Hrsg) 3. Kongreß der DGII. Springer, Wien New York
4. Thim K, Krag S, Corydon L (1980) Stretching capacity of capsulorhexis and nucleus delivery. J Cataract Refract Surg 17:27–31

Rasterelektronenmikroskopische (SEM) und energiedispersive Röntgenanalyse (EDXA) an zwei neuen Intraokularlinsen

N. F. Schrage[1], M. Reim[1], W.-G. Burchard[2], Ch. Teping[3] und M. Wenzel[1]

Zusammenfassung. Während der Vorbereitungen zur Implantation neuer Intraokularlinsen fielen dem Operateur insgesamt acht Linsen eines Herstellers auf, welche noch in der Verpackung Ablagerungen von kristallinem Charakter zeigten. Von diesen Linsen wurden zwei mittels der SEM- und EDXA-Technik untersucht. Es zeigte sich, daß beide Linsen schwerst verunreinigt waren. Partikel, welche die Elemente Mg-Si, Al-Mg-Si, Ti, Fe, Ca und Cu enthielten, konnten auf den Linsenoberflächen nachgewiesen werden. Solche Verunreinigungen stellen ein großes Risiko für die IOL-Implantation bei der Kataraktoperation dar. Es ist möglich, daß vereinzelte Fälle eines sterilen Hypopyons auch durch solche Koimplantate verursacht werden können.

Summary. During preparations for the implantation of new intraocular lenses the operator noticed 8 lenses produced by one firm, showing even in the packing deposits of crystalline caracter. Two of this lenses have been examined by the techniques of SEM and EDXA. It was found, that both lenses were extremely impurified. Particles containing the elements Mg-Si, Ti, Fe, Ca and Cu could be demonstrated at the surfaces of the lenses. Such impurities represent a high risk for IOL-implantation during cataract operation. It is possible, that individual cases of sterile hypopyon can also be caused by such co-implants.

Material

Zwei von acht intraokularen Linsen eines Herstellers wurden, nachdem sie wegen makroskopisch sichtbarer Verunreinigungen verworfen werden mußten, mit dem Rasterelektronenmikroskop untersucht. Die IOLs waren trocken (Nr. 1), allerdings nach einem präoperativen Reinigungsversuch in Ringerlösung, und (Nr. 2) originalverpackt. Nach dem Auspacken wurden sie unter Vakuum in einem Bedampfungsstand von Leybold-Heraeus-Turbopumpen mit Kohlenstoff bedampft. Diese Bedampfung wurde extrem vorsichtig unternommen, um ein Sieden der Oberflächen zu vermeiden. Danach wurden die Linsen in das Vakuum des REMs gebracht und untersucht.

[1] Augenklinik der RWTH Aachen, Pauwelsstr. 30, W-5100 Aachen, Bundesrepublik Deutschland
[2] Gemeinschaftslabor für Elektronenmikroskopie (GFE) der RWTH Aachen, W-5100 Aachen, Bundesrepublik Deutschland
[3] Augenklinik der Stadt Saarbrücken, Theodor-Heuss-Str., W-6600 Saarbrücken, Bundesrepublik Deutschland

5. Kongreß der DGII
Hrsg. Wenzel et al.
© Springer-Verlag Berlin Heidelberg

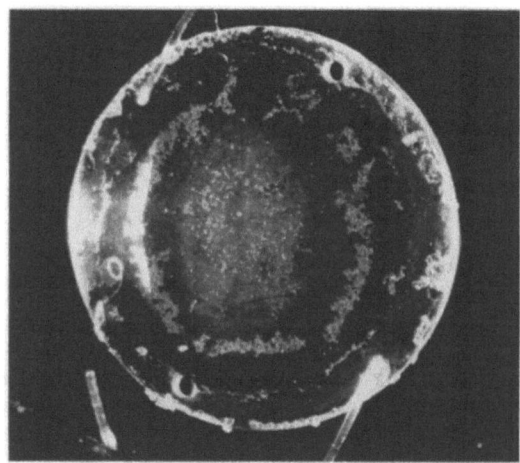

Abb. 1. IOL Nr. 1 (Spaltlampen-foto). Diese Linse wurde direkt präoperativ in Ringerlösung gespült, um die mit bloßem Auge sichtbaren Verunreinigungen davon abzuwaschen. Da dieser Versuch erfolglos blieb, entschloß sich der Operateur diese Linse zu verwerfen

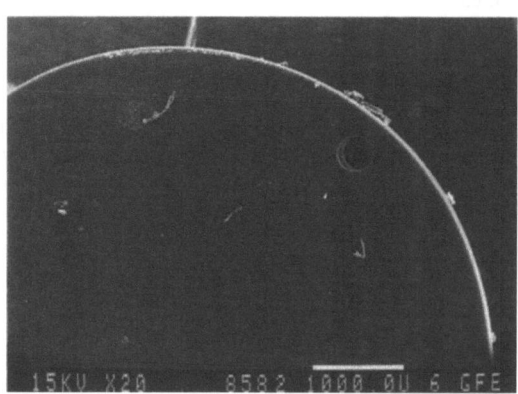

Abb. 2. a Partikel am Linsenrand der Linse Nr. 1 (Balken = 1 mm). **b** Analyse dieser Partikel mit Cu, Si, S und Spuren von Fe

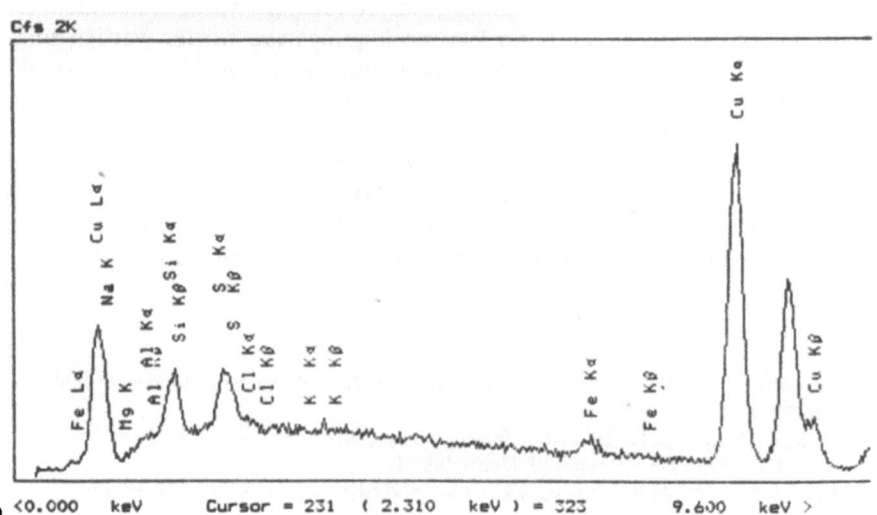

Methode

Das Prinzip des Rasterelektronenmikroskops vereinigt die Bilderstellung mittels des gelenkten Elektronenstrahls mit dem Effekt der Interaktion der auf das Objekt geschossenen Elektronen mit dem Objekt. Dabei werden spezifische und unspezifische Röntgenquanten (X-Ray) freigesetzt. Die Emission ist proportional zu den Elementkonzentrationen. Durch den Elektronenstrahl entstehen die vom REM bekannten Sekundärelektronenbilder und die weniger bekannten doch sehr aussagekräftigen Rückstrahlelektronenbilder (BSE). Die BSE-Bilder enthalten neben der morphologischen Information auch eine Information über die Ordnungszahl der betrachteten Struktur. Da deren zur Bilderstellung verwendeten Elektronen aus tieferen Schichten des Präparates stammen, erzeugen sie bei organischem Material allerdings nur weniger scharfe Bilder. Die Methode eignet sich hervorragend zur Kontaminationskontrolle, wie auch schon von Abraham beschrieben [1, 10, 11].

Ergebnisse

Anhand von Abb. 1–6 und zugehöriger Analysen sollen die Ergebnisse dargestellt werden. Die Partikel fielen bei Beleuchtung unter dem Operationsmikroskop im Spiegelbezirk als rötliche Körnung auf mit einem Durchmesser von etwa 10 µm. Ähnliche Auflagerungen hatten auch Reich et al. beschrieben [9].

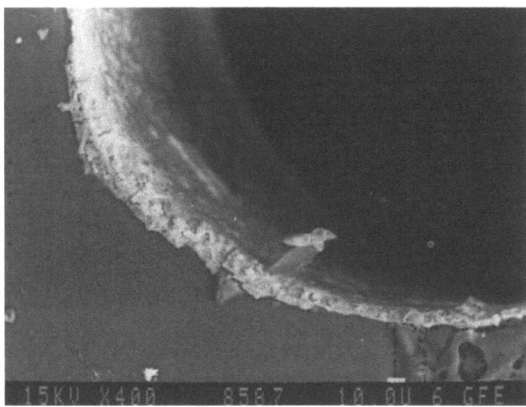

Abb. 3. Saum von Partikeln (Mg-Si) am Positionsloch, (Balken = 10 µm)

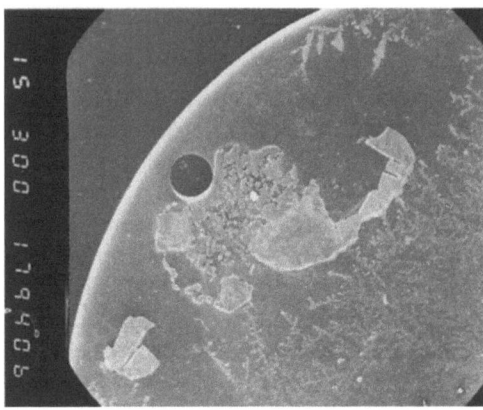

Abb. 4. Positionierloch der Linse Nr. 2, welche direkt aus der Originalverpackung entnommen, untersucht wurde (×300). Neben NaCl-haltigen Ablagerungen (farnartige Strukturen) fanden sich massenweise Partikel mit verschiedensten Zusammensetzungen

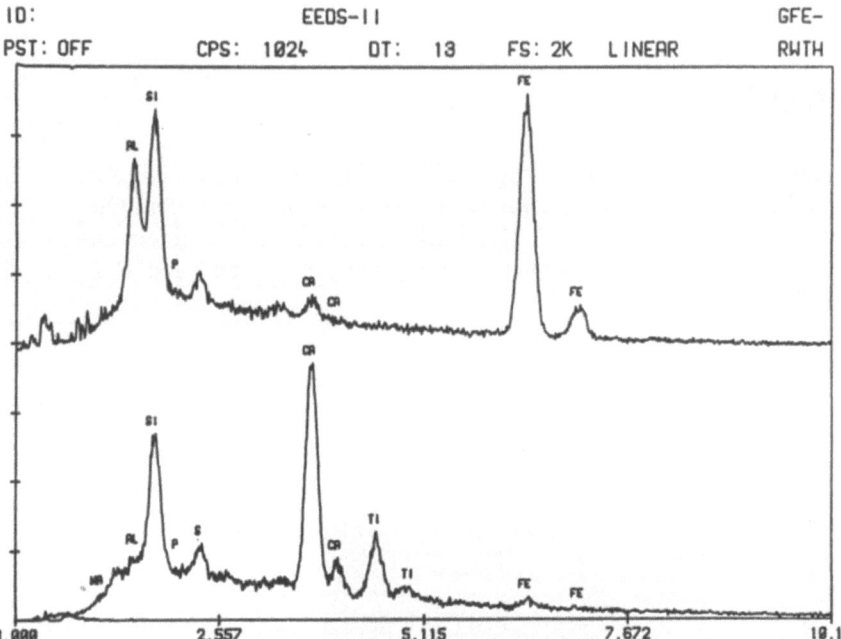

Abb. 5. Analyse von Partikeln auf der Linse Nr. 2, wie sie auch am Positionierloch zu finden waren

Abb. 6. Bei Spiegelung des Lichts an der Oberfläche der Linse von Abb. 1 erscheinen die Partikel als rötliche Körnung (×100)

Diskussion

Die gezeigten Verunreinigungen intraokularer Linsen eines Herstellers sind bei Linse Nr. 2 sicher ein Produkt der Herstellung und bei Linse Nr. 1 wahrscheinlich eine Kombination aus herstellungsbedingten Verunreinigungen und präoperativ hinzugefügten Verunreinigungen. Diese Verunreinigungen, die auch schon vor Jahren von Ratner[8] beschrieben wurden, sind für das operierte Auge eine schwere Hypothek. Sowohl akut-entzündliche Geschehnisse von Seiten der kupfer- und eisenhaltigen Partikel (Chalkosis, Siderosis) [7] sowie auch chronisch-entzündliche Prozesse wie von Silikatpartikeln [5], und Talkum [4] sind vorstellbar und intraokular auf jeden Fall unerwünscht [3].

Verschiedene Autoren haben solche Kontaminationen gefunden. Auch die Reaktionen auf Kupfer und Eisen im Auge sind hinlänglich bekannt. Weiterhin sind die Wirkungen von Mg-Si z.B. in Form von Talkum [6] bestens bekannt. Die Bildung von Fremdkörpergranulomen ist oft beschrieben worden.

Bezüglich der hier beschriebenen Kontamination von intraokularen Linsen stellt sich hier jetzt die Frage, ob nicht einige schwere postoperative Entzündungen unter anderem auf sterile aber unsaubere Linsen zurückzuführen sind. In der Intensivmedizin war die Entdeckung von partikulären, sterilen Kontaminationen [2] der Anfang der Erkenntnis, daß Sterilität noch kein Garant für Sauberkeit ist. Darum ist von jedem Operateur in der Kataraktchirurgie eine eingehende Inspektion der IOL unter dem Operationsmikroskop zu verlangen. Linsen, die wie Abb. 1 und 4 aussehen, gefährden den Operationserfolg und sollten verworfen bzw. zur Verbesserung der Produktionsqualität untersucht werden. Mit der hier angewandten Methode ist dies schnell und effektiv möglich.

Literatur

1. Abraham JL, Burnett BR (1983) Quantitative analysis of inorganic particulate burden in situ in tissue sections. Scanning Electron Microsc II:681−696
2. Ahnefeld FW, Klaus E (1977) Quantitative Analysen über den Partikelgehalt von Infusionslösungen, -zubehör und Medikamenten. Anaesthesist 26:476−484
3. Gutteridge JMC, Rowely DA, Halliwell B (1981) Superoxidedependent fromation of hydroxyl radicals in the presence of iron salts. Biochem J 199:263
4. Karcioglu ZA, Aran AJ, Kapiciogku Z, Lopez J (1988) Inflammation due to surgical gloves powders in the rabbit eye. Arch Ophthalmol 106:808−811
5. Kaw JL (1983) Cytotoxic action of quartz dust stimulated and non-stimulated peritoneal macrophages in vitro. Exp Mol Pathol 38:109−116
6. Meltzer DW (1980) Sterile hypopyon following intraocular lens surgery. Arch Ophthalmol 98:100−103
7. Pardos GJ, Meltzer DW (1983) Particulate contamination in disposable corneal trephines. Arch Ophthalmol 101:562−563
8. Ratner BD (1983) Analysis of surface contamination on intraocular lenses. Arch Ophthalmol 101:1434−1438
9. Reich ME, Waltersdorfer R, Hanselmayer H, Faschinger CH, Faulborn J (1991) Oberflächenstruktur verschiedener diffraktiver Implantlinsen. In: Schott K, Jacobi KW, Freyler H (Hrsg) 4. Kongreß der DGII. Springer, Berlin Heidelberg New York, S 370−376
10. Schrage NF, Reim M, Burchhard WG (1988) Untersuchungen an schwerstverätzten Corneae nach Langzeittherapie unter besonderer Beobachtung von partikulären Rückständen aus Trauma und Therapie. Dtsch Ges Elektronenmikrosk 21:465−472
11. Schrage NF, Reim M, Burchhard WG (1990) Scanning electron microscopy (SEM) and energy dispersive X-ray analysis (EDXA) of severe eye burns in clinical cases. ARVO Abstracts

Kontrastsehschärfe unter Blendung — Vergleichende Untersuchungen bei Patienten mit normalem Linsenstatus, mit beginnender Katarakt, mit Implantlinsen

R. WALTERSDORFER, J. BERGLÖFF, I. UYGUNER und H. HANSELMAYER

Zusammenfassung. Vergleichende Untersuchungen der Kontrastsehschärfe und des Visus wurden bei jeweils 20 Patienten mit normalem Linsenstatus, mit beginnenden Linsentrübungen und bei Patienten mit Implantlinsen unter Blendung durchgeführt (n = 60). Die Untersuchungen der Kontrastempfindlichkeit erfolgten mit Vistech distance contrast sensitivity testing system (Vis tech Consultants), die Blendung wurde mit dem Brightness Acuity Test (BAT) geprüft.

In der Mehrzahl der Patienten mit normalem Linsenstatus fanden wir unter Blendung nur eine geringe Verminderung der Kontrastsehschärfe und des Visus. In den beiden anderen Gruppen zeigte sich ein signifikanter Abfall der Kontrastsehschärfe und des Visus mit zunehmender Blendung. In allen 3 Gruppen fanden wir unter Blendung in etwa 25% des untersuchten Kollektives ohne erkennbare Ursache außerordentlich unterschiedliche Werte in der Herabsetzung des Kontrastsehvermögens und des Visus. Hieraus ergeben sich fürs alltägliche Sehvermögen Konsequenzen, vor allem betreffend den Straßenverkehr: Personen mit beginnender Katarakt oder mit Implantlinsen sollten auf ihre individuelle Verkehrstauglichkeit untersucht werden.

Summary. Simultaneous testing of glare and contrast sensitivity was performed on 20 phakic patients with clear lenses, as well as on 20 patients with beginning cataract and on 20 patients with implant lenses (n = 60). Contrast sensitivity was measured with Vistech's distance contrast sensitivity testing system, patients were glared Brightness Acuity Test (BAT).

A slight reduction of contrast sensitivity and visual acuity was found in most of the patients with clear lenses under glare conditions. Both other groups demonstrated a significant reduced contrast sensitivity and visual acuity under increasing glare conditions. Individuall reduction of contrast sensitivity and visual acuity under glare conditions was found in about 25% of all 3 groups being tested without any distinguishable reason. In our opinion the results suggest for daily faculty of vision, particulary concerning traffic: Patients with beginning lens opacities and implant lenses should be investigated for individuell traffic qualification.

Die Parameter der postoperativen Sehschärfe, der Blendung und des Kontrastsehvermögens können bei Patienten, die nach einer Kataraktoperation mit einer Implantlinse versorgt wurden, exakt beurteilt werden. Daraus können Aussagen über das Sehvermögen erfolgen [7, 9, 11]. Mit derzeitigen Operationstechniken ist eine optische Rehabilitation unserer Kataraktpatienten soweit möglich, daß es bei Einzeltestung dieser Parameter nur zu einer geringen Herabsetzung der Werte im Vergleich zu Normalpersonen kommt [12]. Im Alltagsleben sind unsere Patienten vor allem im Straßenver-

---

Universitäts-Augenklinik Graz, Auenbruggerplatz 4, A-8036 Graz

5. Kongreß der DGII
Hrsg. Wenzel et al.
© Springer-Verlag Berlin Heidelberg

kehr Situationen ausgesetzt, wo trotz starker Blendung ein hohes Kontrast-
sehvermögen notwendig ist, wie z.B. beim nächtlichen Autofahren mit
Gegenverkehr sowie Beeinträchtigung durch Sonnenblendung von aktiven
und passiven Verkehrsteilnehmern. Eine „In-vivo"-Testung der Sehleistung
ist in diesen Extremsituationen aus praktischen Gründen kaum durchführbar
und auch nicht standardisierbar.

Da sich der Lichtbedarf mit zunehmendem Alter vor allem bei Nachtfahr-
ten deutlich erhöht [2], aber auch eine vermehrte Blendungsempfindlichkeit
[1] sowie eine Abnahme der Kontrastempfindlichkeit [10] gegeben ist und es
im Straßenverkehr oft zu einer Kombination dieser Faktoren kommt, führten wir eine „In-vitro"-Untersuchung durch. Dabei sollte analysiert werden,
inwieweit es bei Testung der Kontrastsehschärfe unter Blendung zu einer
Beeinträchtigung von Patienten mit normalem Linsenstatus, mit Linsentrübungen und bei pseudophaken Patienten (extrakapsuläre Kataraktoperation
und Hinterkammerlinse endokapsulär) kommt.

Patientengut und Methodik

Es wurden 3 Patientengruppen mit jeweils 20 Patienten (n = 60) miteinander
verglichen. Die Patienten der ersten Gruppe mit normalem Linsenbefund
hatten ein Alter von 27−62 Jahren, einen Visus von 1,0−1,2, einige davon
korrigierte, geringe Refraktionsanomalien, sonst jedoch keinen pathologischen Befund. Alle waren aktive Kraftfahrzeuglenker. Die Patienten der
zweiten Gruppe im Alter von 64−85 Jahren hatten geringe Linsentrübungen, einen Visus zwischen 0,6 und 1,0, sonst keine ophthalmologische Pathologie. Hier waren noch 12 Personen aktive Verkehrsteilnehmer. Die dritte
Gruppe umfaßte Patienten mit einem Visus zwischen 0,6 und 1,2, bei denen
in 15 Fällen an einem Auge und in 5 Fällen an beiden Augen vor 4−8 Monaten extrakapsuläre Kataraktoperation vorgenommen und Hinterkammerlinsen implantiert worden waren. Etwa die Hälfte dieser untersuchten Personen waren aktive Verkehrsteilnehmer. Die Untersuchungen wurden in allen
Patientengruppen bei normalem Pupillenspiel durchgeführt.

Folgende Parameter wurden untersucht:
1. bestmöglicher Fernvisus: c.c.
2. bestmöglicher Fernvisus: c.c. unter Blendung
3. bestmögliche Kontrastsehschärfe
4. bestmögliche Kontrastsehschärfe unter Blendung

Zur Testung der Kontrastempfindlichkeit wurde das Vistech distance contrast sensitivity testing system (Vis tech Consultants) verwendet [3]. Die
Blendung erfolgte mit dem Brightness Acuity Test (BAT), bei 3 Helligkeits-
stufen. Die erste Stufe entspricht etwa einem mit Neonlicht hell erleuchtetem
Raum (Blendung 12 ft. lamberts). Stufe 2 entspricht etwa der Helligkeit bei
indirektem Sonnenlicht an einem leicht bewölkten Tag (Blendung 100 ft.
lamberts) und Stufe 3 etwa der Lichtstärke einer im Süden stehenden Sonne
an einem wolkenlosen Tag (Blendung 400 ft. lamberts) [5, 7, 8].

Ergebnisse

Visus

In den Gruppen mit beginnender Katarakt und in der Gruppe mit Implantlinsen fanden wir unter Blendung mit den 3 Stufen des BAT eine deutliche Visusabnahme (Abb. 1a). Bei dem Untersuchungskollektiv der Fälle ohne pathologischen Linsenbefund zeigte sich unter stärkster Blendung eine wesentlich geringere Beeinträchtigung des Visus (Abb. 1a); es bestand jedoch eine große Schwankungsbreite, besonders bei höchster Blendungsstufe. Die minimale und maximale Abnahme schwankte in dieser Gruppe über 4 Visuszeilen.

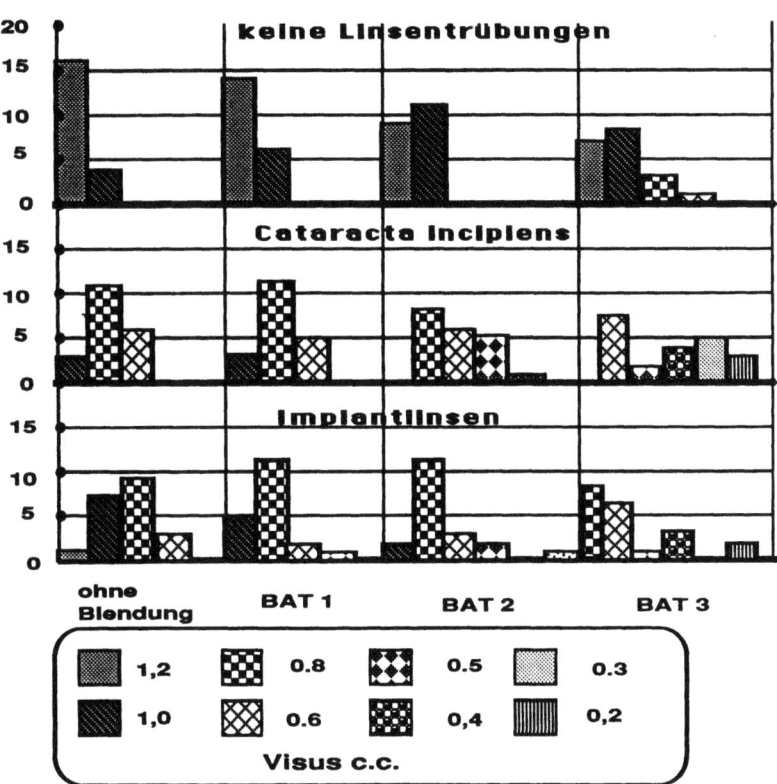

Abb. 1a, b. BAT (Brightness Acuity Test), n = 60 (3 × 20 pro Gruppe). **a** Die Gruppe mit normalem Linsenstatus zeigte bei BAT 1 und BAT 2 keine signifikante Herabsetzung des Visus. Auch bei BAT 3 war die Visusbeeinträchtigung nur gering. 5 Patienten dieser Gruppe zeigten jedoch eine Visusherabsetzung bei BAT 3 von 4 Visuszeilen. Die Patientengruppen mit „Cataracta incipiens" und mit Implantlinse zeigten bei geringgradig niedrigeren Ausgangswerten eine stärkere Herabsetzung der Sehschärfe unter zunehmender Blendung. In diesen Gruppen konnte in 12 Fällen eine Visusherabsetzung von mehr als 4 Visuszeilen bei Blendung mit BAT 3 beobachtet werden

Diese Ergebnisse fanden wir auch in den beiden anderen Vergleichsgruppen, jedoch in etwas geringerem Maße. Die Zunahme der jeweils individuellen Reaktion auf verstärkte Blendung zeigt sich auch durch den Anstieg der Standardabweichungen bei höherer Blendungsintensität in allen 3 Gruppen (Abb. 1b). Hierbei fanden sich in der normalen Vergleichsgruppe 3, in den beiden anderen Gruppen jeweils 4 Patienten, welche eine überdurchschnittliche Herabsetzung des Visus unter Blendung zeigten. Diese Personen waren sich dieser Behinderung bewußt, wie unsere Befragungen ergaben.

In jeder der 3 Gruppen fanden sich noch je 2 Personen, bei denen wir ebenfalls eine starke Visusverminderung unter Blendung diagnostizierten. Diese Patienten waren nach eigenen Angaben völlig beschwerdefrei.

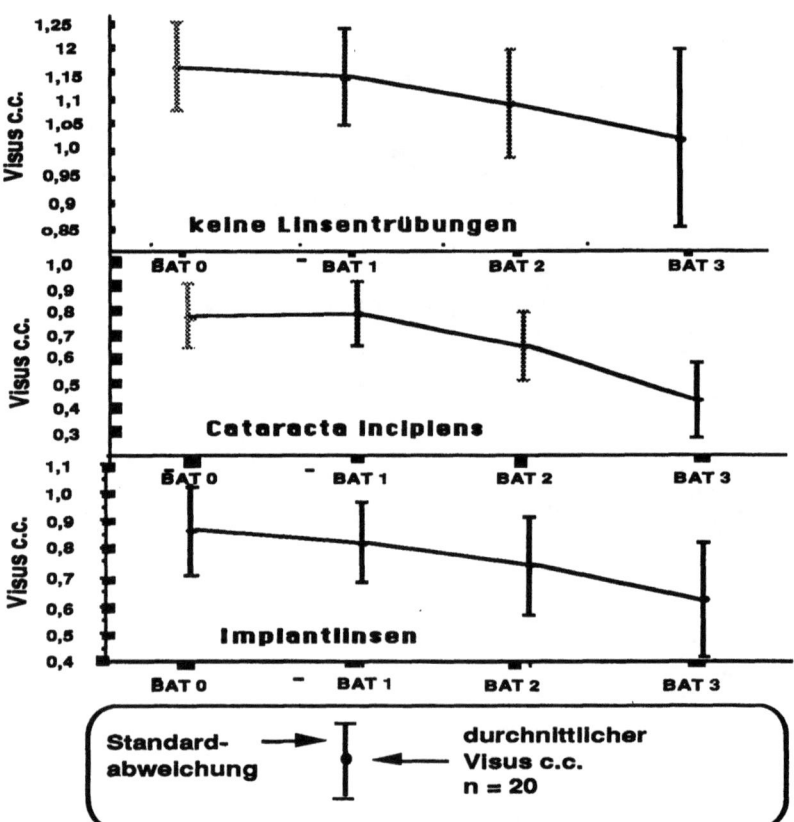

Abb. 1b. Bei Zunahme der Blendungsintensität von BAT 0 (keine Blendung) auf BAT 3 sah man neben der beschriebenen Visusabnahme in allen 3 Gruppen eine Zunahme der Standardabweichung des gemittelten Visus, am stärksten in der Gruppe mit normalem Linsenstatus. Diese Zunahme wird durch individuell unterschiedlich starke Visusherabsetzung unter Blendung innerhalb der einzelnen Gruppen erklärt

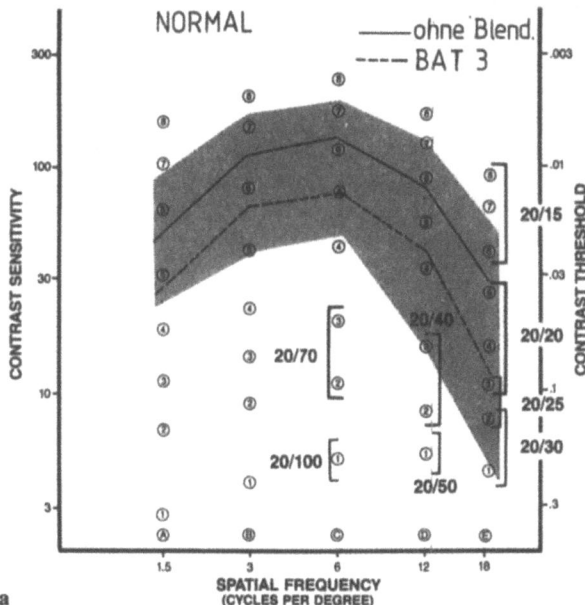

Abb. 2a. Darstellung der Kontrastsehschärfe ohne Blendung und unter Blendungsstufe 3 bei den Personen mit normalem Linsenstatus: Im Mittel zeigt sich eine geringe Verminderung der Kontrastsehschärfe bei Blendungsstufe 3

Kontrastempfindlichkeit

Die Kontrastempfindlichkeit, bei deren Messung Werte ohne Blendung und Werte unter intensiver Blendung (BAT 3) miteinander verglichen wurden, zeigte folgendes Verhalten: Es fand sich in der Normalgruppe im Mittel nur eine geringe Verminderung der Kontrastsehleistung bei Blendung mit Helligkeitsstufe 3 (Abb. 2a). In dieser Gruppe fanden wir jedoch insgesamt 3 Personen mit hohen Abfällen des Kontrastsehens unter Blendung. In den beiden anderen Gruppen (Cataracta incipiens und Hinterkammerlinsen) zeigte sich im Mittel ein deutlicher Abfall des Kontrastsehvermögens bei Blendung mit BAT 3 (Abb. 2b, c).

Wie aus Tabelle 1 ersichtlich, beobachteten wir auch in diesen beiden Gruppen 8 Personen, bei denen ein wesentlich stärkerer Abfall des Kontrastsehvermögens unter Blendung vorlag im Vergleich zu übrigen Gruppenmitgliedern. Dies erklärt die Zunahme der Standardabweichungen, und die erweiterte Streubreite (Minima, Maxima) bei Testung des Kontrastsehvermögens unter Blendung mit Helligkeitsstufe 3 (Tabelle 1).

Signifikante Unterschiede im Abfall des Kontrastsehverhaltens unter Blendung in bezug auf unterschiedliche getestete Phasenfrequenzen, wie auf den Vistech-Tafeln definiert, konnten wir bei dieser Untersuchung nicht feststellen.

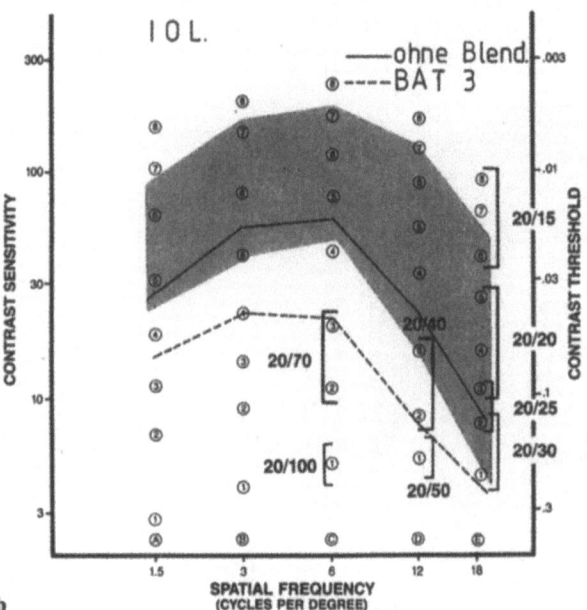

b

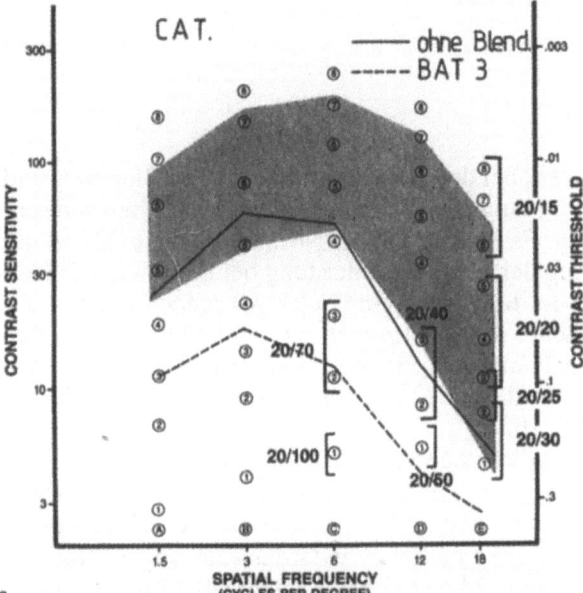

c

Abb. 2b, c. Darstellung der Kontrastsehschärfe ohne Blendung und unter Blendungsstufe 3 bei der Patientengruppe mit beginnenden Linsentrübungen und bei der Patientengruppe, bei der eine extrakapsuläre Kataraktoperation vorgenommen und eine Hinterkammerlinse implantiert wurde. In diesen beiden Gruppen war bei verminderter Ausgangsleistung der Kontrastsehschärfe ohne Blendung eine deutliche Herabsetzung der Kontrastsehschärfe bei Helligkeitsstufe 3 zu beobachten

Tabelle 1. Kontrastsehen (bei definierten Zyklen/Grad Sehwinkel) ohne Blendung (BAT 0) Kontrastsehen (bei definierten Zyklen/Grad Sehwinkel) unter starker Blendung (BAT 3); n = 60 (3 × 20 pro Gruppe). Neben der beschriebenen Abnahme der Kontrastsehschärfe (×) unter starker Blendung, fand sich eine Zunahme der Standardabweichung, sowie des Range der erhobenen Werte der Kontrastsehschärfe (Minima, Maxima) in allen Gruppen. Dies zeigt die individuell unterschiedlich starke Herabsetzung der Kontrastsehschärfe bei zunehmender Blendung innerhalb der einzelnen Gruppen. Ein signifikanter Unterschied im Abfall der Kontrastsehschärfe unter Blendung in bezug auf unterschiedliche Phasenfrequenzen war nicht erkennbar

Ortsfrequenz Zyklen / Grad-sehwinkel	NORMAL			CATARACT			IOL		
	x̄	Std.Dev.	range	x̄	Std.Dev.	range	x̄	Std.Dev.	range
BAT 0 1,5	5,5	0,59	5 - 7	4,7	0,47	4 - 5	4,8	0,67	4 - 6
3	6,5	0,51	5 - 7	5,5	0,69	4 - 6	5,4	0,68	4 - 6
6	6,1	0,52	6 - 7	4,2	0,85	3 - 6	4,6	1,04	3 - 6
12	5,8	0,91	4 - 7	2,7	0,92	1 - 5	3,5	1,14	2 - 6
18	5,1	1,00	3 - 6	1,4	1,23	0 - 5	2,5	1,19	1 - 4
BAT 3 1,5	4,8	0.64	4 - 6	3,0	1,02	1 - 5	3,6	0,81	2 - 5
3	5,7	0.89	4 - 7	3,4	1,3	1 - 5	4,0	0,79	3 - 5
6	5,0	1.3	3 - 7	2,1	0,9	0 - 3	3,0	0,68	2 - 4
12	4,3	1,56	2 - 7	0,7	0,7	0 - 2	1,9	0,99	0 - 4
18	3,4	1,7	1 - 7	0,25	0,4	0 - 1	0,9	0,82	0 - 3

Konklusion

Erste Untersuchungen der Kontrastsehschärfe unter Blendung bei insgesamt 60 Fällen mit normalem Linsenstatus, mit beginnender Katarakt und mit Implantlinsen ergaben in allen Gruppen unterschiedliche Ergebnisse. Gemäß den bisherigen Untersuchungen, welche wir aus der Literatur [4, 6, 8, 9 u.a.] überblicken, besteht unter Blendung eine Beeinträchtigung des Visus bei Patienten mit beginnender Katarakt und solchen mit Implantlinsen. Wir fanden in diesen Fällen eine starke Herabsetzung des Kontrastsehvermögens unter Blendung. Darüber hinaus zeigten etwa 25% der Patienten in allen Gruppen aber eine individuell unterschiedliche Herabsetzung des Visus und der Kontrastsehschärfe unter Blendung. Eine Altersabhängigkeit dieser bisher nicht erklärbaren Gegebenheit bestand bei unserem Kollektiv nicht.

Aus unseren Untersuchungen kann man fürs alltägliche Sehvermögen Konsequenzen, vor allem für den Straßenverkehr bedenken, inwieweit Personen mit beginnender Katarakt oder solche mit Implantlinsen unter auftretenden Blendungsbedingungen in Extremsituationen adäquat verkehrstauglich sind.

Weitere Untersuchungen − vor allem auch bei Patienten mit verschiedenen Implantlinsentypen − so in Fällen mit neueren Modellen, welche verschiedene Brechungszonen aufweisen, erscheinen sinnvoll.

Literatur

1. Aulhorn E (1990) Die Blendungsempfindlichkeit. In: Straub W (Hrsg) Die ophthalmologischen Untersuchungsmethoden. Enke, Stuttgart, S 960−970
2. Bockelmann WD (1990) Verkehrsgerichtstag 1990 in Goslar. Z Prakt Augenheilkd 11:369−374
3. Ginsburg AP (1984) A new contrast sensitivity vision test chart. Am J Opt Physiol Opt 61:403−407
4. Heider W, Welt R, Steinkamp G (1990) Glare Test und Gegenlichtvisus bei Kataraktpatienten. Klin Monatsbl Augenheilkd 197:322−323
5. Holiday JT et al. (1987) Brightness Acuity Test (B.A.T.) and outdoor visual acuity in cataract patients. J Cataract Refract Surg 13:67−69
6. Lachenmayr B, Pateras N (1987) Dämmerungssehen und Blendungsempfindlichkeit bei Pseudophaken. Fortschr Ophthalmol 84:173−179
7. Le Claire J, Nadler M, Weiss S et al. (1982) A new clare tester for clinical testing: results comparing normal subjects and variously corrected aphakic patients. Arch Ophthalmol 100:153−158
8. Nadler DJ et al. (1984) Glare disability in eyes with intraocular lenses. Am J Ophthalmol 97:43−47
9. Nadler D (1990) Glare and contrast sensitivity in cataracts and pseudophakia, Princeton M. In: Nadler MP, Miller D, Nadler DJ (eds) Glare and contrast sensitivity for clinicians. Springer, Berlin Heidelberg New York
10. Rassow B (1988) Zur Bestimmung der Kontrastempfindlichkeit. Klin Monatsbl Augenheilkd 193:93−98
11. Strobel J, Jacobi KW (1990) Automatisierte Sehschärfenbestimmung unter speziellen Blendungs- u. Kontrastbedingungen bei Normalaugen, Katarakt und pseudophaken Augen. In: Freyler H, Skorpik Ch, Grasl M (Hrsg) 3. Kongreß der DGII. Springer, Wien New York
12. Urner U, Müller M (1988) Das Verhalten von Visus, Gesichtsfeld und Kontrastempfindlichkeit unter dem Einfluß einer simulierten Cataract. Klin Monatsbl Augenheilkd 192:122−129

Möglichkeiten und Grenzen von Makrofotografie und Pathohistologie bei der Beurteilung von Paßform und Verträglichkeit eines neuen Kunstlinsen-Designs

B. Seitz[1], R. Guthoff[2], W. Neumann[3] und G. K. Lang[4]

Zusammenfassung. Bezüglich der makrofotografischen und histologischen Beurteilung eines neuen Kunstlinsen-Designs im Rahmen einer tierexperimentellen Studie werden folgende Schlüsse gezogen: Die Qualität der Makrofotografie ist deutlich besser nach *koronarer* Bulbuseröffnung. Die Kunstlinsen in pigmentierten Augen lassen sich makrofotografisch gut im Auflicht dokumentieren. Albino-Augen machen eine spezielle *diaphanoskopische Technik* nötig. Gut beurteilt werden können hierbei: Kunstlinsenform und -größe, Sitz der Kunstlinse in Relation zum Kapselsackäquator, Verkippung der Linse, Deformierung der Linsenhaptik, Verlagerung der Linsenhaptik gegenüber der Linsenoptik, Ausmaß von Kortexresten, Lokalisation des Nachstars, Synechien, sog. „Iris capture", Iris-tuck-Phänomen. Die sog. *„Spaltlampenansicht"* kann bei weichen Kunstlinsenmaterialien eine hilfreiche Ergänzung darstellen bezüglich Synechierungsverlauf, Verkippung der Linse und Verhältnis der Kunstlinse zum Kapselsack. Die *sagittale* Bulbuseröffnung stellt für die anschließende histologische Untersuchung die besseren Voraussetzungen dar und sollte daher im Zweifel bevorzugt werden. Im histologischen Schnitt lassen günstigenfalls Abdrücke und Gewebsaussparungen auf den ehemaligen Sitz von Kunstlinsenoptik und -haptik schließen, da sich sowohl PMMA- als auch Silikonlinsen beim Durchbringen durch eine Alkoholreihe komplett auflösen. Histologisch gut beurteilbar sind: Entzündungsreaktionen und sonstige Alterationen von Hornhaut, Kammerwinkel, Iris, Ziliarkörper und Kapselsack, Ausmaß und Lage des Nachstars sowie der verbliebenen Kortexreste und Synechien.

Summary. Referring to the macrophotographic and pathohistologic evaluation of a new intraocular lens (IOL) design in animal research the following conclusions are drawn: The quality of macrophotographic examination is much better after *coronar* opening of the eye ball. IOLs in pigmented eyes can be documented well by direct illumination from above. Non-pigmented albino eyes require a special *diaphanoscopic technique*. This leeds to a good assessment of design and size of IOL, position of IOL in relation to the capsular sac equator, lens haptic deformation, displacement of lens optic in relation to lens haptic, extent of retained cortex, localization of posterior capsular opacification (PCO), synechiae, so-called „iris capture", iris tuck phenomenon. The so-called *„slit lamp view"* can be a helpful supplementation as to the extension of synechiae and the relation of the IOL to the capsular sac (e.g. tilted IOL). For the following histologic examination the *sagittal* opening of the eye ball provides better preconditions and therefore should be prefered in doubt. In the histologic sections only impressions and recesses may indicate the former position of lens haptic and optic as silicone and PMMA IOLs are completely dissolved during processing. In the histologic section inflammatory affections of cornea, anterior chamber angle, iris, ciliary body and capsular sac as well as extension of PCO and synechiae can be assessed well.

[1] Augenklinik mit Poliklinik der Universität Erlangen-Nürnberg, Schwabachanlage 6, W-8520 Erlangen, Bundesrepublik Deutschland
[2] Universitäts-Krankenhaus Eppendorf, Augenklinik, Martinistr. 52, W-2000 Hamburg 20, Bundesrepublik Deutschland
[3] Chirurgische Veterinärklinik der Universität Gießen, W-6300 Gießen, Bundesrepublik Deutschland
[4] Universitäts-Augenklinik Ulm, Prittwitzstr. 43, W-7900 Ulm, Bundesrepublik Deutschland

5. Kongreß der DGII
Hrsg. Wenzel et al.
© Springer-Verlag Berlin Heidelberg

Einleitung

Seit mehr als 30 Jahren befaßt sich die Erlanger Arbeitsgruppe mit der Implantation und histologischen Beurteilung von Intraokularlinsen. Erinnert werden darf an die Vorderkammerlinse nach Dannheim [8] sowie die Vorderkammerlinse nach Schreck [11], über deren mehr als 30jährigen reizfreien Sitz im menschlichen Auge berichtet wurde [10]. Zur Beurteilung des Langzeitverlaufs werden Kunstlinsen tragende Autopsieaugen, vor allem aber auch wegen Komplikationen enukleierte Augen histologisch aufgearbeitet [7]. Daneben bietet die tierexperimentelle Kunstlinsenimplantation eine Möglichkeit, „Paßform" (Lagebeziehung zwischen IOL und Implantbett sowie Kapselsackschrumpfung als Folge von Nachstarbildung) und „Verträglichkeit" (entzündliche Gewebsreaktionen) eines neuen Kunstlinsen-Designs vor der Implantation in ein menschliches Auge zu untersuchen [1, 5]. Das Ziel unserer kurzen Rekapitulation ist es nicht, wertende Vor- und Nachteile der hier verwendeten Kunstlinsentypen aufzuzeigen, sondern über die eigenen Erfahrungen bei der histologischen Aufarbeitung Kunstlinsen tragender Tieraugen zu berichten [3, 6].

Material und Methode

Untersucht wurden zum einen 9 kapselsackgestützte Kunstlinsen aus Silikonkautschuk (Polymetylsiloxan) in pigmentierten Hundeaugen. Zum anderen basieren die Ergebnisse auf einer rezenten Studie an 20 Albino-Kaninchen-Augen, wovon 12 operiert worden waren und 8 als Kontrolle dienten. Bei den hier implantierten Kunstlinsen handelte es sich erstens um die Silikonlinse Typ Draeger 8 (11-mm-Haptik, 7-mm-Optik, bikonvex, Refraktionsindex 1,410) und zweitens um die PMMA-Linse Typ 73 P (11,5-mm-Haptik, 6-mm-Optik, bikonvex, Refraktionsindex 1,460).

Die enukleierten Bulbi gingen uns nach 6–16 Monaten in fixiertem Zustand zu. In jedem Fall erfolgte nach Markierung der 12-Uhr-Position die genaue Vermessung der Bulbus- und Hornhautdimensionen. Die Länge des (korneo-)skleralen Schnittes und dessen Relation zum Limbus wurde dokumentiert. Jeder Bulbus wurde durchleuchtet, um eventuelle intraokuläre Verschattungen zu erkennen. Sodann wurde der Bulbus mittels scharfen Rasiermessers unter dem Auflichtmikroskop 9mal (6 Silikonlinsen, 3 PMMA-Linsen) koronar eröffnet, also das vordere Augensegment in der Frontalebene im Bereich der Pars plana des Ziliarkörpers abgetrennt. Dreimal (2 Silikonlinsen, 1 PMMA-Linse) wurde der Bulbus sagittal von 2 Uhr nach 4 Uhr am Limbus eröffnet. Unter Verwendung des Photomakroskops M 40 mit Makro-Zoom-Vorrichtung der Fa. Wild wurden folgende Techniken angewendet: Zum einen wurde fotografiert von vitreal im Auflicht unter direkter Beleuchtung des Präparates von seitlich oben aus zwei Lichtquellen.

Zum zweiten wurde fotografiert mittels diaphanoskopischer Technik unter indirekter Beleuchtung aus zwei Lichtquellen von seitlich unten. Beides ist nach sagittaler und koronarer Eröffnung für alle Kunstlinsentypen möglich. Zum dritten wurden Silikonlinsen tragende Augenvorderabschnitte nach koronarer Eröffnung halbiert und von seitlich abgelichtet (sog. „Spaltlampenansicht").

Nach weiterem adäquaten Zuschneiden der, wie oben erwähnt, eröffneten Bulbi erfolgte das übliche Durchbringen durch eine Alkoholreihe, Einbettung in einen Paraffinblock und anschließende Anfertigung von 7 µm dicken histologischen Schnitten. Routinemäßig wurden folgende Färbungen durchgeführt: HE (Hämatoxyli-Eosin), PAS (Perjodsäure-Schiff-Reaktion).

Ergebnisse

Die untersuchten Kaninchenbulbi hatten im Mittel einen Durchmesser a.p. von 18 mm, vertikal von 18 mm und horizontal von 19 mm, maximal 21 × 21 × 22 mm. Die Hornhaut war im Mittel 14 × 15 mm groß, maximal 17 × 18 mm. Die Länge des (korneo-)skleralen Schnittes war im Mittel 14 mm lang, maximal 18 mm, sein Abstand zum Limbus betrug 1 mm. Die Makrofotografie erfolgt deutlich vorteilhafter nach *koronarer* Eröffnung des Bulbus. Bei pigmentierten Augen eignet sich die direkte Beleuchtung des Präparats im Auflicht. Diese Technik führt bei Albino-Augen zu unbefriedigenden Kontrasten. Hier empfiehlt sich die *diaphanoskopische Technik* (Abb. 1, 2).

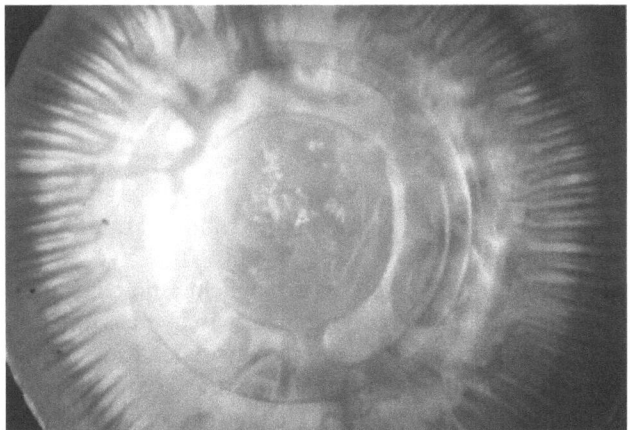

Abb. 1. Makrofotografie, Silikonlinse Typ Draeger 8, Albino-Kaninchen-Auge, Koronare Eröffnung, Diaphanoskopische Technik: Zirkuläre Linsenhaptik spannt Kapselsack nicht komplett aus, multiple Synechierungsstränge zwischen Iris und hinterer Linsenkapsel durch Öffnung zwischen Linsenoptik und -haptik

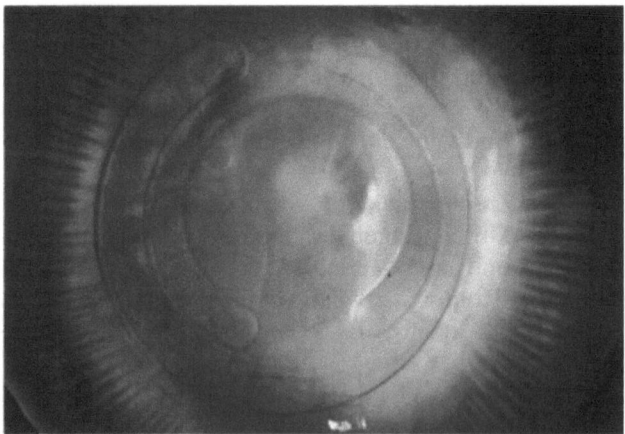

Abb. 2. Makrofotografie, PMMA-Linse Typ 73 P, Albino-Kaninchen-Auge, Koronare Eröffnung, Diaphanoskopische Technik: Periphere Kortexreste komprimieren die Linsenhaptik, Ebene der Linsenoptik ist im Vergleich zur Linsenhaptik nach korneal verlagert

Folgende Befunde lassen sich *makrofotografisch* gut dokumentieren:
- Linsenform
- Linsengröße
- Sitz der Linse in Relation zum Kapselsackäquator
- Verkippung der Linse gegenüber der Frontalebene
- Deformierung der Linsenhaptik − Indikator für die Kapselsackschrumpfung
- Verlagerung der Linsenhaptik gegenüber der Optik − zu erkennen im Auflichtmikroskop anhand eines Fokusunterschiedes
- Ausmaß von Kortexresten
- Lokalisation des Nachstars
- Pupillenentrundung − im Rahmen eines sog. „Iris-capture"- oder Iris-tuck-Phänomens
- Synechien
- Fältelung und Defekte der hinteren Linsenkapsel
- Technik der Eröffnung der vorderen Linsenkapsel während der Operation

Gerade die sog. *„Spaltlampenansicht"* (Abb. 3) ermöglicht eine eindrucksvolle Darstellung des Verlaufs von hinteren Synechien zwischen Iris und hinterer oder vorderer Linsenkapsel durch die Öffnungen zwischen Linsenoptik und -haptik. Aber auch das Verhältnis von Linsenrückfläche zur hinteren Linsenkapsel sowie Verkippung der Linse lassen sich mit dieser Aufnahmetechnik gut dokumentieren. Fotografiert man von vitreal und sagittaler Eröffnung des Bulbus, so ist die Bildqualität deutlich schlechter (Abb. 4), da die notwendige schräge Lagerung des Bulbus eine scharfe Abbildung der gesamten IOL samt Linsenlager verhindert.

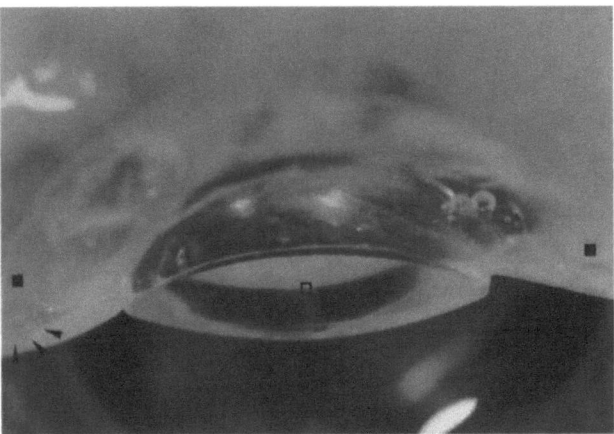

Abb. 3. Makrofotografie, Silikonlinse Typ Draeger 8, Albino-Kaninchen-Auge, Koronare Eröffnung, sog. „Spaltlampenansicht": Linsenoptik liegt der hinteren Linsenkapsel komplett an, diskrete hintere Synechie zwischen Iris und hinterer Linsenkapsel (◄). ■ : Linsenhaptik, □ : Linsenoptik

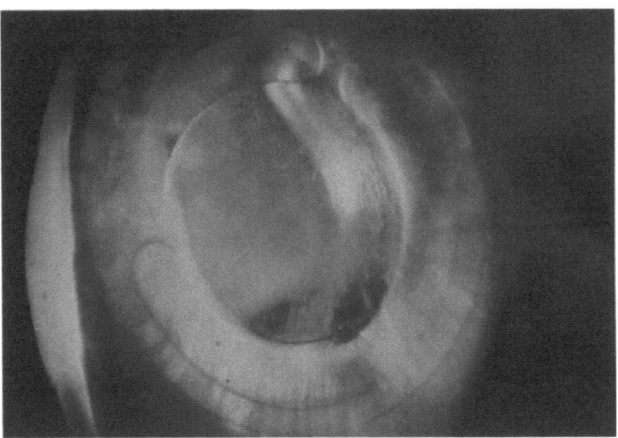

Abb. 4. Makrofotografie, Silikonlinse Typ Draeger 8, Albino-Kaninchen-Auge, Sagittale Eröffnung, Diaphanoskopische Technik: Optimaler Sitz der Linse im Kapselsack, klare Linsenoptik, keine Synechien

Dagegen hat sich für die histologische Untersuchung die *sagittale* Eröffnung des Bulbus als günstig herausgestellt. Diese verleiht dem Auge mehr Stabilität im Hinblick auf das übliche Durchbringen durch eine Alkoholreihe. Während dieser Prozedur lösen sich die beiden betrachteten Kunstlinsentypen komplett auf, so daß im histologischen Schnitt günstigenfalls Abdrücke bzw. Gewebsaussparungen auf den ehemaligen Sitz von Linse-

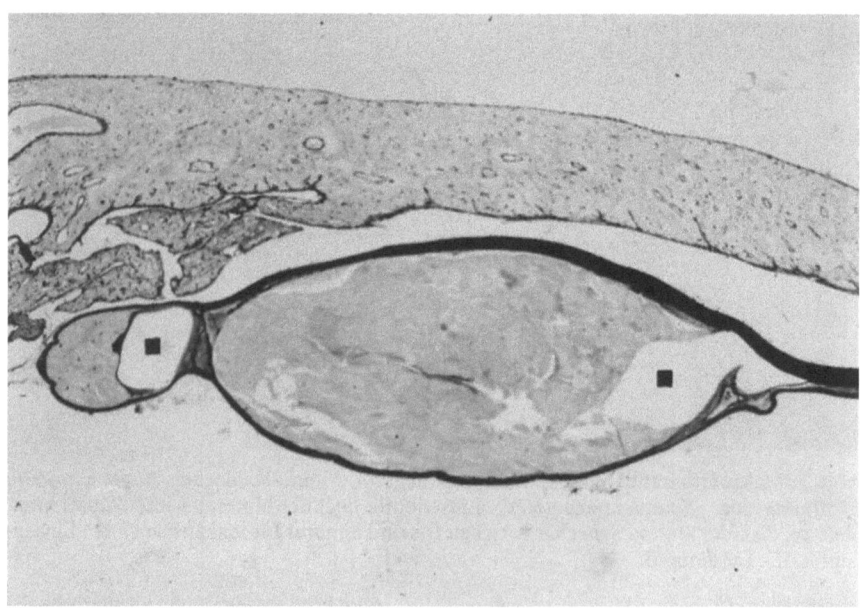

Abb. 5. Mikrofotografie, PMMA-Linse Typ 73 P, Albino-Kaninchen-Auge, Koronare
Eröffnung: Aussparung im Bereich der beiden Haptikbügel intrakapsulär (■), umgeben
von Kortexresten und fibröser Pseudometaplasie verbliebener Linsenepithelzellen

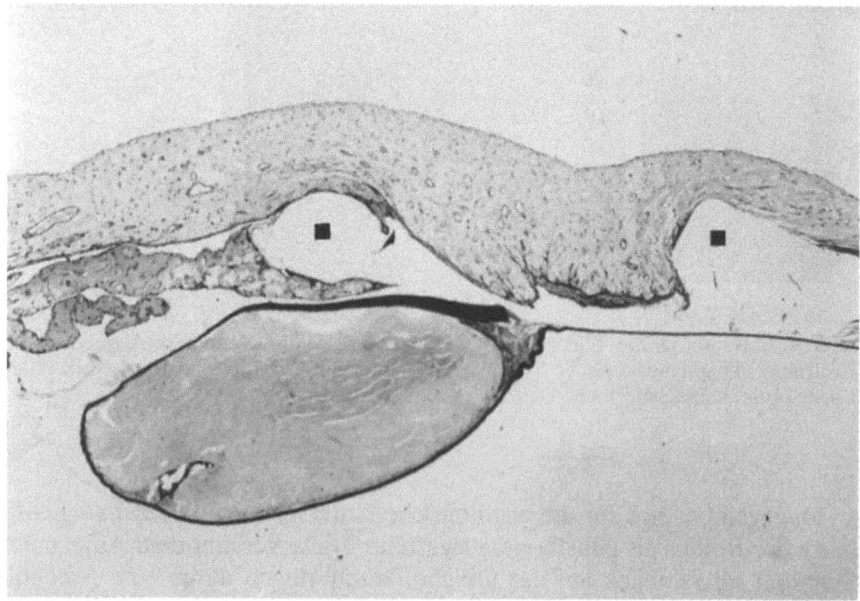

Abb. 6. Mikrofotografie, PMMA-Linse Typ 73 P, Albino-Kaninchen-Auge, Vertikale
Eröffnung: Impression der beiden Haptikbügel auf der Irisrückfläche (■), peripher Kortexreste und fibröse Pseudometaplasie verbliebener Linsenepithelzellen

noptik und -haptik schließen lassen (Abb. 5, 6). Insbesondere nach koronarer Eröffnung können Zug- und Scherkräfte während des Durchbringens durch die Alkoholreihe zu artifiziellen Rissen und Deformierungen führen. Somit sind im histologischen Schnitt keine exakten Rückschlüsse auf die ehemalige Lage der Kunstlinse in situ möglich. Bei keinem der sechs koronar eröffneten, eine Silikonlinse tragenden Kaninchenaugen konnte im histologischen Schnitt ein Kapsellager identifiziert werden. Am aussagekräftigsten waren die histologischen Schnitte der Augen mit PMMA-Linse nach sagittaler Eröffnung. Zumindest Kapselreste mit Hinweisen auf den Sitz der Haptik in der Peripherie bzw. mit der Möglichkeit der Beurteilung von entzündlichen Veränderungen im Bereich des Linsenlagers waren bei koronar eröffneten Augen mit PMMA-Linse bzw. sagittal eröffneten Augen mit Silikonlinse möglich.

Gut *histologisch* beurteilt werden können:
- Alterationen der Hornhaut – Epithelödem, bullöse Keratopathie, Stromaödem, Defekte von Bowman-Lamelle bzw. Descement-Membran, Endothelzellverlust, retrokorneale Membran, retrokorneale Pigmentdispersion
- korneosklerale Narbe – Inkarzeration von Glaskörper oder Iris im Wundspalt
- Kammerwinkel – Winkelblock, Pigmentdispersion im Trabekelwerk, Sanguis im Trabekelwerk
- Iris – vordere/hintere Synechien mit vorderer/hinterer Linsenkapsel, Stromaatrophie
- Ziliarkörper – Erosion oder Invasion durch die Linsenhaptik
- Kortexreste
- Lage und Ausmaß des Nachstars

Während bei der Differenzierung von zellulären Bestandteilen hohe Mikroskopvergrößerungen und HE-Färbung günstig sind, erweist sich für die Beurteilung des ehemaligen Sitzes der Kunstlinse mit den Basalmembranen als Leitstrukturen die PAS-Färbung bei niedriger Mikroskopvergrößerung als hilfreich.

Diskussion

Bezugnehmend auf die umfassenden Ausführungen von Apple et al. [2] erlauben wir uns, einige ergänzende Anmerkungen zu machen: Für die histologische Aufarbeitung ist als Fixierlösung nach Enukleation des Bulbus die sog. „Bulbi-Lösung", bestehend aus gepufferter 4%iger Paraformaldehyd-Glutaraldehyd-Lösung der Vorzug vor der einfachen 10%igen Formalin-Pufferlösung zu geben.

Die erwarteten positiven Effekte eines neuen Kunstlinsen-Designs (bessere optische Qualitäten, bessere Gewebs-„Verträglichkeit", Minimierung der Nachstarbildung etc.) werden in der Regel vor dem Einsatz am Menschen [7] im Tierexperiment überprüft [1, 5]. Um allerdings valide Aussagen anhand derartiger Experimente machen zu können, bedarf es der genauen Kenntnis der Augenanatomie des verwendeten Versuchstieres [4, 9, 12]. Darüber hinaus muß die Größe der verwendeten Kunstlinse auf die Augengröße, die bei Kaninchen stark schwanken kann, abgestimmt werden – insbesondere wenn z.b. die gleichmäßige Ausspannung des Kapselsacks durch die Linsen-Haptik beurteilt werden soll. Die reine Kataraktextraktion ohne Kunstlinsenimplantation empfiehlt sich als Kontrolle zur Überprüfung des eigentlichen Effektes der neuen IOL.

Im Gegensatz zu pigmentierten Augen [3, 6] erfordern Albino-Augen eine spezielle Fototechnik (im diaphanoskopischen Licht), um Details auch bei höchster Vergrößerung kontrastreich beurteilen zu können. Nach koronarer Bulbuseröffnung gelingt dieses besonders gut. Stehen makrofotografische Aspekte im Vordergrund, sollten daher pigmentierte Versuchstiere bevorzugt werden. Die sog. „Spaltlampenansicht" ist nur bei weichen Kunstlinsenmaterialien (Polyhäma, Silikonkautschuk) möglich. Im Zweifel sollte der Bulbus jedoch – zugunsten der Histologie – sagittal eröffnet werden. Dieses auch bei der Aufarbeitung von Kunstlinsen tragenden Autopsieaugen oder wegen Komplikationen enukleierten Augen im Rahmen der Beurteilung des Langzeitverlaufes. Gerade hier ist zur histologischen Klärung bestimmter Fragestellungen das überdachte weitere Zuschneiden des eröffneten Bulbus von größter Wichtigkeit, damit die interessierenden Strukturen später auf dem Objektträger erscheinen. Bei der Beurteilung des histologischen Präparates dürfen Quetschartefakte, Schneideartefakte aber auch Färbeartefakte nicht mißinterpretiert werden.

Literatur

1. Alpar JJ, Fechner PU (1985) Intraocular lenses. Thieme, Stratton New York
2. Apple DJ, Mamalis N, Olson RJ, Kincaid MC (1989) Intraocular lenses – evolution, designs, complications and pathology. Williams & Wilkins, Baltimore Hong Kong London Sydney
3. Draeger J, Guthoff R, Abramo F, Lang GK, Neumann W (1990) Quantifizierung der Schrumpfungskräfte des Kapselsackes – Eine experimentelle Studie. In: Freyler H, Skorpik Ch, Grasl M (Hrsg) 3. Kongreß der Deutschen Gesellschaft für Intraokularlinsen Implantation. Springer, Wien New York, S 70–75
4. Duke-Elder Sir S (1958) System of ophthalmology, vol 1: The eye in evolution. Kimpton, London, pp 429
5. Fjodorow SN (1981) Experimentelle Untersuchungen der Verträglichkeit intraokularer Linsen für das Auge. In: Fjodorow SN (Hrsg) Implantation einer künstlichen Augenlinse. Thieme, Stuttgart New York, S 44–54
6. Guthoff R, Draeger J, Lang GK, Neumann W (1989) Kapselsackgestützte Silikonlinse – Klinische und histopathologische Ergebnisse nach 8 Monaten Verweildauer im Hundeauge. In: Lang GK, Ruprecht KW, Jacobi KW, Schott K (Hrsg) 2. Kongreß der Deutschen Gesellschaft für Intraokularlinsen Implantation. Enke, Stuttgart, S 174–175

7. Naumann GOH, Lang GK (1990) Histopathologische Aspekte der Kataraktchirurgie. In: Freyler H, Skorpik Ch, Grasl M (Hrsg) 3. Kongreß der Deutschen Gesellschaft für Intraokularlinsen Implantation. Springer, Wien New York, S 65–69
8. Naumann GOH, Ortbauer R (1970) Histopathology after successful implantation of anterior chamber acrylic lens. Surv Ophthalmol 15(1):18–24
9. Rohen J (1958) XI: Besonderheiten in der Anatomie des Auges einiger Versuchstiere. In: Rohen J (Hrsg) Anatomie des Auges. Thieme, Leipzig, S 103–123
10. Rummelt V, Lang GK, Yanoff M, Naumann GOH (1990) A 32-year follow-up of the rigid schreck anterior chamber lens – A clinicopathological correlation. Arch Ophthalmol 108:401–404
11. Schreck E (1959) Erfahrungen mit über 150 Vorderkammerlinsen eines eigenen Modells. Concil Ophthalmol (Brussels) Acta 2:1699–1704
12. Sheppard LB (1961) The anatomy and histology of normal rabbit eyes with special reference to the ciliary zone. Arch Ophthalmol 66:896–904

VI. IOLs in Problemfällen

Prospektive Untersuchung zum Zentrierungsverhalten Sulcus-ciliaris- und Kapselsack-fixierter Hinterkammerlinsen bei Pseudoexfoliationssyndrom*

R. Rochels

Zusammenfassung. Bei 40 Patienten mit Katarakt und Pseudoexfoliationssyndrom wurde nach Kapsulorhexis und endokapsulärer Phakoemulsifikation eine Hinterkammerlinse in den Sulcus ciliaris (21 Patienten) bzw. den Kapselsack (19 Patienten) implantiert. In einer mittleren Nachbeobachtungszeit von 1 Jahr und 7 Monaten konnte eine deutliche Disloka-tion bei 14% der Sulcus-, aber nur bei 5% der Kapselsack-fixierten Implantate beobachtet werden. Die höhere Dezentrierungsrate bei Sulcusfixation ist u.E. auf eine zusätzliche Destabilisierung des Zonula-Kapselsackdiaphragmas beim Eindrehen der Haptik aufgrund iridokapsulärer Synechien und präformierter Zonuladialysen am Ziliarkörperansatz zurückzuführen. Es wird deshalb die Kapselsackfixation der Hinterkammerlinse bei Pseu-doexfoliationssyndrom empfohlen, vorausgesetzt, daß nicht präoperativ eine deutliche Phakodonesis vorliegt bzw. während der Operation eine Kapselruptur entsteht.

Summary. In 40 patients with cataract and pseudoexfoliation syndrome a posterior chamber lens was implanted into the ciliary sulcus (21 patients) or the capsular bag (19 patients) fol-lowing capsulorhexis and endocapsular phacoemulsification. In a mean follow-up time of 1 year and 7 months, a significant decentration was observed in 14% of the sulcus-, but only in 5% of the bag-fixated lenses. The higher rate of decentration in sulcus fixation can be explained by the additional destabilization of the zonule and the capsular bag while rotating the loops because of iridocapsular synechia and preexisting zonular desinsertion at the ciliary body. Thus, the endocapsular implantation of the IOL in pseudoexfoliation syn-drome is advised, provided that there is no significant preoperative phacodonesis and no intraoperative tearing of the capsular bag.

Einleitung

Die extrakapsuläre Kataraktextraktion ist bei Pseudoexfoliationssyndrom ohne und mit Sekundärglaukom durch nur mäßige Mydriasis aufgrund irido-kapsulärer Synechien, lockere und fragile Zonulafasern sowie unter Umstän-den präformierte Zonuladialysen am Ziliarkörperansatz mit konsekutiver Phakodonesis, Linsendis- bis -subluxation, intraoperative Zunahme der Zonulolyse, Kapselrupturen und Glaskörperprolaps kompliziert [1–3, 5–10]. Zur Minimierung dieser Risikofaktoren werden in der Literatur Sek-toriridektomie, Sphinkterotomien, Aufnähen eines Flieringarinnges und die Durchführung der Operation durch einen erfahrenen Ophthalmochirurgen

Abteilung Ophthalmologie der Universität Kiel, Hegewischstr. 2, W-2300 Kiel, Bundesrepublik Deutschland
* Den verstorbenen Freunden, Prof. Dr. Ernst-Jürgen Schmitt und Dr. Reinald Hackelbusch, in dankbarer Erinnerung gewidmet.

5. Kongreß der DGII
Hrsg. Wenzel et al.
© Springer-Verlag Berlin Heidelberg

empfohlen [7, 9]. Zur Kunstlinsenfixation wird aufgrund des lockeren
Zonula-Kapselsackdiaphragmas allgemein der Sulcus ciliaris gewählt [5, 7, 9,
11]. Andererseits beobachteten Raitta und Setälä [8] bei 27 endokapsulär
implantierten Hinterkammerlinsen nur eine Subluxation, Epstein et al. [4] in
einer retrospektiven Studie bei 44 Augen mit Pseudoexfoliationssyndrom
und Kapselsackfixation nach durchschnittlich 25,2 Monaten keine einzige
Dislokation. Ziel der vorliegenden, prospektiv angelegten Studie war es, das
Zentrierungsverhalten Sulcus ciliaris- und Kapselsack-fixierter Hinterkammerlinsen bei Pseudoexfoliationssyndrom vergleichend zu evaluieren.

Patientengut, Ausschlußkriterien und Operationstechnik

In diese prospektive Studie wurden nur solche Patienten mit Pseudoexfoliationssyndrom aufgenommen, bei denen 1. präoperativ keine ausgeprägte
Phakodonesis oder Linsensubluxation vorlag, 2. eine medikamentöse
Mydriasis von mindestens 5 mm erzielbar und 3. aufgrund der Kernhärte
eine Phakoemulsifikation durchführbar war sowie 4. intraoperativ keine ausgeprägte Zonulolyse, Kapselsackdesinsertation oder -ruptur mit Glaskörperprolaps entstand. Bei Berücksichtigung dieser Auswahlkriterien mußten 6 von 51 konsekutiven Patienten mit operationswürdiger Katarakt und
Pseudoexfoliationssyndrom von dieser Studie ausgeschlossen werden.
    Bei 45 Patienten (27 Männer, 18 Frauen, davon 19 mit medikamentös
reguliertem Sekundärglaukom; Durchschnittsalter 72,4 Jahre) wurde in
Lokalanästhesie eine ca. 5 mm große Kapsulorhexis angelegt. Hierzu mußten 17mal mehrere Sphinkterotomien ausgeführt werden. Nach endokapsulärer Phakoemulsifikation wurde sodann nach dem Zufallsprinzip bei 21
Patienten eine Kunstlinse (bikonvexe PMMA-Optik mit 6,5 mm Durchmesser und J-förmiger Prolenehaptik) im Sulcus ciliaris und bei 24 Patienten im
Kapselsack fixiert.
    Die mittlere Nachbeobachtungszeit betrug 1 Jahr und 7 Monate; während
dieser Zeit schieden 3 Patienten aus der Studie aus, da sie nicht nachkontrolliert werden konnten; bei 2 weiteren Patienten konnte aufgrund einer engen,
medikamentös nicht erweiterbaren Pupille nicht entschieden werden, ob tatsächlich eine symmetrische Sulcus ciliaris- bzw. Kapselsackfixation vorlag.
Es standen mithin 40 Patienten zur fotodokumentierten Nachbeurteilung zur
Verfügung; bei 21 war das Implantat im Sulcus, bei 19 im Kapselsack fixiert.

Ergebnisse

Im genannten Nachbeobachtungszeitraum wurden die Patienten durchschnittlich 2mal nachuntersucht. Dem Ziel der Studie entsprechend wurde
dabei vor allem auf das Zentrierungsverhalten der Hinterkammerlinse

geachtet. Minimale Dislokationen in der Frontalebene und/oder Verkippung des Implantates waren aufgrund der krankheitsimmanenten, nur mäßigen medikamentösen Erweiterungsfähigkeit der Pupille dabei nicht zu evaluieren. Bei 21 der im Sulcus ciliaris fixierten Hinterkammerlinsen wurde 3mal, das heißt in 14% eine deutliche Verlagerung dergestalt beobachtet, daß der Rand der Optik im Pupillarbereich sichtbar wurde; 1 Patient gab spontan monokulare Doppelbilder an. Bei den 19 im Kapselsack lokalisierten Kunstlinsen wurde eine Dislokation in einem Fall, das heißt in 5% festgestellt. Die statistische Aufarbeitung dieser Ergebnisse zeigte, daß 1. ein signifikanter Unterschied zwischen den beiden Gruppen auf einem Niveau von $p > 0,05$ und 2. keine Korrelation zwischen der Häufigkeit einer Kunstlinsendislokation und (vor)bestehendem Sekundärglaukom vorhanden war.

Diskussion

Die Ergebnisse dieser prospektiven Studie stehen im Einklang mit den klinischen, retrospektiven Beobachtungen von Epstein et al. [4] sowie Raitta und Setälä [8]. Die niedrigere Kunstlinsendislokationsrate bei Kapselsackfixation in unserem Patientengut könnte einerseits auf die strengen, oben aufgeführten Ausschlußkriterien für diese Untersuchung (keine ausgeprägte präoperative Phakodonesis, keine intraoperative Kapselruptur) zurückgeführt werden. Andererseits ist aber anzuführen, daß durch eine schonende Operationstechnik mit Kapsulorhexis und endokapsulärer Phakoemulsifikation auch bei präformierter, partieller Zonulolyse ein relativ stabiles Zonula-Kapselsackdiaphragma verbleibt, das die endokapsuläre Implantation ermöglicht. Da die Kunstlinse mit 2−5 mg Gewicht im Kammerwasser 50- bis 100mal leichter als die Alterslinse ist, spielt die hierdurch entstehende postoperative mechanische Belastung des Kapselsacks keine Rolle.

Eine Erklärungsmöglichkeit für die 3mal höhere Dislokationsrate bei Sulcus-ciliaris-Fixation ist in licht- und elektronenmikroskopischen Befunden [1, 2] zu sehen, nach denen beim Pseudoexfoliationssyndrom 1. präformierte Zonularupturen am Ziliarkörperansatz vorliegen, die intraoperativ beim Eindrehen der Haptik in den Sulcus durch eine relativ enge Pupille vergrößert werden können. Darüber hinaus kommt es 2. aufgrund der beim Pseudoexfoliationssyndrom bestehenden Synechien zwischen dem Pigmentepithel der Iris und der peripheren vorderen Linsenkapsel [3, 8] zu einer witeren Instabilisierung des Zonula-Kapseldiaphragmas, da bei der Sulcusfixation die Haptik beim Eindrehen über diese Verwachsungen Scher- und Zugkräfte auf den Kapselsack ausübt. Beide Faktoren prädisponieren mithin eine postoperative Kunstlinsendislokation.

Es sollte unseres Erachtens deshalb aufgrund der klinischen Ergebnisse − wenn auch derzeit nur an einem kleinen Kollektiv erhoben − und der dargestellten Pathomechanismen der zusätzlichen Zonula-Kapselsack-Lockerung bei Sulcusfixation unter strenger Beachtung oben genannter Ausschlußkrite-

rien wie deutliche präoperative Phakodonesis und intraoperative Kapselruptur mit Glaskörperprolaps beim Pseudoexfoliationssyndrom die Kapselsackfixation des Implantates favorisiert werden.

Literatur

1. Bartholomew RS (1970) Lens displacement associated with pseudocapsular exfoliation. Br J Ophthalmol 54:744–750
2. Chijiiwa T, Araki H, Ishibashi T, Inomata H (1989) Degeneration of zonular fibrils in
   a case of exfoliation glaucoma. Ophthalmologica 199:16–23
3. Dark AJ (1979) Cataract extraction complicated by capsular glaucoma. Br J Ophthalmol 63:465–468
4. Epstein D, Niemäle P, Thurfjell G (1991) IOL-Implantation im Kapselsack bei Patienten mit Exfoliationssyndrom. In: Schott K, Jacobi KW, Freyler H (Hrsg) 4. Kongreß
   der Deutschen Gesellschaft für Intraokularlinsen Implantation. Springer, Berlin Heidelberg New York, S 325–328
5. Guzek JP, Holm M, Cotter JB, Cameron JA, Rademaker WJ, Wissinger DH, Tonjum
   AM, Sleeper LA (1987) Risk factors for intraoperative complications in 1000 extracapsular cataract cases. Ophthalmology 94:461–466
6. Høvding G (1988) The association between fibrillopathy and posterior capsular/zonular
   breaks during extracapsular cataract extraction and posterior chamber IOL implantation. Acta Ophthalmol 66:662–666
7. Naumann GOH, Küchle M, Schönherr U, „Erlanger Augenblätter-Gruppe" (1989)
   Pseudoexfoliations-Syndrom als Risikofaktor für Glaskörperverlust bei der extrakapsulären Katarakt-Extraktion. Fortschr Ophthalmol 86:543–545
8. Raitta C, Setälä K (1986) Intraocular lens implantation in exfoliation syndrome and
   capsular glaucoma. Acta Ophthalmol 64:130–133
9. Schönherr U, Küchle M, Händel A, Lang GK, Naumann GOH (1990) Pseudoexfoliationssyndrom mit und ohne Glaukom als ernstzunehmender Risikofaktor bei der extrakapsulären Kataraktextraktion. Eine prospektive klinische Studie. Fortschr Ophthalmol 87:588–590
10. Skuta GL, Parrish RK, Hodapp E, Forster RK, Rockwood EJ (1987) Zonular dialysis
    during extracapsular cataract extraction in pseudoexfoliation syndrome. Arch Oph-
    thalmol 105:632–634
11. Tarkkanen AHA (1986) Exfoliation syndrome. Trans Ophthalmol Soc UK
    105:233–236

Operationen am vorgeschädigten Auge

Die Chirurgie der Silikonölkatarakt

W. Konen und B. Kirchhoff

Zusammenfassung. Die Ausbildung einer Katarakt nach Vitrektomie und Silikonölauffüllung des Glaskörperraums ist die Regel. In dieser Arbeit werden die Ergebnisse nach intrakapsulärer (N = 43) und nach extrakapsulärer Linsenextraktion (N = 84) sowie nach Phakoemulsifikation (N = 104) verglichen. Die intrakapsuläre Linsenextraktion wurde weitgehend verlassen, weil der mit dieser Technik zwangsläufige und unkontrollierte Silikonölverlust nur vertretbar ist, wenn eine Silikonölentfernung gewünscht wird, und eine spätere Intraokularlinsenimplantation ausgeschlossen ist. Die optimale Kontrolle der Netzhaut ist ein Vorteil der intrakapsulären Linsenentfernung bei der Silikonkatarakt. Soll das Silikonöl nach diesem Extraktionsverfahren im Auge bleiben, so muß Silikonöl durch die drei üblichen Pars-plana-Zugänge installiert werden. Ein Verschluß der immer angelegten inferioren Iridektomie wurde nicht beobachtet.

Die extrakapsuläre Kernexprimierung bietet sich für harte Linsenkerne an. Der 140−150° umfassende korneosklerale Schnitt bedingt eine längere Hypotonie des Bulbus. In Rückenlage drückt das Silikonöl nach anterior und belastet die Zonula deutlich. Häufig (in 17%) kommt es zu einem Silikonölverlust, der später einen Füllungsdefekt in der unteren Netzhautzirkumferenz bedingt.

Die Phakoemulsifikation gestattet durch das praktisch geschlossene System, den unkontrollierten Silikonölverlust fast zuverlässig (97%) zu vermeiden. Hypotone Bulbusphasen können durch Healon-Installation in die Vorderkammer vor etwaigen Instrumentenwechsel vermieden werden. Unter den Verhältnissen des geschlossenen Systems kann einfach und gezielt emulgiertes Silikonöl aus dem Kammerwinkel abgesaugt werden. Bei Silikonölüberfüllung kann die in Rückenlage stark abgeflachte Vorderkammer das Einführen des Phakotips erschweren. Die Linsenkapsel erweist sich meist als fest. Sie kann vereinzelt verdünnte Zonen aufweisen. Diese Veränderungen nehmen mit Dauer der Katarakt zu.

Als Konsequenz sollte die Silikonkatarakt frühzeitig operiert werden. Die Phakoemulsifikation vermeidet einen unkontrollierten Silikonölverlust. Eine inferiore Iridektomie nach Ando hält das Silikonöl im Glaskörperraum. Über den korneoskleralen Zugang kann das Silikonöl gegebenenfalls durch eine zentrale Kapsulotomie abgesaugt werden.

Summary. After a vitrectomie and the filling of the eye with silicone oil a cataract frequently develops. This paper compares the results after intracapsular (N = 43) and after extracapsular lens extractions (N = 84) as well as after phacoemulsification (N = 104). The intracapsular lens removal is not presently preformed, because the uncontrolled and unavoidable loss of silicone oil is only acceptable, when the removal of oil is desired and a later intraocular lens implantation is not planned. The optimal control of the retina is an advantage of the intracapsular lens removal by a silicone cataract. If the silcone oil is supposed to remain in the eye after the operation, then it must be returned through the three remaining pars plana entrances.

Universitäts-Augenklinik Köln, Joseph-Stelzmann-Str. 9, W-5000 Köln 41,
Bundesrepublik Deutschland

5. Kongreß der DGII
Hrsg. Wenzel et al.
© Springer-Verlag Berlin Heidelberg

The extracapsular nucleus removal is advised for hard lenses. The 140° to 150° corneosclerale cut causes a longer hypotony of the eye. When lying in the back, the silicone oil exerts anterior pressure on the zonula. In 17% of the cases silicone oil is lost, which results in a defective filling of the eye.

Because it is almost a closed system, the phacoemulsification virtually avoids the uncontrolled silicone oil loss. Hypotone phases can be avoided before instrument changes by a Healon-installation in the anterior chamber. In the closed systems emulsified silicone oil can be sucked out of the chamber angles. Too much silicone oil can make the insertion of the phacotips difficult when the patient is lying of the back. The lens capsul has proved to be generally hard. It can have thinner areas. These changes increase the longer the cataract exists.

As a result silicone cataracts should be operated on as soon as possible. An iridectomy after Ando keeps the oil behind the iris. Silicone oil can also be sucked out through the corneoscleral entrance through a central capsulotomie. Usually one can maintain the capsul ring, in order to implant secondary a intraocular lens.

Patienten und Methode

Retrospektiv wurden drei Patientengruppen für die genannten Operationsverfahren gebildet. In jeder Gruppe wurde die Anzahl der Silikonölnachfüllungen und der Reoperationen wegen Synechierung oder Silikonölfüllung der Vorderkammer bestimmt.

Die *intrakapsuläre Linsenentfernung (N = 43)* erfolgte über einen Kornealschnitt von 160–170°. Mit Healon wurden gegebenenfalls hintere Synechien gelöst. Drei 10-0-Nylonfäden wurden vorgelegt. Die Kryoextraktion der Linse erfolgte mit einem NO_2-Kältestift. Der Kornealschnitt wurde passager möglichst schnell durch die vorgelegten Fäden verschlossen. Eine silikonöldichte, fortlaufende 10-0-Nylonnaht bildete den endgültigen Korneaverschluß. Bei 6 Uhr legten wir über einen getrennten Zugang eine breite Iridektomie nach Ando [1] an.

Die *extrakapsuläre Linsenentfernung (N = 84)* erfolgte über einen Kornealschnitt von 140–150°. Mit Healon wurden gegebenenfalls hintere Synechien gelöst und die Vorderkammer vertieft. Die Vorderkapseleröffnung wurde in Abhängigkeit von der sehr unterschiedlichen Festigkeit der Linsenkapsel mit der „Can-opener-Technik" oder mit der Schere nach Ong durchgeführt. Den Linsenkern exprimierten wir nach Hydrodissektion in üblicher Weise. Die Vorderkammer wurde mit zwei 10-0-Nylonfäden passager verschlossen. Die Linsenrindenreste wurden abgesaugt und die Kammer mit einer fortlaufenden 10-0-Nylonnaht verschlossen. Über einen separaten, kornealen Zugang wurde eine Iridektomie nach Ando [1] angelegt.

Die *Phakoemulsifikation (N = 104)* erfolgte über einen korneoskleralen Zugang. Die Vorderkammervertiefung und Kapseleröffnung wurde bei der extrakapsulären Linsenentfernung beschrieben. Wir führten die Phakoemulsifikation und die Absaugung äquatorialer Linsenrindenreste bimanuell mit einem feinen Spatel durch, der über eine Parazentese in die Vorderkammer geführt wurde. Über diese Parazentese wurde nach Beendigung der Phakoemulsifikationsphase bei noch liegendem Phakotip die Vorderkammer mit Healon aufgefüllt. Diese Maßnahme verhindert den Übertritt von Silikonöl in die Vorderkammer während des intraokularen Druckabfalles beim Instrumentenwechsel vom Phakotip zum Absaugtip. Die Linsenrindenreste wurden abgesaugt. Hierbei ermöglichten die Bedingungen des geschlossenen Systems eine kontrollierte Absaugung eventuell vorhandener emulgierter Silikonölbläschen aus dem Kammerwinkel. Vor der Entfernung des Absaugtips aus dem Auge wurde in der Vorderkammer erneut mit Healon ein Druck aufgebaut, um einen Silikonölübertritt während des Bulbusverschlusses zu vermeiden. Über einen separaten kornealen Zugang wurde eine Iridektomie nach Ando [1] bei 6 Uhr angelegt.

Nicht in diese Studie wurden diejenigen Fälle aufgenommen, bei denen primär die Kataraktentfernung mit einer Silikonölentfernung kombiniert werden sollte.

Ergebnisse

Tabelle 1 faßt die Ergebnisse zusammen. Wird die Linse intrakapsulär entfernt, tritt in allen 43 Fällen ein großer, unkontrollierter Silikonölverlust ein. Innerhalb von 12 Wochen wird eine erneute Silikonölauffüllung 28mal notwendig (ca. 65%). Ein Verschluß der Iridektomie tritt in keinem Fall ein, obwohl 18 Augen eine diabetische Retinopathie oder eine andere schwere Gefäßschrankenstörung aufwiesen.

Die extrakapsuläre Extraktion wurde in 84 Fällen durchgeführt. Im Anschluß an die Kernexprimierung und während der Linsenrestabsaugung traten 8, während des kornealen Wundverschlusses traten 32 unkontrollierte Silikonölverluste auf. Die Menge des Silikonölverlustes ist während der Operation praktisch nicht zu quantifizieren. Als Maß für den eingetretenen Verlust benutzten wir den binophthalmoskopisch sichtbaren postoperativen Füllungsdefekt in aufrechter Kopfposition. Danach waren bei der extrakapsulären Extraktion die Füllungsdefekte im inferioren Glaskörperraum geringer als nach intrakapsulärer Extraktion. Dem entsprach die deutlich geringere Reoperationsquote von 14 Fällen (ca. 35%) nach 12 Wochen. 37 Verschlüsse

Tabelle 1. Ergebnisse nach i.c.- und e.c.-Linsenextraktion oder Phakoemulsifikation

	i.c.	e.c.	phako.
Anzahl	43	84	104
Silikonölverlust	43	40	3
Silikonauffüllung	28	14	2
Iridektomieverschluß	0	37	45
Diabetes/Schrankenstörung	18	36	39

der inferioren Iridektomie bei intakter Kapsel konnten wir beobachten. In 36 Fällen bestand eine schwere Gefäßschrankenstörung; sie lag somit in der gleichen Größenordnung wie bei der intrakapsulär operierten Gruppe.

Eine Phakoemulsifikation wurde an 104 Augen durchgeführt. Ein unkontrollierter Silikonölverlust trat in 3 Fällen ein. Dies war immer Folge eines komplizierten Operationsverlaufs. Bei allen drei Operationen kam es zu einer frühzeitigen Zonulolyse. Noch während der Phakoemulsifikation trat Silikonöl in die Vorderkammer ein und wurde mit aspiriert.

Binophthalmoskopisch entsprach der postoperative Füllungsdefekt den Füllungsdefekten nach intrakapsulärer Operation. Zwei der drei Augen mußten innerhalb von 12 Wochen erneut mit Silikonöl vitrektomiert werden. Die inferiore Iridektomie verschloß sich mit der Linsenkapsel in 45 Fällen. 39 dieser Augen litten an einer ausgeprägten Schrankenstörung. Mit 37,5% entspricht diese Größenordnung der in den beiden anderen Kollektiven.

Die Linsenkapsel weist bei längerbestehendem Kontakt zwischen Linsenkapsel und Silikonöl charakteristische Veränderungen auf. Es bildet sich eine mehr oder weniger dichte zentrale, echte Hinterkapselfibrose. Die ersten Veränderungen, die auf eine beginnende Hinterkapselfibrose hinwiesen, traten schon 6 Monate nach der Silikonölinstallation ein. Bei der Ausbildung dieser Kapselfibrose können offensichtlich Verdickungen der Linsenkapsel eintreten, die eine Kapseleröffnung mit Satomesser oder Kystotom unmöglich machen. Andererseits kam es bei der Kryoextraktion zu Kapselrupturen, die nicht erwartet wurden. Dies deuteten wir als Folge von Kapselverdünnungen. Histologische Untersuchungen wiesen auch tatsächlich wechselnde Linsenkapselstärken nach. Nach Cerclage, Vitrektomie und Silikonölfüllung kommt es wohl bald zu Veränderungen an der Zonula. Sie wird einerseits durchlässig für emulgiertes Silikonöl und andererseits treten während der hypotonen Phasen der Linsenextraktion kleinere Silikonölbläschen über die Zonula in die Vorderkammer. Bei der Phakoemulsifikation der Silikonkatarakt beobachteten wir häufiger Zonulolysen als bei Phakoemulsifikationen der üblichen Kataraktpatienten.

Diskussion

Aus den Ergebnissen lassen sich folgende Schlußfolgerungen für die Auswahl des Operationsverfahrens bei der silikonölbedingten Katarakt ziehen:
1. Die intrakapsuläre Extraktion ist indiziert, wenn vor der Operation feststeht, daß auch eine Silikonölentfernung erfolgen soll und eine spätere sekundäre Linsenimplantation nicht erwogen wird.
2. Die extrakapsuläre Extraktion ist indiziert, wenn Hinweise auf eine Zonulolyse bestehen oder die Härte des Linsenkernes eine schonende Phakoemulsifikation ausschließt. Die inferiore Iridektomie sollte breit angelegt werden und die Linsenkapsel mit entfernen, die hinter dieser Iridektomie liegt.

3. Die Phakoemulsifikation ist die Methode der Wahl. Noch während der Operation kann nach ausführlicher Ophthalmoskopie die Indikation zur simultanen Silikonölentfernung gestellt werden. Über eine zentrale Kapsulotomie läßt sich mit einem Irigations-Aspirationstip (Öffnung = 0,7 mm) das Silikonöl unter Belassen eines Kapselringes entfernen. Eine sekundäre Linsenimplantation bleibt so ohne Nahtfixation möglich. Zur inferioren Iridektomie bei intakter Hinterkapsel s. 2. Falls ohne Silikonölverlust der gesamte Linsenkapselsack entfernt werden soll, so ist auch dies möglich. Man ergreift mit einer Krokodilpinzette nach Verkleinerung des skleralen Zugangs den Kapselsack und extrahiert ihn. Silikonöl dringt zwar sofort in die Vorderkammer, aber es verläßt den Bulbus nicht.

Die Unausweichlichkeit der schnellen Progredienz der Silikonkatarakt und die Vorteile der Phakoemulsifikation sollten einer frühzeitigen Operation den Vorzug geben. Längeres Zuwarten erhöht für alle genannten Operationsmethoden die Operationsrisiken. Es kommt zu schwer abschätzbaren Veränderungen der Kapselfestigkeit, zu Zonulaschwächen und zur mehr oder weniger zirkulären hinteren Synechierung der Iris. Letztere macht bisweilen eine durchgreifende Iridektomie während der Linsenextraktion nötig. Dann wird eine Irisnaht notwendig, um bei vorhandenem Silikonöl den Wirkungsmechanismus der inferioren Iridektomie zu erhalten.

Literatur

1. Ando F (1985) Intraocular pressure resulting from pupilarry block by silicone oil. Am J Ophthalmol 99:87−88
2. Beekuis WH, van Rij G, Zivojnovic R (1985) Silicone oil keratopathy: indications for keratoplasty. Br J Ophthalmol 69:247−253
3. Lemmen KD, Heimann K, Kirchhof B (1985) Klinische und morphologische Aspekte der Silikon-Keratopathie im Tierexperiment. Fortschr Ophthalmol 82:556−559

Chronische Uveitis und Katarakt: Wahl der Operationsmethode — IOL?

S. KLEIN

Zusammenfassung. Es wird über die Ergebnisse von 73 Augen nach Kataraktoperation (23 ICCE, 25 ECCE, 25 Lensektomie und Vitrektomie über Pars plana) bei chronisch rezidivierender Uveitis berichtet. Die besten funktionellen Ergebnisse und wenigsten Komplikationen traten nach der Lensektomie mit Vitrektomie auf. Während bei der chronischen Uveitis zur IOL nur in ausgebrannten Fällen geraten wird, kann bei der Heterochromie bedenkenlos die ECCE mit HKL-Implantation durchgeführt werden. Generell sollte bei Uveitispatienten im entzündungsfreien Intervall operiert werden. Erreicht man das nicht mit Steroiden, hat sich bei uns eine ca. ¼jährliche präoperative Vor- und postoperative Nachbehandlung mit Cyclosporin A (2−5 mg/kg/KG) bewährt.

Summary. Review of the results of cataract removal in 73 cataractous eyes with various types of chronic relapsing endogenous uveitis, predominantly chronic anterior uveitis, intermediate uveitis and heterochromic cyclitis (23 intracapsular cataract extraction, 25 extracapsular extraction, 25 pars plana lensectomy/vitrectomy). The clinical course and functional outcome were most favorable in pars plana lensectomy/vitrectomy. Surgery should be performed when the inflammation is quiet. Therefore every attempt should be made to quiet the inflammation as much as possible. Do corticosteroids not suffice, cyclosporine A should be given for about ¼ year prior and post the cataract surgery (2−5 mg/kg/KG). Our findings indicate that an frequently relapsing intraocular inflammation remains an contraindication to IOL implantation. Successful IOL implantation is possible in patients with heterochromic cyclitis. No complications were seen.
Furthermore selected uveitis patients free of relapses for at least 2−3 years can tolerate and benefit from ECCE and IOL implantation.

Nahezu bei jeder chronisch rezidivierenden endogenen Uveitis, und nur hierzu wird in dieser Arbeit Stellung genommen, kommt es früher oder später zur Kataraktentwicklung, sei es als Folge der Entzündungen oder/und der meist langen Kortikosteroidtherapie. Obwohl sich bei der Kataraktchirurgie die extrakapsuläre Extraktion allgemein durchgesetzt hat, gibt es nicht wenige Autoren, die bei chronischer Uveitis auch heute noch die intrakapsuläre Kataraktextraktion bevorzugen, aus Angst, durch im Auge verbleibende Linsenreste über eine phakogene Komponente die Entzündung zu provozieren. Mehr und mehr scheint sich aber die extrakapsuläre Extraktion, gegebenenfalls in Kombination mit einer Vitrektomie über den Limbus oder die Pars plana durchzusetzen. Auch tauchen erste Berichte über eine Linsenimplantation auf, besonders bei der Heterochromiezyklitis [2, 4, 6].

Universitäts-Augenklinik, Bachstr. 18, O-6900 Jena, Bundesrepublik Deutschland

5. Kongreß der DGII
Hrsg. Wenzel et al.
© Springer-Verlag Berlin Heidelberg

Tabelle 1. Kataraktextraktion bei chronischer Uveitis

Uveitis	Zahl der Patienten	Augen
Heterochromiezyklitis	12	12
Uveitis anterior	25	28
Uveitis intermedia	17	21
Uveitis posterior	1	1
Vasculitis retinae	3	3
Panuveitis	6	8
Insgesamt	64	73

Tabelle 2. Operationstechnik

1987/88	vorwiegend ICCE (23 Augen)
1989	vorwiegend ECCE, teilweise mit vorderer Vitrektomie (25 Augen)
1990	vorwiegend Lensektomie und Vitrektomie mit Zugang über die Pars plana (25 Augen)

Material, Methodik und Ergebnisse

Erfaßt und analysiert wurden die Daten von 73 Augen von 64 Patienten mit chronisch rezidivierender Uveitis, die in der Zeit von 1987–1990 fast ausnahmslos von einem Operateur kataraktoperiert worden sind. Die Unterteilung erfolgte entsprechend der internationalen Uveitisklassifikation, wobei wir die Heterochromiezyklitis als Extragruppe erfaßt haben (Tabelle 1). Dabei wurde 1987/88 die ICCE, 1989 die ECCE, teilweise mit vorderer Vitrektomie über den Limbuszugang und 1990 die Lensektomie und Vitrektomie über die Pars plana bevorzugt (Tabelle 2). Bei der Heterochromie jedoch wurde auch 1989 und 1990 die klassische ECCE angewandt und bei Patienten über 40 Jahre mit der Implantation einer Hinterkammerlinse in den Kapselsack verbunden. Darüber hinaus wurden IOLs nur bei 3 Patienten mit inzwischen ausgebrannter Uveitis anterior und 1 Patienten mit Vaskulitis implantiert. Ebenfalls, mit Ausnahme der Heterochromie, erhielten alle Patienten verstärkt prä- und postoperativ lokal Kortikosteroide, meist auch als periokuläre Injektionen. 9 Patienten standen unter systemischer Cyclosporin-A-Therapie (2–5 mg/kg/KG in Abhängigkeit vom Entzündungsgrad, der Verträglichkeit und dem Blutspiegel).

Es soll hier nicht auf prä- und postoperative Visusangaben eingegangen werden. Sie wären nur bedingt aussagefähig, hatten doch nahezu alle Patienten als Folge der chronischen Uveitis eine Makulopathie. Bezüglich postoperativer Entzündungssituation und Sekundärglaukom und damit auch der Funktion sind die Ergebnisse in der ICCE-Gruppe am schlechtesten und in der Gruppe mit Lensektomie und Vitrektomie via Pars plana am besten. Sahen wir z.B. bei der intermediären Uveitis unter 12 Augen mit Lensekto-

Tabelle 3. Kataraktextraktion bei Heterochromiezyklitis

Sekundärglaukom		
2	ECCE	
3	ECCE + Vitrektomie	2
7	ECCE + HKL	2
Insgesamt 12		4

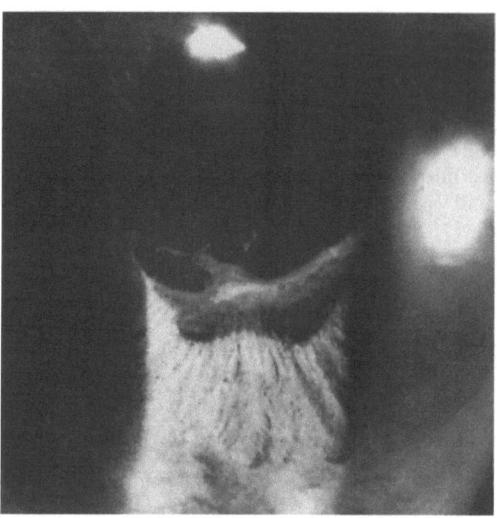

Abb. 1. Fibrinöse Reaktion nach ECCE + HKL bei einem Patienten mit Vasculitis retinae

mie und Vitrektomie nur bei 1 Patienten ein Rezidiv, waren es in der Gruppe nach ICCE hingegen 4 von insgesamt 9 Augen; hinzu kamen in dieser Gruppe Druckprobleme.

Tabelle 3 gibt die Ergebnisse der Heterochromiegruppe wieder. Eine Zunahme der Entzündung postoperativ wurde bei keinem Patienten beobachtet, auch nicht nach Linsenimplantation. Ein Sekundärglaukom trat unter den 5 Patienten ohne IOL 2mal und unter den 7 mit HKL ebenfalls 2mal auf. Die HKL-Implantation bei den 3 über 2 Jahre rezidivfreien Patienten mit Uveitis anterior wurde ebenfalls gut toleriert. Bei dem Auge mit Vasculitis retinae ohne entzündliche Erscheinungen in den vorderen Augenabschnitten und Glaskörper hingegen war die postoperative Reizung deutlich gesteigert (Abb. 1).

Diskussion

Bei dem heutigen Stand der Vitrektomie, sowohl die technische Ausrüstung als auch die operativen Erfahrungen betreffend, ist die Lensektomie und Vitrektomie über die Pars plana als Methode der Wahl für die Kataraktextraktion bei Patienten mit chronisch rezidivierender Uveitis anzusehen. Sie läßt die besten funktionellen Ergebnisse und die wenigsten Komplikationen erwarten. Das steht in Einklang mit Berichten in der Literatur [5, 9, 12, 13, 14 u.a.].

Durch das Entfernen von hinterer Linsenkapsel und vorderer Glaskörperanteile wird die Bildung von Pupillarmembranen verhindert. Wir empfehlen darüber hinaus eine ausgedehnte Vitrektomie, einmal zur Beseitigung der Glaskörpertrübungen, die insbesondere bei der intermediären Uveitis recht ausgeprägt sein können, vor allem aber zur Beseitigung der Antigen-Reservoire im Glaskörper. Eine günstige Wirkung auf die chronische Makulopathie wird ebenfalls angenommen [8 u.a.]. Bei Patienten mit größerem und festerem Linsenkern, etwa ab dem 50. Lebensjahr, muß gegebenenfalls der Kern über den Limbuszugang vorher entfernt werden. Nussenblatt [11] bevorzugt bei diesen Patienten prinzipiell den limbalen Zugang.

Generell sollte versucht werden, im entzündungsfreien Intervall zu operieren. Reichen Kortikosteroide dafür nicht aus, behandeln wir mit Cyclosporin A systemisch ca. ¼ Jahr präoperativ und behalten diese Therapie bis etwa 8–12 Wochen postoperativ bei. Hierzu reichen Dosen von 2–5 mg/kg/KG aus, so daß mit ernsten Nebenwirkungen kaum zu rechnen ist. Der Einsatz von Cyclosporin A (Sandimmun) empfiehlt sich besonders bei der intermediären Uveitis, Vaskulitis retinae und Panuveitis. Bezüglich intraokularer Linsenimplantation verhalten wir uns bei der chronisch rezidivierenden Uveitis nach wie vor zurückhaltend. Bei ausgebrannter Uveitis, d.h. in Fällen, bei denen in den letzten 2–3 Jahren kein Rezidiv mehr aufgetreten ist, kann durchaus eine IOL erwogen werden, wobei man in den Kapselsack implantieren sollte. In jedem Fall jedoch ist eine strenge postoperative Nachkontrolle von mindestens ¼ Jahr zu empfehlen. Gegebenenfalls kann die Operation unter systemischer Kortikosteroidapplikation erfolgen [3].

Bei unserer einzigen Patientin mit Vasculitis retinae bei reizfreien vorderen Abschnitten trat schon am ersten postoperativen Tag eine stärkere fibrinöse Reaktion auf. In Fällen von Lensektomie und Vitrektomie sehen wir von einer IOL ab, die notwendige Nahtfixation der Linse stellt unseres Erachtens ein zu großes Trauma für diese Augen dar. Bei einem ausgesprochenen Linsenwunsch könnte eine primäre ECCE + HKL und sekundäre Vitrektomie via Pars plana diskutiert werden [14]. Im Hinblick auf die Katarakt bei der Heterochromiezyklitis ist man sich heute weitgehend einig: gegen eine ECCE und Hinterkammerlinsenimplantation gibt es keine Bedenken. Besondere Komplikationen gibt es nicht, die Operation hat keinen Einfluß auf die Uveitis und wohl auch nicht auf den postoperativen intraokularen Druck [2, 4, 6, 10 u.a.].

Literatur

1. BenEzra D, Nussenblatt RB, Timonen P (1988) Optimale use of Sandimmun in endogenous uveitis. Springer, Berlin Heidelberg New York
2. Chung YM, Yeh TS (1990) Intraocular lens implantation following extracapsular cataract extraction in uveitis. Ophthalmic Surg 21:272–276
3. Foster CS (1990) Meeting of the International Uveitis Study Group Gütersloh, July 7, 1990
4. Gee SS, Tabarra KF (1989) Extracapsular cataract extraction in Fuchs' heterochromic iridocyclitis. Am J Ophthalmol 108:310–314
5. Girard LJ, Rodriguez J, Mailman ML et al. (1985) Cataract and uveitis management by pars plana lensectomy and vitrectomy by ultrasonic fragmentation. Retina 5:107–114
6. Gloor B, Steigmeier L (1991) Bildet die Heterochromiecyclitis tatsächlich keine Kontraindikation für die Hinterkammerlinsenimplantation? In: Schott K, Jacobi KW, Freyler H (Hrsg) 4. Kongreß der Deutschen Gesellschaft für Intraokularlinsen Implantation. Springer, Berlin Heidelberg New York, S 199–204
7. Klein S, Fricke HJ, Fricke B, Friedrich R, Illéssy A, Schröder KD (1990) Alternativen zur Steroidtherapie bei der chronischen Uveitis. Fortschr Ophthalmol 87:340–343
8. Kroll P (1990) Operative Therapie bei entzündlichen Glaskörpererkrankungen. 63. Versammlung Rhein-Mainischer Augenärzte 6.–7. 10. 1990 in Mainz
9. Mackenson G, Loeffler K (1983) Cataract extraction in chronic iridocyclitis. Long-term follow-ups. Klin Monatsbl Augenheilkd 183:7–9
10. Niederreiter P, Klemen UM, Wick M, Friedrich K (1990) Uveitis – Katarakt – IOL? Spectrum Augenheilkd 4:126–129
11. Nussenblatt RD, Palestine AG (1989) Uveitis, Fundamentals and Clinical Practice. Year Bock Medical Publishers, Chicago London Boca Raton Littleton
12. Petrilli AM, Belfort R, Abreu MT et al. (1986) Ultrasonic fragmentation of cataract in uveitis. Retina 6:61–65
13. Smith RE, Kokoris N, Nobe JR et al. (1983) Lensectomy vitrectomy in chronic uveitis. Trans Am Ophthalmol Soc 81:261–275
14. Smith RE (1990) Inflammation after intraocular surgery. Meeting of the International Uveitis Study Group, Gütersloh July 7, 1990

Hinterkammerlinsenimplantation bei Uveitispatienten

F. U. Schmidt, S. Schnell und G. Duncker

Zusammenfassung. Neben immunologischen oder biochemischen Faktoren, die den normalen Linsenmetabolismus beeinflussen können, führt die Langzeittherapie der chronischen Uveitis mit Steroiden zu einer subkapsulären Katarakt. Wir führten bei 49 Augen von 42 Uveitispatienten eine extrakapsuläre Kataraktextraktion und Hinterkammerlinsenimplantation durch. Präoperativ sahen 16 Augen schlechter als 0,1, eine bessere Sehschärfe als 0,5 wurde von keinem Patienten angegeben. Postoperativ (5. Tag) sahen bereits 14 Augen besses als 0,5, nur 4 Augen erreichten eine schlechtere Sehschärfe als 0,1. Als Frühkomplikationen sahen wir am häufigsten Entzündungsschübe und Sekundärglaukome. Für eine erfolgreiche Kataraktoperation mit Hinterkammerlinsen-Implantation ist eine sorgfältige Auswahl der Patienten wichtig. Es sollten die komplette Entfernung der Rindenreste und eine Kapselsackfixation der Hinterkammerlinse angestrebt werden.

Summary. The longterm therapy of chronic uveitis with steroids may cause subcapsular cataract. Our results after extracapsular cataract extraction and intraocular lens implantation in patients with uveitis are reported. 49 eyes of 42 patients were operated on. Preoperatively no patient had a better visual acuity than 0,5 and 16 eyes had less than 0,1. Postoperatively the visual acuity was between 0,5 and 1,0 in 14 eyes, with only 4 eyes seeing less than 0,1. In most cases early complications consisted of a new bout of uveitis and elevated intraocular pressure. A careful selection of uveitis-patients is mandatory for a successful operative therapy. The lens cortex should be completely removed and the IOL placed into the capsular bag.

Einleitung

Katarakt, Glaskörpertrübungen, Makulaödem und Sekundärglaukom gehören zu den häufigsten Komplikationen bei Patienten mit einer chronischen Uveitis. Neben immunologischen oder biochemischen Faktoren, die den normalen Linsenmetabolismus beeinflussen können, führt die Langzeittherapie der chronischen Uveitis mit Steroiden zu einer subkapsulären Katarakt. Im folgenden berichten wir über unsere Ergebnisse nach extrakapsulärer Kataraktextraktion und Hinterkammerlinsenimplantation bei Uveitispatienten. Die Intraokularlinsenimplantation (IOL) bei Uveitis wird kontrovers diskutiert, da Komplikationen wie massive Zell- und Fibrinreaktionen, Sekundärglaukom und zystoides Makulaödem verstärkt auftreten können

Abteilung Ophthalmologie im Zentrum Operative Medizin II der Universität Kiel, Hegewischstr. 2, W-2300 Kiel 1, Bundesrepublik Deutschland

5. Kongreß der DGII
Hrsg. Wenzel et al.
© Springer-Verlag Berlin Heidelberg

Tabelle 1. Mögliche Komplikationen

- Zell- und Fibrinreaktion
- Hintere Synechien und Pupillarmembranen
- Glaskörpereinblutung
- Sekundärglaukom
- Zystoides Makulaödem
- Neovaskularisation von Iris und Kammerwinkel

Tabelle 2

Diagnosen	Anzahl der Augen	Diagnosen	Anzahl der Augen
Iridozyklitis	24	Herpes simplex	1
Panuveitis	8	Lues	1
Intermediäre Uveitis	6	Sarkoidose	1
Heterochromiezyklitis	4	M. Bechterew	1
Tuberkulose	2	Candida-Endophtalmitis	1

(Tabelle 1). Wenige Studien zeigen Verlauf und Prognose auf [1, 4, 6, 7]. Die postoperative Sehschärfe ist häufig durch ein Makulaödem. eine Optikusatrophie und Glaskörpertrübungen limitiert.

Patienten und Methodik

Wir operierten 49 Augen von 42 Patienten, davon waren 32 weiblich und 10 männlich. Die Patienten waren zwischen 19 und 86 Jahre alt (Durchschnittsalter 66 Jahre) und alle ausführlich internistisch untersucht worden. Nur selten konnte eine Ursache der intraokularen Entzündung gefunden werden (Tabelle 2). Eine präoperative systemische Steroidmedikation wurde lediglich bei drei Patienten durchgeführt, eine lokale Behandlung bei sieben. Bei allen 49 Augen wurde eine extrakapsuläre Kataraktextraktion durchgeführt. Dabei kam es einmal zu einer Zonulolyse mit umschriebenem Glaskörpervorfall, einmal rupturierte die hintere Kapsel. Eine Kapselsackfixation wurde angestrebt, wobei postoperativ in 39 Augen eine sichere endokapsuläre Implantation gefunden wurde. Eine Iridotomie wegen hinterer Synechien mußte 14mal durchgeführt werden.

Ergebnisse

Präoperativ lag die Sehschärfe bei 5 Patienten zwischen 0,4 und 0,5, 28 Patienten sahen 0,3–0,1, bei 16 Augen fanden wir eine schlechtere Sehschärfe als 0,1 (Tabelle 3). Postoperativ (5. Tag) sahen 14 Augen besser als

Tabelle 3

Visus	präoperativ	postoperativ	Verlauf
>0,5	0	14	13
0,5–0,4	5	16	13
0,3–0,1	28	15	6
<0,1	16	4	11

Tabelle 4

Frükomplikationen	Anzahl	Frühkomplikationen	Anzahl
Massive Zellexsudation in die VK	5	Glaskörpereinblutung	1
Tensio-Anstieg	5	Rubeosis iridis	1

Tabelle 5

Spätkomplikationen	Anzahl der Augen	Spätkomplikationen	Anzahl der Augen
Uveitsschübe	24	Zystoides Makulaödem	4
Sekundärglaukom	5	Glaskörpereinblutung	1
IOL-Beschläge	2	Amotio retinae	1

0,5, nur 4 Augen erreichten eine schlechtere Sehschärfe als 0,1. Im Verlauf von Monaten (mittlere Nachbeobachtungszeit 22,5 Monate) lag bei 11 Augen eine Sehschärfe von schlechter als 0,1 vor. Diese Visusverschlechterungen waren überwiegend durch rezidivierende Entzündungsschübe, zystoides Makulaödem und Optikusatrophie bei Sekundärglaukom bedingt. Bei einer Patientin mußte nach einer Goniotrepanation mit nachfolgender Endophthalmitis eine Enukleation durchgeführt werden. Als Frühkomplikationen sahen wir 5mal massive Zellexsudationen in die Vorderkammer, 5mal Tensio-Anstieg, eine Glaskörperblutung und eine Rubeosis iridis (Tabelle 4). Im weiteren postoperativen Verlauf wurden bei 24 Augen Entzündungsschübe gesehen, davon waren 12 rezidivierend (Tabelle 5). Die Schübe verliefen mild und sprachen gut auf eine entsprechende antiphlogistische Therapie an. Ein persistierendes Sekundärglaukom sahen wir bei 5 Augen, IOL-Beschläge bei 2 und Kapseltrübungen bei 14 Augen. Ein zystoides Makulaödem kam bei 4 Augen vor, Amotio- und Glaskörperblutung je einmal. Hintere Synechien traten bei 5 Augen auf.

Diskussion

Unsere Beobachtungen stimmen mit den Ergebnissen anderer Autoren überein, die außer Optikusatrophie und Entzündungsschüben Makulaverän-

Tabelle 6. Zusammenfassung

– Strenge Indikationsstellung
– Operation im entzündungsfreien Intervall
– Postoperative Kontrolle muß gesichert sein
– Präoperativ systemische Steroidtherapie
– Postoperative langfristige lokale antiphlogistische Therapie

derungen als einen limitierenden Faktor einer Visusbesserung ansehen [2, 3, 5, 8, 9–11]. Sehverschlechterungen, die durch Trübungen der Hinterkapsel bedingt waren, ließen sich in 14 Fällen komplikationslos mit dem Yag-Laser behandeln. Postoperativ kam es zwar bei fast der Hälfte der Augen (24) zu Entzündungsschüben. Diese ließen sich jedoch gut therapieren. Andere Autoren wie Foster und Mitarbeiter und Michelson und Mitarbeiter sahen bei ihren Uveitispatienten postoperativ weniger häufig Entzündungsschübe [4, 7]. Dies könnte mit der bei allen Patienten präoperativ durchgeführten systemischen oder subtenonschen Steroidtherapie in Zusammenhang stehen.

Zusammenfassend möchten wir feststellen, daß eine Uveitis keine absolute Kontraindikation für eine Linsenimplantation bedeutet. Für eine erfolgreiche Kataraktoperation mit Hinterkammerlinsenimplantation bei Uveitispatienten ist vielmehr eine strenge Indikationsstellung wichtig. Es sollten nur Augen im entzündungsfreien Intervall operiert werden [2, 4]. Außerdem muß eine regelmäßige postoperative Kontrolle des Patienten gesichert sein. Eine präoperative kurzfristige systemische Steroidtherapie ist empfehlenswert. Auch sollte postoperativ langfristig eine lokale niedrigdosierte Steroidtherapie in Kombination mit nicht-steroidalen Antiphlogistika appliziert werden (Tabelle 5). Intraoperativ sollte die komplette Entfernung der Rindenreste und eine Kapselsackfixation der Hinterkammerlinse angestrebt werden. Bei Kindern und Patienten mit ausgeprägten Glaskörpertrübungen würden wir keine Intraokularlinse implantieren.

Literatur

1. Brinkmann CJJ, Los GJ, Breebaart AC (1990) Cataract extraction in patients with chronic posterior uveitis. Acta Ophthalmol 68:151–154
2. Diamond JG, Kaplan HJ (1978) Lensectomy and vitrectomy for complicated cataract secondary to uveitis. Arch Ophthalmol 96:1798–1804
3. Flynn HW, Davis JL, Culbertson WW (1988) Pars plana lensectomy and vitrectomy for complicated cataracts in juvenile rheumatoid arthritis. Ophthalmology 95:1114–1119
4. Foster CS, Fong LP, Singh (1989) Cataract surgery and intraocular lens implantation in patients with uveitis. Ophthalmology 96:281–288
5. Girard LJ, Rodriguez J, Mailman ML, Romano TJ (1985) Cataract and uveitis management by pars plana lensectomy and vitrectomy by ultrasonic fragmentation. Retina 5:107–114

6. Jakeman CM, Jordan K, Keast-Butler J, Perry S (1990) Cataract surgery with intraocular lens implantation in Fuchs heterochromic cyclitis. Eye 4:543–547

7. Michelson JB, Friedlaender MH, Nozik RA (1990) Lens implant surgery in pars planitis. Ophthalmology 97:1023–1026

8. Mieler WF, Lewis H, Aaberg TM (1988) Vitrectomy in the management of peripheral uveitis. Ophthalmology 95:859–864

9. Nobe JR, Kokoris N, Diddie KR et al. (1983) Lensectomy-vitrectomy in chronic uveitis. Retina 3:71–76

10. Petrilli AM, Belfort R Jr, Abreu MT et al. (1986) Ultrasonic fragmentation of cataract in uveitis. Retina 6:61–65

11. Ridley H (1965) Cataract surgery in chronic uveitis. Trans Ophthalmol Soc UK 85:519–525

Kataraktextraktion bei Uveitis

U. Pleyer, M. Zierhut, W. Lisch, J. Pawlikowska und H.-J. Thiel

Zusammenfassung. Die Autoren nahmen eine Auswertung der Ergebnisse der an 58 Augen von 50 Patienten mit verschiedenen Arten von Uveitis vorgenommenen Kataraktextraktionen vor. An 52 Augen wurde die extrakapsuläre Kataraktextraktion durchgeführt und in 28 Fällen Hinterkammerlinsen implantiert. 6 Patienten wurden mit dem intrakapsulären Verfahren behandelt. Die postoperative Sehschärfe war bei allen Augen besser als präoperativ und lag bei 66% der Augen bei 0,5 und besseren Werten. Während eines durchschnittlichen Nachuntersuchungszeitraumes von 25 Monaten (7−58 Monate) war der klinische Verlauf bei den meisten Patienten mit extrakapsulärer Kataraktextraktion günstig. Komplikationen in einigen Fällen umfaßten intraokuläre Druckerhöhung und Trübung der hinteren Linsenkapsel. Die Ergebnisse lassen darauf schließen, daß Uveitis-Patienten von der Kataraktextraktion profitieren und eine IOL-Implantation ohne größere Komplikationen in ausgewählten Fällen vertragen können.

Summary. The authors reviewed the results of cataract extraction in 58 eyes of 50 patients with various types of uveitis. In 52 eyes extracapsular cataract extraction was performed, 28 of these cases received posterior chamber lens (IOL) implants. Six patients were treated by the intracapsular procedure. Postoperative visual acuity in all eyes was better than preoperatively and achieved a visual acuity of 0.5 and better in 66% of the eyes. During an average of 25 months follow-up (range 7 to 58 months), the clinical course was favorable in most patients following extracapsular cataract extraction. Complications in a few cases included intraocular pressure elevation and posterior capsule opacification. The results suggest that uveitis patients benefit from cataract extraction and can tolerate IOL implantation without major complications in selected cases.

Einleitung

Linsentrübungen werden im Verlauf chronischer intraokularer Entzündungen häufig beobachtet und stellen oft schon bereits bei jungen Patienten eine Indikation zur Kataraktextraktion dar. Während sich die Implantation einer Intraokularlinse (IOL) zur bevorzugten Methode der Aphakiekorrektur entwickelt hat, wird bei Uveitispatienten Zurückhaltung geübt. Morphologische Veränderungen nach intraokularer Entzündung, zusätzlich notwendige operative Manipulationen und ein erhöhtes Risiko Entzündungsmediatoren freizusetzen, begründen diese Haltung. Verbesserte mikrochirurgische Technik mit geringerem operativen Trauma, die Implantation der IOL in

---

Universitäts-Augenklinik, Abteilung I, Allgemeine Augenheilkunde mit Poliklinik, Schleichstr. 12, W-7400 Tübingen, Bundesrepublik Deutschland

5. Kongreß der DGII
Hrsg. Wenzel et al.
© Springer-Verlag Berlin Heidelberg

den Kapselsack mit verminderter Irritation des Ziliarkörpers und konsequente Anwendung antiinflammatorischer Pharmaka haben diese Kontraindikation relativiert. Mit dem vorliegenden Erfahrungsbericht soll ein Diskussionsbeitrag zur Frage der Linsenimplantation bei Uveitispatienten geleistet werden.

Patienten und Methoden

Die Krankengutunterlagen von 58 konsekutiv durchgeführten Kataraktextraktionen bei 50 Uveitispatienten im Alter von 12−84 Jahren wurden zur Auswertung herangezogen. Alle Eingriffe wurden im Zeitraum zwischen 8/85 und 8/90 unter Anwendung weitgehend konstanter operativer Techniken vorgenommen. Als Grundlage der Uveitisklassifikation wurden die Kriterien der „International Uveitis Study Group" [1] herangezogen. Patienten mit Heterochromiezyklitis werden aufgrund des charakteristischen Entzündungsverlaufes als eigenständiges Krankheitsbild getrennt aufgeführt. Bei allen Patienten war zur Behandlung der Uveitis eine lokale, in einigen Fällen auch systemische Kortikosteroidtherapie meist in Verbindung mit nichtsteroidalen Antiphlogistika vorangegangen. Eine zytotoxische Therapie mit Imurek war bei einem Patienten mit Encephalitis disseminata notwendig. Bei allen Patienten wurde ein reizfreies Intervall von mindestens 6 Wochen präoperativ vorausgesetzt. Die Entscheidung zur IOL-Implantation wurde individuell getroffen und von folgenden Kriterien geleitet:
− Diagnose der Uveitis
− Aktivität und Verlauf der vorangegangenen Entzündung
− Ausprägung morphologischer Veränderungen
− Lebensalter des Patienten; es wurde grundsätzlich keine Implantation im Kindes- und frühen Erwachsenenalter vorgenommen
− Berufliche Anforderungen, Kontaktlinsenunverträglichkeit

Operatives Vorgehen

Vorbereitend wurde eine Pupillendilatation mit Atropin (1%), Cyclopentolat (1%) und Phenylephrin (10%) etwa 2 h vor dem Eingriff durchgeführt. Retrobulbäranästhesie und Okulopression (40 mmHg über 15 min) unterschieden sich nicht vom üblichen Vorgehen (Abb. 1). Eine intrakapsuläre Kataraktextraktion wurde in 6 Fällen vorgenommen, extrakapsuläre Eingriffe erfolgten 24mal (38% Phakoemulsifikation) in 28 Augen erfolgte nach extrakapsulärer Extraktion (29% Phakoemulsifikation) die Implantation einer Hinterkammerlinse (Sinskey, modifizierte J-Loop). Bei intrakapsulärer Extraktion wurde die Vorderkammer mit kornealem Schnitt eröffnet; bei allen Patienten mit extrakapsulärer Kataraktextraktion erfolgte der

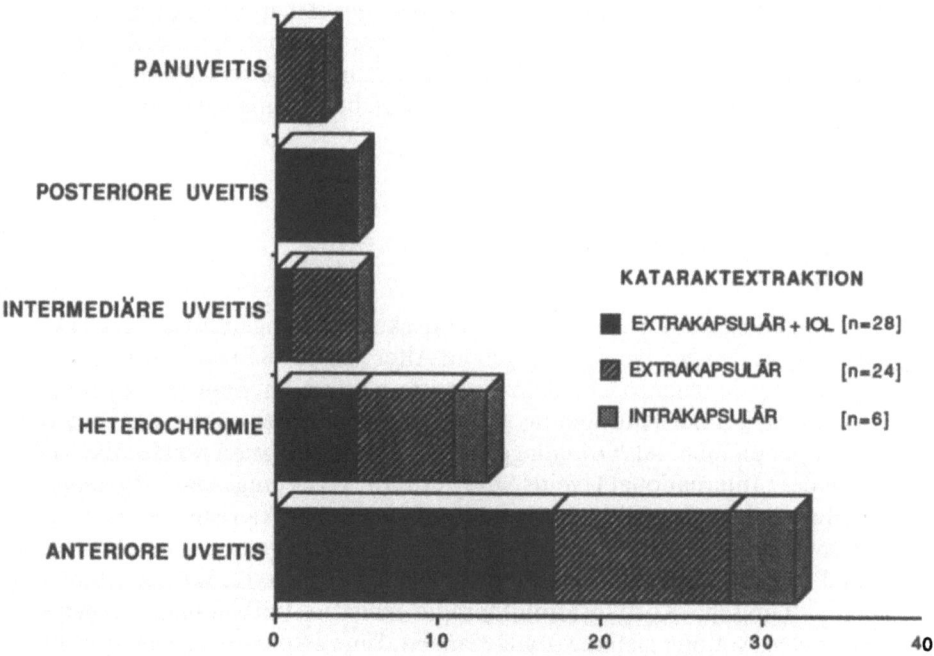

Abb. 1. Diagnose und operatives Vorgehen

intraokulare Zugang über eine korneoskleralen Schnitt. Konnte durch die
medikamentöse Vorbehandlung keine ausreichende Mydriasis erreicht werden, wurde über eine periphere Iridektomie die Synechielösung mittels Iris-
spatel versucht. Zusätzliche Maßnahmen waren bei 21 Eingriffen, 14mal als
Iridotomie und 7mal als Irissektorausschneidung notwendig, um eine Lin-
senkernexpression zu ermöglichen. Eine primäre Kapsulotomie wurde bei
einem Patienten durchgeführt. Bei kombiniertem Vorgehen wurde mit viskoelastischer Substanz eine Kapselsackerweiterung vorgenommen und die
Implantation der Linse mit horizontaler Bügelpositionierung in den Kapselsack vorgenommen. Besondere Beachtung wurde der möglichst vollständigen Entfernung kortikalen Linsenmaterials geschenkt. Nach Austausch des
viskoelastischen Materials gegen BSS-Lösung erfolgte der Wundverschluß
mit 10.0-Nylon. Mit einer subkonjunktivalen Injektion von Dexamethason
(4 mg) und Gentamycin (20 mg) wurde der Eingriff beendet. Bei Patienten
mit präoperativ bekannter intraokularer Drucksteigerung wurde intraoperativ zusätzlich Acetazolamid (500 mg) intravenös verabreicht. Intrakapsuläre
Kataraktextraktionen wurden mit der Kryosonde ohne fermentative Zonulolyse durchgeführt; bei allen Eingriffen (3mal Subluxatio Lentis) gelang die
vollständige Linsenentfernung.

Die postoperative Behandlung wurde entsprechend dem postoperativen
Reizzustand mit lokaler Kortikosteroidmedikation (Prednisolon 1% AT
3−6mal/d) durchgeführt. Trat eine Fibrinreaktion auf, wurde zusätzlich mit

subkonjunktivalen Kortikosteroidinjektionen behandelt. Während der ersten postoperativen Woche erfolgte eine lokale Antibiotikatherapie mit Gentamycin/Polymyxin-Augentropfen und -Augensalbe. Die bereits am Vorabend des Eingriffs begonnene Behandlung mit Indometacin-Augentropfen wurde über 3 Monate ausschleichend fortgesetzt.

Ergebnisse

Eine Aufschlüsselung der Patientendaten geht aus Tabelle 1 hervor. Die Indikation zur Kataraktextraktion wurde am häufigsten bei anteriorer Uveitis (n = 31) gestellt, gefolgt von Patienten mit Heterochromiezyklitis (n = 14). Intermediäre und posteriore Entzündungsformen lagen bei jeweils 5 Eingriffen, eine Panuveitis bei 3 Patienten vor. Das durchschnittliche Lebensalter der Patienten zum Zeitpunkt des Eingriffs lag bei 58 Jahren und wies beim Vergleich der Altersverteilung der Patienten mit extrakapsulärer Kataraktextraktion ohne IOL und kombiniertem Vorgehen einen signifikanten Unterschied auf (p <0,05). Die Erkrankungsdauer der Uveitis bewegte sich zwischen 1 und 60 Jahren und wies ebenfalls einen signifikanten Unterschied (<0,05) der beiden Gruppen auf: Bei IOL-Implantation lag die Uveitisanamnese länger zurück. Kein Unterschied lag dagegen bezüglich der mittleren Nachbeobachtungszeit vor. Ein erhöhter Intraokulardruck war präoperativ bei 10 Eingriffen bekannt (8mal bei anteriorer Uveitis, je 1mal bei intermediärer Uveitis und Heterochromie). In allen Fällen konnte präoperativ eine Druckregulation mit lokaler Medikation erreicht werden. In unterschiedlicher Ausprägung lagen bei allen Patienten mit anteriorer Uveitis hintere Synechien vor. Die Beurteilung von Makulaveränderungen war in vielen Fällen durch die Katarakt nicht sicher möglich.

Intraoperative Blutungen aus Irisgefäßen traten bei 5 Eingriffen auf; in 4 Fällen lag eine Heterochromiezyklitis vor. Die Sanguinatio konnte stets intraoperativ kontrolliert werden und hatte keinen Einfluß auf das postoperative Ergebnis; in keinem Fall war eine Linsenimplantation vorgesehen gewesen. Eine Übersicht der postoperativ aufgetretenen Komplikationen geht aus Tabelle 2 hervor. Fibrinexsudationen traten bei 6 Eingriffen mit Linsenimplantation auf. Ein prolongierter postoperativer Reizzustand (>2 Wochen, Zellen 2+) wurde nach 2 intrakapsulären Kataraktextraktionen beobachtet. Applanatorisch gemessene, erhöhte Druckwerte (>22 mmHg)

Tabelle 1. Patientendaten und operatives Vorgehen

Operatives Vorgehen	ECCE + IOL	ECCE	ICCE
n	28	24	6
Alter (Jahre)	65 ± 17	50 ± 19	45 ± 12
Uveitisanamnese (Jahre)	18 ± 16	7 ± 6	11 ± 5
Nachbeobachtung (Monate)	19 ± 13	26 ± 14	36 ± 12

Tabelle 2. Befunde und Komplikationen nach Kataraktextraktion

Operatives Vorgehen	ECCE + IOL	ECCE	ICCE
n	28 (%)	24 (%)	6 (%)
Hyphäma	–	5 (21)	–
Fibrin Reaktion	6 (21)	–	–
Tensio >22 mmHg	9 (32)	3 (13)	2 (33)
Uveitisrezidiv	3 (11)	1 (4)	1 (17)
Kapselfibrose	3 (11)	1 (4)	

traten nach 14 Eingriffen auf. Nur unmittelbar postoperativ erhöhte Druckwerte wurden nach 7 Eingriffen mit IOL-Implantation und 2 Patienten nach extrakapsulärer Kataraktextraktion ohne Implantat gemessen. Im weiteren Verlauf konnte bei allen Patienten die Therapie mit Timolol-Augentropfen bzw. Acetazolamid abgesetzt werden. Weiterer Behandlung bedurften 5 Patienten. Bei 4 Patienten war bereits präoperativ ein Glaukom bekannt. Während bei 2 dieser Patienten (1mal ECCE + IOL, 1mal ECCE) die Behandlung mit β-Blocker ausreichte, mußten in 3 Fällen operative Maßnahmen ergriffen werden. Bei 2 Patienten nach intrakapsulärer Kataraktextraktion wurde eine Trabekulotomie bzw. Goniotrepanation mit Moltenoimplantation vorgenommen. Eine Zyklokryotherapie konnte bei einem weiteren Patienten nach IOL-Implantation eine Druckregulierung erreichen.

Als Uveitisrezidiv wurde ein erneuter intraokularer Reizzustand nach zuvor reizfreiem postoperativen Zustand gewertet. Ein entsprechender Verlauf wurde bei 5 Patienten beobachtet: Bei 3 Patienten nach IOL-Implantation bei anteriorer Uveitis und je einem Heterochromie-Patienten nach intra- bzw. extrakapsulärer Kataraktextraktion. In allen Fällen konnte der Reizzustand mit lokaler Steroidmedikation kontrolliert werden.

Die funktionellen Ergebnisse sind in Abb. 2 wiedergegeben. Bei keinem Patienten trat eine Funktionsminderung ein. Eine Visusleistung von 0,5 und besser wurde nach 38 Eingriffen (66%) erreicht. Einschränkungen der postoperativ erreichten Funktion auf >0,1 waren bei 7 Patienten auf präexistente Makulaveränderungen und in einem Fall auf eine Amblyopie zurückzuführen. Bei keinem der Patienten wurde postoperativ ein neu eingetretenes Makulaödem diagnostiziert; einschränkend muß eingeräumt werden, daß zur Diagnostik allein die klinische Beobachtung herangezogen wurde. Eine Fibrose der hinteren Linsenkapsel mit funktioneller Beeinträchtigung entwickelte sich nach 3 Eingriffen. Bei 2 pseudophaken Patienten war eine unproblematische YAG-Laserkapsulotomie möglich. Im dritten Fall erfolgte nach extrakapsulärer Kataraktextraktion ohne Linsenimplantation eine Nachstarabsaugung. Direkt in Zusammenhang mit der Implantation einer IOL wurden nach 4 Eingriffen ausgeprägte Linsenbeschläge und in einem Fall die Inkarzeration der IOL beobachtet.

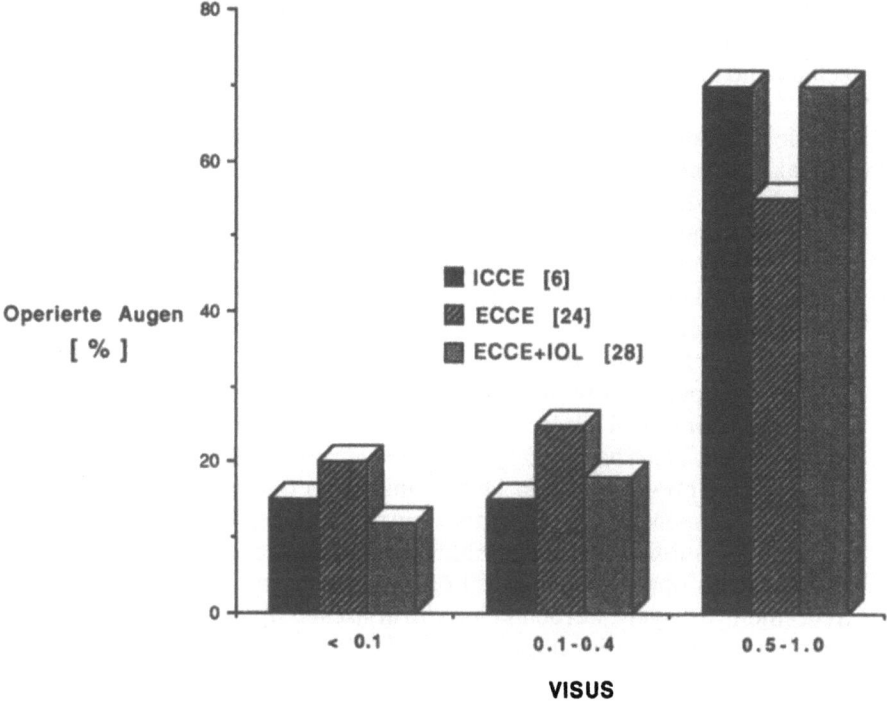

Abb. 2. Postoperativer Visus

Diskussion

Zur Kataraktextraktion bei Uveitispatienten wurden unterschiedliche Empfehlungen abgegeben, die sowohl die besonderen Verhältnisse bei einzelnen Uveitisformen als auch die Fortschritte der Mikrochirurgie widerspiegeln. Während die Prognose der Kataraktextraktion nach intraokularer Entzündung vor 20 Jahren noch als ausgesprochen ungünstig beurteilt wurde und die Entwicklung einer Phthisis bulbi nicht selten war [6], konnten unter Anwendung extrakapsulärer Kataraktextraktion [3, 7, 11] oder über den Pars-plana-Zugang [4, 13, 18] günstige Resultate erreicht werden. Kritisch wird jedoch weiterhin die Frage der IOL-Implantation bei Uveitispatienten beurteilt. Während sich die Implantation einer Intraokularlinse zur bevorzugten Methode der Aphakiekorrektur entwickelt hat und bei relativ geringem Komplikationsrisiko als Verfahren der Wahl gilt, wird ein derartiges Vorgehen bei Uveitispatienten zurückhaltend behandelt. Die Beobachtung von Erosionen im Ziliarkörperbereich nach Linsenimplantation [16, 21], Fremdkörperreaktionen [22] und Komplementaktivierung [10, 19] durch Intraokularlinsen bereits bei Patienten ohne Uveitis begründen die Zurückhaltung der Linsenimplantation bei Patienten nach intraokularer Entzündung. Viel-

fach liegen bei diesen Patienten bereits präoperativ morphologische Schäden
mit Zerstörung der Blut-Kammerwasserschranke, Ausbildung hinterer Synechien und Sekundärglaukom durch eine chronisch verlaufende Entzündung
vor.

Die Implantation einer IOL stellt heute andererseits die bevorzugte
Aphakiekorrektur dar und bietet eindeutige Vorteile. Kontaktlinsenunverträglichkeit, das erhöhte Risiko, unter oft weiterhin notwendiger, lokaler
Steroidanwendung Hornhautulzera auszubilden sowie berufliche Indikationen sind Gründe, die eine Linsenimplantation wünschenswert erscheinen
lassen. Eine Diskussion der vorgelegten Ergebnisse mit Literaturmitteilungen ist aufgrund des breiten Spektrums und unterschiedlich ausgeprägter
intraokularer Entzündungen schwierig. Unter Berücksichtigung des Entzündungsschwerpunktes erscheint am ehesten ein Diskussionsansatz gegeben.

Übereinstimmend mit Beobachtungen anderer Autoren [3, 11, 12] bieten
Patienten mit *Heterochromiezyklitis* günstige Voraussetzungen zur Implantation einer Intraokularlinse. Der Krankheitsverlauf ist durch eine chronische, jedoch meist nur wenig aktive Entzündung geprägt. Bei überwiegend
unilateraler, subkapsulärer Katarakt ist die Korrektur der Aphakie durch ein
Implantat als optisch günstigste Lösung anzusehen. Da keine posterioren
Synechien vorliegen, werden keine chirurgischen Maßnahmen zur Pupillenerweiterung notwendig. Intraoperative Blutungen, die in dieser Serie bei 4
Eingriffen auftraten, wurden in früheren Berichten bei bis zu 70% [12] der
Eingriffe beobachtet. In einigen Fällen kam es bereits bei Eröffnung der Vorderkammer zu einem, in der Regel rasch beherrschbaren Hyphäma („Amsler-Zeichen"). Alterationen von Irisgefäßen und Neovaskularisationen im
Kammerwinkel werden als Ursache vermutet [17, 20]. Intraokulare Drucksteigerungen wurden in früheren Mitteilungen als weitere, häufig (3−35%)
zu beobachtende Komplikationen nach Kataraktextraktion angeführt [12].
Bei keinem unserer Patienten entwickelte sich nach IOL-Implantation im
postoperativen Verlauf eine bisher nicht bekannte hypertone Drucklage.
Dieses Ergebnis steht in Einklang mit bisherigen Beobachtungen der IOL-
Implantation bei Heterochromie [3, 11]. Da intraokulare Drucksteigerungen
in einigen Fällen erst nach einem längeren postoperativen Intervall auftraten, sind die Nachbeobachtungszeiträume bisher vorliegender Untersuchungen unter Umständen zu kurz. Es ist jedoch ebenfalls darauf hinzuweisen,
daß bei Patienten ohne operativen Eingriff mit einer Inzidenz von 15−25%
mit einem Sekundärglaukom gerechnet werden muß [14] und die Drucksteigerung nach Kataraktextraktion somit nur den natürlichen Verlauf der
Erkrankung widerspiegeln könnte.

Die Entwicklung einer Katarakt kann bei Patienten mit *anteriorer Uveitis*
meist mit der Intensität und Dauer der Entzündung sowie dem Gebrauch von
Kortikosteroiden korreliert werden. Komplikationen mit Synechienbildung,
Sekundärglaukom und, seltener, Glaskörpertrübungen liegen zum Zeitpunkt der Kataraktextraktion häufig vor. Hintere Synechien bestanden in
unterschiedlicher Ausprägung bei allen unseren Patienten. Chirurgische
Erweiterungen der Pupille, die bei 68% der Eingriffe notwendig waren, wur-

den gut toleriert; lediglich bei einem Patienten trat eine geringfügige Irisblutung auf.

Intraokulare Druckerhöhungen standen bei unseren Patienten mit anteriorer Uveitis im Vordergrund postoperativer Komplikationen. Sekundärglaukome waren bei 5 Augen bereits präoperativ bekannt und konnten medikamentös kontrolliert werden. Während die konservative Behandlung bei 2 Patienten postoperativ fortgesetzt werden konnte, waren nach 3 Eingriffen operative Maßnahmen zur Druckregulierung notwendig. Nach 2 intrakapsulären Kataraktextraktionen wurde erst nach Trabekulotomie bzw. Goniotrepanation mit Moltenoimplantat eine Drucksenkung erreicht; bei einem weiteren Patienten konnte nach extrakapsulärer Kataraktextraktion mit IOL-Implantation durch eine Zyklokryobehandlung ein befriedigendes Ergebnis erreicht werden.

Von besonderem Interesse erscheint der Uveitisverlauf, insbesondere die Rezidivneigung bei anteriorer Uveitis. Bei 4 Eingriffen, 2 davon mit Linsenimplantation, wurde nach abgeklungenem, operativ verursachtem Reizzustand ein wiederaufgetretener Reizzustand als Rezidiv gewertet. Uveitisrezidive wurden ebenfalls von Chung [3] bei 3 kombinierten Eingriffen mit anteriorer Uveitis beobachtet. In keinem Fall wurde in dieser Serie eine Beziehung zur IOL-Implantation angenommen. Auf den günstigen Einfluß der Kataraktextraktion bei rezidivierender Iridozyklitis hatte Mackensen [15] in einer Serie von 86 intrakapsulären Kataraktextraktionen hingewiesen. Bei einer mittleren Nachbeobachtung von 5 Jahren war ein Rückgang der Uveitisrezidive von >90% beobachtet worden. Eine schlüssige Beurteilung der Frage, inwieweit durch den intraokularen Fremdkörper eine Auswirkung auf die Rezidivrate erfolgt, ist nur schwer möglich. Bei bisher nur geringen Fallzahlen und kurzer Nachbeobachtungszeit ist eine klare Beantwortung dieser Frage bisher nicht möglich.

Der Entzündungsschwerpunkt bei *intermediärer Uveitis* liegt im hinteren Augensegment. Linsentrübungen werden bei chronischem Verlauf der Erkrankung meist als posteriore subkapsuläre Katarakt bei einem großen Teil (40%) der Patienten mitgeteilt [23, 24]. Beteiligungen des vorderen Augensegmentes mit Ausbildung von Synechien und Entwicklung sekundärer Drucksteigerungen stellen bei dieser Entzündungsform Ausnahmen dar. Während diese Faktoren eine operative Vorgehensweise begünstigen, sind die funktionellen Ergebnisse der Kataraktextraktion oft durch Makulaveränderungen und dichte Glaskörpertrübungen limitiert. Zwei von 4 hier vorgestellten Patienten mit intermediärer Uveitis wiesen postoperativ nur unbefriedigende (<0,1) Ergebnisse auf. In beiden Fällen lagen Makulaveränderungen vor, die bei dichter Linsentrübung präoperativ nicht beurteilt werden konnten. Als weitere, für das Krankheitsbild als typisch zu bezeichnende Folge der extrakapsulären Kataraktextraktion ist die Fibrosierung der hinteren Linsenkapsel zu nennen. Bei 2 Patienten kam es im Verlauf der Nachbeobachtung zur ausgeprägten Fibrose der hinteren Linsenkapsel, die durch YAG-Laserkapsulotomie behandelt werden konnte. Bei keinem Eingriff wurde eine Beeinflussung der intraokularen Entzündung beobachtet.

Die bisher umfangreichste Serie von Kataraktextraktionen mit IOL-Implantation bei intermediärer Uveitis wurde von Michelson [18] vorgelegt. Nach 15 extrakapsulären Kataraktextraktionen mit Pars-plana-Vitrektomie konnte bei 60% der Eingriffe ein Visus von 0,5 und besser erreicht werden. Jedoch wurden selbst bei „ausgebrannten Fällen" ernste Komplikationen im Verlauf einer mittleren Nachbeobachtung von 3 Jahren mitgeteilt. Ein schwelender Reizzustand mit zystoidem Makulaödem, dichte Fibrose der hinteren Linsenkapsel und Beschlägen der Linsenvorder- oder Rückfläche wurden nach 7 Eingriffen beobachtet. Bei einem Patienten wurden nach beidseitigem Eingriff insgesamt 27 YAG-Kapsulotomien notwendig; bei einem weiteren Patienten wurde die IOL explantiert, nachdem sie mit einer dichten, mit Laserbehandlung nicht ausreichend behandelbaren Membran überzogen war. Etwas günstigere Ergebnisse wurden von Foster mitgeteilt [9]. Nach vorangegangener lokaler und systemischer Kortikosteroidtherapie, Pars-plana-Kryopexie und Vitrektomie konnte bei 9 von 12 Eingriffen postoperativ ein Visus von 0,5 und besser erreicht werden. Die vergleichsweise geringen postoperativen Komplikationen, ohne wesentlichen postoperativen Reizzustand, geringerer Tendenz zur Kapselfibrosierung und problemloser Toleranz der IOL, wurden auf eine bei einigen Patienten perioperativ durchgeführte Therapie mit zytotoxischen Immunsuppressiva zurückgeführt. Jedoch mußten auch bei diesen Patienten charakteristische Komplikationen mit Makulaödem und Ausbildung einer Makulamembran beobachtet werden, die eine nur eingeschränkte Visusbesserung auf 0,1 zuließen.

Patienten mit *posteriorer Uveitis* wiesen in der vorliegenden Untersuchung einen günstigen postoperativen Verlauf auf. Nur in einem Fall konnte bei präoperativ bereits bekanntem zystoiden Makulaödem keine deutliche Funktionsbesserung erreicht werden. Bei keinem der 5 Patienten wurden nach IOL-Implantation Komplikationen im Verlauf der Nachbeobachtung bekannt.

Basierend auf den vorgelegten Beobachtungen und den bisherigen Mitteilungen zur Kataraktextraktion bei Uveitispatienten erscheinen zum Vorgehen folgende Kriterien wichtig:
– Bei vielen Uveitispatienten ist der Funktionsabfall nicht auf einen einzelnen visusmindernden Faktor zurückzuführen. Auch bei dichter Katarakt muß mit unbefriedigenden postoperativen Ergebnissen aufgrund von Komplikationen der Uveitis, insbesondere Makulaveränderungen und Optikusschäden nach intraokularer Drucksteigerung, gerechnet werden.
– Die Eingrenzung des Uveitisschwerpunktes und Fahndung nach zugrundeliegenden systemischen Erkrankungen wurde wiederholt als ein Kriterium des zu erwartenden Entzündungsverlaufs angeführt.
– Eine individuelle Beurteilung der Uveitisaktivität, Beobachtung sekundärer Komplikationen im Uveitisverlauf und das Ansprechen auf therapeutische Maßnahmen ist in jedem Fall als entscheidender Faktor anzusehen.
– Ein entzündungsfreies Intervall muß präoperativ vorausgesetzt werden. Über den Zeitraum und die Definition des „reizfreien" Zustandes besteht

bisher ein weiter Ermessensspielraum. Literaturangaben schwanken zwischen 6 Monaten und 6 Wochen. Ein Tyndallphänomen ist durch die chronisch veränderte Blut-Kammerwasserschranke bei anteriorer Uveitis oft nicht zu beeinflussen. Als wichtiger Beitrag zur Kontrolle der perioperativen Entzündungsaktivität ist die lokale und gegebenenfalls systemische Therapie mit Immunsuppressiva zu betrachten. Nichtsteroidale Antiphlogistika sind zur Minderung von Makulaveränderungen ebenfalls zu empfehlen.

– Intraokulare Drucksteigerungen liegen bei Uveitispatienten sowohl aufgrund sekundärer morphologischer Veränderungen als auch durch Steroidmedikation vor und sollten präoperativ unter Kontrolle gebracht werden. In den meisten Fällen ist eine Behandlung mit β-Blockern oder Azetazolamid ausreichend. Auf die Anwendung cholinerger Substanzen, die zur erhöhten Permeabilität der Blut-Kammerwasserschranke führen, sollte verzichtet werden. Liegen durch Synechien Kammerwinkelveränderungen mit Pupillarblock vor, kann bei reizfreiem Zustand vor Linsenextraktion eine YAG-Iridotomie durchgeführt werden. Vor einem derartigen Eingriff wurde jedoch bei schwelendem Entzündungszustand mit Exazerbation der Uveitis ausdrücklich gewarnt. In vielen Fällen ist durch die Kataraktextraktion eine günstige Auswirkung auf den Intraokulardruck beobachtet worden.

– Die Entscheidung der chirurgischen Vorgehensweise muß sich an der zugrundeliegenden Diagnose, Entzündungsaktivität und Erfahrung des Operateurs orientieren. Ein extrakapsuläres Vorgehen bietet den wichtigen Vorteil, visusmindernde Komplikationen durch Makulareaktionen zu reduzieren. Intraoperativ eintretende Blutungen die, insbesondere bei Heterochromiepatienten relativ häufig auftreten, können sich durch die Barrierewirkung der Linsenkapsel nicht in den Glaskörperraum ausbreiten. Eine Kombination der Linsenextraktion mit einer Glaskörperentfernung ist bei allen Patienten mit entsprechender visusmindernder Komponente durch Glaskörpertrübungen indiziert.

Die Implantation einer intraokularen Linse kann unter Berücksichtigung der zuvor genannten Kriterien zu guten Ergebnissen führen. Übereinstimmend wird die Verwendung von Vorderkammerlinsen bei Uveitispatienten als kontraindiziert angesehen. Unter Anwendung extrakapsulärer Kataraktextraktion und Implantation einer Hinterkammerlinse in den Kapselsack wurden bei Heterochromiepatienten sowie ausgewählten Patienten mit anteriorer und posteriorer Uveitis wiederholt ermutigende Ergebnisse mit guter Toleranz des intraokularen Fremdkörpers mitgeteilt.

Literatur

1. Bloch-Michel E, Nussenblatt RB (1987) International Uveitis Study Group recommendations for evaluation of intraocular inflammatory disease. Am J Ophthalmol 103:234–235

2. Buckley CE, Gills JR (1969) Cyclophosphamide therapy of peripheral uveitis. Arch Intern Med 124:29−34
3. Chung YM, Yeh TS (1990) Intraocular lens implantation following extracapsular cataract extraction in uveitis. Ophthalmic Surg 21:272−276
4. Diamond JG, Kaplan HJ (1978) Lensectomy and vitrectomy for complicated cataract secondary to uveitis. Arch Ophthalmol 96:1798−1804
5. Diamond JG, Kaplan HJ (1979) Effect of vitrectomy combined with lensectomy. Ophthalmology 86:1320−1327
6. Duke-Elder S (1969) Cataracta complicata. In: System of ophthalmology, vol 11. Mosby, St. Louis, pp 210−219
7. Foster CS, Fong LP, Singh G (1989) Cataract surgery and intraocular lens implantation in patients with uveitis. Ophthalmology 96:281−287
9. Foster CS (1990) Cataract surgery in intermediate uveitis. In: Manthey KF (ed) Intermediate uveitis
10. Galin MA et al. (1981) Intraocular lenses generate chemotactic activity in human serum. Arch Ophthalmol 99:1434−1435
11. Gee SS, Tabbara KF (1989) Extracapsular cataract extraction in Fuchs' heterochromic iridocyclitis. Am J Ophthalmol 108:310−314
12. Hooper PL, Rao NA, Smith RE (1990) Cataract extraction in uveitis patients. Surv Ophthalmol 35:120−144
13. Kampik A, Lund O-E, Salbert R (1985) Pars plana Lensektomie: Indikationen und Komplikationen. Fortschr Ophthalmol 82:312−316
14. Liesegang TJ (1982) Clinical features and prognosis in Fuchs' uveitis syndrom. Arch Ophthalmol 100:1622−1626
15. Mackensen G, Löffler K (1983) Kataraktextraktion bei chronischer Iridozyklitis. Langzeitbeobachtungen. Klin Monatsbl Augenheilkd 183:7−9
16. McDonnell PJ, Champion R, Green WR (1987) Location and composition of haptics of posterior chamber intraocular lenses: histopathologic study of postmortem eyes. Ophthalmology 94:136−142
17. Melamed S, Lahav M et al. (1978) Fuchs' heterochromie iridocyclitis. An electron microscopic study of the iris. Invest Ophthalmol Vis Sci 17:1193−1195
18. Michelson JB, Friedlaender MH, Nozik RA (1990) Lens implant surgery in pars planitis. Ophthalmology 97:1023−1026
19. Mondino BJ, Nagata S, Glovsky M (1985) Activation of the alternative complement pathway by intraocular lenses. Invest Ophthalmol Vis Sci 26:905−908
20. Perry HD, Yanoff M, Scheie HG (1975) Rubeosis in Fuchs' heterochromic cyclitis. Arch Ophthalmol 93:337−339
21. Sanders DR, Kraff MC, Lieberman HL (1982) Breakdown and reestablishment of blood-aqueous barrier with implant surgery. Arch Ophthalmol 100:588−590
22. Sievers H, von Domarus D (1984) Foreign-body reaction against intraocular lenses. Am J Ophthalmol 97:743−751
23. Smith RE, Godfrey WA, Kimura SJ (1973) Chronic cyclitis. I. Course and visual prognosis. Trans Am Acad Ophthalmol Otolaryngol 77:760−768
24. Smith RE, Godfrey WA, Kimura SJ (1976) Complications of chronic cyclitis. Am J Ophthalmol 82:277−282
25. Stark WJ, Worthern DM, Holladay JR (1983) The FDA report on intraocular lenses. Ophthalmology 90:311−317

Strahlenkatarakt und Intraokularlinsen

P. K. Lommatzsch[1], R. E. Lommatzsch[1], U. Meinel[2], P. Feyer[3] und W. Helbig[4]

Zusammenfassung. Die Ganzkörperbestrahlung im Rahmen der modernen Therapie der akuten Leukämie führt in allen Fällen zu einer Strahlenkatarakt. Die Behandlung durch eine ECCE mit Implantation einer Hinterkammerlinse gestaltet sich unproblematisch. Die subkapsulären Trübungen am hinteren Pol lassen sich ohne Kapsulotomie absaugen. Geringe zurückbleibende Verdichtungen der hinteren Kapsel verursachen kaum Sehstörungen. Eine YAG-Kapsulotomie erwies sich 4mal als erforderlich.

Summary. Whole body exposure as a part of modern therapy against acute leukemia leads in all cases to radiation cataract. A treatment with ECCE and subsequent implantation of a posterior lens proves unproblematically. The subcapsular opacifications at the posterior pole can easily be aspirated without capsulotomy. Some remaining densifications of the posterior capsule cause unsubstantial visual disturbances. A YAG capsulotomy was found to be necessary in four cases.

Die Behandlungsmöglichkeit der akuten myeloischen und lymphatischen Leukämie hat sich in den vergangenen 10 Jahren erfreulich verbessert. Durch eine Ganzkörperstrahlentherapie mit anschließender Knochenmarktransplantation läßt sich beispielsweise in Leipzig die Überlebensrate nach 5 Jahren auf etwa 50% erhöhen. Zur Behandlung der Leukämie erhalten die Patienten 4 Tage nach der Knochenmarktransplantation eine Ganzkörperbestrahlung einer supraletalen Dosis von 12 Gy. In Leipzig wurde diese Mittelliniendosis von März 1980 bis Dezember 1987 durch eine Einzeitbestrahlung erreicht. Bestrahlungszeit 6 h, Dosis 10,5 Gy, Dosisleistung 0,05 Gy/min.

Seit 1. 1. 1988 wird eine fraktionierte Bestrahlung durchgeführt: 6×2 Gy im 6-h-Intervall innerhalb von 3 Tagen. Als Strahlenquelle dient ein Linearbeschleuniger. Verwendet werden 9-MeV-Photonen bei einer maximalen Feldgröße 2×2 und einem Abstand des Patienten von der Strahlenquelle

[1] Augenklinik der Karl-Marx-Universität Leipzig, Liebigstr. 14, O-7010 Leipzig, Bundesrepublik Deutschland
[2] Augenklinik des Klinikums Berlin-Buch, Karower Str. 11, O-1115 Berlin, Bundesrepublik Deutschland
[3] Klinik für Radiologie der Universität Leipzig, Liebigstr. 14, O-7010 Leipzig, Bundesrepublik Deutschland
[4] Klinik für Innere Medizin der Universität Leipzig, Liebigstr. 14, O-7010 Leipzig, Bundesrepublik Deutschland

5. Kongreß der DGII
Hrsg. Wenzel et al.
© Springer-Verlag Berlin Heidelberg

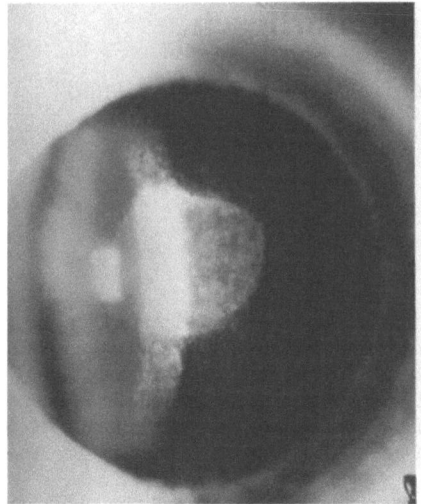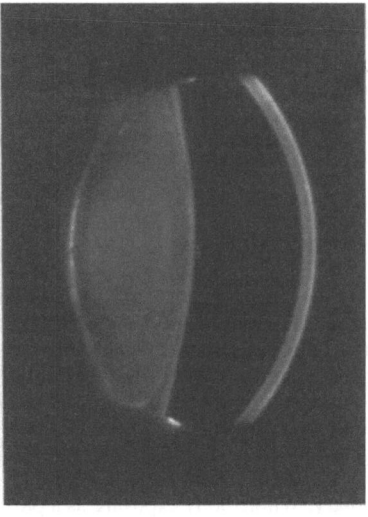

1   2

Abb. 1. Spaltlampenbild einer Strahlenkatarakt nach Ganzkörperbestrahlung mit 10,5 Gy bei akuter myeloischer Leukämie

Abb. 2. Scheimpflugfotografie einer typischen Strahlenkatarakt mit subkapsulärer Trübung am dorsalen Linsenpol

von 3,65 m. Nach dieses Dosis muß bei allen Patienten mit einer Strahlenkatarakt gerechnet werden. Je jünger die Patienten sind, desto empfindlicher reagiert die Linse auf ionisierende Strahlen und um so kürzer ist die Latenzzeit bis zur Ausbildung der Strahlenkatarakt. Je größer die Dosis, desto kürzer ist die Latenzperiode.

Das Linsenepithel, die teilungsaktiven Zellen am Äquator besitzen die höchste Strahlenempfindlichkeit der gesamten Linse. Die Mitose der Epithelzellen wird vorübergehend gehemmt. Danach bilden sich abartige Linsenepithelien und derartig mißgestaltete Zellen wandern zum hinteren Linsenpol, wo sie die bekannten subkapsulären Trübungen hervorrufen. Das kann durch die Scheimpflug-Kamera fotografisch deutlich dargestellt werden (Abb. 1, 2).

Patientengut

Von insgesamt 107 Patienten mit akuten myeloischen und lymphatischen Leukämien, die zwischen März 1980 und Dezember 1987 eine einseitige Ganzkörperbestrahlung mit 10,5–12 Gy erhielten und danach mit einer Knochenmarktransplantation behandelt wurden, haben bis gegenwärtig 51 Patienten überlebt. Bei diesen wurde 30mal eine Strahlenkatarakt festgestellt. 10 Patienten wurden deswegen an der Leipziger Augenklinik operiert,

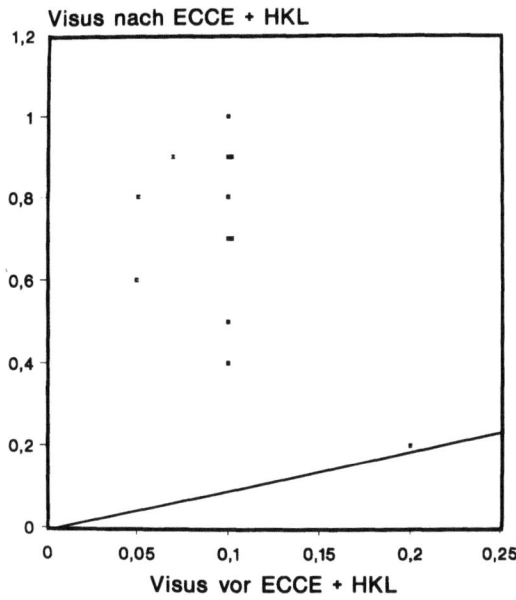

Abb. 3. Visus vor und nach der extrakapsulären Kataraktextraktion mit Implantation einer Hinterkammerlinse bei Strahlenkatarakt

5 Patienten außerhalb. Das Durchschnittsalter dieser 10 operierten Patienten (6 Frauen, 4 Männer) betrug 24 Jahre (ältester Patient 33 Jahre, jüngster Patient 14,6 Jahre). Die durchschnittliche Zeitdauer vom Bestrahlungsdatum bis zur Kataraktoperation betrug 1,6 Jahre.

Ergebnis

Insgesamt wurden bei 10 Patienten 13 Augen operiert. Bei allen Patienten erfolgte eine ECCE mit Implantation einer Hinterkammerlinse in den Kapselsack. Nur bei unserer ersten, 14jährigen Patientin führten wir 1985 auf dem ersten Auge noch eine ECCE unter Verzicht einer Linsenimplantation am ersten Auge durch. Die Operation bot keine zusätzlichen Probleme. Der Kern war sehr weich und die subkapsuläre Trübung im Zentrum vor der hinteren Kapsel ließ sich in einigen Fällen mühelos absaugen, in einigen jedoch nicht restlos beseitigen. Einmal platzte die hintere Kapsel, zweimal entstanden nur peripher kleine Einrisse und die Hinterkammerlinse ließ sich ohne Schwierigkeiten implantieren. In 4 Augen entwickelte sich eine dichtere Kapselfibrose, die mit einer YAG-Kapsulotomie perforiert wurde. Wie aus Abb. 3 zu entnehmen ist, konnte bei allen Patienten mit Strahlenkatarakt durch die ECCE und Implantation einer Hinterkammerlinse eine Visusverbesserung erreicht werden.

Hinterkammerlinsenimplantation bei Patienten mit tapetoretinaler Dystrophie

W. Daus, J. M. Schmidbauer, H. E. Völcker und M. Tetz

Zusammenfassung. Eine Cataracta complicata tritt bei tapetoretinaler Dystrophie (TRD) mit einer Häufigkeit von bis zu 53% auf. In der vorliegenden retrospektiven Studie wurden 29 Augen von 20 Patienten mit TRD (17mal Retinitis pigmentosa, 2mal Usher-Syndrom, einmal Refsum-Syndrom) und Cataracta complicata aufgenommen (durchschnittliche Nachbeobachtungszeit 1,7 Jahre). Krankheitstypisch ist die zentrale hintere subkapsuläre Linsentrübung, die intraoperativ einer sorgfältigen Politur der hinteren Linsenkapsel bedarf. Trotz der aufwendigen Kapselpolitur kam es bei 29 Augen in keinem Fall zu einer Ruptur der Linsenkapsel. Lediglich bei der Patientin mit Refsum-Syndrom war der Zonulaapparat derart gelockert, daß die hintere Linsenkapsel desinserierte. Mit einer transskleral nahtfixierten Hinterkammerlinse erreichte diese Patientin einen postoperativen Visus von 0,3 gegenüber 0,1 präoperativ. Der Visus stieg durchschnittlich von präoperativ 0,2 auf postoperativ 0,45 an. Bei 28 Augen verbesserte sich der Visus, ein Auge blieb visuskonstant. Ein negativer Einfluß auf das postoperative Gesichtsfeld im Vergleich zum präoperativen Befund wurde bei keinem Patienten beobachtet.

Die ECCE mit HKL-Implantation bei tapetoretinaler Dystrophie wirft keine besonderen intra- oder postoperativen Probleme auf. Problematisch dagegen kann die Indikationsstellung zur Kataraktextraktion sein, da es sich um erheblich vorgeschädigte Augen handelt. Die statistische Auswertung zeigt, daß ein präoperativer Visus $\geq 0,1$, geringe Gesichtsfeldeinengungen und ein guter Retinometervisus einen deutlichen Visusanstieg nach ECCE mit HKL-Implantation bei klinisch signifikanter Katarakt erwarten lassen.

Summary. Cataract formation may complicate retinitis pigmentosa (Rp) and Usher's syndrome, affecting as many as 53% of patients. We report the results of extracapsular cataract extraction (ECCE) with posterior chamber IOL (PC-IOL) implantation in 29 eyes of 20 patients with retinitis pigmentosa (17 patients), Usher's syndrome (2 patients) and Refsum syndrome (1 patient). The typical morphology of Rp cataract is characterised by a posterior subcapsular stellate opacity. This requires proper polishing of the posterior capsule intraoperatively. In spite of the extensive polishing procedure, no rupture of the lens capsule occured. Only the patient with Refsum syndrome had a desinsertion of the capsule due to a preexisting lesion of the zonular apparatus. In this patient a posterior chamber IOL was implanted and fixed by scleral sutures. Postop visual acuity improved from 0.1 to 0.3. In 28 of 29 eyes post op visual acuity was better than preoperatively, one eye did not show any change of visual acuity. On average, visual acuity increased from 0.2 preoperatively to 0.45 postoperatively. No worsening of the postoperative visual field was observed.

ECCE with PC-IOL implantation had no significant intra- or postoperative complications. However, indication for surgery has to be undertaken carefully because of the eyes already compromised. Statistical analysis showed that a good prognosis for visual rehabilitation may be anticipated in eyes with pre op visual acuity ≥ 0.1, moderately compromised visual fields and good retinometer visual acuities.

Universitäts-Augenklinik, Im Neuenheimer Feld 400, W-6900 Heidelberg, Bundesrepublik Deutschland

5. Kongreß der DGII
Hrsg. Wenzel et al.
© Springer-Verlag Berlin Heidelberg

Einleitung

Patienten mit tapetoretinaler Dystrophie (TRD) sind im wesentlichen durch konzentrische Gesichtsfeldeinengungen und Nachtblindheit beeinträchtigt. Zusätzlich kann eine Cataracta complicata bei allen Formen der TRD im Verlauf der Erkrankung auftreten. Die krankheitstypische Katarakt ist eine sternförmige Cataracta subcapsularis posterior, die sich in einem früheren Lebensalter entwickelt als die Linsenkernsklerose. Die Häufigkeit der hinteren subkapsulären Linsentrübung oder Aphakie wird in retrospektiven Studien bei Patienten mit Retinitis pigmentosa mit bis zu 53 % angegeben [4] und variiert mit dem Erbgang der Netzhautdystrophie [1, 4, 6]. Insbesondere bei autosomal dominanter Vererbung [1] und bei x-chromosomaler Vererbung [4] soll die Inzidenz der Cataracta complicata erhöht sein. Besonders bei Patienten mit autosomal dominant vererbter Retinitis pigmentosa kann sich die Katarakt bereits im frühen Erwachsenenalter entwickeln und rasch fortschreiten [4].

Vor der Einführung der intraokularen Kunstlinsenimplantation war der Nutzen einer Kataraktextraktion gering, weil durch Stargläser eine weitere Einengung des ohnehin konzentrischen Gesichtsfeldes verursacht wurde. Nachdem sich die Implantation von Hinterkammerlinsen allgemein bewährt hat, wurden auch bei Patienten mit tapetoretinaler Dystrophie Hinterkammerlinsen implantiert [9, 10]. Nachfolgend berichten wir retrospektiv über 29 Augen von 20 Patienten, bei denen eine extrakapsuläre Kataraktextraktion (ECCE) mit Hinterkammerlinsen(HKL)-Implantation vorgenommen wurde.

Patienten und Methode

In diese retrospektive Studie wurden 29 Augen von 20 Patienten mit tapetoretinaler Dystrophie (TRD) und Cataracta complicata aufgenommen.

Präoperative Befunde

Bei 17 Patienten handelte es sich um eine klassische Retinitis pigmentosa mit präoperativen Gesichtsfeldaußengrenzen von maximal 25° für die Reizmarke III/4 am Goldmann-Projektionsperimeter, Nachtblindheit und einem pathologischen Elektroretinogramm. Funduskopisch waren bei allen Patienten enge Netzhautgefäße, eine retinale partielle Optikusatrophie und bei 15 der 17 Patienten ausgeprägte Knochenkörperchen in der Netzhaut, bis an den hinteren Funduspol heranreichend, vorhanden. Bei 2 Patienten waren nur vereinzelt Netzhautpigmentationen erkennbar (Retinitis pigmentosa pauci pigmentosa). Bei 3 Patienten war ein autosomal dominanter Erbgang nachweisbar, bei den übrigen Patienten wurde eine rezessive oder x-chromosomale Vererbung angenommen.

Bei 2 Patienten handelte es sich um ein Usher-Syndrom [5], das neben den typischen Kriterien der Retinitis pigmentosa durch eine Innenohrschwerhörigkeit gekennzeichnet ist. Bei einer Patientin lag ein Refsum-Syndrom vor, das aufgrund einer Abbaustörung und konsekutiven Gewebespeicherung von Phytansäure zum klinischen Bild einer tapetoretinalen Dystrophie geführt hatte. Häufigste Form der Linsentrübung waren isolierte sternförmige hintere subkapsuläre Trübungen, die bei 14 Patienten beobachtet wurden. Vier ältere Patienten (Alter zwischen 53 und 70 Jahren) hatten neben der Cataracta subcapsularis posterior zusätzlich eine Linsenkernsklerose. Ein 62jähriger Patient hatte neben der Cataracta subcapsularis posterior eine Cataracta corticalis und ein 38jähriger Patient eine Cataracta intumescens.

Intraoperatives Vorgehen

Bei allen Augen wurde eine extrakapsuläre Kataraktextraktion (ECCE) gefolgt von einer Hinterkammerlinsenimplantation (HKL) vorgenommen. Eine ausgiebige Politur der hinteren Linsenkapsel war bei den Augen mit Cataracta subcapsularis posterior notwendig.

Statistische Auswertung

Zur statistischen Auswertung der Operationsergebnisse der 29 Augen wurden folgende Parameter gegenübergestellt:
1. präoperativer Visus (unabhängige Variable) gegen postoperativen Visus (abhängige Variable),
2. präoperativer Gesichtsfeldradius für die Reizmarke III/4 am Goldmann-Projektionsperimeter (unabhängige Variable) gegen postoperativen Gesichtsfeldradius (abhängige Variable),
3. präoperativer Laserinterferenzvisus (unabhängige Variable) gegen postoperativ erreichten Visus (abhängige Variable),
4. postoperativer Gesichtsfeldradius (unabhängige Variable) gegen postoperativ erreichten Visus (abhängige Variable).

Die Daten wurden einer Regressionsanalyse unterzogen. Unter der Annahme, daß die ermittelten Parameterwerte nicht auffällig von der Normalverteilung abwichen, wurde eine t-Statistik (zweiseitig) durchgeführt. Bei vorgegebener Irrtumswahrscheinlichkeit alpha = 0,05 wurde die Hypothese getestet, daß der Steigungskoeffizient $b_1 = 0$ sei. Alternativhypothese war die Annahme, der Steigungskoeffizient sei $\neq 0$. Die Annahme, der Steigungskoeffizient b_1 sei $\neq 0$, ist gleichbedeutend mit einer Abhängigkeit zwischen dem Parameter auf der y-Achse und dem Parameter auf der x-Achse.

Ergebnisse

Intraoperative Komplikationen

Trotz der auch zeitlich aufwendigen Politur der hinteren Linsenkapsel mit diamantbestäubten Polierkanülen kam es bei den 29 Augen zu keiner Kapselruptur. Lediglich bei der Patientin mit Refsum-Syndrom war der Zonulaapparat derart gelockert, daß die hintere Linsenkapsel desinserierte. Es wurde daraufhin eine transskleral nahtfixierte Hinterkammerlinse in den Sulkus komplikationsfrei implantiert, womit ein postoperativer Visus von 0,3 erreicht wurde. Andere intraoperative Komplikationen traten nicht auf.

Postoperativer Verlauf

Der postoperative Verlauf war bei den 29 Augen komplikationsfrei bei einer durchschnittlichen Nachbeobachtungszeit von 1,7 Jahren. Die Sehschärfe der 29 Augen betrug präoperativ durchschnittlich 0,2. Eine Woche postoperativ wurde durchschnittlich ein Visus von 0,45 erreicht. Die Entwicklung der Sehschärfe der einzelnen Augen ist Abb. 1 zu entnehmen. Demnach ist bei 28 von 29 Augen die postoperative Sehschärfe besser als der präoperative Visus. Lediglich ein Auge mit einem Ausgangsvisus von 0,01 blieb im Visus konstant, dennoch gab dieser Patient eine Abnahme der Blendungsempfindlichkeit an. Bei einer 43jährigen Patientin mit Usher-Syndrom stieg der Visus nach der Operation beids. von 0,05 auf 0,2 an. Bei einer 70jährigen Patientin mit Usher-Syndrom stieg der Visus beids. von 0,1 auf 0,4 an.

Die Gleichung der Regressionsgeraden lautet $y = 0,197 + 1,279x$ bei einem Korrelationskoeffizienten $r = 0,59$. Der t-Test ergibt eine signifikante Abhängigkeit zwischen prä- und postoperativem Visus ($p = 0,001$). Bei 8 Augen wurde präoperativ der Laserinterferenzvisus geprüft. Die Gegen-

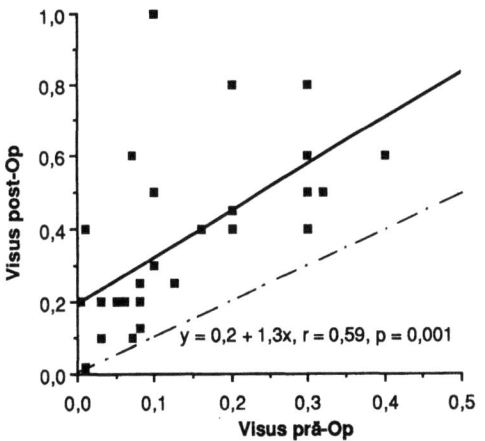

Abb. 1. Prä- und postoperativer Visus bei 29 Augen mit tapetoretinaler Dystrophie. *Durchgezogene Linie* = Regressionsgerade $y = 0,197 + 1,279x$, r = Korrelationskoeffizient = 0,59. Es besteht eine signifikante Abhängigkeit zwischen prä- und postoperativem Visus p = 0,001. *Unterbrochene Linie* = Verbindungslinie gleicher Visuswerte: bei 28 Augen ist der postoperative Visus angestiegen, ein Auge ist visuskonstant

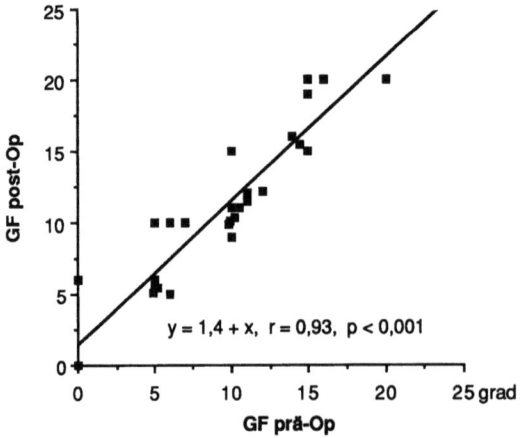

Abb. 2. Korrelation zwischen prä- und postoperativem Gesichtsfeldradius für die Reizmarke III/4 am Goldmannperimeter (n = 29). *Durchgezogene Linie* = Regressionsgerade $y = 1{,}437 + 1{,}006x$, $r = 0{,}93$. Es besteht eine signifikante Abhängigkeit zwischen prä- und postoperativem Gesichtsfeldradius $p < 0{,}001$

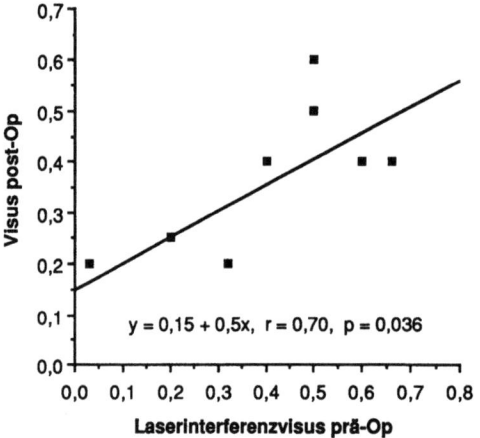

Abb. 3. Korrelation zwischen präoperativem Laserinterferenzvisus und postoperativem Visus (n = 8). *Durchgezogene Linie* = Regressionsgerade $y = 0{,}149 + 0{,}513x$, $r = 0{,}70$. Es besteht eine nicht-signifikante Abhängigkeit $p = 0{,}036$

überstellung von Laserinterferenzvisus und tatsächlich postoperativ erreichtem Visus ist Abb. 2 zu entnehmen. Danach zeigt sich eine mäßige Korrelation zwischen beiden Parametern (Korrelationskoeffizient = 0,7), jedoch keine signifikante Abhängigkeit bei $p = 0{,}036$.

Um den Einfluß der ECCE mit HKL-Implantation auf das Gesichtsfeld zu untersuchen, wurde der präoperative Gesichtsfeldradius für die Reizmarke III/4 am Goldmann-Projektionsperimeter gegen den postoperativen Gesichtsfeldradius aufgetragen. Als Ergebnis ist eine enge Korrelation und hochsignifikante Abhängigkeit zwischen prä- und postoperativem Gesichtsfeldradius feststellbar wie Abb. 3 zeigt (Korrelationskoeffizient = 0,93, $p < 0{,}001$).

Weiterhin wurde der Frage nachgegangen, ob zwischen den Parametern Gesichtsfeldradius und Sehschärfe eine Abhängigkeit besteht. Dazu wurde der postoperativ erhobene Gesichtsfeldradius für die Reizmarke III/4 am

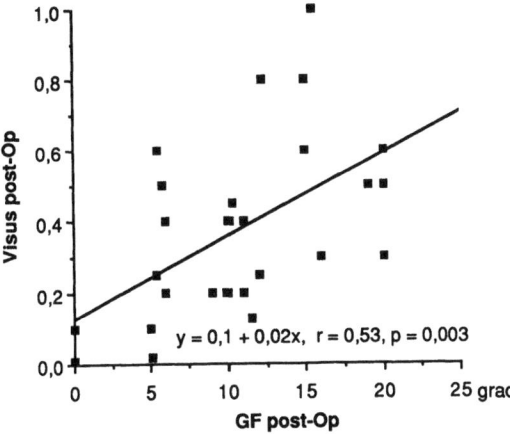

Abb. 4. Korrelation zwischen postoperativem Gesichtsfeldradius für die Reizmarke III/4 am Goldmannperimeter und postoperativem Visus (n = 29). *Durchgezogene Linie =* Regressionsgerade y = 0,126 + 0,023x, r = 0,53. Es besteht eine signifikante Abhängigkeit p = 0,003

Goldmannperimeter gegen die postoperativ erreichte Sehschärfe aufgetragen (Abb. 4). Als Ergebnis ist eine mäßige positive Korrelation und signifikante Abhängigkeit zwischen beiden Parametern nachweisbar (Korrelationskoeffizient = 0,53, p = 0,003).

Diskussion

Eine Cataracta complicata tritt bei tapetoretinaler Dystrophie (TRD) mit einer Häufigkeit von bis zu 53% auf [4]. Krankheitstypisch ist die zentrale hintere subkapsuläre Linsentrübung [2, 3, 7], die intraoperativ einer sorgfältigen Politur der hinteren Linsenkapsel bedarf. Die vorliegenden Ergebnisse von 29 Augen bei 20 Patienten zeigen bei 28 von 29 Augen einen Visusanstieg nach ECCE mit HKL-Implantation. Lediglich ein Auge mit einem Ausgangsvisus von 0,01 blieb im Visus konstant.

Bei der Gegenüberstellung der prä- und postoperativen Gesichtsfelder ist eine starke Korrelation und hochsignifikante Abhängigkeit (p <0,001) zwischen den prä- und postoperativen Gesichtsfeldradien nachweisbar. Ein klinisch signifikanter negativer Einfluß auf das postoperative Gesichtsfeld im Vergleich zum präoperativen Befund wurde bei keinem Patienten beobachtet. Diese Ergebnisse bestätigen Beobachtungen von Newsome et al., die bei 26 Augen von 16 Patienten innerhalb von 3 und 150 Monaten postoperativ keinen operationsbedingten Einfluß auf das postoperative Gesichtsfeld fanden.

Die ECCE mit HKL-Implantation bei tapetoretinaler Dystrophie wirft keine besonderen intra- oder postoperativen Probleme auf. Problematisch dagegen kann die Indikationsstellung zur Kataraktextraktion sein, da es sich um erheblich vorgeschädigte Augen handelt. Bei der Indikation zur Kata-

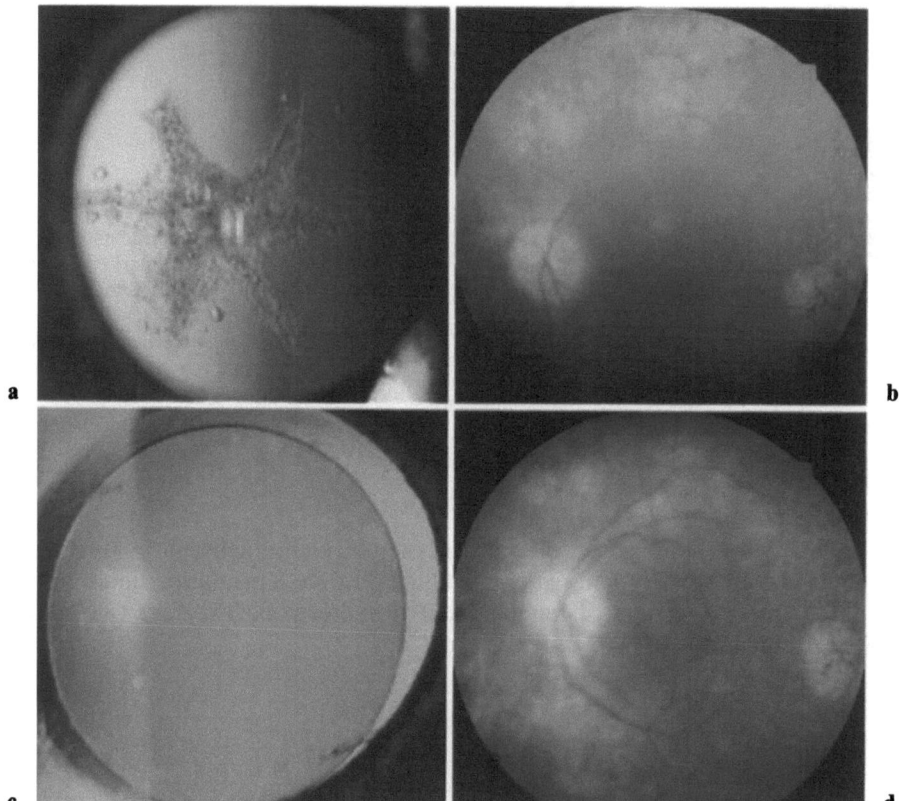

Abb. 5a−d. Vorderabschnitts- und Fundusbefunde vor und nach ECCE mit HKL-Implantation bei einem Auge mit tapetoretinaler Dystrophie (typische Befundkonstellation). **a** Cataracta subcapsularis posterior in der optischen Achse. **b** Präoperativer Funduseinblick mit Abschattung des Einblicks auf die zentrale Netzhaut durch die Katarakt. **c** Gleicher Patient nach ECCE, Politur der hinteren Kapsel und HKL-Implantation mit klaren optischen Medien. **d** Postoperativer Funduseinblick bei klaren optischen Medien

raktoperation sind die folgenden prognostisch unterschiedlich relevanten Faktoren zu berücksichtigen.

Klinischer Verlauf

Für die Indikationsstellung lautet die wichtigste Frage: Ist die Visusabnahme kataraktbedingt? Hierfür spricht bei Patienten mit TRD eine zur Kataraktbildung passende Visusreduktion (bei Cataracta subcapsularis posterior insbesondere des Nahvisus) bei relativ konstantem Gesichtsfeld (Abb. 5a−d).

Visus und Gesichtsfeld

Der präoperative Visus und das Gesichtsfeld haben aus statistischer Sicht eine prognostische Bedeutung für den postoperativen Visus. Statistisch besteht eine signifikante Abhängigkeit (p = 0,001) zwischen dem prä- und dem postoperativen Visus. In Abb. 1 ist erkennbar, daß Augen mit einem präoperativen Visus ≥0,1 postoperativ einen Visus ≥0,4 erreichen (abgesehen von 2 Ausnahmen), während Augen mit einem präoperativen Visus <0,1 nur ausnahmsweise postoperativ mehr als 0,4 sahen. Ein mäßig reduzierter präoperativer Visus ≥0,1 ist demnach günstig und läßt einen deutlichen Visusanstieg nach ECCE mit HKL-Implantation bei klinisch signifikanter Katarakt erwarten.

Auch zwischen Gesichtsfeld und Visus besteht bei Retinitis pigmentosa eine positive Korrelation [8]. In Abb. 4 zeigen die Gesichtsfeldradien der 29 Augen eine signifikante Abhängigkeit zum postoperativen Visus (p = 0,003). Aus statistischer Sicht sind geringe Gesichtsfeldeinengungen günstig und lassen einen Visusanstieg nach ECCE mit HKL-Implantation bei klinisch signifikanter Katarakt erwarten.

Retinometervisus und Elektroretinogramm

Der präoperative Retinometervisus korreliert relativ gut (r = 0,7) mit dem postoperativen Visus unterhalb der Signifikanzgrenze (p = 0,036). Prognostisch sollte man sich deshalb nicht ausschließlich auf das Retinometerergebnis verlassen. Das Elektroretinogramm als Summenantwort der Netzhaut ist ausschlaggebend für die Diagnose einer Retinitis pigmentosa. Für die Indikation zur Kataraktextraktion ist es von geringer Bedeutung, da es erheblich pathologisch oder nicht mehr erfaßbar sein kann, obwohl postoperativ deutliche Visusanstiege als Funktion der zentralen Netzhautanteile beobachtet wurden.

Die ECCE mit HKL-Implantation bei klinisch signifikanter Cataracta complicata bei TRD hat eine günstige Prognose. Durch Beseitigung der getrübten Linse kann das zentrale Restgesichtsfeld, dessen Größe im wesentlichen unverändert bleibt, von den Patienten besser genutzt werden, was zu einem Visusanstieg führt. Ein deutlicher Visusanstieg nach ECCE mit HKL-Implantation bei klinisch signifikanter Katarakt ist zu erwarten, wenn der präoperative Visus ≥0,1 ist, vergleichsweise geringe Gesichtsfeldeinengungen bestehen und ein guter Retinometervisus angegeben wird.

Literatur

1. Bastek JV, Heckenlively J, Straatsma BR (1982) Cataract surgery in retinitis pigmentosa patients, Ophthalmology 89:880−884

2. Dilley KJ, Bron AJ, Hobgood JO (1976) Anterior polar and posterior subcapsular cataract in a patient with retinitis pigmentosa: a light microscopic and ultrastructural study. Exp Eye Res 22:155–157
3. Fagerholm PP, Philipson BT (1985) Cataract in retinitis pigmentosa. An analysis of cataract surgery results and pathological lens changes. Acta Ophthalmol 63:50–58
4. Fishman GA, Anderson RJ, Lourenco P (1985) Prevalence of posterior subcapsular lens opacities in patients with retinitis pigmentosa. Br J Ophthalmol 69:263–266
5. Fishman G, Vasquez V, Fishman M et al. (1979) Visual loss and foveal lesions in Usher's syndrome. Br J Ophthalmol 63:484–488
6. Heckenlively J (1982) The frequency of posterior subcapsular cataract in the hereditary retinal degenerations. Am J Ophthalmol 93:733–738
7. Heckenlively JR, Yoser SL, Friedman LH et al. (1988) Clinical findings and common symptoms in retinitis pigmentosa. Am J Ophthalmol 105:504–511
8. Madreperla SA, Palmer RW, Massof RW, Finkelstein D (1990) Visual acuity loss in retinitis pigmentosa. Relationship to visual field loss. Arch Ophthalmol 108:358–361
9. Newsome DA, Stark WJ, Maumenee IH (1986) Cataract extraction and intraocular lens implantation in patients with retinitis pigmentosa or usher's syndrome. Arch Ophthalmol 104:852–854
10. Reccia R, Scala A, Bosone G (1989) Posterior chamber intraocular lens implantation in patients with retinitis pigmentosa. Doc Ophthalmol 72:115–118

Intraokularlinsenimplantation bei Patienten mit kongenitalen oder traumatischen Kolobomen

M. R. Tetz, W. Daus und H. E. Völcker

Zusammenfassung. Bei 16 Patienten mit Katarakt und Kolobomen wurde eine extrakapsuläre Kataraktoperation und Hinterkammerlinsen(HKL)-Implantation durchgeführt. Der kolobomatöse Defekt betraf 16mal die Iris, 3mal den Ziliarkörper, 7mal die Zonula und 2mal Netz- und Aderhaut. Bei 5 Patienten lag ein kongenitales, bei 11 ein traumatisches Kolobom vor. Folgende chirurgische Vorgehensweise wurde gewählt: 1. korneosklerale Inzision bei 12 Uhr, 2. intraoperative Pupillardehnung bzw. Sphinkterotomie bei rigider Pupille, ggf. exzentrische Kapsulotomie, 3. Plazierung der Linsenschlaufen senkrecht zur größten Ausdehnung des Defekts (16mal), 4. schonende Kortexentfernung in Kolobomnähe, 5. Fixation der HKL im Kapselsack, bei Zonuladefekten im Sulcus ciliaris.
Die Augen mit kongenitalen Kolobomen zeigten eine durchschnittliche Visusverbesserung von 0,1 auf 0,5 entsprechend 7 logarithmischern Visusstufen. Bei den Augen mit traumatischen Kolobomen und präoperativem Visus von Handbewegungen oder Lichtschein lag der durchschnittliche postoperative Visus ebenfalls bei 0,5. Bei den verbleibenden 6 Augen stieg er von präoperativ 0,15 auf postoperativ 0,57, entsprechend 7 logarithmischen Visusstufen, an. Im Nachbeobachtungsintervall von 4 Monaten bis 4,5 Jahren wurden eine intrakapsuläre Hämorrhagie direkt postoperativ und eine mäßige IOL-Dezentrierung ohne Progredienz beobachtet. Amotio, Uveitis oder Sekundärglaukom traten nicht auf. Traumatische und kongenitale Kolobome stellen keine Kontraindikation für die extrakapsuläre Kataraktextraktion und HKL-Implantation dar.

Summary. Sixteen patients with a cataract and colobomatous defects of the iris (16 eyes) and/or ciliary body (3 eyes), zonules (7 eyes), choroid and retina (2 eyes) underwent extracapsular cataract extraction with subsequent posterior chamber intraocular lens (PC IOL) implantation. There were 5 patients (age 49 to 85) with congenital and 11 patients (age 25 to 84) with traumatic colobomas. Specific surgical considerations in these patients included a corneoscleral incision at the 12 o'clock position, if necessary intraoperative stretching or sphincterotomies of rigid pupils and/or eccentric capsulotomies, placement of the IOL loops perpendicular to the defect (16 eyes), careful cortex removal at the lens area adjacent to the defect, „bag" fixation (9 eyes) of IOLs in case of an intact zonular apparatus and sulcus fixation (7 eyes) in eyes with zonular defects.
In the eyes with congenital colobomas best corrected mean visual acuity (VA) improved from 0.1 to 0.5, i.e. 7 Snellen lines. In traumatic colobomas with a preoperative visual VA of hand movement or light perception (5 eyes) mean postoperative VA was 0.5. Mean VA of the remaining 6 eyes increased from 0.15 to 0.57, an average of 7 Snellen lines. Within the follow-up period ranging from 4 months to 4.5 years there was one moderate, but non-progressiv IOL decentration and one intracapsular hemorrhage from a preexisting fibrovascular membrane. No retinal detachment, uveitis or secondary glaucoma was seen. ECCE with posterior chamber IOL implantation renders an excellent tool for visual rehabilitation of patients with cataract and colobomas at an acceptable intra- and postoperative risk.

Universitäts-Augenklinik, Im Neuenheimer Feld 400, W-6900 Heidelberg, Bundesrepublik Deutschland

---

5. Kongreß der DGII
Hrsg. Wenzel et al.
© Springer-Verlag Berlin Heidelberg

Einleitung

Patienten mit kolobomatösen Defekten wurden vielfach als Risikopatienten bezüglich einer Kataraktextraktion und IOL-Implantation eingestuft (Jaffe, Böke, Aust, Jesberg, Nixseaman). Wir berichten im folgenden über die klinischen Erfahrungen bei 16 Patienten mit Katarakt und Kolobomen, bei denen eine Kataraktextraktion mit Hinterkammerlinsen(HKL)-Implantation durchgeführt wurde.

Patienten und Methoden

Art der Katarakt, Kolobomtyp und Kolobomausdehnung

Operiert wurden 16 Augen von 16 Patienten. Alle Augen wiesen entweder eine kongenitale (2), präsenile/senile (6) oder traumatische (9) Katarakt sowie ein Iriskolobom auf. Bei 5 Patienten lag ein kongenitales, bei 11 ein traumatisches Kolobom vor. Letzteres war siebenmal Folge einer perforierenden Verletzung und bei 4 Patienten war eine operative Iris- und/oder Ziliarkörperexzision vorausgegangen. Zusätzlich zum Iriskolobom bestand bei 3 Augen ein Defekt im Bereich des Ziliarkörpers, bei 7 Augen ein Zonuladefekt und zweimal ein Netzhaut-Aderhaut-Kolobom.

Operative Technik

Alle Patienten wurden in einem Zeitraum von 4,5 Jahren an der Universitäts-Augenklinik Heidelberg vom gleichen Operateur Katarakt extrahiert. Unabhängig von der Lokalisation des Koloboms wurde ein korneoskleraler Zugang bei 12 Uhr gewählt. Abhängig von der Rigidität des Irissphinktermuskels wurde bei 2 Patienten eine Sphinkterotomie an der dem Kolobom gegenüberliegenden Seite durchgeführt. In Einzelfällen war eine leicht exzentrische Kapsulotomie notwendig. Bei allen Patienten wurde eine extrakapsuläre Kataraktextraktion vorgenommen. Der Linsenkortex wurde mit einem automatischen Irrigations-/Aspirationssystem (Aspitron) entfernt. Im Bereich des Koloboms wurde in Einzelfällen, besonders bei vorgeschädigter Zonula, auf eine komplette Kortexentfernung verzichtet, um eine Vergrößerung des Defekts zu vermeiden. Bei allen Patienten wurde eine Hinterkammerlinse unter viskoelastischem Schutz (Healon) in der Art implantiert, daß die Schlaufen im 90°-Winkel zur größten Ausdehnung des Koloboms orientiert waren. Bei intakter Zonula wurden die Schlaufen der Intraokularlinse im Kapselsack, bei Zonuladefekten im Sulkus fixiert. Perioperativ erfolgte eine systemische Gabe von Decortin, initial 100 mg in absteigender Dosierung für etwa 10 Tage.

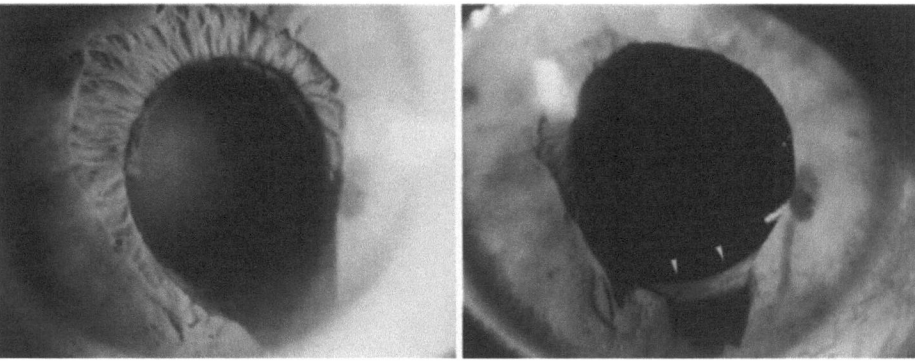

a   b

Abb. 1. a Rechtes Auge einer 62jährigen Patientin mit deutlicher Cataracta nuclearis (Kernsklerose) und nasal unten gelegenem kongenitalem Iriskolobom nach maximaler medikamentöser Mydriasis. Intraoperativ erwies sich die Iris als dehnbar, so daß auf eine Irissphinkterotomie verzichtet werden konnte. **b** Postoperativer Befund des gleichen Auges wie Abb. 1a. dargestellt. Die Zonula ist intakt, die IOL wurde im Kapselsack fixiert (Rand der vorderen Kapsulotomie ist durch Pfeile markiert). Der Visus stieg von präoperativ 0,08 auf postoperativ 0,63 an

Ergebnisse

Alle Patienten hatten postoperativ deutliche Visusverbesserungen. Die Augen mit kongenitalen Kolobomen zeigten eine durchschnittliche Visusverbesserung von 0,1 auf 0,5, entsprechend 7 logarithmischen Visusstufen. Bei den Augen mit traumatischen Kolobomen und präoperativem Visus von Handbewegungen oder Lichtschein lag der durchschnittliche postoperative Visus ebenfalls bei 0,5. Bei den verbleibenden 6 Augen stieg er von präoperativ 0,15 auf postoperativ 0,57, entsprechend 7 logarithmischen Visusstufen, an.

Mit oben angegebener Technik wurden keine schwerwiegenden Komplikationen beobachtet. Die Integrität der Hinterkapsel konnte bei allen Patienten erhalten werden. Die prä- und postoperativen Vorderabschnittsbefunde einer Patientin mit kongenitalem und einer Patientin mit ausgeprägtem traumatischen Kolobom sind in den Abb. 1 und 2 exemplarisch dargestellt.

Wegen der bestehenden Iriskolobome war die Lokalisation der IOL-Schlaufen relativ leicht beurteilbar. Sulkusfixation wurde bei 7 Augen, Kapselsackfixation bei 9 Augen angewandt. Bei einem Patienten mit kongenitalem Iris/Ziliarkörper/Zonula- und Netzhaut/Aderhaut-Kolobom war eine Erweiterung des Zonuladefekts auf über 90° zu beobachten. Dieser Patient entwickelte postoperativ eine mäßige IOL-Dezentrierung in Richtung des Koloboms, die jedoch keine Progredienz zeigte und keiner weiteren Therapie bedurfte. Eine Patientin mit einer traumatischen Katarakt entwickelte postoperativ aus einer neovaskulären Membran, die sich im Bereich der Hornhaut, des Kammerwinkels und der Linse erstreckte, eine limitierte

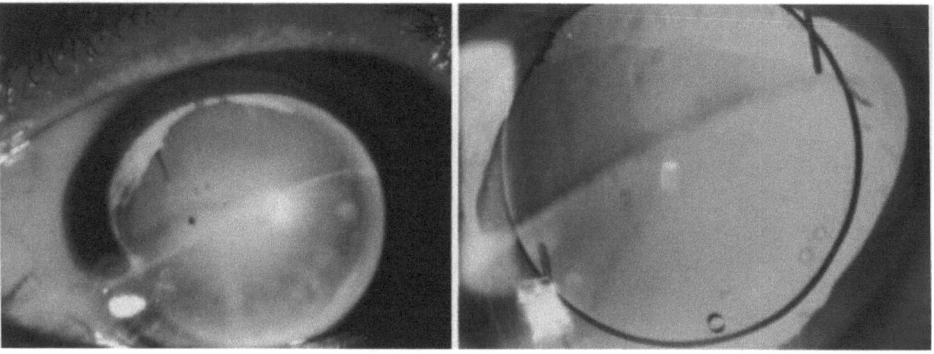

a   b

Abb. 2. a Rechtes Auge einer 77jährigen Patientin, die im Alter von 13 Jahren eine perforierende Verletzung erlitten hatte. Es bestand eine ausgedehnte schräg verlaufende Hornhautnarbe, ein ausgeprägtes traumatisches Iriskolobom und eine dichte Cataracta traumatica. **b** Postoperativer Befund des gleichen Auges wie in **a** dargestellt. Die IOL besitzt eine 7-mm-Optik und wurde im Kapselsack fixiert. Der Visus war von Handbewegungen auf 0,4 angestiegen

intrakapsuläre Hämorrhagie. Diese zeigte über einen Zeitraum von 7 Monaten keine wesentliche Resorptionstendenz und wurde deswegen mit Hilfe einer Nd-YAG-Kapsulotomie komplikationslos in den Glaskörperraum drainiert. Ein Aufflammen einer Uveitis, ein Glaukom oder eine Amotio wurden im Nachbeobachtungszeitraum von 4 Monaten bis 4,5 Jahren nicht beobachtet.

Diskussion

Wie Apple et al. [2] sehr treffend bemerken, nimmt die Liste der Kontraindikationen einer Kataraktextraktion mit Intraokularlinsen(IOL)-Implantation ständig ab. Weder entzündlich vorgeschädigte noch Augen mit traumatischen oder angeborenen Defekten im Bereich des Augenvorderabschnitts stellen heute noch absolute Kontraindikationen für eine IOL-Implantation dar. Pathologische Untersuchungsergebnisse belegen die klinische Erfahrung, daß bei einem Auge mit Uveitis oder nach Trauma, solange noch ein akuter Reizzustand besteht, keine IOL implantiert werden sollte [1, 2, 5]. Eine Ausnahme bildet hier die Sonderform der Fuchs-Heterochromiezyklitis, da diese charakteristischerweise nicht zu Synechierungen führt [2, 9, 10]. Nach Abklingen des entzündlichen Reizzustandes können viele Augen jedoch relativ risikoarm mit einer IOL visuell rehabilitiert werden [2]. Kontraindikationen zur IOL-Implantation bei traumatischer Katarakt bei reizfreien intraokularen Verhältnissen faßt Maida [8] zusammen. Weiterhin stellen Defekte der Iris, des Ziliarkörpers und besonders der Zonula eine Schwierigkeit hinsichtlich einer dauerhaft stabilen IOL-Fixierung dar [2]. Vielfach wurden so Patienten mit kolobomatösen Defekten als Risikopatienten bezüglich einer Kataraktextraktion und besonders IOL-Implantation bezeichnet [3, 4, 6, 7, 11, 12].

Übereinstimmend mit den hier vorgestellten Ergebnissen berichten Jaffe u. Clayman [6] bei 6 Patienten mit Katarakt und kongenitalem Kolobom über gute postoperative Ergebnisse und beobachteten keine schwerwiegenden Komplikationen. Diese Autoren kommen zu dem Schluß, daß eine Adaptation der operativen Technik an die besonderen Verhältnisse in diesen Augen eine wesentliche Voraussetzung für den operativen Erfolg darstellt. Während die genannten Autoren in ihrer Studie die Phakoemulsifikation vorzogen, schien bei den hier vorgestellten Patienten, die fast ausnahmslos sehr harte Linsenkerne aufwiesen, die extrakapsuläre Kataraktextraktion das schonendere Verfahren zu sein oder darzustellen. Im Verlauf der Studie fanden wir es außerdem günstiger, große Linsenoptiken ohne Positionierlöcher zu verwenden, um störende optische Nebeneffekte bei den Patienten zu vermeiden.

Traumatische und kongenitale Kolobome bilden keine Kontraindikation für die IOL-Implantation. Entscheidend für den postoperativen Erfolg ist die Berücksichtigung der im Einzelfall vorliegenden pathologischen Veränderungen, insbesondere der Konsistenz des Linsenkerns und der Integrität des Zonulahalteapparats.

Literatur

1. Apple DJ, Mamalis N, Loftfield K, Googe JM, Novak LC, Kavka-Van Norman D, Brady SE, Olson RJ (1984) Complications of intraocular lenses. A historical and histopathological review. Surv Ophthalmol 29:1−54
2. Apple DJ, Mamalis N, Olson RJ, Kincaid MC (1989) Intraocular lenses. Evolution, designs, complications and pathology. Williams & Wilkins, Baltimore
3. Aust W, Böhmer E (1989) Ergebnisse nach Linsenimplantationen bei Verletzungsstar. In Lang GK, Ruprecht KW, Jacobi KW, Schott K (eds) 2. Kongreß der Deutschen Gesellschaft für Intraokularlinsen Implantation. Enke, Stuttgart, S 110−113
4. Böke W (1990) Phakoemulsifikation. Warum? Klin Monatsbl Augenheilkd 197:100−105
5. Drews RC (1983) Quality control, and changing indications for lens implantation. The Seventh Binkhorst Medal Lecture, 1982. Ophthalmology 90:301−310
6. Jaffe NS, Clayman HE (1987) Cataract extraction in eyes with congenital colobomata. J Cataract Refract Surg 13:54−58
7. Jesberg DO, Schepens CL (1961) Retinal detachment associated with coloboma of the choroid. Arch Ophthalmol 65:163−173
8. Maida JW (1980) Contraindications to implant surgery in traumatic cataracts. In: Emery JM, Jacobson AC (eds) Current concepts in cataract surgery. Selected Proceedings of the Sixth Biennial Cataract Surgical Congress. Mosby, St. Louis, pp 84−85
9. Mills KB, Rosen ES (1982) Intraocular lens implantation following cataract extraction in Fuchs' heterochromic uveitis. Ophthalmic Surgery 13:467−469
10. Mooney D, O'Connor M (1980) Intraocular lenses in Fuchs' heterochromic cyclitis. Trans Ophthalmol Soc UK 100:510
11. Nixseaman DH (1968) Cataract extraction in a case of congenital coloboma of the iris. Br J Ophthalmol 52:625−627
12. Völcker HE, Tetz MR, Daus W (1991) Cataract surgery in eyes with colobomas. Dev Ophthalmol 22 (im Druck)

Extrakapsuläre Kataraktextraktion mit Hinterkammerlinsenimplantation bei umschriebener Endophthalmitis phacoanaphylactica

F. G. Holz, M. Tetz und H. E. Völcker

Zusammenfassung. Die Endophthalmitis phacoanaphylactica stellt eine seltene Komplikation eines mit einer Linsenkapselruptur einhergehenden Traumas dar. Die granulomatöse entzündliche Hypersensitivitätsreaktion gegen autologes Linsenmaterial manifestiert sich meist als diffuse Endophthalmitis und wird durch Beseitigung des Antigenstimulus, d.h. durch Entfernung der Linse therapiert. Wir berichten über eine Patientin mit einer „umschriebenen" Endophthalmitis phacoanaphylactica nach perforierender Stichverletzung. Durch eine extrakapsuläre Kataraktextraktion mit Hinterkammerlinsenimplantation konnte die intraokulare Entzündung zum Stillstand gebracht werden. Der Eingriff war bei präoperativ erkennbaren Neovaskularisationen mit der seltenen Komplikation einer Einblutung in den Kapselsack verbunden („in-the-bag hyphema"). Mittels Nd:YAG-Laser-Kapsulotomie gelang zu einem späteren Zeitpunkt eine nicht-invasive, komplikationslose Drainage des Kapselsackinhalts in den Glaskörperraum.

Summary. Phacoanaphylactic endophthalmitis is a rare complication of ocular trauma associated with rupture of the lens capsule. Clinically, the resulting granulomatous inflammatory hypersensitivity reaction to autologous lens material usually presents as a diffuse endophthalmitis. Treatment includes removal of the antigenic stimulus, i.e. the lens. We describe the clinical findings in a patient who developed a circumxcribed phacoanaphylactic endophthalmitis after penetrating ocular injury with ciliary injection and vascularized inflammatory tissue extending along the posterior cornea, anterior chamber angle and lens adjacent to the previously „quiet" trauma site. Extracapsular cataract-extraction and posterior chamber lens implantation stopped progression of the intraocular inflammatory response. The surgical intervention was associated with a rare complication following posterior chamber lens implantation: accumulation of blood in the capsular bag („in-the-bag hyphema"). Non-invasive drainage of the hyphema into the vitreus cavity was achieved by Nd:YAG-Laser-capsulotomy.

Einleitung

Linseninduzierte intraokulare Entzündungen können nach Freisetzung von Linsenmaterial durch einen Kapseldefekt entstehen. Meist geht diesen Entzündungen ein stumpfes oder perforierendes Trauma mit Linsenkapselruptur voraus. Seltener treten sie nach spontaner Ruptur, z.B. bei hypermaturer Katarakt oder chirurgischer Kapseleröffnung auf. Straub nahm ursprünglich in einer 1919 veröffentlichten Monographie an, daß dabei freigesetztes Linsenmaterial als primäres Toxin wirkt [7]. Demgegenüber postulierten Ver-

---

Universitäts-Augenklinik, Im Neuenheimer Feld 400, W-6900 Heidelberg, Bundesrepublik Deutschland

5. Kongreß der DGII
Hrsg. Wenzel et al.
© Springer-Verlag Berlin Heidelberg

hoeff u. Lemoine 1922 das noch heute anerkannte Konzept, nach dem der intraokulare Reizzustand aus einer Hypersensitivitätsreaktion gegen Linsenprotein entsteht. Sie führten den Begriff der „Endophthalmitis phacoanaphylactica" ein [9]. In nachfolgenden Untersuchungen konnte bestätigt werden, daß autologes Linsenprotein als antigener Stimulus wirken und eine autoimmunologische Reaktion auslösen kann [4].

Der meist diffuse intraokulare Reizzustand tritt in der Regel nach einer Latenzzeit von wenigen Wochen auf [3]. Angaben in der Literatur schwanken allerdings zwischen wenigen Stunden und mehreren Monaten nach Kapselruptur [6]. Eine Katarakt findet sich gewöhnlich vor Beginn des Entzündungszustands [1]. Die Therapie besteht in der Beseitigung des Antigenstimulus mittels Kataraktextraktion. Unbehandelt führt die Endophthalmitis phacoanaphylactica zu den Komplikationen einer chronischen Uveitis einschließlich zyklitischer Membranen, Retinopathia proliferans, Traktionsamotio, persistierender Hypotonie und Phthisis bulbi [1, 5].

Im folgenden wird über die extrakapsuläre Kataraktextraktion mit Hinterkammerlinsenimplantation bei einer Patientin mit umschriebener Endophthalmitis phacoanaphylactica nach perforierender Stichverletzung berichtet. Zudem wird auf die dabei aufgetretene seltene Komplikation einer Einblutung in den Kapselsack und deren nichtinvasive Therapie durch Nd:YAG-Laser-Kapsulotomie eingegangen.

Kasuistik

Eine Patientin erlitt mit 10 Jahren am rechten Auge eine perforierende Stichverletzung mit einem Brieföffner. Bei Erstvorstellung im Alter von 35 Jahren an unserer Klinik umfaßte der Befund eine Visusminderung auf 0,2 partiell, ein traumatisches Iriskolobom sowie eine im Perforationsbereich betonte Cataracta traumatica (Abb. 1). Ein intraokularer Reizzustand war zu diesem Zeitpunkt nicht nachweisbar.

Zwei Jahre später war die Funktion bei nun intumeszenter Katarakt auf Handbewegungen reduziert. Es hatte sich ein Vorderkammerreizzustand mit ziliarer Injektion und einer umschriebenen gefäßführenden Gewebebrücke zwischen Hornhaut und Linse entwickelt (Abb. 2).

Im Juni 1989 wurde eine extrakapsuläre Kataraktextraktion mit Implantation einer Formflex-Hinterkammerlinse unter vertikaler Positionierung der Bügel im Schutz der Restpupille durchgeführt. Bei Exzision des adhärenten, gefäßführenden Gewebes kam es zu einer kleinen, spontan sistierenden Blutung. Diese imponierte am ersten postoperativen Tag als Einblutung in den Kapselsack mit einem bis unmittelbar an die optische Achse heranreichenden Blutspiegel („in-the-bag hyphema") (Abb. 3). Der Visus betrug 0,16. Die intraokularen Entzündungszeichen bildeten sich im weiteren Verlauf vollständig zurück.

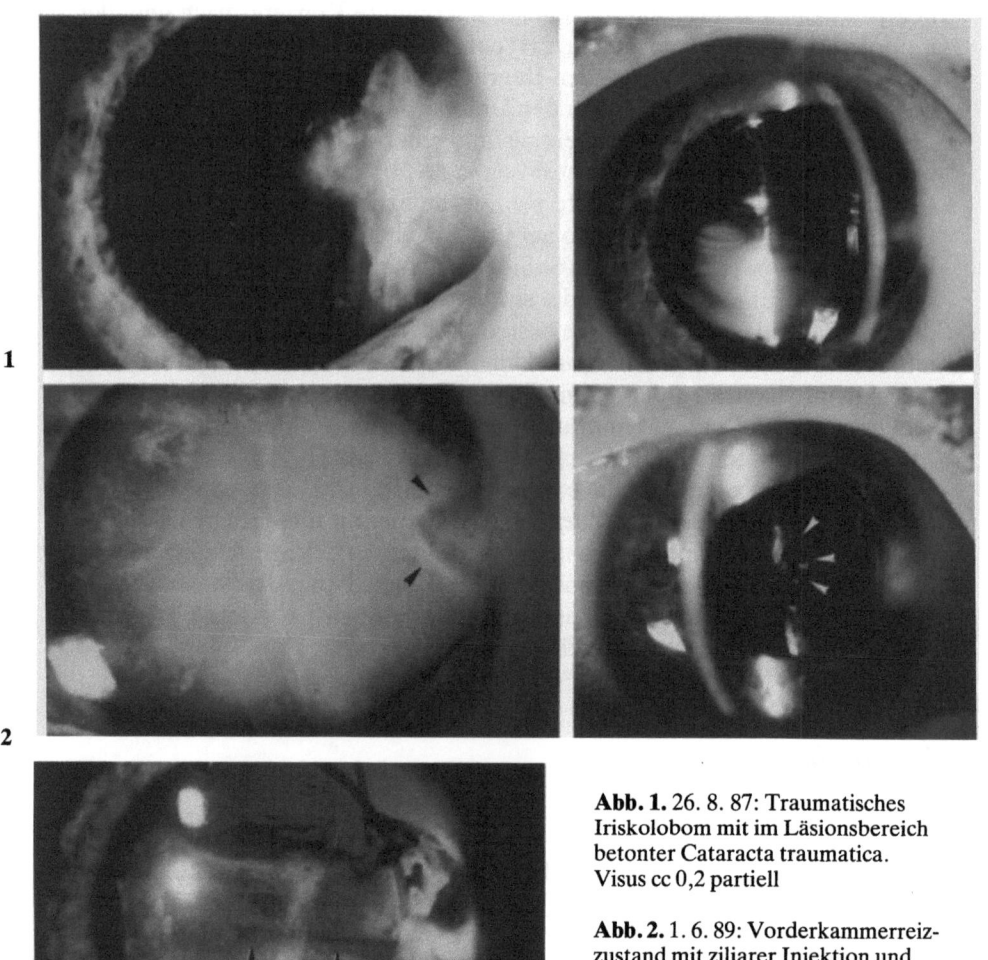

Abb. 1. 26. 8. 87: Traumatisches Iriskolobom mit im Läsionsbereich betonter Cataracta traumatica. Visus cc 0,2 partiell

Abb. 2. 1. 6. 89: Vorderkammerreizzustand mit ziliarer Injektion und einer umschriebenen gefäßführenden Gewebebrücke zwischen Hornhaut, Ziliarkörper und Linse *(Pfeile)*. Visus sc Handbewegungen bei fortgeschrittener, intumeszenter Katarakt

Abb. 3. 3. 6. 89: 1. postoperativer Tag nach extrakapsulärer Kataraktextraktion mit Hinterkammerlinsenimplantation. Die bei Exzision des adhärenten, gefäßführenden Gewebes intraoperativ aufgetretene, spontan sistierende Blutung imponiert als Einblutung in den Kapselsack mit einem bis an die optische Achse heranreichenden Blutspiegel („in-the-bag hyphema") *(Pfeile)*

Abb. 4. 23. 4. 90: 10 Monate postoperativ noch immer vorhandene Blutresiduen im Kapselsack. Visus cc 0,5

Abb. 5. 27. 4. 90: Mittels Nd:YAG-Kapsulotomie konnte der Kapselsackinhalt durch die Kapsulotomieöffnung *(Pfeile)* komplikationslos in den vorderen Glaskörper drainiert werden. Visus cc 0,7

Die intrakapsuläre Blutung wies nur eine geringfügige spontane Resorptionstendenz auf. 10 Monate postoperativ waren noch immer hämoglobindeprivierte Erythrocyten („ghost cells") bei einem Visus von 0,5 vorhanden (Abb. 4).

Im April 1990 wurde eine Nd:YAG-Laser-Kapsulotomie durchgeführt, wodurch eine komplikationslose Drainage des Kapselsackinhalts durch die Kapsulotomieöffnung in den vorderen Glaskörper erreicht wurde (Abb. 5). Nach diesem Eingriff stieg der Visus auf 0,7.

Diskussion

Während sich die Endophthalmitis phacoanaphylactica meist als diffuse Uveitis nach einem mit einer Kapselruptur einhergehendem Trauma manifestiert, zeigte sich bei der Patientin eine fokal betonte, „umschriebene" Form. Die phakogene Entzündung mit Gefäßeinsprossung bis in die Katarakt hinein trat in direkter Nachbarschaft zur ursprünglichen Kapselläsion auf (Abb. 2). Offensichtlich hat in diesem Bereich exponiertes Linsenmaterial einen umschriebenen entzündlichen Prozeß ausgelöst.

Nach gegenwärtigem, im Ansatz von Verhoeff u. Lemoine formulierten pathogenetischen Konzept [9], ist eine autoimmunologische Reaktion gegen Linsenproteine möglich, weil diese während der Embryonalphase von der systemischen Zirkulation innerhalb der avaskulären Linse, umgeben von einer dicken Basalmembran, der Linsenkapsel, isoliert sind. Es kann sich so keine „natürliche Toleranz" bilden; nach Freisetzung werden sie nicht als körpereigen erkannt und können als Antigen wirken.

Die entzündliche Reaktion tritt gewöhnlich innerhalb weniger Wochen nach traumatischer Kapselruptur auf [3]. In seltenen Fällen wurden auch über zeitliche Intervalle von wenigen Stunden, aber auch von mehreren Monaten berichtet [6]. Bei dem hier beschriebenen Krankheitsverlauf entwickelte sich die linseninduzierte Entzündung erst 27 Jahre nach dem traumatischen Ereignis. Folgende Erklärung für die lange Latenzzeit zwischen Trauma und klinischer Manifestation der entzündlichen Reaktion wäre denkbar: Der ursprüngliche Kapseldefekt wurde möglicherweise im traumatisierten Areal zunächst durch Linsenepithelproliferationen gedeckt. In der Folge führte die Kataraktbildung mit Kortexverflüssigung, Epithelzelldegeneration und konsekutiver Hyperosmolarität zur Volumenzunahme der Linse (Abb. 2: intumeszente Katarakt). Vorstellbar wäre, daß diese zu einer erneuten Dehiszenz der Kapsel führte. Daß diese im vormals traumatisierten Bereich auftrat, könnte zum einen durch die in diesem Bereich betonte Kataraktformation (Abb. 1, 2) und der damit verbundenen Kapselverdünnung erklärt werden. Zum anderen wäre es denkbar, daß die Deckung des Defekts gegenüber der normalen, ungeschädigten Kapsel qualitativ minderwertig war. Insofern hätte die primäre traumatogene Kapselruptur eine sekundäre kataraktogene Ruptur begünstigt.

Denkbar wäre auch, daß die vorübergehende ursprüngliche Dehiszenz bereits mit einer Exposition von Linsenprotein einherging. Möglicherweise wurde dadurch schon damals eine Autosensibilisierung induziert. Das dabei ebenfalls nur vorübergehende, relativ geringe Antigenangebot war durch die rasche Defektdeckung und in Abwesenheit einer vorherigen Sensibilisierung zur Auslösung einer Reaktion offensichtlich nicht ausreichend, könnte aber die spätere autoimmunologische Antwort verstärkt haben.

Bei Exzision des bis in die Katarakt hineinreichenden adhärenten, gefäßführenden Gewebes kam es intraoperativ zu einer kleinen, spontan sistierenden Blutung. Diese führte zur bei extrakapsulärer Kataraktextraktion mit Hinterkammerlinsenimplantation seltenen Komplikation einer Einblutung in den Raum zwischen Intraokularlinse und Hinterkapsel. Thomas et al. haben eine solche Komplikation erstmals 1989 nach einem triple-procedure beschrieben und als „in-the-bag hyphema" bezeichnet [8]. Nach einer extrakapsulären Kataraktextraktion mit Hinterkammerlinsenimplantation wurde die Blutungskomplikation − allerdings ohne pathologische Gefäßeinsprossung und mit begleitendem Vorderkammerhyphäma − von Nishi et al. beobachtet [2]. Im Vergleich zu der nach extrakapsulärer Kataraktextraktion mit Hinterkammerlinsenimplantation relativ häufigeren Blutungskomplikation eines Vorderkammerhyphämas benötigen solche im Kapselsack offensichtlich eine viel längere Zeitspanne zur Resorption. Auch bei der vorgestellten Patientin zeigte sich nur eine geringe spontane Resorptionstendenz. 10 Monate postoperativ fanden sich noch immer visusbeeinträchtigende Blutresiduen (Abb. 4). Daher wurde zu diesem Zeitpunkt eine Nd:YAG-Laser-Kapsulotomie durchgeführt. Die dadurch geschaffene Öffnung in der Hinterkapsel ermöglichte einen komplikationslosen Abfluß des Kapselsackinhalts in den vorderen Glaskörper. Der Eingriff führte zu einer deutlichen Visussteigerung. Somit kann der Nd:YAG-Laser als nichtinvasives Instrument zur Therapie einer intrakapsulären Blutung dienen.

Literatur

1. Domarus D von, Hinzpeter EN, Naumann GOH (1975) Klinik der Endophthalmitis phakoanaphylaktica. Klin Monatsbl Augenheilkd 166:637−644
2. Nishi K, Nishi M, Nishi O (1990) A case of „in-the-bag hyphema" after posterior chamber lens implantation. Eur J Implant Ref Surg 2:217−219
3. Rahi AHS, Garner A (1976) Immunopathology of the eye. Blackwell, Oxford
4. Rahi AHS, Misra RN, Morgan G (1977) Immunopathology of the lens. III. Humoral and cellular immune responses to autologous lens antigens and their roles in ocular inflammation. Br J Ophthalmol 61:371−379
5. Riise P (1965) Endophthalmitis phacoanaphylactica. Am J Ophthalmol 60:911−915
6. Smith RE, Weiner P (1976) Unusual presentation of phacoanaphylaxis following phacoemulsification. Ophthalmic Surg 7:65−68
7. Straub M (1919) Over Onstekingen van het oog venoorzuakt door oplossing van lense massa in de ooglymphe (Holländische Monographie). deBussy, Amsterdam. Cited by Woods AC (1953) An adventure in ophthalmic literature. Am J Ophthalmol 48:463−472
8. Thomas R, Aylward GW, Billson FA (1989) „In-the-bag" hyphema − a rare complication of posterior chamber lens implantation. Br J Ophthalmol 73:474−475
9. Verhoeff FH, Lemoine AN (1922) Endophthalmitis phacoanaphylactica. Am J Ophthalmol 5:737−745

Zyklektomie bei Melanosarkom und gleichzeitige Linsenimplantation

W. AUST

Zusammenfassung. Bei einem 73 Jahre alten Mann wird am linken Auge ein Iristumor bei hypermaturer Katarakt festgestellt, der bis in den Kammerwinkel reicht. Nach extrakapsulärer Kataraktextraktion folgt 5 Wochen später eine Entfernung des Iristumors durch Iridektomie und Zyklektomie bei gleichzeitiger Implantation einer Hinterkammerlinse in den Sulkus. Histologisch handelt es sich um ein malignes Melanom vom Spindelzelltyp A bis B, das vollständig weit im Gesunden entfernt wurde. Bei der Spätuntersuchung nach einem Jahr sah der Patient mit dem operierten Auge 1,0.

Summary. In a 73 year old male patient with a Cataracta hypermatura an iris tumor was found which was extended into the angle of the anterior chamber. First an extracapsular cataract extraction was performed. 5 weeks later we removed the iris tumor by iridectomy and cyclectomy. Simultaneously we implanted a posterior chamber PMMA lens in the sulcus. Histologically the tumor was a malignant melanoma of the spindle cell type A/B. It was completely removed. One year later the visual acuity of the eye was 1.0.

Augenklinik des Lehrkrankenhauses Kassel, Mönchebergstr. 41/43, W-3500 Kassel, Bundesrepublik Deutschland

5. Kongreß der DGII
Hrsg. Wenzel et al.
© Springer-Verlag Berlin Heidelberg

Phakoemulsifikation und ECCE mit Hinterkammerlinsenimplantation nach fistulierender Glaukomoperation

R. Grewing, H. Becker und U. Mester

Zusammenfassung. Patienten, bei denen eine Glaukomoperation geplant ist, weisen nach der Studie einer Forschungsgruppe der Deutschen Ophthalmologischen Gesellschaft bereits präoperativ in 43–59% Linsentrübungen auf [1]. Oft nehmen diese postoperativ zu, so daß eine Kataraktoperation erforderlich wird. Wir führten an 33 Augen eine Phakoemulsifikation (n = 27) bzw. extrakapsuläre Kataraktextraktion (ECCE) (n = 6) mit Intraokularlinsenimplantation nach vorangegangener fistulierender Glaukomoperation durch. Nach der Kataraktoperation reduzierte sich der intraokulare Druck innerhalb eines Jahres im Mittel um weitere 3 mmHg. In allen Fällen konnte eine Visusverbesserung erreicht werden.

Die Phakoemulsifikation weist nach vorangegangener Glaukomoperation gegenüber der ECCE-Technik einige Vorteile auf: Der Eingriff ist bei der oft engen und synechierten Pupille sicherer durchzuführen; durch die konstante Vorderkammertiefe ist die Gefahr der expulsiven Blutung praktisch ausgeschaltet; der kleine Korneoskleralschnitt erlaubt eine sichere Schonung des Sickerkissens ohne daß ein kornealer Zugang mit oft höherem Astigmatismus nötig wäre. Hinsichtlich des postoperativen Druckverhaltens ergab sich jedoch zwischen Phakoemulsifikation und ECCE kein signifikanter Unterschied. Die günstige Tensio- und Visusentwicklung sowie geringe Komplikationen nach Kataraktoperation bei bestehendem Sickerkissen sprechen für ein zweizeitiges operatives Vorgehen bei Lisentrübung und dysreguliertem Glaukom.

Summary. In eyes with dysregulated glaucoma lens opacities are present in up to 59% [1]. Due to the additional cataractogenous effect of glaucoma surgery, cataract operation is necessary in a high number of eyes. After fistulating glaucoma operation we performed phacoemulsification (n = 27) or extracapsular cataract extraction (ECCE) (n = 6) in 33 eyes. After cataract surgery the intraocular pressure decreased by 3 mmHg. In all cases the visual acuity improved.

Phacoemulsification after fistulating glaucoma operation shows some advantages compared to extracapsular cataract extraction: Despite narrow pupils and posterior synechias phacoemulsification can often performed without iridotomy and iris suturing; the risk of expulsive choroidal hemorrhage is almost eliminated; because of the small corneoscleral incision the filtering bleb is preserved and corneal incision with higher postoperative astigmatism can avoided. Concerning the postoperative intraocular pressure no significant difference exists between phacoemulsification and ECCE-technique. The favourable postoperative course of intraocular pressure and visual improvement after cataract surgery in presence of a filtering bleb supports the concept of a two-step procedure when dysregulated glaucoma and cataract are present.

Augenklinik der Bundesknappschaft, W-6603 Sulzbach/Saar, Bundesrepublik Deutschland

5. Kongreß der DGII
Hrsg. Wenzel et al.
© Springer-Verlag Berlin Heidelberg

Einleitung

Bereits vor geplanter Glaukomoperation ist eine Katarakt in 43−59% nachweisbar. Postoperativ nehmen je nach angewandter Technik in 9−38% der Fälle die Linsentrübungen zu. Eine notwendig werdende Kataraktoperation wird in diesen Fällen durch das Sickerkissen erschwert. Der gewohnte operative Zugang kann oft nicht gewählt werden, um die Funktion des Sickerkissens nicht zu beeinträchtigen. Als besonders geeignet hat sich in diesen Fällen die Phakoemulsifikation im Vergleich zur ECCE-Technik erwiesen. Als Zugang kann ein kleiner Korneoskleralschnitt gewählt werden, der gegenüber dem großen Korneaschnitt bei ECCE einen in der Regel geringeren postoperativen Astigmatismus gewährleistet. Durch die intraoperativ konstanten Druckverhältnisse in der Vorderkammer ist die Gefahr einer expulsiven Aderhautblutung deutlich verringert. Des weiteren kann bei der oft rigiden und synechierten Pupille öfter auf eine Iridotomie mit Irisnaht verzichtet werden. Um die Beeinflussung des postoperativen Augeninnendrucks durch Phakoemulsifikation und ECCE auf das postoperative Druckverhalten zu prüfen, führten wir eine Nachuntersuchung der Patienten durch, bei denen nach einem gedeckten fistulierenden Eingriff eine Kataraktoperation erfolgte.

Material und Methoden

In die folgende Studie wurden nur die zwischen 1986 und 1988 durchgeführten Kataraktoperationen bei Zustand nach fistulierender Glaukomoperation mit einem Nachbeobachtungszeitraum von mindestens einem Jahr aufgenommen. Die Glaukomoperation bestand in allen Fällen in einer Trabekulektomie nach Fronimopoulos. 33 Augen erfüllten diese Auswahlkriterien. Das Alter der Patienten lag zwischen 52 und 87 Jahren ($\bar{x}$ = 74,5 Jahre). 15mal wurden rechte, 18mal linke Augen operiert. Frauen wurden doppelt so häufig operiert (n = 22) wie Männer (n = 11). In 27 Fällen war eine Phakoemulsifikation (23mal mit Hinterkammerlinsenimplantation) und in 6 Fällen eine ECCE (5mal mit Hinterkammerlinsenimplantation) durchgeführt worden. Das intraokulare Druckverhalten wurde präoperativ, am ersten postoperativen Tag, nach 4 Wochen, 3 Monaten, einem Jahr und zwei Jahren bestimmt.

Ergebnisse

Der Visus betrug präoperativ im Mittel 0,1 (HBW-0,4), postoperativ 0,4 (0,05−1,0) (Abb. 1). 11 Augen wiesen eine Makulopathie auf. Intraoperativ

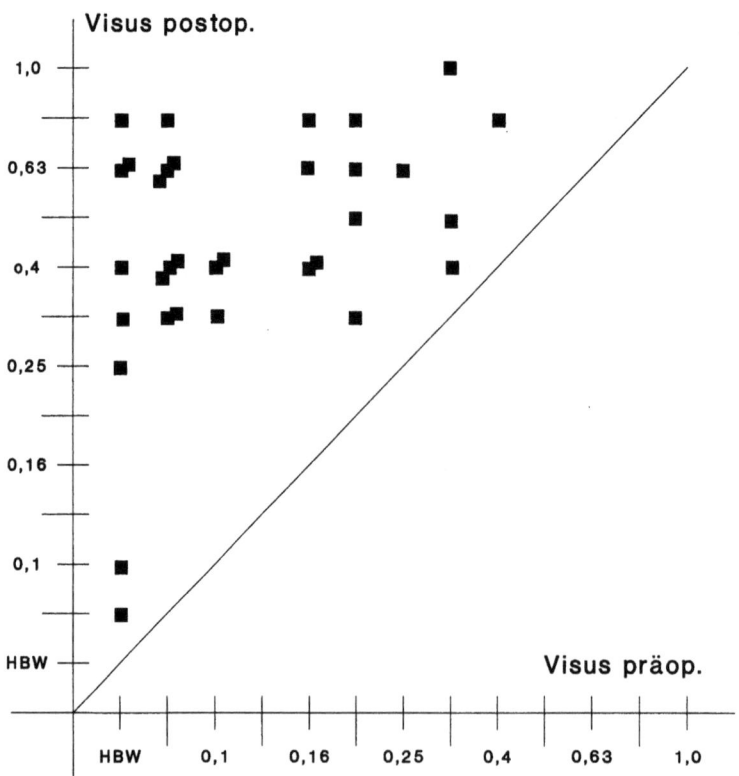

Abb. 1. Sehschärfe vor und nach Kataraktoperation bei Zustand nach fistulierender Glaukomoperation

waren 22mal eine Synechiolyse und 9mal eine Iridotomie mit Irisnaht erforderlich. Eine Ruptur der Hinterkapsel ereignete sich in drei Fällen, zweimal konnte eine Hinterkammerlinse implantiert werden, einmal wurde auf eine Vorderkammerlinse zurückgegriffen. Postoperativ bestand keine erhöhte Inzidenz von Vorderkammerblutungen und Synechienbildung.

Im Gesamtkollektiv betrug der intraokulare Druck vor Kataraktoperation im Mittel 19 mmHg (8–34 mmHg), am ersten postoperativen Tag 19 mmHg (3–38), vier Wochen postoperativ 16 mmHg (8–30), drei Monate und 1 Jahr postoperativ ebenfalls 16 mmHg (6–21 bzw. 9–20). Zwei Jahre nach Kataraktoperation konnte lediglich bei 18 der 33 Patienten der Augeninnendruck ermittelt werden. Er lag im Mittel bei 16 mmHg (12–22 mmHg). Präoperativ war an 27 Augen eine medikamentöse Glaukomtherapie erforderlich, postoperativ lediglich noch an 19 Augen. In keinem Fall war eine spätere Glaukomoperation notwendig.

Nach Aufteilung des Gesamtkollektivs (n = 33) in eine Gruppe, bei der die Kataraktoperation mittels Phakoemulsifikation durchgeführt wurde (n = 27), und ein Kollektiv, bei dem die Linsenentfernung mittels extrakap-

Tabelle 1. Alters-, Augen- und Geschlechtsverteilung zum Zeitpunkt der Kataraktoperation

	Gesamtkollektiv (n = 33)	Phakoemulsifikaton (n = 27)	ECCE (n = 6)
Alter x̄ [Jahre]	75	73	82
RA [%]	45	48	17
LA [%]	55	52	83
Mann [%]	33	37	17
Frau [%]	67	63	83

Tabelle 2. Postoperativer intraokularer Druck nach Kataraktoperation bei Zustand nach fistulierender Glaukomoperation

Tensio [mmHg]	Gesamtkollektiv (n = 33)	Phakoemulsifikation (n = 27)	ECCE (n = 6)
Präoperativ	19 (8−34)	19 (8−34)	17 (12−24)
1 Tag p.o.	19 (3−38)	19 (3−38)	21 (12−32)
4 Wochen p.o.	16 (8−30)	16 (10−30)	15 (8−20)
3 Monate p.o.	16 (6−21)	17 (10−21)	13 (6−19)
1 Jahr p.o.	16 (9−20)	17 (9−20)	15 (12−18)
2 Jahre p.o.	16 (12−22) n = 18	17 (12−22) n = 14	17 (10−20) n = 4

sulärer Kataraktoperation erfolgte (n = 6), ergeben sich die Mittelwerte und Spannweiten (Variationsbreiten) für Alter, Geschlecht, Auge, präoperatives und postoperatives Augeninnendruckverhalten aus Tabellen 1 und 2. Im Gesamtkollektiv zeigt sich bezüglich der präoperativ und ein Jahr postoperativ gemessenen Augeninnendruckwerte (Zwei-Stichproben-t-Test für paarige Stichproben) ein signifikanter Unterschied auf dem 5%-Niveau, nicht jedoch auf dem 1%-Niveau. Ein signifikanter Unterschied zwischen prä- und postoperativen Augeninnendruckwerten in der Phakoemulsifikation- bzw. ECCE-Gruppe ergab sich nicht.

Diskussion

Unsere Ergebnisse zeigen, daß die Kataraktoperation mit Intraokularlinsenimplantation nach vorangegangener fistulierender Glaukomoperation eine signifikante Senkung des Augeninnendrucks bewirkt. Ein Unterschied zwischen Phakoemulsifikation und ECCE-Technik ist hinsichtlich des postoperativen Augeninnendrucks nicht erkennbar. Die Durchführung der Operation mit Hilfe der Phakoemulsifikation ist jedoch erheblich einfacher. Dafür spricht auch, daß bei 67% der durchgeführten ECCEs eine Iridotomie mit Irisnaht erforderlich war im Gegensatz zu 19% bei Phakoemulsifikation.

Bei kombinierter fistulierender Glaukom- und Kataraktoperation werden über Kapselrupturen in 20% [3], postoperatives Hyphäma in 14−55% [2, 3, 4, 5] und hintere Synechien mit Pupillenverziehung in 30% [2] berichtet. Demgegenüber zeigen sich in unserem Krankengut in 9% Kapselrupturen; postoperative Vorderkammerblutungen und Synechienbildung traten nicht häufiger auf als nach Kataraktoperation ohne vorangegangene Glaukomoperation. Die guten Resultate hinsichtlich der Druckregulierung wie auch die geringeren Komplikationen sprechen für das zweizeitige operative Vorgehen bei dysreguliertem Glaukom und Katarakt, das auch von anderen Autoren aus diesen Gründen bevorzugt wird. Dabei ist nach unseren Erfahrungen die Phakoemulsifikation durch den kleinen Korneoskleralschnitt geeigneter als die ECCE-Technik, da eine sichere Schonung des Sickerkissens möglich und gegenüber dem großen Kornealschnitt ein geringer postoperativer Astigmatismus zu erwarten ist. Da die Linse in der Hinterkammer phakoemulsifiziert wird, ist auch bei enger Pupille oft keine Iridotomie mit Irisnaht erforderlich. Des weiteren ist durch das geschlossene System die Gefahr einer expulsiven Blutung praktisch gebannt.

Literatur

1. Harms H, Dannheim R (1987) Glaukomoperation bei offenem Kammerwinkel. Vergleichende Studie einer Forschungsgruppe der Deutschen Ophthalmologischen Gesellschaft. Fortschr Ophthalmol 84:S1−S177
2. Maden A, Garzozi HJ, Ramirez S, Aron-Rosa D (1988) Trabeculectomy and intracapsular cataract extraction with posterior chamber lens implantation. Eur J Implant Refract Surg 1:82−87
3. McCartney DL, Memmen JE, Stark WJ, Quigley HA, Maumenee AE, Gottsch JD, Bernitzky DA, Wong SK (1988) The efficacy and safety of combined trabeculectomy, cataract extraction, and intraocular lens implantation. Ophthalmology 95:754−763
4. Simmons ST, Litoff DL, Nichols DA, Sherwood MB, Spaeth GL (1987) Extracapsular cataract surgery and posterior chamber intraocular lens implantation combined with trabeculectomy in patients with glaucoma. Am J Ophthalmol 104:465−470
5. Zalish M, Neumann R, Oliver M (1988) Intraocular lens implantation in combined extracapsular cataract extraction and trabeculectomy. Eur J Implant Refract Surg 1:95−97

Das postoperative Druckverhalten nach ECCE und Phakoemulsifikation

D. E. Möller, A. Lommatzsch und M. Kött

Zusammenfassung. Zwischen Katarakt und Glaukom bestehen viele Zusammenhänge. Extrakapsuläre Kataraktextraktion oder Phakoemulsifikation bei Implantation einer Hinterkammerlinse führen zu intraokulärer Drucksenkung. Bei 29 Augen mit Glaukom kam es postoperativ zu einer intraokulären Drucksenkung von ca. 14−21 mmHg auf 11−20 mmHg. Ungefähr 50% dieser Patienten brauchen nach der Implantation keine medizinische Behandlung. Einer der Gründe dafür lag in der Erweiterung der Vorderkammertiefe, bei unseren Patienten von 2,5 mm vor der Linsenimplantation auf 3,2 mm danach.

Andererseits ist bei Patienten ohne Glaukom nach Linsenimplantation ein Anstieg des intraokulären Drucks möglich. Zur Klärung dieses Problems wurden an 288 Patienten nach Kataraktextraktion eine Woche lang Messungen mit dem Applanations- bzw. Non-Contact-Tonometer (NCT) vorgenommen. Bei 36,5% zeigte sich eine intraokuläre Druckerhöhung. Ursachen dieser intraokulären Druckerhöhung sind Entzündung, Sanguination, Viscochirurgie und Linsenreste.

Veränderungen der Kornea (Ödem, Dicke) stellen mögliche Fehlerquellen dar bei Messungen des intraokulären Druckes mit dem NCT. Regelmäßige Messung des intraokulären Druckes nach Kataraktextraktion ist empfehlenswert.

Summary. There are many relations between cataract and glaucoma. ECCE or phacoemulsification with implantation of a posterior chamber lens produce a decrease of IOP. In 29 eyes with glaucoma we have seen a decrease of IOP from about 14−21 mmHg to 11−20 mmHg after operation. About 50% of these patients do not need a medical therapy after the implantation. One of the causes was an increase of the depth of the anterior chamber, in our patients from 2.5 mm before to 3.2 mm after lens implantation.

On the other hand in patients without glaucoma an increase of the IOP is possible after lens implantation. In order to clarify this problem, we investigated 288 patients after cataract extraction for one week with applanation- and non contact tonometry. 36.4% of them showed an increase in IOP. Causes of this IOP increase are inflammation, sanguination, viscosurgery and remnants of the lens.

Changes in cornea (edema, thickness) are possible causes of mistakes in the measurement of the IOP by means of NCT. Regular measurement of IOP after cataract operation is recommendable.

Die Krankheitsbilder Glaukom und Katarakt können in vielfacher Weise miteinander verbunden sein. Über Jahre hinaus wurde die Indikation einer Kataraktextraktion bei gleichzeitig bestehendem Glaukom unterschiedlich gestellt. In der Vorimplantationsära ging es um simultane oder zweizeitige

Augenklinik des Klinikums Berlin-Buch, Karower Str. 11, O-1115 Berlin-Buch, Bundesrepublik Deutschland

5. Kongreß der DGII
Hrsg. Wenzel et al.
© Springer-Verlag Berlin Heidelberg

Operationen. Sollte zweizeitig operiert werden, war die Reihenfolge zu entscheiden. Während der Phase der Implantation irisgestützter Linsen sind
Implantationen bei vorbestehendem Glaukom und vor allem simultane
Glaukom-Kataraktoperationen kontrovers diskutiert worden. Während die
Implantation einer irisgestützten Linse bei gleichzeitig bestehendem Glaukom überwiegend abgelehnt wurde, erwies sich dann die extrakapsuläre
Kataraktextraktion (ECCE) oder Phakoemulsifikation mit Implantation
einer Hinterkammerlinse als positiv auf das postoperative Druckverhalten
[3, 4, 8, 12, 22]. Andererseits bedeutet die Implantation einer Vorderkammerlinse ein höheres Glaukomrisiko [5].

Im Gegensatz zu dem postoperativen Effekt einer ECCE mit Implanta-
tion einer Hinterkammerlinse auf das Druckverhalten bei vorbestehendem
Glaukom sind bei Patienten mit präoperativ normotonen intraokulären
Druckwerten nach Implantation einer Hinterkammerlinse Drucksteigerungen zu beobachten. So beschreiben Kooner et al. [16] bei 29% ihrer ECCE-
Patienten einen Druckanstieg. Redor et al. [24] fanden 1—3 Tage postoperativ die Drucksteigerung nach ECCE stärker ausgeprägt als nach ICCE mit
Implantation einer Vorderkammerlinse. Nach einem halben Jahr jedoch sei
nach der ECCE ein niedrigerer intraokulärer Druck zu beobachten.

Um das postoperative Druckverhalten nach ECCE oder Phakoemulsifikation mit Implantation einer Hinterkammerlinse zu beobachten, untersuchten wir eine Woche täglich nach dem Eingriff einerseits Patienten mit vorbestehendem Glaukom, andererseits Patienten mit präoperativ normotonen
intraokulären Druckwerten. Die Tonometrie wurde vergleichsweise mit dem
Applanationstonometer und dem Non-Contact-Tonometer durchgeführt.

In einer Verlaufsserie von 29 Augen mit vorbestehendem Glaukom konnten wir zeigen, daß nach Implantation einer Hinterkammerlinse das durchschnittliche Niveau des intraokularen Druckes von 14—24 mmHg präoperativ auf 11—20 mmHg postoperativ sank. Etwa die Hälfte dieser Patienten
bedurfte nach dem Eingriff keiner konservativen Therapie mehr. In dieser
Untersuchungsgruppe fanden Patienten mit vorangegangener Glaukomoperation keine Berücksichtigung. Es bestand bei unseren Patienten hinsichtlich
des postoperativen Druckverlaufes kein Unterschied, ob die Implantation
nach ECCE oder Phakoemulsifikation durchgeführt wurde.

Als eine der Ursachen für die Drucknormalisierung erwies sich eine
Zunahme der Vorderkammertiefe. Ultrasonographisch gemessen betrug sie
bei den hier untersuchten Patienten durchschnittlich 2,56 mm präoperativ
und war 6 Monate postoperativ mit durchschnittlich 3,2 mm gemessen worden. Entsprechend zeigte sich der Kammerwinkel nach dem Eingriff erweitert.

Aufschluß über das postoperative Druckverhalten nach ECCE oder
Phakoemulsifikation mit Implantation einer Hinterkammerlinse von präoperativ normotonen Augen ergab eine Untersuchung von 288 Patienten. Sie
wurden eine Woche nach dem Eingriff täglich mit dem NCT tonometriert
und die Werte mit dem Applanationstonometer verglichen. Von der Untersuchung waren bekannte Glaukompatienten ausgeschlossen, alle Patienten
hatten präoperativ Druckwerte bis maximal 21 mmHg.

Tabelle 1. Verteilung der Patienten mit sekundärem Anstieg des Intraokulardrucks

66–70 mmHg	1	0,3%
61–65 mmHg	0	0,0%
56–60 mmHg	2	0,7%
51–55 mmHg	2	0,7%
46–50 mmHg	3	1,0%
41–45 mmHg	4	1,4%
36–40 mmHg	7	2,4%
31–35 mmHg	9	10,1%
25–30 mmHg	77	19,8%
Normoton	183	63,5%
Summe	288	100,0%

Die Untersuchung ergab bei 105 Patienten (36,4%) erhöhte Druckwerte. Mithin reagierte etwa jeder dritte Patient nach dem Eingriff mit einem Druckanstieg (Tabelle 1) überwiegend auf Werte von 30–35 mmHg. Bei fast allen Patienten war eine konservative Regulierung des postoperativ angestiegenen Intraokulardrucks in den ersten drei Tagen möglich. Unsere Therapie bestand in der Gabe von Beta-Blockern lokal sowie Carboanhydrasehemmern systemisch.

Eine Ausnahme von den oben genannten Patienten mit erhöhtem Augeninnendruck postoperativ bildete ein Patient mit totaler Vorderkammereinblutung nach dem Eingriff. Bei ihm konnte der Intraokulardruck nach Resorption der Einblutung erst mittels einer Lasertrabekuloplastik reguliert werden.

Hinsichtlich des postoperativen Druckverhaltens fanden sich zwischen ECCE und Phakoemulsifikation keine nennenswerten Unterschiede. Die intraokulären Druckerhöhungen waren erwartungsgemäß palpatorisch nicht sicher zu erfassen, eine routinemäßige Palpation in den ersten postoperativen Tagen halten wir aus verschiedenen Gründen nicht für empfehlenswert. In einzelnen Fällen waren die Schwankungen des Intraokulardrucks an der Spaltlampe als feinblasiges Epithelödem zu erkennen, das im Gegensatz zur Pseudophakiekeratopathie bei relativ klarem Hornhautstroma vorlag. Für die Tensionskontrolle erscheint das NCT unter Vorbehalt geeignet. Vor- und Nachteile sind in Tabelle 2 zu erkennen, wie sie kürzlich auch Gräf et al. [7] veröffentlicht haben.

Unsere Untersuchungen zeigen, wie von früheren Autoren betont, daß nach ECCE oder Phakoemulsifikation mit Implantation einer Hinterkammerlinse einerseits bei Glaukompatienten ein drucksenkender Effekt zu beobachten ist, andererseits bei präoperativ normotonen Patienten eine Druckerhöhung. Wir fanden als eine der Ursachen für die drucknormalisierende Wirkung bei Glaukompatienten eine Zunahme der Vorderkammertiefe sowie einen weiteren Kammerwinkel, wie es Greve [8] angab. Das führt, wie Steinbach u. Bischof 1985 schrieben, zu einem besseren Abflußverhalten des Kammerwassers [30]. Die Druckreduzierung ist nach Noske et

Tabelle 2

Vorteile des Non-Contact-Tonometers	Nachteile des Non-Contact-Tonometers
– Keine Lokalanästhesie notwendig – Kein Infektionsrisiko – Geringe mechanische Belastung – Keine Tensionsbeeinflussung nach mehrfacher Messung – Messung durch Hilfspersonal möglich – Meßwerte unabhängig vom Untersucher	– Möglichkeit geräteabhängiger Fehler – Fehler bei schlechter Fixation – Fehler bei Hornhautprozessen – Mißempfindlichkeit des Patienten

al. [22] 10 Wochen postoperativ am deutlichsten. Die Häufigkeit der postoperativen Drucksteigerungen ursprünglich normotoner Augen wird unterschiedlich angegeben, Gross et al. [9] fanden 3 h nach dem Eingriff bei 59% ihrer Patienten erhöhte Druckwerte.

Deshalb werden regelmäßig Druckkontrollen nach der Operation empfohlen [16, 31]. Als geeignet dafür halten wir das NCT, dessen Vorteile [7] für sich sprechen. Allerdings erscheinen die Nachteile (s. Tabelle 2) einer Betrachtung wert. Möglichkeit von Gerätefehlern und Fehler bei schlechter Fixation können als Nachteile jedem Tonometer zugesprochen werden. Beachtenswert erscheinen aber auch die negativen Einflüsse krankhafter Hornhautprozesse auf die Genauigkeit des NCT. Hornhauterkrankungen sind hinreichend Grund für ungenaue Messungen auch mit anderen Tonometern. Die Mißempfindungen des Patienten durch den Luftimpuls am NCT sind besonders bei frischoperierten Patienten zu beobachten, wird doch der Luftimpuls auch schon an gesunden Augen als unangenehm empfunden. Differenzen in der Tonometrie mit dem NCT und dem Applanationstonometer sollen nicht verschwiegen werden. Besonders sind sie bei höheren Werten (über 50 mmHg) zu beobachten.

Unsere Studien über Einflüsse von Hornhautdicke und Zustand des Epithels auf die Tonometrie, wie sie als eine der möglichen Fehlerquellen bei der Non-Contact-Tonometrie genannt wurden, sind noch nicht abgeschlossen. Ist nach einer Operation mit Hinterkammerlinsenimplantation bei vorbestehendem Glaukom eine Drucknormalisierung zu beobachten, bedürfen einige Patienten, von unserer Gruppe 50%, keiner lokalen Glaukomtherapie mehr. Dennoch ist bei einigen Glaukompatienten eine kombinierte Glaukom-Katarakt-Operation empfehlenswert [11, 18, 20, 28, 32]. Wiley et al. [34], die den kombinierten Eingriff ebenfalls empfehlen, fanden 73% ihrer Patienten mit Glaukom und Katarakt postoperativ ohne Medikamente einreguliert. Schelenz u. Kamman [27] halten es dagegen für besser, den Eingriff zweizeitig durchzuführen.

Als Ursache von Steigerungen des Augeninnendrucks nach Implantation einer Hinterkammerlinse bei Patienten, die präoperativ normoton waren, werden genannt: entzündlicher Reizzustand mit erhöhtem Eiweiß- und Fibringehalt im Kammerwasser, Viscochirurgie, Sanguinationen, Linsenreste. Für die Viscochirurgie empfiehlt Embriano [6] Chondroitinsulfat, da es wegen seines geringen Molekulargewichts zu geringeren Drucksteigerungen neigt. Alpar et al. [1] ziehen Healon dem Viscoat vor. Fragliche highresponder nach Kortikoidtherapie kommen unmittelbar postoperativ wohl nicht in Frage. Daß ein Sekundärglaukom nach Kataraktoperation bei Allgemeinleiden (Diabetes mellitus) häufiger zu beobachten ist, betonen nochmals Mellin et al. [19] und Imre et al. [14].

Die Therapieempfehlungen postoperativer Tensionserhöhungen sind unterschiedlich. Einige Autoren bevorzugen Miotika [13, 17, 25, 26], andere Beta-Blocker [10, 23, 29, 33]. Beidner et al. [2] empfehlen für die Therapie sekundärer Steigerungen des Augeninnendrucks Acetazolamid, Imre et al. [15] sehen in der Gabe von Prostaglandinsynthesehemmern eine Prophylaxe von Tensionserhöhungen. Wie Noske et al. [21] sehen wir in der Prophylaxe mit Acetazolamid oder anderen Glaukommedikamenten keinen Vorteil.

Zusammenfassend sei gesagt, daß nach Linsenimplantation regelmäßig Tonometrie empfehlenswert ist. Dazu ist die Applanationstonometrie gegenwärtig am günstigsten, die Non-Contact-Tonometrie unter Vorbehalt geeignet.

Literatur

1. Alpar JJ, Alpar AJ, Baca J, Chapmann D (1988) Comparison of Healon and Viscoat in cataract extraction and intraocular lens implantation. Ophthalmic Surg 19:636−642
2. Beidner B, Rothkoff L, Blumenthal M (1977) The effect of acetazolamide on early increased intraocular pressure after cataract extraction. Am J Ophthalmol 83:565−568
3. Böke W, Krüger H (1987) Operationswahl in verschiedenen Glaukomsituationen. Klin Monatsbl Augenheilkd 191:89−94
4. Cinotti DJ, Fiore PM, Maltzmann BA, Constad WH, Cinotti AA (1988) Control of intraocular pressure in glaucomatous eyes after extracapsular cataract extraction with intraocular lens implantation. J Cataract Refract Surg 14:650−653
5. David R, Tessler Z, Yagev R, Briscoe D, Biedner BZ, Gilad E, Yassur Y (1990) Persistently raised intraocular pressure following extracapsular cataract extraction. Br J Ophthalmol 74:272−274
6. Embriano PJ (1988) Postoperative pressures after phacoemulsification: sodium hyaluronate vs. sodium chondroitin sulfate − sodium hyaluronate. Ann Ophthalmol 21:85−88, 90
7. Gräf M, Hessemer V, Jacobi KW (1990) Prä- und postoperative Non-Contact-Tonometrie. Klin Monatsbl Augenheilkd 197:182−186
8. Greve EL (1988) Primary angle closure glaucoma: extracapsular cataract extraction or filtering procedure? Int Ophthalmol 12:157−162
9. Gross GJ, Meyer DR, Robin AL, Filar AA, Kelley JS (1988) Increased intraocular pressure in the immediate postoperative period after extracapsular cataract extraction. Am J Ophthalmol 105:466−469
10. Haimann MH, Phelps CD (1981) Prophylactic timolol for the prevention of high intraocular pressure after cataract extraction. Ophthalmology 88:233−238
11. Hansen LL, Hoffman F (1987) Kombination von Phakoemulsifikation und Trabekelektomie. Ergebnisse einer retrospektiven Studie. Klin Monatsbl Augenheilkd 190:478−481
12. Hansen TE, Naeser K, Rask KL (1987) A prospective study of intraocular pressure four months after extracapsular cataract extraction with implantation of posterior chamber lenses. J Cataract Refract Surg 13:35−38

13. Hollands RH, Drance SM, House PH, Schulzer M (1990) Control of intraocular pressure after cataract extraction. Can J Ophthalmol 25:128–132
14. Imre G, Bogi J (1986) Früh- und Spätkomplikationen bei der Kataraktextraktion von Diabetikern. Klin Monatsbl Augenheilkd 189:383–384
15. Imre G, Bogi J (1987) On complications of cataract surgery of diabetic patients and the possibilities of prevention. Szemeset 124:13–15
16. Kooner KS, Dulaney DD, Zimmermann TJ (1988) Intraocular pressure following extracapsular cataract extraction and posterior chamber intraocular lens implantation. Ophthalmic Surg 19:471–474
17. Linn DK, Zimmermann TJ, Nardin GF, Yung R, Berberich S, Dubiner H, Fuqua M (1989) Effect of intracameral carbachol on intraocular pressure after cataract extraction. Am J Ophthalmol 107:133–136
18. McCartney DL, Memmen JE, Stark WJ, Quigley HA, Maumenee AE, Gottsch JD, Bernitzky DA, Wong SK (1988) The efficacy and safety of combined trabeculectomy, cataract extraction, and intraocular lens implantation. Ophthalmology 95:754–763
19. Mellin KB, Waubke ThN (1985) Intrakapsuläre Katarakt-Extraktion bei proliferativer diabetischer Retinopathie. Studie über 100 Operationen bei 83 Patienten. Fortschr Ophthalmol 82:37–38
20. Naveh N, Kottas R, Glovinsky J, Blumenthal M, Bar-Sever D (1990) The long-term effect on intraocular pressure of a procedure combining trabeculectomy and cataract surgery, as compared with trabeculectomy alone. Ophthalmic Surg 21:339–345
21. Noske W, Pahlitzsch T, Kirchner J (1988) Postoperatives Augendruckverhalten bei Risikopatienten nach Phakoemulsifikation und extrakapsulärer Kataraktextraktion. Doppelblindstudie über den Einfluß von Acetazolamid. Fortschr Ophthalmol 85:492–494
22. Noske W, Pahlitzsch T, Kirchner J (1989) Tension intra-oculaire dix semaines après opération de la cataracte. Ophthalmologie 3:248–249
23. Obstbaum SA, Galin MA (1979) The effects of timolol on cataract extraction and intraocular pressure. Am J Ophthalmol 88:1017–1019
24. Redor JY, Baudoin F, Brezin A, Le Gall CA (1988) Hypertonie oculaire après chirurgie de la cataracte (intra- et extra-capsulaire). Ophthalmologie 2:85–87
25. Ruiz RS, Wilson CA, Musgrove KH, Prager TC (1987) Managment of increased intraocular pressure after cataract extraction. Am J Ophthalmol 103:487–491
26. Ruiz RS, Rhem NN, Prager TC (1989) Effect of carbachol and acetylcholine on intraocular pressure after cataract extraction. Am J Ophthalmol 107:7–10
27. Schelenz J, Kamman J (1988) Katarakt- Operation mit Hinterkammerlinsenimplantation nach fistulierenden Glaukom-Operationen. Fortschr Ophthalmol 85:381–384
28. Schiff FS (1988) Trabeculectomy, ECCE with PC-IOL implant, and vitrectomy after malignant glaucoma. Ophthalmic Surg 19:277–278
29. Schmitz-Valckenberg P (1983) Metipranolol zur Prophylaxe einer Augeninnendrucksteigerung nach Katarakt-Extraktion. Klin Monatsbl Augenheilkd 182:150–152
30. Steinbach PD, Bischof A (1985) Augeninnendruck nach Phakoemulsifikation. Fortschr Ophthalmol 82:410–412
31. Vu MT, Shields MB (1988) The early postoperative pressure course in glaucom patients following cataract surgery. Ophthalmic Surg 19:467–470
32. Wedrich A, Menapace R, Amon M, Radax M (1989) Langzeitergebnisse der kombinierten Glaukom-Katarakt-Operation mit Implantation einer Hinterkammerlinse. Spektrum Augenheilkd 3:212–216
33. West DR, Lischwe TD, Thompson VM, Ide CH (1988) Comparative efficacy of the betablockers for the prevention of increased intraocular pressure after cataract extraction. Am J Ophthalmol 106:168–173
34. Wiley RG, Barnebey HS, Martin WG (1984) Combined trabeculectomy, intracapsular cataract extraction, and lens implantation: a clinical series. Ann Ophthalmol 16:486–495

Über die Augendruckentwicklung und die Kammerwinkeltiefe vor und nach extrakapsulärer Kataraktextraktion mit Hinterkammerlinsenimplantation

K. P. Steuhl, P. Marahrens, C. Frohn und A. Frohn

Zusammenfassung. Bei 33 Glaukompatienten wurde das Verhalten des Augeninnendrucks nach extrakapsulärer Kataraktextraktion mit Hinterkammerlinsenimplantation unter Berücksichtigung des Medikamentenverbrauchs ausgewertet. Die Nachbeobachtungszeit betrug im Mittel 12 Monate (maximal 38 Monate). Alle Patienten (insbesondere die mit einem Offenwinkelglaukom und nach Iridotomie und Irisnaht) zeigten eine signifikante postoperative Drucksenkung unter gleichzeitiger Reduktion des Medikamentenverbrauchs. Als mögliche Ursache kommt eine Kammerwinkelvertiefung in Frage, wie wir sie bei 50 Augengesunden vor und nach extrakapsulärer Kataraktextraktion mit Hinterkammerlinsenimplantation mit dem Laser Tomographic Scanner feststellen konnten (postoperative Erweiterung des Kammerwinkels 9,3° (±4,3°).

Summary. The postoperative intraocular pressure in 33 glaucomatous patients was examined after extracapsular cataract extraction with posterior chamber lens implantation until the 38th month (mean ±12 months) after surgery. Within all patients (especially those with open angle glaucoma and those after irissurgery) statistically significant intraocular pressure reduction occured. This could eventually be related to an enlarged anterior chamber angle, which was measured with the Laser Tomographic Scanner in 50 patients before and after extracapsular cataractextraction with posterior chamber lens implantation. In those 50 patients the anterior chamber angle depth increased by 9,3 (±4,5) degrees.

Katarakt und Glaukom sind oftmals gleichzeitig vorkommende Augenerkrankungen. Dies liegt einerseits an der typischen Altersprävalenz dieser Erkrankungen, andererseits aber auch daran, daß antiglaukomatös voroperierte und mit Miotika vorbehandelte Patienten häufiger eine Katarakt entwickeln als Normalpersonen. Aus diesem Grund ist die Frage des Verhaltens des Augeninnendrucks vor und nach extrakapsulärer Kataraktextraktion mit Hinterkammerlinsenimplantation von großer Bedeutung.

Im unmittelbaren postoperativen Verlauf kann es durch eine mechanische Obstruktion des Trabekelwerks (postoperative Entzündung, Blutung, viskoelastische Substanzen, direktes operatives Trauma) oder durch die Steroidapplikation zu einer Drucksteigerung und in etwa 4% zur Entwicklung eines Sekundärglaukoms kommen [1, 7, 9, 11].

Andererseits wird nach längerfristiger Beobachtung bei Patienten mit oder ohne Glaukom häufig eine leichte Drucksenkung sowie eine Reduktion des Verbrauchs an druckregulierenden Medikamenten beobachtet [2, 3, 9,

---

Universitäts-Augenklinik Tübingen, Abteilung I, Schleichstr. 12, W-7400 Tübingen 1, Bundesrepublik Deutschland

5. Kongreß der DGII
Hrsg. Wenzel et al.
© Springer-Verlag Berlin Heidelberg

10, 17, 19]. Als Ursachen für die Absenkung des Druckniveaus nach Kataraktextraktion mit Hinterkammerlinsenimplantation wird einerseits eine verbesserte Abflußleichtigkeit aufgrund der größeren Vorderkammertiefe [14], andererseits eine Kammerwasserhyposekretion infolge einer Ziliarkörpertraktion durch Fibrose und Schrumpfung der hinteren Linsenkapsel diskutiert [20].

In der vorliegenden Untersuchung haben wir das Druckverhalten von 33 Patienten bis zum 38. postoperativen Monat (mittlere Nachbeobachtungszeit 12 Monate) verfolgt und unter Berücksichtigung des Medikamentenverbrauchs ausgewertet. Des weiteren wurde, um genauere Aussagen über den Einfluß der Kataraktextraktion mit Hinterkammerlinsenimplantation auf die Kammerwinkelstruktur machen zu können, bei einer anderen Patientengruppe die Änderung der Kammerwinkelweite mit Hilfe des Laser Tomographic Scanners prä- und postoperativ bestimmt.

Material und Methoden

Insgesamt wurde das Verhalten des Augeninnendrucks nach extrakapsulärer Kataraktextraktion mit Hinterkammerlinsenimplantation bei 33 Patienten mit Offenwinkel-, Engwinkel- und Pseudoexfoliationsglaukom retrospektiv ausgewertet. Präoperativ war die Drucklage bei 28 Patienten durch drucksenkende Medikamente und bei 20 Patienten durch einen antiglaukomatösen Eingriff (Iridektomie, Goniotrepanation, Lasertrabekuloplastik, Trabekulotomie oder YAG-Iridotomie) einreguliert (präoperative Drucklage 18,9 ± 3,6 mmHg). Für jeden Patienten wurden die letzten 3 gemessenen präoperativen Druckwerte und 3 Messungen in einem Zeitraum von 2−38 Monaten postoperativ gemittelt. Alle Messungen erfolgten mit dem Applanationstonometer nach Goldmann. Die statistische Auswertung erfolgte mit dem einseitigen t-Test für paarige Stichproben. Das operative Vorgehen sowie die postoperative Medikation waren für alle Patienten standardisiert [5]. Zur Beurteilung des Verbrauchs drucksenkender Medikamente wurde die prä- und postoperative Medikation in 5 Klassen unterteilt (Tabelle 1).

Bei 50 Patienten (26 Männer und 24 Frauen), bei denen eine extrakapsuläre Kataraktextraktion mit Hinterkammerlinsenimplantation vorgesehen

Tabelle 1. Einteilung der drucksenkenden Medikation

0:	keine Medikamente
1:	Betablocker
2:	Betablocker und Pilocarpin
3:	Betablocker, Pilocarpin, Adrenalin
4:	Betablocker, Carbachol, Adrenalin
5:	Betablocker, Carbachol, Adrenalin, CAH

Tabelle 2. Druckverhalten bei Glaukompatienten 2−38 Monate ($\bar{x}$ = 12 Monate) nach Kataraktextraktion mit Hinterkammerlinsenimplantation (in mmHg)

	Pat.	Tensio prä-OP	Tensio post-OP	Mittl. Drucksenkung	P
Allgemein	33	18,9 ± 3,6	16,5 ± 2,6	2,36	<0,005
Simplex- und Exfolationsglaukom	23	19,1 ± 3,7	16,5 ± 2,9	2,65	<0,005
Chron. Winkel-blockglaukom	10	18,4 ± 3,6	16,7 ± 1,7	1,7	<0,5
mit Irisnaht	21	19,8 ± 3,5	16,4 ± 3,2	3,42	<0,001
ohne Irisnaht	12	17,3 ± 3,4	16,8 ± 1,0	0,5	<0,5
mit Vor-OP	20	18,4 ± 3,2	16,4 ± 2,8	1,95	<0,01
ohne Vor-OP	13	19,8 ± 4,1	16,8 ± 2,4	3,0	<0,05

war, wurde die Kammerwinkelweite prä- und postoperativ bei medikamentös unbeeinflußter Pupillenweite mit dem Laser Tomographic Scanner (LTS) untersucht. Das Meßverfahren zur Bestimmung der Kammerwinkelweite wurde in einer früheren Veröffentlichung eingehend dargestellt [12]. Dabei ließ sich eine ausreichend gute Reproduzierbarkeit der Methode (die mitt-

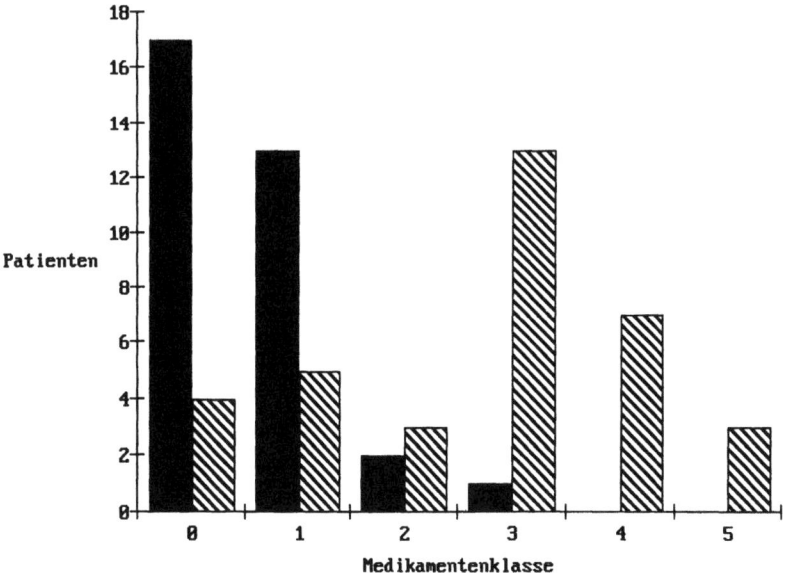

Abb. 1. Darstellung der präoperativ *(schraffiert)* und postoperativ benötigten Medikamentenklassen

lere Standardabweichung bei 8 Mehrfachbestimmung pro Patient betrug 2°)
nachweisen. Das mittlere Alter der Patienten betrug 66,8 (±10,1) Jahre.

Ergebnisse

Nach einer durchschnittlichen Nachbeobachtungszeit von 12 Monaten zeigte
sich eine mittlere, signifikante Drucksenkung ($p < 0,05$) von 2,36 mmHg
(Tabelle 2). Unterteilt man das Patientenkollektiv nach dem Glaukomtyp, so
zeigte sich bei Patienten mit einem Glaucoma chronicum simplex (23 Patienten) eine signifikante Drucksenkung ($p < 0,005$). Bei den Patienten mit
einem chronischen Winkelblockglaukom (10 Patienten) war demgegenüber
die Drucksenkung nicht signifikant ($p < 0,5$). Besonders auffällig war die
hochsignifikante Drucksenkung bei Patienten, bei denen eine Iridotomie
mit Irisnaht durchgeführt wurde (21 Patienten) gegenüber denen ohne Irisnaht (12 Patienten). Grundsätzlich benötigten die 33 Patienten postoperativ
weniger oder gleich viel drucksenkende Medikamente, um nach durchschnittlich 12 Monaten einen mittleren intraokularen Druck von 16,5 mmHg
zu erreichen (Abb. 1). Kein Patient benötigte mehr Medikamente als präoperativ. Bei 4 Patienten war die prä- und postoperative Medikation gleich.
13 Patienten benötigten postoperativ weniger und 12 Patienten postoperativ
keine drucksenkende Medikation.

Die Ergebnisse der Bestimmung der Kammerwinkelweite bei den 50
Patienten vor und nach extrakapsulärer Kataraktextraktion mit Hinterkammerlinsenimplantation sind in Tabelle 3 wiedergegeben. Die mittlere präoperative Kammerwinkelweite (KW 1) betrug 28,0 (±5,6) Grad. Die mittlere
postoperative Kammerwinkelweite (KW 2) ließ sich mit 37,4 (±2,4) Grad
bestimmen. Daraus läßt sich postoperativ bei den 50 untersuchten Patienten
eine mittlere Kammerwinkelvertiefung von 9,3 (±4,5) Grad ableiten. Der
Kammerwinkelquotient (C = KW 2/KW 1) betrug 1,38 (±0,27).

Tabelle 3. Mittelwerte und Standardabweichungen der prä- und postoperativen Bestimmung der Kammerwinkelweite bei 50 Patienten

	a	KW1	KW2	D	C
Mittelwerte	66,8	28,0	37,4	9,3	1,38
Standardabweichung	10,1	5,6	2,4	4,5	0,27

a	= Lebensalter in Jahren
KW1	= präoperative Kammerwinkelweite in Grad
KW2	= postoperative Kammerwinkelweite in Grad
D	= Kammerwinkelzunahme (KW2 − KW1) in Grad
C	= Kammerwinkelquotient (KW2/KW1)

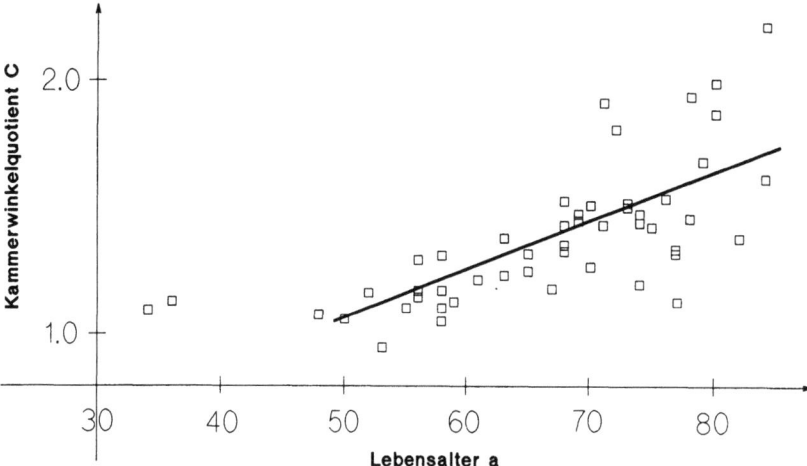

Abb. 2. Kammerwinkelquotient (C = KW2/KW1) in Abhängigkeit vom Lebensalter

Trägt man diesen Kammerwinkelquotienten als Funktion des Lebensalters (Abb. 2) auf, so läßt sich zeigen, daß die zu erwartende Kammerwinkelvertiefung mit steigendem Lebensalter zunimmt.

Diskussion

Die drucksenkende Wirkung der extrakapsulären Kataraktextraktion mit Hinterkammerlinsenimplantation ist auch von anderen Autoren im Rahmen längerer Nachbeobachtungen beschrieben worden [8, 9, 15, 17]. Neben dieser beobachteten Drucksenkung erscheint uns die gleichzeitige Reduktion der antiglaukomatösen Medikation von noch größerer Bedeutung zu sein, dies insbesondere deshalb, da die negativen Einflüsse der drucksenkenden Medikation (des Wirkstoffs und des Konservierungsmittels) auf die Physiologie des Auges immer deutlicher werden [4, 13].

Als mögliche Ursache für diesen drucksenkenden Langzeiteffekt der extrakapsulären Kataraktextraktion mit Hinterkammerlinsenimplantation werden in der Literatur folgende Möglichkeiten diskutiert. Einerseits wird eine verminderte Kammerwassersekretion wohl überwiegend durch eine zunehmende Ziliarkörpertraktion über die Zonulafasern infolge der postoperativen Kapselschrumpfung verursacht [20, 21]. Eine verbesserte Abflußleichtigkeit kann demgegenüber von einer Zugwirkung auf das Trabekelwerk einerseits durch das Zurücksinken des Iriskunstlinsendiaphragmas und andererseits durch die Irisnaht erwartet werden. Wir konnten bei 50 Patienten nachweisen, daß das postoperative Zurücksinken des Iriskunstlinsendiaphragmas eine signifikante Erweiterung des Kammerwinkels von im

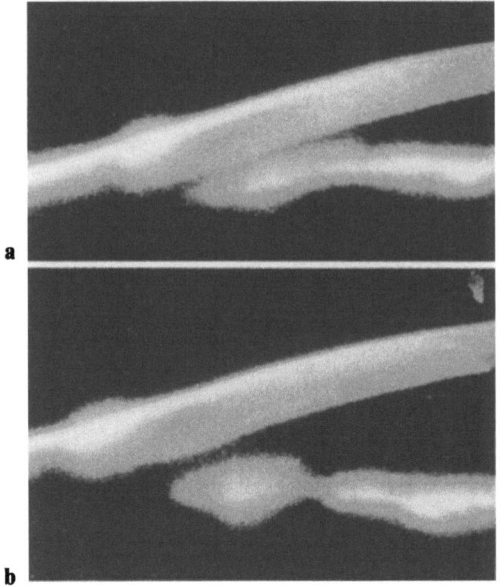

a

b

Abb. 3a, b. Darstellung der Kammerwinkelregion mit dem Laser Tomographic Scanner (**a** vor und **b** nach extrakapsulärer Kataraktextraktion mit Hinterkammerlinsenimplantation)

Mittel 9,3° zur Folge hat (Abb. 3a, b). Durch diesen Mechanismus läßt sich über elastische Verbindungen zwischen der vorderen Uvea und der cribriformen Schicht des Trabekelwerks eine Öffnung der intratrabekulären Räume vorstellen [14, 16]. Der gleiche Mechanismus, nämlich eine verstärkte Zugwirkung auf das Trabekelwerk, könnte die signifikante Absenkung des intraokularen Drucks nach Irisnaht erklären. In den Ostblockländern werden sogar Irisnähte als rein antiglaukomatöse Eingriffe durchgeführt [18].

Die deutliche Zunahme der Kammerwinkelweite bei älteren Patienten dürfte mit der altersbedingten Zunahme der Linsendicke erklärbar sein. Somit könnten gerade ältere Patienten mit deutlich höherer Glaukomprävalenz nicht nur bezüglich der Sehschärfe, sondern auch bezüglich der intraokularen Drucklage von einer extrakapsulären Kataraktextraktion mit Hinterkammerlinsenimplantation profitieren.

Im Hinblick auf das operative Vorgehen bei Kataraktpatienten mit Glaukom sollte, wenn der Augeninnendruck reguliert ist und nur eine geringe funktionelle Beeinträchtigung durch das Glaukom vorliegt, nur eine Kataraktextraktion mit Hinterkammerlinsenimplantation erfolgen. Bei hochgradigen Gesichtsfeldausfällen oder erheblichen Durchblutungsstörungen des Auges sollte, bevor die Katarakt entfernt wird, der Augeninnendruck eventuell durch einen operativen Eingriff reguliert werden. Dies erscheint uns deshalb sinnvoll, da unmittelbar postoperativ mit oftmals erheblichen Drucksteigerungen zu rechnen ist [6, 11], die für ein vorgeschädigtes Auge deletär sein könnten.

Literatur

1. Barron BA, Busin M, Page C, Bergsma DA, Kaufmann HE (1985) Comparison of the effects of Viscoat and Healon on postoperative intraocular pressure. Am J Ophthalmol 100:377−384
2. Bleckmann H (1985) Hinterkammerlinse und Glaukom. Klin Monatsbl Augenheilkd 187:173−177
3. Buratto M, Ferrari M (1990) Extracapsular cataract surgery and intraocular lens implantation in glaucomatous eyes that had filtering bleb operations. J Cataract Refract Surg 16:315−319
4. Burstein NL (1980) Corneal cytotoxicity of topically applied drugs, vehicles and preservatives. Surv Ophthalmol 25:15−30
5. Frohn C, Steuhl KP, Frohn A (1991) Postoperativer intraokularer Druck bei Glaukompatienten nach Kataraktextraktion mit Hinterkammerlinsenimplantation. In: Schott K, Jacobi KW, Freyler H (Hrsg) 4. Kongreß der Deutschen Gesellschaft für Intraokularlinsen Implantation. Springer, Berlin Heidelberg New York, S 126−132
6. Gross JG, Meyer DR, Robin AC, Filar AA, Kelley JS (1988) Increased intraocular pressure in the immediate postoperative period after extracapsular cataract extraction. Am J Ophthalmol 105:466−469
7. Handa J, Henry C, Krupin Th, Keates E (1987) Extracapsular cataract extraction with posterior chamber lens implantation in patients with glaucoma. Arch Ophthalmol 105:765−769
8. Hansen TE, Naeser K, Rask KL (1987) A prospective study of intraocular pressure four months after extracapsular cataract extraction with implantation of posterior chamber lenses. J Cataract Refract Surg 13:35−38
9. Kooner KS, Dulany DD, Zimmerman TJ (1988) Intraocular pressure following extracapsular cataract extraction and posterior chamber lens implantation. Ophthalmic Surg 19:471−474
10. Kooner KS, Dulany DD, Zimmerman TJ (1988) Intraocular pressure following extracapsular cataract extraction and intraocular lens implantation in patients with glaucoma. Ophthalmic Surg 19:570−575
11. Kratky V, Feldman F (1988) Effect of extracapsular cataract extraction on intraocular pressure. Can J Ophthalmol 23:111−113
12. Marahrens P, Jean B, Thiel H-J, Zinser G (1990) Untersuchungen der Hornhaut und der Kammerwinkelregion mit dem Laser Tomographic Scanner (LTS). Klin Monatsbl Augenheilkd 197:244−249
13. Novack GD (1987) Ophthalmic beta-blockers since timolol. Surv Ophthalmol 31:307−327
14. Payer H, Payer G (1983) Intraokulare Drucksenkung nach Einsetzen von nach hinten gewinkelten Ziliarkörper-gestützten Sinskey-Hinterkammerlinsen in normotone Augen. Klin Monatsbl Augenheilkd 183:381−383
15. Radius RL, Schultz K, Sobocinski K, Schultz RO, Easom H (1984) Pseudophakia and intraocular pressure. Am J Ophthalmol 97:738−742
16. Rohen JW, Futa R, Lütjen-Drecoll E (1981) The fine structure of the cribriform meshwork in normal and glaucomatous eyes as seen in tangential sections. Invest Ophthalmol Vis Sci 21:574−585
17. Savage JA, Thomas JV, Belcher CD, Simmons RJ (1985) Extracapsular cataract extraction and posterior chamber lens implantation in glaucomatous eyes. Ophthalmology 92:1506−1516
18. Schlote W (1990) Persönliche Mitteilung
19. Sponagel LD, Gloor B (1986) Ist die Implantation einer Hinterkammerlinse ein drucksenkender Eingriff? Klin Monatsbl Augenheilkd 188:495−499
20. Volkmann U, Kampik A (1990) Späte Hypotonie nach Hinterkammerlinsenimplantation. Klin Monatsbl Augenheilkd 197:418−421
21. Wollensak J, Seiler T (1986) Hypotoniesyndrom durch geschrumpfte Linsenkapsel. Klin Monatsbl Augenheilkd 188:242−244

Octopusperimetrie bei Pseudophakie

J. Thieme, K. Sallmon, A. Schölzel-Klatt und B. Polze

Zusammenfassung. An einer Gruppe von 38 Patienten ohne Glaukom, die nach einer komplikationslosen extrakapsulären Kataraktextraktion mit einer Hinterkammerlinse versorgt wurden, führten wir mit dem automatischen Perimeter „OCTOPUS 500" (Programm M 1) vergleichende Untersuchungen durch. Die ermittelten Gesichtsfeldindizes ergaben, daß fast alle diese Parameter keine Abweichung zu den Normalwerten aufwiesen, lediglich der MD-Wert lag signifikant über der altersentsprechenden Norm. Die Untersuchungen lassen die Schlußfolgerung zu, daß bei Pseudophakie die Berücksichtigung einer geringen diffusen Senkung der Lichtunterschiedsempfindlichkeit bei der Beurteilung computerperimetrischer Befunde unerläßlich ist.

Summary. We carried out comparative examinations at a group of 38 patients without glaucoma with the help of the automatic perimeter OCTOPUS 500 (programme M1). All patients had an extracapsular cataract extraction with implantation of a posterior chamber intraocular lens without complications. The most of the indices of the visual field did not show any deviation from the normal values. Only the mean defect (MD) significantly exceeded the age related values. The examinations allow the conclusion that a small diffuse reduction of the differential light threshold must be taken into account while assessing computerized perimetric data got from patients with an intraocular lens.

Einleitung

Die automatische Perimetrie hat sich sowohl in der medizinischen Forschung als auch in der Praxis zur Prüfung der Lichtunterschiedsempfindlichkeit durchgesetzt. Beim Studium der Literatur fällt auf, daß relativ wenige Ergebnisse über computerperimetrische Untersuchungen von pseudophaken Patienten vorliegen [6]. Die Tendenz, die Kataraktextraktion bei zunehmend jüngeren Patienten durchzuführen, hat zur Folge, daß das Risiko, an einem primären oder sekundären Glaukom zu erkranken und in den folgenden Jahren Funktionsausfälle zu entwickeln, steigt. Es steht außer Zweifel, daß zur Früherkennung solcher Gesichtsfelddefekte die Computerperimetrie auch bei pseudophaken Patienten unerläßlich sein wird. Ziel unserer Untersuchungen war, zu prüfen, inwieweit die in dem handelsüblichen automatischen Perimeter OCTOPUS eingespeicherten altersentsprechenden Normalwerte bzw. die sich aus einer Untersuchung ergebenden Gesichtsfeldindizes auch für pseudophake Patienten gelten [2, 3].

Charité-Augenklinik der Universität, Schumannstr. 20/21, O-1040 Berlin, Bundesrepublik Deutschland

5. Kongreß der DGII
Hrsg. Wenzel et al.
© Springer-Verlag Berlin Heidelberg

Material und Methode

An einer Gruppe von 38 Patienten, die nach einer komplikationslosen extra-kapsulären Kataraktextraktion mit einer Hinterkammerlinse versorgt wur-den, führten wir mit dem OCTOPUS 500 (Programm M 1) vergleichende Untersuchungen durch. Auswahlkriterien waren:
- keine Glaukomanamnese,
- postoperativ korrigierter Visus 0,8 und besser,
- komplikationsloser Verlauf,
- gut zentrierte IOL,
- keine sichtbare Nachstarbildung,
- postoperative Tensionswerte unter 20 mmHg,
- Untersuchung frühestens 6 Monate postoperativ.

Untersucht wurden 18 Männer und 20 Frauen, dabei 24mal das rechte und 14mal das linke Auge. Das Durchschnittsalter der Patienten lag bei 54,9 Jah-ren, der älteste Patient war 70 Jahre, der jüngste Patient 36 Jahre alt.

Ergebnisse

Die durchschnittliche Anzahl der Prüfmarken pro Untersuchung sowie die Untersuchungsdauer sind aus den Tabellen 1 und 2 ersichtlich und bestäti-gen, daß die Untersuchung über längere Zeit ein hohes Konzentrationsver-mögen erfordert und bekanntermaßen für alte Patienten nicht geeignet ist.

Eine Übersicht der ermittelten Gesichtsfeldindizes vermittelt Tabelle 3. Der mittlere Defekt (MD) liegt 1,4 dB über der Obergrenze des Normalwer-tes, alle übrigen Gesichtsfeldindizes entsprechen den angegebenen Normal-werten.

Tabelle 1. Anzahl der Prüfmarken pro Untersuchung (Programm M 1) (n = 38)

Mittelwert:	467,7
Maximum:	598
Minimum:	415
Medianwert:	463
Standardabweichung:	45,5

Tabelle 2. Untersuchungsdauer (min) (n = 38)

Maximum:	30
Minimum:	15
Mittel:	19
Varianz:	7,85
Standardabweichung:	2,8

Tabelle 3. Gesichtsfeldindizes (n = 38) (Nach Flamer, Drance et al. 1975, 1985, 1987)

	Normal-wert	Mittel-wert	Median-wert	Standard-abw.	Maximum	Minimum
MS		25,2	25,7	20,0	28,3	19,2
MD	−2···+2	3,4	3,0	1,6	8,1	1,1
LV1	0···+6	4,5	3,7	1,8	9,5	2,1
LV2	0···+6	4,8	4,8	1,5	9,6	2,4
CLV	0···+4	3,2	2,3	2,1	9,5	0,5
Q	−3···+7	2,3	2,6	3,1	8,1	− 7,5
SF	0···+2	1,6	1,5	0,4	2,4	1,0

MS = mittlere Lichtunterschiedsempfindlichkeit; MD = mittlerer Defekt (dB); LV = Verlustvarianz (Phase 1, Phase 2); CLV = Korrigierte Verlustvarianz; SF = Kurzzeitfluktuation (dB); RF = Zuverlässigkeitswert (%)

Diskussion

Die Ergebnisse lassen die Schlußfolgerung zu, daß bei Pseudophakie eine geringe allgemeine Senkung der Lichtunterschiedsempfindlichkeit vorliegt, was auch von einigen anderen Untersuchern nachgewiesen wurde [1, 4, 5]. Die möglichen Ursachen für dieses Phänomen sind bisher nicht eindeutig geklärt. Neben den veränderten optischen Bedingungen (Lichtstreuung und -beugung an der IOL und der hinteren Kapsel) muß auch eine Verschiebung der spektralen Zusammensetzung des Prüflichtes durch Änderung der Absorptionsverhältnisse beim Lichtdurchgang durch die IOL diskutiert werden. Nicht unberücksichtigt darf eine eventuell aufgetretene Lichtschädigung der Makula durch das OP-Licht bleiben. Weitere vergleichende Untersuchungen auch mit anderen automatischen Perimetriesystemen sind notwendig, um dieses Phänomen bei beginnenden glaukomatösen Gesichtsfelddefekten bei pseudophaken Patienten berücksichtigen zu können.

Literatur

1. Baltatzis S, Georgopoulus G, Andreason D (1989) Macular threshold after ECCE and posterior chamber implantation. J Fr Ophthalmol 12:645−649
2. Flamer J (1986) The concept of visual field indices. Gräfes Arch Clin Exp Ophthalmol 224:389
3. Flamer J (1987) Theoretische Grundlagen der automatischen Perimetrie. In: Gloor B (Hrsg) Automatische Perimetrie. Enke, Stuttgart, S 1−31
4. Klewin KM, Radius RL, Schultz RO (1988) Visual-field function in pseudophakia. Ann Ophthalmol 20:316−317
5. Munoa Roiz JL, Aramendia Salvador E, Zabaleta Arsuaga M (1990) Campo visual y test de contraste en el pseudofaco. Arch Soc Esp Ophthalmol 58:517−520
6. Robert Y (1989) Perimetrie bei Patienten mit Kunstlinsenimplantaten. In: Lang GK, Ruprecht KW, Jacobi KW, Schott K (Hrsg) 2. Kongreß der Deutschen Gesellschaft für Intraokularlinsen Implantation. Enke, Stuttgart, S 143−146

Transsklerale Hinterkammerlinsenfixation – 4 Jahre Erfahrungen

H. Mittelviefhaus[1] und F. Grehn[2]

Zusammenfassung. Die Technik der transskleralen Hinterkammerlinsenfixation wurde an 63 Patienten durchgeführt. Sie wurde zum Auswechseln einer dislozierten Vorderkammerlinse und bei 6 Augen zur sekundären Implantation nach intrakapsulärer Kataraktextraktion angewendet. 5 Patienten wurden wegen Linsensubluxation infolge Verletzung operiert. Bei 22 Patienten wurde die Operation während komplizierter Kataraktextraktion oder kurz danach vorgenommen. In 29 Fällen mußte eine perforierende Keratoplastik und ein Austausch der Vorderkammerlinse wegen pseudophaker Keratopathia bullosa vorgenommen werden. Der Nachuntersuchungszeitraum betrug 5 bis 40 Monate (m = 13,2; SD = 9,5). Spezifische, durch die Technik der transskleralen Linsenfixation bedingte Komplikationen waren selten. Die postoperativen Ergebnisse wurden beeinträchtigt von der Dauer der zugrundeliegenden Krankheiten, den vorangegangenen operativen Komplikationen und dem Alter der Patienten. Die besten Ergebnisse wurden bei sekundärer Linsenimplantation erzielt. Nach perforierender Keratoplastik waren die Ergebnisse bezüglich der Sehschärfe schlecht, was jedoch nicht an der Technik der Hinterkammerlinsenfixation lag.

Summary. Transscleral suture fixation of posterior chamber lenses was performed in 63 patients. The technique was used for exchange of one dislocated anterior chamber lens and in six eyes for secondary implantation after intracapsular cataract extraction. 5 patients were operated for subluxated lenses after trauma. In 22 patients the operation was performed during complicated cataract extraction or shortly afterwards. 29 times we had to perform a penetrating keratoplasty and exchange of an anterior chamber lens for pseudophakic bullous keratopathy. Follow up was 5 to 40 months (m = 13,2; SD = 9,5). Specific complications of the technique of transscleral suture fixation had been rare. Postoperative results were impaired by the duration of underlying diseases, preceding operative complications and age of patients. Best results were obtained by secondary lens implantation. Visual results had been poor after penetrating keratoplasty but this was not due to the technique of posterior chamber lens fixation.

Einleitung

Die Hinterkammer wird zunehmend, auch bei Fehlen des Kapselsacks oder Instabilität des Zonulaapparats, als bevorzugter Ort für die Implantation von Intraokularlinsen angesehen [1, 7, 10, 11, 18]. Es wurden zahlreiche Operationsverfahren angegeben, bei denen die Intraokularlinse entweder an der Iris fixiert [12, 13, 15, 19–21] oder aber mit Hilfe einer transskleralen Naht

---

[1] Universitäts-Augenklinik, Kilianstr. 5, W-7800 Freiburg, Bundesrepublik Deutschland
[2] Universitäts-Augenklinik, Langenbeckstr. 1, W-6500 Mainz, Bundesrepublik Deutschland

5. Kongreß der DGII
Hrsg. Wenzel et al.
© Springer-Verlag Berlin Heidelberg

im Sulcus ciliaris festgenäht wird [2, 4, 5, 8, 9, 16, 17]. Wir berichten über 4 Jahre Erfahrungen mit der transskleralen Hinterkammerlinsenfixation.

Patientenauswahl und Operationsmethode

Patientenauswahl

Seit Februar 1987 haben wir an der Universitäts-Augenklinik Freiburg 63mal eine Hinterkammerlinse mit einer transskleralen Naht im Sulcus ciliaris fixiert. Einmal wurde eine dislozierte Binkhorst-4-Schlingenlinse ohne eine gleichzeitige Keratoplastik ausgetauscht, 6mal erfolgte eine Sekundär-implantation nach intrakapsulärer Kataraktextraktion und 5mal wurde eine subluxierte traumatische Katarakt operiert. 22mal mußte die Operation bei großer Kapselruptur oder Zonulolyse durchgeführt werden und 29mal in Kombination mit einer Keratoplastik bei bullöser Keratopathie und Pseudo-phakie. Die Nachbeobachtungszeit lag zwischen 5 und 40 Monaten, im Mittel bei 13,3 Monaten (SD = 9,4).

Operatives Vorgehen

Sowohl bei den geplanten sekundären Implantationen und den Operationen dislozierter traumatischer Katarakte als auch bei unvorhergesehenen Ein-nähungen anläßlich einer Kapselruptur oder Zonulolyse erfolgte die trans-sklerale Linsenfixation mit der bereits wiederholt beschriebenen Technik [5]. Nach vorderer Vitrektomie wurde eine Linse durch Nahtfixation im Sul-cus ciliaris in der Hinterkammer verankert. Der doppeltarmierte 10-0-Pro-lene-Faden wurde inzwischen durch einen einzelarmierten Faden ersetzt. Wir verzichteten darauf, eine Skleratasche zu präparieren, so daß die Knoten nicht versenkt und lediglich von Bindehautgewebe bedeckt wurden. Um die Operationszeit zu verkürzen, knoteten wir die beiden 10-0-Prolene-Fäden bereits vor Eröffnung des Augapfels oder während der Aufbauzeit des Vitrektomiegeräts an die Haptik der Intraokularlinse. Es hat sich gezeigt, daß die Einnähung bei einer Kapselruptur während der Phakoemulsifikation auch über den bereits vorbereiteten 6,5 mm breiten Schnitt erfolgen kann.

Bei gleichzeitiger Keratoplastik wurde ein 16-mm-Flieringa-Ring erst nach der flügelförmigen Eröffnung der Bindehaut aufgenäht. Nach Entfer-nung der Wirtshornhaut wurde die irisfixierte Intraokularlinse entfernt und die vordere Vitrektomie mit Eindellung der 3-Uhr- und 9-Uhr-Position durchgeführt. Die beste Formstabilität des Bulbus konnte dadurch gewähr-leistet werden, daß die transskleralen Nähte in unmittelbarer Nachbarschaft des Flieringa-Rings durch die Sklera gestochen wurden. Dadurch ließ sich auch beim Anspannen und Festknoten eine Verformung des Augapfels weit-gehend verhindern und der postoperative Astigmatismus günstig beeinflus-sen.

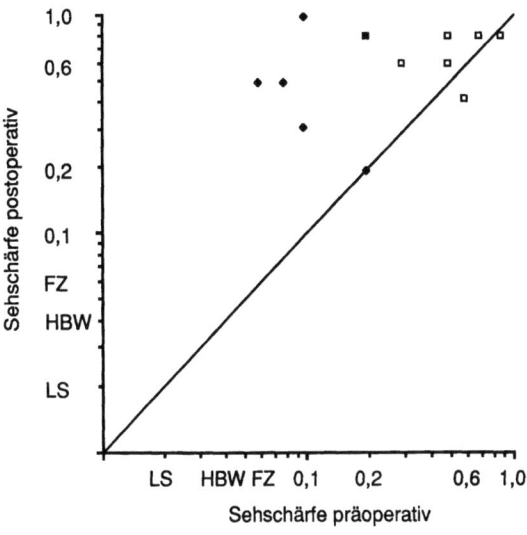

Abb. 1. Sehschärfe vor und nach der transskleralen Hinterkammerlinsenfixation bei Vorderkammerlinsenaustausch (■), bei sekundärer Implantation nach ICCE (□) und bei subluxierter traumatischer Katarakt (◆)

Ergebnisse

In der ersten Gruppe, bei der die Intraokularlinse als Sekundärimplantation transskleral fixiert wurde, haben wir bei einem Patienten eine dislozierte Binkhorst-4-Schlingen-Linse ausgetauscht. Bei dem 79jährigen Patienten kam es zu einem Visusanstieg von 0,2 auf 0,8. Ein zwischenzeitlich erreichter Visusanstieg auf 1,0 wurde durch eine beidseitig beginnende senile Makulopathie auf 0,8 reduziert. Die Nachbeobachtungszeit betrug 19 Monate. Bei weiteren 6 Patienten haben wir ebenfalls eine Sekundärimplantation nach einer intrakapsulären Kataraktoperation durchgeführt. Das Durchschnittsalter dieser Patienten lag bei 68,8 Jahren (SD = 5,76). Die Nachbeobachtungszeit der Patienten betrug 18,3 Monate (SD = 11,5). 4 der 6 Patienten erreichten mit der eingenähten Intraokularlinse eine bessere Sehfähigkeit als vor der Operation mit bester Brillenkorrektur. 2 Patienten büßten zwei Zeilen bei der Visusprüfung ein. Bei einem Patienten trat postoperativ eine passagere Augendrucksteigerung auf (Abb. 1).

5 Patienten wurden wegen einer subluxierten traumatischen Katarakt operiert. Die transsklerale Linsenfixation wurde als Wahleingriff durchgeführt. Das Durchschnittsalter der Patienten lag bei 65,9 Jahren (SD = 11,2). Die Nachbeobachtungszeit betrug 12 Monate (SD = 5,8).

Nur bei 3 Patienten wurde eine Sehschärfe von besser als 0,4 erreicht (Abb. 1). Eine Patientin entwickelte ein passageres Makulaödem. Drei Patienten, die bereits präoperativ ein Sekundärglaukom mit Augendruckwerten bis zu 50 mmHg hatten, benötigten auch postoperativ drucksenkende Medikamente. Obwohl die Augendrucklage nach der Vitrektomie bei allen drei

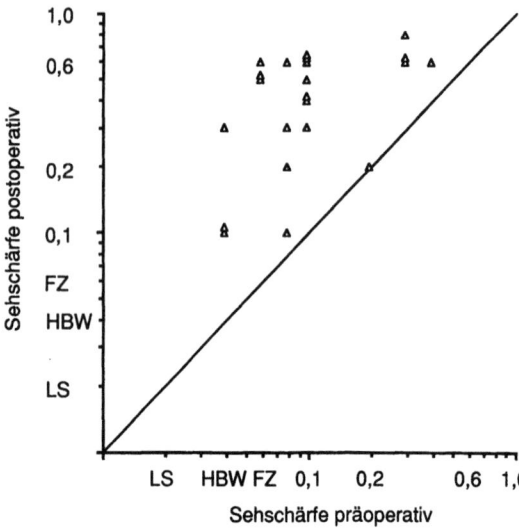

Abb. 2. Sehschärfe vor und nach der transskleralen Hinterkammerlinsenfixation bei Kapselruptur oder Zonulolyse

Patienten deutlich gesenkt war, wurde bei einem der Patienten eine Zyklokryokoagulation erforderlich.

Bei 22 Patienten mußte die Intraokularlinse wegen einer großen Kapselruptur oder einer Zonulolyse transskleral fixiert werden. Das Durchschnittsalter der Patienten lag bei 73,1 Jahren (SD = 10,4). Die Nachbeobachtungszeit betrug 12,0 Monate (SD = 9,98).

Bei allen 22 Patienten wurde eine Verbesserung der Sehfähigkeit erreicht. 14 der 22 Patienten hatten postoperativ eine Sehschärfe von 0,4 und besser (Abb. 2). Das Durchschnittsalter der Patienten, deren postoperative Sehschärfe unter 0,1 war, lag mit 77 Jahren (SD = 7,12) höher als das Alter der Patienten, die Lesefähigkeit und eine Sehschärfe von 0,4 und besser erreichten (71,6; SD = 9,93). Bei 2 Patienten trat ein passageres zystoides Makulaödem auf. Bei einer Patientin beobachteten wir eine Pupillenverziehung und Dezentrierung der Intraokularlinse und bei einem Patienten einen Vorderkammerreizzustand, der über 3 Monate persistierte. Ein Patient entwickelte eine trophische Hornhautdelle auf Höhe der 3-Uhr-Sklera-Naht. Die Sehschärfe lag bei ihm bei 0,6. Zweimal wurden kurzzeitige Augendrucksteigerungen beobachtet und bei einer weiteren Patientin entwickelte sich ein Sekundärglaukom mit Druckwerten über 30 mmHg. Zwei Patienten zeigten postoperativ eine passagere Aderhautamotio und bei einer anderen Patientin kam es postoperativ zu einer Glaskörperblutung mit Herabsetzung des Visus auf Handbewegungen. Nach Resorption der Blutung erreichte sie eine Sehschärfe von 0,6. Ein Patient entwickelte 10 Wochen nach der Linseneinnähung eine rhegmatogene Amotio, die durch eine Cerclage zur Anlage gebracht werden konnte. Die postoperative Sehschärfe blieb auf 0,16 reduziert.

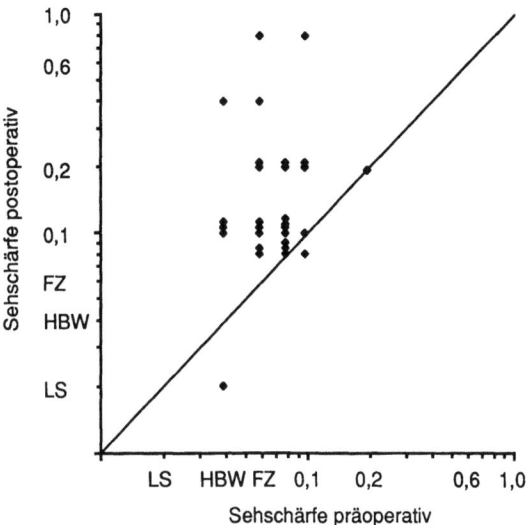

Abb. 3. Sehschärfe vor und nach der transskleralen Hinterkammerlinsenfixation bei Vorderkammerlinsenaustausch und Keratoplastik

29 Patienten wurden wegen einer pseudophakiebedingten bullösen Keratopathie operiert und eine transsklerale Linsenfixation und gleichzeitig eine Keratoplastik durchgeführt. Das Durchschnittsalter der Patienten betrug 72,3 Jahre (SD = 10,3), die Nachbeobachtungszeit 13,2 Monate (SD = 8,73).

Alle Patienten waren postoperativ schmerzfrei. Präoperativ lag die Sehschärfe zwischen Handbewegungen und 0,2. Postoperativ kam es bei 22 Patienten zu einer Verbesserung der Sehschärfe, doch nur 4 Patienten zeigten einen Anstieg auf 0,4 und besser (Abb. 3). Die Zeit zwischen dem Beginn der bullösen Keratopathie und der Transplantation lag im Mittel bei 18,5 Monaten (SD = 13,5). Bei Patienten mit einer Sehschärfe von 0,1 betrug sie 21,9 Monate (SD = 13,9), bei Patienten, bei denen postoperativ eine Sehschärfe von 0,2 und besser erreicht wurde, 12,9 Monate (SD = 10,6) und bei Patienten, deren Sehschärfe schließlich besser als 0,4 war, 9,25 Monate (SD = 6,91). Bei 16 Patienten diagnostizierten wir postoperativ eine Makulopathie. Obwohl das Transplantat klar einheilte, blieb die Sehschärfe unter 0,1 reduziert. 5 dieser 16 Patienten zeigten klinisch oder fluoreszenzangiographisch ein zystoides Makulaödem. Therapieversuche mit systemisch gegebenen Steroiden und parabulbären Steroidinjektionen brachten wenig Erfolg. Bei zwei Patienten beobachteten wir Immunreaktionen und bei einer Patientin 19 Monate nach der Keratoplastik ein Rezidiv der bullösen Keratopathie. Bei einem weiteren Patienten wurde der erste Hornhautfaden nach knapp 2 Monaten vorzeitig entfernt und ein bakterielles Hornhautulcus verursacht, das nach Spontanperforation durch eine Bindehautschürze gedeckt werden mußte.

Diskussion

Unter den Patienten, bei denen wir eine Aphakiekorrektur mit Hilfe der transskleralen Hinterkammerlinsenfixation vorgenommen haben, hatten diejenigen Patienten die beste Prognose, bei denen wir die Operation als Wahleingriff und ohne gleichzeitige Keratoplastik durchführen konnten.

Die beste Sehschärfe erreichten Patienten, bei denen die Sekundärimplantation nach einer intrakapsulären Kataraktoperation durchgeführt worden war. Obwohl 2 Patienten gegenüber der guten präoperativen Sehschärfe zwei Zeilen einbüßten, waren alle Patienten mit dem postoperativen Ergebnis sehr zufrieden. Die bekannten Vorteile der Intraokularlinse konnten die Nachteile der Operation aufwiegen. Bei den Operationen subluxierter traumatischer Katarakte fanden wir ebenfalls eine gute Prognose. Da bei diesen Patienten häufig bereits präoperativ Augendrucksteigerungen bestehen, stellt die transskleral fixierte Hinterkammerlinse eine Alternative zu den kammerwinkelgestützten Vorderkammerlinsen dar. So kann eine zusätzliche Traumatisierung der Kammerwinkelstrukturen durch die Vorderkammerlinse vermieden werden.

Die Prognose der transskleralen Hinterkammerlinsen-Einnähung bei Kapselruptur oder Zonulolyse wurde durch die Schwere der intraoperativen Komplikationen, die Dauer der Operation und das Alter der Patienten geprägt. Eine traumatische Kataraktextraktion mit inkompletter Entfernung von Rinden- oder sogar Kernanteilen führte zu stärkeren postoperativen Entzündungsreaktionen. In den Glaskörperraum abgesunkene Kernanteile oder eine durch eine Kapselruptur dislozierte Intraokularlinse, die erst nach einigen Tagen zur endgültigen Versorgung mit Vitrektomie und transskleraler Fixation der Intraokularlinse kamen, verschlechterten die Prognose. Einer dieser Patienten entwickelte später eine rhegmatogene Amotio. Es ist nicht klar, ob der fehlende Anstieg der Sehschärfe bei den älteren Patienten auf eine vorbestehende Makulopathie oder auf eine schlechtere Toleranz gegenüber dem ausgedehnten operativen Eingriff zurückzuführen ist. Auch wenn 16 der 22 Patienten subjektiv mit der Sehverbesserung zufrieden waren, so ist davon auszugehen, daß bei einer unkomplizierten Kataraktoperation in allen Fällen ein noch besseres postoperatives Ergebnis erreicht worden wäre.

Bei Patienten, bei denen die transsklerale Einnähung wegen einer pseudophakiebedingten bullösen Keratopathie zusammen mit einer Keratoplastik durchgeführt wurde, limitierten vor allem die Makulaveränderungen den postoperativen Visus. Da Patienten mit bullöser Keratopathie häufig ein Makulaödem entwickeln [14], ist es nicht klar, inwieweit die Vitrektomie und Einnähung der Intraokularlinse einen fördernden Einfluß auf die Makulopathie hatte. Möglicherweise kann die Prognose dieser Patienten durch einen kürzeren Zeitabstand zwischen dem Beginn der bullösen Keratopathie und der Hornhauttransplantation in Zukunft verbessert werden.

Nebenwirkungen, die spezifisch auf die Operationstechnik der transskleralen Hinterkammerlinsenfixation zurückzuführen waren, traten selten auf.

Bindehautirritationen durch die transskleralen Fäden konnten durch eine dem Bulbus anliegende Knotentechnik und sorgfältige Deckung mit Tenon- und Bindehautgewebe vermieden werden. Auch eine Dezentrierung der Intraokularlinse beobachteten wir nur einmal unter den ersten von uns durchgeführten Operationen. Eine Dellenbildung im Hornhaut-/Limbusbereich sowie die passageren Aderhautabhebungen und eine Glaskörperblutung müssen auf die angewandte Operationstechnik zurückgeführt werden. Es ist jedoch sehr fraglich, ob die nach einer komplizierten Kataraktoperation beobachteten Amotio der Technik der transskleralen Hinterkammerlinsenfixation und nicht eher der drei Tage vorausgegangenen komplikationsreichen Erstoperation zugeschrieben werden muß.

Zusammenfassend läßt sich sagen, daß wir relativ wenig Komplikationen gesehen haben, die spezifisch auf die Operationstechnik zurückzuführen sind. Die beste Prognose hatten Patienten, bei denen wir die Operation als Sekundärimplantation vorgenommen haben. Auch wenn alle Patienten mit bullöser Keratopathie durch die Keratoplastik schmerzfrei wurden, konnten die postoperativen Visusergebnisse in dieser Patientengruppe bisher nicht befriedigen. Dies kann jedoch nicht der Technik der transskleralen Linsenfixation angelastet werden. In Zukunft muß bei diesen Patienten das Zeitintervall zwischen Beginn der bullösen Keratopathie und Operation verkürzt werden.

Literatur

1. Apple DJ, Mamalis N, Loftfield K, Googe JM, Novak LC, Van Norman DK, Brady SE, Olson RJ (1981) Complications of intraocular lenses. A historical and histopathological review. Surv Ophthalmol 29:1−54
2. Cowden JW, Hu BV (1988) A new surgical technique for posterior chamber lens fixation during penetrating keratoplasty in the absence of capsular or zonular support. Cornea 7:231−235
3. Drews RC (1987) Posterior chamber lens implantation during keratoplasty without posterior lens capsule support. Cornea 6:38−40
4. Girard LJ (1981) Pars plana phacoprothesis. A preliminary report. Ophthalmic Surg 12:19−22
5. Grehn F (1990) Hinterkammerlinsenimplantation mit Nahtfixation im Sulkus. Mittelfristige Ergebnisse. In: Freyler H, Skorpik Ch, Grasl M (Hrsg) 3. Kongreß der Deutschen Gesellschaft für Intraokularlinsen Implantation. Springer, Wien New York, S 223−228
6. Hall JR, Muenzler WS (1985) Intraocular lens replacement in pseudophakic bullous keratopathy. Trans Ophthalmol Soc UK 104:541−545
7. Holladay JT (1985) Evaluating the intraocular lens optic. Surv Ophthalmol 30:385−390
8. Hu BV, Shin DH, Gibbs KA, Hong YJ (1988) Implantation of posterior chamber lens in the absence of capsular and zonular support. Arch Ophthalmol 106:416−420
9. Malbran E, Malbran EJr, Negri I (1986) Lens guide suture for transport and fixation in secondary IOL implantation after intraocular cataract extraction. Int Ophthalmol 9:151−160
10. Miyake K, Asakura M, Koyabashi H (1984) Effect of intraocular lens fixation on the blood-aqueous barrier. Am J Ophthalmol 98:451−455

11. Ohrloff C (1990) Vergleichende Bewertung von ICCE, ECCE und Phakoemulsifikation. Fortschr Ophthalmol 87 (Suppl):S14–S21
12. Pearce JL (1976) New lightweight sutured posterior chamber lens implant. Trans Ophthalmol Soc UK 96:6–10
13. Price FW, Whitson WE (1989) Visual results of suture-fixated posterior chamber lenses during penetrating keratoplasty. Ophthalmology 96:1234–1240
14. Schanzlin DJ, Jeffrey BR, Gomez DS, Gindi JJ, Smith RE (1984) Results of penetrating keratoplasty for aphakic and pseudophakic bullous keratopathy. Am J Ophthalmol 98:302–312
15. Soong HK, Meyer RF, Sugar A (1987) Posterior chamber IOL implantation during keratoplasty for aphakic or pseudophakic corneal edema. Cornea 6:306–312
16. Spigelman AV, Lindstrom RL, Nichols BD, Lindquist TD, Lane St.S (1988) Implantation of a posterior chamber lens without capsular support during penetrating keratoplasty or as a secondary lens implant. Ophthalmic Surg 19:396–398
17. Stark WJ, Goodman G, Goodman D, Gottsch J (1988) Posterior chamber intraocular lens implantation in the absence of posterior capsular support. Ophthalmic Surg 19:240–243
18. Stark WJ, Whitney CE, Chandler JW, Worthen DM (1986) Trends in intraocular lens implantation in the United States. Arch Ophthalmol 104:1769–1770
19. Waring GO (1987) Management of pseudophakic corneal edema with reconstruction of the anterior ocular segment. Arch Ophthalmol 105:709–715
20. Waring GO, Stulting RD, Street D (1987) Penetrating keratoplasty for pseudophakic corneal edema with exchange of intraocular lenses. Arch Ophthalmol 105:58–62
21. Wong SK, Stark WJ, Gottsch JD, Bernetzky DA, McCartney DL (1987) Use of posterior chamber lens in pseudophakic bullous keratopathy. Arch Ophthalmol 105:856–858

Transsklerale Hinterkammerlinsenfixation – Gelöste und weiterhin offene Fragen

CH. ALTHAUS, R. SUNDMACHER und R. WESTER

Zusammenfassung. Die Methode der transskleralen Fixation von Hinterkammerlinsen (HKL) zur Sekundärimplantation wird in zunehmendem Maße durchgeführt. Aus dem Gesamtkollektiv von bisher 128 so versorgten Augen werden 44 Augen mit transskleraler HKL-Fixation nach intrakapsulärer Kataraktoperation zur Bewertung der Operationsmethode herangezogen. Diese Sondergruppe wurde gewählt, weil sie in sich am einheitlichsten strukturiert ist. Im einzelnen werden die nach unserer Ansicht gelösten und weiterhin offenen Fragen zum IOL-Typ, zum Nahtmaterial, zur Positionierung der Haptiken, zur vorderen Vitrektomie, zur Knotendeckung und zur Störung der Blut-Kammerwasserschranke diskutiert.

Summary. Transscleral suture fixation of posterior chamber lenses is becoming a more widely used method in secondary intraocular lens implantation. It can be performed with or without penetrating keratoplasty. Visual results from a total of 128 operated eyes are presented. About 86% of the patients benefitted from the procedure. In 44 eyes the procedure was performed after intracapsular cataract extraction years ago. These eyes show even better results (91,3%). A complication rate of nearly 10% is still high. Results can be improved by better selecting appropriate patients for this procedure. We suggest to exclude all patients of very high age and with systemic disease compromising the vascular system. Open as well as settled questions concerning IOL-type, sutures, positioning of the haptics, anterior vitrectomy and irritation of the blood-aqueous-barrier are discussed.

Zur operativen Versorgung einer unkomplizierten Katarakt wird heute allgemein die extrakapsuläre Kataraktoperation mit Implantation einer Hinterkammerlinse (HKL) angestrebt, bevorzugt mit Implantation in den Kapselsack [2]. Eine so plazierte Linse bietet durch ihre Nähe zum Knotenpunkt des Auges optische Vorteile. Gleichzeitig wird möglichst große Distanz zu uvealem Gewebe gehalten und somit das Risiko einer intraokularen Irritation minimiert [2, 17]. Der einzig optimale Implantationsort ist demzufolge der intakte, nur durch eine vordere, kreisrunde Kapsulorhexis eröffnete Kapselsack, der eine dauerhafte Positionierung der in ihn implantierten Intraokularlinse (IOL) garantiert [17]. Etwas problematischer ist die Plazierung der IOL-Haptiken in den Sulcus ciliaris. Durch Kontakt der Haptiken und gegebenenfalls der Optik mit dem Ziliarkörper bzw. der Irisrückfläche besteht potentiell das Risiko einer vorübergehenden oder gar anhaltenden stärkeren Störung der Blut-Kammerwasserschranke [17].

Universitäts-Augenklinik, Moorenstr. 5, W-4000 Düsseldorf 1, Bundesrepublik Deutschland

---

5. Kongreß der DGII
Hrsg. Wenzel et al.
© Springer-Verlag Berlin Heidelberg

Komplikationen einer solchen Schrankenstörung sind zum einen lokale Entzündungen mit Ausbildung von Synechien und Makrophagenbeschlägen auf der IOL; zum anderen steigt das Risiko eines chronischen zystoiden Makulaödems und schließlich wird wahrscheinlich auch ein schleichender Endothelzellverlust mit Hornhautdekompensation begünstigt [2, 17, 23]. Vergleichende fluophotometrische Untersuchungen des Ausmaßes der Blut-Kammerwasserschrankenstörung nach Implantation verschiedener IOLs haben gezeigt, daß diese – wie theoretisch zu erwarten – bei der Kapselsackfixation am geringsten ist. Etwas ausgeprägter ist sie bei Sulkusfixation einer HKL. Mit Abstand am traumatischsten ist aber die Implantation von Kammerwinkel-gestützten Vorderkammerlinsen und von Iris-fixierten Linsen [4, 17].

Bei völligem Fehlen von Kapselsackstrukturen (z.B. nach ICCE) folgt aus dem obengesagten, daß die Plazierung der Haptiken in den Sulcus ciliaris mit transskleraler Nahtfixation der beste Kompromiß sein sollte. Sie ist sicher nicht ideal, müßte aber theoretisch bei den bestehenden morphologischen Ausgangsbedingungen das günstigste Nutzen-/Risiko-Verhältnis aufweisen [1, 3–5, 7, 10–12, 18, 19, 21–25].

Der Nutzen einer Sekundärimplantation für den Patienten ist offensichtlich; wie steht es aber mit den Risiken? An unserer Klinik wurden von Juni 1988 bis Januar 1991 insgesamt 128 Augen mit einer transskleral-fixierten HKL versorgt. Die Verteilung auf die unterschiedlichen Indikationsgruppen zu diesem Eingriff ist in Tabelle 1 aufgeschlüsselt. Alle Operationen wurden von einem Operateur (R.S.) durchgeführt. Die Einzelheiten zur Entwicklung der Operationsmethode wurden an anderer Stelle bereits dargestellt [1, 10, 26]. Von den operierten 128 Augen sind 111 mit einer mittleren Nachbeobachtungszeit von 8,4 Monaten nachkontrolliert worden (Tabelle 2).

Bei dem bezüglich der präoperativen Ausgangslage sehr unterschiedlichen Gesamtkollektiv zeigt die Gegenüberstellung von präoperativem und

Tabelle 1. Indikationsgruppen zur transskleralen Hinterkammerlinsenfixation (n = 128)

1. Unkomplizierte ICCE vor Jahren	n = 49	ohne Kp
2. Sofortmaßnahme bei kompl. ECCE	n = 19	ohne Kp
3. Bullöse Keratopathie bei Z.n. ICCE	n = 23	mit Kp
4. Bullöse Keratopathie bei Z.n. ICCE + VKL	n = 13	mit Kp
5. VKL- oder HKL-Austausch	n = 19	ohne Kp

Tabelle 2. Übersichtsdaten von 128 Augen mit transskleraler Hinterkammerlinsenfixation

Operierte Augen von 6/88 bis 1/91	128
Davon weniger als 2 Moante nachbeobachtet	8
Keine Nachbeobachtungsmöglichkeit	9
Zur Auswertung verfügbar	111
Nachbeobachtungszeit im Mittel (Spanne: 2–28 Monate)	8,4
Patientendurchschnittsalter (Spanne: 15–89 Jahre)	68
Patientendurchschnittsalter (mit schweren Komplikationen)	78

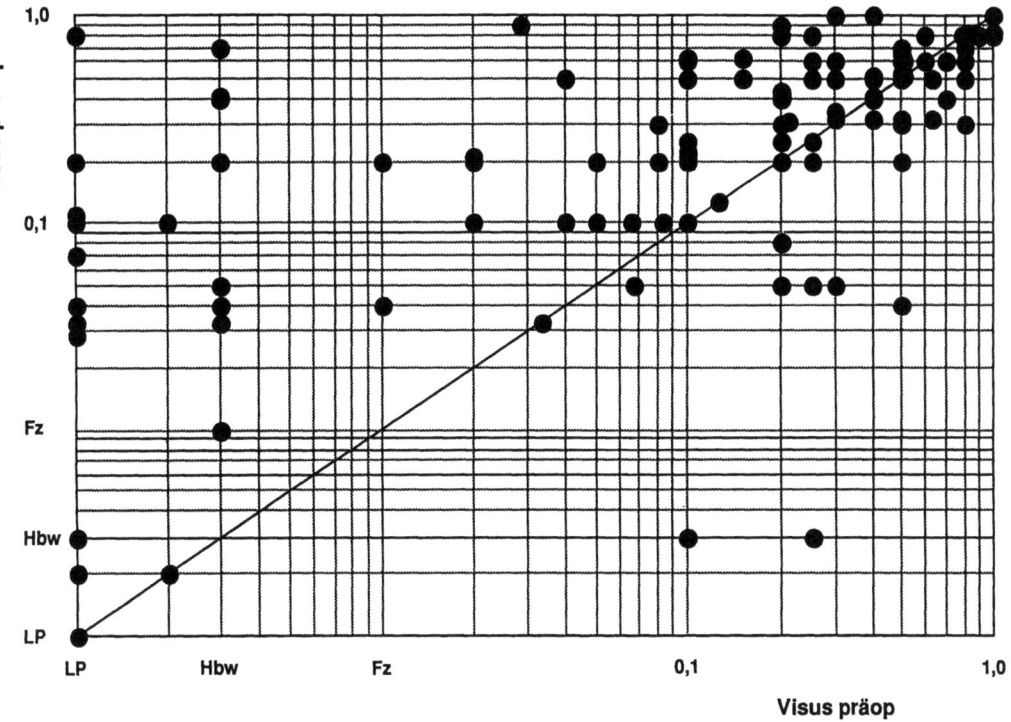

Abb. 1. Visusentwicklung nach transskleraler HKL-Fixation im Gesamtkollektiv (n = 111)

letztem postoperativen Fernvisus, daß die große Mehrheit von 85,8% (93/ 111) von der transskleral fixierten HKL profitierte (Abb. 1), obwohl z.B. bei einem Teil der Augen mit perforierender Keratoplastik die Hornhautfäden noch lagen und das Optimum der visuellen Rehabilitation noch keineswegs erreicht war.

Zur Bewertung der funktionellen Ergebnisse ist von allen Indikations- gruppen diejenige am aussagekräftigsten, bei der vor Jahren die Katarakt intrakapsulär ohne IOL operiert wurde. Hier ist die volle funktionelle Lei- stungsfähigkeit des Auges präoperativ bekannt und mit dem postoperativ erzielten Resultat direkt in Beziehung zu bringen (s. Abb. 2). Von den 44 Augen dieser Sondergruppe erreichten 40 in etwa den präoperativen Aus- gangswert wieder (91,3%). Zu berücksichtigen ist hierbei, daß aufgrund der Bildvergrößerung bei Aphakieglaskorrektur der mit Brille erreichbare Visus in der Regel höher anzusetzen ist als der erreichbare Visus mit IOL. Vier die- ser Augen erlitten allerdings eine signifikante Sehverschlechterung (8,7%) und bezeugen so die Grenzen und Gefahren der Methode. Die Details zu die- sen Patienten sind in der Legende zur Abb. 2 aufgeführt.

Die Grenzen und Gefahren sind nach unserer Auffassung Methoden- immanent, wobei der nicht zu beseitigende Risikofaktor der forcierte Hap- tik-Uvea-Kontakt im Sulcus ciliaris ist, der in einem gewissen Prozentsatz der

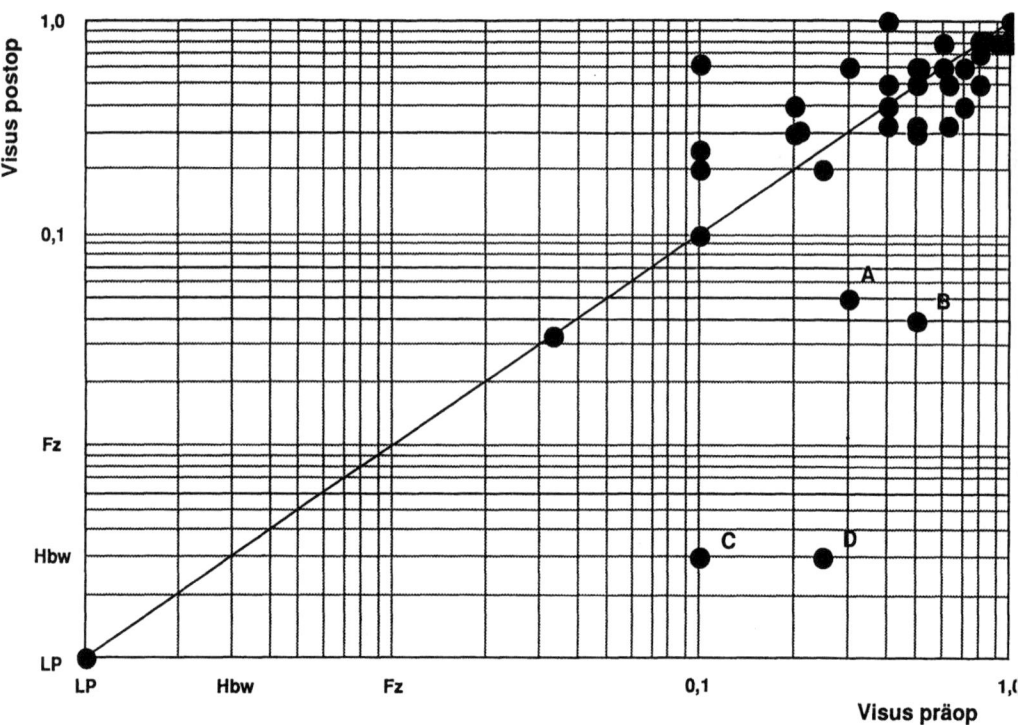

Abb. 2. Visusentwicklung nach transskleraler HKL-Fixation bei Z.n. unkomplizierter ICCE (n = 44). Bei vier Patienten kam es zu einem signifikanten Visusabfall postoperativ. *A* 69 Jahre alter Mann, Z.n. ICCE, schwere proliferative diabtische Retinopathie, ruhige Netzhautsituation nach panretinaler Laserkoagulation, leichte Makulopathie; postoperativ Entwicklung einer nicht beherrschbaren Rubeosis iridis, Explantation der UOL. *B* 87 Jahre alter Mann, Z.n. ICCE, postoperativ Entwicklung einer nicht beherrschbaren chronischen vorderen Uveitis mit Sekundärglaukom, Explantation der IOL, persistierende Aderhautamotio 9 Monate postoperativ. *C* 72 Jahre alter Mann, z.n. ICCE, schwere hämolytische Anämie, unter hochdosierter syst. Steroidtherapie, postoperativ Entwicklung einer chronischen vorderen Uveitis. *D* 72 Jahre alte Frau, diabetische Hintergrundretinopathie, Z.n. HKL-Explantation wegen bakterieller Endophthalmitis, ruhiges Auge mit leichter Makulopathie; postoperativ Entwicklung eines Zentralvenenverschlusses und eines hämorrhagischen Sekundärglaukoms

Fälle eine permanente Störung der Blut-Kammerwasserschranke erwarten läßt. Diese zu erwartende Schrankenstörung kann man offensichtlich nur auf zwei Wegen minimieren: Zum einen muß man Patienten, die zu einer solchen Entwicklung neigen, möglichst von der Operation ausschließen (A); zum anderen muß man die Operation methodisch so gestalten, daß möglichst wenig Uvea-Irritation erfolgen kann (B). Zu A: Aufgrund unserer bisherigen Erfahrungen mit Langzeitkomplikationen (s. Abb. 2 und Tabelle 3) schließen wir Patienten aus, bei denen Allgemeinleiden mit schwerer Beeinträchtigung des Gefäßsystems bestehen und Patienten sehr hohen Alters. Zu

Tabelle 3. Schwerwiegende Komplikationen (einige Patienten erlitten mehr als eine Komplikation; insgesamt waren 10 von 111 Patienten betroffen)

Komplikation	Pathophys. Ursache	IOL-Einnähung ursächlich
Sekundärglaukom:	1. chronische Entzündung	wahrscheinlich
	2. hämolytisch	sicher
	3. hämorrhagisch (ZVT)	nein
	4. chr. Sekundärglaukom (HSV)	nein
	5. chr. Sekundärglaukom (Amöben)	nein
IOL-Explantation:	1. chr. entz. Sek.-Glaukom	wahrscheinlich
	2. hämorrhagisches Sek.-Glaukom (Diabetes)	wahrscheinlich
	3. traumatische Wundsprengung	nein
Chronische Entzündung:	1. IOL-Einnähung	wahrscheinlich
	2. chr. hämolytische Anämie	möglich
Netzhautablösung:	1. postkontusionell	nein
	2. „normale" Aphakieamotio	unwahrscheinlich
Chronische Aderhautamotio:	1. chr. i.o.-Entzündung	wahrscheinlich

B: Einige Details bezüglich des chirurgischen Vorgehens sind nur zum Teil allgemeingültig geklärt. Im folgenden wollen wir unsere Erfahrungen und Auffassung hierzu skizzieren.

IOL-Typ

Wir bevorzugen eine One-piece-PMMA-IOL mit 7-mm-Optik, 13,5 mm Gesamtdurchmesser und steifem Haptik-Design (Typ 48, Morcher GmbH, Stuttgart). Die große Optik ohne Positionierungslöcher gewährleistet ein hohes Maß an Zentriersicherheit und ein Mindestmaß an optischen Störungen, insbesondere bei der Notwendigkeit von rekonstruktiven Maßnahmen an der Iris, die nicht selten bei einer Sekundärimplantation erforderlich sind. Diese One-piece-IOL ist verwindungssteifer als eine Three-piece-IOL mit Polypropylene-Bügeln; die Häufigkeit von Dezentrierungen und Verkippungen scheint seltener zu sein, insbesondere bei Fällen mit noch vorhandenen Linsenresten [3]. Wir haben bisher keine von anderen Autoren befürchtete pathologische Querverspannung des Bulbus durch die One-piece-IOL beobachtet, evtl. liegt dies am geringeren Formerinnerungsvermögen des PMMA [3, 8, 9]. Die leicht kolbenförmigen Haptikenden dieser IOL verhindern ein Abrutschen der Knoten mit konsekutiver Dezentrierung der IOL [1, 26].

Nahtmaterial

Wir benutzen Prolene 10.0 an einer speziellen langen, leicht gebogenen Spatulanadel (CSS-160, Ethicon, Norderstedt), alternativ kommt eine gerade Nadel in Frage, die selbst gebogen werden kann (STC-6, Ethicon, Norderstedt).

Positionierung der Haptik

Die Haptiken sollten optimalerweise im Sulcus ciliaris plaziert werden [20]. Gleich welche Technik der Nadelführung und Durchstichrichtung benutzt wird, sie alle haben das gemeinsame Manko des blinden Aufsuchens des Sulkus [14, 23]. Post-mortem-Untersuchungen haben gezeigt, daß nur zwei von vier Bügeln wirklich im Sulkus verankert waren [3, 15]. Stattdessen kann relativ leicht eine Einnähung in der Irisbasis erfolgen, häufiger aber wird weiter hinten durch die Pars plicata des Ziliarkörpers oder gar durch die Pars plana verankert werden. Die Blutungsgefahr beim Durchstich durch diese sehr gut vaskularisierten Regionen ist erstaunlich gering, und eine tatsächlich auftretende Blutung führt in der Regel nicht zu schwerwiegenden Problemen [3, 12, 19, 21]. Inwieweit durch den Durchstich und die Naht die Blut-Kammerwasserschranke anhaltend komprimiert wird, muß noch geklärt werden. Ob von innen nach außen, wie wir es zur Zeit wieder praktizieren, oder von außen nach innen gestochen wird, hat keinen Einfluß auf das Blutungsrisiko.

Der Versuch, einer Verletzung der Pars plicata des Ziliarkörpers aus dem Wege zu gehen, und im Bereich der Pars plana zu verankern, ist nach unseren Erfahrungen an Einzelfällen nicht zu empfehlen [7]. Trotz ausgiebiger vorderer Vitrektomie kann die vordere Glaskörperbasis nur ungenügend abgetragen werden, so daß beim Einknoten der Haptik die Gefahr von Traktion auf die Glaskörperbasis und damit auf die angrenzende periphere Netzhaut entsteht, was mit einem erhöhten Ablationsrisiko einhergeht [19].

Offen ist, wie man am besten erreicht, daß die Haptik im Sulkus verankert wird. Die variablen Angaben zur angeblich idealen Durchstichentfernung vom Limbus (0,5–2,0 mm) illustrieren, daß diese operationstechnischen Fragen Gegenstand weiterer Studien sein müssen. Zur Verbesserung der operativen Methode ist eine Verankerung im Sulcus ciliaris unter direkter optischer Kontrolle denkbar. Hierzu ist bereits der Einsatz von Spiegelsystemen angeregt worden [6, 14], ob sie praktikabel sind, steht noch dahin.

Bei Irisfixation der Optik und Einlegung der Bügel in den Sulcus ciliaris – eine Methode, die von anderen Autoren propagiert [3, 4, 18, 19, 23], von uns aber abgelehnt wird, ist die Positionierung der Haptik noch unsicherer. Nur einer von acht Bügeln lag im Sulkus, andere fanden sich zum Teil durch Zonulareste durchgeschoben vor der Pars plana [3]. Hinzu kommt eine deutlich größere Pseudophakodonesis, wobei die nicht fixierten Haptiken unkontrolliert den Ziliarkörper trakieren können. Obwohl noch keine vergleichenden Untersuchungen zur Beeinträchtigung der Blut-Kammerwasser-schranke nach transskleraler Fixation und Irisfixation vorliegen, ist angesichts der oben beschriebenen Mechanismen bei der transskleralen Fixation mit einer deutlich geringeren Störung zu rechnen [4].

Vordere Vitrektomie

Eine vordere Vitrektomie selbst mit modernen Glaskörperschneidegeräten soll das Risiko eines zystoiden Makulaödems erhöhen [13]. Andere Autoren bestätigen diese Beobachtungen nicht und weisen darauf hin, daß zur sauberen Implantation der HKL mit Fixationsnaht eine ausgiebige vordere Vitrektomie unerläßlich ist [8, 10, 16, 26]. Alte Linsenreste sind zum Teil so fest mit der Umgebung verbacken, daß das Risiko der Abtragung zu groß wird. Wir belassen sie dann und versuchen die IOL davor zu setzen.

Knotendeckung

Histopathologische Untersuchungen haben gezeigt, daß eingenähte IOL-Haptiken nur von einer erstaunlich geringen Umgebungsreaktion begleitet sind, so daß die Positionsstabilität der IOL auf Dauer nur durch die Naht gewährleistet ist [15]. Eine Nahtentfernung kommt also nicht in Frage, es droht die Luxation. Liegt der geknotete Prolenefaden direkt unter der Bindehaut, besteht die Gefahr der Bindehauterosion durch das rigide Fadenende [15, 19]. Wir selbst haben bisher keine hierdurch bedingte Durchwanderungsendophthalmitis beobachtet, sie ist aber in Einzelfällen beschrieben worden, so daß eine Deckung des Knotens mit einem zuvor präparierten Skleradeckel sinnvoll erscheint.

Schlußfolgerung

Selbst bei großzügiger Indikationsstellung und unter Einbeziehung von Augen mit sehr schlechter Prognose profitieren 85% der Patienten von der transskleralen HKL-Fixation. In einem nicht unerheblichen Maße ist aber mit dem Auftreten von Komplikationen zu rechnen (Tabelle 3), die auf eine erhebliche und anhaltende Störung der Blut-Kammerwasserschranke zurückzuführen sind. Offen ist, wie man mit hinreichender Sicherheit die Patienten, die ein erhöhtes Risiko laufen, erkennt. Bei vorsichtiger Stellung der Indikation ist die transsklerale Nahtfixation einer HKL im Sulcus ciliaris jedoch schon heute eine sichere und befriedigende Möglichkeit der Sekundärimplantation. Weitere Studien bezüglich der Störung der Blut-Kammerwasserschranke vor allem im Vergleich zur Irisfixation und zur Vorderkammerlinsenimplantation werden unserer Auffassung nach die Überlegenheit der transskleralen Fixation untermauern.

Literatur

1. Ameye C, Sundmacher R (1989) Transsklerale Hinterkammerlinsenfixation – eine vielversprechende Methode für die Sekundärimplantation von Intraokularlinsen. Sitzungsbericht 151. Versammlung des Vereins Rhein.-Westf. Augenärzte, S 251–255
2. Apple DJ, Mamalis N, Loftfield K, Googe JM, Novak LC, Kavka-van Norman D, Brady SE, Olson RJ (1984) Complications of intraocular lenses. A Historical and histopathological review. Surv Ophthalmol 29:1–54
3. Apple DJ, Price FW, Gwin T et al. (1989) Sutured retropupillary posterior chamber intraocular lenses for exchange or secondary implantation. The 12th Annual Binkhorst Lecture 1988. Ophthalmology 96:1241–1247
4. Busin M, Brauweiler P, Böker T, Spitznas M (1990) Complications of sulcus-sup ported intraocular lenses with iris sutures, implanted during penetrating keratoplasty after intracapsular cataract extraction. Discussion: Meyer RF. Ophthalmology 97:401–406
5. Drews RC (1987) Posterior chamber lens implantation during keratoplasty wothout posterior lens capsule support. Cornea 6:38–40
6. Duffey RJ, Agapitos PJ, Holland EJ et al. (1989) Intraocular mirror for transscleral fixation of implants and anterior segment reconstruction. Poster, Am Acad Ophthalmol, New Orleans
7. Girard LJ (1981) Pars plana phacoprosthesis. Ocular Surg 12:19–20
8. Grehn F (1989) Hinterkammerlinsenimplantation nach vorderer Vitrektomie mit Nahtfixation im Sulcus. In: Lang G et al. (Hrsg) 2. Kongreß der Deutschen Gesellschaft für Intraokularlinsen Implantation. Enke, Stuttgart, S 125–129
9. Grehn F (1990) Hinterkammerlinsenimplantation mit Nahtfixation im Sulcus. Mittelfristige Ergebnisse. In: Freyler H et al. (Hrsg) 3. Kongreß der Deutschen Gesellschaft für Intraokularlinsen Implantation. Springer, Wien New York, S 223–228
10. Grehn F, Sundmacher R (1989) Fixation of posterior chamber lenses by transscleral sutures: technique and preliminary results. Arch Ophthalmol 107:954–955
11. Hall JR, Muenzler WS (1985) Intraocular lens replacement in pseudophakic bullous keratopathy. Trans Ophthalmol Soc UK 104:541–545
12. Hu BV, Shin DH, Gibbs KA, Hong YJ (1988) Implantation of posterior chamber lens in the absence of capsular and zonular support. Arch Ophthalmol 106:416–420
13. Kramer SG (1981) Cystoid macular edema after aphakic penetrating keratoplasty. Ophthalmology 88:782–787
14. Lammerhuber C, Bartl G (1988) Der Haptikspiegel – Ein Hilfsmittel bei der Linsenimplantation. Spektrum Augenheilkd 2(5):234–236
15. Lubniewski AJ, Holland EJ, Van Meter WS, Gussler D, Parelman J, Smith ME (1990) Histologic study of eyes with transsclerally sutured posterior chamber lenses. Am J Ophthalmol 110:237–243
16. Malbran ES, Malbran E Jr, Negri I (1986) Lens guide suture for transport and fixation in secondary IOL implantation after intracapsular extraction. Int Ophthalmol 9:151–160
17. Miyake K, Asakura M, Kobayaski H (1984) Effect of intraocular lens fixation on the blood-aqueous barrier. Am J Ophthalmol 98:451–455
18. Pearce JL (1976) New Lightweight sutured posterior chamber lens implant. Trans Ophthalmol Soc UK 96:6–10
19. Price FW Jr, Whitson WE (1989) Visual results of suture-fixated posterior chamber lenses during penetrating keratoplasty. Ophthalmology 96:1234–1240
20. Schnaudigel OE (1990) Anatomie des Sulcus ciliaris. Fortschr Ophthalmol 87:388
21. Sen HA, Smith PW (1990) Current trends in suture fixation of posterior chamber intraocular lenses. Ophthalmic Surg 21:689–695
22. Shin DH (1990) Correspondence: Transscleral fixation of posterior chamber intraocular lenses in the absence of capsular support. Ophthalmic Surg 21:376

23. Soong HK, Musch DC, Kowal V, et al. (1989) Implantation of posterior chamber intraocular lenses in the absence of lens capsule during penetrating keratoplasty. Arch Ophthalmol 107:660–665
24. Spigelman AV, Lindstrom RL, Nichols BD, et al. (1988) Implantation of a posterior chamber lens with-out capsular support during penetrating keratoplasty or as a secondary lens implant. Ophthalmic Surg 19:396–398
25. Stark WJ, Goodman G, Goodman D, Gottsch G (1988) Posterior chamber intraocular lens implantation in the absence of posterior support. Ophthalmic Surg 19:240–243
26. Sundmacher R, Althaus C, Wester R (1990) Two years experience with transscleral fixation of posterior chamber lenses. Graefes Arch Klin Exp Ophthalmol

Vorläufige Ergebnisse nach Implantation retroiridal irisfixierter Hinterkammerlinsen

H. Höh, K. W. Ruprecht, N. Nikoloudakis und H.-J. Krannig

Zusammenfassung. Bei insgesamt 27 Patienten haben wir eine retroiridal irisfixierte Hinterkammerlinse implantiert. Bei 12 dieser Patienten wurde im gleichen Eingriff eine perforierende Keratoplastik durchgeführt. Die Nachbeobachtungszeit der 8 Männer und 19 Frauen betrug zwischen 3 und 15 Monaten (m = 9,3 Monate). Wir verwendeten Hinterkammerlinsen mit 7-mm-Optik, modifizierten C-Schlaufen mit zwei Positionierungslöchern und fixierten sie mit zwei doppelt armierten (BV-4-Nadeln) 9-0-Prolenefäden durch die Positionierungslöcher. Das Durchstechen der Irisnaht erfolgt von dorsal und der Knoten wird ventral auf die Iris gelegt.

Der schnelle Anstieg der Sehschärfe der Patienten ohne Keratoplastik zeigt, daß der operative Eingriff von der Mehrzahl der Augen gut vertragen wird. Eine zystoide Makulopathie war bei 6 Patienten vorbestehend (Zustand nach ICCE mit Vorderkammerlinsenimplantation, chronischem Reizzustand, sekundärem Druckanstieg und Hornhautendotheldekompensation) und ist nicht der Operationsmethode anzulasten. An Komplikationen waren leichte Verziehung der Pupille durch die Irisnähte (3 Patienten), Iris capture (1 Patient), hintere Synechien (1 Patient), Ablatio chorioideae (1 Patient), Seclusio pupillae (1 Patient) zu beobachten.

In Anbetracht des Schweregrades der vorbestehenden Pathologie und in Anbetracht der möglichen optischen Alternativen (Starbrille, Kontaktlinse) stellt das Verfahren der Implantation retroiridal irisfixierter Hinterkammerlinsen eine Bereicherung des operativen Repertoires zur optischen Rehabilitation und Wiederherstellung der Lebensqualität betroffener Patienten dar. Da derzeit Langzeitbeobachtungen noch ausstehen, empfehlen wir eine strenge Indikationsstellung und eine sorgfältige Patientenauswahl.

Summary. We have implanted irissuture-fixated posterior chamber lens in 27 patients. With 12 of these patients we simultaneously performed a corneal transplantation. The follow-up was between three and 15 months (m = 9.3 months). We used posterior chamber lenses with a 7 mm optic zone, modified c-loops and with two holes. The lens is sutured to the iris with two double-armed 9-0 prolene sutures. The iris is penetrated from behind and the knot is positioned on the anterior surface of the iris.

The quick rise of the visual acuity of the 15 patients without corneal transplantation shows, that the operation is well tolerated by the majority of the eyes. In 6 patients cystoid macular edema was preexisting (following ICCE with anterior chamber lens implantation, secondary glaucoma and corneal endothelial decompensation) and is not caused by the operation procedure. Complications were slight distorsion of the pupil by the iris sutures (3 patients), iris capture (1 patient), posterior synechiae (1 patient), ablatio chorioideae (1 patient), seclusio pupillae (1 patient).

Taking into account the marked preexisting pathology and the possible alternatives for optical correction (glasses, contact lenses), the operation procedure of iris suturing of a posterior chamber IOL is a enrichment of our operative methods and is usefull in the optical rehabilitation of afflicted patients. Because to date long term follow-ups are missing, we recommend to carfully select the patients for this procedure.

Augenklinik mit Poliklinik, Universität des Saarlandes, Oskar-Orth-Str., W-6650 Homburg/Saar, Bundesrepublik Deutschland

5. Kongreß der DGII
Hrsg. Wenzel et al.
© Springer-Verlag Berlin Heidelberg

Die langfristigen Komplikationen von implantierten Vorderkammerlinsen sind bekannt. Es besteht unserer Meinung nach kein Zweifel, daß der günstigere Ort für die Implantation einer Kunstlinse die Hinterkammer ist. Sind jedoch die natürlichen Haltestrukturen nicht oder nur noch unvollständig vorhanden, werden für die Hinterkammerlinsenimplantation zur Zeit im wesentlichen 2 Verfahren propagiert: 1. die Nahtfixation an der Iris, die methodisch auf Pearce [11] zurückgeht [9, 10, 12, 13] und 2. die transsklerale Sulkusfixation [1, 3, 4, 7, 8, 14, 15, 18]. Wir wenden beide Verfahren selektiv an. In dieser Arbeit möchten wir Ihnen die vorläufigen Ergebnisse einer kleinen Serie von Patienten mit implantierten irisfixierten Hinterkammerlinsen vorstellen.

Patientengut

Bei insgesamt 27 Patienten haben wir eine retroiridal irisfixierte Hinterkammerlinse implantiert. Bei 12 Patienten wurde dieser Eingriff kombiniert mit einer perforierenden Keratoplastik durchgeführt. Die Patienten waren zwischen 58 und 83 Jahren alt (mit Ausnahme eines 24jährigen Patienten), 8 Männer, 19 Frauen. Nachbeobachtungszeit 3–15 Monate (m = 9,3 Monate).

Methodik

Wie auch anderorts gehandhabt [2, 10], haben wir die von Wong et al. [18] angegebene Methode modifiziert und weiterentwickelt und mit folgenden Eingriffen kombiniert durchgeführt. Wir implantieren eine Hinterkammerlinse mit 7-mm-Optik, modifizierten C-Schlaufen und zwei Positionierungslöchern. Ein mit zwei BV-4-Nadeln doppelt armierter 9-0-Prolenefaden wird durch die beiden Positionierungslöcher vorgelegt und anschließend von dorsal durch die Iris gestochen. Nach Einsetzen der Linse in die Hinterkammer läßt sich die Linse durch die vorgelegten Fäden zentrieren. Zuziehen der Naht und Legen des Knotens auf die Irisvorderfläche. Prinzipiell legen wir eine periphere Iridektomie, bei gleichzeitiger Durchführung einer Keratoplastik eine Iridotomie an. Die Vorderkammer wird während des Eingriffs mit einer viskoelastischen Substanz stabilisiert. Vor Abschluß des Eingriffs wird diese wieder abgesaugt. Diese Operationstechnik läßt sich sowohl im Rahmen einer perforierenden Keratoplastik nach Trepanation des Empfängerbettes als auch im Rahmen einer Kataraktoperation mit Zugang über den korneoskleralen Schnitt durchführen. Die Nachbehandlung erfolgt mit antibiotischen und steroidalen Augentropfen. Die Indikationen für die Durchführung der Keratoplastiken sind in Tabelle 1, für die Irisfixation der Hinterkammerlinse in Tabelle 2 aufgelistet.

Tabelle 1. Indikationen für Keratoplastik (n = 12 Patienten)

Hornhautendotheldekompensation nach ICCE mit VKL	7
Hornhautendotheldekompensation nach ICCE	1
Fuchs-Hornhaut-Endothel-Epithel-Dystrophie	1
Hornhautendotheldekompensation nach ECCE mit HKL	1
Hornhautnarben nach Trauma	1
Hornhautnarben (nicht vaskularisiert)	1

Tabelle 2. Indikationen für Irisfixation der Hinterkammerlinse (n = 27 Patienten)

ICCE mit VKL	8
Sekundärimplantation nach ICCE	7
Kapselruptur bzw. Zonulolyse	8
Luxatio/Subluxatio lentis nach Trauma	3
ECCE mit HKL (Revision nach Trauma)	1

Ergebnisse

Eine getrennte Darstellung der operativen Ergebnisse in Abhängigkeit davon, ob im gleichen Eingriff eine Keratoplastik durchgeführt wurde, ist erforderlich, da eine endgültige Beurteilung der erreichbaren Sehschärfe bei den Patienten mit Keratoplastik bei noch liegenden Hornhautfäden nicht möglich ist.

Patienten mit Keratoplastik (n = 12)

Bei 5 Patienten war bereits bis zur Entlassung die Sehschärfe im Vergleich zum Ausgangswert deutlich angestiegen. Bei 6 Patienten war sie unverändert und bei einem Patienten war im Vergleich zum Ausgangsvisus eine Verschlechterung eingetreten. Die Sehverschlechterung war auf eine Seclusio pupillae infolge einer ausgeprägten postoperativen Fibrinexsudation zurückzuführen. Bei 6 Patienten mit unveränderter Sehschärfe bestand ein Makulaödem, das im Rahmen der vorbestehenden Pathologie (lange bestehender Reizzustand mit sekundärem Druckanstieg und Hornhautdekompensation bei Zustand nach Implantation einer Vorderkammerlinse) erklärt ist. Bei 2 Patienten bestand eine Pupillenverziehung durch die gelegten Irisnähte. Die Wahl der Durchstichstelle der Fixationsnaht durch die Iris ist für die Vermeidung postoperativer Pupillenverziehung wichtig. Zur Erleichterung empfiehlt es sich, die zu implantierende Linse vor die Iris zu halten und sich die voraussichtlichen Durchstichpunkte entsprechend der Lage der beiden Positionierungslöcher auf dem Oberflächenrelief der Iris einzuprägen. Eine Transplantateintrübung trat bei keinem der 12 Patienten auf. Mit Ausnahme einer passageren, uns anamnestisch berichteten „Iritis" sind sonstige dieser

Tabelle 3. Sehschärfe nach Implantation retroiridal irisfixierter Hinterkammerlinsen (ohne Patienten mit simultaner Keratoplastik)

Pat. Nr.	Operationsindikation	Visus präoperativ	Visus postoperativ
1.	Linsenluxation nach Trauma	0,1	0,4
2.	Linsenluxation nach Trauma	1/50	0,1
3.	Linsenluxation nach Trauma	FZ	0,2
4.	Kapselruptur	HBW	1,0
5.	Kapselruptur	0,2	0,6
6.	Sekundärimplantation nach ICCE	0,3	0,5
7.	Kapselruptur	1/35	0,1
8.	Sekundärimplantation nach ICCE	0,2	0,2
9.	Kapselruptur	0,3	0,4
10.	Kapselruptur	0,1	0,5
11.	Kapselruptur	1/10	0,6
12.	Dezentrierte VKL nach ICCE	0,2	0,2
13.	Sekundärimplantation nach ICCE	0,7	0,7
14.	Sekundärimplantation nach ICCE	0,4	1,0
15.	Sekundärimplantation nach ICCE	0,6	0,7

Operationsmethoden anzulastende Komplikationen während einer 9,3monatigen Nachbeobachtungszeit nicht aufgetreten.

Patienten ohne Keratoplastik (n = 15)

Bei 12 Patienten war bis zur Entlassung bereits ein Anstieg der Sehschärfe eingetreten. Bei 3 Patienten war die Sehschärfe unverändert. Eine Zusammenfassung der Ergebnisse gibt Tabelle 3. Bei einem Patienten bestand eine leichte Pupillenverziehung durch die Irisnähte. Ein Vierteljahr postoperativ trat bei einem Patienten ein Iris capture auf. Hintere Synechien bei einem weiteren Patienten ließen sich mit dem Neodym-YAG-Laser lösen. Eine Ablatio chorioideae heilte folgenlos aus. Wesentliche, dem Verfahren anzulastende Komplikationen traten nicht auf.

Bei 2 der 3 Patienten, bei denen postoperativ kein Visusanstieg auftrat (Pat. Nr. 8 und 12), ließ sich aufgrund der Vorgeschichte (Zustand nach ICCE) vermuten, daß die Makula bereits präoperativ geschädigt war.

Diskussion

Das hier geschilderte Operationsverfahren mit transiridaler Nahtfixation einer in die Hinterkammer eingebrachten Hinterkammerlinse bei großen Hinterkapseldefekten oder fehlender Hinterkapsel ist wesentlich aufwendiger als die Implantation einer Vorderkammerlinse. Wir erwarten jedoch, daß die von Vorderkammerlinsen bekannten Komplikationsmöglichkeiten ver-

mieden werden können. Im Rahmen des Eingriffs ist eine vordere Vitrektomie erforderlich, die wir nur bei denjenigen Patienten vermeiden konnten,
bei denen bereits in einem früheren Eingriff eine vordere Vitrektomie durchgeführt worden war [5].

Der schnelle Anstieg der Sehschärfe bei den Patienten ohne Keratoplastik
zeigt, daß die Augen den operativen Eingriff gut vertragen und eine schnelle
Erholung eintritt. Die Patienten, bei denen postoperativ ein zystoides
Makulaödem festgestellt wurde, hatten, wie auch im Schrifttum oft angegeben [2, 16, 17], bereits präoperativ eine zum Teil sehr lange Leidensge-
schichte mit kornealer Dekompensation, sekundärer Drucksteigerung bei
chronisch gereizten Augen, Zustand nach ICCE ggf. mit Vorderkammerlinsenimplantation. Die von uns beobachteten Makulaödeme können nicht
dem operativen Verfahren angelastet werden. Ob Makulaödeme auch als
Folge der Operationstechnik postoperativ neu auftreten können, werden
Langzeituntersuchungen zeigen müssen.

Bei 4 Patienten bestand auch postoperativ ein präoperativ nachweisbarer
sekundärer Druckanstieg. Zu einer Verschlechterung der Augeninnen-
drucklage kam es durch den operativen Eingriff nicht. Sekundäre postoperative Drucksteigerungen bei präoperativ normotensiven Patienten sind nicht
aufgetreten.

Eine wesentliche Lento- oder Iridodonesis besteht nicht. Im Gegenteil ist
das Irishinterkammerlinsendiaphragma so stabil, daß es sogar möglich ist,
am offenen Auge (nach Entnahme des Hornhauttransplantats) eine Pars-
plana-Vitrektomie durchzuführen, ohne eine Keratoprothese einnähen zu
müssen [6]. Dies zeigt, daß die Stabilität des Irishinterkammerlinsendia-
phragmas ausreicht, den erhöhten Druck im Glaskörperraum abzufangen. In
einer Serie von 53 Patienten [5] war die Iridopseudophakodonesis ebenfalls
kein Problem.

Hinweise auf ein Iris-Chaffing haben wir bei einer mittleren Nachbeobachtungszeit von etwas über 9 Monaten nicht. Die bei zwei Patienten durchgeführte Fluoreszenzangiographie der Iris zeigt keinerlei verstärkte Exsudation, insbesondere auch nicht im Bereich der Irisnähte.

Es handelt sich hier um vorläufige Ergebnisse. Da Langzeitergebnisse
noch ausstehen, empfehlen wir, das geschilderte Operationsverfahren nur
unter strenger Indikationsstellung bei ausgewählten Patienten anzuwenden.
In Anbetracht der alternativ zur Verfügung stehenden optischen Rehabilita-
tionsverfahren (Starbrille, Kontaktlinsen) handelt es sich jedoch um ein Verfahren, das insbesondere bei älteren Patienten eine Bereicherung des operativen Repertoires darstellt. Gegenüber der transskleralen Sulkusfixation hat
die Irisfixation mit Naht den Vorteil des operativen Vorgehens unter Sicht,
der geringeren Blutungsgefahr und des Fehlens eines als Docht für eine bakterielle Infektion vorhandenen transskleralen Fadenkanals [19].

Literatur

1. Ameye C, Sundmacher R (1989) Transsklerale Hinterkammerlinsenfixation – Eine vielversprechende Methode für die Sekundärimplantation von Intraokularlinsen. Sitzungsbericht der 151. Versammlung des Vereins Rhein-Mainischer Augenärzte, S 251–255
2. Busin M, Brauweiler P, Böker T, Spitznas M (1990) Complications of sulcus-supported intraocular lenses with iris sutures, implanted during penetrating keratoplasty after intracapsular cataract extraction. Ophthalmology 97:401–406
3. Grehn F (1990) Hinterkammerlinsenimplantation mit Nahtfixation im Sulkus. Mittelfristige Ergebnisse. In: Freyler H, Skorpik CH, Grasl M (Hrsg) 3. Kongreß der DGII. Springer, Wien New York, S 223–228
4. Grehn F (1990) Hinterkammerlinsenimplantation nach vorderer Vitrektomie mit Nahtfixation im Sulcus. In: Lang GK, Ruprecht KW, Jakobi KW, Schott K (Hrsg) 2. Kongreß der DGII. Enke, Stuttgart, S 125–129
5. Hall R, Muenzler WS (1985) Intraocular lens replacement in pseudophakie bullous keratopathy. Trans Ophthalmol Soc 104:541–545
6. Höh H, Domanowsky C (1990) Panophthalmie nach Keratoplastik – Pars-plana Vitrektomie am „offenen Auge" (Vortrag mit Videodemonstration). 3. Jahrestagung der Retinologischen Gesellschaft, 30. 11. 90 Berlin
7. Hu BV, Shin DH, Gibbs KA, Hong YJ (1988) Implantation of posterior chamber lens in the absence of capsular and zonular support. Arch Ophthalmol 106:416–420
8. Johnson SM (1989) Results of exchanging anterior chamber lenses with sulcus-fixation posterior chamber IOLs without capsular support in penetrating keratoplasty. Ophthalmic Surg 20:465–468
9. Lass JH, DeSantis DM, Reinhart WJ, Hossain TS, Hom DL (1990) Clinical and morphometric results of penetrating keratoplasty with one-piece anterior-chamber or suture-fixated posterior-chamber lenses in the absence of lens capsule. Arch Ophthalmol 108:1427–1431
10. Naumann GOH, Lang GK, Küchle M (1987) Irisnaht für sekundäre Hinterkammerlinsen-Implantation bei fehlendem Linsenkapsellager. Poster auf der 87. Sitzung der DOG vom 24.–27. September 1989 in Heidelberg
11. Pearce JL (1976) New lightweight sutured posterior chamber lens implant. Trans Ophthalmol Soc 96:6–10
12. Price FW, Whitson WE (1989) Visual results of suture-fixated posterior chamber lenses during penetrating keratoplasty. Ophthalmology 96:1234–1240
13. Soong HK, Musch DC, Kowal V, Sugar A, Meyer RF (1989) Implantation of posterior chamber intraocular lenses in the absence of lens capsule during penetrating keratoplasty. Arch Ophthalmol 107:660–665
14. Smiddy WE (1989) Dislocated posterior chamber intraocular lens – A new technique of management. Arch Ophthalmol 107:167–168
15. Stark WJ, Gottsch JD, Goodman DF, Goodman GL, Pratzer K (1989) Posterior chamber intraocular lens implantation in the absence of capsular support. Arch Ophthalmol 107:1078–1083
16. Waring III GO (1987) Management of pseudophakie corneal edema with reconstruction of the anterior ocular segment. Arch Ophthalmol 105:709–715
17. Waring III GO, Stulting RD, Street D (1987) Penetrating keratoplasty for pseudophakie corneal edema with exchange of intraocular lenses. Arch Ophthalmol 105:58–62
18. Wong SK, Stark WJ, Gotsch JD, Bernitsky DA, McCartney DL (1987) Use of posterior chamber lenses in pseudophakie bullous keratopathy. Arch Ophthalmol 105:856–858
19. Heilskov T, Joondeph BC, Olsen KR, Blankenship GW (1989) Late endophthalmitis after transscleral fixation of a posterior chamber intraocular lens. Arch Ophthalmol 107:1427

Eine Methode zur Implantation sulkusfixierter Hinterkammerlinsen bei fehlender Hinterkapsel — Technik und Ergebnisse

H. P. Brauweiler und A. S. Kessler

Zusammenfassung. Es wird eine neue Technik zur sekundären Implantation von Hinterkammerlinsen bei fehlender Hinterkapsel demonstriert. Hierbei findet eine spezielle Linse mit Fixationsösen in der Haptik Verwendung. Die Methode erlaubt ein schonendes und sicheres Vorgehen selbst bei komplizierten Vorderabschnittsverhältnissen. Es wurden 21 aphake Augen von 18 Patienten operiert. Außer zwei innerhalb von Tagen resorbierten Glaskörperblutungen und vier vorübergehenden postoperativen Drucksteigerungen traten keine Komplikationen auf. Auch die Nachbeobachtung von zur Zeit bis zu 38 Wochen zeigte bei allen Augen einen unauffälligen Verlauf. Alle Augen erreichten den präoperativen Visus mit Aphakiekorrektur oder sahen besser.

Summary. A technique for secondary posterior chamber lens implantation in absence of the posterior capsule is demonstrated. A special posterior chamber lens with fixation-holes at the Apex of the Haptic is used. 21 aphacic eyes of 18 patients were operated. The follow up was 9 to 38 weeks. In two cases some intraoperative bleeding occured, that was resorbed spontaneously within a few days. Four cases showed a transient rising of the intraocular pressure. There was no other complication. All eyes showed an increase of the uncorrected and of the best corrected vision.

Die Sekundärimplantation von Hinterkammerlinsen mit Nahtfixation wird schon seit längerem als Alternative zur sekundären Vorderkammerlinsen-implantation diskutiert und praktiziert. Dabei kommt die transsklerale Naht-fixation der Linsenhaptik im Sulcus ciliaris oder aber die Nahtfixation der Linsenoptik an der Iris in Frage. Besonders die Fixation an der Iris hat sich wegen des Auftretens von Glaukom und zystoidem Makulaödem als proble-matisch erwiesen [1]. Aber auch bei der transskleralen Nahtfixation durch den Sulcus ciliaris wurde von unterschiedlichen Ergebnissen berichtet [2,3,7]. Ist die Methode im Rahmen der perforierenden Keratoplastik ope-rationstechnisch noch relativ einfach, wird sie bei reinen Sekundärimplan-tationen, insbesondere bei komplizierten Vorderabschnittsverhältnissen, schwierig, langwierig und u.U. traumatisierender als die Vorderkammer-linsenimplantation [3, 4]. Viele Autoren geben daher der sekundären Vor-derkammerlinsenimplantation den Vorzug [7]. Es gilt hier, Operationstech-niken zu verwenden, die atraumatisch, sicher und zuverlässig planbar sind.

Klinik Dardenne, Friedrich-Ebert-Str. 23−25, W-5300 Bonn-Bad Godesberg, Bundesrepublik Deutschland

5. Kongreß der DGII
Hrsg. Wenzel et al.
© Springer-Verlag Berlin Heidelberg

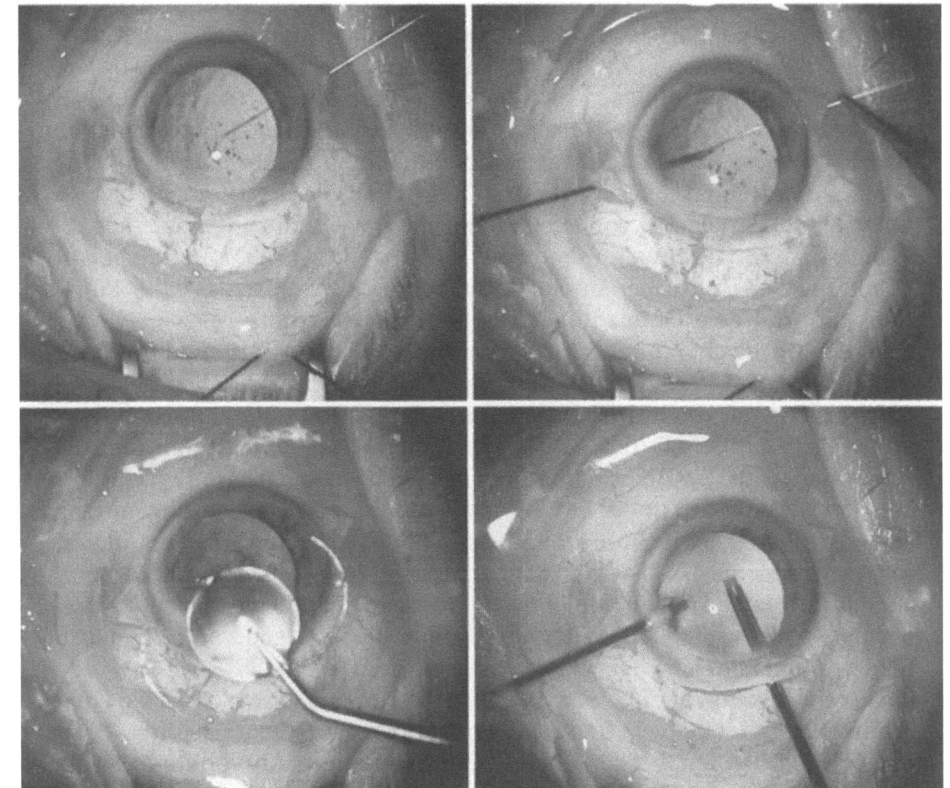

Abb. 1a–d. Chirurgisches Vorgehen bei der Sulkusfixation „ab externum": **a, b** Vorlegen der Prolene-Naht; **c, d** Fixation und Implantation

Material und Methoden

Bei 21 aphaken Augen von 18 Patienten wurde eine Hinterkammerlinse mit Nahtfixation im Sulcus ciliaris implantiert. Es handelte sich um 11 Frauen und 10 Männer. Das Durchschnittsalter betrug 67 Jahre (26–86 Jahre). Bei 17 Augen bestand ein Zustand nach unkomplizierter intrakapsulärer Kataraktextraktion. Der Eingriff lag im Mittel 7,6 Jahre (3–12 Jahre) zurück. Bei den übrigen 4 Augen war eine komplizierte extrakapsuläre Kataraktoperation mit vollständigem Verlust der hinteren Linsenkapsel vorausgegangen. Von diesen wiesen 3 Augen teilweise umfangreiche Verklebungen von Iris, Glaskörper und Hornhaut auf. Der Eingriff lag im Mittel 9,75 Monate (9–14 Monate) zurück. Der Nachbeobachtungszeitraum liegt zur Zeit im Mittel bei 19,8 Wochen (9–38 Wochen).

Bei allen Patienten wurde dieselbe Operationstechnik (Abb. 1a–d) verwendet: Nach dem Eröffnen der Bindehaut wurden zunächst zwei dreieckige

Skleradeckel mit etwa 3 mm breiter Basis am Limbus bei 2 h und 8 h präpariert. Über einen korneoskleralen Zweistufenschnitt und eine Parazentese bei 2−3 h wurde dann eine sorgfältige und gründliche bimanuelle vordere Vitrektomie durchgeführt. Anschließend wurde die Vorderkammer mit viskoelastischer Substanz (Healon) gefüllt und zusätzlich der Raum im Bereich des Sulcus ciliaris damit dargestellt. Ein mit einer langen geraden Nadel armierter Prolene-10-0-Faden (STC-6, Fa. Ethicon) wurde bei 8 h unter dem Skleradeckel von außen unter die Iris geführt und von einer 27-Gauge-Kanüle, die entsprechend bei 2 h eingeführt wurde, unter Sicht aufgefangen. Das Einstechen in die Sklera konnte durch Vorritzen der Punktionsstelle mit dem Diamantmesser wesentlich erleichtert werden. Für die Punktion wurde ein Abstand von ca. 0,5 mm vom chirurgischen Limbus eingehalten [5]. Der Prolenefaden wurde quer hinter der Iris durchgezogen und anschließend mit einem Irishäkchen durch den Korneoskleralabschnitt herausgeführt. Außerhalb des Auges wurde der Faden durchtrennt und die freien Enden an den Befestigungsösen der Hinterkammerlinse (Typ PC 279 W, 7 mm modified C-Loop, Fa. Polytech) verknotet. Bei gleichzeitigem Zug an den Prolenefäden konnte die Linse anschließend leicht in die Hinterkammer eingeführt, im Sulcus ciliaris abgestützt und zentriert werden. Die Befestigung erfolgte dann durch einfache Rückstichnähte unter den Skleradeckeln, die anschließend readaptiert wurden. Bei 3 Augen waren zusätzlich teilweise umfangreiche Synechienlösungen erforderlich, bei 2 Augen wurde eine Irisplastik durchgeführt. In allen Fällen wurde im Anschluß an die Operation 40 mg Gentamycin und 4 mg Fortecortin parabulbär gespritzt. Postoperativ wurde 6mal täglich eine Dexamethason-Antibiotikum-Lösung getropft.

Ergebnisse

In einem Fall kam es intraoperativ zu einer leichten Blutung in den Glaskörperraum, die ihren Ausgang jedoch nicht von der Sklerapunktion, sondern vom korneoskleralen Operationszugang nahm. Sonst wurden keine intraoperativen Komplikationen beobachtet. Postoperativ kam es bei 4 Augen zu einem Druckanstieg bis 36 mmHg, der sich in allen Fällen nach Gabe eines Carboanhydrasehemmers am 2. postoperativen Tag normalisierte. Im übrigen zeigten alle Augen einen komplikationslosen postoperativen Verlauf. Insbesondere fand sich keine übermäßige oder gar fibrinöse Entzündungsreaktion und kein Hornhautödem. Lediglich eine Patientin wurde am 5. postoperativen Tag zurücküberwiesen, weil eine plötzliche Glaskörperblutung aufgetreten war. Die Blutung klarte nach einigen Tagen auf, ophthalmoskopisch waren keine pathologischen Befunde feststellbar.

Fast alle Augen zeigten im postoperativen Verlauf eine ermutigende Verbesserung des bestkorrigierten Visus. In Abb. 2a, b sind die Ergebnisse gegenübergestellt. Einen Vergleich zeigen Abb. 3 und 4. Zwei Augen zeig-

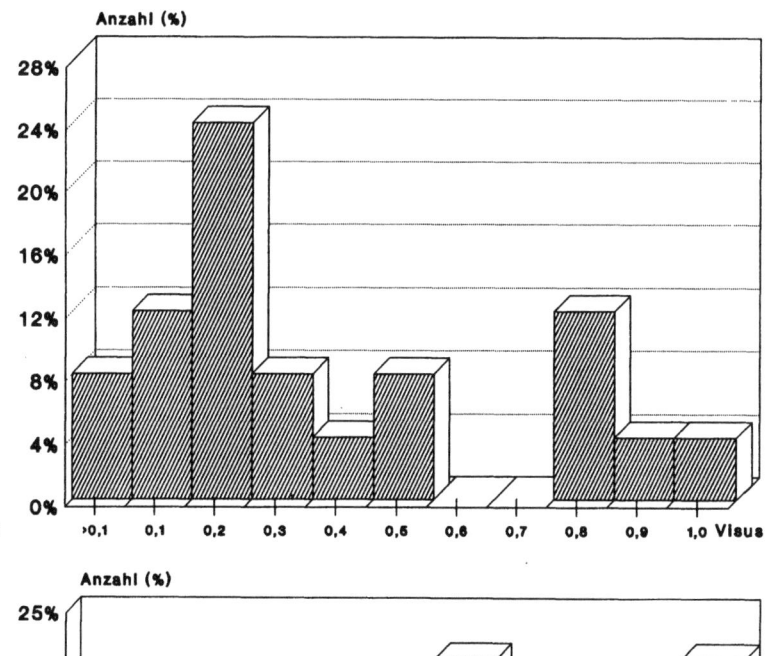

a

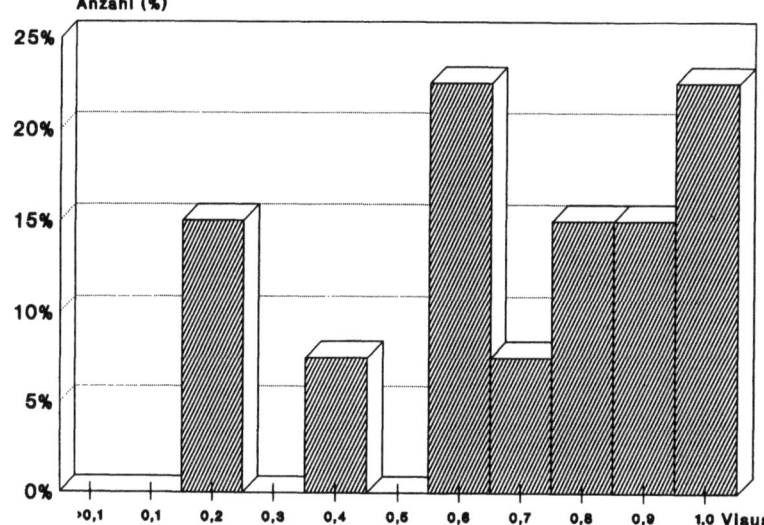

b

Abb. 2a, b. Gegenüberstellung des bestkorrigierten postoperativen Visus in der frühen postoperativen Phase (1. Tag postop.) und 20 (9–38) Wochen postop

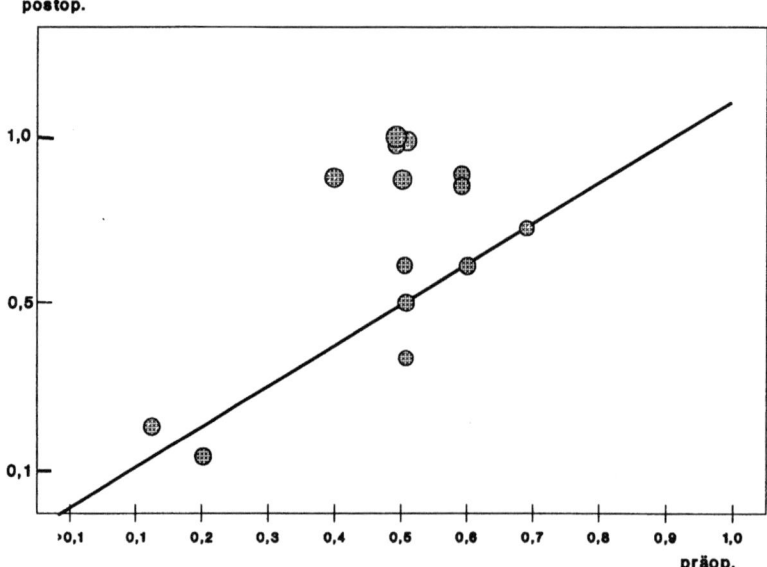

Abb. 3. Vergleich des bestkorrigierten Visus prä- und postoperativ

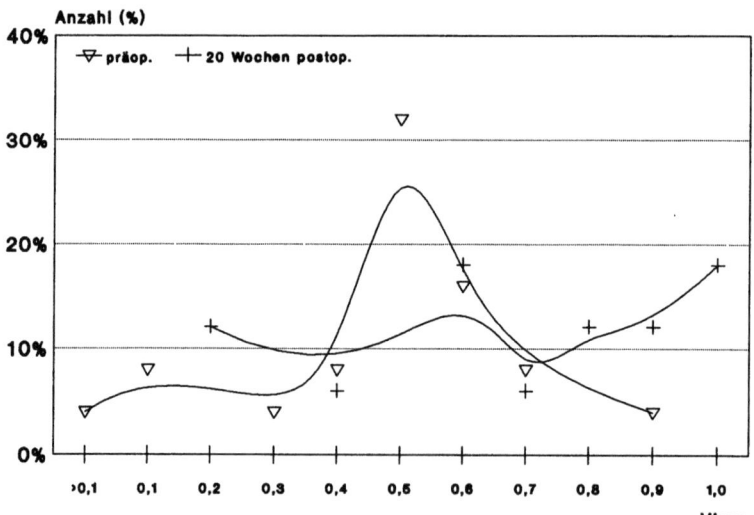

Abb. 4. Gegenüberstellung der Visusverteilung prä- und postoperativ

ten keine Visusverbesserung. Beide waren der Gruppe der komplizierten extrakapsulären Voroperation zuzuordnen.

Diskussion

Die Sekundärimplantation sulkusnahtfixierter Hinterkammerlinsen wird kontrovers diskutiert. Insbesondere bei aphaken Augen ohne zusätzliche Pathologie wird die Vorderkammerlinsenimplantation oft bevorzugt. Hierbei sind jedoch nicht nur die mit Vorderkammerlinsen assoziierten verschiedenen Komplikationen wie Glaukom, UGA-Syndrom oder zystoides Makulaödem zu bedenken, die bei der sachgerechten und korrekten Implantation (die ja schwieriger ist, als viele denken) wohl meist vermeidbar sind. Bei der Sekundärimplantation einer Vorderkammerlinse ist häufig auch mit einer Reduktion des bestkorrigierten Visus um mindestens eine Visuslinie zu rechnen [6]. Auch bei der Sekundärimplantation sulkusfixierter Hinterkammerlinsen wurde von Komplikationen berichtet [3, 7]. Diese hatten ihre Ursachen jedoch weniger in der Plazierung der Intraokularlinse, sondern in der Regel vielmehr in der verwendeten chirurgischen Technik. Wohl auch aus diesem Grund wurden in den letzten Jahren immer wieder verschiedene Vorschläge zur Operationstechnik gemacht [4, 5]. In der vorliegenden Arbeit kam eine modifizierte Version der von J. S. Lewis vorgeschlagenen Technik zur Anwendung, wie wir sie seit Anfang 1990 verwenden. Der große Vorteil ist, daß außer der Vitrektomie praktisch keine Manipulationen im Auge erforderlich sind. Die Methode ist dadurch erheblich sicherer und schonender als der Balanceakt mit einer kurz gefaßten CIF-Nadel, die durch die ganze Vorderkammer hinter die Iris geführt den Sulcus ciliaris von innen punktieren soll. Mit den anatomischen Verhältnissen im Limbusbereich ist jeder erfahrene Chirurg bestens vertraut. Nachdem inzwischen mehrere Studien zu anatomischen Gegebenheiten bei der Sulkusnaht vorliegen, dürfte der Zugang „ab externum" etwa 0,5 mm vom chirurgischen Limbus deutlich zuverlässiger als die Blindpunktion von innen sein, solange diese nicht unter endoskopischer Kontrolle durchgeführt werden kann. Aphake Augen, bei denen eine Sekundärimplantation erforderlich wird, haben in der Regel ein in seinem Ausmaß nicht abschätzbares Operationstrauma hinter sich. Für die Langzeitprognose dieser Augen ist sowohl der implantierte Linsentyp als auch eine schonende Operationstechnik von ausschlaggebender Bedeutung. Nach den vorliegenden Ergebnissen könnte die beschriebene Methode hier ihren Platz finden. Auch wenn die Nachbeobachtungszeit bei einzelnen Patienten bis zu 38 Wochen reicht, sind Langzeitergebnisse jedoch abzuwarten.

Literatur

1. Busin M, Brauweiler HP, Böker T, Spitznas M (1990) Complications of sulcus-supported intraocular lenses with iris sutures, implanted during penetrating keratoplasty after intracapsular cataract extraction. Ophthalmology 97:401−406
2. Duffey RJ, Holland EJ, Agapitos PJ, Lindstrom RL (1989) Anatomic study of transsclerally sutured intraocular lens implantation. Am J Ophthalmol 108:300−309
3. Malbran ES, Malbran E, Negri I (1986) Lens guide suture for transport and fixation in secondary IOL implantation after intracapsular extraction. Int Ophthalmol 9:151−160
4. Maus M, Sivalingham E (1989) Alternativ method for sulcus fixation of posterior chamber lenses in the absence of capsular support. Ophthalmic Surg 20:476−479
5. Pannu JS (1989) A new suturing technique for ciliary sulcus fixation in the absence of posterior capsule. Ophthalmic Surg 19:751−754
6. Stark WJ, Worthen DM, Holladay JT et al. (1983) The FDA report on intraocular lenses. Ophthalmology 90:311−317
7. Stark WJ, Goodman G, Goodman D, Gottsch J (1988) Posterior chamber intraocular lens implantation in the absence of posterior capsular support. Ophthalmic Surg 19:240−243

Sklerafixationstechnik
mit modifizierten Materialien – Videoabstract

H. HERMEKING und E. GERKE

Zusammenfassung. Aufwendige intraoperative Manipulationen, wie das Verknoten des Nahtmaterials mit der Linsenhaptik, sorgen über die dafür benötigte Zeit auch für eine größere operative Belastung des betreffenden Auges. Ein Verzicht auf diese Linsenpräparation bedeutet damit auch gleichzeitig ein geringeres operatives Trauma. Bei Verwendung von geeigneten Prolene-Fäden können diese einfach durch dafür vorgesehene Haptikösen durchgezogen und danach mit Knöpfen versehen werden. Diese Knöpfe verhindern ein Durchrutschen der Prolene-Fäden und sichern das Festsitzen des Nahtmaterials (Abb. 1).

Summary. Hitherto intraocular lenses had to be especially prepared for transscleral fixation. Prolene material had to be knotted to the haptics. The procedure is time consuming which means additional stress to the operated eye. With the use of especially designed haptics and prolene material transscleral fixation can be shortened and simplified. The loops of the intraocular lens are provided with a small eyelet and one end of the prolene suture with on knot securing the fixation when the suture is tightened. In our first trials with these modified material considerable sparing of time was achieved.

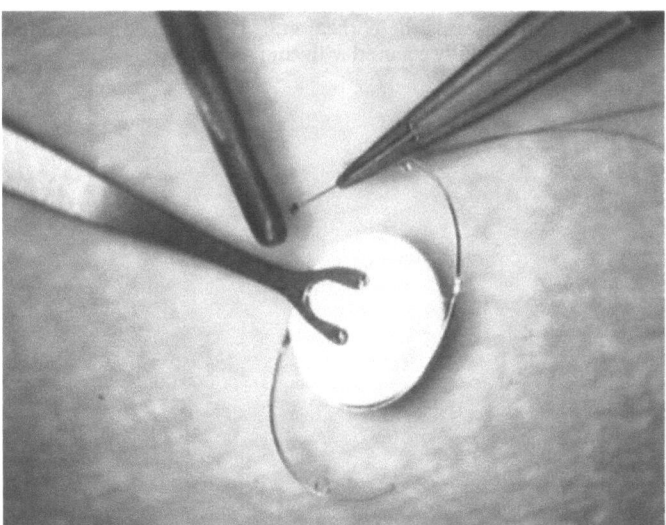

Abb. 1. Berührungslos läßt sich über Hitze am Prolene-Nahtmaterial ein Knopf anbringen. Zuvor ist das Nahtmaterial durch eine Haptiköse durchgezogen worden und ist somit letztendlich gesichert gegen ein Ab- und Durchrutschen. Das Verfahren ist hier experimentell dargestellt

Augenklinik, Klinikum Barmen, Heusnerstr. 40, W-5600 Wuppertal 2, Bundesrepublik Deutschland

5. Kongreß der DGII
Hrsg. Wenzel et al.
© Springer-Verlag Berlin Heidelberg

Explantation einer irisgestützten Linse mit Keratoplastik und Implantation einer Hinterkammerlinse mit Sulkusnaht

T. Schmidt und I. Lanzl

Zusammenfassung. Die optische Versorgung von intrakapsulär operierten Patienten, bei denen wegen pseudophakieinduzierter Keratopathie eine Linsenexplantation und Keratoplastik erforderlich ist, stellt ein Problem dar. Bewährt hat sich in unseren Händen die erstmals von Grehn angegebene Technik der Nahtfixation einer Hinterkammerlinse im Sulcus. Der Videofilm zeigt die Explantation einer irisgetragenen Linse – Modell Lieb – über Open-sky-Zugang. Nach ausgiebiger vorderer Vitrektomie wird eine bikonvexe One-piece-Linse in Bügelposition 3 und 9 Uhr mit jeweils einer Naht sulcusfixiert. Danach wird das Transplantat aufgebracht und fixiert. Abschließend erfolgt sorgfältige Deckung der Fixationsnähte des Pseudophakos mit Konjunktiva.

Summary. IOL explantation and corneal transplantation may become necessary in IOL induced keratopathy following ICCE. Aphakia-correction in these patients poses a major problem. We had good results with fixation of a PC-IOL by sulcus-suture, a method first suggested by Grehn. The video tape demonstrates the explantation of an iris-supported IOL, type „Lieb", by an open sky approach. Following a complete anterior vitrectomy we implanted a biconvex one piece PC-IOL with the loops in 3 and 9 o'clock position, each of them fixated by a sulcus suture. Afterwards the corneal graft is positioned and fixated. Finally the IOL fixating sutures are carefully covered with conjunctiva.

Augenklinik der Technischen Universität München, Klinikum rechts der Isar, Ismaninger Str. 22, W-8000 München 80, Bundesrepublik Deutschland

5. Kongreß der DGII
Hrsg. Wenzel et al.
© Springer-Verlag Berlin Heidelberg

Die Therapie der postoperativen Endophthalmitis

K. Heimann, K. D. Lemmen, Ch. Hartmann und B. Wolfgarten

Zusammenfassung. Die Endophthalmitis nach IOL-Implantation stellt ein nicht zu vernachlässigendes Problem dar. Neben dem klassischen Bild der akut-eitrigen Endophthalmitis zeigt sich immer mehr, daß es eine subakute bis chronisch rezidivierende Form gibt, die eine direkte Folge der modernen Implantationstechniken darstellt. Sonst apathogene Keime, wie koagulase-negative Staphylokokken oder Propionibakterien, werden bei der Implantation in den Kapselsack verschleppt und vermehren sich in typischer Weise, wobei Adhäsion und Keimvermehrung auf der Oberfläche der Kunstlinse eine begünstigende Rolle spielen. Die Prinzipien der modernen antibiotischen und antimykotischen Therapie werden erörtert. Bei der akuten, eitrigen Form ist sicherlich die sofortige Pars-plana-Vitrektomie mit der intraokularen Gabe von Antibiotika oder Mykotika die Therapie der Wahl. Bei subakuten oder chronischen Verlaufsformen kann neben der allgemeinen Therapie die intravitreale Injektion in Erwägung gezogen werden. Führt dies nicht zum Erfolg, so ist auch hier die Pars-plana-Vitrektomie mit Eröffnung der Linsenhinterkapsel zu empfehlen. Nach eigenen Erfahrungen sollte zunächst die Explantation des Pseudophakos verhindert werden.

Summary. Endophthalmitis after IOL-implantation represents a problem that can not be neglected. Beyond the classical clinical picture of acute purulent endophthalmitis it is more and more becoming evident, that there is a subacute and chronically reciding form as a direct consequence of modern implantation techniques. During the implantation usually non-pathogenic germs such as coagulase-negative staphylococci or the propionibacterium are transmitted into the capsular bag under the favorising influence of adhesion and proliferation of germs at the surface of the artificial lens. The principles of modern antibiotic and antimycotic therapy are discussed. The therapy chosen for curing the acute, purulent form is certainly immediat pars plana vitrectomy with intraocular administration of antibiotics and myotics. In treating the subacute and chronical forms intravitreous injection can be considered beyond the general therapy. If this is not sucessfull the pars plana vitrectomy with exposure of the posterior lens capsule is equally recommended in this cases. At the beginning the explantation of the pseudophakos should be avoided according to the authors own experiences.

Die Häufigkeit der postoperativen Endophthalmitis nach Kataraktoperation wird mit 0,056−0,53% angegeben [12]: obwohl eine relativ seltene Komplikation, kann sie doch einen deletären Verlauf nehmen. Der Glaskörperchirurg wird mit diesem Krankheitsbild nicht so selten konfrontiert, da ihm solche Fälle zur Vitrektomie überwiesen werden. Endophthalmitis nach Kataraktoperation macht dabei einen Anteil von ca. 60% aus [3]. Die jüng-

Abteilung für Netzhaut- und Glaskörperchirurgie, Joseph-Stelzmann-Str. 9, W-5000 Köln-Lindenthal, Bundesrepublik Deutschland

5. Kongreß der DGII
Hrsg. Wenzel et al.
© Springer-Verlag Berlin Heidelberg

sten Erfahrungen zeigen, daß die Implantationschirurgie das klinische Bild der postoperativen Entzündungszustände verändert hat: Neben der bekannten akut-eitrigen Endophthalmitis werden immer häufiger subakute oder chronische Verlaufsformen diagnostiziert.

Klinisches Bild

Akut-eitrige Endophthalmitis

Ihre Symptome sind dem Ophthalmochirurgen geläufig: Fibrinexsudation und Hypopyonbildung in der Vorderkammer, Infiltrationen des Kapselsacks und des Glaskörpers werden begleitet von Lidschwellung und Bindehautchemosis. Ein charakteristisches Symptom, das auch Hinweis auf den Verlauf gibt, sind die eindeutigen Schmerzempfindungen des Patienten.

Ein schnelles Übergreifen auf den hinteren Augenabschnitt innerhalb von Stunden mit der Folge von irreparablen Schädigungen der Netzhaut ist hier die wesentliche Gefahr. Daraus ergibt sich die Notwendigkeit einer unverzüglichen adäquaten Therapie. Sowohl gram-positive (besonders Staphylococcus aureus, Streptokokken) als auch gram-negative Erreger (gefährlich hier Pseudomonas aeruginosa) können für die Entstehung der akuten Endophthalmitis hauptsächlich verantwortlich gemacht werden.

Subakute oder chronische Endophthalmitis

Diese kann häufig erst mit einer gewissen Latenz von Wochen oder sogar Monaten eintreten mit den Symptomen der Fibrinexsudation, zellulärer Ausschwemmung in der Vorderkammer und Infiltration des Kapselsacks und des Glaskörpers. Beschläge auf der Linsenoberfläche werden häufig beobachtet. Die Entzündungsschübe sprechen nur vorübergehend auf Steroidgaben an. Sekundäre Schädigung der Netzhaut, insbesondere ein zystisches Ödem der Makula, können sich einstellen.

Apple et al. [1] haben zuerst darauf hingewiesen, daß chronische bakterielle Infektionen im Kapselsack hier die Ursache des Krankheitsbildes sein können. Die Fülle der in den letzten Jahren zu diesem Thema erschienenen Literatur läßt keinen Zweifel daran, daß es sich hierbei um eine für die moderne Implantationstechnik typische Komplikation handelt: Man nimmt an, daß während der IOL-Implantation sonst apathogene Keime, wie Staphylococcus epidermidis und Propionibacterium acneis, in den Kapselsack verschleppt werden, hier auf der Oberfläche der Kunstlinse wachsen und die chronischen Entzündungsschübe hervorrufen [1, 4, 9−11, 13, 15, 19, 22−25, 33−39, 42, 45] (Abb. 1).

Es wird immer deutlicher, daß diese Verlaufsform dem aus der modernen Implantationschirurgie bekannten Krankheitsbild, *der sog. Plastikinfektion,* zuzuordnen ist [29−31]. Es wurde zum ersten Mal bei der 4. Tagung der

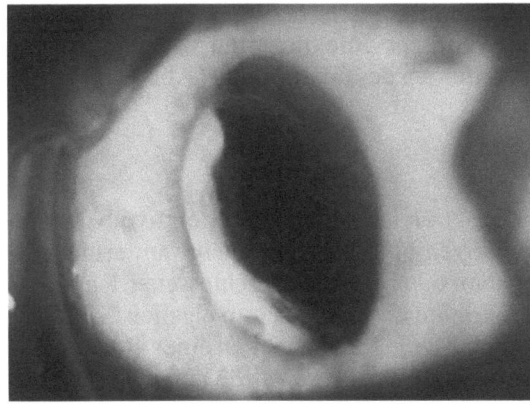

Abb. 1. Infiltration des Kapselsacks bei chronischer postoperativer Endophthalmitis, hervorgerufen durch koagulasenegative Staphylokokken. Nach Pars-plana-Vitrektomie und postoperativer antibiotischer Behandlung Abheilung des Krankheitsbildes

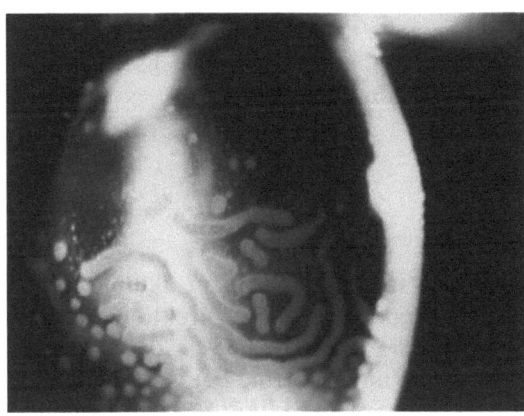

Abb. 2. Subakute mykotische Infektion (Aspergillus) mit ungewöhnlichen Beschlägen auf der Hornhautrückfläche

DGII auf diesen Zusammenhang hingewiesen [17], andere Autoren kamen zur gleichen Schlußfolgerung [16, 35]. Über materialtypische Adhäsionen auf der Oberfläche der Kunstlinse kommt es zu einer Keimvermehrung und protektiven Ausbildung einer Schleimmatrix, die eine Persistenz des Infektionsherdes und Resistenz gegen Antibiotika gewährleistet. In diesem Zusammenhang ist die Beobachtung von Bedeutung, daß in Vitrektomieaspiraten bei Endophthalmitis nach intrakapsulärer Kataraktextraktion in 25%, nach extrakapsulärer Extraktion aber in 66% der Fälle Staphylococcus epiderdimis gefunden wurden [41].

Mykotische Endophthalmitis

Pilzinfektionen können sowohl unter dem Bild der akuten wie auch der subakuten oder chronischen Endophthalmitis auftreten [21, 36, 38, 39, 42] (Abb. 2). Überraschend war die eigene Beobachtung, daß bei einer Infektion mit Candidaerregern eine hämorrhagische Komponente beobachtet wird. Charakteristisch für die mykotische Infektion sind vor allem dichte weißliche, schneeballartige Infiltrationen des Glaskörpers (Abb. 2).

Infektionsursachen

Als Ursache der intraokularen Infektion kann eine intraoperative Keimeinschleppung oder in der postoperativen Phase eine Keimeinwanderung entlang lockerer korneoskleraler Fäden oder nicht festgeschlossener Kataraktwunden in Frage kommen. Dies konnte auch in unserem eigenen Krankengut beobachtet werden (s.u.). Auch auf die Möglichkeiten einer Dochtinfektion nach transskleraler Sulkusfixation einer Linse wurde hingewiesen [18]. Die Erregerkontamination von Spülflüssigkeiten kann zu desaströsen Serieninfektionen führen [7, 21, 32]. Die Anheftung von Erregern in den Schläuchen des Spülsystems, das in der modernen Kataraktchirurgie verwendet wird, stellt eine weitere Gefahrenquelle dar. Darüber hinaus entspricht es medizinischen Erfahrungen, daß bei diabetischer Stoffwechsellage oder fortgeschrittenem Alter die Infektionsgefahr höher ist.

Eigenes Patientengut

In den Jahren 1985–1990 wurden 10 Patienten nach einer akuten und 16 Patienten wegen einer chronischen Endophthalmitis vitrektomiert. Das Erregerspektrum ist Tabelle 1 zu entnehmen. Auffallend war, daß bei insgesamt 6 Fällen offensichtlich Naht- und Wundprobleme bei der Entstehung eine Rolle spielen. In 1 Fall kam es nach Sulkusfixation zu einer Candida-Endophthalmitis, offensichtlich entlang des transskleralen Fadens. Zu lockere korneosklerale Fäden wurden in 4 Fällen beobachtet. In 1 Fall trat eine akute Endophthalmitis nach Nahtdurchtrennung auf. Bei 10 Patienten (= 39%) lag ein Diabetes mellitus vor. Bemerkenswert ist, daß in 3 Fällen mit Candida-Endophthalmitis Blutungen in die Vorderkammer und in den

Tabelle 1. Erregerspektrum bei 26 Fällen von postoperativer Endophthalmitis

Erreger	Akute Endoph.	Chronische Endoph.
koag.-neg. Staphylok.	3	1
Streptok.	1	–
Enterok.	1	–
Candida albicans	1	4
Staphylok. epid.	–	2
Aspergillus fumigatus	–	2
kein Keimnachweis	4	7
Summe	10	16

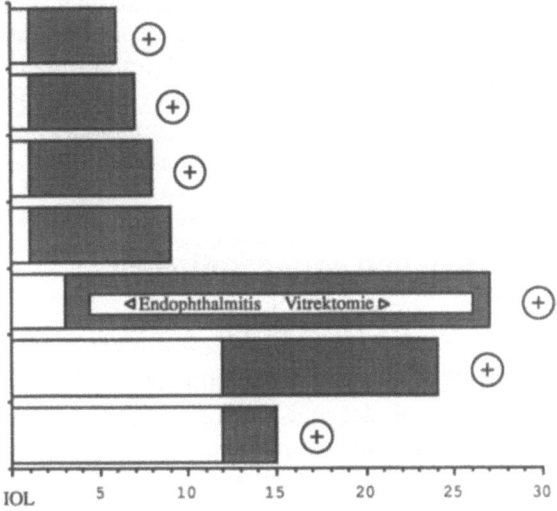

a   Wochen nach IOL-Implantation

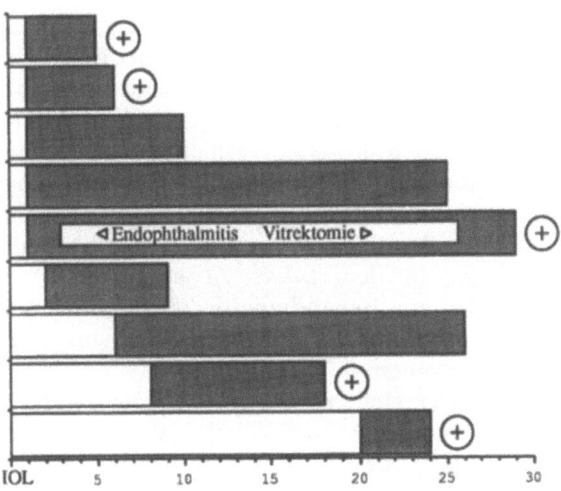

b   Wochen nach IOL-Implantation

Abb. 3. Auftreten der Symptome und Behandlungsdauer (*Schraffur*) bei **a** chronisch-bakterieller (n = 7 Augen) und **b** chronisch-mykotischer (n = 9 Augen) postoperativer Endophthalmitis. Zum Teil traten diese Symptome Monate nach der IOL-Implantation ein. Eine Vitrektomie wurde erst nach erfolgloser antibiotischer und antimykotischer Behandlung durchgeführt

Glaskörper zu beachten waren. Die Latenzzeit zwischen Kataraktoperation und Auftreten der Symptome ist Abb. 3 zu entnehmen. Auffallend war, daß in einigen Fällen erst Wochen oder Monate nach dem Eingriff die Entzündungszeichen auftraten, sowohl bei bakterieller wie auch bei mykotischer Endophthalmitis. In 1 Auge, das wegen einer Pilzinfektion enukleiert werden mußte, konnten Sporen im Kapselbereich festgestellt werden.

Grundsätze der antibiotischen und antimykotischen Therapie [20, 23, 27, 36, 38]

Ein Problem der antibiotischen Therapie der Endophthalmitis stellt die unzureichende Kammerwassergängigkeit der meisten Antibiotika bei *allgemeiner Applikation* dar, so daß zusätzlich die intraokulare Gabe als *intravitreale* Injektion mit und ohne *Vitrektomie* in Betracht gezogen werden muß.

Generell wird zur Zeit vielfach eine Kombination von *Cephalosporinen* (z.B. Cephalozin) und *Aminoglykosiden* (Gentamycin, Tobramycin, Amikacin) empfohlen, da beide Antibiotikaformen sich ergänzen und ein breites Spektrum gram-positiver und -negativer Erreger abdecken. Welche Kombination der Augenarzt dabei im einzelnen benutzt, hängt von der regionalen Resistenzsituation ab. In der Diagnostik und Therapie der Endophthalmitis ist dabei unbedingt eine enge Zusammenarbeit mit dem zuständigen Mikrobiologen notwendig, der die örtlichen Resistenzverhältnisse kennt und danach eine entsprechende Empfehlung zur Antibiotika-Therapie geben soll. Das zur Zeit in der Kölner Universitäts-Augenklinik benutzte Schema ist mit dem dortigen Mikrobiologischen Institut der Universität erarbeitet worden[1]. Einzelheiten der Therapie sind dem *Anhang* zu entnehmen.

Als weitere Antibiotika werden zur Behandlung der Endophthalmitis *Vancomycin*, das besonders gegen koagulase-negative Staphylokokken wirksam ist *sowie Klindamycin* empfohlen.

Eine relativ neue Antibiotikagruppe stellen die Gyrasehemmer dar. Nach oraler und intravenöser Gabe konnte dem zu dieser Gruppe gehörenden Caprofloxacin eine hohe intraokulare Penetration nachgewiesen werden [5, 6, 14, 24, 26]. Im Tierversuch war allerdings der Nachweis der guten Kammerwassergängigkeit am Kaninchenauge nicht so positiv [2]. Ciprofloxacin kann offenbar mit sehr gutem Erfolg oral oder intravenös bei den akuten, eitrigen Infektionen eingesetzt werden. Allerdings warnen die Mikrobiologen vor zunehmender Resistenz, so daß dieses Antibiotikum nur in Problemfällen eingesetzt werden soll. Für die chronisch protrahierte Form der Pseudophakie-Endophthalmitis kommt der Einsatz wegen der beobachteten Resistenz von koagulase-negativen Staphylokokken nicht in Frage [28, 43, 44].

---

[1] Herrn Prof. Dr. G. Peters, Institut für Mikrobiologie und Hygiene der Universität zu Köln, danken wir für die intensive Beratung und Mithilfe.

Unter den *Antimykotika* ist das Amphotericin B trotz seiner toxischen Nebenwirkungen noch nicht völlig zu ersetzen. Bei allgemeiner Applikation hat das Fluconazol geringere Nebenwirkungen; seine Wirksamkeit bei Aspergillusinfektionen ist jedoch beschränkt.

Erregernachweis

Zur gezielten und erfolgreichen Behandlung ist der Erregernachweis natürlich höchst wünschenswert. Hierzu werden Untersuchungen des Bindehautabstrichs sowie von Vorderkammer- und Glaskörperaspiraten empfohlen. Letztere können bei der intravitrealen Injektion oder bei der Vitrektomie gewonnen werden. Die Verarbeitung der Aspirate muß mit dem zuständigen Mikrobiologen besprochen werden (evtl. Ausstrich auf Kulturmedien). Die örtlichen Gegebenheiten sind dabei zu berücksichtigen.

Intravitreale Antibiotika-Mykotika-Injektion

Vor allem in den Vereinigten Staaten wird diese Applikationsform als Alternative zur Vitrektomie empfohlen. Es ist dabei wichtig, daß die Grenze der Toxizität nicht überschritten wird, die sich bei wiederholter Gabe verstärken kann [8, 11, 27, 38]. Eine Zusammenstellung über die intraokulare Toxizität verschiedener Antibiotika und Mykotika ist in einem Übersichtsartikel von Kattan u. Pflugfelder angegeben [20].

Die intravitreale Applikation erfolgt in Tropf- oder Retrobulbäranästhesie beim liegenden Patienten. In 3–4 mm Limbusabstand wird dabei mit einer 20er-Injektionsnadel in Richtung Bulbusmittelpunkt eingegangen. Vor der Gabe der Antibiotika sollte versucht werden, Erregermaterial durch Aspiration zu gewinnen.

Pars-plana-Vitrektomie

Bei akut fortschreitenden Fällen ist der Einsatz der Pars-plana-Vitrektomie mit Ausräumung des Eiterherdes, Durchspülung des Glaskörperraums mit Antibiotika-/Mykotika-Lösung und abschließender ergänzender intravitrealer Applikation die einzige Möglichkeit, das Auge zu erhalten [10, 23]. Die Vitrektomie bei akuten eitrigen Infektionen erfordert einen erfahrenen Glaskörperchirurgen, da bei foudroyantem Verlauf die Netzhaut schon infiltriert sein kann. Es ist dabei leicht möglich, die Retina zu verletzen, da eine Differenzierung zwischen infiltrierter Glaskörperrinde und weißlich veränderter Netzhaut schwer möglich ist. In einer solchen Situation muß nach zentraler Vitrektomie die Operation beendet und mit einer intravitrealen Antibiotika-/Mykotika-Injektion abgeschlossen werden. Dies stellt ein erhebliches zusätzliches Trauma für das hochgradig entzündete Organ dar. Nur bei massiver eitriger Ummauerung des Pseudophakos wird man diesen entfernen müssen.

Bei der *chronischen* Endophthalmitis mit Verdacht auf Kapselsackinfektion wird die Linsenkapsel von hinten eröffnet und kräftig mit der Infusionsflüssigkeit durchspült. Auch hierbei versucht man zunächst, die intraokulare Linse zu erhalten.

Wir empfehlen folgendes Behandlungsschema:

1. Akut postoperative Endophthalmitis: Bei Fibrinexsudationen mit beginnendem Hypopyon sofortige hochdosierte *Antibiotikagabe* in Kombination mit 150 mg Kortikosteroiden i.v. Der Patient wird in mindestens 2stündigen Abständen kontrolliert. Wenn innerhalb von 6 h keine positive Reaktion bzw. ein Fortschreiten der Entzündung zu verzeichnen ist, erfolgt die *Pars-plana-Vitrektomie.* Die postoperative medikamentöse Behandlung wird nach positivem Erreger- und Resistenznachweis modifiziert. Bei schlechtem Allgemeinzustand kommt die Gabe von Ciprofloxacin oral oder intravenös in Frage.

2. *Subakute und chronisch protrahierte Form:* Zunächst Versuch, Erreger- und Resistenzverhältnisse abzuklären. Danach hochdosierte allgemeine und lokale Antibiotikagabe in Kombination mit Steroiden. Kommt es trotzdem nicht zur Abheilung des Krankheitsbildes, treten Rezidive auf, so ist die intravitreale Antibiotikaapplikation durchzuführen. Ist auch dies erfolglos, muß vitrektomiert werden. Bei Erreger- und Resistenznachweis Modifizierung einer hochdosierten allgemeinen Antibiotikatherapie, die über mehrere Wochen nach Maßgabe des Mikrobiologen durchgeführt werden muß.

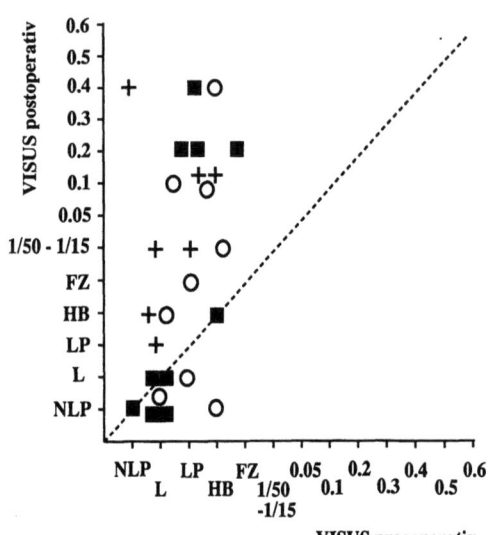

Abb. 4. Histogramm: Prä- und postoperative Visuswerte nach Vitrektomie bei Pseudophakieendophthalmitis (n = 26 Augen); ■ akut (n = 10 Augen), + chronisch-bakteriell (n = 7 Augen), O chronisch-mykotisch (n = 9 Augen)

Eigene Ergebnisse

In 26 Fällen wurde eine Pars-plana-Vitrektomie durchgeführt. In 6 Fällen lag schon eine Netzhautablösung vor. Bei 2 weiteren Patienten traten intraoperativ massive Blutungen auf, die einen Abbruch erzwangen. In der postoperativen Phase entwickelte sich bei 2 Patienten eine proliferative Vitreoretinopathie, die in 1 Fall erfolgreich operativ behandelt wurde. Insgesamt konnte in 14 Fällen ein brauchbarer bis guter Visus erhalten werden (Abb. 4), wobei die Prognose der akuten Fälle natürlich ungünstiger ist als die der chronisch-bakteriellen oder myokotischen Infektion. Insgesamt trat nur bei 5 Patienten eine Phthisis bulbi auf.

Anhang

Systemische Therapie bei Endophthalmitis

1. Antibakterielles Dreierschema

- Fortum (Ceftazidim) 3 × 2 g i.v.
- Gernebcin (Tobramycin) 3 × 80 mg i.m. (unter 70 kg KG 40-40-80)
- Sobelin (Clindamycin) 3 × 600 mg oral (cave bei Asthma)

Therapiedauer: mindestens 10 Tage; Nephrotoxizität beachten, spätestens nach 14 Tagen Gernebcin absetzen.

Dosierung bei Kindern (jeweils in drei Teildosen pro Tag)

- Fortum 10 mg/kg/Tag
- Gernebcin 6 mg/kg/Tag
- Sobelin 20 mg/kg/Tag

2. Antibakterielle orale Therapie (alternativ zu 1)

- Ciprobay (Ciprofloxacin)
  die ersten 3 Tage 2 × 750 mg
  dann 2 × 500 mg
- Sobelin 4 × 300 mg

3. Antimykotische Therapie

- Amphotericin B
  Initialdosis 0,1 mg/kg KG, Steigerung bis 1 mg/kg KG
  cave: Schwere Leber- und Nierenfunktionsstörungen

bei Candida-Mykose:
- Diflucan (Fluconazol)
  1. Behandlungstag 400 mg oral
  ab 2. Behandlungstag 200–400 mg
  Behandlungsdauer: 10 Tage–3 Monate

Intraokulare Therapie bei Endophthalmitis

1. Infusionslösung bei der Vitrektomie

- Refobacin (Gentamycin) 10 mg/500 ml
  Herstellung: Injiziere ½ Ampulle Refobacin 10 (= 1 ml = 5 mg) in 250 ml BSSplus-Infusionslösung.
- Zovirax (Acyclovir) 40 μg/ml
  Herstellung: Löse 1 Flasche Zovirax (250 mg Trockensubstanz) in 10 ml Ampuwa, injiziere davon 0,4 ml in 250 ml BSSplus-Infusionslösung.

2. Intravitreale Injektion

a) ohne Vitrektomie als Monotherapie
b) am Ende der vitreoretinalen Chirurgie

antibakteriell:
- Gernebcin (Tobramycin) 0,4 mg
  Herstellung: injiziere 1 Ampulle Gernebsin 40 mg (1 ml) in 20 ml Ampuwa, entnehme intraoperativ 0,2 ml dieser Lösung zur intraokularen Injektion.

oder
- Claforan (Cefotaxim) 1–2 mg
  Herstellung: Löse 1 Flasche Claforan 0,5 (0,5 g Trockensubstanz) in 5 ml Ampuwa, injiziere davon 1–2 ml in 20 ml Ampuwa, entnehme intraoperativ 0,2 ml dieser Lösung zur intraokularen Injektion.

oder
- Sobelin (Clindamycin) 1–2 mg
  Herstellung der 1 mg Dosierung: injiziere 0,66 ml aus 1 Ampulle Sobelin 300 (2 ml) in 20 ml Ampuwa, entnehme intraoperativ 0,2 ml dieser Lösung zur intraokularen Injektion.

dazu
- Decadron-Phosphat (Dexamethason) 400 μg
  Herstellung: entnehme intraoperativ aus einer Ampulle (1 ml Decadronphosphat 4 mg) 0,1 ml zur intraokularen Injektion.

antimykotisch:
- Amphotericin B 5–10 μg
  Herstellung: Löse 1 Ampulle (50 mg Amphotericin B) in 10 ml Ampuwa, entnehme davon 0,1 ml und ziehe mit 9,9 ml Ampuwa auf 10 ml auf, entnehme intraoperativ 0,1–0,2 ml dieser Lösung zur intraokularen Injektion.

antiviral:
- Zovirax (Acyclovir) 80 μg
  Herstellung: Löse 1 Flasche Zovirax (250 mg Trockensubstanz) in 10 ml Ampuwa, injiziere davon 0,8 ml in 50 ml Ampuwa, entnehme intraoperativ 0,2 ml dieser Lösung zur intraokularen Injektion.

Literatur

1. Apple D, Tetz M, Hunold W (1987) Lokalisierte Endophthalmitis: Eine bisher nicht beschriebene Komplikation der extrakapsulären Kataraktextraktion. In: Jacobi KW,

Schott K, Gloor B (Hrsg) 1. Kongreß der Deutschen Gesellschaft für Intraokularlinsen Implantation. Springer, Berlin Heidelberg New York, S 6–14

2. Behrens-Baumann W, Martell J (1988) Ciprofloxacin concentration in the rabbit aqueous humor and vitreous following intravenous and subconjunctival administration. Infection 16(1):54–57

3. Bohigian GM, Olk RJ (1986) Factors associated with a poor visual result in endophthalmitis. Am J Ophthalmol 101:332–341

4. Brady SE, Cohen EJ, Fischer DH (1988) Diagnosis and treatment of chronic postoperative bacterial endophthalmitis. Ophthalmic Surg 19(8):580–584

5. Bron A, Talon D, Delbosc B, Estavoyer JM, Kaya G, Royer J (1987) La pénétration intracamérulaire de l'Ofloxacine chez l'homme. J Fr Ophthalmol 10(6/7):443–446

6. Bron A, Talon D, Cellier JM, Estavoyer JM, Delbosc B, Royer J (1990) La Ciprofloxacine: Pénétration intra-camérulaire chez l'homme. Bull Soc Ophthalmol Fr 8–9:805–811

7. Clayman HM, Parel JM, Miller D (1986) Bacterial recovery from automated cataract surgical equipment. J Cataract Refract Surg 12:158–161

8. Cottingham AJ Jr, Forster RK (1976) Vitrectomy in endophthalmitis: results of a study using vitrectomy, intraocular antibiotics, or a combination of both. Arch Ophthalmol 94:2078–2081

9. Davis JL, Kouidou-Tsiligianni A, Pflugfelder SC, Miller D, Flynn HW, Forster RK (1988) Coagulase-negative staphylococcal endophthalmitis. Ophthalmology 95:1404–1410

10. Driebe WT Jr, Mandelbaum S, Forster RK, Schwartz LK, Culbertson WW (1986) Pseudophakic endophthalmitis: Diagnosis and management. Ophthalmology 93:442–448

11. Fisher JP, Civiletto SE, Forster RK (1982) Toxicity, efficacy and clearance of intravitreally injected cefazolin. Arch Ophthalmol 100:650–652

12. Freyler H, Amon M (1990) Postoperative Endophthalmitis nach IOL-Implantation. Spektrum Augenheilkd 4(3):83–87

13. Friberg TR, Kuzma PM (1990) Propionibacterium acnes endophthalmitis two years after extracapsular cataract extraction. Am J Ophthalmol 109(5):609–610

14. Gassmann F, Joos B, Lüthy R, Klöti R (1986) Ciprofloxacin- und Cotrimoxazolspiegel im Kammerwasser und Glaskörper. Klin Monatsbl Augenheilkd 188:382

15. Gloor B (1990) Behandlung der akuten und chronischen Endophthalmitis nach Hinterkammerlinsen-Implantation. Klin Monatsbl Augenheilkd 196:325–328

16. Griffiths PG, Elliot TSJ, McTaggart L (1989) Adherence of Staphylococcus epidermis to intraocular lenses. B J Ophthalmol 73:402–406

17. Hartmann Chr, Jansen B, Schumacher-Perdreau F, Peters G (1991) Bakterielle Spätendophthalmitis nach Kunstlinsenimplantation – Eine chronische, IOL-assoziierte „Plastikinfektion". In: Schott K, Jacobi KW, Freyler H (Hrsg) 4. Kongreß der Deutschen Gesellschaft für Intraokularlinsen Implantation. Springer, Berlin Heidelberg New York, S 170–178

18. Heilskov T (1989) Late endophthalmitis after transscleral fixation of a posterior chamber intraocular lens. Arch Ophthalmol 107(10):1427

19. Jaffe GJ, Whitcher JP, Biswell R, Irvine AR (1986) Propionibacterium acnes endophthalmitis seven months after extracapsular cataract extraction and intraocular lens implantation. Ophthalmic Surg 17(12):791–793

20. Kattan H, Pflugfelder StC (1989) Complications of intraocular antimicrobial agents. Int Ophthalmol Clin 29(3):188–194

21. McCray E, Rampell N, Solomon SL, Bond WW, Martone WJ, O'Day D (1986) Outbreak of Candida parapsilosis endophthalmitis after cataract extraction and intraokular lens implantation. J Clin Microbiol 24(4):625–627

22. Meisler DM, Palestine AG, Vastine DW, Demartini DR, Murphy BF, Reinhart WJ, Zakov ZN, McMahon JT, Cliffel TP (1986) Chronic propionibacterium endophthalmitis after extracapsular cataract extraction and intraocular lens implantation. Am J Ophthalmol 102(6):733–739

23. Meredith TA (1989) Vitrectomy for infectious endophthalmitis. In: Ryan StJ (ed) Retina, vol III. Mosby, St. Louis, pp 601–609
24. Mounier M, Adenis JP, Denis F (1988) Pénétration intraoculaire de la ciprofloxacine après perfusion et prise orale. Pathol Biol (Paris) 36(5):724–727
25. Omerod D, Paton BG, Haaf O, Topping TM, Baker AS (1987) Anaerobic bacterial endophthalmitis. Ophthalmology 94:799–808
26. Osato MS, Jensen HG, Trousdale MD, Bosso JA, Borrmann LR, Frank J, Akers P (1989) The comperative in vitro activity of ofloxacin and selected ophthalmic antimicrobial agents against ocular bacterial isolates. Am J Ophthalmol 108(4):380–386
27. Oum BS, D'Amico DJ, Wong KW (1989) Intravitreal antibiotic therapy with vancomycin and aminoglycoside. Arch Ophthalmol 107:1055–1060
28. Parry MF, Panzer KB, Yukna ME (1989) Quinolone resistance. Suspectibility data from a 300-bed community hospital. Am J Med 87(5A):12–16
29. Peters G (1988) „Plastikinfektionen" durch Staphylokokken. Dtsch Ärztebl 6:286–290
30. Peters G (1988) New considerations on the pathogenesis of coagulase-negative staphylococcal foreign body infections. J Antimicrob Chemother 21 [Suppl C]:139–148
31. Peters G (1988) Adherence and proliferation of bacteria on artificial surfaces. In: Jackson GG, Schlumberger HD, Zeiler HJ (eds) Perspectives in antiinfective therapy. Vieweg, Braunschweig Wiesbaden, pp 209–215
32. Pettit TH, Olson RJ, Foos RY, Martin WJ (1980) Fungal endophthalmitis following intraocular lens implantation. Arch Ophthalmol 98:1025–1039
33. Piest KL, Kincaid MC, Tetz MR, Apple DJ, Roberts WA, Price FW Jr (1987) Localized endophthalmitis: A newly described cause of the so-calles toxic lens syndrom. J Cataract Refract Surg 13:498–510
34. Sawusch MR, Michels RG, Stark WJ, Bruner WE, Annable WL, Green WR (1989) Endophthalmitis due to propionibacterium acnes sequestered between IOL optic and posterior capsule. Ophthalmic Surg 20:90–92
35. Schémann JF (1987) Scanning electron microscopie study of an anterior chamber intraocular lens. Latent Endophthalmitis. Ophthalmologica 195:7–12
36. Schulmann JA, Fiscella RG, Peyman GA, Banihashemi A (1990) Infectious endophthalmitis. Curr Opinion Ophthalmol 1:389–395
37. Semel J, Nobe J, Bowe B, Finegold S, Smith RE (1989) Propionibacterium acnes isolated from explanted intraocular lens in pseudophakic bullos keratopathy. Cornea 8:259–262
38. Stern GA, Engel HM, Driebe WT Jr. (1989) The treatment of postoperative endophthalmitis: Results of differing approaches to treatment. Ophthalmology 96:62–67
39. Treumer H, Böke W (1989) Zur mikrobiell induzierten Entzündungsreaktion nach Implantation endokapsulärer und sulkusfixierter Intraokularlinsen. In: Lang GJ, Ruprecht KW, Jacobi KW, Schott K (Hrsg) 2. Kongreß der Deutschen Gesellschaft für Intraokularlinsen Implantation. Enke, Stuttgart, S 221–226
40. Vafidis GC, Marsh RJ, Stacey AR (1984) Bacterial contamination of intraocular lens surgery. Br J Ophthalmol 68:520–523
41. Verbraeken H, Rysselaere M (1988) Correlations between functional results and microbiological organisms in endophthalmitis cases treated with pars plana vitrectomy and intravitreal antibiotherapy. Ophthalmologica 197:19–25
42. Wenzel M, Reim M (1988) Eine Klassifizierung intraokularer bakteriologischer Befunde nach Linsenimplantation. Klin Monatsbl Augenheilkd 193:589–593
43. Wolfson JS, Hooper DC (1989) Bacterial resistence to quinolones: mechanisms and clinical importance. Rev Infect Dis [Suppl] 5:960–968
44. Wolfson JS, Hooper DC (1989) Fluoroquinolone antimicrobial agents. Clin Microbiol Rev 2(4):378–424
45. Zaidmann GW, Mondino JB (1982) Postoperative pseudophakic bacterial endophthalmitis. Am J Ophthalmol 93:218

Subkonjunktivale Kortisoninjektion am Operationsende – Welcher Nutzeffekt ist zu erwarten?

J. STROBEL

Zusammenfassung. In einer prospektiven, randomisierten Studie wird der Einfluß der subkonjunktivalen Fluocortulonlösung auf den postoperativen Eiweißgehalt untersucht. Augen ohne Fluocortuloninjektion zeigen um das dreifach erhöhte Eiweißkonzentrationen, die bis in den Bereich der Fibrinexsudationen reichen. Ab dem 1. Tag sind keine gravierenden Unterschiede zwischen beiden Gruppen mehr erkennbar. Hieraus ergibt sich, daß die subkonjunktivale Kortisoninjektion beibehalten werden sollte.

Summary. In a prospective, randomised study we examined the influence of a postoperative steroid injection on the postoperative protein concentration in the anterior chamber in vivo. In the group without steroid injection (n = 15) we found a much more higher protein concentration in the anterior chamber. The mean value plus the standard deviation (1 s) reach the limit of a possible fibrin exsudation. The protein concentration in the group with subconjunctival injection is three times lower. That means that the subconjunctival injection is very important to prevent the eyes against fibrinexsudation. So we shall continue the injection of subconjunctival steroids at the end of the operation.

Die subkonjunktivale Kortisoninjektion am Operationsende nach erfolgter Kataraktextraktion mit Intraokularlinsenimplantation gehört heute in den meisten Operationssälen zum routinemäßigen Standard. Eine quantitative Untersuchung des Nutzeffektes der subkonjunktivalen Kortisoninjektion war bisher wegen mangelnder technischer Möglichkeiten nicht durchführbar. Mit der Einführung des Laser-Flare-Cellmeters in die postoperative Kontrolle nach Kataraktextraktion mit Linsenimplantation [2] ist es möglich geworden, die obengenannte Fragestellung quantitativ zu beantworten.

Patientengut

In einer prospektiven, randomisierten Studie werden präoperativ je 15 Patienten einer Gruppe A mit und je 15 Patienten einer Gruppe B ohne subkonjunktivale Kortisoninjektion zugeordnet. Die Studie wird im Sinne einer Doppelblindstudie durchgeführt, d.h. es sind sowohl dem Untersucher am Laser-Flare-Cellmeter als auch dem Auswerter der erhobenen Befunde die Gruppenzugehörigkeiten der Patienten nicht bekannt.

Universitäts-Augenklinik, Friedrichstr. 18, W-6300 Gießen, Bundesrepublik Deutschland

5. Kongreß der DGII
Hrsg. Wenzel et al.
© Springer-Verlag Berlin Heidelberg

Methode

Alle Patienten der beiden Gruppen werden dem gleichen Operationsverfahren unterzogen. Es wird eine geplante extrakapsuläre Kataraktextraktion durchgeführt mit Eröffnung der vorderen Linsenkapsel in Letter-box-Technik in Kombination mit einer späteren Kapsulorhexis. Es folgt eine Hydrodissektion des Kerns mit Kernexpression und nachfolgender endokapsulärer Irrigation bzw. Aspiration. Als Intraokularlinse wird eine bikonvexe Monopiece-Linse mit 6,5 mm Optikdurchmesser in den Kapselsack implantiert. Der Linsentyp ist eine Pharmacia-720-Hinterkammerlinse. Die medikamentöse Versorgung des Patienten wird präoperativ einen Tag vor der Operation mit 6mal tgl. Gentamycin-Augentropfen begonnen. Präoperativ wird als nichtsteroidales Antiphlogistikum Indometacin als Augentropfen eingesetzt und diese Therapie postoperativ fortgeführt. Intraoperativ wird mit Healon als viskoelastischer Substanz gearbeitet und eine intraoperative Miosis mit intraokular appliziertem Carbachol (Miostat) durchgeführt. Oral wird Fluocortulon 60 mg für 3 Tage gegeben.

Die Patienten der Gruppe A erhalten am Operationsende tief subkonjunktival 40 mg Dexamethason-Lösung (nicht Kristallsuspension) injiziert. Die der Gruppe B zugeteilten Patienten erhalten diese Injektion nicht. Es wird kein Plazebo injiziert. Die Lokaltherapie erfolgt mit 5mal tgl. Dexamethason-Augentropfen. Diesen ist Chloramphenicol beigesetzt.

Alle Augen werden präoperativ, 8 Stunden postoperativ sowie am 1. bis 5. Tag jeweils zur gleichen Tageszeit (Spätnachmittag) mit dem Laser-Flare-Cellmeter untersucht. Die quantitative Bestimmung der Eiweißkonzentration in der Vorderkammer erfolgt anhand von 5 Messungen, aus denen ein Mittelwert sowie eine Standardabweichung gebildet wird.

Ergebnisse

Die durchgeführte Randomisierung wird anhand einer Altersverteilung und einer Geschlechtsverteilung überprüft. Sowohl bei der Altersverteilung (Abb. 1), als auch bei der Geschlechtsverteilung (Abb. 2) finden sich keine nennenswerten Abweichungen in den Einzelgruppen. Die postoperativen Eiweißkonzentrationen zeigen im Verlauf einen deutlichen Unterschied in beiden Gruppen (Abb. 3). So steigt 8 h postoperativ die Eiweißkonzentration in der nicht injizierten Gruppe auf fast den vierfachen Wert der Gruppe mit Kortisoninjektion. Im weiteren postoperativen Verlauf bis zum 5. Tag liegen die Werte der Eiweißkonzentration in der Gruppe ohne Injektion leicht höher als in der Gruppe mit Injektion.

Die Verteilungen innerhalb der jeweiligen Gruppen sind nicht ideal gemäß einer Gauss-Kurve normalverteilt, so daß auch ein Vergleich der Medianwerte erfolgen sollte. Hier zeigt sich ein im Prinzip gleicher Kurven-

Anzahl der Augen

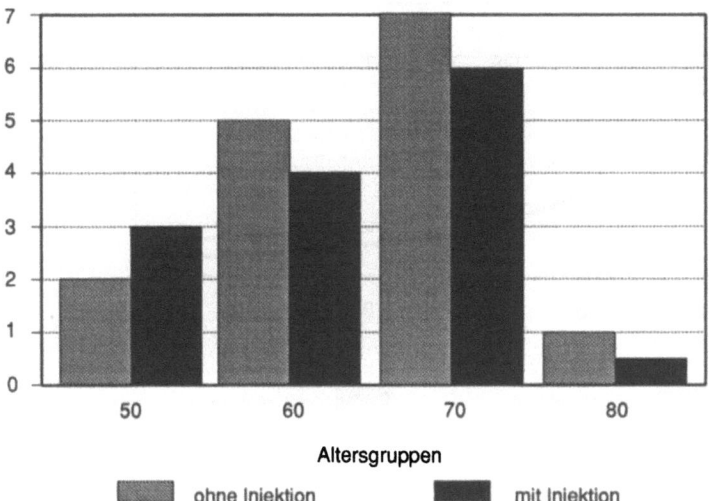

Abb. 1. Altersverteilung der Patienten in den Gruppen mit und ohne subkonjunktivale Kortikosteroidinjektion

Anzahl der Patienten

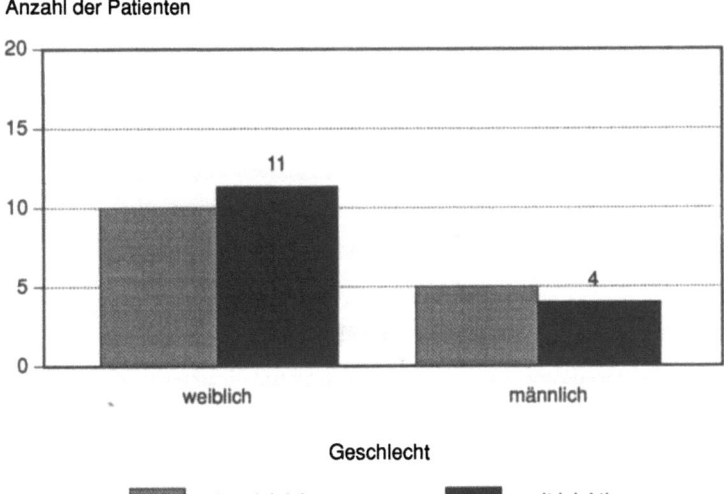

Abb. 2. Geschlechtsverteilung in den Gruppen mit und ohne Subkonjunktivalinjektion

Mittelwert der Proteinkonzentration in Einheiten (Counts)

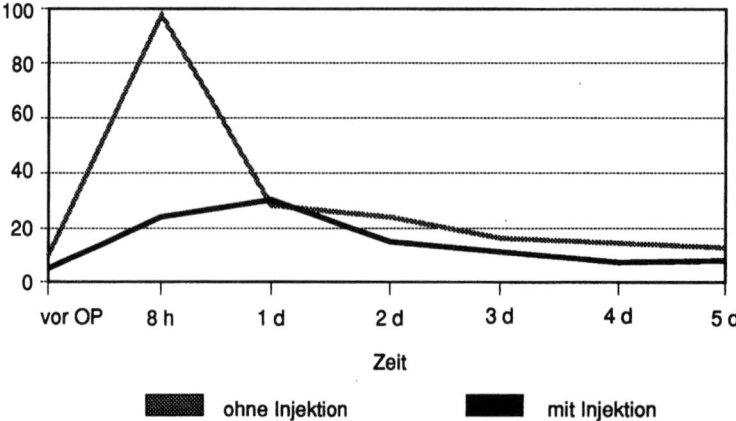

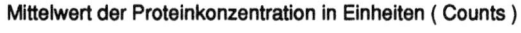

Abb. 3. Mittelwerte der postoperativen Proteinkonzentrationsuntersuchungen nach geplanter ECCE

Medianwert der Proteinkonzentration in Einheiten (Counts)

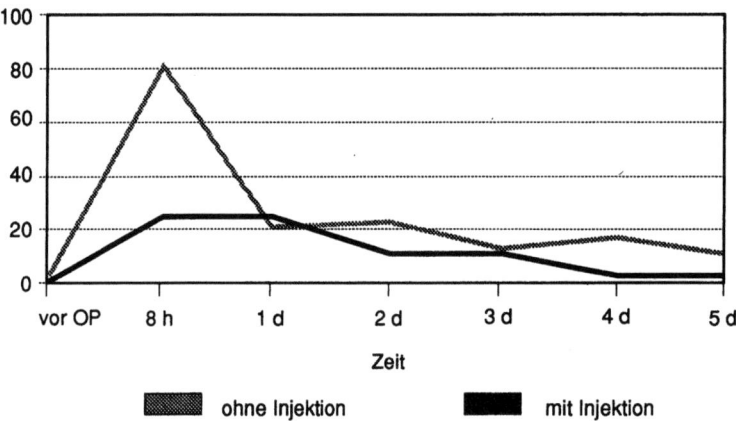

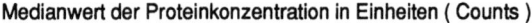

Abb. 4. Medianwerte der postoperativen Proteinkonzentrationsuntersuchungen nach geplanter ECCE

verlauf (Abb. 4). 8 h postoperativ erreicht die Eiweißkonzentration Werte, die in der Gruppe ohne Injektion fast beim dreifachen Wert im Vergleich zur Gruppe mit Injektion liegen. Die Messungen an den weiteren Tagen zeigen überwiegend höhere Eiweißkonzentrationen in der Gruppe ohne Subkonjunktivalinjektion.

Betrachtet man die Schwankungen innerhalb der einzelnen Gruppen zu verschiedenen Untersuchungszeiten, so zeigt sich, daß die Standardabweichung in der Gruppe ohne Injektion nach 8 h wesentlich höher liegt als in der

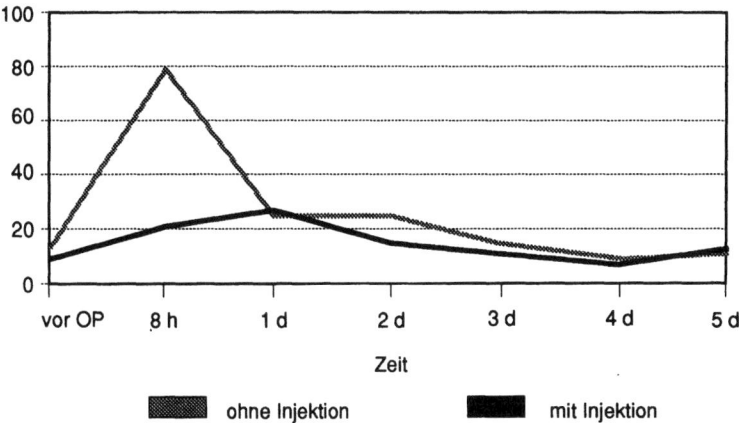

Abb. 5. Standardabweichung der postoperativen Proteinkonzentrationsuntersuchungen nach geplanter ECCE

Gruppe mit Injektion (Abb. 5). Auch die Standardabweichungen bei den Messungen zu späteren Zeitpunkten zeigen in der Gruppe ohne Injektion höhere Werte als in der Gruppe mit Injektion.

Diskussion

Die quantitative In-vivo-Bestimmung der Eiweißkonzentration der vorderen Augenkammer in der postoperativen Phase nach extrakapsulärer Katarakt-extraktion ist eine wesentliche Untersuchungsmethode, da sie entscheidende Hinweise auf die Entstehung einer möglichen Fibrinexsudation [1] gibt. Während bei den Mittel- und Medianwerten in der Gruppe mit subkonjunktivaler Injektion Eiweißkonzentrationswerte erreicht werden, die unter Berücksichtigung der 2-S-Grenze deutlich unter der Fibrinexsudationsgrenze liegen, werden in der Gruppe ohne Subkonjunktivalinjektion schon unter Berücksichtigung der 1-S-Grenze Werte erreicht, die nahe der Exsudationsgrenze liegen.

Hieraus folgt, daß die subkonjunktivale Injektion am Operationsende zu einer wesentlichen Absenkung der postoperativen Eiweißkonzentrationen und damit zu einer Verringerung der Fibrinexsudation mit allen nachfolgenden Komplikationen führt. Aus diesem Grunde sollte die subkonjunktivale Kortisoninjektion am Operationsende auch bei der heute fortgeschrittenen Technik der geplanten extrakapsulären Kataraktextraktion mit Linsenimplantation durchgeführt werden.

Literatur

1. Strobel J (1991) Zur Vorhersage von postoperativen Fibrinexsudationen durch In-vivo-Untersuchungen des Kammerwassers auf Zellen und Eiweiß. In: Schott K, Jacobi KW, Freyler H (Hrsg) 4. Kongreß der Deutschen Gesellschaft für Intraokularlinsen Implantation. Springer, Berlin Heidelberg New York, S 74–78
2. Strobel J, Stoltenberg I (1990) In-vivo-Untersuchungen des Kammerwassers auf Zellen und Eiweiß bei klinisch stummer Uveitis anterior vor operativen Eingriffen. Fortschr Ophthalmol 87:305–307

Zum Einfluß nichtsteroidaler Antiphlogistika auf das Vorkommen von Entzündungsmediatoren im Kammerwasser während der Kataraktextraktion

H. G. STRUCK[1], CH. GIESSLER[2], I. ERFURT[1], P. MENTZ[2], H.-J. MEST[2] und M. TOST[1]

Zusammenfassung. In einer prospektiven randomisierten Doppelblindstudie an 50 Patienten (50 Augen) wurde der Einfluß der nichtsteroidalen Antiphlogistika Indometazin-Augentropfen 1% und Flurbiprofen-Augentropfen 0,03% auf die Freisetzung von Entzündungsmediatoren im Kammerwasser während der extrakapsulären Kataraktextraktion und Linsenimplantation (ECCE und HKL) geprüft. Nach lokaler Applikation der Pharmaka abends vor der Operation (1mal) und am Operationstag (4mal) wurden jeweils etwa 150 µl Kammerwasser während der ECCE entnommen und zu einem späteren Zeitpunkt der Spiegel von Thromboxan B_2 (TXB_2) und 6-keto-$PGF_{1\alpha}$ als stabile Metabolite von Thromboxan A_2 (TXA_2) und Prostazyklin (PGI_2) mit der Enzymimmunoassaytechnik (ELISA) gemessen. Die Ergebnisse zeigen, daß unter den gewählten Bedingungen beide Zyklooxygenasehemmer die durch das Operationstrauma verursachte verstärkte Freisetzung dieser Eikosanoide statistisch signifikant in gleicher Weise einschränken ($p < 0,05$). Bevorzugter Bildungsort der im Kammerwasser bestimmten Prostanoide sind Iris und Ziliarkörper sowie die Hornhaut. Eine Aussage über das Verhalten anderer Augengewebe und über den postoperativen Verlauf ist nicht möglich.

Summary. The effect of the nonsteroidal anti-inflammatory drugs indomethacin-eyedrops 1% and flurbiprofen-eyedrops 0.03% on the release of inflammatory mediators of the prostanoid types into aqueous humour during extracapsular cataract extraction and posterior chamber lens implantation (ECCE and PCL) was evaluated in a prospective randomized double blind study. After topical application of drugs – at the day before surgery ($1\times$) and at half-hour intervals before surgical procedure ($4\times$) – samples of aqueous humour (150 µl) were obtained during the ECCE. The levels of thromboxane B_2 (TBX_2) and 6-keto-$PGF_{1\alpha}$, the stable metabolites of thromboxane A_2 (TXA_2) and prostacyclin (PGI_2), were assayed by sensitive and specific enzyme immunoassay (ELISA). Under these conditions, the results indicate that both cyclooxygenase inhibitors significantly reduce the increase of the eicosanoids, caused by the surgical trauma.

Einleitung

Entzündliche Reaktionen durch das Trauma der Kataraktextraktion und mögliche Folgen, insbesondere das zystoide Makulaödem (ZMÖ), stehen in einem unmittelbaren Zusammenhang mit der intraokularen Freisetzung verschiedener Prostanoide. Bereits während des operativen Eingriffs kommt es

---

[1] Klinik und Poliklinik für Augenkrankheiten der Universität Halle-Wittenberg, Leninallee 8, O-4020 Halle/S., Bundesrepublik Deutschland
[2] Institut für Pharmakologie und Toxikologie der Universität Halle-Wittenberg, Leninallee 8, O-4020 Halle/S., Bundesrepublik Deutschland

5. Kongreß der DGII
Hrsg. Wenzel et al.
© Springer-Verlag Berlin Heidelberg

zu einem Anstieg der Konzentration dieser Eikosanoide im menschlichen Kammerwasser wie Struck et al. [21] am Beispiel von Prostazyklin (PGI_2) und Thromboxan A_2 (TXA_2) zeigen konnten.

Von den lokal applizierbaren nichtsteroidalen Antiphlogistika reduzieren Indometazin-Augentropfen 1% (7) und Diclofenac-Augentropfen 0,1% (17) die Häufigkeit des zystoiden Makulaödems. Flurbiprofen-Augentropfen 0,03% senken signifikant die Störung der Blut-Kammerwasserschranke nach Implantation von Hinterkammerlinsen [6]. Indometazin und Flurbiprofen sind vom Bundesgesundheitsamt (BGA) für unterschiedliche Indikationsgebiete zugelassen.

In der vorliegenden prospektiven randomisierten Doppelblindstudie soll der Einfluß dieser beiden lokal applizierten Zyklooxygenasehemmer auf die Freisetzung von Entzündungsmediatoren im Kammerwasser während der extrakapsulären Kataraktextraktion und Linsenimplantation (ECCE und HKL) abgeklärt werden.

Material und Methode

Geprüfte Ophthalmika:

Wirkstoff I: Flurbiprofen-Natrium 0,03%
Wirkstoff II: Indometazin-Suspension 1%

Applikation der Pharmaka: abends vor der Operation 1mal
                            am Operationstag 4mal
                            (jeweils in der gleichen Verpackung und nach kräftigem
                            Schütteln)

Auswahl des Patientenkollektivs:

Einschlußkriterien:

– Einwilligung des Patienten
– Lebensalter: 40–80 Jahre
– nur Cataracta präsenilis oder Cataracta senilis
– gleicher Operateur und Untersucher
– nur ECCE und HKL
Ausschlußkriterien:
– entzündliche Augenerkrankungen
– Retinopathia diabetica
– Antiphlogistikatherapie (letzte 6 Monate)
– blutungsneigungsfördernde Therapie
– Makulaentzündungen oder -degenerationen (außer Fundus arterioscleroticus Typ B)
Patientenkollektiv: 50 Patienten (29 weiblich, 21 männlich;
                      Lebensalter zwischen 43 und 80 Jahren, durchschnittlich 66 Jahre)

Gruppe I (n = 29): Gabe von Flurbiprofen-Augentropfen 0,03%
Gruppe II (n = 21): Gabe von Indometazin-Augentropfen 1%

Kammerwasserproben: jeweils etwa 150 µl Kammerwasser wurden nach weitgehend identischen operativen Vorgehen zum letztmöglichen Zeitpunkt durch Punktion der vorderen Augenkammer mit einer scharfen Kanüle entnommen und bis zur Messung bei −20°C aufbewahrt

Untersuchte Prostanoide:

Thromboxan A_2 (TXA_2) bestimmt als stabiler Metabolit TXB_2
Prostazyklin (PGI_2) bestimmt als stabiler Metabolit 6-keto-$PGF_{1\alpha}$

Meßmethode: Enzymimmunoassay (ELISA) [9]
untere Nachweisgrenze:
– für TXB_2 60 pg/ml bzw. 3 pg/Probe
– für 6-keto-$PGF_{1\alpha}$ 200 pg/ml bzw. 10 pg/Probe

Mathematische Bearbeitung: U-Test von Wilcoxon, Mann und Whitney
(Vergleich zweier unabhängiger Stichproben)

Ergebnisse

Die Kammerwasserkonzentrationen der während der ECCE geprüften Prostanoide sind den Tabellen 1 und 2 zu entnehmen. Die jeweilige Anzahl der Meßwerte unter der Nachweisgrenze und die Von-bis-Spanne der Eikosanoide ermöglichen einen Vergleich beider Zyklooxygenasehmmer untereinander und mit einer Kontrollgruppe antiphlogistisch nicht vorbehandelter Augen.

Hieraus ist folgendes zu entnehmen:

1. Die während der Kataraktextraktion verstärkte Freisetzung der Prostanoide Thromboxan A_2 (TXA_2) und Prostazyklin (PGI_2) wird durch Indometazin-Augentropfen 1% und durch Flurbiprofen-Augentropfen 0,03% in der von uns gewählten Applikationsform statistisch signifikant eingeschränkt ($p < 0,05$).

2. Unter den vorgegebenen Bedingungen zeigen beide Zyklooxygenasehemmer keinen Unterschied in der quantitativen Beeinflussung der geprüften Eikosanoide.

Tabelle 1. Konzentration von TXB_2 im Augenkammerwasser während der Kataraktextraktion

Prophylaktische Medikation	Meßwerte unter der Nachweisgrenze	Von-bis-Spanne TXB_2 (pg/ml)	
Indometazin-Augentropfen 1% (n = 21)	n = 6	70– 150	*
Flurbiprofen-Augentropfen 0,03% (n = 29)	n = 14	90– 180	*
ohne (n = 20)	n = 6	330–4830	

* $p < 0,05$

Tabelle 2. Konzentration von 6-keto-PGF$_{1\alpha}$ im Augenkammerwasser während der Kataraktextraktion

Prophylaktische Medikation	Meßwerte unter der Nachweisgrenze	Von-bis-Spanne 6-keto-PGF$_{1\alpha}$ (pg/ml)	
Indometazin-Augentropfen 1% (n = 21)	n = 10	210– 1 680	
Flurbiprofen-Augentropfen 0,03% (n = 29)	n = 16	210– 1 870	*
ohne (n = 20)	n = 0	520–16 140	*

* p < 0,05

Diskussion

Ein Anstieg der Prostanoide im Kammerwasser bereits während der extra- oder intrakapsulären Kataraktextraktion ist bekannt. Miyake et al. [15] fanden Mittelwerte der PGE$_2$-Aktivität von 13,3 ± 7,6 ng/ml und der PGF$_{2\alpha}$-Aktivität von 13,0 ± 3,8 ng/ml. Die eigenen Meßwerte lagen insbesondere für 6-keto-PGF$_{1\alpha}$ mit einer Von-bis-Spanne zwischen 0,52–16,14 ng/m in diesem Bereich.

Die Gleichwertigkeit beider Zyklooxygenasehemmer hinsichtlich der Reduzierung dieser erhöhten Prostanoidspiegel konnte jedoch nicht ohne weiteres erwartet werden, da Indometazin in 33mal höherer Konzentration als Flurbiprofen appliziert wurde. Auch liegen Untersuchungen von Kulkarni u. Srinivason [14] an Kaninchenaugen vor, die für beide nichtsteroidalen Antiphlogistika eine ausreichende Hemmung der Prostaglandinsynthese in der Bindehaut und der vorderen Uvea erst bei lokaler Anwendung einer 0,5- bis 1%igen Lösung fanden.

Neben der Konzentration bei der Applikation ist aber diejenige am Ort des Geschehens sowie die Potenz zur Inhibition der Prostanoidsynthese maßgeblich [11]. In einer klinischen Studie, in der 40 Augen von 40 Patienten entweder mit Indometazin-Augentropfen 50 mg/5 ml oder mit Flurbiprofen-Augentropfen 1,5 mg/5 ml prophylaktisch behandelt wurden, konnte Strobel [20] zeigen, daß zu Beginn der vorgesehenen Kataraktextraktion Indometazin im Kammerwasser nur eine 7- bis 9fach höhere Konzentration als Flurbiprofen erreicht (279 ± 253 µg/l gegenüber 37 ± 30 µg/l). Nach Anderson u. Chen (1) entsteht in Kaninchenaugen schon nach dreimaliger Applikation von Flurbiprofen-Augentropfen 0,03% in halbstündlichen Intervallen eine genügend hohe Kammerwasserkonzentration, um die Zyklooxygenaseaktivität ausreichend zu hemmen. Hinsichtlich dieser Zyklooxygenasehemmwirkung wird von einigen Autoren dem Flurbiprofen eine 50- bis 100fach größere Potenz gegenüber dem Indometazin zugesprochen [5].

Eine Senkung des Spiegels verschiedener Entzündungsmediatoren im Kammerwasser schon während der Kataraktextraktion durch 1%iges Indometazin ist beim Menschen bewiesen [13, 15]. Der direkte Nachweis einer Hemmung der Prostaglandinsynthese im vorderen Augenabschnitt durch topisch verabreichtes Flurbiprofen wurde bisher nur im Tierexperiment erbracht [1,14]. Dagegen ist der positive Einfluß beider nichtsteroidaler Antiphlogistika auf die durch die freigesetzten Entzündungsmediatoren verursachte Störung der Blut-Kammerwasserschranke bekannt [2, 3]. Für Flurbiprofen-Augentropfen 0,03% konnten Diestelhorst et al. [6] diese Wirkung nach der Implantation von Hinterkammerlinsen fluorophotometrisch belegen. die ähnliche Wirkung beider Präparate hinsichtlich des Erhaltens einer Mydriasis während der Kataraktextraktion, ein Hinweis auf ihre Gleichwertigkeit bei der Senkung der geprüften Eikosanoidspiegel, ist durch unsere Studie bestätigt worden [8, 12, 16].

Als Synthese- und Freisetzungsort dieser im Kammerwasser gemessenen stabilen Metabolite von Thromboxan A_2 (TXA_2) und Prostazyklin (PGI_2) sind in erster Linie Iris und Ziliarkörper [19], aber auch die Hornhaut [4] anzusehen. Erkenntnisse über die Beeinflussung anderer Augengewebe und des postoperativen Verlaufes wie sie tierexperimentell durch den kontrollierbaren Anstieg der Prostaglandinkonzentration (vor allem von PGE_2) und seine Hemmung durch Indometazin gewonnen wurden [10, 18], erlaubt unsere Untersuchung nicht. Hierzu erwarten wir von einer bereits begonnenen prospektiven randomisierten Doppelblindstudie an 100 mit ECCE und HKL versorgten Patienten weitere Aufschlüsse.

Literatur

1. Anderson J A, Chen Ch Ch (1988) Multiple dosing increases the ocular biovailability of topically administered flurbiprofen. Arch Ophthalmol (Chicago) 106:1107−1109
2. Arate M, Sawa M, Takase M (1983) Topical flurbiprofen and diclofenac suppress blood-aqueous barrier breakdown in cataract surgery: a fluorophotometric study. Jpn J Ophthalmol 27:535−542
3. Arate M, Takase M (1985) Effects of S − 596 and carteolol, new beta-adrenergic blockers, and flurbiprofen on the human eye: a fluorophotometric study. Graefes Arch Klin Exp Ophthalmol 222:259−262
4. Bazan HEP, Birkle DL, Beuerman RW, Bazan NG (1985) Inflammation-induced stimulation of the synthesis of prostaglandins and lipoxygenase-reaction products in rabbit cornea. Curr Eye Res 4:175−179
5. Brodgen RN, Heel RC, Speight TM (1979) Flurbiprofen: A review of its pharmacological properties and therapeutic use in rheumatic diseases. Drugs 18:417−438
6. Diestelhorst M, Aspacher F, Konen W, Krieglstein GK (1991) Der Einfluß von Flurbiprofen-0,03%-Augentropfen auf die Störung der Blut-Kammerwasserschranke nach Hinterkammerlinsenimplantation. Eine kontrollierte fluorophotometrische Studie. In: Schott K, Jacobi KW, Freyler H (Hrsg) 4. Kongreß der DGII. Springer, Berlin Heidelberg New York, S 89−97
7. Dirscherl M, Straub W (1990) Zur Prophylaxe des zystoiden Makulaödems nach Kataraktoperationen. Ophthalmologica 200:142−149
8. Duffin RM, Camras CB, Gardner SK, Pettit TH (1982) Inhibitors of surgically induced miosis. Ophthalmology 89:966−979

9. Giessler CH, Panse M, Mentz P, Hellthaler G (1988) An enzyme-linked immunoassay for thromboxane B_2 and 6-oxo-$PGF_{1\alpha}$ using peroxidase as label. Biomed Biochim Acta 47:137−139

10. Green K, Cheeks L, Luxenberg MN (1988) Topical indomethacin and prostaglandins in normal and aphakic rabbit eyes. Curr Eye Res 7:1105−1111

11. Higgs GA, Eakins KE, Mugridge KG, Moncada S, Vane JR (1980) The ffects of non-steroid anti-inflammatory drugs on leukocyte migration in carrageenin-induced inflammation. Eur J Pharmacol 66:81−86

12. Keates RH, Mc Gowan KA (1984) Clinical trial of flurbiprofen to maintain pupillary dilation during cataract surgery. Ann Ophthalmol 16:919−921

13. Kremer M, Maikoff G, Charbonnel B (1982) The release of prostaglandins in human aqueous humour following intraocular surgery. Effect of indomethacin. Prostaglandins 23:695−702

14. Kulkarni PS, Srinivasan BD (1985) Comparative in vivo inhibitory effects of non-steroidal anti-inflammatory agents on prostaglandin synthesis in rabbit ocular tissues. Arch Ophthalmol 103:103−106

15. Miyake K, Sugiyama S, Norimatsu J, Ozawa T (1978) Prevention of cystoid macular edema after lens extraction by topical indomethacin (III) Radioimmunoassay measurement of prostaglandins in the aqueous during and after lens extraction procedures. Graefes Arch Klin Exp Ophthalmol 209:83−88

16. Nowak MR (1990) Prostaglandinsynthesehemmer zur Vermeidung der intraoperativen induzierten Miosis. In: Freyler H, Skorpik Ch, Grasl M (Hrsg) 3. Kongreß der DGII. Springer, Wien New York, S 410−413

17. Quentin CD, Behrens-Baumann W, Gaus W (1989) Prophylaxe des zystoiden Makulaödems mit Diclofenac-Augentropfen bei i.c. Kataraktextraktion mit Choyce-Mark-IX-Vorderkammerlinse. Fortschr Ophthalmol 86:546−549

18. Rochels R (1990) Prostaglandin-E_2-Konzentrationsbestimmungen im Kammerwasser und Glaskörper nach intra- und extrakapsulärer Kataraktextraktion − ein Beitrag zur Pathogenese des zystoiden Makulaödems. In: Freyler H, Skorpik Ch, Grasl M (Hrsg) 3. Kongreß der DGII. Springer, Wien New York, S 429−433

19. Skorpik C, Paroussis P, Grasl M, Gnad HD (1987) Effect of indomethacin on aqueous PGE_2 levels in rabbits following ocular trauma. Graefes Arch Klin Exp Ophthalmol 225:447−451

20. Strobel J (1990) Kammerwasserkonzentrationen nicht-steroidaler Antiphlogistika. Gießen, persönl. Manuskript

21. Struck HG, Mest H-J, Giessler Ch, Mentz P, Schäfer K (1991) Untersuchungen zur Anwesenheit und Konzentration von zyklooxygenaseabhängigen Entzündungsmediatoren im Kammerwasser während der Kataraktextraktion. In: Schott K, Jacobi KW, Freyler H (Hrsg) 4. Kongreß der DGII. Springer, Berlin Heidelberg New York, S 83−88

Prospektive Studie zur Prophylaxe des zystoiden Makulaödems (ZMÖ)

B. ECKHARDT

Zusammenfassung. In einer prospektiven, randomisierten doppelt maskierten Studie an 450 selektierten Patienten (450 Augen), wurde die Möglichkeit der Prophylaxe eines ZMÖ durch Indometacin-AT (Chibro Amuno 3, Firma Chibret) oder Flurbiprofen-Na (Ocuflur, Firma Allergan) im Vergleich zu Plazebo (NaCl Lösung) untersucht. Am 6. postoperativen Tag nach extrakapsulärer Kataraktextraktion und Hinterkammerlinsenimplantation wurde die Makula fluoreszenzangioskopisch untersucht. Das Fluoreszein (10 ml Fluoreszein-Na 10%, Firma Braun, in 200 ml Flüssigkeit) wurde 30 min vor der Untersuchung oral aufgenommen. Die zum Zeitpunkt der Untersuchung vorhandenen Serumspiegel entsprechen der Konzentration in der Spätphase einer i.v. Fluoreszenzangiographie. In der Plazebo-gruppe konnte ein ZMÖ in 3 von 150 Fällen, in der Flubiprofen-Gruppe in 2 von 150 Fällen und in der Indometacin-Gruppe in 1 von 150 Fällen nachgewiesen werden.

Summary. In a prospective, randomized double masked study over 450 patients (450 eyes) the possibility of prevention of cystoid macular edema by Indometacin (drops of 1% aqueous solution, Chibro Amuno 3, Chibret) or Flurbiprofen (drops, Ocuflur, Allergan) were compared to placebo (NaCl solution) ad ministration. Fluorescensangioscopic examination was performed at the 6th day after extracapsular cataract extraction and implantation of a posterior chamber IOL. Na-fluorescein (10 ccm Fluoreszein-Na 10%, Fa. Braun in 200 ccm solution) was orally administrated 30 min before the examination. The concentration of the Na-Fluorescein in the human serum at the time of the examination is similar to that of a late phase fluorescensangiography. The incidence of cystoid macular edema was 2% in the cases with placebo application; 1.33% in the Flurbiprofen-group and 0.66% in the group in which the patients received Indometacin eye-drops for prevention. The differences are statistically not significant.

Einleitung

Prostaglandine spielen als Mediatoren bei Entzündungsvorgängen eine wichtige Rolle. Am Auge wird die Prostaglandinsynthese vor allem in der Iris durch eine mechanische Irritation, beispielsweise einen operativen Eingriff ausgelöst [2]. Die mit anderen Entzündungsmediatoren ins Kammerwasser freigesetzten Prostaglandine führen zu einer Störung der Blut-Kammerwasser-Schranke und verschiedenen Reizerscheinungen wie Irishyperämie und Miosis [12]. Auch für das 1918 erstmalig von Vogt beschriebene ZMÖ sind die Prostaglandine durch Zerstörung der Blut-Kammerwasser-Schranke ver-

---

Augenklinik, Kreiskrankenhaus Bad Hersfeld, Seilerweg 29, W-6430 Bad Hersfeld, Bundesrepublik Deutschland

---

5. Kongreß der DGII
Hrsg. Wenzel et al.
© Springer-Verlag Berlin Heidelberg

antwortlich [11, 13]. Nicht steroidale anti-inflammatorische Substanzen, Zyklooxygenase-Hemmstoffe vom Typ der Proprionsäure-Derivate (Flurbiprofen) oder Indometacin sind geeignet, die Prostaglandinsynthese zu hemmen. Von diesen Substanzen ist nur bei prophylaktischer, d.h. präoperativer Anwendung – vor der Auslösung der Prostaglandinsynthese – eine Wirkung auf den Reizzustand sowie das ZMÖ zu erwarten [6]. Über die Möglichkeit der Prävention des postoperativen ZMÖ mit Indometacin nach lokaler Applikation berichteten Miyake 1977 [9] und Yannuzzi 1981 [15]. Der Nachweis der Senkung des postoperativ erhöhten Prostaglandinspiegels im Kammerwasser spricht zusätzlich neben den klinischen Erfolgen für einen Zusammenhang zwischen Prostaglandinfreisetzung und ZMÖ. Die Therapie bereits vorliegender Ödeme mit zum Teil irreversibler struktureller Gewebsschädigung [1] erwies sich auch bei oraler Indometazinapplikation [14] als ineffektiv. In der hier dargestellten prospektiven randomisierten Doppelblindstudie wurde die Effektivität von Flurbiprofen und Indometacin im Hinblick auf die Prophylaxe des ZMÖ im Vergleich zu Plazebo bei Patienten nach ECCE und HKL-Implantation untersucht.

Patienten und Methoden

In unsere Studie wurden 450 Patienten aufgenommen, die von Januar 1990 bis Dezember 1990 in 3 Gruppen randomisiert aufgeteilt wurden. Die Ausschlußkriterien, die über die Aufnahme in die Studie entschieden, wurden nach lokalen und systemischen Kriterien unterteilt und sind Tabelle 1 und 2 zu entnehmen.

Alle Operationen wurden unter standardisierten Bedingungen von 2 Operateuren nach der gleichen ECCE- und HKL-Implantationstechnik durchgeführt. Bereits am präoperativen Tag erhielten die Patienten 4 × 1 Tropfen Pla-

Tabelle 1. Lokale Ausschlußkriterien

- Gefäßerkrankungen (z.B. Retinopath. diabet., Makulopathie)
- Z.n. intraokularem Eingriff
- Z.n. Laserkoagulation (Argon, YAG)
- Z.n. intraokularen Entzündungen
- Komplikationen bei der OP

Tabelle 2. Systemische Ausschlußkriterien

- Alter (>80 J.)
- rheumat. Grunderkrankung
- system. Steroidtherapie
- system. Therapie mit nicht steroidalen Antiphlogistika

zebo (NaCl-Lösung). Flurbiprofen oder Indometacin 1%, ferner 45 min präoperativ sowie an den postoperativen Tagen 4 × 1 Tropfen lokal appliziert. Die zusätzliche Nachbehandlung bestand bei allen Patienten in Gentamycin AT 4mal/die für 7 Tage sowie Dexamethason AT 4mal/die für 2 Monate.

Am 6. postoperativen Tag wurde eine Fluoreszenzangioskopie nach oraler Applikation von Natriumfluoreszein anstelle der konventionellen i.v. Fluoreszenzangiographie durchgeführt. Die Patienten tranken 20 ml 10% Fluoreszein Natrium (entsprechend 20 mg/kg KG) in 250 ml Orangensaft. 30–45 min später wurde die Ophthalmoskopie mit einem speziellen Erregerfilter der Firma Schott Glaswerke Mainz mit der in Abb. 1 dargestellten Transmissionskurve durchgeführt. Die Idee, Netzhautuntersuchungen nach oraler Aufnahme von Fluoreszein durchzuführen, geht auf Kelley et al. zurück, die diese Technik 1979 publizierten [5]. Der Vorteil der oralen Applikation ist die weitaus geringere Komplikationsrate verglichen mit der intravenösen Injektion bei der Fluoreszenzangiographie. Ein Nachteil ist die größeren Schwankungen unterliegende Resorption des Fluoreszeins mit sehr geringen Serumspiegeln, die nur eine Darstellung der Spätphase bei retinalen und chorioidalen Leckagen ermöglicht. Vergleicht man die Serumspiegel des Fluoreszein-Natrium nach i.v. und oraler Gabe, so zeigen sich vergleichbare Spiegel ab ca. 30 min (Abb. 2), so daß die Ergebnisse des Fluoreszeintrunkes einer Spätphasenuntersuchung bei konventioneller i.v. Fluoreszenzangiographie entsprechen. Die Gleichwertigkeit dieser beiden Methoden in bezug auf die Darstellbarkeit des ZMÖ wurde von Hütz et al. 1989 nachgewiesen [3]. Die fluoreszenzangioskopische Fundusbeurteilung erfolgte in einem völlig abgedunkelten Raum durch einen Untersucher, der Fluoreszenzbefund wurde mit dem Nativbild verglichen.

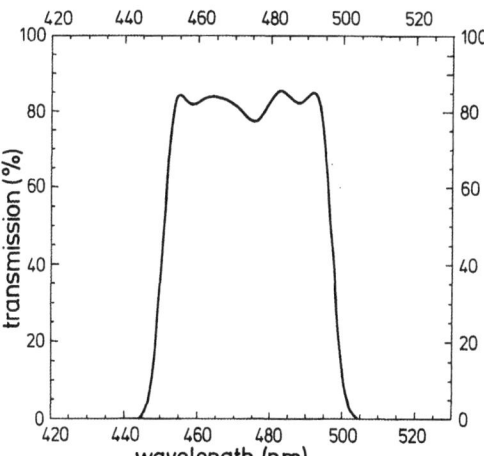

Abb. 1. Transmissionskurve des Erregerfilters

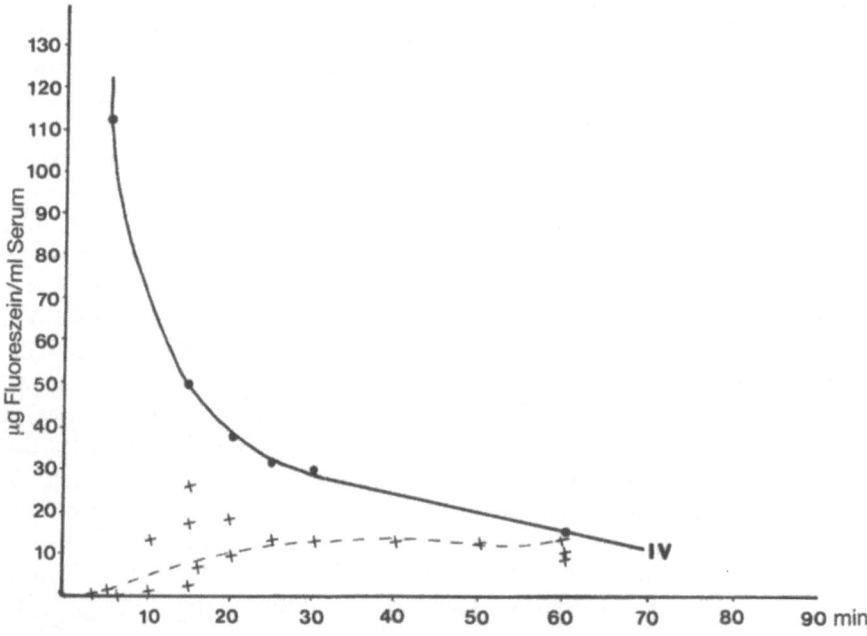

Abb. 2. Serumspiegel von Fluoreszein-Na nach i.v. und oraler Gabe

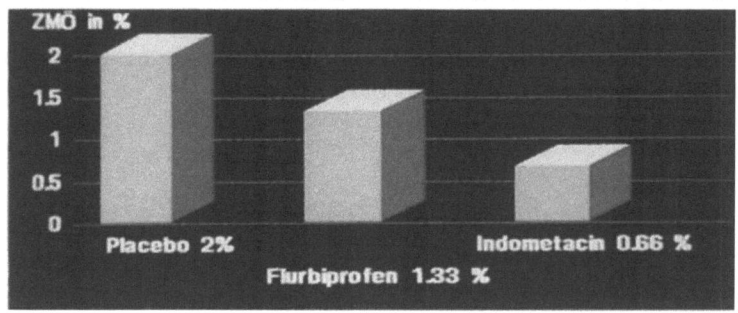

Abb. 3. Häufigkeit des ZMÖ nach ECCE und HKL (450 Augen)

Ergebnisse

Die Häufigkeit des ZMÖ in den 3 Gruppen (n = 450 Augen) ist in Abb. 3
wiedergegeben. Unsere Untersuchungsergebnisse zeigen, daß die fluoreszenzangioskopisch nachweisbare Inzidenz des Ödems bei der Plazebogruppe
mit 2% am höchsten und in der Indometacingruppe mit 0,66% am niedrigsten war. Die Flurbiprofengruppe mit einer Inzidenz von 1,33% nimmt eine
Mittelstellung ein.

Diskussion

Die Häufigkeit des ZMÖ nach ECCE und HKL wird in der Literatur mit 0,8−4,9% angegeben [4, 7, 8]. Mit einer Rate von im Mittel 1,5% lagen unsere Untersuchungsergebnisse im unteren Bereich der prozentualen Angaben der Häufigkeit des ZMÖ anderer Autoren. Neuere Studien geben ähnlich niedrige Häufigkeiten auch für ICCE und VKL-Implantationen an [10].

Beim Versuch, die verschiedenen Studien zu vergleichen, fällt auf, daß die Ergebnisse nicht ohne weiteres vergleichbar sind. Zum einen ist zu differenzieren zwischen klinischer und fluoreszenzangiographischer bzw. fluoreszenzangioskopischer Nachweisbarkeit des ZMÖ; zum anderen sind die Kollektive in ihrer Größe sehr different oder multizentrisch angelegt. Daraus ergibt sich eine Vielzahl von variablen Einflüssen auf die Untersuchungsergebnisse.

Ziel unserer prospektiven randomisierten Doppelblindstudie war es die Wirksamkeit von Flurbiprofen und Indometacin im Hinblick auf die Prophylaxemöglichkeit des ZMÖ im Vergleich zu Plazebo zu untersuchen. Vergleicht man die Inzidenz des ZMÖ der Flurbiprofengruppe in unserer Studie mit der von Plazebo, so ergibt sich ein prozentualer Unterschied von 0,66%. Der prozentuale Unterschied der Inzidenz des ZMÖ in der Indometacingruppe im Vergleich zu Plazebo betrug 1,33%. Wenngleich der große Studienumfang von 450 Patienten in der Lage ist, einen prozentualen Unterschied zwischen den 3 Gruppen aufzuzeigen, so sind die Unterschiede zwischen den Gruppen doch nicht statistisch signifikant.

Auch wenn in dieser Studie kein eindeutiger Vorteil der nicht steroidalen Antiphlogistika im Hinblick auf die Prophylaxe des ZMÖ nachgewiesen werden konnte, so bleibt der Einsatz dieser Medikamente in der präoperativen Vorbereitung obligat, um die intraoperative Miosis und den postoperativen Reizzustand zu minimieren, zumal ein synergistischer Effekt mit Steroiden erwiesen ist.

Literatur

1. Behrens-Baumann W, Quentin C-D, Eckhardt B, Vogel M (1989) Zur Einteilung und Wertigkeit des cystoiden Maculaödems bei Pseudophakie. Klin Monatsbl Augenheilkd 194:16−21
2. Cole DF, Unger WG (1973) Prostaglandins as mediators for the responses of the eye to trauma. Exp Eye Res 17:357
3. Hütz W, Hessemer V, Jacobi KW (1989) Nachweis des cystoiden Maculaödems mit oral appliziertem Fluoreszein. Klin Monatsbl Augenheilkd 195:226−228
4. Jaffe NS, Claymann HM, Jaffe MS (1982) Cystoid macular edema after intracapsular cataract extraction with and without an intraocular lens. Ophthalmology 89:25−29
5. Kelley JS, Kincaid M (1979) Retinal fluography using oral fluorescein. Arch Ophthalmol (Chicago) 97:2331−2332

6. Klein RM, Katzin HM, Yannuzzi L (1979) The effect of Indomethacin Pretreatment in Aphakic cystoid macular edema. Am J Ophthalmol 87:487

7. Kraff MC, Sanders DR, Jampol LM, Lieberman HL (1985) Effect on an ultraviolet-filtering intraocular lens on cystoid macular edema. Ophthalmology 92:366–369

8. Markoff JI, Levin AJ, Behar R (1985) Uncomplicated bilateral intraocular lens implants: intracapsular and extracapsular results in the same patient. Trans Ophthalmol Soc UK 104:270

9. Miyake K (1977) Prevention of cystoid macular edema after lens extraction by tropical Indomethacin (I). A prelimenary report. Graefes Arch Klin Exp Ophthalmol 203:81

10. Quentin C-D, Eckhardt B, Behrens-Baumann W (1989) Zystoides Maculaödem nach IC-Cataract-Extraktion mit Chove-Mark IX. In: Jacobi KW, Schott K, Gloor W (Hrsg) 2. Kongreß der Deutschen Gesellschaft für Intraokularlinsen Implantation. Springer, Berlin Heidelberg New York, S 81–84

11. Tennant JL (1978) Prostaglandins in ophthalmology. Current concepts in cataract surgery. In: Emery JM (ed) Selected Proceedings of the Biennal Cataract Surgical Congress. Mosby, St. Louis, pp 360–362

12. Waitzman MB, King CD (1967) Prostaglandin influences on intraocular pressure and pupil size. Am J Physiol 212:329

13. Worst JGF (1975) Biotoxität des Kammerwassers, eine vereinheitlichende pathologische Theorie, gegründet auf hypothetische biotoxische Kammerwasserfaktoren. Klin Monatsbl Augenheilkd 167:376

14. Yanuzzi LA, Klein RM, Wallyn RH, Cohen N, Katz I (1977) Ineffectiveness of indomethacin in the treatment of chronic cystoid macular edema. Am J Ophthalmol 84(4):517

15. Yanuzzi LA, Landau NA, Turtz AI (1981) Incidence of aphakic cystoid macular edema with the use of topical Indomethacin. Ophthalmology 88:947

Prospektive Studie über das zystoide Makulaödem nach Nd:YAG-Kapsulotomie

C. D. Quentin, W. Behrens-Baumann und J. Goerdt

Zusammenfassung. In einer prospektiven Studie wurde bei 93 Patienten mit extrakapsulärer Kataraktextraktion und Hinterkammerlinse die Häufigkeit des angiographisch nachweisbaren zystoiden Makulaödems (ZMÖ) nach Nd:YAG-Kapsulotomie untersucht. Am Tag der Nd:YAG-Kapsulotomie und nach einem halben Jahr wurde ein Fluoreszenzangiogramm erstellt. Die Beurteilung des Angiogramms erfolgte unabhängig durch zwei Untersucher ohne Kenntnis der Patientendaten. Das ZMÖ wurde in drei Schweregrade (I–III) unterteilt. Die Studie beendeten 60 Patienten mit 64 Augen. Das ZMÖ Grad I fand sich in 1,6%, Grad II in 3,1% und Grad III in 3,1%. Der Visus der betroffenen Patienten lag in Abhängigkeit von der Stärke und Dauer des ZMÖ zwischen 0,3 bis 0,8. Zum Risiko, ein ZMÖ zu entwickeln, mag das Glaukom oder die Glaukommedikation beitragen.

Summary. Ninetythree patients were prospectively studied after extracapsular cataract extraction with posterior chamber lens and secondary opacification of the posterior capsule for the angiographic incidence of cystoid macular edema (CME) after Neodym:YAG (Nd:YAG) laser capsulotomy. Sixty four eyes of 60 patients had fluorescein angiography at the day of the capsulotomy and again 6 months later. CME grade I, according to the criteria described by Miyake, occured in 1,6%, grade II in 3,1% and grade III in 3,1%. The visual acuity ranged between 0.3 to 0.8 in relationship to the severity and duration of the CME. Glaucoma or the glaucoma medication might be a risk factor to develope a CME.

Nach einer extrakapsulären Kataraktextraktion (ECCE) mit Implantation einer Hinterkammerlinse (HKL) kommt es bei etwa 50% der Patienten zu einer Nachstarbildung [12, 24]. Infolge der Verminderung der Sehkraft ist in etwa 15% dieser Fälle eine Kapsulotomie erforderlich [8]. Risiken einer Nd:YAG-Kapsulotomie sind vorübergehende Druckanstiege [17, 18, 21], Netzhautablösungen bis zu 1,8% [8, 14, 17] und ein zystoides Makulaödem [3, 13]. Angaben über die Häufigkeit des zystoiden Makulaödems sind in der Literatur von 0–13% zu finden [1, 3, 7, 25]. Die Inzidenz des zystoiden Makulaödems ist abhängig vom Zeitpunkt der Untersuchung und der Untersuchungsmethoden, die klinisch, biomikroskopisch oder fluoreszenzangiographisch durchgeführt worden sind. In einer prospektiven Studie haben wir daher die Häufigkeit des fluoreszenzangiographisch nachgewiesenen zystoiden Makulaödems ein halbes Jahr nach erfolgter Nd:YAG-Kapsulotomie untersucht.

Universitäts-Augenklinik Göttingen, Robert-Koch-Str. 40, W-3400 Göttingen, Bundesrepublik Deutschland

5. Kongreß der DGII
Hrsg. Wenzel et al.
© Springer-Verlag Berlin Heidelberg

Patienten und Methoden

In die Studie wurden 93 Patienten aufgenommen. Es handelte sich um 27 Männer und 33 Frauen im Alter von 21 – 84 Jahren. Zum Zeitpunkt der Neodym:YAG-Kapsulotomie betrug das Durchschnittsalter 70,5 Jahre.
Einschlußkriterien zur Aufnahme in die prospektive Studie waren
1. eine komplikationslos erfolgte extrakapsuläre Kataraktextraktion mit Implantation einer Hinterkammerlinse und Nachstarbildung mit Visusherabsetzung auf 0,5 und weniger.
2. Die Möglichkeit, zwei Fluoreszenzangiogramme sowohl am Tag der Kapsulotomie als auch nach einem halben Jahr durchführen zu können.
Ausschlußkriterien waren Retinopathia diabetica, feuchte senile Makuladegeneration, systemische Kortisontherapie oder die Gabe von Prostaglandinhemmern.
Nd:YAG-Kapsulotomie: Für die Kapsulotomie verwendeten wir den Nd:YAG-Laser der Fa. C. Zeiss. Die Pulsrate pro Kapsulotomie lag zwischen 3 – 97 (Median: 12 Pulse), die Energie pro Impuls zwischen 0,9 – 6,0 mJ (Median: 2,5 mJ) und die Gesamtenergie zwischen 3,5 – 243 mJ (Median: 26,4 mJ).
Fluoreszenzangiographie: Es wurden 5 ml einer 10%igen Fluoreszein-Natrium-Lösung in die Kubitalvene injiziert. Als Film wurde Tri-Xpan (27 DIN = 400 ASA Empfindlichkeit) der Fa. Kodak verwendet. Zur Beurteilung der Spätphase wurden 8 Bilder nach 20 min aufgenommen.
Die Beurteilung der Angiogramme erfolgte unabhängig durch zwei Untersucher ohne Kenntnis der Patientendaten. Das zystoide Makulaödem wurde in Anlehnung an Miyake nach dem Fluoreszenzangiogramm in drei Stadien unterteilt [11]:
Stadium   I geringer, perifovealer Austritt,
Stadium II deutlicher Farbaustritt und
Stadium III das Vollbild des zystoiden Makulaödems in seiner typischen radspeichenartigen Ausprägung.

Ergebnisse

Von den 93 Patienten der Studie konnte bei 60 Patienten mit 64 Augen ein Fluoreszenzangiogramm sowohl am Tag der Nd:YAG-Kapsulotomie als auch nach etwa 6 Monaten (Median: 6,5 Monate) angefertigt werden. Die Kapsulotomie wegen eines Nachstars wurde in einem Zeitraum vom 16. postoperativen Tag bis zu 4¼ Jahren nach der Kataraktextraktion vorgenommen. Der Median des Kapsulotomiezeitpunktes liegt bei 19,6 Monaten.
Die Häufigkeit des zystoiden Makulaödems am Tag der Nd:YAG-Kapsulotomie betrug für Grad I 14,1%, Grad II 4,7% und Grad III 1,6% (Tabelle 1). Ein halbes Jahr nach der Nd:YAG-Kapsulotomie war Grad I in 4,7%, Grad II bei 6,2% und Grad III in 3,1% zu finden (Tabelle 1).

Tabelle 1. Häufigkeit des ZMÖ bei 64 Augen nach Nd:YAG-Kapsulotomie. I. FAG: Fluoreszenzangiogramm zum Zeitpunkt der Nd:YAG-Kapsulotomie. II. FAG: Fluoreszenzangiogramm nach 6,5 Monaten

ZMÖ	I. FAG	II. FAG
Grad I	14,1%	4,7%
Grad II	4,7%	6,2%
Grad III	1,6%	3,1%
	20,4%	14,0%

Tabelle 2. Vorkommen und Veränderung des ZMÖ nach Nd:YAG-Kapsulotomie (I. FAG: Fluoreszenzangiogramm) und Kontrolle nach 6,5 Monaten (II. FAG: Fluoreszenzangiogramm) mit Visusangabe

I. FAG	II. FAG	ZMÖ	Visus
Grad 0 ⟶ Grad I		1,6%	0,5
⟶ Grad II		3,1%	0,3–1,0
Grad I ⟶			
Grad II ⟶ Grad III		3,1%	0,3–0,8
		7,8%	

Bei individueller Betrachtung der Fluoreszenzangiogramme sahen wir beim Vergleich der im 6-Monats-Abstand erstellten beiden Angiogramme 5mal (7,8%) eine Verstärkung des zystoiden Makulaödems, 3mal (4,7%) ein unverändertes Bild und in 8 Fällen (12,5%) eine Befundbesserung. Bei diesen 8 Patienten wurde 6mal aus einem Grad I ein Normalbefund und je einmal aus Grad II ein Grad I bzw. aus Grad III ein Grad II. Unter Berücksichtigung der bereits zum Zeitpunkt der Nd:YAG-Kapsulotomie vorliegenden zystoiden Makulaödeme wiesen ein halbes Jahr nach der Kapsulotomie insgesamt 7,8% eine Verstärkung bzw. ein neues zystoides Makulaödem auf (Tabelle 2). Aus einem Normalbefund (Grad 0) war in 1,6% ein Makulaödem Grad I und in 3,1% ein Grad II entstanden. Eine Verstärkung eines schon bestehenden Makulaödems hatten 3,1% erfahren (Tabelle 2). Ein Glaukom wiesen 3 der 5 Patienten auf, die ein neues bzw. stärkeres zystoides Makulaödem entwickelt hatten.

Diskussion

Die Kapselfibrose ist die häufigste postoperative Komplikation nach einer extrakapsulären Kataraktextraktion [12, 22]. Die primär chirurgische Kapsulotomie erhöht das Risiko, ein zystoides Makulaödem zu entwickeln auf 44% [5, 20]. Die Nd:YAG-Kapsulotomie erlaubt dagegen ein individuelles Vorgehen zu einem späteren Zeitpunkt, wenn die postoperative Phase der

Entzündung und Prostaglandinerhöhung im Kammerwasser und Glaskörper abgeklungen ist [9, 16]. Unabhängig vom operativen Trauma der extrakapsulären Kataraktextraktion kann es aber selbst bei intakter hinterer Linsenkapsel zu jedem späteren Zeitpunkt noch zu einem zystoiden Makulaödem kommen [10]. Es ist daher auch wenig überraschend, daß zum Zeitpunkt der Nd:YAG-Kapsulotomie, etwa 1½ Jahre nach der Kataraktoperation 20,4% unserer Patienten ein fluoreszenzangiographisch nachweisbares zystoides Makulaödem aufwiesen. Durch die Nd:YAG-Kapsulotomie wird das Risiko des Auftretens weiterer Makulaödeme zusätzlich erhöht. Wright berichtete über 13% angiographisch bestätigte Makulaödeme einen Monat nach Kapsulotomie, während Lewis et al. 4−8 Wochen nach dem Nd:YAG-Eingriff kein zystoides Makulaödem fanden [7, 25]. Insgesamt sind die Angaben über die Häufigkeit des ZMÖ sehr widersprüchlich [23]. Albert et al. sahen noch nach 1 Jahr in 3% ein Makulaödem [1, 7]. Dies entspricht unserem Ergebnis von 7,8% insgesamt bzw. 3,1% des Vollbildes eines zystoiden Makulaödems. Danach scheint nicht so sehr das Nd:YAG-Trauma selbst, sondern langfristig die defekte hintere Linsenkapsel für die Entstehung des Makulaödems verantwortlich zu sein. Nach einer ECCE mit Hinterkammerlinse entwickelt sich in etwa 2% ein zystoides Makulaödem [5, 20]. Bei der Inzidenz von 7% eines zystoiden Makulaödems nach Nd:YAG-Kapsulotomie erhöht sich das Risiko für die Gesamtgruppe der mit ECCE plus Hinterkammerlinse operierten Patienten langfristig um 1% auf insgesamt 3%.

Durch die Kapsulotomie steigt die Sehschärfe der Patienten in der Regel an, falls nicht Makulaveränderungen eine Visusverbesserung verhindern. Der Visusvergleich allein ist daher zur Beurteilung bzw. der Entdeckung eines zystoiden Makulaödems nicht geeignet [3, 13]. Ein weiteres Gegenargument, sich allein vom klinischen Befund leiten zu lassen, ergibt unsere Untersuchung, da selbst beim klassischen Vollbild des zystoiden Makulaödems die Sehschärfe noch 0,8 betragen kann (Tabelle 2). Auch bei den schwächeren Formen des zystoiden Makulaödems Grad I und Grad II war der Visus innerhalb einer Gruppe stark schwankend und nur tendenziell von der Schwere des fluoreszenzangiographischen Befundes abhängig (Tabelle 2). Entscheidend für die Visusherabsetzung ist wahrscheinlich die Dauer des zystoiden Makulaödems. Langzeituntersuchungen nach Kataraktoperationen mit vier Fluoreszenzangiogrammen bis zu 1½ Jahren postoperativ bestätigen diese Vermutung [2].

Als Risikofaktor, ein zystoides Makulaödem nach Nd:YAG-Kapsulotomie zu entwickeln, könnte evtl. das Glaukom bzw. die Glaukommedikation angesehen werden. Von 5 Patienten, die ein halbes Jahr nach der Kapsulotomie ein Makulaödem aufwiesen, hatten 3 ein Glaucoma chronicum simplex. Ein Patient wurde mit Dipivefrin-HCL, zwei mit Beta-Blocker-Tropfen behandelt. Bei einem war 14 Jahre zuvor eine fistulierende Glaukomoperation vorausgegangen. Von adrenalinhaltigen Augentropfen ist bekannt, daß sie bei aphaken Patienten ein Makulaödem auslösen können [5]. Bei der Therapie mit Dipivefrin-HCl- und Beta-Blocker-Tropfen wurde die Entwicklung eines Makulaödems bisher nicht beschrieben. Nach Nd:YAG-Kapsulotomie mit evtl. Verletzung der vorderen Glaskörpergrenzmembran kann der Kammerwasseraustausch mit dem Glaskörperraum leichter erfolgen, so daß auch Glaukommedikamente direkt oder indirekt einen Effekt auf die Blut-Retina-Schranke ausüben könnten. Eine lokale Prophylaxe des zystoiden Makulaödems mit Prostaglandinhemmern, die sich nach Kataraktoperationen als wirksam erwiesen haben, könnte daher bei Glaukompatienten nach der Nd:YAG-Kapsulotomie indiziert sein [15]. Unsere Beobachtung, daß das Glaukom bzw. die Glaukommedikation ein Risikofaktor bei der Entstehung des zystoiden Makulaödems nach Nd:YAG-Kapsulotomie sein könnte, bedarf weiterer Untersuchungen.

Literatur

1. Albert DW, Wade E, Richard K, Parrish II, Flynn H, Slomovic A, Tannenbaum M, Blodi C (1990) A prospective study of angiographic cystoid macular edema one year after Nd:YAG posterior capsulotomy. Ann Ophthalmol 22:139−143
2. Behrens-Baumann W, Quentin CD, Eckhardt B, Vogel M (1989) Zur Einteilung und Wertigkeit des zystoiden Makulaödems bei Pseudophakie. Klin Monatsbl Augenheilkd 194:16−21
3. Durham DG (1985) Three thousand YAG lasers in posterior capsulotomies: An analysis of complications and comparison to polishing and surgical discissions. Trans Am Ophthalmol Soc 83:218−229
4. Jaffe NS, Clayman HM, Jaffe MS (1982) Cystoide macular edema after intracapsular and extracapsular cataract extraction with and without an intraocular lens. Ophthalmology 89:25−29
5. Kolker AE, Becker B (1968) Epinephrin maculopathy. Arch Ophthalmol 79:552−562
6. Kraff MC, Sanders DR, Jampol LM (1984) Effect of primary capsulotomy with extracapsular surgery on the incidence of pseudophakic cystoid macular edema. Am J Ophthalmol 98:166−170
7. Lewis H, Singer TR, Hanscom TA, Straatsma BR (1987) A prospective study of cystoid macular edema after Neodymium:YAG laser posterior capsulotomy. Ophthalmology 94:478−482
8. Lisegang TJ, Bourne WM, Ilstrup DM (1985) Secondary surgical and neodymium:YAG laser discission. Am J Ophthalmol 100:510−519
9. Lindstrom RL, Harris WS (1980) Management of the posterior capsule following posterior chamber lens implantation. J Am Intraocul Implant Soc 6:255−258
10. Miami Study Group (1979) Cystoid macular edema in aphakic and pseudophakic eyes. Am J Ophthalmol 88:45−48
11. Miyake K (1977) Prevention of cystoid macula edema after lens extraction by topical indomethacin (I). Graefes Arch Klin Exp Ophthalmol 203:81−88
12. McDonnell PJ, Patel A, Green WR (1985) Comparison of intracapsular and extracapsular cataract surgery. Ophthalmology 92:1208−1225
13. Nirankari VS, Richards RD (1985) Complications associated with the use of the neodymium:YAG laser. Ophthalmology 92:1371−1376
14. Oldendoerp J (1989) Netzhautablösung nach Neodym-YAG-Laser-Kapsulotomie in aphaken und pseudoaphaken Augen. Klin Monatsbl Augenheilkd 194:234−240
15. Quentin CD, Behrens-Baumann W, Gaus W (1989) Prophylaxe des zystoiden Makulaödems mit Diclofenac-Augentropfen bei i.c. Kataraktextraktion mit Choyce-Mark-IX-Vorderkammerlinse. Fortschr Ophthalmol 86:546−549
16. Rochels R (1989) Prostaglandin-E_2-Konzentrationsbestimmung im Kammerwasser und Glaskörper nach intra- und extrakapsulärer Kataraktextraktion − ein Beitrag zur Pathogenese des zystoiden Makulaödems. In: Freyler H, Skorpik Ch, Grasl M (Hrsg)

3. Kongreß der Deutschen Gesellschaft für Intraokularlinsen Implantation. Springer, Wien New York, S 429–433

17. Schneider G (1985) Zur Nachstardiscision mit dem Nd:YAG-Laser. Klin Monatsbl Augenheilkd 187:221–223

18. Schrems W, Kriegelstein GK (1987) Risiken der Nachstartherapie mit dem Neodym-YAG-Laser. In: Jacobi KW, Schott K, Glor B (Hrsg) 1. Kongreß der Deutschen Gesellschaft für Intraokularlinsen Implantation. Springer, Berlin Heidelberg New York, S 94–100

19. Sorr EM, Everett WB, Hurite FG (1979) Incidence of fluorescein angiographic subclinical macular edema following phacoemulsification of senile cataracts. Ophthalmology 86:2013–2018

20. Stark WJ, Worthen DM, Holladay JT et al. (1983) The FDA report on intraocular lenses. Ophthalmology 90:311–317

21. Stark WJ, Worthen DM, Holladay JT (1985) Neodym:YAG lasers. An FDA report. Ophthalmology 92:209–212

22. Terry AC, Stark WJ, Maumenee AE (1983) Neodym:YAG laser for posterior capsulotomy. Am J Ophthalmol 96:716–720

23. Vogel M (1990) Ist die Beurteilung der Komplikationen nach intra- und extrakapsulärer Katarakt-Extraktion mit Linsenimplantation ausgewogen? Klin Monatsbl Augenheilkd 198:2–5

24. Wilhelmus KR, Emery JM (1980) Posterior capsule opacification following phacoemulsification. Ophthalmic Surg 11:264–267

25. Wright PL, Wilkinson CP, Balyeat HD (1988) Angiographic cystoid macular edema after posterior chamber lens implantation. Arch Ophthalmol 106:740–744

Die Entwicklung der Zellpopulationen auf der IOL-Oberfläche und ihre klinische Bedeutung

J. Cendelin, S. Pitrova und J. Korynta

Zusammenfassung. Die Autoren stellen die spiegelmikroskopische Untersuchung der IOL als routinemäßige Methode in ihrer klinischen Praxis vor. Diese Methode ermöglicht, rechtzeitig Fibrin während der Reaktion zu entdecken, die Intensität der Reaktion aufgrund der Dynamik der Riesenzellbildung zu bewerten und die wahrscheinliche Verlaufsprognose nach den Relationen der einzelnen Elemente zu beurteilen. Die Autoren untersuchten 5 Patienten mit späten entzündlichen Reaktionen, die durch Hypopyon, dichte zelluläre Membranen auf der IOL-Oberfläche und Riesenzellbildung charakterisiert wurden. Das Vorkommen von den fibroblastähnlichen Zellen war ein günstiger Befund für die Verlaufsprognose.

Summary. The authors introduced the specular examination of the intraocular lens (IOL) surface into their routine practice. This examination helps to detect the small amounts of fibrin on the surface of IOL, to evaluate the activity of reaction according to dynamic changes of giant cells and to forecast the course of reaction according to presence of different cell types. The authors examined five patients with late-onset reaction. These reactions were chatacterized by hypopyon, dense celular membrane covering the IOL and by development of giant cells on the surface of IOL. The presence of fibroblast-like cells appeared to be a positive factor in the prognosis of reaction course.

Einleitung

Die Anwendung der „implant-lens-cytology" nach Wolter und die elektronenmikroskopischen Untersuchungen der explantierten IOL bieten viele Informationen über das Leben von Zellen auf ihren Oberflächen [4, 8, 9]. Ohara [2] führte die Spiegelmikroskopie der IOL in die Praxis ein. Diese Methode ermöglicht dynamische Untersuchung der immunologischen Prozesse in vivo. Neue Impulse erhielten wir, nachdem Wenzel die exakte Methodik beschrieb und auf die klinische Bedeutung aufmerksam machte [6, 7]. Spiegelmikroskopie wurde auch für die klinische Bewertung der IOL angewendet [10]. Hier möchten wir demonstrieren, daß es gewisse Möglichkeiten gibt, diese Methode in der klinischen Praxis anzuwenden.

I. Ocni Klinika, U nemocnice 2, ČSFR-128 00 Praha 2

5. Kongreß der DGII
Hrsg. Wenzel et al.
© Springer-Verlag Berlin Heidelberg

Material und Methode

An unserer Klinik führten wir die Spiegelmikroskopie für die routinemäßige
Beschreibung der entzündlichen Reaktionen ein. In dieser Arbeit präsentieren wir unsere Erfahrungen mit etwa 1500 Patienten, die von 1989 bis 1990 an
unserer Klinik operiert wurden. Wir benutzen eine Opton-Photospaltlampe
40 SL/P mit einem Non-kontakt-Ansatz für die Spiegelmikroskopie (meistens 128fache Vergrößerung) oder übliche Spaltlampen mit einer 30- bis
40fachen Vergrößerung. Die Methodik wurde von Wenzel ausführlich
beschrieben [5, 7]. Wir untersuchen die Elemente auf der vorderen Oberfläche, für die Untersuchung der Prozesse auf der hinteren Oberfläche ist
diese Methode nicht anwendbar.

Ergebnisse

Die routinemäßige Untersuchung ermöglicht uns, die sog. fibroblastähnlichen Zellen, Riesenzellen, kleine rundzellige Elemente und Fibrin (Abb. 1)
zu differenzieren. Der Charakter der Reaktion wird von den Kombinationen
der Elemente und ihrer Dynamik bestimmt.

Es gelang uns, bei 5 Patienten die ganze Dynamik der späteren Reaktion
mit untereinander ähnlichen Merkmalen zu dokumentieren. Die Reaktion
begann 2–8 Wochen nach der erfolgreichen Operation mit der Exsudation
von zellulären Elementen in die vordere Kammer, Hypopyon und mit der
Bildung einer dichten Membran auf der IOL-Oberfläche. Diese Membranen

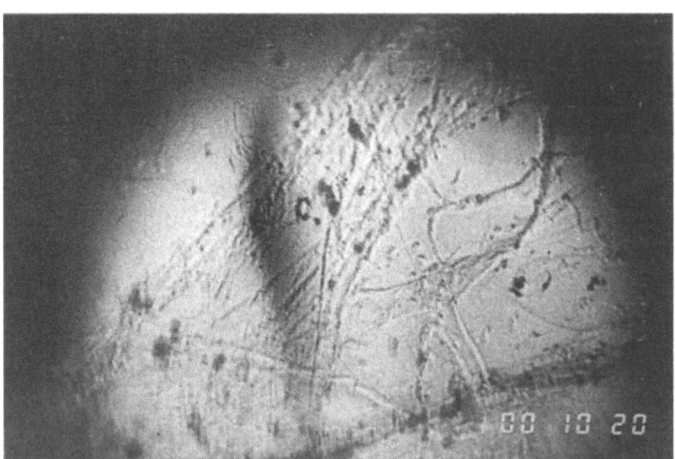

Abb. 1. Fibrin auf der IOL-Oberfläche 4 Tage nach der Operation. Die Fasern haften typischerweise auf dem Kapselsackrest. ×128

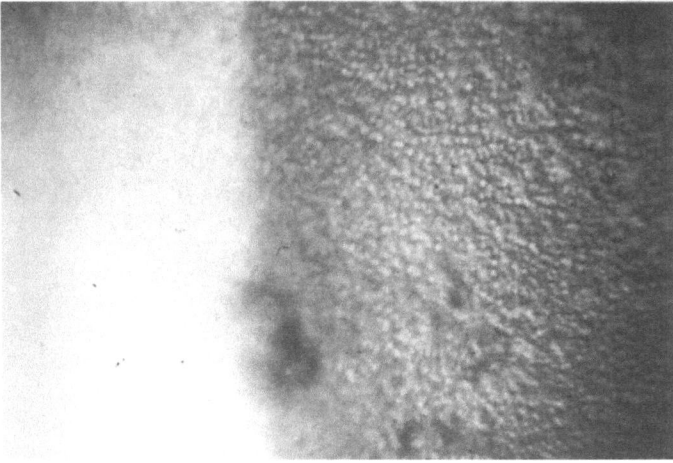

Abb. 2. Patientin 1 vor der Therapie. Spiegelmikroskopische Aufnahme von der dichten zellulären Membran. ×128

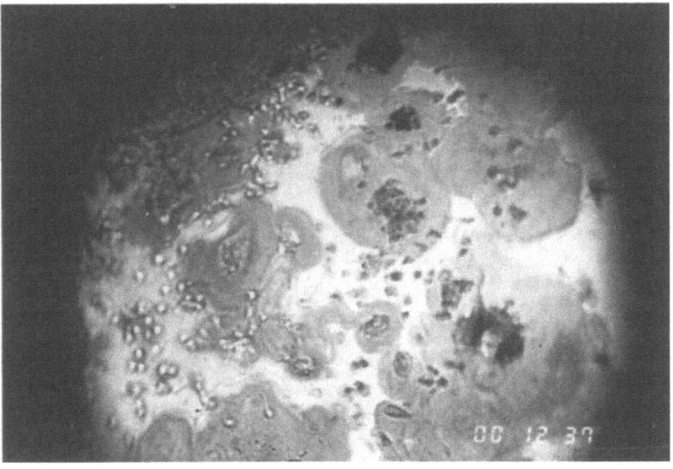

Abb. 3. Gleiche Patientin 4 Tage nach Therapiebeginn. Hohe Aktivität der Riesenzellbildung. ×128

wurden von einer großen Menge von Zellen gebildet (Abb. 2). Nach der Steroidtherapie kam es schließlich zu einer Restitution des Bildes bei einem Visus von 1,0 (mit Korrektur). Es entstanden keine Synechien. Wir fanden bei diesen Patienten eine Korrelation zwischen dem spiegelmikroskopischen Befund und dem klinischen Verlauf. Ausführliche Daten über diese Patienten werden wir noch veröffentlichen. Hier möchten wir nur Bilder der extremen Reaktionen präsentieren.

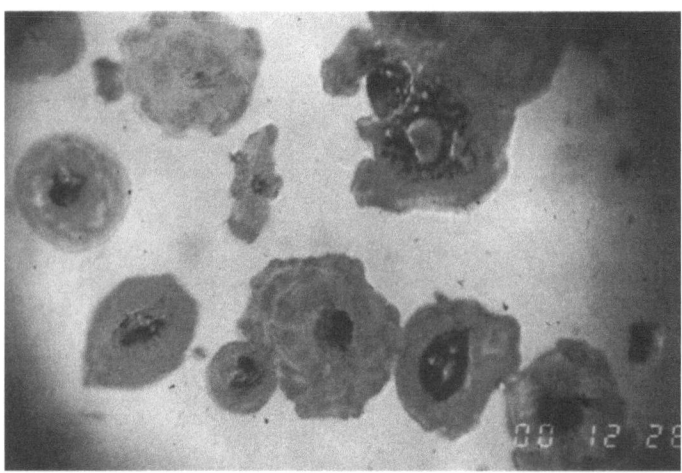

Abb. 4. Patientin 1 nach 3 Wochen hochdosierter lokaler und systematischer Steroidtherapie. Auf der IOL-Oberfläche befinden sich nur Riesenzellen ohne Bildungsaktivität. ×128

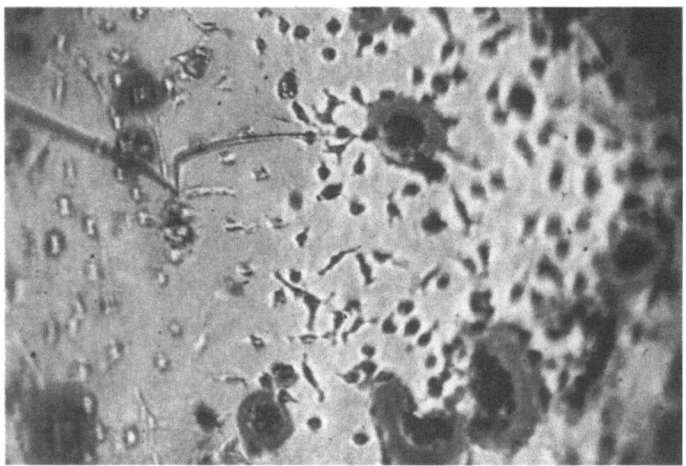

Abb. 5. Patient 2 nach 3 Tagen lokaler und kleindosierter systemischer Steroidtherapie. Die
IOL-Oberfläche wurde mit zahlreichen Fibroblasten-ähnlichen Zellen und kleinen Riesenzellen bedeckt. ×128

Bei der Patientin 1 verfolgten wir markante Riesenzellenbildung und fast
keine fibroblastähnlichen Zellen (Abb. 3). Bei der lokalen und systemischen
Steroidtherapie dauerte die Reaktion 18 Tage. Bei dem Patienten 2 überwo-
gen während der Reaktion fibroblastähnliche Elemente, wobei nur wenige
Riesenzellen vorhanden waren (Abb. 5). Nach Steroidtherapie trat die
Reaktion nach 6 Tagen zurück.

Die entzündliche Reaktion betrachten wir als beendet, wenn keine Zellen mehr in der Vorderkammer sind und keine Riesenzellen auf der IOL-Oberfläche sind (Abb. 4). Bei den übrigen Patienten fanden wir verschiedene Mengen von fibroblastähnlichen Zellen und Riesenzellen, die zwischen den Extremen (Patient 1 und 2) lagen, mit dem entsprechenden klinischen Verlauf.

Diskussion

Aus den morphologischen Studien über Elemente auf der IOL-Oberfläche ist wohl bekannt, daß die klinisch differenzierbaren fibroblastähnlichen Zellen, Riesenzellen und ein Teil der rundzelligen Elemente verschiedene Formen von Blut- und Gewebemakrophagen darstellen [4]. Es handelt sich um eine unspezifische Reaktion, die durch zusätzliche Faktoren potenziert werden kann [1, 3]. Die Riesenzellbildung von den mononuklearen Elementen stellt die aktive Phase der Reaktion dar. Die flachen Zellkörper mit den in der Mitte kondensierten Kernen repräsentieren die inaktive Phase der Reaktion.

Verschiedene Mengen von fibroblastähnlichen Zellen finden wir vorübergehend bei allen Patienten und diese Zellen sind ein Bestandteil fast aller Reaktionen. Den Terminus „kleine rundzellige Elemente" benutzen wir für klinisch undifferenzierbare Zellen, die die Membranen während der Reaktionen bilden, auf der IOL-Oberfläche adherieren oder von denen die Riesenzellen entstehen. Die Riesenzellen beobachten wir selten während der stärkeren frühen postoperativen Reaktionen, aber im Verlauf von fast allen späteren Reaktionen und durchlaufenden Dezentrierungen der IOL, vorwiegend bei „iris capture syndrom".

Fibrin finden wir kurz nach der Operation als Folge des Operationstraumas, während der früheren stärkeren Reaktionen, der fibrinoiden Reaktionen und weniger als ein Bestandteil der späteren Reaktionen. Die Spiegelmikroskopie kann auch kleine Mengen von Fibrin auf der IOL-Oberfläche entdecken und sie eventuell von Zellmembranen oder von dem prolabierten Glaskörper differenzieren.

Nach unseren Erfahrungen hat sich also die spiegelmikroskopische Untersuchung der IOL in folgenden Fällen nützlich erwiesen:
- rechtzeitige Entdeckung des Fibrinbestandteiles der Reaktion,
- die Bewertung der Intensität der Reaktion aufgrund der Dynamik der Riesenzellenentwicklung,
- die Beurteilung der wahrscheinlichen Verlaufsprognose nach den Relationen der einzelnen Elemente, vor allem bei den späteren Reaktionen.

Diese Informationen können eine Hilfe bei der Regulierung der Therapie bedeuten.

Literatur

1. Bryan JA, Peiffer RL, Brown DT, Eifrig DE, Vallotton WW (1985) Morphology of pseudophakic precipitates on intraocular lenses removed from human patients. Am Intraocular Implant Soc J 11:260–267
2. Ohara K (1986) Biomicroscopy of surface deposits resembling foreign-body giant cells on implanted intraocular lenses. Am J Ophthalmol 99:304–311
3. Tamura M, Kanagawa R, Saika S, Ohmi S, Nakao T et al. (1990) Comparison of the cellular response on intraocular lenses implanted in rabbit eyes with and without extracapsular lens extraction. J Cataract Refract Surg 16:746–750
4. Uenoyama K, Kanagawa R, Tamura M, Matoba M et al. (1989) Experimental intraocular lens implantation in the rabbit eye and in the mouse peritoneal space, Part IV: Cell adhesion, fibroblast-like cell, and lymphocytic cluster observed on the implanted lens surface. J Cataract Refract Surg 15:559–566
5. Wenzel M, Reim M (1987) Zellen auf intraokularen Linsen. Klin Monatsbl Augenheilkd 191:279–282
6. Wenzel M, Reim M (1988) Eine Klassifizierung intraokularer bakteriologischer Befunde nach Linsenimplantation. Klin Monatsbl Augenheilkd 193:589–593
7. Wenzel M, Reim M, Heinze M, Böcking A (1988) Cellular invasion on the surface of intraocular lenses. In vivo cytological observations following lens implantation. Graefes Arch Clin Exp Ophthalmol 226:449–454
8. Wolter JR (1982) Lens implant cytology. Ophthalmic Surg 13:939–942
9. Wolter JR (1982) Cell life on the surface of lens implant. Graefes Arch Clin Exp Ophthalmol 218:244–249
10. Ygge J, Wenzel M, Philipson B, Fagerholm P (1990) Cellular reactions on heparin surface-modified versus regular PMMA Lenses during the first postoperative month. Ophthalmology 97:1216–1224

Eine vergleichende Doppelblindstudie zu heparinmodifizierten IOLs

J. GAMPER

Zusammenfassung. Der Autor führte an 115 Patienten eine Versuchsreihe durch, denen nach einer extrakapsulären Kataraktextraktion mit Phakoemulsifikation und Kapsulo-rhexis-Verfahren eine intraokuläre Linse (IOL) in den Kapselsack implantiert wurde. Die Patienten wurden willkürlich in zwei Gruppen unterteilt; bei der einen sollte eine neuartige Heparinoberflächen-modifizierte IOL und bei der anderen eine herkömmliche PMMA-Linse implantiert werden.

Die erste Gruppe bestand aus 59 Patienten beiderlei Geschlechts im Durchschnittsalter von 67,9 Jahren, die Kontrollgruppen aus 56 Patienten im Durchschnittsalter von 71,6 Jahren. Als Teilnahme-Kriterien galten: IOL-Indikation, Alter über 40 und Zustimmung nach Informationserhalt. Das Untersuchungsziel betand in der Beurteilung der Wirksamkeit von Heparinoberflächen-modifizierten Hinterkammer-IOL auf die Verminderung von Komplikationen infolge entzündlicher Reaktionen. Die Primärvariablen waren: Synechie, zelluläre, Pigment- und Fibrin/fibrin-ähnliche Ablagerungen, kapsuläre Fibrose sowie Sehschärfe.

Die statistische Analyse der Ergebnisse nach einem Nachuntersuchungszeitraum von 3–6 Monaten führt zu der Schlußfolgerung, daß die Fremdkörperreaktion auf PMMA-IOLs durch Heparinoberflächen-Modifizierung verringert wird.

Summary. The author has carried out a trial on 115 patients, who have been implanted an intra Ocular Lens in the bag after ECCE with phacoemulsification an capsulorhexis technique. Patients were randomized into two groups, one to be implanted with a new type of Heparin surface modified IOL and the other with a traditional one-piece PMMA lens.

There were 59 patients of both sexes in the first group, average age 67,9 years; 56 in the control group, average age 71,6 years. The inclusion criteria were: IOL indicated, age over 40 and informed consent. The objectiv of the study was the evaluation of efficacy of HSM posterior chamber IOLs in reducing complications due to inflammatory reactions. The primary variables were: synechiae, cellular deposits, pigment deposits, fibrin/fibrin like deposits, capsular fibrosis, visual acuity.

Statistical analysis of the results, after a follow up of 3–6 months, allow us to conclude that heparin surface modification reduces the foreign body reaction to PMMA IOLs.

Einleitung

Die neuesten Entwicklungen in der Technik der Kataraktextraktion haben die HK-Linsenimplantation in den Kapselsack zu einer sicheren und funktionell effizienten Operationsmethode werden lassen. Die Häufigkeit der Komplikationen hat im Verlauf der letzten Jahre kontinuierlich abgenommen.

Augenabteilung, Regionalkrankenhaus Bozen, L.-Böhler-Str. 5, I-391000 Bozen

5. Kongreß der DGII
Hrsg. Wenzel et al.
© Springer-Verlag Berlin Heidelberg

Dies ist hauptsächlich auf das zunehmend geringere Operationstrauma am Auge zurückzuführen, dank der verfeinerten Operationstechnik und der reduzierten Operationszeit. Andererseits spielt in manchen Fällen der postoperativen intraokularen Entzündungszeichen wohl die implantierte Linse selbst als intraokularer Fremdkörper eine gewisse Rolle.

Der Großteil der zur Zeit implantierten IOL besteht nach wie vor aus dem hydrophoben PMMA. Es zeichnet sich durch seine hervorragenden optischen Eigenschaften und relativ gute Biokompatibilität aus. Um letztere noch zu verbessern sind bekanntlich Linsen entwickelt worden, deren Oberflächen mit Heparin modifiziert sind. Dies soll eine deutliche Reduzierung der zellulären Adhärenz und des zellulären Wachstums auf der Linsenoberfläche bewirken. Den Vorteil dieser hydrophilen Oberfläche der neuen HSM-Linse haben Untersuchungsergebnisse von Tierexperimenten [2,3,5,6] bestätigt und auch schon mehrere klinische Resultate [1, 4, 7, 8] weisen auf solche Vorzüge dieses Linsentyps hin. Auch wir haben im vergangenen Jahr diesen Linsentyp einer klinischen Untersuchung unterzogen, über deren Resultat ich nun kurz berichten möchte.

In die Studie aufgenommen wurden Patienten, die folgende Kriterien erfüllten: Indikation für die IOL, guter Allgemeinzustand, keine okulare Pathologie als KI für die ECCE, Konsens des Patienten.

Ausgeschlossen von der Studie wurden Patienten mit proliferativer diabetischer Retinopathie, chronischer Uveitis, Zustand nach intraokularen Augenoperationen, Hornhauttrübungen, Kontraindikation für ECCE, Nichtverfügbarkeit für eine 6monatige Nachkontrolle.

Die Patienten bekamen keine Allgemeintherapie, lokal wurden ein Neomycin-Prednisolonacetat-Kombinationspräparat als Augentropfen 5mal täglich und Homatropin-Augentropfen 2mal täglich für 2 Wochen verabreicht. Alle Patienten wurden postoperativ in gleichen Zeitabständen nachuntersucht, und zwar nach 2−4 Tagen (1. Kontrolle), nach 2−3 Wochen (2. Kontrolle), nach 4−8 Wochen (3. Kontrolle), nach 3−6 Monaten (4. Kontrolle).

Ergebnisse

Abgesehen von den üblichen Routineuntersuchungen wurde bei den jeweiligen Kontrolluntersuchungen auf folgendes ein spezielles Augenmerk gelegt:

1. Beurteilung der Vorderkammer

Zellen: Es wurden nur jene Fälle berücksichtigt, bei denen eine erhebliche Zellzahl festgestellt wurde. Sie waren in der PMMA-Gruppe in 35% bei der 1. Kontrolle vorhanden und sanken bei der 2. Kontrolle auf 12% ab. Bei der HSM-Gruppe lag der %-Satz um 10% niedriger (Abb. 1).

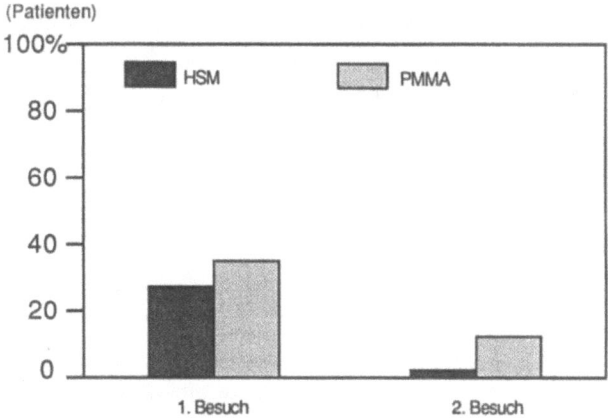

Abb. 1. Starker Zellreiz in der Vorderkammer. Chi-Quadrat-Test: 1. Besuch p < 0,05; 2. Besuch p < 0,01

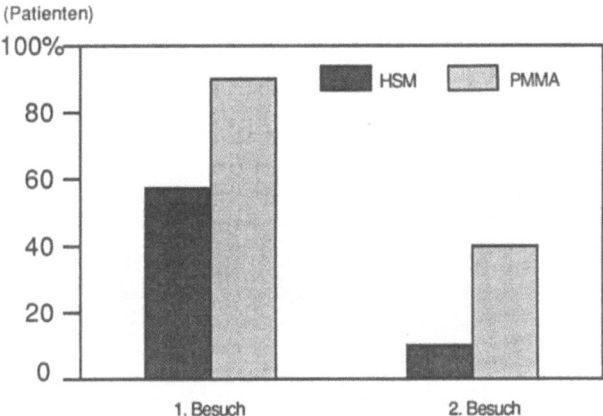

Abb. 2. Tyndall-Phänomen in der Vorderkammer. Exakter Test nach Fischer: 1. und 2. Besuch p < 0,01

Tyndall: Dies Phänomen fanden wir in etwa 90% bei der 1. Kontrolle in der PMMA-Gruppe und in 40% bei der 2. Kontrolle. Der HSM-%-Satz lag um 30% tiefer (Abb. 2).

2. Ablagerungen auf der Linsenvorderfläche

Zellen: Man fand in beiden Gruppen eine progressive Reduzierung derselben im postoperativen Verlauf mit geringem prozentualem Unterschied zugunsten der HSM-Linse (Abb. 3).

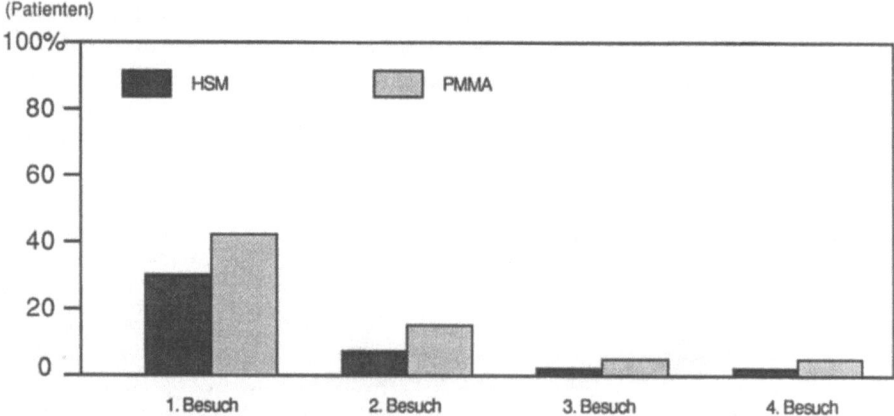

Abb. 3. Zellauflagerungen der Linse

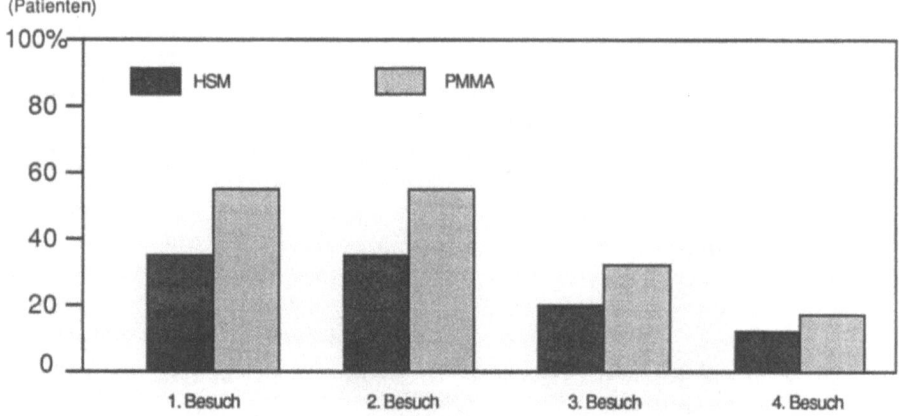

Abb. 4. Pigmentauflagerungen der Linse. Exakter Test nach Fischer: 1. und 2. Besuch
$p < 0{,}01$

Pigment: Auch hierbei zeigt sich eine progressive Reduzierung desselben im
postoperativen Verlauf mit einem signifikanten Unterschied zugunsten der
HSM-Linse (Abb. 4).

Fibrin: Fibrin und fibrinähnliche Ablagerungen wurden in geringem Prozentsatz nur bei der PMMA-Linse festgestellt (Abb. 5).

3. Beurteilung der Iris

Synechien: Es wurden nur vereinzelt hintere Synechien geringen Ausmaßes
zuungunsten der PMMA-Linse bei den späteren Kontrolluntersuchungen
festgestellt (Abb. 6).

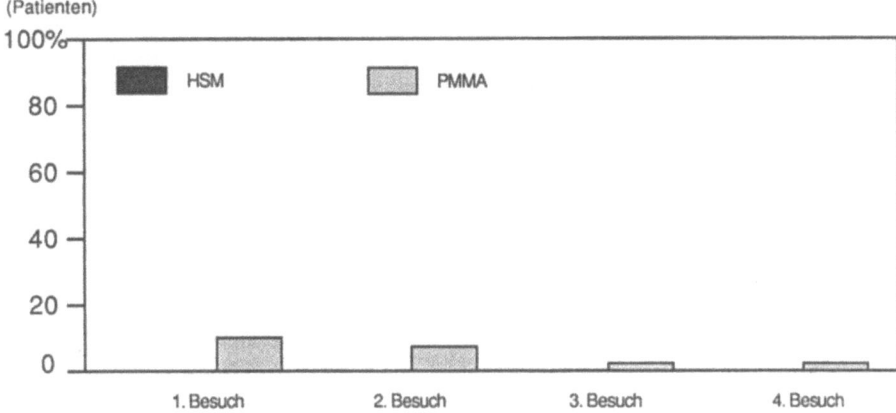

Abb. 5. Fibrin-/fibrinähnliche Auflagerungen der Linse

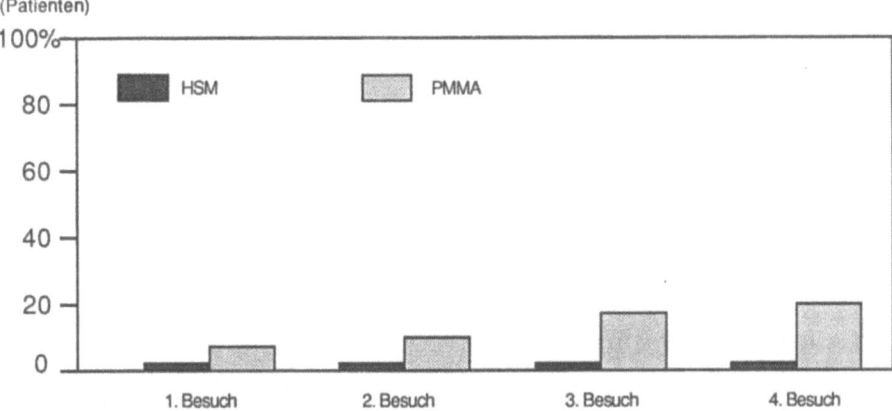

Abb. 6. Hintere Synechien der Iris. Chi-Quadrat-Test: 3. Besuch p <0,05; 4. Besuch p < 0,01

4. Beurteilung der Linsenkapsel

Fibrose: Dichte Fibrose fanden wir bei den späteren Kontrollen bei beiden Gruppen selten, etwas häufiger bei der PMMA-Gruppe.

Elschnig-Perlen: Sie nahmen ab der 2. Kontrolle bei der PMMA-Gruppe deutlicher zu (Abb. 7).

5. Visus

Der Visus war bei der 4. Kontrolle in beiden Gruppen zufriedenstellend. In 88% der HSM-Gruppe wurde ein Visus von 0,8–1,0 und in 12% ein Visus

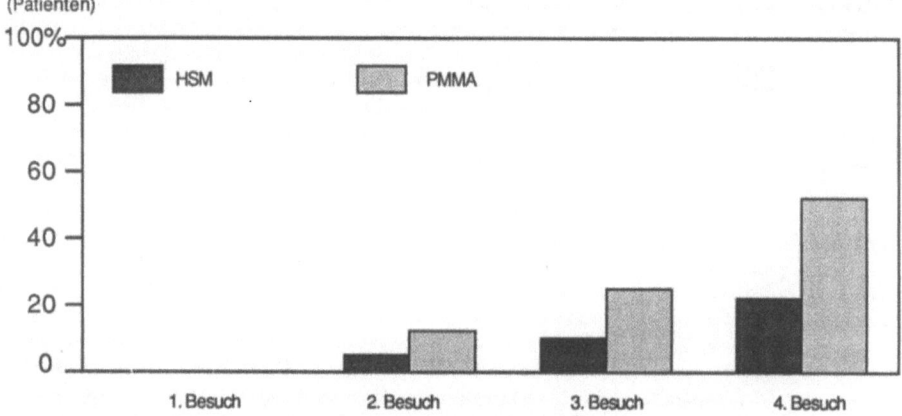

Abb. 7. Elschnig-Perlen. Exakter Test nach Fischer: 4. Besuch p < 0,01

von 0,5–0,7 erreicht. Bei der Kontrollgruppe lagen die entsprechenden Werte bei 69% bzw. 27%.

6. Intraokularer Druck

Keinen wesentlichen Unterschied unter den 2 Gruppen zeigte der bei der 4. Kontrolle gemessene intraokulare Druck mit 14,3 mmHg im Durchschnitt.

Material und Methode

Es wurde eine randomisierte Doppelblindstudie an insgesamt 115 Augen (Patienten) durchgeführt, an denen eine ECCE durch Phakoemulsifikation und HK-Linsenimplantation in den Kapselsack durch ein und denselben Chirurgen ausgeführt wurde. Die Operationstechnik war bei allen 115 Fällen identisch: 8 mm Bindehautschnitt, 7 mm Skleralappenschnitt, Kapsulorhexis, Hydrodissektion, Phakoemulsifikation des Kerns unter Healonschutz des Endothels, Aspiration des Kortex, Polieren der Hinterkapsel, Ausbreiten des Kapselsacks mit Healon, Implantation der Linse in den Kapselsack, Verschluß der Sklerawunde mit fortlaufender Nylonnaht, Aspiration des Healon, subkonjunktivale Instillation von Bentelan.

In 59 Augen wurde die HSM-Linse, in 56 der Parallelgruppe eine normale PMMA-Linse (one piece) implantiert. Der Examinator der Studie war immer derselbe und hatte bis zu deren Ende keine Kenntnis über den jeweils implantierten Linsentyp. In der HSM-Gruppe fanden sich 24 Männer und 35 Frauen im Alter von 28–89 Jahren, in der PMMA-Gruppe 30 Männer und 26 Frauen im Alter von 45–88 Jahren (Tabelle 1).

Tabelle 1. Patienten

	HSM	PMMA
Total	59	56
Frauen	35	26
Männer	24	30
Alter (Mittel)	67,9	71,6
Reichweite (Jahre)	28−89	45−88

Diskussion

Die Resultate dieser klinischen Studie bestätigen und ergänzen jene der bisherigen Untersuchungen. Im besonderen konnte ein signifikanter Unterschied zugunsten der HSM-Linse, was Zellzahl und Tyndall in der Vorderkammer betrifft, aufgezeigt werden. Zur Bestätigung der reduzierten postoperativen Entzündungszeichen stehen die Daten über die Pigment- und Fibrinablagerungen. Schließlich sind auch signifikante Unterschiede bei der Bildung der hinteren Synechien, Kapselfibrose und Elschnig-Perlen beobachtet worden.

Aufgrund dieser übereinstimmenden Ergebnisse über die reduzierende Wirkung auf die postoperativen Entzündungsreaktionen sind auch wir der Meinung, daß die HSM-Linse eine echte Bereicherung in der großen Familie der Intraokularlinsen darstellt.

Literatur

1. Borgioli M et al. (1990) Double-blind, comparative multicentre study, initiated to eveluate the efficacy of heparin surface modified IOLs in reducing complications caused by inflammatory reactions (initial report: 3 months of a 2 year multiclinic international study on 457 patients). XXVI Int Congr Ophthalmol, Singapore
2. Fagerholm P, Philipson B, Grunge A (1989) Controlled double-masked study of heparin surface modified IOLs. 7th Congress of the European Intraocular Implantlens Council, Zürich
3. Harfstrand et al. (1990) Evidence for an increased biocompatibility of heparin surface modified (HSM) PMMA intraocular lenses. Implants Ophthalmol 4:35−39
4. Kelly SP et al. (1990) A prospective randomized double blind trial of HSM v PMMA IOLs in cataract surgery. 8th EIIC Congress, Dublin, EIRE
5. Larsson R et al. (1989) Intraocular PMMA lenses modified with surface immobilized heparinsvalutation of biocompatibility in vitro and in vivo. Biomaterials: 10:511−516
6. Leite E et al. (1990) Evalutation of quality of cataract surgery. II. inflammatory response. Eur J Implant Refract Surg 2:9−13
7. Rosen E (1989) Clinic experience with heparin surface modified lenses. 7th Congress of the European Intraocular Implantlens Council, Zürich

Entzündliche Fremdkörperreaktionen nach der Linsenimplantation – IOL oder Linsenkapsel, wer ist verantwortlich?

M. Wenzel[1] und J. Ygge[2]

Zusammenfassung. Eine postoperative Fremdkörperreaktion kann durch die Implantation von heparinmodifizierten (HSM-)Linsen reduziert werden. Es gibt aber auch Fälle, in denen es trotz der Implantation von heparinmodifizierten Linsen zur Ausbildung einer Fremdkörperreaktion kommt. Wir führten eine randomisierte Studie an 53 Patienten durch. 23 Patienten erhielten heparinmodifizierte Linsen, 30 Patienten erhielten Kontrolllinsen. Bei 9 Patienten waren nach einer Kapselsackfixation noch Reste der alten Linsenvorderkapsel auf dem Implantat zu sehen, bei den übrigen 44 Patienten nicht. Zu Ende des Beobachtungszeitraums nach 7 Monaten waren Fremdkörperriesenzellen bei 11% der heparinmodifizierten Linsen nachweisbar und auf 31% der Kontrollinsen. Noch bedeutender war der Unterschied in bezug auf Reste der Vorderkapsel: Auf 8 der 9 Linsen (89%) mit Resten der Vorderkapsel waren Riesenzellen nachzuweisen, aber nur auf 15 der 44 Linsen (34%) ohne Vorderkapsel. Auf keiner der heparinmodifizierten Linsen ohne Kapselauflagerungen waren Riesenzellen. Somit scheint zur Reduktion einer postoperativen Fremdkörperreaktion nicht nur die Wahl einer heparinmodifizierten Linse, sondern auch die großzügige Entfernung der Linsenkapsel oder ihre Plazierung hinter der Linsenoptik empfehlenswert zu sein.

Summary. The implantation of heparin surface modified (HSM) lenses is usefull to reduce postoperative inflammatory reactions. But the implantation of HSM lenses can not prevent a foreign-body reaction in all cases. We started a double-blind randomized study of 53 patients. 23 patientes received HSM lenses, 30 controllenses. Remnants of the anterior capsule after capsule-bag fixation were seen in 9 patients, in the remaining 44 patients only the loops, but not part of the optics were covered by the anterior capsule. 7 months after surgery, foreign-body giant cells were seen on 11% of the HSM-lenses and on 31% of the controllenses. The remnants of the anterior capsule seemed to be even more important than the modification of the IOL: 8 of the 9 lenses (89%) with anterior capsule on the optics had giant cells, whereas only 34% of the IOLs without capsule on the optics had giant cells. None of the HSM lenses without remnants of the anterior capsule had giant cells on its surface. The foreign-body reaction after lens implantation can be initiated by the IOL as well as by the capsule of the crystalline lens.

Teile der kristallinen Linse können entzündliche Reaktionen im Auge auslösen [1, 8, 9]. Auch sind irreversible Synechien der Iris mit der vorderen Linsenkapsel eine wohlbekannte Komplikation der Iritis. Wenn es jedoch nach einer Kataraktoperation mit Implantation einer intraokularen Linse zu einer Entzündungsreaktion kommt, wird meist nur das Implantat oder dessen Auf-

---

[1] Augenklinik der RWTH Aachen, Pauwelsstr., W-5100 Aachen, Bundesrepublik Deutschland
[2] Karolinska Institutet, Dept. of Ophthalmology, S-14186 Huddinge

5. Kongreß der DGII
Hrsg. Wenzel et al.
© Springer-Verlag Berlin Heidelberg

lagerungen verantwortlich gemacht [2, 10, 14, 15]. Dabei scheinen vom klinischen Eindruck her Synechien der Iris mit Kunstlinsen seltener zu sein als Synechien zwischen Iris und Kapselsack. Die Fremdkörperreaktionen gegen Linsenimplantate konnte durch die Modifizierung der Linsenoberfläche mit Heparin noch einmal deutlich reduziert werden [16]. Im folgenden ging es neben der Langzeitbeobachtung nach der Implantation heparinmodifizierter Linsen auch um die Frage, welche Bedeutung die vordere Linsenkapsel bei postoperativen Entzündungen haben kann.

Material und Methode

An 53 Patienten, die zu einer Kataraktoperation und Linsenimplantation anstanden, wurde eine randomisierte prospektive Studie durchgeführt. Die Operationen wurden an der Karolinska-Augenklinik in Stockholm durchgeführt. Alle Patienten erhielten die Linse „700 B" der Firma Pharmacia. Aufgrund des Verteilungsschlüssels erhielten 23 Patienten heparinmodifizierte Linsen aus PMMA, die übrigen 30 PMMA-Linsen ohne Oberflächenmodifikation. Da die Heparinmodifizierung nicht zu einer sichtbaren Veränderung der Linse führte, ließ sich eine Doppelblindstudie durchführen. Ausgeschlossen wurden Patienten mit schwerwiegenden intraoperativen Komplikationen oder Sekundärimplantationen sowie wenn wenigstens eine der folgenden Begleiterkrankungen vorlag: medikamentös nicht reguliertes Glaukom, proliferative diabetische Retinopathie, rezidivierende oder chronische Uveitis, Zustand nach Keratoplastik, Endotheldystrophie, systemische Therapie mit Antikoagulantien oder entzündungshemmenden Mitteln. Die postoperative Therapie bestand aus der lokalen Gabe von Dexamethason-haltigen Augentropfen (1 mg/ml). In der ersten Woche erhielten die Patienten täglich 3 Tropfen, danach für weitere 3 Wochen täglich einen Tropfen.

Spiegelmikroskopische Untersuchungen wurden eine Woche, einen Monat und sieben Monate nach der Implantation erhoben. Die Untersuchungstechnik und die Auswertungen von spiegelmikroskopischen Untersuchungen wurden nach bewährten Methoden [11, 16] vorgenommen. Die vorläufigen Ergebnisse nach einem Monat wurden bereits mitgeteilt [16]. Im folgenden werden die Spätergebnisse nach 7 Monaten vorgestellt. Zusätzlich wurde darauf geachtet, ob den Implantaten Reste der vorderen Linsenkapsel auflagen.

Ergebnisse

Das Vorkommen von Fremdkörperriesenzellen auf Linsenimplantaten kann durch die Heparinmodifizierung der Linsenoberfläche anhaltend gesenkt werden. Während einen Monat nach der Implantation noch auf keiner der

Tabelle 1. Riesenzellen auf Linsenimplantation (n = 53 Patienten)

Zeit nach OP	1 Woche	1 Monat	7 Monate
PMMA	7% (2/30)	60% (18/30)	31% (9/29)
Heparin-PMMA	0 (0/23)	0% (0/23)	11% (2/19)

Tabelle 2. Riesenzellen und Vorderkapsel auf IOLs (n = 53 Patienten)

	Riesenzellen (n = 23)	keine Riesenzellen (n = 30)
Vorderkapsel (n = 9)	8 (89%) (2 Heparin)	1 (11%) (1 Heparin)
Keine Vorderkapsel (n = 44)	15 (34%) (0 Heparin)	29 (66%) (20 Heparin)

heparinmodifizierten Linsen Riesenzellen nachweisbar waren, so waren 7 Monate nach der Implantation auf 11% (2 von 19) der heparinmodifizierten Linsen Fremdkörperriesenzellen nachweisbar. Im selben Zeitraum sank die Rate der Linsen mit Riesenzellen bei nicht modifizierten Kontrollinsen von 60 auf 31% (Tabelle 1). Der Unterschied zwischen heparinmodifizierten und nicht modifizierten Linsen war statistisch signifikant für $p \leq 0,05$ (exakter Test nach Fischer) einen Monat nach der Operation.

In dieser Studie wurden die Linsen nach einer großen Vorderkapseldiszision in den Kapselsack implantiert. Bei 9 der 53 Linsen bedeckten noch Reste der vorderen Linsenkapsel Teile der Linsenoptik (Tabelle 2). 6 von diesen 9 Linsen waren ohne modifizierte Oberfläche, auf allen diesen 6 Linsen konnten Riesenzellen bei mindestens einer der Untersuchungen gesehen werden. Die übrigen 3 Linsen waren mit heparinmodifizierter Oberfläche, davon waren auf 2 Linsen Riesenzellen und eine Linse war ohne Riesenzellen. Ein Beispiel für die Kombination von Riesenzellen und Resten der vorderen Linsenkapsel zeigt Abb. 1. Bei mittlerer Mydriasis sieht man zentral des Pupillarsaums der Iris einen retrahierten Vorderkapselrest auf der Linsenoberfläche. In diesem Bereich wachsen große flache Riesenzellen auf die Optik vor.

Auf 44 Linsen waren keine Reste der Vorderkapsel mehr zu sehen. 24 von diesen 44 Linsen waren ohne modifizierte Oberfläche; auf 15 dieser 24 Kontrollinsen konnten Riesenzellen bei mindestens einer Untersuchung gesehen werden und 9 Linsen blieben ohne Riesenzellen. Die übrigen 20 Linsen waren mit heparinmodifizierter Oberfläche, alle 20 Linsen blieben ohne Riesenzellen. Die höchste Rate an Riesenzellen hatten die Patienten ohne heparinmodifizierte Linsen mit Resten der vorderen Linsenkapsel (6 von 6, 100%), dahingegen waren auf keiner der 20 heparinmodifizierten Linsen (0%) ohne Kapselreste Riesenzellen. Der Einfluß von Resten der vorderen Linsenkapsel auf das Vorkommen der Fremdkörperriesenzellen war statistisch signifikant für $p \leq 0,05$ (exakter Test nach Fischer).

In Fortführung der bereits veröffentlichten Untersuchungen der ersten postoperativen Wochen kann die Dynamik der Fremdkörperreaktionen

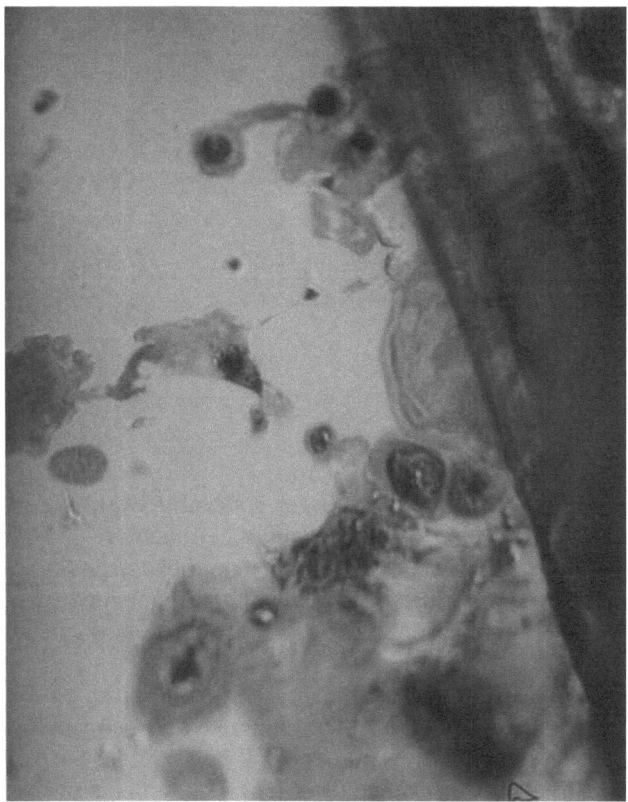

Abb. 1. Retrahierter Vorderkapselrest auf der Linsenoberfläche. In diesem Bereich wachsen große flache Riesenzellen auf die Optik vor. Spiegelmikroskopie in vivo, ×100

beschrieben werden. In Tabelle 3 wird die Entwicklung der Zelldichte gezeigt. Die beiden Patienten, bei denen bereits in der ersten postoperativen Woche Riesenzellen auf der Linse nachweisbar waren, hatten eine niedrige Zelldichte von nur $2/mm^2$. Auch nach einem Monat hat bei diesen beiden Patienten die Zelldichte nicht zugenommen. Die 6 Patienten, die nach einem Monat höhere Zelldichten von $6/mm^2$ bis zu $12/mm^2$ hatten, waren in der ersten postoperativen Woche noch ohne Riesenzellen gewesen. Diese frühen Reaktionen mit Fremdkörperriesenzellen waren aber ebenfalls rückläufig. Alle Patienten, bei denen in den ersten postoperativen Wochen Riesenzellen nachweisbar waren, zeigten einen Rückgang der Zelldichte 7 Monate nach der Operation. Fünf Patienten hatten 7 Monate nach der Operation relativ hohe Zelldichten von $8/mm^2$ bis $14/mm^2$. Alle diese 5 Patienten waren bei den vorhergehenden Untersuchungen noch ohne Riesenzellen gewesen. Auf den beiden heparinmodifizierten Linsen mit Riesenzellen betrug die Zelldichte $10/mm^2$.

Tabelle 3. Dichte der Riesenzellen auf implantierten Linsen (n = 53 Patienten)

Zeit nach OP	1 Woche	1 Monat	7 Monate
14 Zellen/mm^2			1
12 Zellen/mm^2		2	
10 Zellen/mm^2			2
8 Zellen/mm^2			2
6 Zellen/mm^2		4	1*
4 Zellen/mm^2			2**
2 Zellen/mm^2	2	12**	3***
0 Zellen/mm^2	51	35	37

*: Linsen, auf denen Riesenzellen schon bei der vorhergehenden Untersuchung nachzuweisen waren.

Diskussion

Es gibt nur noch wenige Fälle, bei denen nach der Kataraktextraktion auf eine Linsenimplantation verzichtet wird [7]. Die früher beobachtete progrediente Endothelschädigung durch irisfixierte Linsen ist mit der routinemäßigen Implantation von Hinterkammerlinsen klinisch unbedeutend geworden. Heute zählen entzündliche Komplikationen zu den gefährlichsten Folgen der Linsenimplantation [4].

In jüngster Zeit gehen Bestrebungen dahin, durch Modifikationen der Linsenoberfläche [3, 6, 16] postoperativen Entzündungen vorzubeugen. Bei derartigen, zum Teil erfolgreichen Entwicklungen soll auch an die entzündungsauslösende Kapazität der Linse erinnert werden. Es kann eine falsche Entwicklung sein, bei besonders gefährdeten Augen eine heparinmodifizierte Linsen in den Kapselsack „zu verstecken". Wenn davon ausgegangen werden kann, daß eine heparinmodifizierte Linse einen geringeren Fremdkörperreiz darstellt als die Reste der vorderen Linsenkapsel, dann sollte auch bei Kapselsackfixation versucht werden, das vordere Kapselblatt groß auszureißen und gegebenenfalls hinter die Linsenoptik zu plazieren. Möglicherweise ist ein fehlender klinischer Erfolg nach der Implantation heparinmodifizierter Linsen [6] darauf zurückzuführen, daß die Linsen bei kleiner vorderer Kapsulotomie bewußt in den Kapselsack implantiert worden sind.

In dieser Untersuchung wurde sowohl der Effekt der Heparinmodifizierung von Linsenimplantaten als auch der Effekt von Vorderkapselresten, die auf der Linsenoberfläche haften blieben, untersucht. Zielkriterium war die Reduktion einer Fremdkörperreaktion. Eine Fremdkörperreaktion ist durch das Auftreten von Riesenzellen gekennzeichnet. Diese Zellen entstehen durch den Zusammenschluß von Makrophagen [13, 15]. Die zytologische Verlaufskontrolle erfolgte spiegelmikroskopisch in vivo. Die Bildung der Riesenzellen war ein eher harmloser pathologischer Befund. Oft verschwanden sie wieder spontan nach einigen Monaten. Eine Fremdkörperreaktion kann sich aber zu einer schwerwiegenden Komplikation entwickeln, die eine Explantation der Linse notwendig macht [4, 12, 15].

Die anfänglich gestellte Frage „IOL oder Linsenkapsel, wer ist für eine entzündliche Fremdkörperreaktion nach der Linsenimplantation verantwortlich?" ist nicht allgemeingültig zu beantworten. Wir interpretieren unsere Ergebnisse dahingehend, daß der Kapselsack mit den Resten der vorderen Linsenkapsel ebenso einen Fremdkörper darstellt wie ein Linsenimplantat. Eine Reduktion der Fremdkörperriesenzellen war sowohl durch die Heparinmodifizierung der Linse als auch beim Fehlen von Kapselresten auf dem Implantat zu verzeichnen. Beide Faktoren ergänzten sich in ihrer Wirkung.

Literatur

1. Apple DJ, Mamalis N, Brady SE, Lotfield K, Norman DKV, Olson RJ (1984) Phacoanaphylactic endophthalmitis associated with extracapsular cataract extraction and posterior chamber lens. Arch Ophthalmol 102:1528−1532
2. Dilly PN, Sellors H (1989) Baterial adhesion to intraocular lenses. J Cataract Refract Surg 15:317−320
3. Koch DD, Samuelson SW, Dimonie V (1991) Surface analysis of surface-passivated intraocular lenses. J Cataract Refract Surg 17:131−138
4. Nover A, Rochels R (1990) Explantierte Kunstlinsen − Ergebnisse einer bundesweiten Umfrage. In: Freyler H, Skorpik Ch, Grasl M (Hrsg) 3. Kongreß der DGII. Springer, Wien New York, S 243−247
5. Peters G (1988) Plastikinfektionen durch Staphylokokken. Dtsch Ärztebl 85:30−35
6. Pham DT, Wollensak J, Wiemer C (1991) Implantation einer heparinmodifizierten Hinterkammerlinse bei Kataraktoperationen mit Iridoplastik. In: Schott K, Jacobi KW, Freyler H (Hrsg) 4. Kongreß der DGII. Springer, Berlin Heidelberg New York, S 301−305
7. Reim M, Wenzel M, Bucher PJM (1991) Zum derzeitigen Stand der Kataraktchirurgie im deutschsprachigen Europa. In: Wenzel M, Reim M, Freyler H, Hartmann C (Hrsg) 5. Kongreß der DGII. Springer, Berlin Heidelberg New York
8. Schirmer O (1899) Über benigne postoperative Cyclitis auf infektiöser Basis. IX. International Congress of Ophthalmology, Utrecht. Z Augenheilkd 2 (Suppl):25−26
9. Verhoeff FH, Lemoine AN (1922) Endophthalmitis phacoanaphylactica. Am J Ophthalmol 5:737−745
10. Wenzel M (1990) Zur Iritis nach Kataraktoperationen. Ein historischer Rückblick mit kritischen Anmerkungen zu einem sog. „toxic lens" Syndrom. Klin Monatsbl Augenheilkd 196:495−501
11. Wenzel M (1991) Die quantitative zytologische Auswertung spiegelmikroskopischer Befunde von Linsenimplantaten. In: Schott K, Jacobi KW, Freyler H (Hrsg) 4. Kongreß der DGII. Springer, Berlin Heidelberg New York, S 67−73
12. Wolter JR (1982) Foreign body giant cells on intraocular lens implants. Graefes Arch Clin Exp Ophthalmol 219:103−111
13. Wolter JR (1983) Fusion of macrophages on lens implants resulting in the formation of giant cells. Graefes Arch Clin Exp Ophthalmol 221:1−7
14. Wolter JR (1983) Foreign body giant cells selectively covering haptics of intraocular lens implants: Indicators of poor toleration? Ophthalmic Surg 14:839−844
15. Wolter JR (1985) Pathologie der Linsenimplantation. Fortschr Ophthalmol 82:334−343
16. Ygge J, Wenzel M, Philipson B, Fagerholm P (1990) Cellular reactions on heparin surface-modified versus regular PMMA lenses during the first postoperative month. Ophthalmology 97:1216−1223

Immunzytochemischer Nachweis von Makrophagen auf einer explantierten Kunstlinse

J. BECKER, M. WENZEL und S. SALLA

Zusammenfassung. Die auf explantierten Linsen gefundenen Zellen werden in der Literatur vielfältig interpretiert. Immunzytochemische Untersuchungen gibt es bisher praktisch nicht. Es wird hier ein Fall vorgestellt, bei dem die morphologisch unterschiedlichen kleinen, spindelförmigen und Riesenzellen immunzytochemisch als Makrophagen identifiziert werden konnten.

Summary. Different cells were described to be found on explanted IOLs. Up to now, they were not differentiated using immunecytochemical techniques. We demonstrate the results of an explanted anterior chamber IOL, which was covered by spindle-shaped, small and giant cells. They all were macrophages.

Die zytologische Untersuchung explantierter Linsen erfolgte bisher überwiegend durch lichtmikroskopische (HE) und rasterelektronenmikroskopische Untersuchungen. Die häufigste Zellklasse, die sich auf explantierten Linsen findet, waren Histiozyten in ihren vielfältigen Formen als Makrophagen, spindelförmige Zellen, Epitheloid- und Riesenzellen [1−13]. Mit „Histiozyt" werden all die Zellen benannt, die von Monozyten (mononukleären Entzündungszellen) des Blutes abstammen.

Der Nachweis von Makrophagen gelingt am sichersten durch eine immunzytochemische Untersuchung, morphologische Kriterien sind nicht immer zuverlässig genug. Sowohl die Riesenzellen als auch die spindeligen Zellen, welche morphologisch an Fibroblasten erinnern, sind bisher erst in zwei Arbeiten immunhistochemisch als Makrophagen bestimmt worden. Eine der Arbeiten wurde lediglich referiert und erschien bisher nicht gedruckt [4], die andere beschrieb tierexperimentelle Untersuchungen [7]. Im folgenden möchten wir einen weiteren Fall vorstellen, bei dem auf einer explantierten menschlichen Linse der Nachweis gelang, daß Makrophagen sich zu unterschiedlichen Zellformen entwickeln können.

Augenklinik der RWTH Aachen, Pauwelsstr., W-5100 Aachen, Bundesrepublik Deutschland

5. Kongreß der DGII
Hrsg. Wenzel et al.
© Springer-Verlag Berlin Heidelberg

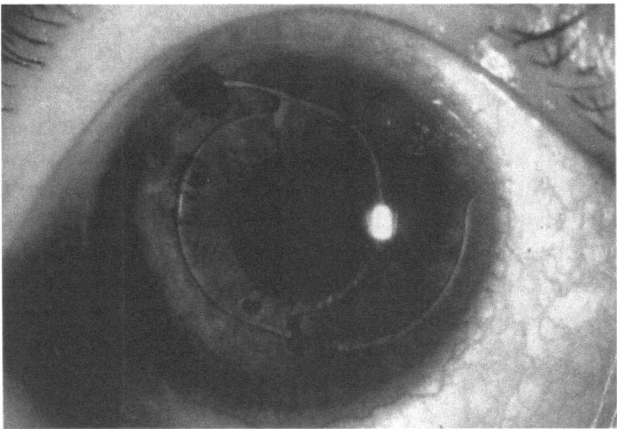

Abb. 1. Vorderkammerlinse, deren oberer Bügel durch die basale Iridektomie hinter die Iris disloziert ist

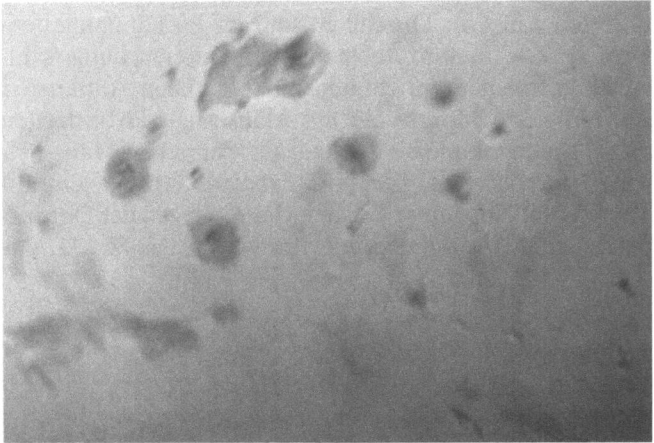

Abb. 2. Gleiche Linse, spiegelmikroskopisch sind in vivo vereinzelte Epitheloidzellen zu erkennen, daneben auch Riesenzellen und spindelförmige Makrophagen. ×100

Kasuistik

Ein 59jähriger Patient wurde 1976 auswärts extrakapsulär rechts an der Katarakt operiert. 1979 wurde eine chirurgische Nachstardiszision vorgenommen, der Visus stieg wieder auf 0,6 an. Nach der Implantation einer Vorderkammerlinse kam es zu Drucksteigerungen im rechten Auge bis 40 mmHg, wegen derer der Patient 1988 bei uns vorgestellt wurde. Der obere Linsenbügel war durch die basale Iridektomie hinter die Iris disloziert, die Linsenoptik hatte zeitweise Kontakt zum Endothel der Hornhaut (Abb. 1). Die

Linsenoberfläche war mit kleinen und spindelförmigen Zellen in einer Dichte von maximal 40/mm² belegt. Außerdem fanden sich zytoplasmareiche Epitheloid- und Riesenzellen mit einem mittleren Durchmesser von 50 μm in einer Dichte von maximal 10/mm² (Abb. 2). Das Endothel hatte rechts eine mittlere Zelldichte von 1500/mm² bei gering ausgeprägter Cornea guttata und links eine etwas stärker ausgeprägte Cornea guttata mit einer Zelldichte von 2000/mm². Der Kammerwinkel war gonioskopisch offen mit vermehrter Pigmenteinlagerung und einzelnen anterioren Synechien.

Bei medikamentös nicht zufriedenstellender Druckeinstellung wurde eine gedeckte Goniotrepanation durchgeführt. Außerdem wurde die Linse repositioniert. Da sie jedoch zwei Tage später wieder disloziierte, wurde sie explantiert. Der Visus blieb mit Aphakiekorrektur stabil bei 0,6, der intraokulare Druck blieb ohne weitere Therapie kompensiert.

Zytologische Untersuchung

Die spiegelmikroskopisch gesehenen Zellen konnten auch bei der Untersuchung der explantierten Linse in Durchlicht und im Pseudodunkelfeld gesehen werden (Abb. 3). Zur immunzytochemischen Untersuchung wählten wir einen gegen Makrophagen gerichteten monoklonalen Antikörper gegen Makrophagen, aktivierte Monozyten aus Maus-Maus-Hybridzellen (Klon 25F9, Boehringer), der sekundäre Antikörper war gegen Maus-IgG FITC-markiert. Dieser Antikörper reagiert mit Alveolarmakrophagen, mit Makrophagen des Thymus und mit einem Teil der Makrophagen der Dermis. Das vom Antikörper erkannte Antigen ist ein Protein mit M_r 86 kD, das

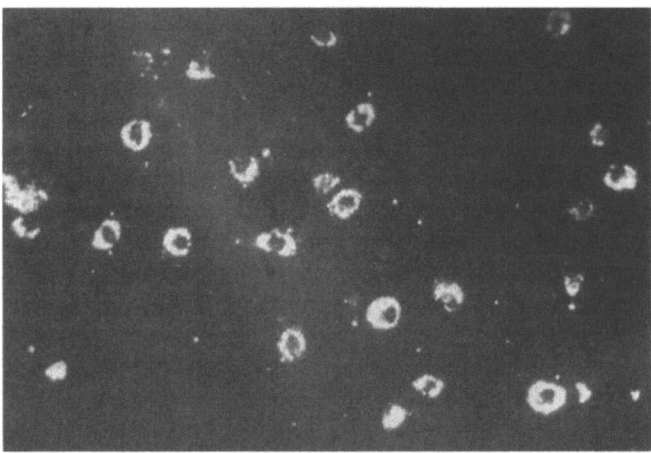

Abb. 3. Gleiche Linse nach der Explantation. Untersuchung im Pseudodunkelfeld lassen zellähnliche Strukturen erkennen. ×320

Abb. 4. Gleicher Ausschnitt von Abb. 3. Immunfluoreszenzmikroskopisch färben sich die Strukturen als Makrophagen an. ×320

Abb. 5. Immunfluoreszenzmikroskopisch färben sich auch benachbarte spindelförmige Zellen als Makrophagen an

sowohl auf der Oberflächenmembran als auch im Zytoplasma der Targetzelle nachweisbar ist. Es wird bis zu 60% von kultivierten Blutmonozyten exprimiert, ist jedoch nicht auf frisch isolierten Monozyten, Thrombozyten, Granulozyten, Lymphozyten, Langerhans-Zellen, Endothelzellen und Fibroblasten vorhanden. Zur Kontrolle der Spezifität dienten histologische Schnitte von Probeexzisionen von Patienten mit chronisch entzündlichen Erkrankungen des vorderen Augenabschnittes.

Der immunfluoreszenzmikroskopische Nachweis von Makrophagen gelang bei Zellen mit gänzlich unterschiedlichem morphologischen Erscheinungsbild. Riesenzellen, Epitheloidzellen, spindelförmige und kleine rundliche Zellen zeigten eine positive Reaktion (Abb. 4, 5).

Diskussion

Der hier verwendete Antikörper reagiert besonders gut mit nicht aktivierten Makrophagen [14]. Offensichtlich bestand bei dem Patienten eine schwache chronische, klinisch bedeutungslose Fremdkörperreaktion auf dem Implantat. Die akuten Drucksteigerungen waren eher auf die Dislokation der Linse zurückzuführen. Durch diese Untersuchung konnte erneut gezeigt werden, daß Zellen auf einem Implantat bereits in vivo spiegelmikroskopisch diagnostiziert werden können [9]. Wegen der aktiven Eigenbeweglichkeit der Zellen [8] lassen sich nicht einzelne spiegelmikroskopisch fotografierte Zellen solchen von der explantierten Linse zuordnen, da zwischen der spiegelmikroskopischen Untersuchung und des Explantation mehrere Tage lagen. Es ist lediglich eine Aussage über die gesamte Population möglich. Die Zellen waren bei der Untersuchung mit der Spaltlampe in fokaler Beleuchtung (Abb. 1) nicht sichtbar.

Die hier immunzytochemisch gefundenen Makrophagen hatten verschiedene Formen. Es waren kleine, spindelige, Epitheloid- und Riesenzellen. Auch wenn so nicht bewiesen werden kann, daß auch andere Zellen auf Linsen vorkommen können, untermauert unsere Untersuchung die weitverbreitete Ansicht, daß zumindest die Mehrzahl der Zellen auf Linsenimplantaten Makrophagen sind.

Literatur

1. Bryan III JA, Peiffer RL, Brown DT, Eifrig DE, Valloton WW (1985) Morphology of pseudophakic precipitates on intraocular lenses removed from human patients. J Am Intraocul Implant Soc 11:260–267
2. Champion R, Green RW (1985) Intraocular lenses: a histopathologic study of eyes, ocular tissues, and intraocular lenses obtained surgically. Ophthalmology 92:1628–1645
3. Goder GJ, Völker-Dieben HJ (1985) Microscopic-cytologic investigations on explanted intraocular lenses. Acta Ophthalmol (Copenh) 63:64–72
4. Hofmann H, Denffer Hv, Wertheimer R (1986) Zytochemische Befunde an explantierten Intraokularlinsen. Vortrag 84. Tagung DOG, Aachen, 22. 9. 1986, Abstract-Band, S 116
5. Schlote HW, Grüngreiff J, Kemnitz P (1988) Histologische und zytologische Veränderungen des vorderen Augenabschnittes nach IOL-Implantation. In: Jacobi KW, Schott K, Gloor B (Hrsg) 1. Kongreß der DGII. Springer, Berlin Heidelberg New York, S 20–24
6. Sievers H, Domarus Dv (1985) Foreign body reaction against intraocular lenses. Am J Ophthalmol 97:743–751
7. Uenoyama K, Tamura M, Kanagawa R, Kinoshita C, Ohmi S, Nakao T, Saika S (1990) Experimental intraocular lens implantation in the rabbit eye and in the mouse peritoneal space. Part V: Phagocytosis and nuclear patterns of giant cells observed on the implanted lens surface. J Cataract Refract Surg 16:465–470
8. Wenzel M, Machata G (1988) Zellbewegungen auf Intraokularen Linsen. In: Jacobi KW, Schott K, Gloor B (Hrsg) 1. Kongreß der DGII. Springer, Berlin Heidelberg New York, S 25–31

9. Wenzel M, Böcking A, Teping Ch, Hunold W (1987) Biomikroskopie einer Intraokularlinse. Vergleich des spiegelmikroskopischen Befundes mit dem zytologischen Präparat. Klin Monatsbl Augenheilkd 190:424–444
10. Wolter JR (1985) Cytopathology of intraocular lens implantation. Ophthalmology 92:135–142
11. Wolter JR (1985) Pathologie der Linsenimplantation. Fortschr Ophthalmol 82:334–343
12. Wolter JR, Kleberger E (1985) Durface reaction on a posterior chamber lens seven days after implantation. J Am Intraocul Implant Soc 11:599–602
13. Wolter JR, Kunkel SL (1983) Adherence of mouse macrophages to plastic lens implants-Resulting in the formation of a cellular membrane. Ophthalmic Surg 14:823–827
14. Zwadlo G, Bröcker EB, Bassewitz DBv, Feige U, Sorg C (1985) A monoclonal antibody to a differentiation antigen present on mature human macrophages and absent from monocytes. J Immunol 134:1487–1492

Trends zur Lösung des Nachstarproblems nach Kataraktextraktion — Spezifische Oberflächenmodifizierung von Intraokularlinsen und Hemmung der Linsenepithelproliferation

C. Mittermayer[1], D. Anderheiden[2], S. Hauptmann[1], M. C. Knorz[3], P. Kaden[1], H. A. Richter[1], M. Wirtz[1], W. Hunold[4], C. F. Kreiner[5] und H. Höcker[2]

Zusammenfassung. Der Nachstar bei der Kataraktoperation ist ein bis heute ungelöstes Problem. Ein von der äquatorialen Zone ausgehendes Zellwachstum ist hierfür verantwortlich. Es konnte gezeigt werden, daß sich sowohl spezielle Makromoleküle anreichern als auch deren Orientierung teilweise spezialisiert ist. Nun gilt es, diese speziellen Adhäsionsproteine an modifizierten Silikon-Intraokularlinsen über bifunktionelle Spacermoleküle zu immobilisieren, um einen festen Verbund mit der noch bestehenden Linsenkapsel zu erreichen. Die irreversible Schädigung der nach Kataraktextraktion verbleibenden Linsenepithelien stellt einen weiteren Lösungsweg dar. Mit einem zytotoxischen Agens (LENF, lens epithelial necrosis factor) konnten unter Schutz anderer okulärer Strukturen mit viskoelastischen Lösungen sowohl in vitro als auch tierexperimentell hoffnungsvolle Ergebnisse erzielt werden.

Summary. Cataract is an irreversible opacification of the human lens which can not be influenced by drug therapy. Most ophthalmic surgeons prefer at this time the so called extracapsular technique. A reduction in the rate of secondary opacification, caused by an uncontrolled proliferation of residual lens epithelial cells, is a principal goal in ophthalmic surgery. Different geometrical lens designs were tested for this purpose and it was found that a barrier effect for migrating lens epithelial cells is advantageous. To solve the problems surface modifications of the intraocular lenses (IOL) are important. Several methods are available, e. g. plasma treatment with non-polymerisable gases or the performance of modified silicone polymers for IOLs. The immobilization of signal proteins to obtain a stable connection to the lens capsule can be achieved on both functionalized polymer surfaces using different types of bifunctional spacer molecules. The irreversible damage of the remaining lens epithelium after a cataract extraction represents a further solution. With a cytotoxic agent (LENF, lens epithelium necrosis factor) in vitro as well as in animal experiments, hopeful results can be reached with regard to prevention of regenerative cataract. The application of LENF folloes after protection of the other intraocular structures with viscoelastic solutions.

[1] Institut für Pathologie der RWTH Aachen, Pauwelsstr. 30, W-5100 Aachen, Bundesrepublik Deutschland
[2] Lehrstuhl für Textilchemie und Makromolekulare Chemie, Veltmanplatz 8, W-5100 Aachen, Bundesrepublik Deutschland
[3] Universitäts-Augenklinik, Klinikum Mannheim, Theodor-Kutzer-Ufer, W-6800 Mannheim, Bundesrepublik Deutschland
[4] Marienhospital Aachen, Akademisches Lehrkrankenhaus der RWTH, Zeise 4, W-5100 Aachen, Bundesrepublik Deutschland
[5] Fa. adatomed, Am Moosfeld 26, W-8000 München 82, Bundesrepublik Deutschland

5. Kongreß der DGII
Hrsg. Wenzel et al.
© Springer-Verlag Berlin Heidelberg

Die Katarakt ist eine irreversible Trübung der menschlichen Augenlinse, die nicht durch medikamentöse Therapie beeinflußt bzw. behoben werden kann. Zur optischen Wiederherstellung des Patienten kann nur eine Operation führen, wobei ein Implantat einer künstlichen Intraokularlinse (IOL) verwandt wird. Im letzten Jahr wurden weltweit mehr als zwei Millionen dieser Linsen implantiert. Die Chirurgen in der Ophthalmologie verwenden heutzutage die sog. extrakapsuläre Technik. Hierbei wird nur die getrübte Linse unter Erhaltung der Linsenkapsel entfernt, so daß die künstliche Linse dort wieder eingesetzt werden kann.

In der Vergangenheit wurden zur Fixierung der Linsen in der Kapsel Haptiken eingesetzt. Diese Haptiken waren zum Teil mit einem Farbstoff eingefärbt, der jedoch, bedingt durch seine Löslichkeit, eine toxische Reaktion hervorrief [11]. Häufig zeigt sich, daß nicht der Kunststoff die Geweboverträglichkeit negativ beeinflußt, vielmehr sind es Additive, wie beispielsweise ein Weichmacher [13]. Den weitaus größten Risikofaktor bei einer Kataraktoperation bildet der Nachstar. Dieser Nachstar wird durch ein Epithelzellwachstum aus der äquatorialen Zone des hinteren Linsenkapselblattes hervorgerufen (Abb. 1). Die erneute Eintrübung der Linse ist die Folge und tritt bei nahezu 50% der operierten Patienten nach ungefähr 3–5 Jahren auf [19]. Die gestellte Aufgabe und das Ziel bestehen nun darin, die Proliferation der noch verbleibenden Epithelzellen zu verhindern (Abb. 2a).

Zunächst wurden von verschiedenen Forschergruppen unterschiedliche Geometrien der Linsen getestet und es konnte gezeigt werden, daß ein sog.

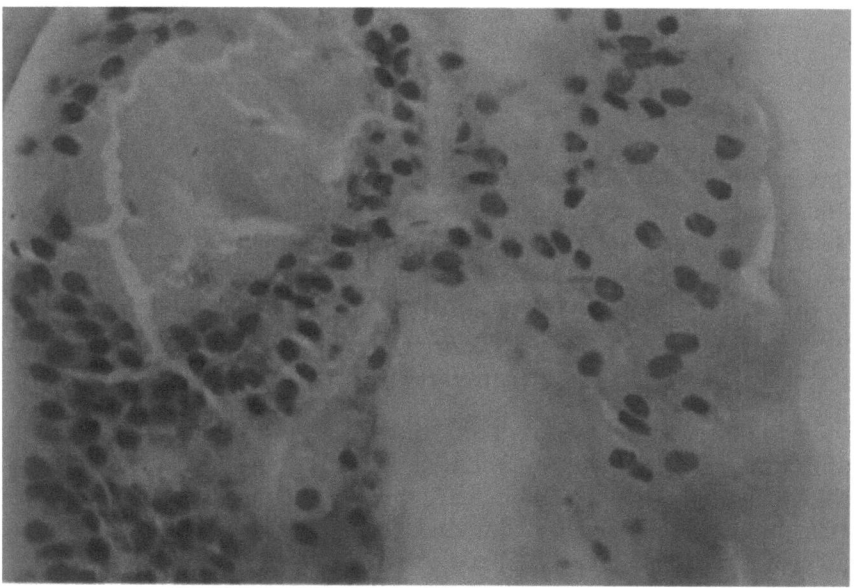

Abb. 1. Histologische Darstellung eines regeneratorischen Nachstars mit Proliferation der Linsenepithelzellen und Extrazellularmatrixbildung (HE, ×400)

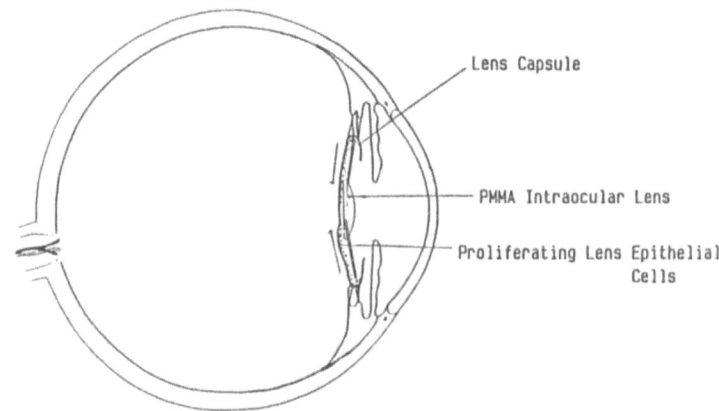

a

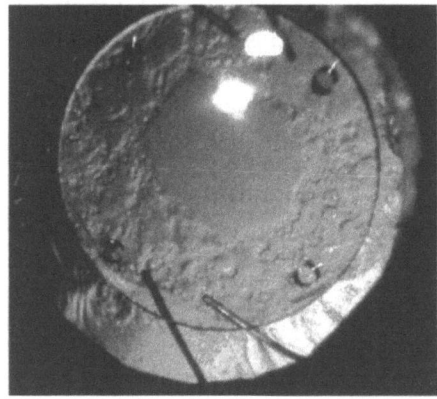

b

Abb. 2. a PMMA-Intraokularlinse implantiert in der natürlichen Linsensel. Linsenepithelien können zum Zentrum hin proliferieren und so eine Trübung hervorrufen (sog. Nachstar). **b** Nachstarbildung mit dichtem zellulären Besatz einer Silikon-IOL

Barriereneffekt die Migration der Zellen behindert, diese aber nicht vollständig unterbindet [6, 17, 18]. Eine weitere Möglichkeit besteht darin, einen festen Verbund der IOL mit der umgebenden Linsenkapsel herzustellen. Dies würde die Proliferation der Zellen in dieser Region verhindern und ein befriedigendes Langzeitergebnis für die IOL-Implantation bedeuten (Abb. 3). Vorstellbar wäre die Lösung über eine Oberflächenmodifizierung der Linse. Im folgenden sollen hier einige Möglichkeiten dazu vorgestellt werden.

Die Möglichkeit, Kunststoffoberflächen so inert wie möglich zu gestalten (als Beispiel sei hier Polytetrafluorethylen genannt), um die Gewebeverträglichkeit zu erhöhen, führt in den meisten Fällen nicht zum Ziel. Daher werden mehr und mehr Oberflächenmodifizierungen an polymeren Werkstoffen durchgeführt, so daß eine Erhöhung der Biokompatibilität erreicht werden kann. Unter der Biokompatibilität ist in diesem Zusammenhang folgendes zu verstehen: Auf einer modifizierten Kunststoffoberfläche verweilen körpereigene Zellen permanent bzw. ein inniger Verbund dieser Oberfläche mit

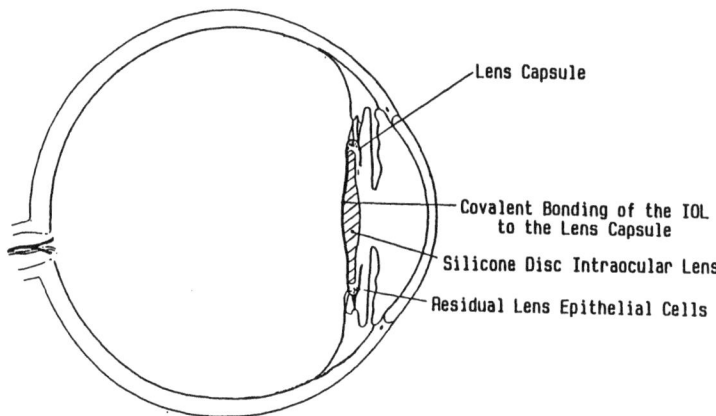

Abb. 3. Konzept einer modifizierten Disc-Intraokularlinse, die einen festen Verbund zur Innenseite der Linsenkapsel aufweist. Verbleibende Linsenepithelzellen können nicht zur optischen Zone proliferieren

dem umgebenden Gewebe findet statt, was für die IOL der angestrebte Zustand ist.

Die Funktionalisierung der Polymeroberfläche kann erreicht werden, indem der Werkstoff einer Plasmabehandlung unterzogen wird, wobei Monomere [4] oder auch nichtpolymerisierbare Gase Verwendung finden [8]. Der Vorteil dieser Methode liegt in der breiten Anwendung auf verschiedene Materialien. Schwierigkeiten können jedoch bei der Reproduzierbarkeit der gewünschten Funktionalisierungsergebnisse auftreten. Eine weitere Methode ist die Funktionalisierung einer Polymeroberfläche mit reaktiven Gruppen durch Copolymerisation eines funktionellen Monomeren [2]. Hierbei ergibt sich der Vorteil einer guten Reproduzierbarkeit der funktionellen Gruppenkonzentration an der Polymeroberfläche. Diese ist die Grundvoraussetzung für weiterführende chemische Modifizierungsschritte. Häufig sind diese Copolymere jedoch nur aus Lösung zu verarbeiten und nicht, wie erwünscht, im Extruder- bzw. Spritzgußverfahren herstellbar. Darüber hinaus zählt die Kohlenstoffbeschichtung (Vakuumbedampfen, Ionenstrahlzerstäubung), die Entladungsreaktion (Glow-discharge-Verfahren), das Aufpfropfen von biologisch aktiven Molekülen oder Hydrogelen und das einfache Beschichten von Polymeren mit Substanzen (z.B. Heparinderivaten) zu den weiteren Möglichkeiten der Oberflächenmodifizierungen.

Im konkreten Fall der Silikon-Intraokularlinse kann die Lösung der Oberflächenfunktionalisierung einerseits in einer Plasmabehandlung derselben mit reaktiven Gasen bestehen oder andererseits in der Verwendung eines funktionellen Silikons, d.h. eines Polymeren, das reaktive Gruppen an der Oberfläche aufweist, liegen. Aus der Literatur ist bekannt, daß Poly(dimethylsiloxan) durch Plasmabehandlung funktionalisiert werden kann [20]. Anschließend können über bifunktionelle Spacer spezifische Signalproteine

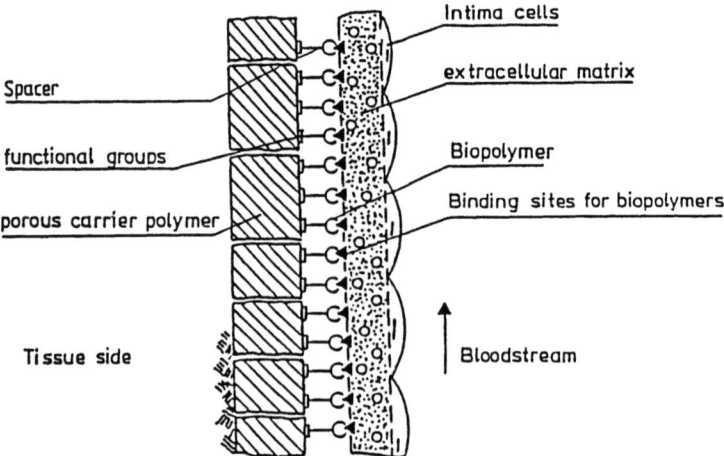

Abb. 4. Aufbau einer modifizierten Polymeroberfläche zur Endothelzellbesiedlung

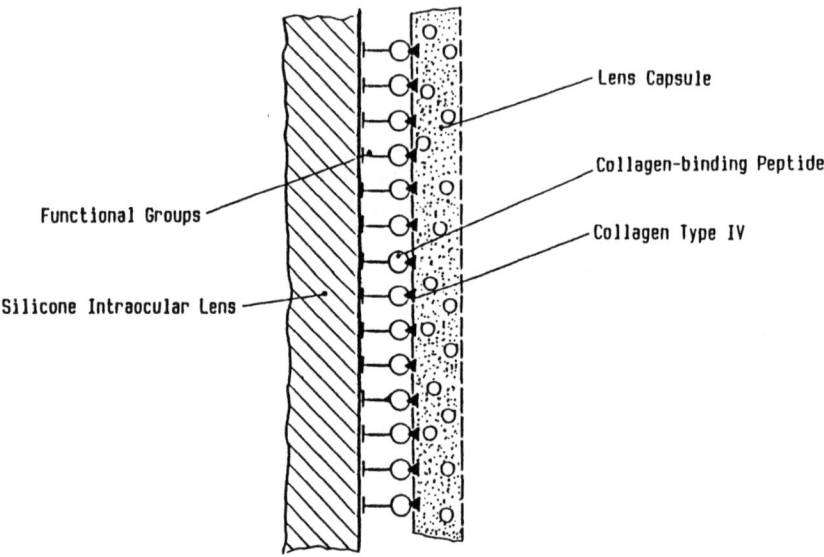

Abb. 5. Modell eines Interface der modifizierten Silikonlinse mit der natürlichen Linsenkapsel

an eine solche Oberfläche immobilisiert werden [3, 5]. Im EG-Projekt (BRITE project no. P 2217-6) zur Entwicklung eines künstlichen Blutgefäßes, wurde die Technik der Oberflächenmodifizierung über Plasmabehandlung und anschließender Immobilisierung an Polyurethanen am Institut für Pathologie durchgeführt [1, 5]. Die nachfolgende Abbildung soll schematisch den Aufbau verdeutlichen (Abb. 4) [12]. Dieses Schema ist für die spezielle Anwendung des Silikons als IOL, wie abgebildet, zu modifizieren, da kein permanentes Anhaften von Zellen erwünscht ist, sondern ein fester Verbund zur Linsenkapsel gefordert ist (Abb. 5).

Es stellt sich nun die Frage, aus welchen Aminosäuren das Signalprotein zur Adhäsion an der Linsenkapsel bestehen soll. Untersuchungen zur chemischen Struktur und Zusammensetzung der menschlichen Linsenkapsel wurden von verschiedenen Gruppen durchgeführt und es konnte gezeigt werden, daß die Hauptkomponente aus Kollagen Typ IV besteht [14]. Weiterhin konnte gezeigt werden, daß Kollagen Typ IV ausschließlich an der Kapselinnenseite zu finden ist [7]. Es gilt nun, ein Signalprotein zu synthetisieren, das eine Kollagen IV bindende Domäne besitzt. Owens [16] konnte zeigen, daß eine solche Aminosäuresequenz im Fibronektinmolekül vorhanden ist. Dieses spezifische Signalprotein kann dann, über die schon erwähnten bifunktionellen Spacer, immobilisiert werden. Eine weitere Möglichkeit wäre die bereits o. g. Verwendung von funktionellen Silikonlinsen unter Erhaltung der optischen Eigenschaften. Eine weitergehende Oberflächenmodifizierung könnte auch in diesem Fall durchgeführt werden, wie bereits an funktionellen Polyurethanen gezeigt werden konnte [3].

Ein anderer Lösungsweg des regeneratorischen Nachstars ist die irreversible Schädigung der Linsenepithelien, entweder durch mechanische Verfahren oder durch das Einbringen zytotoxischer Substanzen in den Kapselsack. Mit einem im Institut für Pathologie der RWTH Aachen entwickelten Agens (LENF = lens epithelial necrosis factor) ließen sich humane Epithelzellen

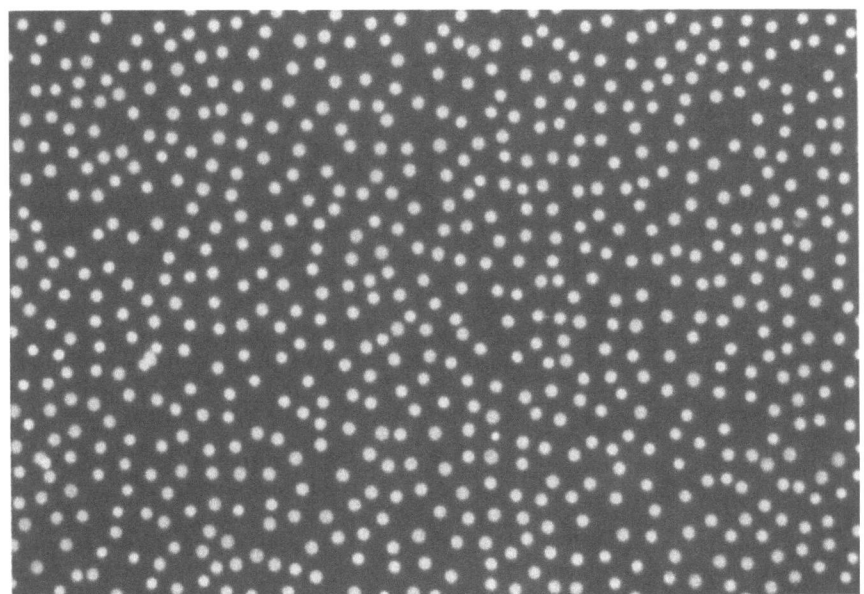

Abb. 6. Humane Linsenepithelzellen (vorderes Kapselblatt), Vitalfärbung, ×225. Ethidiumbromid diffundiert in irreversibel geschädigte Zellen und färbt diese rotorange an

vom Typ H.Ep-2 in vitro irreversibel schädigen [9]. Weiterhin konnte mit einer Vitalfärbung gezeigt werden, daß bei der Operation entnommene humane vordere Kapselblätter nach LENF-Inkubation einen vollständigen Zellschaden aufwiesen (Abb. 6).

Das Hauptproblem bei der Verwendung zytotoxischer Substanzen im Auge ist jedoch die Schädigung anderer intraokulärer Strukturen. In vitro konnte nachgewiesen werden, daß mit Hydroxypropylmethylcellulose (HPMC) oder Hyaluronsäure ein vollständiger Schutz vor der zytotoxischen Wirkung gegeben ist [10]. Tierexperimentell wurde LENF bereits am Kaninchen getestet [15]. Als Applikationsform erfolgte die Kapselsackspülung nach Phakoemulsifikation oder vor Linsenabsaugung als Hydrodissektion. Die Vorderkammerstrukturen wurden durch HMPC geschützt. Histologisch konnte bei 4 von 20 Tieren eine Nachstarreduktion festgestellt werden. Zur Ermittlung der optimalen Applikationsform werden gegenwärtig weitere Experimente durchgeführt.

Zusammenfassend kann gesagt werden, daß sowohl die Oberflächenmodifizierung von IOL mit entsprechenden Spacern in Verbindung mit Signalproteinen, als auch die irreversible Schädigung der Linsenepithelien bei der extrakapsulären Kataraktextraktion Perspektiven bei der Lösung des Problems der Nachstarbildung aufzeigen.

Literatur

1. Anderheiden D, Breuers W, Mittermayer C, Höcker H (1989) Plasma induced surface modification for medical application. 2nd Int Symp on Biofluid Mechanics and Biorheology in Large Blood Vessels, München, Germany
2. Anderheiden D, Brenner O, Klee D, Kaufmann R, Richter HA, Mittermayer C, Höcker H (1991) Development and characterization of a biocompatible OH-modified copolymer based on polyurethane. Angew Makromol Chem 185/186:109−127
3. Anderheiden D, Klee D, Heller B, Kirkpatrick CJ, Mittermayer C, Höcker H (in press) Surface modification of a biocompatible polymer based on polyurethane for artificial blood vessel. J Mat Sci: Materials in Medicine
4. Breuers W, Klee D, Plein P, Richter HA, Menges G, Mittermayer C, Höcker H (1987) Modification of poly(ether urethane) film for medical applications by microwave plasma. German Plastics 77:35−36
5. Breuers W, Klee D, Mittermayer C, Höcker H (1991) Immobilization of a fibronectin fragment at the surface of a poly(ether urethane) film. J Mat Sci: Materials in Medicine 2:106−109
6. Galand A, Demelle M (1986) Preliminary report on the rigid disc lens. J Cataract Refract Surg 12:394−397
7. Hettlich HJ, Wenzel M, Janssen M, Mittermayer C (1990) Immunohistochemical investigations of the human lens capsule. Fortschr Ophthalmol 87:147−149
8. Hettlich HJ, Kaufmann R, Otterbach F, Klee D, Mittermayer C (in press) Plasma induced surface modifications on silicone intraocular lenses; chemical analysis and in vitro characterization. Biomaterials
9. Hunold W, Wirtz M, Kaden P (1990) Linsenepithel-Nekrosefaktor (LENF) zur Nachstarverhütung. 88. Tagung der DOG, Baden-Baden, Germany

10. Hunold W, Wirtz M, Kaden P, Kreiner CF, Knorz MC (1990) Corneaendothelschutz durch viskoelastische Lösungen bei der intraokulären Anwendung von Nekrosefaktoren zu Nachstarbildung. Vortrag, 5. Kongreß der DGII, Aachen, Germany
11. Klee D, Imkamp E, Hunold W, Mittermayer C (1988) The biocompatibility of intraocular-lens-haptics made of polypropylene and poly(methyl methacrylate). In: Putter de C, Lange de L, Groot de K, Lee AJC (eds) Advances in biomaterials, vol 8: Implant materials in biofunction. Elsevier Science Publishers, Amsterdam, pp 361–369
12. Mittermayer C, Klee D, Richter HA (1987) European Patent 0 290 642 A1
13. Mittermayer C, Breuers W (1988) Bioverträglichkeit und Modifizierung von Kunststoffen in der medizinischen Anwendung. In: Sonderforschungsbereich 106 „Korrelation von Fertigung und Bauteileigenschaften bei Kunststoffen"
14. Mohan PS, Spiro RG (1986) Macromolecular organization of basement membranes. J Biol Chem 261:4328–4336
15. Münch D, Knorz MC, Kreiner CF, Mittermayer C, Hauptmann S, Kaden P, Liesenhoff H (1991) Tierexperimentelle Untersuchungen zur Nachstarprävention mittels LENF. Vortrag, 5. Kongreß der DGII, Aachen, Germany
16. Owens RJ (1986) Mapping the collagen-binding site of human fibronectin by expression in escherichia coli. EMBO 5/11:2825–2830
17. Sellman TR, Lindstrom RL (1988) Effect of a plano-convex posterior chamber lens on capsular opacification from Elschnig pearl formation. J Cataract Refract Surg 14:68–72
18. Sterling S, Wood TO (1986) Effect of intraocular lens convexity on posterior capsule opacification. J Cataract Refract Surg 12:655–657
19. Wilhelmus KR, Emery JM (1980) Posterior capsul opacification following phacoemulsification. Ophthalmic Surg 11:264–267
20. Yasuda H (1976) Plasma for modification of polymers. J Macromol Sci Chem A10:383–420

Nachstarrate mit bikonvexen und konvexplanen IOLs — Eine prospektive Studie

J. Götting, M. C. Knorz, V. Seiberth und D. Münch

Zusammenfassung. Eine Reduktion der Nachstarrate durch die mechanische Ausspannung des Kapselsacks mittels einer bikonvexen Linsenoptik konnte von mehreren Autoren beobachtet werden. Wir verglichen daher im Rahmen einer randomisierten prospektiven Studie die Nachstarbildung nach Implantation bikonvexer (AMO PC57NB, Pharmacia 155A) und konvexplaner IOLs (Pharmacia 107P). Bei 86 Patienten wurde von Mai bis Oktober 1989 innerhalb von 5–15 Tagen in ein Auge eine bikonvexe, ins Partnerauge eine konvexplane IOL implantiert. 35 Patienten konnten nach 12–15 Monaten nachuntersucht werden. Bewertet wurden regeneratorischer und fibrotischer Nachstar sowie Kapselfältelung nach Stärke und Ausdehnung in definierten Sektoren.

Es fand sich ein deutlich geringerer regeneratorischer Nachstar hinter der Optik der bikonvexen IOLs, der Unterschied war jedoch nicht signifikant ($p = 0{,}17$, Vorzeichentest). Hinsichtlich fibrotischem Nachstar und Kapselfältelung fanden sich keine Unterschiede ($p = 1{,}0$ bzw. $0{,}83$). Unsere Ergebnisse zeigen, daß durch bikonvexe IOLs die Ausbildung eines regeneratorischen Nachstars verzögert werden kann. Für eine abschließende Bewertung ist der Beobachtungszeitraum von einem Jahr jedoch noch zu kurz.

Summary. A reduction of posterior capsule opacification (PCO) by mechanical inhibition of cell growth by biconvex IOL optics has been proposed. We therefore prospectively evaluated PCO after implantation of biconvex (AMO PC57NB, Pharmacia 155A) and convexplano IOLs (Pharmacia 107P). In 86 patients a biconvex IOL was implanted in one and a convexplano IOL in the fellow eye within 5–15 days. Patients were followed up for 6–10 and 12–15 months. Regenerative and fibrotic PCO and capsular folds were evaluated separately in different sectors.

35 patients were available at 12–15 months follow up. Regenerative PCO was considerably less behind the optic of biconvex IOLs although the difference was not significant ($p = 0.17$, sign rank test). There was no significant difference regarding fibrotic PCO and formation of capsular folds ($p = 1.0$ and $p = 0.83$). Our results suggest that biconvex IOLs reduce the formation of regenerative PCO. However, for final evaluation the follow up period is still too short.

Einleitung

Die postoperative Trübung der Hinterkapsel gehört zu den häufigsten Komplikationen nach extrakapsulärer Kataraktextraktion. Es konnte gezeigt werden, daß die Implantation einer Kunstlinse die Ausbildung des regeneratorischen Nachstars hemmt [7]. Es wurden bereits verschiedene Linsende-

Universitäts-Augenklinik, Klinikum Mannheim, Theodor-Kutzer-Ufer, W-6800 Mannheim, Bundesrepublik Deutschland

5. Kongreß der DGII
Hrsg. Wenzel et al.
© Springer-Verlag Berlin Heidelberg

signs daraufhin geprüft, inwieweit sie die Ausbildung des Nachstars beeinflussen [2, 5, 8]. So konnte in mehreren retrospektiven Studien nachgewiesen werden, daß konvex-posteriore IOLs im Vergleich zu konvexplanen IOLs die Ausbildung eines regeneratorischen Nachstars zu verringern scheinen [2, 8, 10]. Wir verglichen daher im Rahmen einer prospektiven randomisierten Studie die Nachstarbildung nach Implantation bikonvexer und konvexplaner Hinterkammerlinsen.

Material und Methoden

Von Januar bis November 1989 wurde im Rahmen einer prospektiven Studie bei 84 Patienten mit beidseitiger, morphologisch gleicher Katarakt innerhalb von 5–15 Tagen beidseits eine extrakapsuläre Kataraktextraktion durchgeführt. Nach vorheriger Randomisierung wurde in das erstoperierte Auge entweder eine bikonvexe (AMO PC57NB, Pharmacia 155A, jeweils 7-mm-Optik, 10° nach vorne abgewinkelte C-förmige Haptiken) oder eine konvexplane HKL (Pharmacia 107P, 6-mm-Optik, 10° nach vorne abgewinkelte Haptiken) implantiert. Nach 5–15 Tagen wurde in das Partnerauge eine bikonvexe HKL implantiert, wenn das erstoperierte Auge eine konvexplane HKL erhalten hatte, und umgekehrt.

An der Studie waren zwei Operateure beteiligt. Als operative Technik verwendeten wir die extrakapsuläre Kataraktextraktion mit Kapsulorhexis und radiärer Entlastungsinzision bei 12 h bzw. eine Can-opener-Kapsulotomie. Die IOLs wurden in den Kapselsack implantiert. Beide Augen eines Patienten wurden jeweils vom gleichen Operateur mit der gleichen Technik operiert.

Präoperative, intraoperative und postoperative Befunde wurden anhand standardisierter Erhebungsbögen dokumentiert. Nachuntersuchungen erfolgten nach 6–10 und 12–15 Monaten. Wir bestimmten den objektiven Astigmatismus und den korrigierten Snellen-Visus. Anschließend erfolgte die Untersuchung der vorderen und hinteren Augenabschnitte mittels Spaltlampenmikroskopie und binokularer Ophthalmoskopie. Dokumentiert wurde die Lage der IOL im Kapselsack bzw. Sulcus ciliaris sowie der Kontakt zwischen IOL-Optik und Hinterkapsel. Die Nachstarbildung wurde in maximaler Mydriasis in definierten Sektoren (Abb. 1) nach Ausdehnung und Stärke getrennt für regeneratorischen und fibrotischen Nachstar sowie Kapselfältelung bewertet und in ein Schema eingezeichnet. Bewertet wurde die Nachstarbildung in 4 Sektoren peripher der IOL-Optik und in 5 Sektoren hinter der IOL-Optik (Abb. 1). Die Stärke der Nachstarbildung wurde in 5 Graden beurteilt (0 = keiner, 1 = minimal/gerade sichtbar, 2 = deutlich, 3 = massiv/dicht, 4 = traubenförmig/mehrlagig). Alle Befunde wurden vom gleichen Untersucher erhoben.

Ausschlußkriterien waren präoperativ bestehende Augenerkrankungen wie Uveitis, hintere Synechien und Zustand nach Voroperationen, intraope-

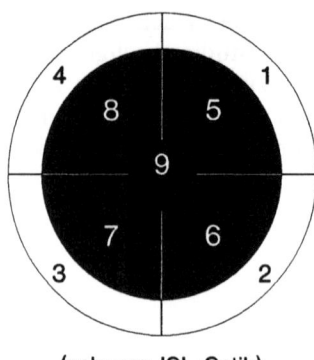

(schwarz: IOL-Optik)

Abb. 1. Schema der zur Nachstarbewertung verwendeten Sektoren. Die Sektoren 1–4 liegen peripher der IOL-Optik, die Sektoren 5–9 hinter der IOL-Optik

rative Komplikationen wie Kapselruptur, Glaskörpervorfall und massives Iristrauma und postoperative Komplikationen wie Hornhautödem, hintere Synechien und Uveitis.

Zur statistischen Auswertung verwendeten wir den Vorzeichentest. Verglichen wurde die Nachstarbildung getrennt nach Art und Sektor sowie die Summe der Sektoren 5–9 getrennt nach Nachstarart.

Ergebnisse

35 Patienten konnten nach 12–15 Monaten nachuntersucht werden. Das Durchschnittsalter betrug 74 Jahre (53–86 Jahre). Bei einem Großteil der Patienten war aufgrund mangelnder Mydriasis die Nachstarbildung peripher der IOL-Optik nicht beurteilbar (Sektor 1–4, Abb. 1), so daß auf die Auswertung dieser Sektoren verzichtet wurde. Ebenso war nach Can-opener-Kapsulotomie die Lage der IOL im Kapselsack oder Sulcus ciliaris i.d.R. nicht sicher beurteilbar. Eine sichere Beurteilung war nur nach Kapsulorhexis möglich.

Hinsichtlich des regeneratorischen Nachstars fand sich eine geringere Nachstarbildung mit bikonvexen IOLs bei Vergleich der Summe der Sektoren 5–9, in Sektor 9 (Zentrum) war der Unterschied am deutlichsten ausgeprägt. Hinsichtlich fibrotischem Nachstar und Kapselfältelung fanden sich keine Unterschiede (Tabelle 1). Insgesamt war die Nachstarbildung sehr gering, im Mittel betrug der Ausprägungsgrad des regeneratorischen Nachstars parazentral hinter der IOL-Optik maximal 0,6, zentral nur 0,1–0,4 (Grad 1 entspricht minimaler Nachstarbildung). Der fibrotische Nachstar war etwas stärker ausgeprägt (Tabelle 1).

Tabelle 1. Nachstarbildung mit bikonvexen und konvexplanen IOLs 12–15 Monate postoperativ (alle Patienten, n = 35). Jeweils mittlerer Nachstar, in Klammern Minimum und Maximum (0 = keiner, 1 = minimal/gerade sichtbar, 2 = deutlich, 3 = massiv/dicht, 4 = traubenförmig/mehrlagig), p-Werte gemäße Vorzeichentest

Sektor	Reg. NS		Fibrot. NS		Fältelung	
	biko	koplan	biko	koplan	biko	koplan
5	0,3	0,6	1,1	1,0	0,6	0,6
	(0−2)	(0−4)	(0−3)	(0−3)	(0−2)	(0−3)
	p = 0,11		p = 0,75		p = 0,9	
6	0,5	0,6	1,2	1,0	0,7	0,7
	(0−2)	(0−4)	(0−3)	(0−3)	(0−3)	(0−3)
	p = 0,87		p = 0,21		p = 0,91	
7	0,4	0,6	1,0	0,9	0,5	0,6
	(0−2)	(0−4)	(0−3)	(0−2)	(0−2)	(0−3)
	p = 0,43		p = 0,33		p = 0,62	
8	0,4	0,6	0,9	1,0	0,5	0,6
	(0−2)	(0−3)	(0−3)	(0−2)	(0−3)	(0−2)
	p = 0,63		p = 0,95		p = 0,64	
9	0,1	0,4	0,4	0,4	0,3	0,3
	(0−2)	(0−3)	(0−2)	(0−2)	(0−2)	(0−2)
	p = 0,08		p = 0,43		p = 0,97	
5−9	0,4	0,6	0,9	0,8	0,5	0,6
	(0−2)	(0−4)	(0−3)	(0−3)	(0−3)	(0−3)
	p = 0,17		p = 0,1		p = 0,83	

Diskussion

Der regeneratorische Nachstar breitet sich aufgrund einer Proliferation und Migration von Linsenepithelzellen von der Peripherie der hinteren Kapsel bis ins optische Zentrum aus [1, 4]. Diese Entwicklung kommt in unserer Studie ebenfalls zum Ausdruck. Das optische Zentrum zeigte bei beiden IOL-Designs nach 12–15 Monaten deutlich weniger regeneratorischen Nachstar (bikonvex 0,1, konvexplan 0,4; Tabelle 1) als die Peripherie. Ein fibrotischer Nachstar trat bei beiden Linsen gleich häufig auf und war etwas stärker ausgeprägt (Tabelle 1).

Im Rahmen einer prospektiven Studie wurde bei 254 Patienten eine konvexplane und bei 251 Patienten eine plankonvexe IOL implantiert [8]. Nachuntersuchungen wurden nach 5 Monaten und nach 1 Jahr durchgeführt. Die Patienten waren im Mittel 71 Jahre alt. Es zeigte sich, daß bei plankonvexer IOL Elschnig-Perlen in 7,6% und bei konvexplaner IOL in 18,2% der Fälle auftraten. Ein Unterschied bezüglich des fibrotischen Nachstars fand sich nicht. Dies deckt sich mit unseren Ergebnissen.

Bei einer IOL mit planen Haptiken wurde innerhalb von 15 Monaten über eine Kapsulotomierate von 2,7% nach konvex-posteriorer Implantation bzw. von 15% nach konvex-anteriorer Implantation berichtet [10]. Der Nachstar wurde nicht quantifiziert. Eine Kapsulotomie wurde durchgeführt, wenn eine subjektive oder objektive Visusverschlechterung mit einer an der Spaltlampe entsprechend sichtbaren Trübung der hinteren Kapsel eingetreten war. Andere Autoren berichteten in einer retrospektiven Studie über eine Kapsulotomierate von 2,4% mit konvexposterioren und 8,2% mit konvexplanen IOLs innerhalb von 3 Jahren [9]. Eine Quantifizierung des Nachstars erfolgte nicht. Am Kaninchenauge wurde durch Implantation verschiedener Linsentypen nachgewiesen, daß bei bikonvexen Linsenoptiken mit um 10° nach vorne abgewinkelter Haptik eine Hinterkapseltrübung am seltensten auftritt [3, 11].

In jüngster zeit wurde aufgrund histopathologischer Untersuchungen ein toxischer Effekt des PMMA diskutiert [6]. PMMA soll eine Metaplasie der verbliebenen Linsenepithelzellen bewirken und so zur Kapselfibrose führen. Dementsprechend müßte durch den direkten Kontakt von IOL-Optik und Hinterkapsel bei bikonvexen IOLs ein fibrotischer Nachstar vermehrt auftreten. Dieser Effekt wird bestätigt durch die deutliche Fibrosierung des Vorderkapselrandes nach Kapsulorhexis im Bereich des Kontaktes zur IOL-Optik, die auch von uns beobachtet werden konnte. Ebenso fand sich eine leichte Fibrosierung in der Peripherie der IOL-Optik, die jedoch bei beiden IOL-Designs gleich stark ausgeprägt war (Tabelle 1). Eine vermehrte Fibrosierung zentral konnte in unserer Studie nicht beobachtet werden.

Unsere ersten Ergebnisse bestätigen, daß mit bikonvexen IOLs eine Hemmung des regeneratorischen Nachstars erreicht werden kann. Diese beruht wahrscheinlich auf der Ausbildung einer mechanischen Barriere, die die Migration der Linsenepithelzellen entlang der hinteren Kapsel behindert. Inwieweit sich dieser Effekt in Langzeitbeobachtungen bestätigt, bleibt abzuwarten.

Literatur

1. Cobo LM, Ohsawa E, Chandler D, Arguello R, George G (1984) Pathogenesis of capsular opacification after extracapsular cataract extraction. Ophthalmology 29:1−54
2. Downing JE (1986) Long-term discission rate after placing posterior chamber lenses with convex surface posterior. J Cataract Refract Surg 12:650−653
3. Hansen SO, Solomon KD, McKnight GT, Wilbrandt TH, Gwin TD, O'Morchoe DJC, Tetz MR, Apple DJ (1988) Posterior capsule opacification and intraocular lens decentration Part I: Comparison of various posterior chamber lens designs implanted in the rabbit model. J Cataract Refract Surg 144:605−613
4. Hara T, Hara T, Kojima M, Nakaizumi H, Yamamura T, Sasaki K (1988) Specular microscopy of the anterior lens capsule after endocapsular lens implantation. J Cataract Refract Surg 14:533−540
5. Lowes M (1990) The effect of posterior vaulting of intraocular lens implants on capsular opacification. Eur J Implant Refract Surg 2:47−52
6. Miyake K (1990) Proposal for an ideal surface modification of IOLs. Eur J Implant Refract Surg 2:209−212

7. Nishi O (1986) Incidence of posterior capsule opacification in eyes with and without posterior chamber intraocular lenses. J Cataract Refract Surg 12:519–522

8. Sellman TR, Lindstrom RL (1988) Effect of a plano-convex posterior chamber lens on capsular opacification from Elschnig pearl formation. J Cataract Refract Surg 14:68–72

9. Setty SS, Percival SPB (1989) Implant design and other factors affecting the need for secondary capsulotomy. Eur J Implant Refract Surg 1:265–269

10. Sterling S, Wood TO (1986) Effect of intraocular lens convexity on posterior capsule opacification. J Cataract Refract Surg 12:655–657

11. Tetz M, Imkamp E, Solomon KD, Apple DJ (1988) Experimentelle Studie zur Hinterkapseltrübung und optischen Dezentrierung verschiedener Hinterkammerlinsen nach interkapsulärer Implantation. Fortschr Ophthalmol 85:682–688

Nachstar bei Intraokularlinsen mit und ohne Laserridge

W. Hütz[1], R. Küstermann[2] und H. Rösing[2]

Zusammenfassung. In einer prospektiven randomisierten Studie sind wir der Frage nachgegangen, ob Intraokularlinsen mit und ohne Laserridge einen unterschiedlichen Einfluß auf die Nachstarentwicklung haben. In der Zeit von November 86 bis März 87 haben wir bei 100 Patienten (100 Augen) eine extrakapsuläre Kataraktextraktion mit Implantation einer Hinterkammerlinse vorgenommen. Das erste Kollektiv mit 50 Patienten (50 Augen) erhielt eine Intraokularlinse ohne Laserridge. Es liegt jetzt ein Zwischenergebnis 3 Jahre nach Beginn der Studie vor, insgesamt ist die Studie auf 5 Jahre angelegt und soll im März 92 abgeschlossen werden. Alle Fälle mit einer Visusverschlechterung um zwei Zeilen, hervorgerufen durch eine Trübung der hinteren Kapsel, wurden als Nachstar gewertet. Diese Definition zugrundelegend, beträgt die Nachstarrate im Kollektiv mit der IOL ohne Laserridge 37% und im Kollektiv mit der IOL mit Laserridge 28,6%.

Summary. In this randomized, prospective clinical study a plano-convex (plano-posterior) intraocular lens (IOL) with a laser ridge was compared with a plano-convex (plano-posterior) IOL without laser ridge. The 100 patients (100 eyes) with senescent cataracts all underwent ECCE performed by the same surgeon from November 86 to March 87. The operative technique consisted of capsulorhexis, irrigation-aspiration and in-the-bag-implantation. The first group of 50 patients (50 eyes) received the sort of IOL without a laser ridge and the second group the sort with a laser ridge. Our prospective five year clinical study is not yet complete and no statistical analysis has been performed. As an inter-mediated result however we have found 37.0% secondary cataracts in the group with an IOL without laser ridge and 28.6% in the group with an IOL with laser ridge.

Einleitung

Der Nachstar ist eine häufige Spätkomplikation der extrakapsulären Kataraktchirurgie [7]. Die Inzidenz beträgt 35−51% bei einer durchschnittlichen Nachbeobachtungszeit von 3−5 Jahren [1, 5, 8, 11, 12, 14]. Nach Implantation einer intraokularen Linse (IOL) reduziert sich diese Rate etwa um die Hälfte, wobei deutliche Unterschiede bestehen, je nachdem welcher der zahlreichen IOL-Varianten implantiert wurde [6, 8, 10, 13]. Von entscheidender Bedeutung ist auch die jeweils zugrundegelegte Nachstardefinition.

---

[1] Augenklinik, Kreiskrankenhaus Bad Hersfeld, Seilerweg 29, W-6430 Bad Hersfeld, Bundesrepublik Deutschland
[2] Städtische Kliniken Dortmund, Augenklinik, Beurhausstr. 40, W-4600 Dortmund, Bundesrepublik Deutschland

5. Kongreß der DGII
Hrsg. Wenzel et al.
© Springer-Verlag Berlin Heidelberg

Da Nachstar schlecht zu quantifizieren ist, wird in den meisten Arbeiten die Kapsulotomierate als Gradmesser für Nachstar herangezogen.

Die Indikation zur Kapsulotomie wird von den verschiedenen Autoren allerdings bei sehr unterschiedlichen Visuswerten gesehen. Lindström [6] sah beispielsweise bei einem Visus von 0,3–0,4 die Indikation zur Nachstardiszision als gegeben an. Seine Nachstarrate betrug nach 2–3 Jahren 18,4%. Nishi [8] sah die Indikation zur Nachstardiszision erst bei erheblich reduzierteren Visuswerten (... „a marked decrease in vision" ... und fand natürlich damit nur eine Nachstarrate von 7,1% nach 4–5 Jahren. Diese Beispiele sollen verdeutlichen, welchen Einfluß, unabhängig von allen anderen Faktoren, die jeweils zugrundeliegende Nachstardefinition für die Höhe der Nachstarrate hat. In der vorliegenden Studie haben wir eine sehr eng gefaßte Nachstardefinition zugrundegelegt. Bei einer Visusverschlechterung gegenüber der vorausgegangenen Untersuchung um zwei Zeilen, verbunden mit einer Eintrübung der hinteren Kapsel, haben wir diesen Fall als Nachstar gewertet. Verglichen wurden zwei Kollektive von jeweils 50 Patienten (50 Augen), bei denen eine konvex-plane IOL mit Laserridge bzw. eine konvex-plane IOL ohne Laserridge implantiert worden war.

Patienten und Methode

Von November 86 bis März 87 wurde bei 100 Patienten eine extrakapsuläre Kataraktoperation mit Implantation einer Hinterkammerlinse vorgenommen. In die Studie wurden nur Patienten aufgenommen, bei denen außer der Katarakt keine erkennbaren Augenerkrankungen vorlagen. Die Altersverteilung war in beiden Kollektiven gleich, das durchschnittliche Alter des gesamten Kollektivs betrug 71,4 Jahre. Die Frauen (n = 60) waren etwas häufiger vertreten als die Männer (n = 40). Nach randomisierter Tabelle entstanden zwei Kollektive mit jeweils 50 Patienten, die von einem Operateur in dem oben angegebenen Zeitraum operiert wurden. Den Patienten des ersten Kollektivs wurde eine konvex-plane IOL mit Laserridge und den Patienten des zweiten Kollektivs eine konvex-plane IOL ohne Laserridge implantiert. Abgesehen von diesem Detail war der Linsentyp in beiden Kollektiven gleich. Es handelte sich um eine 5,9-mm-PMMA-Linse mit 4 Positionierungslöchern und 2 blau eingefärbten C-förmigen Prolene-Schlaufen, die 10° nach vorne abgewinkelt waren. Der Eingriff erfolgte in Lokalanästhesie.

Nach Kapsulorhexis, Kernexpression und sorgfältiger Irrigation und Aspiration wurde die Hinterkammerlinse unter Natriumhyaluronat (Healon) in den Kapselsack implantiert. Der Wundverschluß erfolgte mit 10-0-Nylon-Einzelknopfnähten, die 2 Monate postoperativ in allen Fällen entfernt wurden. Die Nachbehandlung wurde mit 5 Tropfen Prednisolon AT pro Tag über einen Zeitraum von 6–8 Wochen und Gentamicin AT dreimal täglich über einen Zeitraum von einer Woche durchgeführt.

Die Nachuntersuchungen fanden unmittelbar postoperativ bis zur Entlassung, nach 2 Monaten, 6 Monaten [3], nach 12 Monaten [4] und nach 24

Monaten statt, wobei die Untersuchungen nicht vom Operateur selbst, sondern von den Co-Autoren durchgeführt wurden. Während bei den früheren Untersuchungsterminen zahlreiche Parameter, wie der intraokulare Reizzustand (Tyndall und Zellen), der Astigmatismus, der intraokulare Druck und der Visus, registriert wurden, stand bei den letzten Untersuchungen 2 Jahre postoperativ und 3 Jahre postoperativ das Ausmaß des Nachstars und die damit verbundene Visusverschlechterung im Vordergrund. Die flächenmäßige Ausdehnung des Nachstars wurde in einem von uns entwickelten IOL-Schema festgehalten [4]. Bei einer Visusminderung um zwei Zeilen verglichen mit dem Visus vom vorausgegangenen Untersuchungstermin wurde dieser Fall als Nachstar gewertet. Die letzte Untersuchung und damit der Abschluß der Studie ist nach einer Beobachtungszeit von 5 Jahren im März 1992 vorgesehen.

Ergebnisse

Um Veränderungen der hinteren Kapsel semiquantitativ festhalten zu können, wurde ein Schema der implantierten IOL mit einem Millimeterraster unterlegt [4] und in dieses Schema die am Patientenauge beobachteten Kapseltrübungen übertragen. In der Auswertung wurden diese Areale als Prozentwerte der 27,33 mm^2 Kapselfläche hinter einer IOL angegeben. Die gefundenen Trübungen wurden je nach Größe in vier Klassen von 0–25% der IOL-Fläche, von 25–50% der IOL-Fläche, von 50–75% der IOL-Fläche und von 75–100% der IOL-Fläche unterteilt (Abb. 1). Es zeigte sich, daß nie die gesamte Fläche hinter der IOL mit Elschnig-Perlen besetzt war, sondern maximal eine Fläche von 25–50% und das in einer Häufigkeit von 18,2% im Kollektiv ohne Laserridge und 18,7% im Kollektiv mit Laserridge. Kleinere Trübungen in Form von Elschnig-Perlen, die bis zu 25% der IOL-Fläche aus-

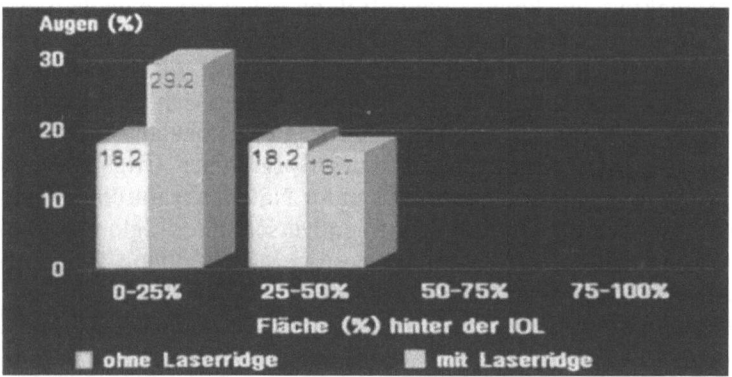

Abb. 1. Elschnig-Perlen

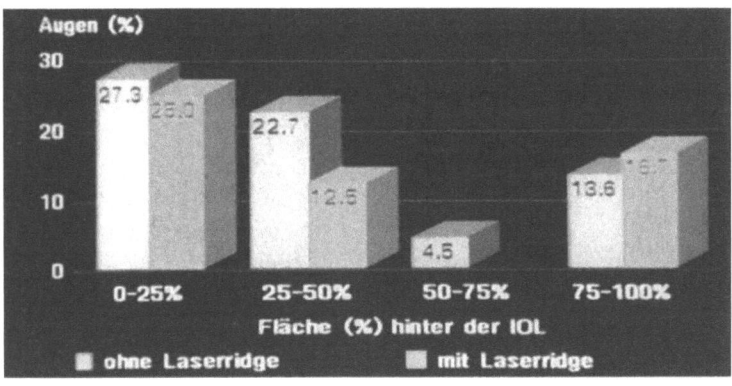

Abb. 2. Fibrose

machten, fanden sich mit 28,2% im Kollektiv mit Laserridge häufiger, als im Kollektiv ohne Laserridge mit 18,2%.

Die Eintrübung der hinteren Kapsel durch eine Fibrose war insgesamt viel häufiger und es gab Augen, bei denen die gesamte hintere Kapsel zu 100% homogen getrübt war (Abb. 2). Einen nennenswerten Unterschied zwischen den beiden Kollektiven fand man lediglich bei den Trübungen der Größenklasse zwischen 25 und 50%. Hier waren die Trübungen im Kollektiv ohne Laserridge mit 22,7% gegenüber 12,5% häufiger. Eine Summation der getrübten Kapselfläche für Elschnig-Perlen und Fibrosen getrennt, ergab im Kollektiv ohne Laserridge ein Verhältnis von Fibrose zu Elschnig-Perlen von 77,1 zu 22,9% gegenüber 73,6 zu 26,4% im Kollektiv mit Laserridge (Abb. 3).

Für unsere Nachstardefinition ist der Visus des jeweils vorausgegangenen Untersuchungstermines bzw. die Visusverschlechterung von entscheidender Bedeutung. In Abb. 4 ist die Visusentwicklung beider Kollektive über den gesamten bisherigen Untersuchungszeitraum dargestellt. Man erkennt einen Visusanstieg in beiden Kollektiven noch bis zum zweiten Jahr postoperativ. Danach macht sich in beiden Kollektiven eine geringfügige Visusverschlechterung bemerkbar. Eine vergleichbare Darstellung existiert von jedem einzelnen Patienten.

Bei einer Trübung der hinteren Kapsel verbunden mit einer Visusverschlechterung von zwei Zeilen gegenüber dem vorausgegangenen Befund haben wir einen solchen Fall als Nachstar gewertet. Diese Definition zugrundelegend beträgt die Nachstarrate im Kollektiv ohne Laserridge 37% und im Kollektiv mit Laserridge 28,6%. Ein Jahr zuvor, also 2 Jahre postoperativ, hatte die Nachstarrate im Kollektiv ohne Laserridge 11,7% betragen, im Kollektiv mit Laserridge 28,6%. Es ist aber nicht nur der Anteil an Kapseltrübungen von Interesse, sondern auch der Anteil an vollkommen klaren hinteren Kapseln. Vollkommen klare hintere Kapseln finden sich in 9,1% der Augen mit einer IOL ohne Laserridge gegenüber 25% bei einer IOL mit Laserridge.

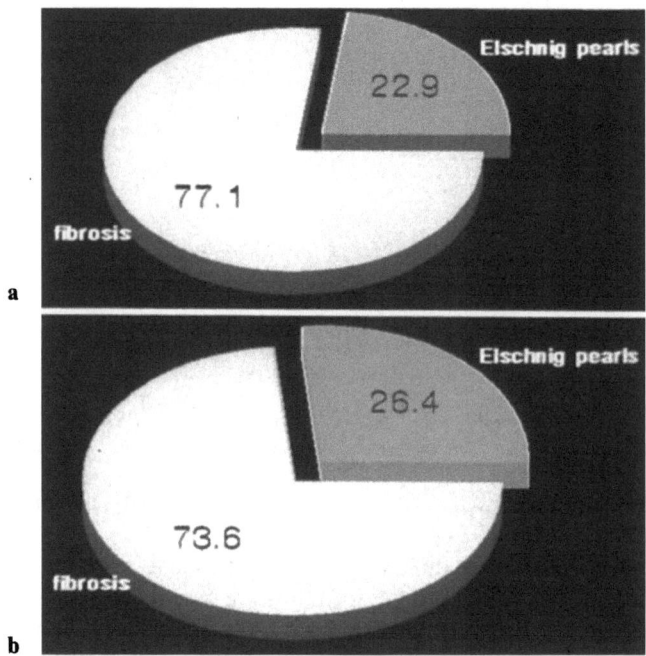

Abb. 3. Total area of capsule opacities. **a** IOL without laser ridge. **b** IOL with laser ridge

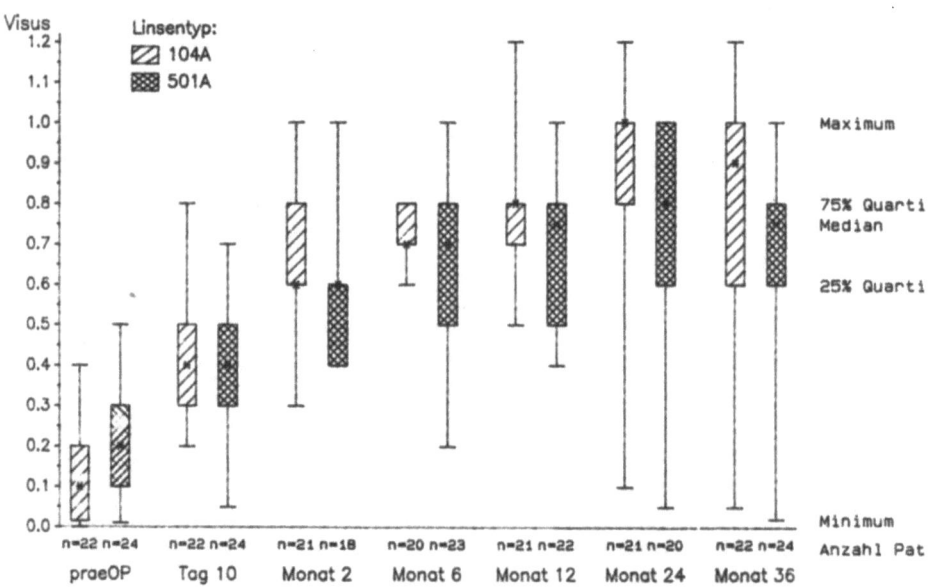

Abb. 4. Visus. Alle Patienten mit Werten nach 3 Jahren

Diskussion

Da es sich um einen Zwischenbericht handelt, ist es eigentlich verfrüht zu diskutieren, wie sich die Unterschiede zwischen den beiden Kollektiven erklären lassen, zumal eine statistische Auswertung noch nicht vorliegt. In zahlreichen Studien hat sich gezeigt, daß eine straff ausgespannte hintere Kapsel mit intensivem Kontakt zwischen der IOL und der hinteren Kapsel zu sehr geringen Nachstarwerten führt [9, 10]. Überträgt man diese Ergebnisse auf die vorliegende Studie, so darf man mit aller Vorsicht vermuten, daß der Kontakt zwischen Kapsel und Intraokularlinse bei dem Linsentyp mit Laserridge stärker als bei dem Linsentyp ohne Laserridge gewesen ist, jedenfalls im Bereich des Laserridges. Das würde bedeuten, daß der Laserridge in der Tat, wie seinerzeit von Hoffer postuliert, eine Barriere für die von lateral einwachsenden Epithelzellen darstellt [2]. Der Nachteil dieses Linsentyps ist allerdings, daß im Zentrum kein direkter Kontakt zwischen Linsenrückfläche und der hinteren Kapsel besteht, so daß hier zurückgebliebene Epithelzellen ungehindert proliferieren können. Dies mag erklären, warum die Nachstarentwicklung in dem Kollektiv mit der IOL mit Laserridge zunächst heftiger ablief, jetzt aber auf dem Level der vorausgegangenen Untersuchung, also zwei Jahre nach der Operation, stehenzubleiben scheint. Eine eingehendere Interpretation und Diskussion der Ergebnisse wird nach deren statistischer Aufarbeitung zum Abschluß der Studie im März 92 erfolgen.

Literatur

1. Binkhorst CD (1977) Five hundred planned extracapsular extractions with irido-capsular and iris clip lens implantation in senile cataract. Ophthalmol Surg 8:37−44
2. Hoffer KJ (1979) Ridged IOL could eliminate posterior capsule clouding. Ophthalmol Times 4:4−24
3. Hütz W, Özer E, Hessemer V (1989) Prospektive Studie über die Nachstarrate bei unterschiedlichen Hinterkammerlinsen. In: Lang KW, Ruprecht KW, Jacobi KW (Hrsg) 2. Kongreß der Deutschen Gesellschaft für Intraokularlinsen Implantation. Enke, Stuttgart
4. Hütz W, Hessemer V, Özer E (1989) Nachstar bei Intraokularlinsen mit und ohne Laserridge. Fortschr Ophthalmol 86:206−209
5. Kraff MC, Sanders DR, Liebermann HL (1979) Total cataract extraction through a 3 mm incision: a report of 650 cases. Ophthalmol Surg 10:46−54
6. Lindstrom RL, Harris WS (1980) Management of the posterior capsule following posterior chamber lens implantation. Am Intraocul Implant Soc J 6:255−258
7. McDonell PJ, Zarbin MA, Green WR (1983) Posterior capsule opacification in pseudophakic eyes. Ophthalmology 90:1548−1553
8. Nishi O (1986) Incidence of posterior capsule opacification in eyes with and without posterior chamber intraocular lenses. J Cataract Refract Surg 12:519−522
9. Santos BA, Pastora R, DelMonte MA, O'Donnel FE (1987) Comparative study of the effects of optic design in lens epithelium in vitro. J Cataract Refract Surg 13:127−130
10. Sellmann TR, Lindstrom RL (1988) Effect of a plano-convex posterior chamber lens on capsular opacification from Elschnig pearl formation. J Cataract Refract Surg 14:68−72

11. Setty SS, Percival SPB (1989) Implant design and other factors affecting the need for secondary capsulotomy. Eur J Implant Refract Surg 1:265–269
12. Sinskey RM, Cain W (1978) The posterior capsule and phakoemulsification. Ophthalmology 85:141
13. Sterling S, Wood TO (1986) Effect of intraocular lens convexity on posterior capsule opacification. J Cataract Refract Surg 12:655–657
14. Wilhelmus K, Emery J (1980) Posterior capsule opacification following phakoemulsification. Ophthalmol Surg 11:264–267

Protektiver Effekt viskoelastischer Lösungen bei der Anwendung eines Nekrosefaktors zur Nachstarverhütung

W. Hunold[1], M. Wirtz[2], P. Kaden[2] und C. F. Kreiner[3]

Zusammenfassung. Es wurde der zellschützende Effekt von zwei viskoelastischen Lösungen [2%ige Hydroxypropylmethylzellulose (HPMC) (adatocel) und 1%ige Hyaluronsäure (Healon)] bei Anwendung eines von uns entwickelten *Linsen-Epithel-Nekrose-Faktors* (LENF) zur Nachstarverhütung untersucht. Die verwendete Nekroselösung (LENF) besteht aus dem Na-Salz einer langkettigen Fettsäure, Ethanol, Aqua bidest. und verschiedenen Salzen. Bei der Applikation des Nekrosefaktors ist es notwendig, andere okuläre Strukturen vor dem Kontakt mit LENF zu schützen.

Um die zellprotektive Wirkung zu testen, wurden von beiden viskoelastischen Lösungen Verdünnungen mit Balanced Salt Solution (BSS) hergestellt, die jeweils einer 10−100%igen Konzentration der Originallösung entsprechen. Humane Epithelzellen vom Typ HEp-2 und humane Linsenepithelzellen des vorderen Kapselblattes wurden mit diesen Lösungen überschichtet und anschließend für 30 s in LENF inkubiert. Bei den Zellkulturversuchen läßt sich mit den Methoden der Vitalfärbung, Morphologie und Autoradiographie nachweisen, daß bei Anwendung der Originallösungen von HPMC oder Hyaluronsäure die Zellen sicher vor der LENF-Wirkung geschützt werden. Bei humanen Linsenepithelzellen läßt sich dieser protektive Effekt ebenfalls durch die Vitalfärbung nachweisen. Hydroxypropylmethylcellulose kann bis zu 50% und Hyaluronsäure bis zu 70% verdünnt werden, ohne daß sie ihre zellprotektive Wirkung verlieren.

Summary. The cell protective effect of two viscoelastic substances (1% sodium hyaluronate, Healon[TM] and 2% hydroxypropylmethylcellulose (HPMC), adatocel[TM]) was investigated during the application of the *Lens-Epithelial-Necrosis-Factor* (LENF) for preventing posterior capsule opacification. This solution consists of a sodium salt of a fatty acid, ethanol, aqua bidest. and some other salts. Other ocular tissues (e.g. endothelium of the cornea) have to be protected during the application of LENF.

Both viscoelastic substances were diluted with Balanced Salt Solution (BSS) (10−100% of the original viscoelastic substances were used). Human epithelial cells (type HEp-2) and human lens epithelial cells of anterior capsule flaps were coated with these solutions and immersed in LENF for 30 seconds. Vital staining, morphology and autoradiography of tissue cultures showed that both original solutions protect the cell viability using LENF. Vital staining of human lens epithelial cells showed the same protective effect. The concentration of HPMC can be reduced to 50% and sodium hyaluronate to 70% without negative effects to cell viability.

---

[1] Marienhospital Aachen, Zeise 4, W-5100 Aachen, Bundesrepublik Deutschland
[2] Institut für Pathologie der RWTH Aachen, Pauwelsstr. 30, W-5100 Aachen, Bundesrepublik Deutschland
[3] Fa. adatomed, Am Moosfeld 26, W-8000 München 82, Bundesrepublik Deutschland

---

5. Kongreß der DGII
Hrsg. Wenzel et al.
© Springer-Verlag Berlin Heidelberg

Einleitung

Die Implantation einer künstlichen Linse ist einer der bedeutendsten Fortschritte der letzten Jahrzehnte in der Augenheilkunde. Die häufigste Ursache für eine Visusverminderung nach Implantation einer künstlichen Linse ist die Nachstarbildung, die nach 3–5 Jahren in bis zu 50% der Fälle auftritt [19]. Sie kann durch Linsenepithelzellen verursacht werden, die während der Operation im Kapselsack verbleiben. Diese können entweder proliferieren und den sog. Froschlaich bilden, oder sie differenzieren sich zu Myofibroblasten, die eine Kapselfibrose oder Falten in der Hinterkapsel verursachen [4, 8, 27]. Deshalb erscheint es sinnvoll, die Linsenepithelzellen während der Operation irreversibel zu schädigen. Wir haben eine Lösung entwickelt, die bei einer 30sekündigen Applikationsdauer in der Zellkultur und am humanen, vorderen Kapselblatt die Epithelzellen irreversibel schädigt [15]. Wir nennen diesen Faktor Linsen-*E*pithel-*N*ekrose-*F*aktor (LENF), obwohl dies kein spezifischer Nekrosefaktor für Linsenepithelzellen ist. Das bedeutet, daß bei intraokulärer Anwendung von LENF die Gefahr besteht, auch andere intraokuläre Gewebe, wie z.B. das empfindliche Korneaendothel, zu schädigen. Die Applikation von LENF muß auf den Kapselsack beschränkt bleiben.

Wir prüften 2%ige Hydroxypropylmethylzellulose (HPMC) nach Fechner (adatocel) und 1%ige Hyaluronsäure (Healon™) in verschiedenen Konzentrationen auf die Schutzfunktion für Epithelzellen in Zellkulturen und an humanen Kapselblättern bei Anwendung des von uns entwickelten Nekrosefaktors (LENF).

Material und Methoden

Wir untersuchten den protektiven Effekt zweier viskoelastischer Lösungen (HPMC und Hyaluronsäure) bei Anwendung von LENF an Epithelzellen in der Zellkultur und an humanen vorderen Kapselblättern.

Zellkulturversuche

Prüflösung 1:	2%ige Hydroxypropylmethylzellulose (HPMC) nach Fechner (adatocel, Fa. adatomed, München)
Prüflösung:	1%ige Hyaluronsäure (Healon™, Fa. Pharmacia, Freiburg)
Verdünnungslösung:	Balanced Salt Solution (BSS)
LENF-Lösung:	besteht aus Ethanol, Aqua bidest., einem Na-Salz einer langkettigen Fettsäure und verschiedenen Salzen

Kulturgefäße:	Objektträgerkulturflaschen (Leighton tubes), Fa. Bellco, Fernwaldt
Zellsorte:	humane Larynxkarzinom-Epithelzellen Typ HEp-2 [21]
Medium:	Basal Medium Eagle (BME) und Earls diploide Salze [5]
Serum:	5% Newborn Calf Serum (NCS)
Radioisotop:	^{3}H-Thymidindesoxyribonucleotid (^{3}H-TdR), spezifische Aktivität 40–60 Ci/mmol, Inkubationskonzentration: 0,5 µCi/ml BME
Materialapplikation:	direkt auf vorgezüchtete HEp-2 Zellen
Inkubationszeit:	30 s in LENF
Probenanzahl:	2 Objektträgerkulturen pro Prüflösung und Konzentration

Bewertungskriterien zum Versuchsendpunkt

Vitalfärbung:	mit Ethidiumbromid (rot-orange = tote Zellen) und Acridinorange (grün = vitale Zellen) [22]
Morphologie:	das äußere Erscheinungsbild der Zellen, ob regelrecht, degeneriert oder nekrotisiert
Autoradiographie:	die Erfassung der DNA-Stoffwechselaktivität der Einzelzellen [31]

HPMC sowie Hyaluronsäure wurden mit BSS verdünnt, so daß von HPMC 10 Prüflösungen von 2,0–20 mg/ml und von Hyaluronsäure 1–10 mg/ml zur Prüfung gelangten. Dies entspricht jeweils einer 10–100%igen Konzentration der Originallösung.

Versuchsdurchführung

Aus einer homogenen Zellsuspension wurden jeweils 10 ml den Kulturgefäßen zupipettiert und für 24 h bei 37°C inkubiert. Die Objektträgerkulturen wurden den Kulturgefäßen entnommen. Es wurde punktförmig jeweils 100 µl der Prüflösung auf die Objektträgerkulturen aufgebracht und diese wurden anschließend 30 s in LENF horizontal eingelegt. Danach erfolgte eine kurze Spülung mit BME. Die Objektträgerkulturen wurden wieder in die Kulturgefäße eingebracht und unter der Anwesenheit von ^{3}H-TdR weitere 24 h bei 37°C inkubiert. Anschließend wurden die Objektträgerkulturen gründlich mit NaCl 0,9% gespült, um extern anhaftendes ^{3}H-TdR zu entfernen.

Die Zellen wurden mit einigen Tropfen Vitalfärbelösung nativ eingedeckt und sofort am Fluoreszenzmikroskop bewertet. Anschließend wurden die Präparate fixiert, Hämalaun-gefärbt und mikroskopisch begutachtet. Im Anschluß daran wurden die Objektträgerkulturen mit flüssiger Fotoemulsion vom Typ Kodak NTB 2 beschichtet und 7 Tage unter Lichtabschluß exponiert. Nach einer normalen Fotoentwicklung wurden die Präparate nach dem Anteil der markierten Zellen (in %) ausgewertet.

Versuche an vorderen, humanen Kapselblättern

Die Kapselblätter wurden während der Kataraktoperationen durch Kapsulorhexis entnommen und sofort nach Entnahme für die weitere Bearbeitung in BME aufbewahrt. Auf Objektträgern wurden jeweils 50 µl der entsprechenden Prüflösung aufgebracht. Das Kapselblatt wurde auf diesem Tropfen vorsichtig ausgebreitet und anschließend wiederum mit 50 µl der Prüflösung überschichtet. Die so erstellten Präparate wurden für 30 s in LENF eingestellt, kurz mit BME gespült und eingedeckt. Als Bewertungskriterium diente die Vitalfärbung. Zu diesem Zweck wurden den Prüflösungen Vitalfarbstoffe (Ethidiumbromid und Acridinorange) beigefügt, so daß mit dem Fluoreszenzmikroskop eine sofortige Bewertung vorgenommen werden konnte.

Ergebnisse

Die Viskosität der geprüften viskoelastischen Lösungen (2%ige HPMC und 1%ige Hyaluronsäure) verhindert den Kontakt der Zellen zu LENF während der 30sekündigen Applikationszeit. Bei der anschließenden 24stündigen Inkubation lösen sich die viskoelastischen Substanzen in dem Medium (BME).

Abbildung 1 zeigt in der Vergrößerung linksseitig die tropfenförmig durch die viskoelastischen Substanzen (VS) geschützten Zellen. Außerhalb dieses Schutzbereichs sind die Zellen zu 100% durch LENF nekrotisiert. Die *Vitalität* der Epithelzellen ist bis zu einer Verdünnung von 50% HPMC und 70% Hyaluronsäure innerhalb des Schutzbereichs regelrecht (Abb. 2) Die *Morphologie* der Epithelzellen zeigt nach Hämalaunfärbung unter dem Schutz der viskoelastischen Lösungen keine degenerativen Veränderungen (Abb. 3). Die *Stoffwechselaktivität* der Epithelzellen wurde über die Aufnahme von ^{3}H-TdR in die DNA erfaßt. Die am Synthesegeschehen teilnehmenden Zellen zeigen eine Schwarzkörnung über den Zellkernen (Abb. 4). Außerhalb des Schutzbereichs befanden sich keine markierten Zellen. Die gezeigten Abbildungen der Übersicht, Vitalfärbung, Morphologie und der Autoradiographie stehen stellvertretend für *beide* Prüflösungen.

Wurde die Verdünnung größer als 50% bei der HPMC-Lösung und größer als 70% bei der Hyaluronsäure-Lösung ist dieser Schutz nicht mehr 100%ig. Während bei geringeren Verdünnungen eine runde Schutzzone von ca. 1 cm schon makroskopisch zu ersehen war, zeigt die Abb. 5 Zonen nekrotisierter Zellen innerhalb des Schutzbereichs (s. Pfeil). Da die 3 verwendeten

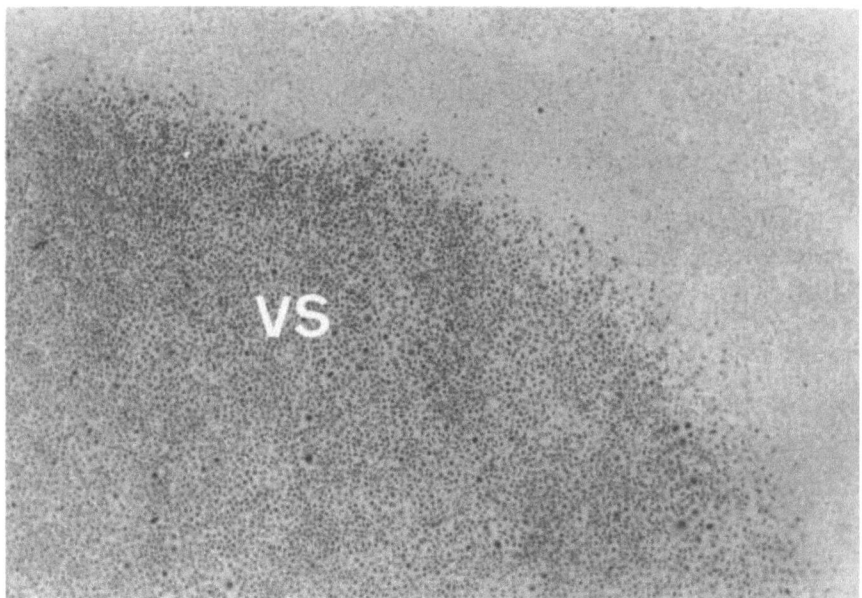

Abb. 1. Epithelzellen unter dem Schutz einer 60%igen HPMC-Lösung, Färbung Hämalaun, ×90. *vs* Viskoelastische Substanzen

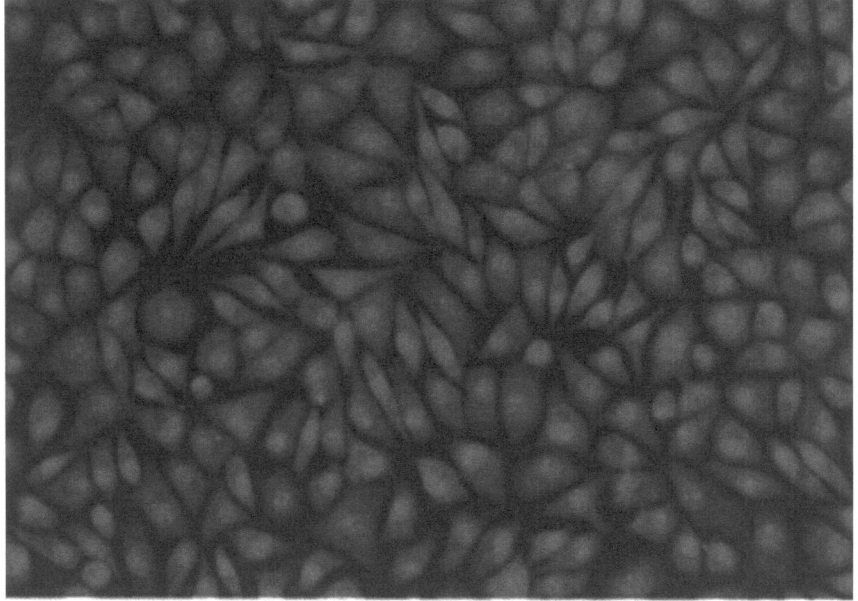

Abb. 2. Epithelzellen unter dem Schutz einer 60%igen Hyaluronsäure-Lösung, Vitalfärbung, ×225

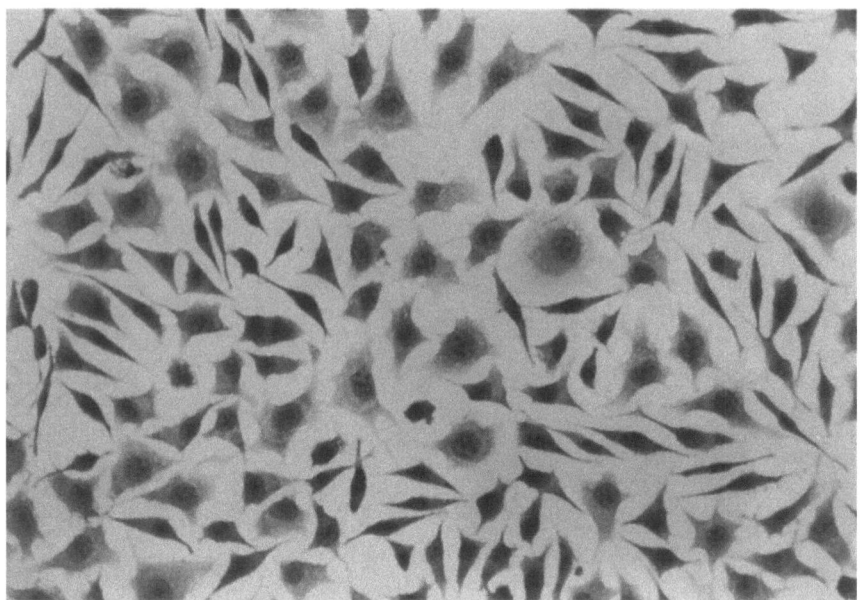

Abb. 3. Epithelzellen unter dem Schutz einer 50%igen HPMC-Lösung, Hämalaunfärbung, ×225

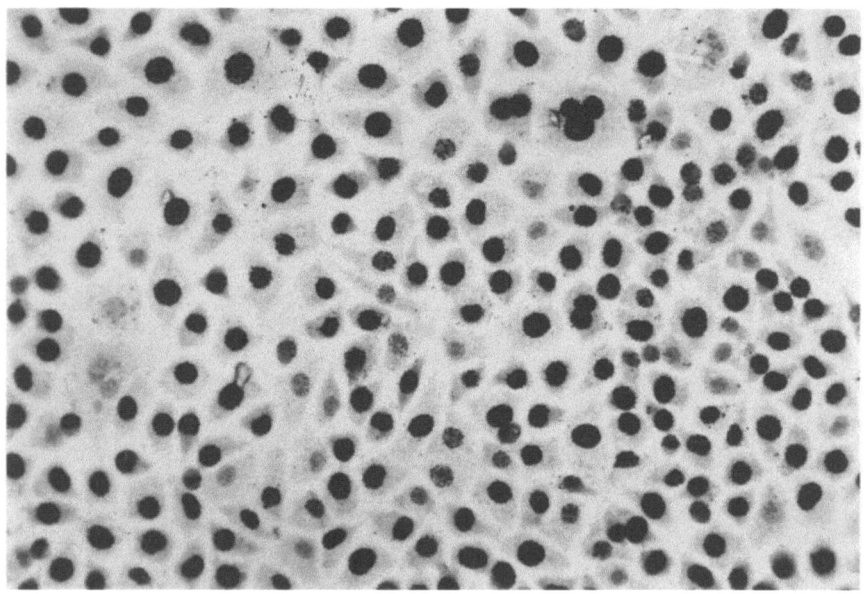

Abb. 4. Epithelzellen unter dem Schutz einer 50%igen Hyaluronsäure-Lösung, Autoradiographie, Hämalaunfärbung, ×225

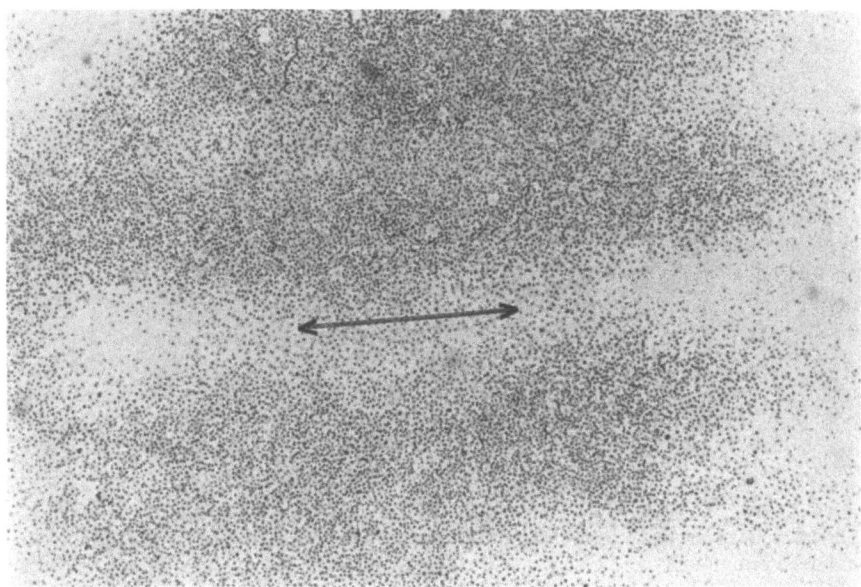

Abb. 5. Epithelzellen unter dem Schutz einer 30%igen HPMC-Lösung, Hämalaunfärbung, ×90. Der *Pfeil* weist auf nekrotisierte Zellen *innerhalb* des Schutzbereichs hin

Methoden ein korrelierendes Ergebnis erbrachten, kann die Schutzfunktion der geprüften viskoelastischen Substanzen (in Abhängigkeit ihrer Verdünnung) gegenüber LENF graphisch dargestellt werden (Abb. 6).

Ergebnisse an humanen Kapselblättern

Die konzentrationsabhängige Schutzwirkung der viskoelastischen Lösungen wurde an 44 explantierten, humanen Kapselblättern untersucht. Bei der Kapsulorhexis kommt es an den Grenzflächen sowie durch mechanische Manipulationen bei der Präparation zu Zelläsionen, so daß auch die Kapselblätter der unbehandelten Kontrollen Zellschäden zeigen, was in Abb. 7 deutlich wird. Neben den vitalen, grün gefärbten Zellen sind Bezirke nekrotisierter, rot-oranger Zellen erkennbar. Abbildung 8 zeigt ein Kapselblatt nach 30 s LENF-Einwirkung *ohne* einen Schutz einer viskoelastischen Lösung. LENF bewirkt einen 100%igen Zellschaden aller Zellen, wie Abb. 8 dokumentiert.

Bis zu einer Verdünnung von 50% der Originallösung von HPMC zeigt sich unter dem Schutz der viskoelastischen Lösung ein Zellbild, das der Vitalität der Kontrolle entspricht (Abb. 9). Das Ergebnis von Hyaluronsäure entspricht dem von HPMC, jedoch kann sie bis zu 70% verdünnt werden. Geringere Konzentrationen als 50 bzw. 70% der viskoelastischen Lösungen bewirken keinen ausreichenden Schutz der Zellen gegenüber LENF mehr.

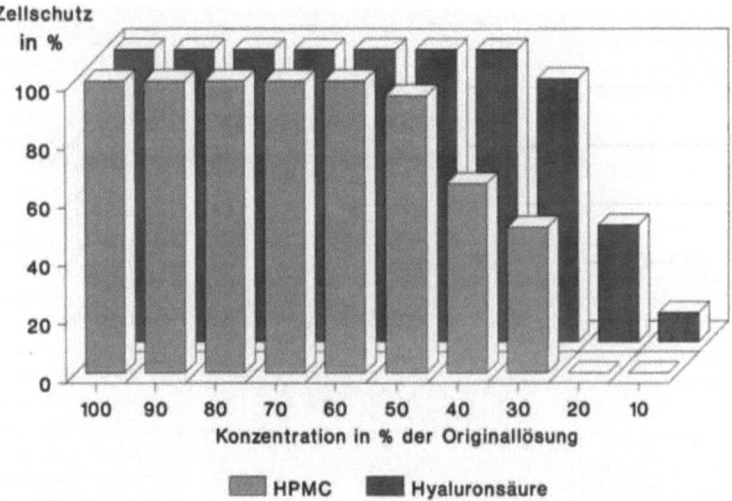

Abb. 6. Schutzfunktion von HPMC und Hyaluronsäure auf Epithelzellen in Abhängigkeit
von der Verdünnung

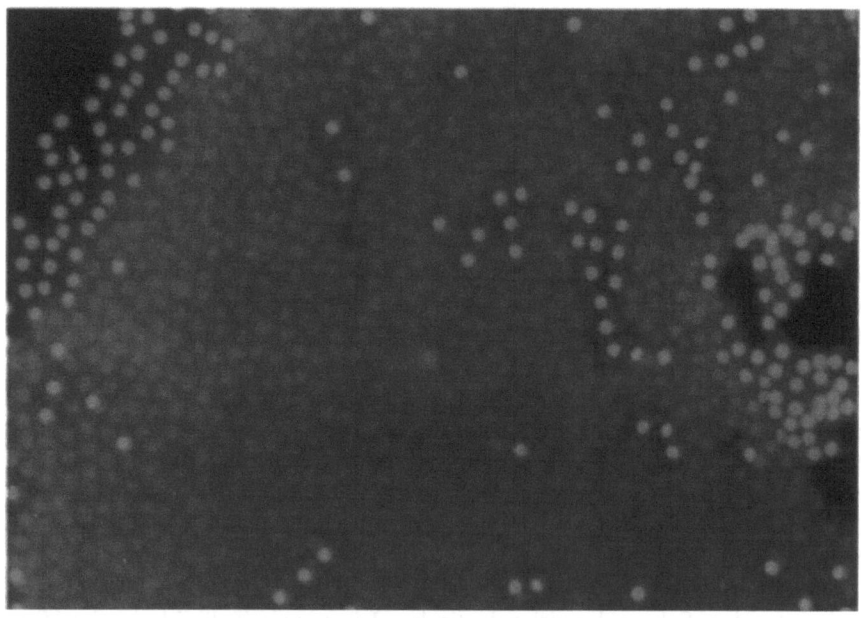

Abb. 7. Humane Linsenepithelzellen (vorderes Kapselblatt), Kontrolle, Vitalfärbung,
×225

Abb. 8. Humane Linsenepithelzellen (vorderes Kapselblatt), 30 s LENF-Einwirkung, Vitalfärbung, ×225

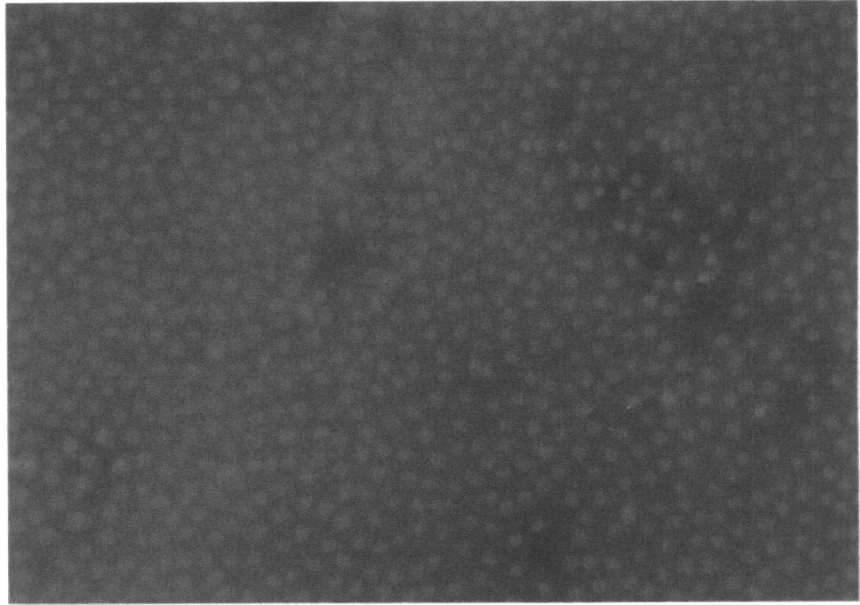

Abb. 9. Humane Linsenepithelzellen (vorderes Kapselblatt), 70%ige HPMC-Lösung, Vitalfärbung, ×225

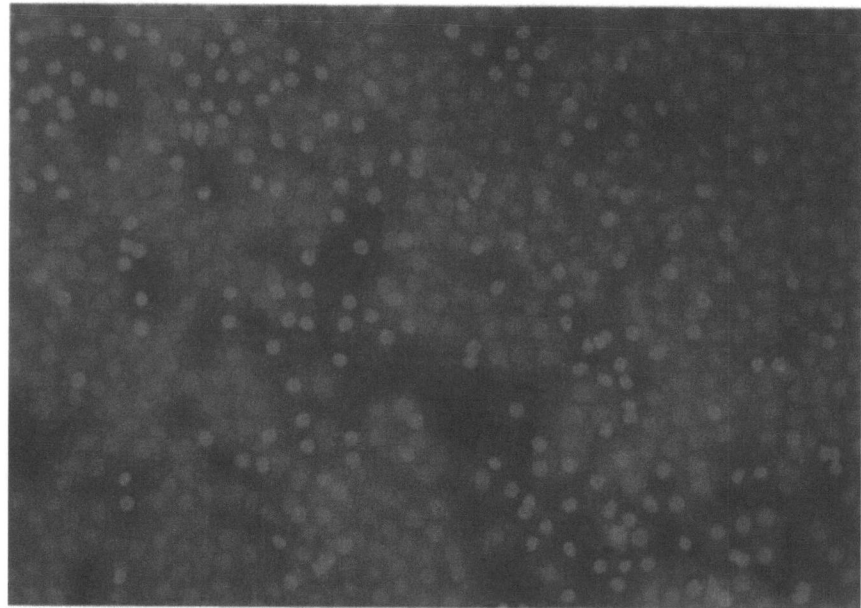

Abb. 10. Humane Linsenepithelzellen (vorderes Kapselblatt), 20%ige Hyaluronsäure-Lösung, Vitalfärbung, ×225

In Abb. 10 sind Linsenepithelzellen abgebildet, bedeckt mit einer 20% Hyaluronsäure-Lösung. Das Zellbild unterscheidet sich deutlich von den zuvor gezeigten Bildern: Viele Zellen sind nekrotisch und zeigen degenerative Veränderungen.

Diskussion

In den letzten Jahren sind verschiedene Versuche unternommen worden, um die Nachstarbildung, die von den im Kapselsack verbleibenden Linsenepithelzellen ausgehen kann, zu reduzieren bzw. zu verhindern. Den Patienten könnten Kapseldiszisionen und die damit evtl. verbundenen Komplikationen erspart werden [1, 17, 20, 23, 25, 29, 30, 36]. Es gibt z.B. bestimmte Operationstechniken, die darauf abzielen, alle Linsenepithelzellen intraoperativ zu entfernen [12, 24].

Auch das Design der implantierten Linsen beeinflußt die Nachstarhäufigkeit [3, 33, 35]. Bei plankonvexen Linsen tritt sie z.B. seltener auf, wenn diese mit der konvexen Seite nach hinten implantiert werden [32]. Das Linsenmaterial selbst ist ebenfalls von Bedeutung. So bewirken z.B. heparinbeschichtete Linsen eine geringere Entzündungsreaktion und damit möglicherweise eine Senkung der Inzidenz des Nachstares [18, 34]. Weiterhin sind verschiedene zytotoxische Lösungen, die eine Schädigung der Linsenepithelzellen bewirken, in In-vitro- bzw. In-vivo-Versuchen getestet worden [9, 11, 13, 14, 16]. Auch der von uns entwickelte Nekrosefaktor (LENF) gehört zur Gruppe der zytotoxischen Substanzen, d.h. neben den Linsenepithelzellen könnten auch andere okuläre Strukturen geschädigt werden. Um dies zu verhindern, erscheint es sinnvoll, LENF gezielt in den Kapselsack zu applizieren und andere okuläre Strukturen vor dem Kontakt mit LENF zu schützen. Letzteres könnte z.b. durch Abdecken mit einer viskoelastischen Lösung bewirkt werden. Die von uns getesteten beiden viskoelastischen Lösungen (HPMC und Hyaluronsäure) sind Gegenstand vieler In-vitro-Experimente wie auch klinischer Studien [6, 7, 10, 26, 28, 37].

Während bei den Kapselblättern nur die Vitalfärbung als aussagefähige Methode zur Quantifizierung des relativen Anteils der geschädigten Zellen benutzt werden kann, erlauben die Zellkulturversuche quantitative und qualitative Bewertungen [2]. Insbesondere kann durch die 24stündige Inkubation der Zellkulturen nach Kontakt mit LENF nachgewiesen werden, ob die Zellen irreversibel geschädigt sind oder nicht. Die LENF-Lösung bewirkt innerhalb einer 30sekündigen Inkubation einen 100%igen Zellschaden sowohl bei Epithelzellen in der Zellkultur als auch an humanen Kapselblättern [15].

Die Versuchsergebnisse zeigen, daß bei der oben beschriebenen Versuchsanordnung die Originallösungen (2%ige Hydroxypropylmethylzellulose, 1%ige Hyaluronsäure) in der Lage sind, den Zellen, die von einer der beiden viskoelastischen Substanzen bedeckt waren, einen 100%igen Schutz vor der LENF-Wirkung zu gewährleisten. Hyaluronsäure kann aufgrund seiner physikochemischen Eigenschaften bis zu 70% und Hydroxypropylmethylzellulose bis zu 50% verdünnt werden, um noch einen sicheren Zellschutz zu bewirken.

Zusammenfassend ist festzustellen: Wie unsere Versuche zeigen, lassen sich Epithelzellen unter den genannten Versuchsbedingungen durch Abdecken mit HPMC bzw. Hyaluronsäure sicher vor der LENF-Einwirkung schützen. Inwieweit sich diese Ergebnisse auf die Operationsverhältnisse übertragen lassen, muß abgewartet werden. Dabei ist besonders an operationsbedingte Verdünnungseffekte, z.B. bei Irrigations- und Aspirationsmanövern, zu denken. Zu diesem Zweck sind Tierversuche erforderlich, die klären müssen, ob eine isolierte schädigende Wirkung an den verbleibenden Linsenepithelzellen des Kapselsackes durch LENF möglich ist, und ob sich die Strukturen der Vorderkammer durch den Einsatz der viskoelastischen Lösungen schützen lassen.

Literatur

1. Aron-Rosa DS, Aron JJ, Cohn HC (1984) Use of a pulsed picosecond Nd:YAG laser in 6.664 cases. Am Intraocular Implant Soc 10:35–39
2. Augthun M, Brauner A, Kaden P, Mittermayer C (1988) Möglichkeiten und Grenzen der Zellkultur. Z Zahnärztl Implantol IV:228–231
3. Born CP, Dennis KR (1990) Effect of intraocular lens optic design on posterior capsular opacification. J Cataract Refract Surg 16:188–192
4. Cobo L, Ohsawa E (1984) Pathogenesis of capsular opacification after ectracapsular cataract extraction. Ophthalmology 91:857–863
5. Eagle H (1955) Spezific aminoacid requirements of mammalian cells in tissue culture. J Biol Chem 214:839
6. Fechner PU, Fechner MU (1983) Methylcellulose and lens implantation. Br J Ophthalmol 67:259–263
7. Fechner PU, Rimpler M (1987) Methylzellulose (Adatocel) und Healon im Vergleich. In: Jacobi KW, Schott K, Gloor B (Hrsg) 1. Kongreß der Deutschen Gesellschaft für Intraokularlinsen Implantation. Springer, Berlin Heidelberg New York, S 82–85
8. Frezzotti R, Caporossi A, Mastrangelo D, Hadjistilianou T, Tosi P, Cintorino M, Minacci C (1990) Pathogenesis of posterior capsular opacification. Part II: Histopathological and in vitro findings. J Cataract Refract Surg 16:353–360
9. Greite JH, Kaden P, Kreiner CF, Kain H, Hunold W (1989) „Osmo-Lavage" zur Nachstarverhütung. In: Freyler H, Skorpik Ch, Grasl MM (Hrsg) 3. Kongreß der Deutschen Gesellschaft für Intraokularlinsen Implantation. Springer, Berlin Heidelberg New York, S 197–207
10. Hammer ME, Burch TG (1984) Viscous corneal protection by sodium hyaluronate, chondroitin sulfate and methylcellulose. Invest Ophthalmol Vis Sci 25:1329–1332
11. Hansen TJ, Tyndall R, Soll DB (1987) Methotrexateanticollagen conjugate inhibits in vitro lens cell outgrowth. Invest Ophthalmol Vis Sci 28:1206–1209
12. Hara T, Hara T (1988) Observations on lens epithelial cells and their removal in anterior capsule specimens. Arch Ophthalmol 106:1683–1687
13. Hartmann C, Wiedemann P, Weller M, Pharmakakis N, Heimann K (1989) In vitro Veränderungen des Linsenepithels und Hornhautendothels durch das Zytostatikum Daunomycin. Fortschr Ophthalmol 86:167–171
14. Hartmann C, Wiedemann P, Gothe K, Weller M, Heimann K (1989) Nachstarprävention durch endokapsuläre Daunomycinapplikation. In: Freyler H, Skorpik Ch, Grasl MM (Hrsg) 3. Kongreß der Deutschen Gesellschaft für Intraokularlinsen Implantation. Springer, Berlin Heidelberg New York, S 414–422
15. Hunold W, Wirtz M, Kreiner C, Greite JH, Kaden P (im Druck) Linsen-Epithel-Nekrose-Faktor (LENF) zur Nachstarverhütung. Fortschr Ophthalmol
16. Humphry RC, Davies EG, Jacob TJC, Thompson GM (1988) The human anterior lens capsule – an attempted chemical debridement of epithelial cells by ethylenediaminetetracetic acid (EDTA) and trypsin. Br J Ophthalmol 72:406–408
17. Keates RH, Sall KN, Kreter JK (1987) Effect of the Nd:YAG laser on polymethylmethacrylate, HEMA copolymer, and silicone intraocular materials. J Cataract Refract Surg 13:401–409
18. Larsson R, Selén G, Björklund H, Fagerholm P (1989) Intraocular PMMA lenses modified with surface-immobilized heparin: evaluation of biocompatibility in vitro and in vivo. Biomaterials 10:511–516
19. McDonnell PJ, Zarbin MA, Green WR (1983) Posterior capsule opacification in pseudophakic eyes. Ophthalmology 90:1548–1553
20. Mitchell PG, Blair NP, Deutsch TA, Hershey JM (1987) The effect of neodym:YAG laser shocks on the blood-aqueous barrier. Ophthalmology 94:488–490
21. Moore AE, Sabachewsky L, Toolan HW (1955) Culture characteristics of four permanent lines of human cancer cells. Cancer Res 15:598–606

22. Netuschil L (1988) Vitalfluoreszenzfärbung mit FDA/EB in der Zellkulturtechnik. Z Zahnärztl Implantol IV:246−250
23. Neubauer L, Gabel VP, Birngruber R (1985) Hornhautendothelveränderungen bei vorderer Kapsulotomie und Nachstardiszision mit dem Neodym:YAG-Laser. Fortschr Ophthalmol 82:80−82
24. Nishi O (1988) Entfernung der Linsenepithelzellen durch Ultraschall bei endocapsulärer Cataract-Chirurgie. Fortschr Ophthalmol 85:489−491
25. Rickman-Barger L, Florine CW, Larson RS, Lindstrom RL (1989) Retinal detachment after neodynum:YAG laser posterior capsulotomy. Am J Ophthalmol 107:531−536
26. Rojas RJ, Servat J, Cáceda R, Rioja et al. (1989) Methylcellulose in extracapsular surgery with intraocular lens implantation. Ann Ophthalmol 21:389−391
27. Santos BA, Pastora DR, DelMonte MA, O'Donnel FE (1986) Lens epithelial inhibition by P.M.M.A. optic. Implications for lens design. J Cataract Refract Surg 12:23−26
28. Schimmelpfennig B (1988) In vitro Untersuchungen über die Verträglichkeit von Hydroxypropylmethylcellulose (HPMC) gegenüber menschlichem Hornhautendothel. Klin Monatsbl Augenheilkd 192:668−671
29. Schrems W, Glaab-Schrems E, Krieglstein GK (1985) Augendrucksteigerungen bei der Nachstarchirurgie mit dem Neodym-YAG-Laser. Klin Monatsbl Augenheilkd 187:14−16
30. Schrems W, Krieglstein GK (1987) Risiken der Nachstartherapie mit dem Neodym-YAG-Laser. In: Jacobi KW, Schott K, Gloor B (Hrsg) 1. Kongreß der Deutschen Gesellschaft für Intraokularlinsen Implantation. Springer, Berlin Heidelberg New York, S 94−100
31. Schultze B (1987) Die Orthologie und Pathologie des Nucleinsäure- und Eiweißstoffwechsels der Zellen im Autoradiogramm. Med Habilitationsschrift, Würzburg 1967
32. Sellmann TR, Lindstrom RL (1988) Effect of a plano-convex posterior chamber lens on capsular opacification from Elschnig pearl formation. J Cataract Refract Surg 14:68−72
33. Setty SS, Percival SPB (1989) Intraocular lens design and the inhibition of epithelium. Br J Ophthalmol 73:918−921
34. Steinkogler FJ, Huber E, Huber-Spitzy V, Arocker-Mettinger E (1989) Heparinmodifizierte, bikonvexe PMMA-Linsen. In: Freyler H, Skorpik Ch, Grasl MM (Hrsg) 3. Kongreß der Deutschen Gesellschaft für Intraokularlinsen Implantation. Springer, Berlin Heidelberg New York, S 319−325
35. Sterling S, Wood TO (1986) Effect of intraocular lens convexity on posterior capsule opacification. J Cataract Refract Surg 12:655−657
36. Terry AC, Stark WJ, Newsome DA, Maumenee AE, Pina E (1985) Tissue toxity of laser-damaged intraocular lens implants. Ophthalmology 92:414−418
37. Thomsen M, Simonsen AH, Andreassen TT (1987) Comparison of sodium hyaluronate and methylcellulose in extracapsular cataract extraction. Acta Ophthalmol Copenh 65:400−404

Tierexperimentelle Untersuchungen zur Nachstarprävention mittels LENF

M. C. Knorz[1], D. Münch[1], S. Hauptmann[2], C. F. Kreiner[3],
Ch. Mittermayer[2], P. Kaden[2], C. V. Lorger[1] und H. Liesenhoff[1]

Zusammenfassung. Die Nachstarbildung stellt die häufigste Komplikation nach Kataraktextraktion dar. In vitro konnte mittels LENF (Linsen-Epithelzell-Nekrosis-Faktor) eine vollständige Lyse von Linsenepithelzellen erreicht werden. Bereits in geringer Verdünnung war kein toxischer Effekt auf andere okuläre Gewebe nachweisbar.

Wir untersuchten die Wirksamkeit von LENF auf die Nachstarbildung an 14 Kaninchen. Nach Phakoemulsifikation wurde jeweils bei einem Auge der Kapselsack mit LENF gespült, am Partnerauge mit BSS (Gruppe 2, n = 7). Des weiteren erfolgte die Anwendung vor Linsenabsaugung als Hydrodissektion (Gruppe 1, n = 7). Die Nachstarbildung wurde 10, 15, 20 und 30 Tage postoperativ dokumentiert. Nach 30 Tagen wurden alle Augen enukleiert und pathohistologisch untersucht.

Eine deutliche Wirksamkeit fand sich in Gruppe 1 + 2 bei je einem, eine geringe Wirksamkeit in Gruppe 1 bei zwei, in Gruppe 2 bei einem Versuchstier. In allen anderen Fällen zeigten sich keine Unterschiede der Nachstarbildung. Nebenwirkungen fanden sich klinisch nicht, pathohistologisch zeigte sich eine etwas stärkere unspezifische Entzündungsreaktion nach LENF-Applikation.

Trotz der in vitro nachgewiesenen Wirksamkeit konnte im Tierversuch mit LENF nur teilweise eine Hemmung der Nachstarbildung erreicht werden. Als Ursache hierfür zeigte sich in erster Linie eine zu geringe Wirkstoffkonzentration (Injektionsvolumen). Weitere Versuche zur Ermittlung der optimalen Applikationsform und -menge sind erforderlich und vielversprechend.

Summary. Posterior capsule opacification (PCO) is the most frequent complication following extracapsular cataract extraction. We have developed a cytotoxic agent (LENF, Lens-Epithelialcell-Necrosis-Factor) capable to destroy lens epithelial cells (LEC) completely in vitro.

To evaluate surgical application we operated 14 rabbits on both eyes using phaco. LENF was administered during hydrodissection (group 1, n = 7), or the capsular bag was irrigated with LENF after phaco (group 2, n = 7), on one eye of each rabbit, the other eye was treated with BSS. PCO was evaluated clinically 10, 15, 20 and 30 days post-op. Eyes were enucleated after 30 days and examined histopathologically.

A considerable inhibition of regenerative PCO by LENF was visible in one animal in each group, a small difference in three (two group 1, one group 2). The others showed no difference of PCO. There were no clinically visible side effects on other ocular tissues. Histopathologically we found a slightly more pronounced non-specific inflammatory reaction of the iris and the ciliary body in the LENF-treated eyes.

Despite of its effectiveness in vitro LENF showed only partial inhibition of PCO in rabbits. We were able to demonstrate in vitro that the volume used in rabbits was too small to assure effective concentrations of LENF. Further research regarding the best way of application is needed and seems to be promising.

[1] Universitäts-Augenklinik, Klinikum Mannheim, Theodor-Kutzer-Ufer,
W-6800 Mannheim, Bundesrepublik Deutschland
[2] Institut für Pathologie der RWTH Aachen, Pauwelsstr. 30, W-5100 Aachen,
Bundesrepublik Deutschland
[3] Fa. adatomed, Am Moosfeld 26, W-8000 München 82, Bundesrepublik Deutschland

5. Kongreß der DGII
Hrsg. Wenzel et al.
© Springer-Verlag Berlin Heidelberg

Einleitung

Die Bildung eines regeneratorischen oder fibrotischen Nachstars ist nach wie vor die häufigste Komplikation nach extrakapsulärer Kataraktextraktion. Die Angaben zur Nachstarhäufigkeit schwanken stark [3, 22, 23], eine sekundäre Kapsulotomie ist in ca. 18% der Fälle innerhalb von 3 Jahren erforderlich [16].

Versuche zur Prophylaxe des Nachstars lassen sich in eher mechanische und eher pharmakologisch-chemische Methoden einteilen. Hinsichtlich der mechanischen Prophylaxe konnte eine geringere Nachstarhäufigkeit nach Implantation konvex-posteriorer oder bikonvexer IOLs tierexperimentell [6, 25, 26] und beim Menschen [3, 17, 22, 23, 24] nachgewiesen werden. Weitere Ansätze umfassen die möglichst vollständige Entfernung oder Destruktion der Linsenepithelzellen (LEZ) durch Aspiration oder mittels Ultraschall [8], durch Kryopexie [4, 8] oder YAG-Laserexposition [20]. Chemische Verfahren umfassen die Irrigation des Kapselsacks mit zytolytischen Substanzen wie aqua bidest. [5] oder EDTA [12] sowie den intraoperativen Einsatz von Antimetaboliten bzw. Zytostatika [1, 10, 11, 18], z. T. gekoppelt an spezifische Antikörper [7], um gezielt eine Proliferation der LEZ zu verhindern. Auch neuartige IOL-Materialien, wie z.B. Kollagen IV, wurden in vitro eingesetzt [19]. Mit keinem dieser Verfahren gelang bisher eine vollständige Prävention der Nachstarbildung.

Von uns wurde eine zytolytische Substanz entwickelt (LENF, Linsen-Epithelzell-Nekrosis-Faktor), mit der in vitro an kultivierten LEZ und an humanen anterioren Linsenkapseln eine vollständige Zytolyse der LEZ erreicht werden konnte [13, 14]. Zur Überprüfung der klinischen Einsatzmöglichkeiten führten wir eine tierexperimentelle Studie am Kaninchen durch.

Material und Methoden

Die verwendete Lösung, LENF, besteht aus einer Mischung zytolytischer Substanzen. Aus patentrechtlichen Gründen ist eine genaue Darstellung der Zusammensetzung nicht möglich. Für unsere Versuche verwendeten wir 20 pigmentierte weibliche Kaninchen (Chinchilla-Bastard; SAVO GmbH, 7964 Kisslegg) mit einem durchschnittlichen Gewicht von 1,5–2 kg. Die Genehmigung zur Durchführung der Versuche wurde vom Regierungspräsidium Karlsruhe erteilt.

Die Pupillen wurden präoperativ durch mehrmalige Applikation von Phenylephrin- und Cyclopentolat-Augentropfen erweitert. Nach Anästhesie durch intravenöse Pentobarbital-Injektion wurden jeweils beide Augen eines Versuchstieres in einer Sitzung operiert. Postoperativ injizierten wir 4 mg Dexamethason und 20 mg Gentamicin subkonjunktival. Bis zum 30. postoperativen Tag applizierten wir 2mal täglich Scopolaminborat (2,1 mg/ml)-

und Gentamicinsulfat (5 mg/ml)-Augentropfen. Die Versuchstiere wurden am 1., 4., 7., 10., 15., 20., 25. und 30. postoperativen Tag an der Spaltlampe untersucht. Bewertet wurden Hornhautbefund, Vorderkammerreizzustand, Irissynechien, Pupillendurchmesser und Glaskörperbefund. Die Lage der Kapsulotomie sowie Lage und Ausdehnung des Nachstars getrennt nach fibrotischem und regeneratorischem Nachstar wurden jeweils in ein Schema eingezeichnet, wobei zusätzlich jeweils die Ausprägung des Nachstars bewertet wurde (0 = keiner, 1 = leicht, 2 = deutlich, 3 = massiv). Alle Befunde wurden vom gleichen Untersucher unter Verwendung eines standardisierten Erhebungsbogens erfaßt. Zusätzlich erfolgte am 15. und 30. Tag eine photographische Dokumentation der Befunde an der Spaltlampe. Nach 30 Tagen wurden die Versuchstiere durch eine Pentobarbital-Überdosis euthanasiert und die Bulbi enukleiert. Nach Inzision der Sklera wurden die Bulbi in 4% Formaldehyd 24 h fixiert und vor der Präparation 1 h unter fließendem Wasser gespült. Die Eröffnung der Augen erfolgte durch horizontale, parallele Schnitte mit einer Rasierklinge oberhalb und unterhalb des Nervus opticus, zur Peripherie der Kornea verlaufend. Bei Bulbi mit IOLs wurde nach Eröffnung des hinteren Kapselblattes die IOL entfernt. Nach routinemäßiger Paraffineinbettung wurden 5 Mikron-Schnitte angefertigt und Hämatoxylin-Eosin-gefärbt.

Bei der Applikation von LENF wurden zwei methodische Ansätze getestet:

1. Applikation als Hydrodissektion nach Stichinzision der Vorderkapsel (Gruppe 1). Dieser Weg wurde gewählt, um ein Austreten des Wirkstoffs in die Vorderkammer weitgehend zu vermeiden und damit einer möglichen Schädigung sonstiger okulärer Gewebe vorzubeugen.

2. Spülung des Kapselsacks nach Rindenabsaugung (Gruppe 2).

Bei Gruppe 1 (10 Versuchstiere) wurde nach korneoskleraler Inzision mit einem 3,2-mm-Keratom bei 12 h Hydroxypropylmethylcellulose (HPMC; Adatocel, Fa. Adatomed) in die Vorderkammer eingegeben, um das Hornhautendothel zu schützen. Über eine Parazentese bei 10 h wurde mit einer 27-g-Kanüle in die Vorderkammer eingegangen und die Vorderkapsel durch eine Stichinzision mittelperipher eröffnet. Anschließend wurden 0,4–0,5 ml LENF im Sinne einer Hydrodissektion in die Linse injiziert. Während der Hydrodissektion wurde aus dem Kapselsack in die Vorderkammer austretender LENF über ein Irrigations- Aspirations-Handstück bei 12 h kontinuierlich abgesaugt (Abb. 1). Nach endokapsulärer Phakoemulsifikation und Absaugung der Rindenreste wurde die Kapsulotomie mittels einer Kapselpinzette zur Kapsulorhexis mit einem Durchmesser von 5–6 mm erweitert. Der Wundverschluß erfolgte mit einer fortlaufenden 10-0-Nylonnaht. Am Kontrollauge wurde bei sonst gleicher Operationstechnik BSS statt LENF verwendet. Die Applikation von LENF am ersten oder zweiten Auge erfolgte randomisiert.

Bei Gruppe 2 (10 Versuchstiere) wurde zunächst nach Eröffnung der Vorderkammer und Stichinzision der Kapsel eine endokapsuläre Phakoemulsifikation mit Absaugung der Rindenreste durchgeführt. Anschließend wurde

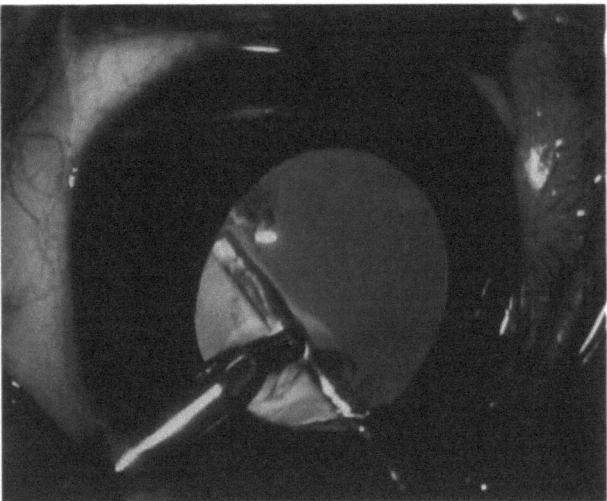

Abb. 1. Intraoperative Anwendung von LENF als Hydrodissektion am Kaninchenauge nach Stichinzision der Vorderkapsel (Absaugung des austretenden Wirkstoffs über ein Saug-Spül-Handstück)

unter HPMC die Kapsulotomie zur Kapsulorhexis erweitert und der Kapselsack mit LENF (0,4–0,6 ml) gefüllt. Es wurde darauf geachtet, daß LENF nur in den Kapselsack und nicht in die Vorderkammer gelangte. Nach 30 s wurde der Wirkstoff wieder abgesaugt, der korneosklerale Schnitt auf 7 mm erweitert und eine Ganz-PMMA-HKL (Adatomed 71P) unter HPMC in den Kapselsack implantiert. Der Wundverschluß erfolgte mit einer fortlaufenden 10-0-Nylonnaht. Wie auch bei Gruppe 1 wurde am Kontrollauge BSS verwendet.

Ergebnisse

Gruppe 1: Hydrodissektion mit LENF

Bei Nr. 10 und 15, den ersten zwei operierten Versuchstieren, kam es intraoperativ zu einer Pupillenverengung mit Iristraumatisierung und postoperativ zur Ausbildung einer Iris bombata mit Hornhautödem, so daß die Versuchstiere vorzeitig euthanasiert werden mußten. Ein weiteres Kaninchen verstarb intraoperativ (Nr. 9). Zur Auswertung gelangten 7 Versuchstiere, deren Ergebnisse in Tabelle 1 dargestellt sind. Zwei, Nr. 5 und Nr. 18, verstarben vorzeitig am 19. bzw. 20. Tag.

Bei allen Augen kam es intraoperativ zu einer deutlichen Fibrinexsudation, postoperativ bildeten sich vordere Synechien zum Starschnitt sowie einzelne hintere Synechien zum Rand der Vorderkapsel. Ebenso verklebte bei

Tabelle 1. Ergebnisse nach Applikation von LENF als Hydrodissektion, Befunde 30 Tage postoperativ (Gruppe 1, 7 Kaninchen)

Nr.	Auge/Wirkstoff	Regen. NS klinisch	Histol.	Bemerkungen
19	RA BSS	massiv	massiv	
	LA LENF	deutlich	massiv	
18	RA LENF	deutlich	massiv	Befunde vom 20. Tag
	LA BSS	deutlich massiv		
5	RA BSS	massiv	massiv	Befunde vom 19. Tag
1	RA BSS	massiv	massiv	
	LA LENF	massiv	massiv	
13	RA LENF	massiv	deutlich	
	LA BSS	massiv	massiv	
16	RA BSS	massiv	massiv	
	LA LENF	massiv	massiv	
14	RA BSS	?	massiv	Rhexisrand hinter Iris
	LA LENF	massiv	deutlich	

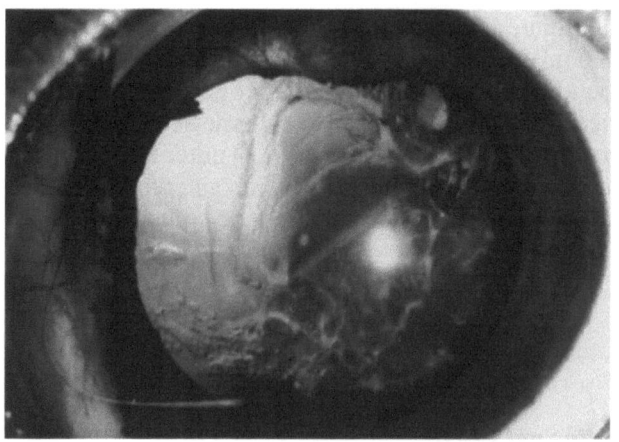

Abb. 2. Nachstarbildung am Kaninchenauge 30 Tage postoperativ (fibrosierter und mit der Hinterkapsel verklebter Rand der Kapsulorhexis, massiver regeneratorischer Nachstar zwischen den Kapselblättern)

allen Augen der Rand der Vorderkapsel zirkulär mit der Hinterkapsel, nur im Bereich dieses Kontaktes entwickelte sich ein Fibrosering. Zentral der Verklebung blieben alle Kapseln klar, ein regeneratorischer Nachstar bildete sich jeweils nur zwischen den Kapselblättern (Abb. 2). Ebenfalls keine Unterschiede fanden sich klinisch hinsichtlich der Stärke und des Verlaufs der postoperativen Entzündungsreaktion. Ein signifikanter Unterschied der

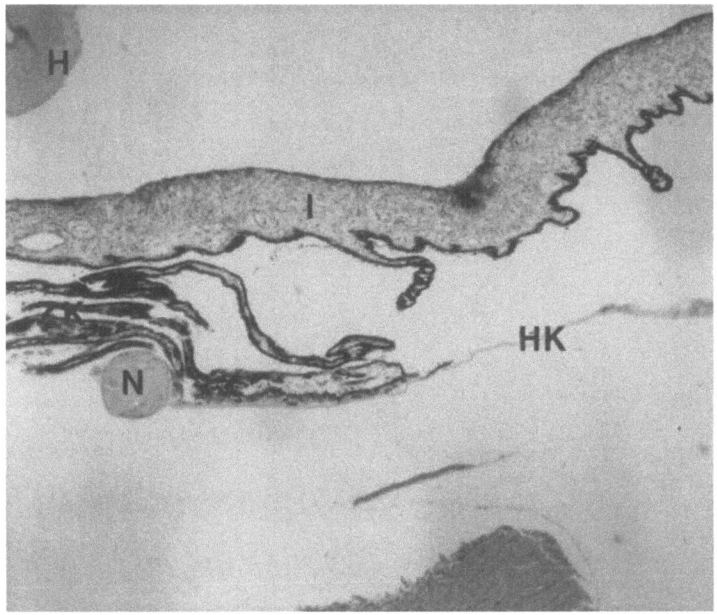

Abb. 3. Regeneratorischer Nachstar im Äquatorbereich der Linsenkapsel 19 Tage nach Hydrodissektion mit LENF (Hämatoxylin-Eosin-Färbung; *N* Nachstar, *HK* hintere Kapsel, *I* Iris, *ZK* Ziliarkörper, *H* Hornhaut)

Nachstarbildung war klinisch nur bei Nr. 5 und Nr. 19 nachweisbar. Bei Nr. 14 war am Kontrollauge die Nachstarbildung nicht beurteilbar, da der Rand der Kapsulorhexis hinter der Iris lag.

Histologisch fanden sich bei allen Augen im Äquatorbereich der Linsenkapsel proliferierende Linsenepithelzellen (LEZ) mit entsprechender Matrixbildung. Ein deutlicher Unterschied der Nachstarbildung zeigte sich nur bei Nr. 5 [minimaler regeneratorischer Nachstar zwischen den Kapselblättern im Äquatorbereich am Auge mit LENF (Abb. 3), massiver Nachstar am Kontrollauge (Abb. 4)]. Bei Nr. 13 und 14 fand sich eine etwas geringere Nachstarbildung nach LENF-Applikation, bei Nr. 1, 16, 18 und 19 zeigten sich keine Unterschiede.

Bei allen Augen fanden sich eine Verklumpung des Corpus ciliare durch Fibrinausschwitzung sowie lymphoplasmazelluläre Entzündungsinfiltrationen im Ziliarkörper und Irisstroma. Diese Veränderungen waren regelmäßig an den Augen, bei denen LENF appliziert worden war, stärker ausgeprägt, im Sinne einer verstärkten unspezifischen intraokularen Entzündung durch LENF. Die Hornhaut war in allen Fällen regelrecht strukturiert, morphologisch zeigten sich keine Endothelveränderungen. Lediglich im Bereich der korneoskleralen Inzision fanden sich in allen Augen vordere Synechien mit lymphoplasmazellulärer Infiltration des Hornhautstromas.

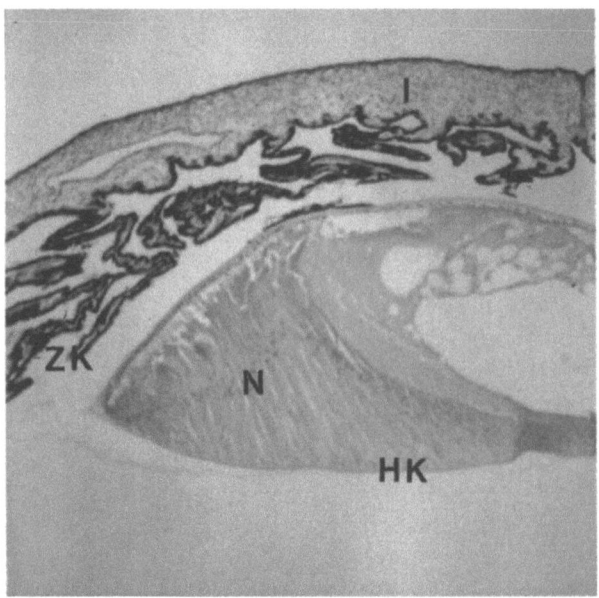

Abb. 4. Regeneratorischer Nachstar im Äquatorbereich der Linsenkapsel 19 Tage nach Hydrodissektion mit BSS (Hämatoxylin-Eosin-Färbung; *N* Nachstar, *HK* hintere Kapsel, *I* Iris, *ZK* Ziliarkörper)

Gruppe 2: Spülung des Kapselsacks mit LENF

Bei Nr. 3 kam es durch den hohen Glaskörperdruck zum Abflachen der Vorderkammer mit Iris- und Endotheltraumatisierung bei IOL-Implantation sowie postoperativem Hornhautödem, bei Nr. 12 zu einer Starschnittruptur am 2. postoperativen Tag, Nr. 11 verstarb intraoperativ. Die Befunde der übrigen 7 Versuchstiere sind in Tabelle 2 dargestellt.

In allen Fällen war die IOL-Implantation sehr schwierig. Alle Augen zeigten intraoperativ eine massive entzündliche Reaktion mit Ausbildung von Fibrinmembranen und postoperativ ausgeprägte vordere Synechien im Bereich des Starschnittes, in einigen Fällen bildeten sich ebenfalls vordere Synechien über den Linsenhaptiken. Dies ist wohl darauf zurückzuführen, daß die verwendete IOL sehr steife Bügel hat und für den Kapselsack des Kaninchens wohl überdimensioniert ist. Bei einigen Augen entwickelte sich postoperativ ein Iriscapture. Durch die im Kapselsack liegenden IOLs verklebten die Kapselblätter im Gegensatz zur Gruppe 1 nicht vollständig, es kam auch zentral zur Ausbildung eines regeneratorischen Nachstars. Spaltlampenmikroskopisch fanden sich keine typischen Elschnig-Perlen, sondern flach-spindelförmige Zellen (Abb. 5). Ein signifikanter Unterschied der Nachstarbildung fand sich klinisch nur bei Nr. 6 und Nr. 17. Bei Nr. 2, 4, 7, 8

Tabelle 2. Ergebnisse nach Applikation von LENF als Spülung des Kapselsacks, Befunde 30 Tage postoperativ (Gruppe 2, 7 Kaninchenb) (? = Rand der Kapsulorhexis hinter der Iris, Nachstar daher nur zentral beurteilbar)

Nr.	Auge/Wirkstoff	Regen. NS	Histol.	Bemerkungen
6	RA BSS	massiv	massiv	Iriscapture 11–1 h
	LA LENF	keiner	leicht	
2	RA BSS	leicht?	massiv	Iriscapture 6–11 h + 12–4 h
	LA LENF	deutlich	massiv	
4	RA LENF	leicht?	deutlich	
	LA BSS	leicht?	massiv	
7	RA LENF	leicht?	massiv	Iriscapture 10–12 h
	LA BSS	leicht?	massiv	Iriscapture 10–1 h
8	RA LENF	leicht?	massiv	
	LA BSS	leicht?	massiv	
20	RA LENF	deutlich	massiv	
	LA BSS	deutlich	massiv	HKL im Sulkus
17	RA BSS	massiv	massiv	HK-Defekt
	LA LENF	leicht?	massiv	Iriscapture 10–5 h

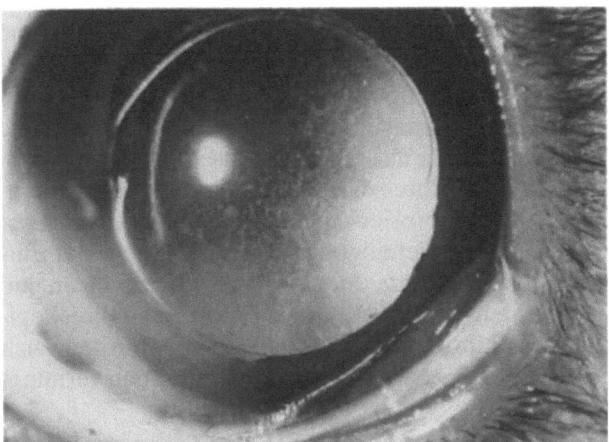

Abb. 5. Nachstarwachstum hinter der IOL 30 Tage nach Spülung des Kapselsacks mit LENF und endokapsulärer IOL-Implantation

und 17 lag der Rand der Kapsulorhexis hinter der Iris, das Nachstarwachstum war daher nur zentral beurteilbar.

Die histologische Untersuchung zeigte wie auch bei Gruppe 1 unspezifische entzündliche Veränderungen der Iris und des Ziliarkörpers, die bei den Augen nach LENF-Applikation etwas stärker ausgeprägt waren. Insgesamt waren diese Veränderungen auch stärker ausgeprägt als in Gruppe 1, entsprechend dem klinischen Befund einer vermehrten Entzündungsreaktion und Synechierung. Bedingt durch die Präparation (IOL konnte nicht geschnitten werden, bei der Entfernung deutliche Gewebetraumatisierung) war die Beurteilung der Präparate schwieriger als in Gruppe 1.

Ein deutlicher Unterschied der Nachstarbildung fand sich nur bei Nr. 6, hier zeigte sich nur ein geringer äquatorialer Nachstar nach LENF-Applikation, am Kontrollauge jedoch ein massiver Nachstar. Ein geringeres Nachstarwachstum zeigte sich bei Nr. 4, Bei Nr. 2, 7, 8, 17 und 20 fanden sich keine Unterschiede hinsichtlich der Nachstarbildung.

Im Gegensatz zu Gruppe 1 fanden sich auch proliferierende LEZ im zentralen Bereich der hinteren Kapsel, da durch die IOL ein vollständiges Verkleben der Kapselblätter verhindert wurde.

Diskussion

Das Problem der Nachstarbildung ist vielschichtig. Im wesentlichen verantwortlich für die Nachstarbildung sind intraoperativ verbliebene LEZ, die im weiteren Verlauf proliferieren und metaplasieren [2, 9]. Die Proliferation und Migration dieser LEZ führt zur Ausbildung des sog. regeneratorischen Nachstars, bei dem es sich histologisch um blasenförmig aufgetriebene LEZ handelt, dem abortiven Versuch zur Bildung von Rindenfasern [15]. Eine weitere Variante stellt der sog. fibrotische Nachstar dar. Für seine Entstehung wird die Metaplasie der LEZ zu fibroblastenähnlichen Zellen verantwortlich gemacht [2]. Diese Zellen enthalten myokontraktile Filamente, die durch ihre Kontraktion eine Fältelung der hinteren Linsenkapsel bewirken [2]. Die Sehschärfe kann also sowohl durch die Elschnig-Perlen des regeneratorischen Nachstars als auch durch Fibrosierung oder Fältelung der hinteren Linsenkapsel reduziert werden. Eine Beteiligung uvealer Zellen bei der Entstehung des fibrotischen Nachstars konnte tierexperimentell an Katzen und Kaninchen nachgewiesen werden [2, 21], aufgrund elektronenmikroskopischer Untersuchungen an postmortem enukleierten Augen wurden auch beim Menschen Zellen uvealen Ursprungs in Nachstarmembranen vermutet [15].

Cobo et al. [2] konnten an Katzen und Primaten und Tetz et al. [25] an Kaninchen feststellen, daß es nach Kataraktextraktion zu einer vollständigen Verklebung von Vorderkapselrand und Hinterkapsel kommt. Licht- und elektronenmikroskopisch fanden sich im Bereich dieser Verklebung fibroblastenähnliche Zellen mit myokontraktilen Elementen, die als fibrös-metaplastische LEZ aufgefaßt wurden [2, 21]. Zwischen den Kapselblättern zeigte sich keine Metaplasie der LEZ, sie behielten ihre typischen morphologischen Eigenschaften und bildeten Linsenfasern. Auch am Menschen konnte eine Ausdehnung des regeneratorischen Nachstars, also proliferierender LEZ, nur im Bereich von Lücken zwischen Vorder- und Hinterkapsel nachgewiesen werden [17]. Generell fand sich beim Kaninchen eine ausgeprägte fibrinöse Entzündungsreaktion mit Synechienbildung nach Kataraktextraktion [21].

Die genannten Befunde werden durch unsere Ergebnisse bestätigt. In Gruppe 1 kam es auch an Kontrollaugen in keinem Fall zur Ausbildung eines regeneratorischen Nachstars auf der zentralen hinteren Kapsel, lediglich zwischen den Kapselblättern proliferierten die verbliebenen LEZ und bildeten eine dichten Nachstar (Abb. 2). Nach endokapsulärer IOL-Implantation hingegen verhinderte die IOL ein vollständiges Verkleben der Kapselblätter, es bildete sich auch zentral ein regeneratorischer Nachstar aus (Abb. 5). In allen Augen zeigte sich klinisch und pathohistologisch eine massive Entzündungsreaktion mit Synechienbildung.

In vitro konnte sowohl an kultivierten LEZ als auch an exzidierten humanen anterioren Linsenkapseln eine vollständige Zytolyse durch Inkubation mit LENF über 30 s erreicht werden [13, 14]. Außerdem konnte gezeigt werden, daß durch HPMC in bis zu 50%iger Verdünnung und durch Hyaluronsäure in bis zu 70%iger Verdünnung ein vollständiger Schutz der LEZ vor Zytolyse erreicht werden kann [14]. Dieser Effekt wird durch die Oberflächenbenetzung mittels der viskösen Lösungen erzielt, LENF gelangt nicht mehr an seinen Wirkungsort [14]. Es handelt sich nicht um eine chemische Interaktion der viskoelastischen Substanzen mit LENF.

Am Kaninchen konnte von uns nur eine geringe Wirksamkeit des LENF auf die Nachstarbildung nach Spülung des Kapselsacks mit LENF gezeigt werden (Tabelle 2). Da zum Schutz des Hornhautendothels vor dem Auffüllen des Kapselsacks mit LENF HPMC in die Vorderkammer eingegeben worden war, ist die fehlende Wirksamkeit wahrscheinlich auf den protektiven Effekt von HPMC (Oberflächenbenetzung) zurückzuführen. Außerdem wurde nur ein Volumen von 0,4−0,6 ml in den Kapselsack eingegeben, so daß eine Verdünnung des Wirkstoffs wahrscheinlich ist und somit keine ausreichend wirksamen Konzentrationen erreicht werden konnten.

Von uns durchgeführte Versuche an frisch enukleierten Schweinebulbi konnten zeigen, daß eine vollständige Wachstumshemmung der LEZ erst ab einem Injektionsvolumen von 0,9 ml LENF als Hydrodissektion und von 1,0 ml zur Spülung des Kapselsacks eintrat [27]. Wir verwendeten beim Kaninchen jedoch lediglich Volumina von 0,4−0,5 ml zur Hydrodissektion (Gruppe 1) bzw. 0,4−0,6 ml zur Spülung des Kapselsacks (Gruppe 2), so daß die Wirkstoffmenge wohl nicht zur vollständigen Zytolyse der LEZ ausreichte.

Neben dem protektiven Effekt der HPMC, der in Gruppe 2 wirksam gewesen sein könnte, war daher wohl in erster Linie die Wirkstoffkonzentration, d.h. das verwendete Injektionsvolumen, zu gering, so daß in Verbindung mit der extrem ausgeprägten Nachstarbildung beim Kaninchen [21] die verbliebenen LEZ ausreichten, um den von uns beobachteten Nachstar zu bilden. Hierfür spricht auch, daß in einigen Fällen sowohl klinisch als auch histologisch im Vergleich zum Kontrollauge eine deutliche Nachstarhemmung erreicht werden konnte (Tabelle 1, 2). Nebenwirkungen des LENF an anderen okulären Strukturen fanden sich klinisch nicht, histologisch zeigte sich lediglich eine etwas stärkere unspezifische Entzündungsreaktion der mit LENF behandelten Augen.

Zusammenfassend fanden wir nur eine teilweise Wirksamkeit des LENF am Kaninchen, die hauptsächlich auf ein zu geringes Applikationsvolumen zurückgeführt werden konnte [27]. Weitere Untersuchungen mit höheren Volumina sind erforderlich. Hierbei scheint uns die Applikation als Hydrodissektion nach Mini-Kapsulorhexis optimal, da der bei dem erforderlichen hohen Injektionsvolumen von mindestens 0,9 ml in die Vorderkammer austretende Wirkstoff direkt über ein Saug-Spül-System abgesaugt werden kann.

Literatur

1. Chan RY, Emery JM, Kretzer F (1982) Mitotic inhibitors in preventing posterior lens capsule opacification. In: Emery JM, Jacobson AC (eds) Current concepts in cataract surgery. Appleton-Century-Crofts, New York, pp 217–224
2. Cobo LM, Ohsawa E, Chandler D, Arguello R, George G (1984) Pathogenesis of capsular opacification after extracapsular cataract extraction. Ophthalmology 29:1–54
3. Frezzotti R, Caporossi A (1990) Pathogenesis of posterior capsule opacification. Part I. Epidemiological and clinico-statistical data. J Cataract Refract Surg 16:347–352
4. Fukaya Y, Hara T, Hara T, Iwata S (1988) Effect of freezing on lens epithelial cell growth. J Cataract Refract Surg 14:309–311
5. Greite JH, Kaden P, Kreiner CF, Kain H, Hunold W (1990) Osmo-Lavage zur Nachstarverhütung. In: Freyler H, Skorpik Ch, Grasl M (Hrsg) 3. Kongreß der Deutschen Gesellschaft für Intraokularlinsen Implantation. Springer, Wien New York, S 197–207
6. Hansen SO, Solomon KD, McKnight GT, Wilbrandt TH, Gwin TD, O'Morchoe DJC, Tetz MR, Apple DJ (1988) Posterior capsule opacification and intraocular lens decentration Part I: Comparison on various posterior chamber lens designs implanted in the rabbit model. J Cataract Refract Surg 144:605–613
7. Hansen TJ, Tyndall R, Soll DB (1987) Methotrexate-Anticollagen conjugate inhibits in vitro lens cell outgrowths. Invest Ophthalmol Vis Sci 28:1206–1209
8. Hara T, Hara T (1988) Observations on lens epithelial cells and their removal in anterior capsule specimens. Arch Ophthalmol 106:1683–1687
9. Hara T, Hara T, Kojima M, Nakaizumi H, Yamamura T, Sasaki K (1988) Specular microscopy of the anterior lens capsule after endocapsular lens implantation. J Cataract Refract Surg 14:533–540
10. Hartmann C, Wiedemann P, Weller M, Pharmakakis N, Heimann K (1989) In vitro Veränderungen des Linsenepithels und Hornhautendothels durch das Zytostatikum Daunomycin. Fortschr Ophthalmol 86:167–171
11. Hartmann C, Wiedemann P, Gothe K, Weller M, Heimann K (1990) Nachstarprävention durch endokapsuläre Daunomycinapplikation. In: Freyler H, Skorpik C, Grasl M (Hrsg) 3. Kongreß der Deutschen Gesellschaft für Intraokularlinsen Implantation. Springer, Wien New York, S 414–422
12. Humphry RC, Davies EG, Jacob TJ, Thompson GM (1988) The human anterior lens capsule – an attempted chemical debridement of epithelial cells by ethylenediaminetetracetic acid (EDTA) and trypsin. Br J Ophthalmol 72:406–408
13. Hunold W, Wirtz M, Kaden P (1990) Linsenepithelzell-Nekrosefaktor (LENF) zur Nachstarverhütung. Vortrag, 88. Jahrestagung der DOG, Baden-Baden
14. Hunold W, Wirtz M, Kaden P, Kreiner CF (1991) Protektiver Effekt bei der Anwendung eines Nekrosefaktors zur Nachstarverhütung. In: Wenzel M, Reim M, Freyler H,

Hartmann C (Hrsg) 5. Kongreß der DGII. (zur Publikation eingereicht) Springer, Berlin Heidelberg New York

15. Kappelhof JP, Vrensen GFJM, de Jong PTVM, Pameyer J, Willekens B (1986) An ultrastructural study of elschnig's pearls in the pseudophakic eye. Am J Ophthalmol 101:58−69

16. Lindstrom RL, Harris WS (1980) Management of the posterior capsule following posterior chamber lens implantation. Am Intraocular Implant Soc J 6:255−258

17. Lowes M (1990) The effect of posterior vaulting of intraocular lens implants on capsular opacification. Eur J Implant Refract Surg 2:47−52

18. McDonnell PJ, Krause W, Glaser BM (1988) In vitro inhibition of lens epithelial cell proliferation and migration. Ophthalmic Surg 19:25−30

19. Miyake K (1990) Proposal for an ideal surface modification of IOLs. Eur J Implant Refract Surg 2:209−212

20. Miyake K, Iwata S, Ando F, Daikuzono N, Federman JL (1989) In vitro inhibition of lens epithelial cell growth by continuous wave Nd:YAG laser. Invest Ophthalmol Vis Sci 30(4):714−716

21. Odrich MG, Hall SJ, Worgul BV, Trokel SL, Rini FJ (1985) Posterior capsule opacification: experimental analyses. Ophthalmic Res 17:75−84

22. Percival SPB, Setty SS (1988) Analysis for the need for secondary capsulotomy during a five-year follow-up. J Cataract Refract Surg 14:379−382

23. Sellman TR, Lindstrom RL (1988) Effect of a plano-convex posterior chamber lens on capsular opacification from Elschnig pearl formation. J Cataract Refract Surg 14:68−72

24. Setty SS, Percival SPB (1989) Implant design and other factors affecting the need for secondary capsulotomy. Eur J Implant Refract Surg 1:265−269

25. Tetz M, Imkamp E, Solomon KD, Apple DJ (1988) Experimentelle Studie zur Hinterkapseltrübung und optischen Dezentrierung verschiedener Hinterkammerlinsen nach interkapsulärer Implantation. Fortschr Ophthalmol 85:682−688

26. Tetz MR, O'Morchoe DJC, Gwin TD, Wilbrandt TH, Solomon KD, Hansen SO, Apple DJ (1988) Posterior capsule opacification and intraocular lens decentration Part II: Experimental findings on a prototype circular intraocular lens design. J Cataract Refract Surg 144:614−623

27. Wolf T, Knorz MC, Kreiner CF, Brehmer B (1991) Experimentelle Untersuchungen zur Nachstarprävention mittels LENF. In: Wenzel M, Reim M, Freyler H, Hartmann C (Hrsg) 5. Kongreß der DGII. Springer, Berlin Heidelberg New York

Experimentelle Untersuchungen
zur Nachstarprävention mittels LENF

T. Wolf[1], M. C. Knorz[1], C. F. Kreiner[2], B. Brehmer[1] und H. Liesenhoff[1]

Zusammenfassung. An Zellkulturen und Präparaten menschlicher Linsenkapseln konnte in vitro eine vollständige Zytolyse der Linsenepithelzellen (LEZ) durch Applikation von LENF (Linsen-Epithel-Nekrosis-Faktoren) erreicht werden. Um die optimale intraoperative Applikationsform und -dosierung zu ermitteln, wurde LENF von uns an Schweineaugen angewendet. Die Applikation erfolgte zum einen als Hydrodissektion, zum anderen als Irrigation des Kapselsacks nach Phakoemulsifikation, jeweils mit Volumina von 0,2–2,0 ml. Die Linsenkapseln wurden anschließend präpariert und für 10 Tage inkubiert. Als Kontrolle dienten Kapselpräparate nach BSS-Applikation. Das Wachstum der Zellen und ihre Morphologie wurden mikroskopisch am nativen Präparat sowie nach Hämalaunfärbung beurteilt.

Es fand sich eine vollständige Wachstumshemmung der LEZ nach Applikation von LENF ab einem Volumen von 1,0 ml als Hydrodissektion und zur Spülung des Kapselsacks. Unsere Ergebnisse zeigen, daß mittels LENF bei intraoperativer Anwendung eine vollständige Zytolyse der LEZ erreicht werden kann. Weitere Untersuchungen zur Toxizität und zur tierexperimentellen Wirksamkeit scheinen vielversprechend.

Summary. We have developed a cytotoxic agent (LENF, Lens-Epithelialcell-Necrosis-Factor) capable to destroy lens epithelial cells (LEC) completely in vitro. To evaluate surgical application we operated cadaver eyes using different application techniques and volumes of LENF. We either performed hydrodissection in isolated porcine lenses using LENF or irrigated the capsular bag after phacoemulsification. Volumes of 0.2–2.0 ml in steps of 0.1–0.2 ml were used. Controls were treated with BSS only. After treatment the lens capsules were prepared and incubated and outgrowth of LEC was evaluated microscopically after ten days.

LENF caused complete inhibition of outgrowth after hydrodissection with more than 1.0 ml and after irrigation of the capsular bag with more than 0.8 ml. Our results suggest that LEC can be destroyed completely by LENF in cadaver eyes. Further research in animals is needed and seems to be promising.

Einleitung

Die häufigste Langzeitkomplikation nach extrakapsulärer Kataraktextraktion stellt die Nachstarbildung dar [14, 19]. Hauptsächlich dafür verantwortlich sind Linsenepithelzellen, die im Kapselsack verbleiben und dort proliferieren [2, 17]. An Zellkulturen menschlicher Linsenepithelzellen (LEZ)

---

[1] Universitäts-Augenklinik, Klinikum Mannheim, Theodor Kutzer Ufer,
  W-6800 Mannheim, Bundesrepublik Deutschland
[2] Fa. adatomed, Am Moosfeld 26, W-8000 München 82, Bundesrepublik Deutschland

5. Kongreß der DGII
Hrsg. Wenzel et al.
© Springer-Verlag Berlin Heidelberg

konnte in vitro die vollständige Zytolyse dieser LEZ durch Applikation von LENF (Linsen-Epithelzell-Nekrosis-Faktor) erreicht werden [10, 11]. Im Tierversuch am Kaninchen fand sich dagegen nur eine teilweise Wirksamkeit von LENF [13]. Verwendet wurden im Tierversuch Wirkstoffvolumina von 0,4–0,6 ml, die zum einen als Hydrodissektion direkt in die Linse injiziert wurden, zum anderen nach Phakoemulsifikation in den Kapselsack eingegeben wurden [13]. Ziel der vorliegenden Arbeit war es, an Schweineaugen verschiedene Applikationstechniken und -volumina auf ihre Wirksamkeit hin zu untersuchen, um mögliche Ursachen für die fehlende Wirksamkeit im Tierversuch zu ermitteln.

Material und Methoden

Bei der Durchführung der Versuche kamen zwei verschiedene Techniken zur Anwendung. Zum einen wurde an präparierten Schweinelinsen eine Hydrodissektion mit LENF durchgeführt, zum anderen wurde am ganzen Bulbus nach Phakoemulsifikation der Kapselsack mit LENF gespült.

Hydrodissektion von Schweinelinsen mittels LENF

Aus frisch enukleierten Schweineaugen wurde die Linse steril präpariert. Dazu wurde zuerst die Hornhaut am Limbus zirkulär abgetrennt und anschließend die Iris entfernt. Mit einem Augenmuskelhaken wurden dann vorsichtig die Zonulafasern durchtrennt, ohne hierbei die Kapsel zu beschädigen.

In die präparierten Linsen injizierten wir LENF mittels einer 25er Kanüle direkt subkapsulär. Es kamen Volumina von 0,2–2,0 ml in Schritten von 0,1 ml zur Anwendung. Bei Volumina über 1,0 ml wurde durch eine Stichinzision das radiäre Aufreißen der Kapsel verhindert. Direkt nach LENF-Applikation trennten wir die Kern- und Rindenreste von der Kapsel und breiteten diese nach Abspülen mit BSS (balanced salt solution, Fa. Alcon) auf einem sterilen Deckgläschen so aus, daß die Innenfläche nach oben zeigte. Dabei wurde darauf geachtet, daß die Kapselblätter nicht eingerollt oder verklebt waren. Das Deckgläschen wurde anschließend in ein Loch einer 6-Loch-Kulturschale (Fa. Falcon) verbracht. Die Kapsel kam hierbei auf dem Boden zu liegen, das Deckgläschen verhinderte das Ablösen des Kapselsacks vom Boden der Kulturschale, so daß ein adhärentes Wachstum der LEZ möglich war. Nach dem Überschichten des Deckgläschens mit 3 ml BME (Basal-Medium-Eagle, Fa. Sigma, München), das mit 10% FCS (Fötales Kälberserum), 1% Gluthamine und 1% Penizillin/Streptomycin angereichert war, wurden die Kapseln im Brutschrank bei 37°C, 5% CO_2 und 100% Luftfeuchte inkubiert. Das Kulturmedium wurde nach 5 Tagen gewechselt. Nach 10 Tagen wurde das Wachstum der Zellen bei 50- und

200facher Vergrößerung am Phasenkontrastmikroskop (Fa. Zeiss) ausgewertet und fotodokumentiert.

Als Kontrolle dienten 8 Kapseln, die ohne LENF-Applikation präpariert auf Deckgläschen aufgezogen und wie oben beschrieben mit BME inkubiert worden waren. Pro injiziertem Volumen wurden ebenfalls 4 Kapseln präpariert und ausgewertet.

Nach der mikroskopischen Beurteilung wurden alle Präparate mit Hämalaun nach Meyer gefärbt und anschließend erneut im Phasenkontrastmikroskop beurteilt und fotografiert.

Irrigation des Kapselsacks mittels LENF nach Phakoemulsifikation

An frisch enukleierten Schweineaugen wurde die Vorderkammer mit einem 3,2-mm-Keratom eröffnet, mit einer Kapselpinzette eine 6 mm durchmessende Kapsulorhexis angelegt, der Kern mittels Phakoemulsifikation entfernt und die Rinde mit einem automatischen Saug-Spül-Gerät abgesaugt. Anschließend füllten bzw. spülten wir den Kapselsack mit unterschiedlichen Volumina des LENF (0,2–2,0 ml in Abstufungen von 0,2 ml). Nach 30 s Einwirkzeit wurde LENF abgesaugt und der Kapselsack ausgiebig mit BSS gespült. Die Präparation, Inkubation, Beurteilung und Färbung der Kapseln erfolgte wie oben beschrieben. Als Kontrolle dienten 4 Linsenkapseln, die nach Phakoemulsifikation und Rindenabsaugung nur mit BSS gespült worden waren. Pro appliziertem Volumen wurden 2 Kapseln präpariert und ausgewertet.

Ergebnisse

Wachstum der LEZ nach Hydrodissektion mit LENF

Bei 7 der 8 Kontrollen zeigte sich nach 10 Tagen ein deutliches Wachstum der LEZ. Durch die Deckgläschen wurden die Kapseln auf dem Boden fixiert, so daß die LEZ direkt von der Kapsel auf den Boden der Kulturplatten auswachsen konnten (Abb. 1). Sie wuchsen bevorzugt kreisförmig um die Kapsel, aber auch weiter entfernt von der Kapsel fanden sich Nester von LEZ.

Nach LENF-Injektion zeigte sich bei einem Injektionsvolumen von 0,2–0,9 ml ebenfalls ein deutlich sichtbares Auswachsen der LEZ von der Kapsel auf die Kulturplatte. Jedoch schien das Wachstum bei den Volumina 0,8 und 0,9 ml bereits schwächer. Ab einem Volumen von 1,0 ml LENF zeigte sich bei keinem der Präparate ein Wachstum von LEZ, weder auf der Kapsel noch auf dem Boden der Kulturschale, mit Ausnahme eines Präparats bei 1,8 ml (Tabelle 1).

Bei der mikroskopischen Beurteilung der LEZ fand sich weder im Nativpräparat noch nach Hämalaunfärbung ein morphologischer Unterschied zwischen Kontrollen und Linsen, bei denen LENF (0,2–0,8 ml) injiziert worden war. Es zeigten sich vitale Zellen mit gut angefärbtem Zellkern (Abb. 2).

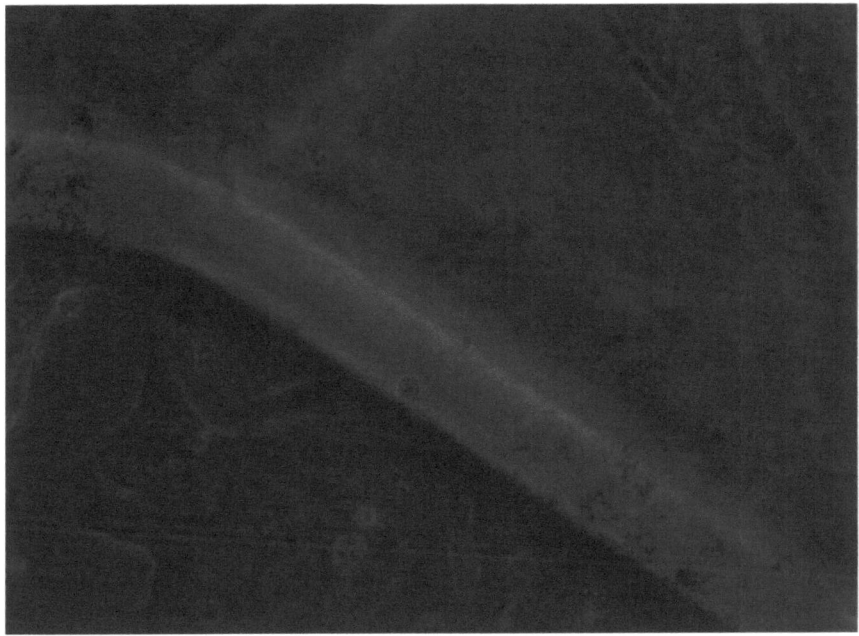

Abb. 1. Linsenepithelzellen im Nativpräparat 10 Tage nach Hydrodissektion mit LENF (0,4 ml) (×200, Rand der Linsenkapsel deutlich sichtbar)

Wachstum der LEZ nach Phakoemulsifikation und Irrigation des Kapselsacks mittels LENF

Auch hier zeigten die Kontrollinsen ein deutlich sichtbares Wachstum auf der Kapsel und auf dem Boden der Kulturschalen. Die Kulturen der Kapseln nach LENF-Applikation zeigten bei Volumina von 0,2−0,8 ml ebenfalls ein deutliches Auswachsen von LEZ ähnlich wie in Abb. 1. Ab einem Applikationsvolumen von 1,0 ml LENF fand sich bei allen Präparaten weder auf der Kapsel noch auf dem Boden der Kulturschale ein Auswachsen von LEZ (Tabelle 1). Die auswachsenden LEZ zeigten in allen Präparaten sowohl nativ als auch nach Färbung eine regelrechte Morphologie (Abb. 1, 2).

Diskussion

Verantwortlich für die Ausbildung eines regeneratorischen Nachstars nach extrakapsulärer Katarektextraktion ist die Proliferation und Migration intraoperativ auf der Kapsel verbliebener Linsenepithelzellen (LEZ) [2, 7]. Bei der Genese des fibrotischen Nachstars wird neben der Metaplasie von LEZ auch die Beteiligung uvealer Zellen aus dem Irisstroma diskutiert [2, 12,

Tabelle 1. Wachstum der Linsenepithelzellen in vitro nach Hydrodissektion isolierter Schweinelinsen mit LENF (0,2–2,0 ml) und nach Spülung des Kapselsacks mit LENF (0,2–2,0 ml) (n = Zahl der Kapselpräparate; 0 = kein Wachstum, + = mäßiges Wachstum, ++ = starkes Wachstum; n (KW) = Zahl der Präparate ohne Wachstum)

Volumen	Hydrodissektion			Kapselspülung		
	n =	Wachstum	n (KW)	n =	Wachstum	n (KW)
Kontrolle	8	++	1	4	++	1
0,2 ml	4	++	1	2	++	0
0,3 ml	4	++	2			
0,4 ml	4	++	1	2	++	0
0,5 ml	4	++	2			
0,6 ml	4	++	2	2	++	0
0,7 ml	4	++	3			
0,8 ml	4	+	3	2	+	1
0,9 ml	4	+	3			
1,0 ml	4	0	4	2	0	2
1,1 ml	4	0	4			
1,2 ml	4	0	4	2	0	2
1,3 ml	4	0	4			
1,4 ml	4	0	4	2	0	2
1,5 ml	4	0	4			
1,6 ml	4	0	4	2	0	2
1,7 ml	4	0	4			
1,8 ml	4	+	3	2	0	2
1,9 ml	4	0	4			
2,0 ml	4	0	4	2	0	2

18]. Eine vollständige Prävention der Nachstarbildung gelang bisher weder durch spezielle IOL-Designs [4, 15, 17, 19–23], noch die möglichst vollständige Entfernung der LEZ [6], noch durch die intraoperative Applikation von Zytostatika [1, 5, 8, 9, 16].

LENF, eine neuartige zytolytische Substanz, zeigte in vitro und an Präparaten menschlicher Linsenkapseln eine vollständige Devitalisierung der LEZ bei einer Einwirkzeit von 20–30 s [10, 11]. Erste Tierversuche am Kaninchen erbrachten jedoch nur eine teilweise Wirksamkeit [13].

Wir konnten zeigen, daß an frisch enukleierten Schweinebulbi eine vollständige Wachstumshemmung der LEZ durch die Applikation von LENF erreicht werden kann. Hierbei zeigte sich eine Wirksamkeit sowohl als Hydrodissektion ab einem Volumen von 1,0 ml als auch bei Spülung des Kapselsacks (Tabelle 1). Die geringe Wirksamkeit im Tierversuch scheint somit erklärbar, da am Kaninchen lediglich Volumina von 0,4–0,6 ml verwendet wurden [13].

Neben der gezeigten grundsätzlichen Wirksamkeit des LENF stellt sich die Frage nach der möglichen Schädigung anderer okulärer Gewebe bzw. nach geeigneten Applikationsformen, die eine derartige Schädigung verhindern oder minimieren. In vitro konnte gezeigt werden, daß die Oberflächenbenetzung durch viskoelastische Substanzen wie Methocel oder Hyaluron-

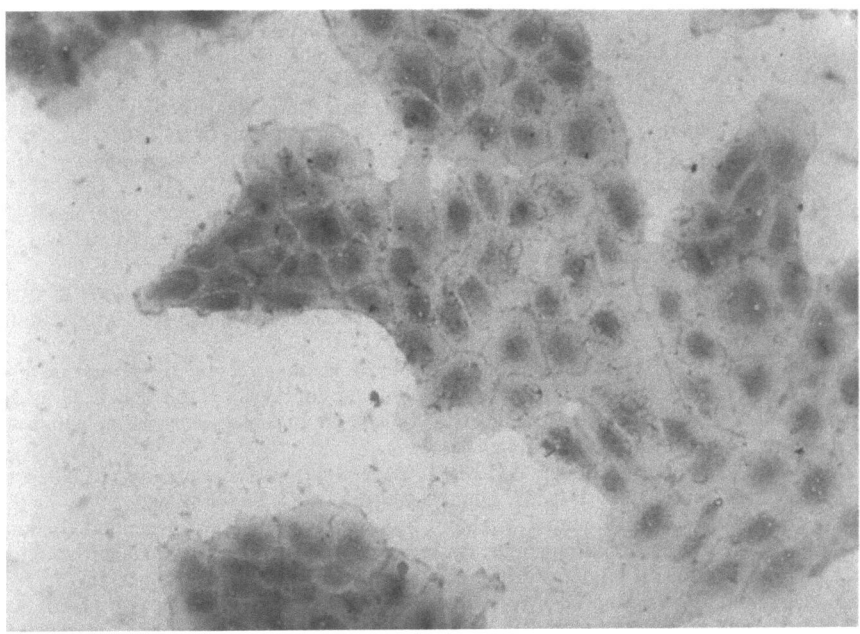

Abb. 2. Linsenepithelzellen nach Hämalaun-Färbung 10 Tage nach Hydrodissektion mit LENF (0,4 ml) (×200)

säure einen effektiven Schutz des Hornhautendothels darstellt [11]. Dennoch kam es klinisch nach Spülung der Vorderkammer mit LENF am Kaninchen trotz Applikation von Methocel postoperativ zur Ausbildung eines massiven Hornhautödems (eigene, noch unveröffentlichte Ergebnisse). Bei Anwendung von LENF muß also sichergestellt werden, daß der Wirkstoff nicht oder nur in Verdünnung mit anderen okulären Geweben in Kontakt kommt. Hier scheint die Applikation in Form einer Hydrodissektion bei eng umschriebener Eröffnung der Vorderkapsel vielversprechend und gemäß unserer Untersuchungen an isolierten Linsen wirksam zu sein. Weitere tierexperimentelle Ergebnisse müssen abgewartet werden.

Literatur

1. Chan RY, Emery JM, Kretzer F (1982) Mitotic inhibitors in preventing posterior lens capsule opacification. In: Emery JM, Jacobson AC (eds) Current concepts in cataract surgery. Appleton-Century-Crofts, New York, pp 217−224
2. Cobo LM, Ohsawa E, Chandler D, Arguello R, George G (1984) Pathogenesis of capsular opacification after extracapsular cataract extraction. Ophthalmology 29:1−54
3. Frezzotti R, Caporossi A (1990) Pathogenesis of posterior capsule opacification. Part I. Epidemiological and clinico-statistical data. J Cataract Refract Surg 16:347−352

4. Hansen SO, Solomon KD, McKnight GT, Wilbrandt TH, Gwin TD, O'Morchoe DJC, Tetz MR, Apple DJ (1988) Posterior capsule opacification and intraocular lens decentration Part I: Comparison of various posterior chamber lens designs implanted in the rabbit model. J Cataract Refract Surg 144:605−613
5. Hansen TJ, Tyndall R, Soll DB (1987) Methotrexate-Anticollagen conjugate inhibits in vitro lens cell outgrowths. Invest Ophthalmol Vis Sci 28:1206−1209
6. Hara T, Hara T (1988) Observations on lens epithelial cells and their removal in anterior capsule specimens. Arch Ophthalmol 106:1683−1687
7. Hara T, Hara T, Kojima M, Nakaizumi H, Yamamura T, Sasaki K (1988) Specular microscopy of the anterior lens capsule after endocapsular lens implantation. J Cataract Refract Surg 14:533−540
8. Hartmann C, Wiedemann P, Weller M, Pharmakakis N, Heimann K (1989) In vitro Veränderungen des Linsenepithels und Hornhautendothels durch das Zytostatikum Daunomycin. Fortschr Ophthalmol 86:167−171
9. Hartmann C, Wiedemann P, Gothe K, Weller M, Heimann K (1990) Nachstarprävention durch endokapsuläre Daunomycinapplikation. In: Freyler H, Skorpik C, Grasl M (Hrsg) 3. Kongreß der Deutschen Gesellschaft für Intraokularlinsen Implantation. Springer, Wien New York, S 414−422
10. Hunold W, Wirtz M, Kaden P (1990) Linsenepithelzell-Nekrosefaktor (LENF) zur Nachstarverhütung. Vortrag, 88. Jahrestagung der DOG, Baden-Baden
11. Hunold W, Wirtz M, Kaden P, Kreiner CF, Knorz MC (1991) Korneaendothelschutz durch viskoelastische Lösungen bei der intraokulären Anwendung von Nekrosefaktoren zur Nachstarverhütung. Vortrag, 5. Kongreß der DGII, Aachen
12. Kappelhof JP, Vrensen GFJM, de Jong PTVM, Pameyer J, Willekens B (1986) An ultrastructural study of elschnig's pearls in the pseudophakic eye. Am J Ophthalmol 101:58−69
13. Knorz MC, Münch D, Hauptmann S, Kreiner CF, Mittermayer C, Kaden P, Lorger CV, Liesenhoff H (1991) Tierexperimentelle Untersuchungen zur Nachstarprävention mittels LENF. In: Wenzel M, Reim M, Freyler H, Hartmann C (Hrsg) 5. Kongreß der DGII. Springer, Berlin Heidelberg New York
14. Lindstrom RL, Harris WS (1980) Management of the posterior capsule following posterior chamber lens implantation. Am Intra-Ocular Implant Soc J 6:255−258
15. Lowes M (1990) The effect of posterior vaulting of intraocular kens implants òn capsular opacification. Eur J Implant Refract Surg 2:47−52
16. McDonnell PJ, Krause W, Glaser BM (1988) In vitro inhibition of lens epithelial cell proliferation and migration. Ophthalmic Surg 19:25−30
17. Miyake K (1990) Proposal for an ideal surface modification of IOLs. Eur J Implant Refract Surg 2:209−212
18. Odrich MG, Hall SJ, Worgul BV, Trokel SL, Rini FJ (1985) Posterior capsule opacification: experimental analyses. Ophthalmic Res 17:75−84
19. Percival SPB, Setty SS (1988) Analysis for the need for secondary capsulotomy during a five-year follow-up. J Cataract Refract Surg 14:379−382
20. Sellman TR, Lindstrom RL (1988) Effect of a plano-convex posterior chamber lens on capsular opacification from Elschnig pearl formation. J Cataract Refract Surg 14:68−72
21. Setty SS, Percival SPB (1989) Implant design and other factors affecting the need for secondary capsulotomy. Eur J Implant Refract Surg 1:265−269
22. Tetz M, Imkamp E, Solomon KD, Apple DJ (1988) Experimentelle Studie zur Hinterkapseltrübung und optischen Dezentrierung verschiedener Hinterkammerlinsen nach interkapsulärer Implantation. Fortschr Ophthalmol 85:682−688
23. Tetz MR, O'Morchoe DJC, Gwin TD, Wilbrandt TH, Solomon KD, Hansen SO, Apple DJ (1988) Posterior capsule opacification and intraocular lens decentration Part II: Experimental findings on a prototype circular intraocular lens design. J Cataract Refract Surg 144:614−623

Komplikationen bei Intraokularlinsen – Eine Analyse von explantierten Kunstlinsen

U. F. C. Legler, D. J. Apple, E. I. Assia und M. R. Tetz

Zusammenfassung. Wir berichten über Häufigkeit und Art von Komplikationen bei Intraokularlinsen anhand einer Serie von 2500 explantierten Linsen. Die mikroskopische Aufarbeitung der eingesandten Präparate und ihre Korrelation mit klinischen Daten bestätigten die im Vergleich zu Hinterkammerlinsen größere Komplikationsrate von Vorderkammer- und irisgetragenen Linsen. Hornhautendotheldekompensation und pseudophake bullöse Keratopathie waren bei Vorderkammer- und irisgetragenen Linsen als Explantationsgrund am häufigsten. Dabei zeigten flexible Vorderkammerlinsen mit offener Haptik im Vergleich zu Vorderkammerlinsen mit geschlossenen Bügeln eine deutlich geringere Komplikationsrate. Unverträglichkeitsreaktionen auf Vorderkammerlinsen mit geschlossener Haptik traten auch noch Jahre nach zunächst komplikationslosem klinischen Verlauf ein. Während bei Hinterkammerlinsen Gewebekomplikationen wie Entzündung, Glaukom, zystoides Makulaödem und Amotio retinae in den letzten Jahren deutlich nachgelassen haben, stehen Explantationen infolge Dislokation oder Dezentrierung heute im Vordergrund.

Summary. 2500 explanted intraocular lenses (IOLs) were submitted to the Center for Intraocular Lens Research. In this report we analyze the incidence and types of complications seen after cataract surgery and IOL implantation. We confirm that the rate of complications is higher with anterior chamber IOLs and with iris-fixated IOLs as compared to posterior chamber IOLs. However, the open-loop anterior chamber IOLs fared better than the closed loop designs. Tissue complications of posterior chamber IOLs (inflammation, cystoid macular edema, glaucoma and retinal detachment) have decreased markedly. This study shows that decentration/malposition remains the most significant problem with posterior chamber IOLs. With increased use of smaller diameter or aspherical optics as well as multifocal IOLs, it is important that the problem of decentration be adressed.

Einleitung

Inzidenz und Arten von Komplikationen nach Kataraktchirurgie mit Implantation von Intraokularlinsen variieren mit verwendetem Linsentyp. Wir berichten über Komplikationen von explantierten Vorderkammer-, irisgetragenen und Hinterkammerlinsen, die unserem Labor im Zeitraum von 7 Jahren zur Untersuchung eingesandt wurden. Einige der hier besprochenen Intraokularlinsentypen finden inzwischen kaum noch Verwendung. Sie stellen jedoch nach wie vor in den Augen vieler Patienten ein Potential gehäufter

Center for Intraocular Lens Research, Storm Eye Institute, Medical University of South Carolina, 171 Ashley Avenue, Charleston, SC 29425-2236, USA

5. Kongreß der DGII
Hrsg. Wenzel et al.
© Springer-Verlag Berlin Heidelberg

Komplikationen dar. In ausführlicher Form erscheint der Inhalt dieser Studie im European Journal of Implant and Refractive Surgery 1991 [15].

Material und Methoden

2500 explantierte Intraokularlinsen wurden dem Center for Intraocular Lens Research im Zeitraum von 1982–1988 eingesandt. In unserem Labor wurden alle eingehenden Präparate mit einem Leitz-Stereomikroskop untersucht. Histopathologische Analysen und Rasterelektronenmikroskopie kamen in ausgewählten Fällen zur Anwendung. Die Ergebnisse der mikroskopischen Bearbeitung wurden mit den vorhandenen klinischen Angaben korreliert und mit einem Datenbanksystem statistisch ausgewertet. Inzidenz und Arten von Komplikationen bei verschiedenen Typen von Vorderkammer-, irisgetragenen und Hinterkammerlinsen wurden analysiert. Diese Studie beschränkt sich auf Gewebekomplikationen, die zur Entfernung von Intraokularlinsen führten. Fälle von Linsenexplantationen infolge Fehlkalkulation der Dioptrienzahl wurden nicht berücksichtigt.

Ergebnisse

Den größten Anteil der 2500 eingesandten Präparate stellten Vorderkammerlinsen mit 1464 Explantaten (59%) dar. Des weiteren kamen 534 irisgetragene Linsen (21%) und 502 Hinterkammerlinsen (20%) zur Untersuchung (Tabelle 1). In Abb. 1 ist die prozentuale Verteilung der eingesandten Intraokularlinsen pro Explantationsjahr dargestellt. Tabelle 2 zeigt die prozentuale Häufigkeit der aufgetretenen Komplikationen bezogen auf den Linsentyp. Eine detaillierte Analyse wurde für die 3 Hauptlinsentypen, Vorderkammer-, irisgetragene und Hinterkammerlinsen durchgeführt.

Vorderkammerlinsen

Die Auswertung der klinischen Daten ergab bei Vorderkammerlinsen Hornhautkomplikationen, wie Endotheldekompensation und bullöse Keratopa-

Tabelle 1. Verteilung explantierter Intraokularlinsen

	Häufigkeit	Prozent
Vorderkammer	1464	59
Irisgetragene	534	21
Hinterkammer	502	20
Summe	2500	100

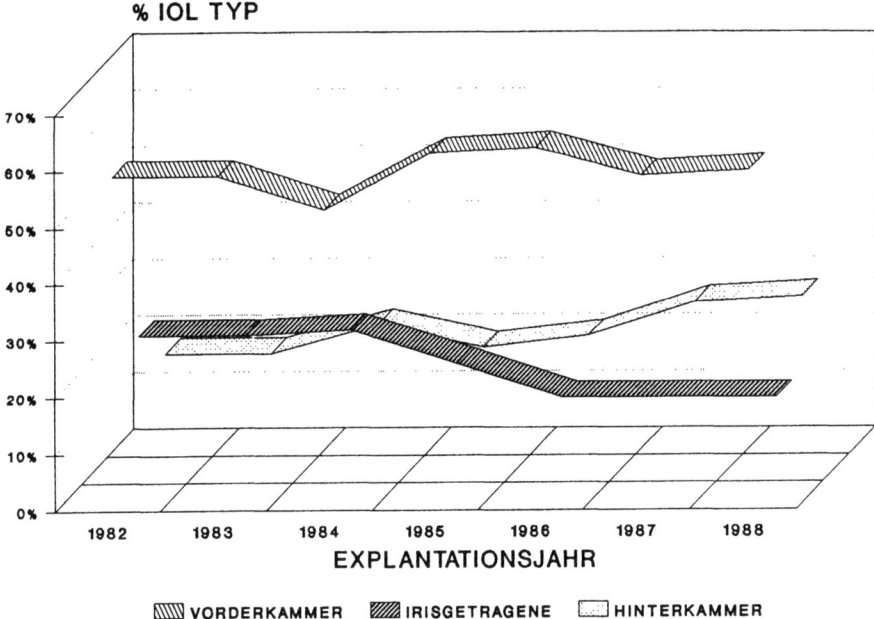

Abb. 1. Verteilung explantierter Intraokularlinsen pro Explantationsjahr

Tabelle 2. Inzidenz von Komplikationen bei explantierten Vorderkammer-, irisgetragenen und Hinterkammerlinsen. Die Summe übersteigt in dieser und den folgenden Tabellen 100%, da Komplikationen z.T. kombiniert auftraten

	Vorderkammer IOL (%)	Irisgetragene IOL (%)	Hinterkammer IOL (%)
Hornhautdekompensation	49	59	13
Entzündung	44	24	38
Glaukom	10	7	9
Hämorrhagie	7	8	4
Dezentrierung/Luxation	18	17	39
Amotio retinae	2	2	5

thie, als häufigste vorkommende Komplikation (49%). Intraokulare Entzündungen, einschließlich zystoidem Makulaödem, standen an zweiter Stelle (44%), in der Häufigkeit gefolgt von Dezentrierung und Linsenluxation (18%), Glaukom (10%), Hämorrhagie (7%) und Amotio retinae (2%) (Tabelle 3).

Bei spezifischer Betrachtung der einzelnen Linsendesigns ergab sich ein differenzierteres Bild. Flexible Vorderkammerlinsen mit geschlossenen Bügeln – zu dieser Gruppe gehören die Typen Leiske, Azar, Stableflex und Hessburg – wiesen relativ die meisten Komplikationen auf und hatten mit

Tabelle 3. Inzidenz von Komplikationen bei 1464 explantierten Vorderkammerlinsen

Hornhautdekompensation	49%
Entzündung	44%
Dezentrierung/Luxation	18%
Glaukom	10%
Hämorrhagie	7%
Amotio retinae	2%

Tabelle 4. Inzidenz von Komplikationen bei 757 explantierten Vorderkammerlinsen mit geschlossener Haptik. Typen: Azar 91Z, Stableflex, Leiske, Hessburg

Hornhautdekompensation	57%
Entzündung	45%
Dezentrierung/Luxation	16%
Glaukom	9%
Hämorrhagie	7%
Amotio retinae	2%

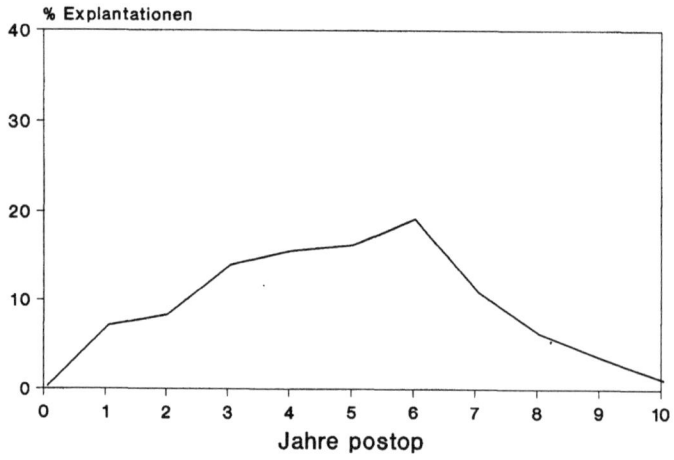

Abb. 2. Vorderkammerlinsen mit geschlossener Haptik („closed loop design"): Anteil Explantationen nach Jahren postoperativ

757 Explantaten (30%) die höchste Einsenderate aller Linsen (Tabelle 4). Mit fortschreitender Implantationsdauer zeigte sich eine steigende Komplikationsrate, die in einem Maximum von Linsenexplantationen im 6. und 7. postoperativen Jahr gipfelte (Abb. 2). Chronische Langzeitkomplikationen traten bei diesen Implantaten auch Jahre nach zunächst beschwerdefreiem klinischem Verlauf ein und machten eine späte Linsenentfernung erforderlich. Geschlossene Vorderkammerbügel synechieren häufig im Kammerwinkel und erodieren in Iriswurzel und Ziliarkörper. Über die Hälfte der untersuchten Explantate wiesen zerschnittene Bügel mit adhärenten Gewebsre-

Tabelle 5. Inzidenz von Komplikationen bei 161 explantierten Vorderkammerlinsen mit offener Haptik. Typen: Omnifit, Multiflex, 85J, Feaster

Hornhautdekompensation	29%
Entzündung	37%
Dezentrierung/Luxation	29%
Glaukom	10%
Hämorrhagie	8%
Amotio retinae	2%

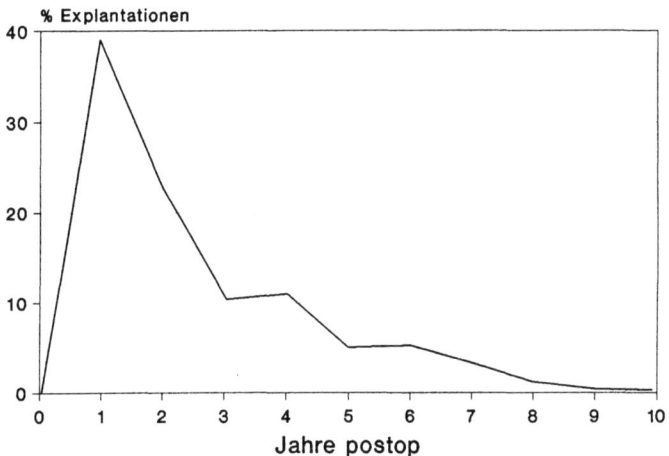

Abb. 3. Vorderkammerlinsen mit offener Haptik („open loop design"): Anteil Explantationen nach Jahren postoperativ

sten auf. Eine Explantation ist technisch schwierig und war in diesen Fällen nur unter Zerstückelung der Haptik und Trauma am Kammerwinkelgewebe durchführbar.

Vorderkammerlinsen mit offenen Bügeln – es handelt sich hier um semiflexible Monoblock-PMMA-Designs, Variationen der Typen Omnifit, Multiflex, 85 J und Feaster – machen heute 90% aller in den USA implantierten Vorderkammerlinsen aus. In unserem Untersuchungsgut stellten sie nur 6% der Explantate und zeigten im Vergleich zur vorherigen Gruppe eine deutlich geringere Komplikationsrate (Tabelle 5). Explantationen von Vorderkammerlinsen mit offenen Bügeln wurden am häufigsten innerhalb des ersten postoperativen Jahres durchgeführt. Die Inzidenz von Komplikationen nach dieser Zeit war im Vergleich zu Linsen mit geschlossenen Bügeln signifikant geringer (Abb. 3). Die abnehmende Komplikationsrate bei zunehmender Implantationsdauer läßt auf vergleichsweise gute Langzeitergebnisse schließen.

Irisgetragene Linsen

Irisgetragene Linsen stellten den zweitgrößten Anteil (21%) der Explantate in unserem Untersuchungsgut. Die häufigsten Komplikationen waren hier Hornhautdekompensation (59%) und chronische intraokulare Entzündungen (24%), gefolgt von Linsenluxation (17%), Hämorrhagie (8%), Glaukom (7%) und Amotio retinae (2%) (Tabelle 6). Die genannten Komplikationen traten teilweise kombiniert auf. Hornhautendotheldekompensation und entzündliches Makulaödem werden durch Zusammenbruch der Blut-Kammerwasserschranke bei chronischem Iris-Linsen-Kontakt hervorgerufen. Das sog. korneoretinale inflammatorische Syndrom zeigte sich bei 13% der irisgetragenen Linsen. Ein kombiniertes Auftreten von Uveitis, Glaukom und Hyphaema wurde in 6% der Fälle diagnostiziert.

Hinterkammerlinsen

Die häufigste Komplikation bei explantierten Hinterkammerlinsen war Dezentrierung oder Linsenluxation (39%). Intraokulare Entzündungen standen als Explantationsgrund an zweiter Stelle (38%) (Tabelle 7). Den

Tabelle 6. Inzidenz von Komplikationen bei 534 explantierten irisgetragenen Linsen

Hornhautdekompensation	59%
Entzündung	24%
Dezentrierung/Luxation	17%
Hämorrhagie	8%
Glaukom	7%
Amotio retinae	2%

Tabelle 7. Inzidenz von Komplikationen bei 502 explantierten Hinterkammerlinsen

	Häufigkeit	Prozent
Dezentrierung/Luxation	195	39
Entzündung	191	38
Unspezif. Entzündung	112	
Lokale Endophthalmitis + Toxic Lens	44	
Endophthalmitis	20	
Zystoides Makulaödem	15	
Hornhautdekompensation	65	13
Glaukom	44	9
Amotio retinae	23	5
Hämorrhagie	20	4

größten Anteil stellten hier unspezifische Entzündungen, gefolgt von Endophthalmitiden. Toxic Lens Syndrom und lokalisierte Endophthalmitis machten zusammen 9% der Explantate aus. Hornhautkomplikationen bei Hinterkammerlinsen standen als Explantationsgrund an 3. Stelle (13%), in der Häufigkeit gefolgt von Glaukom (9%), Amotio retinae (5%) und Hämorrhagie (4%) (Tabelle 7). In unserem Untersuchungsgut hat die Inzidenz von Linsendezentrierung bei Hinterkammerlinsen in den letzten Jahren relativ zugenommen. Alle anderen aufgeführten Komplikationen zeigen im Gegensatz hierzu eine rückläufige Tendenz (Abb. 4). Hinterkammerlinsen dezentrierten am häufigsten innerhalb des ersten postoperativen Jahres, genaugenommen innerhalb der ersten 6 Monate (Abb. 5). Veränderungen der Linsenposition nach dieser Zeit kamen selten vor.

Diskussion

Der Einsatz unterschiedlicher Intraokularlinsentypen (Vorderkammer-, iris-getragene und Hinterkammerlinsen) nach Kataraktextraktion hat sich mit der Weiterentwicklung von Operationsmethoden, Intraokularlinsendesign und Herstellungstechniken in den letzten Jahren gewandelt. Diese Serie von 2500 explantierten Intraokularlinsen stellt eine Kollektion von nacheinander eingegangenen Intraokularlinsen dar, die infolge unterschiedlicher Komplikationen explantiert und dem Center for Intraoculare Lens Research eingesandt wurden.

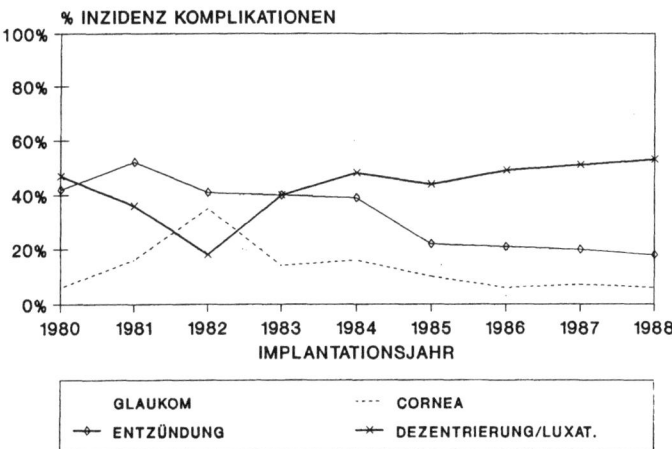

Abb. 4. Hinterkammerlinsen: Vergleich relativer Anteil von Komplikationen pro Implantationsjahr. Zum Beispiel wiesen explantierte Hinterkammerlinsen, die im Jahr 1980 implantiert wurden, als Komplikation in ca. 50% der Fälle Dezentrierung, 42% der Fälle Entzündung und in 9% der Fälle Hornhaut-bedingte Komplikationen auf

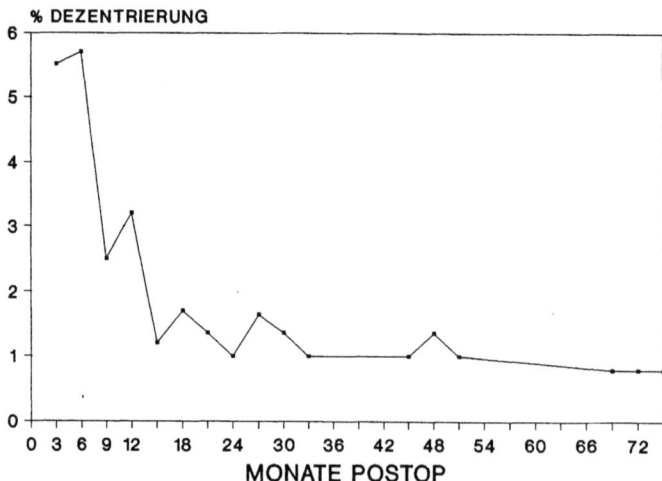

Abb. 5. Dezentrierung von Hinterkammerlinsen: Inzidenz von Dezentrierungen nach Monaten postoperativ

Vorderkammerlinsen waren der am häufigsten explantierte Linsentyp. Abbildung 1 zeigt, daß der relative Explantationsanteil von ca. 50% bei Vorderkammerlinsen im Vergleich zu irisgetragenen und Hinterkammerlinsen über den Untersuchungszeitraum relativ konstant geblieben ist. Die Gründe für die hohe Explantationsrate bei Vorderkammerlinsen sind multifaktoriell: Komplikationen werden durch den häufigen Einsatz als Sekundärimplantat nach operativem Trauma wie Kapselruptur und Glaskörperprolaps mitbedingt. Für viele Chirurgen stellen Vorderkammerlinsen das Sekundärimplantat der Wahl nach vorausgegangener primärer intrakapsulärer Kataraktextraktion dar [13]. Die Fixation an empfindlichem Gewebe der Vorderkammer (insbesondere Iriswurzel und Trabekelwerk) führt zu einer erhöhten Freisetzung von Entzündungsmediatoren [4]. Die anatomische Nähe zur Hornhaut erhöht die Inzidenz von korneal bedingten Komplikationen. Im Gegensatz dazu sind Hinterkammerlinsen, wenn symmetrisch im Kapselsack fixiert, vollständig von empfindlichen Geweben des vorderen Augenabschnittes isoliert [11]. Obwohl die Operationsmethode der Wahl inzwischen die extrakapsuläre Kataraktextraktion mit Implantation einer Hinterkammerlinse ist, wenden einige Chirurgen weiterhin Vorderkammerlinsen an [14].

Die Ergebnisse dieser Studie widersprechen der Auffassung, daß alle Vorderkammerlinsen mit einer unakzeptabel hohen Komplikationsrate verbunden sind. Insbesondere semiflexible Monoblock-PMMA-Designs mit offener Haptik zeigen gute klinische Resultate [2, 3]. Zwei spezifische „Open Loop Designs", Variationen der von Kelman entwickelten Typen „Multiflex" und „Omnifit", stellen heute einen Marktanteil von 90% aller in den USA implantierten Vorderkammerlinsen [15]. Die Explantationsrate dieser Linsendesigns betrug in unserem Untersuchungsgut nur 6% aller Intraokularlinsen. Dies steht in deutlichem Gegensatz zu der 5mal größeren Explantationsrate (30%) von Designs mit geschlossener Haptik. Wegen ihrer hohen Komplikationsrate (Tabelle 4) sind Vorderkammerlinsen mit geschlossener Haptik inzwischen weitgehend vom Markt genommen worden.

534 irisgetragene Linsen stellten 21% der Explantate in unserem Untersuchungsgut (Tabelle 1). Die Häufigkeit der eingesandten Typen entspricht dem Marktanteil mit dem die Linsen in den USA implantiert wurden [15]. An erster Stelle stand hier die Binkhorst-4-Schlingen-Linse, gefolgt von Worst Medallion und der Binkhorst-2-Schlingenlinse. Abbildung 1 zeigt, daß die Einsenderate von irisgetragenen Linsen seit 1985 rückläufig ist. Dies beruht auf der Tatsache, daß irisgetragenen Linsen heute nicht mehr implantiert werden. Sie stellten jedoch im Jahr 1988 immer noch einen Anteil von 17% aller in unserem Labor eingegangenen Explantate dar (Abb. 1) und verursachen auch weiterhin chronische Langzeitkomplikationen.

Hinterkammerlinsen stellten mit 502 Explantaten 20% der Linsen in unserem Untersuchungsgut (Tabelle 1). 96% der eingesandten Hinterkammerlinsen waren Standard-„3-Piece"-PMMA-Designs, während Monoblock-PMMA-Linsen und Hinterkammerlinsen aus Silikon zusammen nur ca. 4% ausmachten. Diese neueren Designs fanden im Untersuchungszeitraum noch keine breitere Anwendung. Linsendezentrierung zeigte im Vergleich zu allen anderen aufgeführten Komplikationen eine relative Zunahme über den Untersuchungszeitraum (Abb. 4) und stellte die häufigste Ursache für Explantationen von Hinterkammerlinsen überhaupt dar (Tabelle 7).

Die im Gegensatz dazu rückläufige Tendenz von Gewebekomplikationen (Abb. 4), wie intraokulare Entzündung, Hornhautdekompensation, Glaukom und Hämorrhagie, reflektiert eine verminderte Irritation aufgrund mittlerweile verbesserter Herstellungstechniken, Oberflächenverarbeitung und Operationsmethoden. Die zunehmende Verwendung von Linsen mit kleiner (5 mm) oder asphärischer (5 × 6 mm) Optik für kleine Inzisionsöffnungen und der Einsatz von bi- oder multifokalen Designs betonen die klinische Bedeutung einer optimalen IOL-Zentrierung. Studien unseres Labors zeigten, daß dezentrierte Linsen in den allermeisten Fällen asymmetrisch fixiert sind [8, 16]. Die häufigste Ursache ist das Austreten einer Haptik in den Sulkus, den Ziliarkörper oder durch die Zonulafasern in die Pars plana, das sog. „peapodding" [8, 10, 16]. Die hohe Inzidenz von Linsendezentrierungen innerhalb der ersten Monate postoperativ läßt sich zum einen durch instabile intraoperative IOL-Fixation, zum anderen durch die innerhalb dieser Zeit ablaufende Schrumpfung des Kapselsacks infolge pseudofibröser Metaplasie [1] erklären. Die dadurch wirkenden Kräfte bedingen besonders Dezentrierung von asymmetrisch (Bag/Sulkus, Bag/Pars plana) fixierten Hinterkammerlinsen, während symmetrisch (Bag/Bag, Sulkus/Sulkus) fixierte Implantate hiervon weniger betroffen sind [9]. Mit zunehmender Anwendung der Kapsulorhexis besteht die Möglichkeit, die Inzidenz von Linsendezentrierung zu vermindern. Intakte zirkuläre Kapsulorhexis ohne Risse in der vorderen Linsenkapsel verhindert ein Austreten der Bügel aus dem Kapselsack und führt so zu stabiler Linsenzentrierung [7, 9].

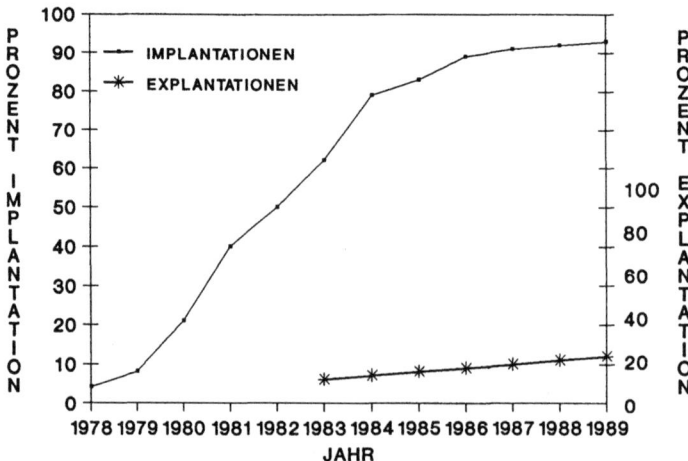

Abb. 6. Vergleich Anteil implantierte versus explantierte Hinterkammerlinsen (USA)

Intraokulare Entzündungen waren bei explantierten Hinterkammerlinsen die am zweithäufigsten genannte Komplikation. Während mit medikamentöser perioperativer Prophylaxe, verbesserter Oberflächenverarbeitung und Sterilisationstechniken von Intraokularlinsen die Inzidenz von Entzündungsreaktionen insgesamt rückläufig ist (Abb. 4), gewinnt der Begriff der lokalisierten Endophthalmitis zunehmende Bedeutung [5, 6, 12]. Dr. Apple hat anläßlich der DGII-Tagung 1987 in Gießen zum erstenmal über diese Komplikation berichtet. Erreger mit geringer Pathogenität (z.B. Propionibacterium acnes, Staphylococcus epidermidis) werden bei der Implantation in den Kapselsack verschleppt. Diese bedingen eine persistierende Uveitis, welche häufig auf lokale Antibiotika schlecht anspricht und in einigen Fällen die Entfernung der Linse mit Exzision des Kapselsacks erforderlich macht [6]. Mit dem heute besseren Verständnis dieses Krankheitsbildes scheint es uns möglich, daß etliche, in der Vergangenheit nach Implantation von Intraokularlinsen gestellte Diagnosen, wie unspezifische Entzündung, Phacoanaphylaxis oder Toxic Lens Syndrom, häufig in Wirklichkeit lokalisierte Endophthalmitiden darstellten.

Komplikationen bei Hinterkammerlinsen sind in den letzten Jahren rückläufig. Bei steigenden Implantationszahlen werden Explantationen relativ seltener erforderlich (Abb. 6) [14]. Dies ist zum einen auf verbesserte Verarbeitung von Intraokularlinsen, zum anderen auf verfeinerte Operationsmethoden, insbesondere die symmetrische Kapselsackfixation zurückzuführen.

Literatur

1. Apple DJ, Mamalis N, Lotfield K, Googe JM (1984) Complications of intraocular lenses. A historical and histopathological review. Surv Ophthalmol 29:1–54
2. Apple DJ, Brems RN, Park RB, Kavka-Van Norman D (1987) Anterior chamber lenses. Part I: Complications and pathology and a review of designs. J Cataract Refract Surg 13:157–174
3. Apple DJ, Hansen SO, Richards SC, Ellis GW (1987) Anterior chamber lenses. Part II: A laboratory study. J Cataract Refract Surg 13:175–189
4. Apple DJ, Mamalis N, Olson RJ, Kincaid MC (1989) Intraocular lenses. Evolution, designs, complications and pathology. Wiliams & Wilkins, Baltimore, pp 226–229
5. Carlson AN, Koch DD (1988) Endophthalmitis following Nd-Yag posterior capsulotomy. Ophthalmic Surg 19:168–170
6. Carlson AN, Tetz MR, Apple DJ (1989) Infectious complications of modern cataract surgery and intraocular lens implantation. Infections of Prosthetic Devices 3:339–355
7. Gimbel HV, Neuhann T (1990) Development, advantages and methods of the continuous circular capsulorhexis technique. J Cataract Refract Surg 16:31–37
8. Hansen SO, Tetz MR, Solomon KD, Borup MD, Apple DJ (1988) Decentration of flexible loop posterior chamber intraocular lenses in a series of 222 postmortem eyes. Ophthalmology 95:344–349
9. Legler UFC, Assia EI, Hoggatt JP, Castaneda VE, Apple DJ (1991) Experimental study on factors related to posterior chamber intraocular lens decentration with special reference to loop fixation, anterior capsular tears and intraocular lens size. Vortrag, The Symposium on Cataract, IOL and Refractive Surgery (ASCRS), Boston, MA April 1991
10. Legler UFC, Apple DJ, Hund P, Kirkconell WS (1991) Chronic ciliary pain secondary to posterior chamber intraocular lens loop incarceration. Am J Ophthalmol 111:513–515
11. Miyake K, Asakura M, Kobashi H (1984) Effect of intraocular lens fixation on the blood-aqueous barrier. Am J Ophthalmol 98:451
12. Piest KL, Kincaid MC, Tetz MR, Apple DJ, Roberts WA, Price FW (1987) Localized endophthalmitis: A newly documented cause of toxic lens syndrome. J Cataract Refract Surg 13:498–510
13. Stark WJ, Chandler JW, Worthen DM (1986) Trends in intraocular lens implantation in the United States. Arch Ophthalmol 104:1769–1770
14. Stark WJ, Sommer A, Smith RE (1989) Changing trends in intraocular lens implantation. Arch Ophthalmol 107:1441–1444
15. Solomon KD, Apple DJ, Mamalis N, Gwin TD, Wilbandt TH, Hansen SO, Tetz MR, Legler UFC (1991) Complications of intraocular lenses with special reference to an analysis of 2500 explanted intraocular lenses submitted to the Center for Intraocular Lens Research. Eur J Implant Refract Surg (im Druck)
16. Wasserman D, Apple DJ, Castaneda VE, Tsai JC, Morgan RC, Assia EI (1991) Anterior capsular tears and loop fixation of posterior chamber intraocular lenses. Ophthalmology 98:425–431

Ursachen der Kunstlinsenexplantation

A. Gleibs, K. Krüger, G. Lindemann und R. Trinkmann

Zusammenfassung. Durch verbesserte Operationstechnik ist eine Abnahme der Linsenexplantation zu beobachten. Bei insgesamt 8987 Kataraktoperationen mit Linsenimplantationen mußten 17 Linsen explantiert werden. 13 Hinterkammerlinsen mußten wegen einer Luxation bzw. Subluxation explantiert werden, eine Hinterkammerlinse wegen einer falsch berechneten Linsenstärke. Eine Vorderkammerlinse luxierte aufgrund eines Iriskoloboms. Zwei Iriscliplinsen mußten wegen eines chronischen Reizzustandes bzw. wegen einer Rubeosis iridis entfernt werden. Es bestand ein signifikanter Zusammenhang zwischen intraoperativer Kapselruptur und Luxation der Linse (p = 0,001).

Summary. Out of 8987 cataract operations with intraocular lens implantation, 17 explantations were necessary. 13 posterior chamber lenses had to be removed because of luxation, one posterior chamber lens because of wrong biometry. In two cases Binkhorst lenses were removed because of a rubeosis iridis respectively chronic anterior uveitis. In one case a luxation of an anterior chamber lens occured because of a iris coloboma. We found a significant correlation with intraoperative rupture of the posterior capsule and posterior chamber lens luxation (p = 0.001).

Einleitung

Mit der vorliegenden Untersuchung wurden Ursachen einer Linsenexplantation nach Kataraktoperation mit Hilfe einer computergestützten Datenerfassung und statistischen Auswertung erfaßt. Anhand einer kasuistischen Falldarstellung und durch Vergleich der Einzelfälle wurden prä-, intra- und postoperative Komplikationen hinsichtlich ihrer Bedeutung als Risikofaktoren einer Linsenexplantation ausgewertet.

Material und Methoden

Im Zeitraum vom 7. 11. 1980 bis 31. 3. 1988 sowie vom 1. 1. 1989 bis zum 28. 2. 1991 erfolgte eine standardisierte Erfassung der bei uns durchgeführten Kataraktextraktionen mit Linsenimplantation. Insgesamt wurden 8987 Augen in die Studie aufgenommen. Davon mußten 17 Linsen explantiert werden.

Diakonissen-Krankenhaus Karlsruhe-Rüppurr, Akademisches Lehrkrankenhaus der Universität Freiburg, Diakonissenstr. 28, W-7500 Karlsruhe, Bundesrepublik Deutschland

5. Kongreß der DGII
Hrsg. Wenzel et al.
© Springer-Verlag Berlin Heidelberg

Tabelle 1. Linsenexplantationen im Zeitraum vom 7. 11. 1980 bis 31. 3. 1988

Ursache der Linsenexpl.	Zeitraum Im-Expl.	bei Explantation impl. Linse	Visus prä-OP	Visus post-OP
HKL-Explantationen				
Luxation	6 Mo. 19 T.	ICL	0,2	1,0
Subluxation	6 Mo. 16 T.	ICL	0,1	0,4
Luxation	17 Mo. 13 T.	ICL	0,1	0,5
Luxation	2 T.	ICL	0,2	0,6
Luxation	2 Mo. 17 T.	ICL	0,3	0,5
Luxation	2 T.	ICL	0,2	HB
Luxation	12 Mo. 14 T.	VKL	0,1	0,5
Subluxation	36 T.	VKL	0,2	0,6
Luxation	3 J. 8 Mo.	keine	0,6	0,7
Subluxation	8 Mo. 30 T.	keine	0,1	1/15
Luxation	5 Mo. 23 T.	ICL/Enu	0,3	0,6/–
HKL-Austausch				
Brech.-Fehler	7 T.	HKL	0,3	0,5
ICL-Explantationen				
VK-Blutung	3 Mo. 15 T.	keine	LS	HB
Chron. Reizz.	2 Mo. 5 T.	VKL	0,2	HB

Tabelle 2. Linsenexplantation im Zeitraum vom 1. 1. 1989 bis 28. 2. 1991

Ursache der Linsenexpl.	Zeitraum Im-Expl.	bei Explantation impl. Linse	Visus prä-OP	Visus post-OP
HKL-Explantationen				
Subluxation	20 T.	VKL	0,2	0,5
Subluxation	11 Mo. 10 T.	VKL	0,3	0,4
VKL-Explantationen				
Luxation	20 T.	keine	0,2	1/25

Ergebnisse

13 Hinterkammerlinsen wurden wegen einer Luxation oder Subluxation entfernt. Danach wurde bei 7 Patienten eine Iriscliplinse, bei 4 Patienten eine Vorderkammerlinse eingesetzt, 2 Patienten blieben aphak. In einem Fall einer implantierten Iriscliplinse kam es zu einem absoluten Glaukom mit daraus resultierender Enukleation. Bei 2 Augen wurde eine Explantation der Iriscliplinse aufgrund eines chronischen Reizzustandes bzw. einer Rubeosis iridis erforderlich. In einem Fall wurde eine aufgrund eines Iriskoloboms luxierte Vorderkammerlinse entfernt (Tabelle 1, 2).

Angesichts der geringen Fallzahlen ist eine statistische Auswertung nur mit Vorbehalten zu bewerten. In 76% der Fälle war eine Luxation Ursache der Explantation. Dabei ergab sich ein signifikanter Zusammenhang zwischen einer intraoperativen Ruptur der hinteren Linsenkapsel und der Explantation einer Hinterkammerlinse (U-Test nach Wilcoxon, Mann and Whitney, P = 0,001).

Diskussion

Es ist festzustellen, daß durch verbesserte Operationstechniken die Rate der Linsenexplantationen insgesamt rückläufig ist. Nach einer Umfrage von Rochels [4] an 37 deutschen Kliniken lag die Explantationsrate bei insgesamt 0,47%. Im Zeitraum vom 7. 11. 1980 bis zum 31. 3. 1988 mußten bei uns 0,21% der implantierten Linsen entfernt werden [1]. Nach unseren neuesten Ergebnissen vom 1. 1. 1989 bis zum 28. 2. 1991 war nur noch bei 0,12% der Fälle eine Linsenexplantation erforderlich.

Als Hauptursache der Hinterkammerlinsenentfernung ist die intraoperative Kapselruptur mit Luxation der Linse durch ein Abgleiten der Fixationsbügel in den Glaskörper anzusehen. Nach Kraff et al. [2] ist die postoperative Luxation in 43% der Fälle Ursache der Explantation. Ein weiterer wichtiger Grund für eine Explantation nach der Linsenimplantation ist das Auftreten eines chronisch zystoiden Makulaödems, da sich durch die Entfernung der Linse das chronisch zystoide Makulaödem wohl doch in einem beträchtlichen Teil der Fälle zurückbildet [5]. Kothé fand ebenfalls als häufigste Ursache für eine Linsenexplantation die Luxation. Es zeigte sich in diesem Patientengut ein statistisch signifikanter Zusammenhang zwischen der Myopie und der Luxation [2].

Da die Explantation eine schwere Komplikation der Implantationschirurgie darstellt, muß eine schonende und kapselbewußte Operationstechnik angewandt werden, um die Explantationsrate in Zukunft zu senken.

Literatur

1. Knorz MC, Kohl M, Trinkmann R (1988) Entfernung von Kunstlinsenimplantaten. Sitzungsbericht der 150. Versammlung des Vereins Rheinisch-Westfälischer Augenärzte, S 271–273
2. Kothé T (1987) Entfernung von Kunstlinsenimplantaten in der Kataraktchirurgie. Dissertation, Augenklinik der klinischen Fakultät Mannheim der Universität Heidelberg
4. Kraff MC, Sanders DR, Raanan MG (1986) A survey of intraocular lens explantation. J Cataract Refract Surg 12:644–650
5. Rochels R (1987) Mitteilung auf der 69. Versammlung der Rhein-Mainischen Augenärzte in Frankfurt
6. Smith SG (1989) Die Entfernung intraokularer Linsen bei chronisch zystoidem Makulaödem. J Cataract Refract Surg 15:442–445

Linsenluxation in den Glaskörper — Extraktion mittels Perfluorcarboninjektion und Implantation einer sklerafixierten Hinterkammerlinse

C. ECKARDT

Zusammenfassung. Die Entfernung einer in den Glaskörperraum luxierten Linse kann durch die intravitreale Injektion von flüssigem Perfluorcarbon erheblich vereinfacht werden. Die Linse schwimmt auf der Oberfläche der „schweren" Flüssigkeit und kann mit zunehmender Injektionsmenge atraumatisch von einer präretinalen in eine retropupillare Position gebracht werden, wo sie einer Phakoemulsifikation oder Kryoextraktion leicht zugänglich ist. Das Verfahren wurde in drei Fällen erfolgreich angewendet. In einem Fall handelte es sich um eine spontane Linsenluxation, in den beiden anderen Fällen um einen in den Glaskörperraum abgesunkenen Kern nach Phakoemulsifikation. In allen Augen wurde im gleichen Eingriff eine Implantation einer sklerafixierten Hinterkammerlinse in einer modifixierten Technik vorgenommen. Komplikationen traten weder intraoperativ noch postoperativ auf (Nachbeobachtungszeit: 1−3 Monate).

Summary. Removal of a posterior luxated cristalline lens can be considerably facilitated by intravitreal injection of liquid perfluorocarbon. The lens floats on the surface of the high density liquid. Thus, an increasing amount of injected liquid moves the lens atraumatically up to the retropupillary space where it can be easily removed using phacoemulsification or cryoextraction. The technique was successfully performed in three eyes. One case was a spontaneous luxation, in the other two cases posterior luxation of a hard nucleus had occurred during phacoemulsification. In all eyes implantation of a transsclerally sutured posterior chamber lens was performed using a modified technique. There were no complications neither intraoperatively nor postoperatively (follow-up period: 1 to 3 months).

Zur Entfernung einer in den Glaskörperraum luxierten Linse wurde jüngst ein neues Verfahren angegeben, das auf der intravitrealen Injektion von perfluorierten Flüssigkeiten basiert [6]. Diese Flüssigkeiten sind optisch klar, niedrig viskös und gelten als chemisch inert. Aufgrund ihres hohen spezifischen Gewichts von 1,7−1,9 g/cm^3 werden sie in zunehmendem Maße in der vitreoretinalen Chirurgie als intraoperatives Hilfsmittel zur Wiederanlegung einer abgelösten Netzhaut eingesetzt [1,4].

Bei der Verwendung zur Entfernung luxierter Linsen macht man sich den Dichteunterschied zwischen Perfluorcarbon und Linse zunutze. Die Linse schwimmt auf der Oberfläche der präretinal injizierten Flüssigkeit und kann bei entsprechender Injektionsmenge bis in den retropupillaren Raum gebracht werden, wo sie einer Extraktion zugänglich ist. Zur optischen Korrektur der Aphakie kann die Implantation einer Hinterkammerlinse ange-

Zentrum Operative Medizin II, Abteilung Ophthalmologie, Hegewischstr. 2, W-2300 Kiel, Bundesrepublik Deutschland

5. Kongreß der DGII
Hrsg. Wenzel et al.
© Springer-Verlag Berlin Heidelberg

schlossen werden, wobei allerdings wegen der fehlenden Hinterkapsel eine Nahtfixation der Linsenbügel im Sulcus ciliaris erfolgen muß [3, 7–10, 15, 16].

Ein solcher kombinierter Eingriff wurde mit geringfügigen Modifikationen der bisher angegebenen Technik an drei Patienten vorgenommen. Operationstechnik und Erfahrungen sollen im folgenden dargestellt werden.

Material und Methode

Als Vorbereitung zur Entfernung der luxierten Linse erfolgt zunächst eine ausgiebige Pars-plana-Vitrektomie, die in der üblichen bimanuellen Technik im geschlossenen System und mit Aufnähung eines separaten Infusionszugangs vorgenommen wird. Besonderer Wert wird auf die Säuberung des retropupillaren Raumes gelegt. Hierzu wird die Sklera eingedellt, um die Ziliarkörperzotten ggf. von allen Kapselresten befreien zu können. Mit einer stumpfen Kanüle wird anschließend bei geschlossener Pars-plana-Infusion die perfluorierte Flüssigkeit vor die Papille injiziert. Die Linse schwimmt auf der Oberfläche der „schweren" Flüssigkeit und wird mit zunehmender Injektionsmenge bis an das Irisdiaphragma gebracht (Abb. 1a–d). Nach Anle-

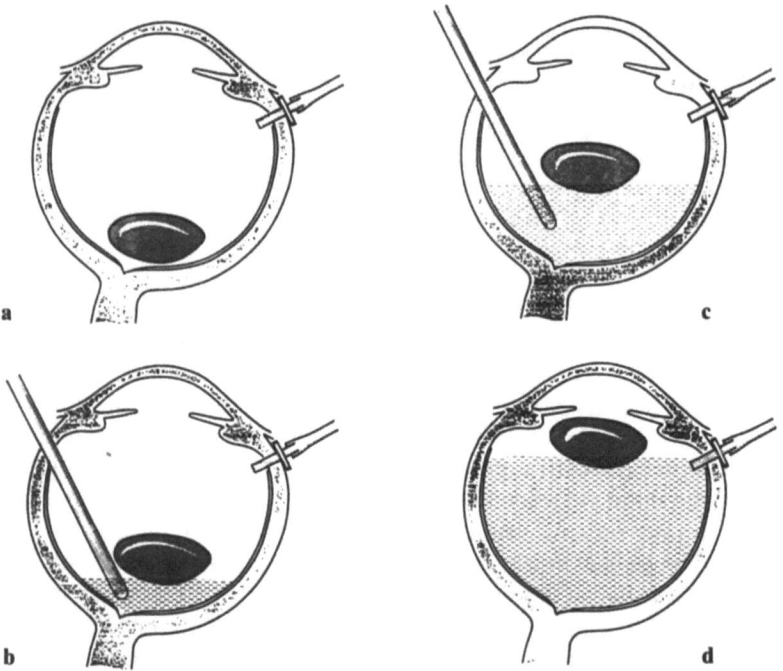

Abb. 1a–d. Schematische Darstellung des Effekts einer intravitrealen Injektion von Perfluorcarbon bei Linsenluxation. Die Linse schwimmt auf der „schweren" Flüssigkeit und kann von einer Lage am hinteren Pol **(a)** mit zunehmender Injektionsmenge **(b, c)** in eine retropupillare Position **(d)** gebracht werden

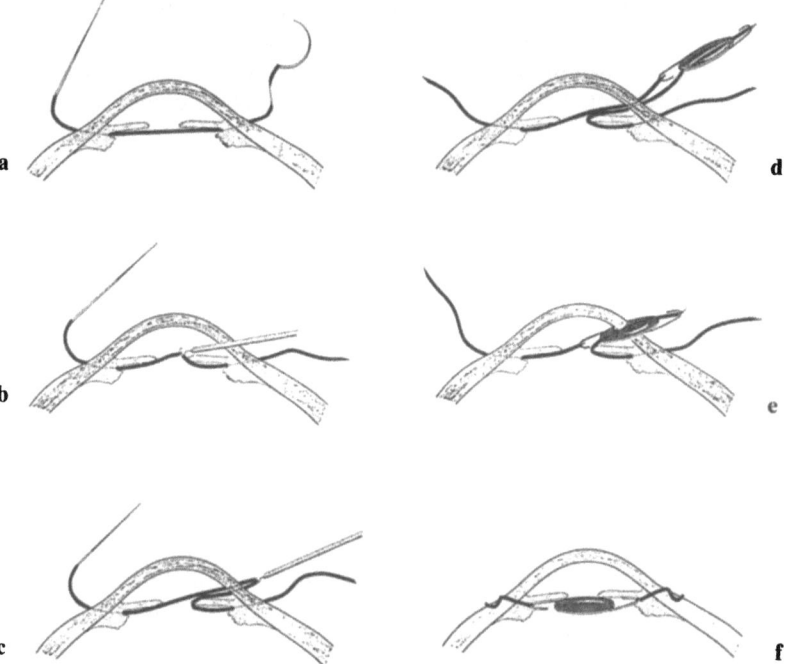

Abb. 2a–f. Fadenführung zur Sklerafixation der Hinterkammerlinse. Erläuterungen s. Text

gung eines korneoskleralen Schnittes wird die Linse mit dem Kryostift oder durch Phakoemulsifikation extrahiert.

Der Schnitt wird anschließend mit Einzelknopfnähten verschlossen, um den Faden für die Fixierung der Hinterkammerlinse vorzulegen. Verwendet wird ein speziell angefertigter 9-0-Prolenefaden, der an einem Ende mit einer langen geraden Nadel (STC-6) und an dem anderen Ende mit einer 3/8-Kreis-Spatulanadel armiert ist (Fa. Ethicon). Die gerade Nadel wird bei 5 oder 7 Uhr in 1–1,5 mm Limbusdistanz annähernd senkrecht (in Richtung auf die Papille) durch die Sklera gestochen und dann dicht an der Rückseite der Iris in Richtung 11 oder 1 Uhr geführt. Hier erfolgt im Bereich des Sulcus ciliaris der Durchstich durch die Sklera (Abb. 2a). Mit Hilfe eines Irishakens wird eine Schlaufe des Fadens aus der Pupillaröffnung und dem korneoskleralen Zugang hervorgezogen (Abb. 2b, c). Nach Durchtrennung der Schlaufe werden die Fadenenden an die Bügel einer Hinterkammerlinse geknotet (Abb. 2d). Die Implantation der Linse erfolgt, ohne daß ein wesentlicher Zug am Faden bei 6 Uhr auf den distalen Bügel ausgeübt wird; der Faden wird lediglich eben auf Spannung gehalten (Abb. 2e). Der proximale Bügel bei 12 Uhr wird mit Hilfe eines Gabelhakens hinter die Iris in den Sulcus ciliaris gebracht. Die beiden Fadenenden bei 6 und 12 Uhr werden nicht unmittelbar an ihrer Durchstichstelle mit der Sklera verknotet, sondern zunächst in radiärer Richtung 3−4 mm weit lamellär durch die Sklera geführt, bevor sie mit einer oberflächlichen Skleraschicht verknotet werden (Abb. 2f). Hierdurch gelangen die Knoten in einen Bereich dickerer Bindehaut.

Nach Korneoskleralnaht wird mit einer stumpfen Kanüle das Perfluorcarbon über den Pars-plana-Zugang wieder abgesaugt. Abschließend werden Sklerotomien und Bindehaut verschlossen.

Ergebnisse

Das Verfahren wurde bisher bei drei Patienten durchgeführt. In einem Fall handelte es sich um eine spontane Linsenluxation in den Glaskörper. In den beiden anderen Fällen war es bei einer einen Tag zuvor durchgeführten Phakoemulsifikation durch Kapselruptur zu einem Absinken des Linsenkernes in den hinteren Glaskörperraum gekommen. Bei Aufnahme in unserer Klinik lag der Visus der drei Fälle bei Handbewegungen bis 0,2.

Intraoperativ konnte in allen Fällen die Linse durch die Injektion von Perfluorcarbon (in einem Fall Perfluordecalin von Fluka, in zwei Fällen Hostinert von Hoechst) atraumatisch in den retropupillaren Bereich gebracht werden. Zur Extraktion der Linse wurde in einem Fall zunächst eine Kernexpression versucht. Das Verfahren erwies sich jedoch als nicht geeignet, da die Expression zu einem Austritt der perfluorierten Flüssigkeit führte und ein wesentlicher Druck auf den Kern nicht ausgeübt werden konnte. Während bei den ersten beiden Augen eine Kryoextraktion angewendet wurde, erfolgte beim dritten Fall eine Phakoemulsifikation im retropupillaren Raum.

Beim Durchstich der langen Nadel durch den Ziliarkörper kam es in allen Fällen zu einer geringen intraokularen Blutung, die sich als feine Trübungsschicht auf der Oberfläche des Perfluorcarbons absetzte. Komplikationen bei der Implantation der Linse traten nicht auf; stets konnte eine zentrierte Lage ohne Verkippung erzielt werden. Zur vollständigen Absaugung des Perfluorcarbons war das BIOM äußerst hilfreich, da es selbst bei beginnendem Hornhautödem und enger Pupille einen ausreichenden Funduseinblick zuließ.

Postoperativ zeigten zwei der drei Augen zunächst eine deutliche Hypotonie (2−6 mmHg) sowie eine Vertiefung der Vorderkammer. Stets war der Funduseinblick wegen einer mäßigen zelligen Infiltration des Glaskörperraumes etwas getrübt. Diese Befunde bildeten sich jedoch innerhalb von zwei Wochen wieder vollständig zurück. Bei ambulanten Kontrollen (Nachbeobachtungszeit: 1−3 Monate) lag der Visus in zwei Fällen bei 0,5−0,6 und in einem Fall mit vorbestehender seniler Makulopathie bei 0,3. Die Linse zeigte in allen Augen einen guten Sitz, die Knoten der Sklerafixierungsnähte waren von Bindehaut bedeckt. Ophthalmoskopisch fanden sich im Glaskörperraum keine Resttropfen von verbliebenem Perfluorcarbon.

Diskussion

Zur Extraktion einer in den Glaskörperraum luxierten Linse sind zahlreiche Techniken angegeben worden. Handelt es sich nicht um eine weiche Linse, die sich mit dem Vitrektom im Glaskörperraum entfernen läßt [14], kann mit den verschiedensten Vitrektomieinstrumenten einschließlich der Endokryosonde eine Reposition in die Vorderkammer versucht werden [12, 14]. In jüngster Zeit wurde auch die Entfernung einer harten Linse im Glaskörperraum mittels Endophakoemulsifikation propagiert [11].

Gegenüber solchen Verfahren bietet die in dieser vorläufigen Studie angewandte Technik den Vorteil, daß die Linse durch die Injektion des Perfluorcarbons vom hinteren Pol mühelos in den vorderen Glaskörperraum gebracht werden kann und somit die Gefahr einer Netzhautläsion minimiert wird. Die Entfernung der auf der Oberfläche der perfluorierten Flüssigkeit schwimmenden Linse ist sowohl durch Phakoemulsifikation wie auch durch Kryoextraktion möglich. Wegen des deutlich kleineren korneoskleralen Schnittes werden wir in Zukunft der Phakoemulsifikation den Vorzug geben.

Auch die hier vorgestellte Modifikation einer Nahtfixation der Linsenbügel dient vorwiegend dem Zweck, die Ausdehnung der Korneoskleralwunde auf ein Minimum zu begrenzen. Dies wird durch das Vorlegen eines retropupillar verlaufenden Fadens von etwa 6 nach 12 Uhr erreicht. Die hierzu erforderliche Führung der langen Nadel quer durch den retropupillaren Raum mag im Vergleich zu der von Grehn [7—9] angegebenen Technik risikoreicher erscheinen, zu Komplikationen kam es jedoch nicht. Postoperativ fand sich in allen Fällen ein korrekter Sitz der Linse. Ob allerdings tatsächlich stets die angestrebte Positionierung der Bügel im Sulcus ciliaris erreicht wurde, läßt sich nicht sicher beurteilen; denn wie jüngst in einer histopathologischen Untersuchung nachgewiesen wurde, können sich die Bügel trotz spaltlampenmikroskopisch zufriedenstellendem Linsensitz durchaus außerhalb des Sulcus ciliaris befinden [13].

Als Nachteil der kombinierten Operation bei Linsenluxation muß angeführt werden, daß die Implantation einer Kunstlinse zu einer Reduzierung des Funduseinblicks führen und somit die Absaugung der perfluorierten Flüssigkeit erschweren kann, insbesondere in solchen Augen, die durch Voroperationen zu einem Hornhautödem neigen oder intraoperativ eine Miosis entwickeln. Eine vollständige Entfernung des Perfluorcarbons muß jedoch unbedingt erreicht werden, da die Langzeitverträglichkeit selbst kleinster intraokular verbleibender Mengen derzeit noch nicht abschließend geklärt ist [2, 5]. Weitere Erfahrungen und eine langfristige Nachbeobachtung sind erforderlich, um die Ergebnisse mit anderen Methoden, beispielsweise mit einem zweizeitigen Vorgehen oder einer sekundären Vorderkammerlinsenimplantation, vergleichen zu können.

Literatur

1. Chang St (1987) Low viscosity liquid fluorochemicals in vitreous surgery. Am J Ophthalmol 103:38–43
2. Chang St, Zimmermann HJ, Iwamoto T, Ortiz R, Faris D (1987) Experimental vitreous replacement with perfluortributylamine. Am J Ophthalmol 103:29–37
3. Denffer H von, Fabian E (1986) Sekundäre Hinterkammerlinsenimplantation bei komplizierter Aphakie. Film. 84. Tagung der Deutschen Ophthalmologischen Gesellschaft, Aachen, 21.–24. 9. 1986
4. Eckardt C (im Druck) Intraoperativer Gebrauch von Perfluordecalin zur Behandlung komplizierter Netzhautablösungen. Fortschr Ophthalmol
5. Eckardt C, Winter M, Nicolai U, Knop E (1990) Tierexperimentelle Untersuchung am Kaninchen über die intraokulare Verträglichkeit von Perfluoroctan und Perfluorpolyether. 3. Jahrestagung der Retinologischen Gesellschaft, Berlin, 30. 11. 1990
6. Effenterre van G (1990) Posterior dislocation of the lens. First European Meeting on Perfluorocarbon Liquids in Vitreo-retinal Surgery. Paris, 7. 9. 1990
7. Grehn F (1989) Hinterkammerlinsenimplantation nach vorderer Vitrektomie mit Nahtfixation im Sulcus. In: Lang GK, Ruprecht KW, Schott K (Hrsg) 2. Kongreß der Deutschen Gesellschaft für Intraokularlinsen Implantation. Enke, Stuttgart, S 125–129
8. Grehn F (1990) Hinterkammerlinsenimplantation mit Nahtfixation im Sulcus. Mittelfristige Ergebnisse. In: Freyler H, Skorpik Ch, Grasl M (Hrsg) 3. Kongreß der Deutschen Gesellschaft für Intraokularlinsen Implantation. Springer, Wien New York, S 223–228
9. Grehn F, Sundmacher R (1989) Fixation of posterior chamber lenses by transscleral sutures. Techniques and preliminary results. Arch Ophthalmol 107:954–955
10. Hu BV, Shin DH, Gibbs KA, Hong YJ (1988) Implantation of posterior chamber lens in absence of capsular and zonular support. Arch Ophthalmol 106:416–420
11. Laqua H (1988) Die Entfernung der Linse über die Pars plana. 3. Bremer Ophthalmologisches Kolloquium, Bremen 16.–17. 4. 1988
12. Leuenberger PM (1980) Cataracte subluxee, indications et techniques operatoires. Klin Monatsbl Augenheilkd 176:681–685
13. Lubniewski AJ, Holland EJ, Van Meter WS, Gussler D, Parelman J, Smith ME (1990) Histologic study of eyes with transsclerally sutured chamber intraocular lenses. Am J Ophthalmol 110:237–243
14. Peyman GA, Raichmand M, Goldberg M, Ritacca D (1979) Management of subluxated and dislocated lenses. Br J Ophthalmol 63:771–778
15. Spiegelman AV, Lindstrom RL, Nichols BD, Lindquist TD, Lane SS (1988) Implantation of a posterior chamber lens without capsular support during penetrating keratoplasty or as a secondary lens implant. Ophthalmic Surg 19:396–399
16. Stark WJ, Gottsch JD, Goodman DF, Goodman GL, Pratzer K (1989) Posterior chamber lens implantation in the absence of capsular support. Arch Ophthalmol 107:1078–1083

Pars-plana-Vitrektomie bei in den Glaskörper luxierten Hinterkammerlinsen

H. L. KAIN, R. OSUSKY und S. ORGÜL

Zusammenfassung. In 7 Fällen mit Luxation von Hinterkammerlinsen in den Glaskörperraum wurde im Rahmen der chirurgischen Versorgung eine Pars-plana-Vitrektomie durchgeführt. Die mittlere Beobachtungszeit beträgt 15 Monate nach dem Eingriff. Ursache für die Luxation der Hinterkammerlinsen war bei 2 Patienten eine YAG-Laserkapsulotomie, bei 2 Patienten eine spontane Luxation, bei 3 Patienten war die Linse 1–3 Tage nach Kataraktoperation in den Glaskörper luxiert. Bei 2 Fällen konnte die abgetauchte Linse in den Sulkus reponiert werden. In 5 Fällen wurde die Linse entfernt und die neue Linse durch Sulkusnähte fixiert. Bei 2 Patienten kam es im Beobachtungszeitraum zu einer progredienten epiretinalen Gliose, davon bei 1 Patient zu einem Makulaforamen bei vorliegender seniler Makuladegeneration. Eine umfassende Vitrektomie ist unserer Ansicht nach von entscheidender Bedeutung, um späteren vitreoretinalen Komplikationen vorzubeugen.

Summary. Seven patients with posteriorly dislocated intraocular lenses had repositioning or removel of the IOL using pars plana instrumentation. The mean follow up time postoperatively was 15 months. The cause for dislocation of the IOLs was in 2 patients neodymium YAG laser capsulotomy, in 2 patients spontaneous luxation and in 3 patients luxation of the IOL into the vitreous 1 to 3 days postoperatively. In two cases the posteriorly dislocated IOL's could be repositioned into the ciliary sulcus. In 5 cases the IOL's were removed and replaced by new posterior chamber lenses fixated with sulcus sutures. In 2 patients a progressiv epiretinal gliosis could be observed, of which in 1 patient the final functional result was impaired by a macular hole associated with macula degeneration. It appears that a careful pars plana vitrectomy reduces the danger of late retinal complications.

Die Luxation von Intraokularlinsen in den Glaskörperraum ist eine seltene Komplikation nach Kataraktoperation mit Implantation von Hinterkammerlinsen [3, 13, 14]. Als Ursachen dafür kommen Ruptur der hinteren Kapsel oder eine Lyse der Zonula während des primären Eingriffs in Frage, aber auch ein späterer spontaner Verlust der Stabilität der Kapsel oder des Zonula-Apparates vor. Eine häufigere iatrogene Ursache ist die YAG-Laserkapsulotomie, die bei exzessiver Anwendung zu einer zu großen hinteren Kapselöffnung führt. Die nachfolgende weitere Schrumpfung mit Erweiterung der YAG-Diszisionsöffnung verursacht vermutlich dann eine Art Expression der IOL aus dem Kapselsack in den anterioren Glaskörper. Die Gefahr der Luxation in dem Glaskörperraum besteht besonders bei Iogel-Linsen [5], da diese nur wenig mit dem Kapselsack verhaftet sind. Obwohl eine dislozierte IOL in Abhängigkeit vom Zustand des Glaskörpers meist

---

Universitäts-Augenklinik Basel, Mittlere Str. 91, CH-4056 Basel

5. Kongreß der DGII
Hrsg. Wenzel et al.
© Springer-Verlag Berlin Heidelberg

über längere Zeit gut toleriert wird [12], zeigen doch langfristige Beobachtungen, daß diese Augen zur Entwicklung eines persistierenden zystoiden Makulaödems und zu chronischen Reizzuständen neigen [2, 3]. Sogar ein erhöhtes Risiko für eine Netzhautablösung wird diskutiert [2]. Aber auch ohne diese drohenden Komplikationen ist eine chirurgische Intervention nach luxierten IOLs indiziert, um eine Wiederherstellung der Funktion zu erreichen. Wenn man sich zur chirurgischen Intervention entscheidet, so ist die Pars-plana-Vitrektomie vermutlich die Methode der Wahl [3].

Wir berichten über Patienten, die uns mit in den Glaskörperraum dislozierten HKLs zugewiesen wurden. Die Linsen wurden mit Hilfe der Parsplana-Vitrektomie-Technik aus dem Glaskörperraum entfernt und wurden je nach vorliegendem Befund ersetzt oder konnten in den Sulcus ciliaris reponiert werden. Die mittlere postoperative Beobachtungszeit beträgt 15 Monate.

Patientenkollektiv

Unser Patientengut umfaßt 7 Patienten (Tabelle 1). Davon 2 Patienten mit spontan abgetauchter Linse, wobei mögliche Risikofaktoren bzw. intraoperative Komplikationen mit Kapselruptur oder Zonulalyse nicht vorkamen bzw. nicht bekannt sind. Bei einem der Patienten wurde bereits anfangs 1988 eine Subluxation der Linse dokumentiert (Abb. 1). Bei 2 Patienten kam es zum Abtauchen der Linse nach YAG-Laserkapsulotomie, die nach 1 bzw. 4 Jahren nach Kataraktoperation erfolgte. Die Luxation des Pseudophakos in den Glaskörperraum trat bei einem Patienten 6 Tage, beim anderen 5 Monate nach YAG-Laserkapsulotomie auf. Bei einem dieser Patienten (S.F.) wurde von den Operateuren bereits bei der Kataraktoperation eine labile Zonula an beiden Augen bemerkt. Bei einem der Patienten mit Linsenluxation kurze Zeit nach Kataraktoperation lag als möglicher Risikofaktor eine Kortisonkatarakt bei Morbus Waldenström vor (Patient H.E.). Vom

Tabelle 1. Ursachen und mögliche Risikofaktoren, die zur Luxation der Hinterkammerlinsen in den Glaskörper geführt haben

Patient	Luxation	Risikofaktoren	Kapselruptur	Zonulalyse
P.L.	spotan	unbekannt	unbekannt	unbekannt
G.K.	spontan	keine	nein	nein
D.P.	nach YAG	kein	nein	nein
S.F.	nach YAG	Myopie −5,0 dpt	nein	Zonula labil R/L
H.E.	1. post-op. Tag	Cortison-Katarakt M. Waldenström	ja vord. Vitrektomie	nein
S.F.L.	1. post-op. Tag	Pseudoexfoliatio	unbekannt	unbekannt
T.H.	3. post-op. Tag	Myopie −9,5 dpt	ja vord. Vitrektomie	nein

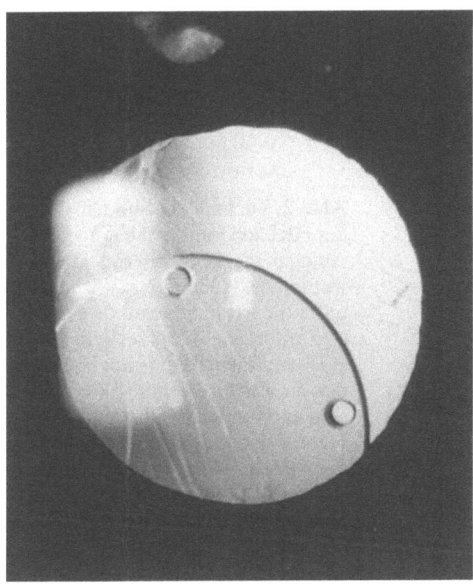

Abb. 1. Spontan dislozierte Linse. Dokumentation 17 Monate bevor die Linse vollständig in den Glaskörperraum luxierte

Operateur wurde eine Kapselruptur beschrieben, die eine vordere Vitrektomie nötig werden ließ. Beim 2. Patienten (S.F.L.) lag eine Pseudoexfolatio lentis vor, eine intraoperative Komplikation ist nicht bekannt. Beim 3. Patienten lag eine hohe Myopie von − 9,5 dptr vor. Im OP-Bericht wurde eine Kapselruptur und vordere Vitrektomie beschrieben. Alle Patienten waren entweder beidseits Katarakt operiert oder sind zwischenzeitlich beideits mit HKL versorgt.

Chirurgische Technik

Die Operationen wurden alle von einem Operateur (H.L.K.) durchgeführt. Das chirurgische Vorgehen war in erster Linie vom Zustand des noch verbliebenen Kapsel- und Zonula-Apparates abhängig. Nach Anlegen der Irrigationslösung und der beiden Arbeitsöffnungen zur Pars-plana-Vitrektomie, wurde zuerst das vordere Segment revidiert und der prolabierte Glaskörper aus der Vorderkammer, der Pupillaröffnung und Sulkusregion vollständig entfernt. Daran schlossen sich eine Inspektion des Fundus mit Hilfe der intraokularen Beleuchtung an, um die abgetauchte IOL genau zu lokalisieren.

Als nächster Schritt werden zwei kleine Skleradeckel bei 12.00 Uhr und 6.00 Uhr angelegt und am tonisierten Auge erfolgt das Vorlegen der Sulkusnähte (Abb. 2). Wir benutzen dazu eine doppeltarmierte Prolene-Naht 10.0

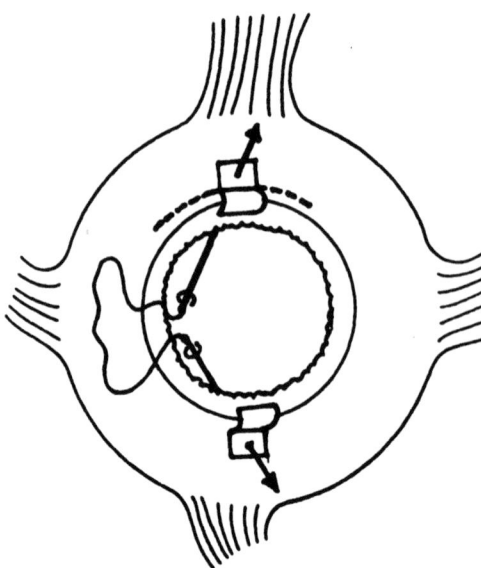

Abb. 2. Technik zur Sulkusfixation der HKL am tonisierten Auge. Nach Anlegen von zwei Skleradeckeln werden die Nadeln transkorneal unter die Iris in den Sulkus geführt und unter den Skleradeckeln ausgestochen. Nach Teilung der Naht werden die Enden über die Sklerainzision nach außen geführt und die Haptik angeknüpft. Der Einstich der Nadeln erfolgt weiter peripher in der Kornea, dies wurde an der Skizze aus Gründen der Darstellung übertrieben

mit geraden, 16 mm langen Spatula-Nadeln. Die Nadeln werden transkorneal unter die Iris in den Sulkus geführt und unter den Skleradeckeln ausgestochen (Abb. 2).

Anschließend wird die luxierte Linse aus dem Glaskörperraum in die Vorderkammer gebracht. Zur Entfernung der abgetauchten Linse wird die Vorderkammer mit Luft gefüllt. Dies bringt 3 Vorteile mit sich: 1. Nach Eingabe von Luft in die Vorderkammer wird die Brechkraft der Hornhaut weitgehend eliminiert, so daß ohne ein Kontaktglas eine sehr gute Beobachtungsmöglichkeit des Augenhintergrundes möglich ist. 2. Unter Luft kann sehr weit in die Peripherie bis nahe an die Ora serrata eingesehen werden. 3. Durch die Eingabe von Luft ist ein Auffüllen der Vorderkammer zum Schutz des Endothels mit Healon nicht erforderlich.

Die Eingabe von Healon in die Vorderkammer ist wenig hilfreich, da es rasch in den anterioren Glaskörper abläuft, besonders bei sehr guter Mydriasis, und damit sinnlos wird. Es folgt die Eröffnung der Vorderkammer entweder durch Eröffnung der alten Nähte oder durch Anlegen einer Skleralamelle von etwa 6 mm. Dabei ist darauf zu achten, daß die Infusionslösung vor Öffnung der Vorderkammer auf Augenniveau herabgebracht wird, um ein Prolabieren der Iris zu vermeiden.

Nach Teilung der vorgelegten Sulkusnaht werden extraokular die beiden Haptiken der Linse angeknüpft, die Linse in den Sulkus gezogen und vorläufig justiert. Im Gegensatz zu anderen Autoren bevorzugen wir nur eine Einzelnaht an jeder Haptik [10, 11]. Wir verwenden zur Sekundärimplantation eine Linse mit modifizierter J-Loop-Haptik. Nach Verschluß der Vorderkammer erfolgt die Komplettierung der Vitrektomie, der Verschluß der Sklerotomien und die Tonisierung des Bulbus. Im letzten Schritt werden am tonisierten Auge die Sulkusnähte endgültig fixiert und die Skleradeckel mit je einer Einzelknopfnaht 10.0-Nylon readaptiert.

Prinzipiell ist die Explantation der abgetauchten Linse nicht immer erforderlich. Die Haptik läßt sich auch mit der Sulkusnaht verknüpfen, wenn die Haptiken durch die Arbeitsöffnungen an der Pars Plana extraokular geführt werden. Bei den explantierten Linsen waren durch das Fassen mit den intraokularen Instrumenten die Haptiken etwas verbogen, so daß wir eine Explantation und die Implantation einer neuen Linse vorgezogen haben. Bei 2 Patienten war keine Explantation und Sulkusnaht erforderlich, da die noch vorhandenen Reste der Kapsel und des Zonula-Apparates ausreichende Unterstützung für eine sichere Sulkusimplantation boten.

Während der operativen Eingriffe trat bei keinem der Patienten eine Blutung infolge der Sulkusnähte auf. Dies führen wir darauf zurück, daß durch das Vorlegen der Sulkusnähte am tonisierten Auge eine sehr präzise Nadelführung möglich ist. Dadurch treten kein größeren Gewebeläsionen im Sulkusbereich auf, die Anlaß zu Blutungen sein könnten. Die anschließende Komplettierung der Vitrektomie war stets problemlos durchzuführen.

Postoperativer Verlauf und Ergebnisse

Alle Patienten erhielten postoperativ 100 mg Prednison oral für 5 Tage und eine topische Applikation von Steroid-Augentropfen 6mal täglich. Der unmittelbare postoperative Verlauf entsprach dem üblicher Befunde nach einer einfachen Pars-plana-Vitrektomie. Über die funktionellen Ergebnisse orientiert Tabelle 2. Die Vorderabschnitte wurden durch den Eingriff nur mäßig irritiert (Abb. 3). Dies ist darauf zurückzuführen, daß die Pars-plana-Technik ein fast ständiges Arbeiten am tonisierten Bulbus erlaubt.

Bei einem Patienten (D.P.) trat nach 8 Monaten eine spontane Vorderkammerblutung mit einem Hyphäma von 2 mm auf, das sich jedoch spontan innerhalb von 2 Tagen folgenlos resorbierte. Bei einem Patienten (S.F.) liegt beideits, wie auch schon vor der Kataraktoperation beschrieben, eine Iridodonesis vor. Diese ist am operierten Auge ausgeprägter. Gleichzeitig besteht

Tabelle 2. Funktionelle Ergebnisse und postoperative Beobachtungszeit. Bei 2 Patienten war keine Sulkusnaht erforderlich, da der Kapsel- und Zonulaapparat noch ausreichend intakt war, um eine stabile Sulkusimplantation zu ermöglichen

Patient	Alter	Sex	Follow-up	postop. Visus	Bemerkungen
P.L.	75	w	15	0,6−0,3	Sulkusnaht
G.K.	67	m	20	1,0	Sulkusnaht
D.P.	47	m	9	0,9	Sulkusnaht
S.F.	62	m	19	1,9	Sulkusnaht
H.E.	60	m	14	0,8	ohne Naht
S.F.L.	82	m	12	0,6	ohne Naht
T.H.	65	m	18	1,0	Sulkusnaht

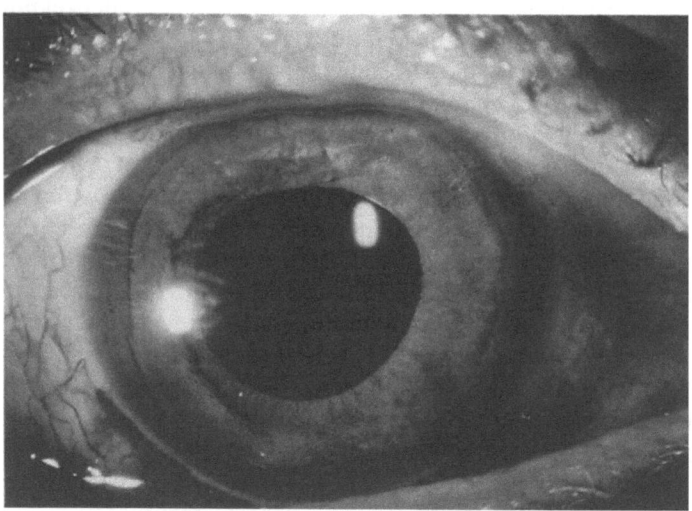

Abb. 3. Erster postoperativer Tag. Der nur mäßige Reizzustand am Vordersegment demonstriert die geringe Traumatisierung des vorderen Segments

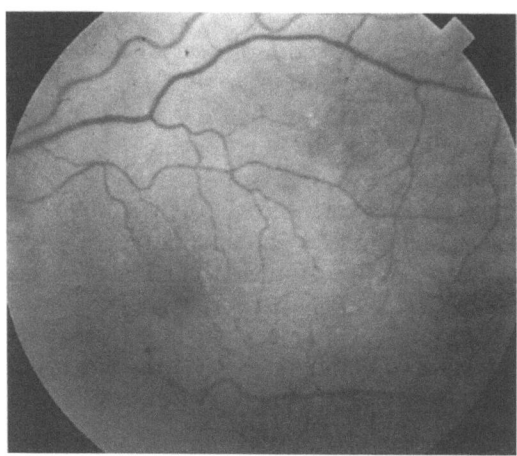

Abb. 4. Epiretinale Gliose und Makulaforamen 15 Monate postoperativ. Die deutlich sichtbaren Drusen in der Makularegion zeigen die beginnende senile Makuladegeneration, deren Progression möglicherweise durch den Eingriff beschleunigt wurde

eine Vertiefung der Vorderkammer von ca. 0,98 mm (Ultraschallmessung). Das funktionale Ergebnis ist dadurch nicht beeinträchtigt.

Als späte retinale Komplikation trat bei 2 Patienten eine epiretinale Gliose auf. Sie führte zu einer Visusreduktion von 0,8 auf 0,6 (Patient S.F.L.) und bei der Patientin (P.L.) zu einer Visusreduktion von 0,6 auf 0,3. Bei der letzten Untersuchung (15 Monate postoperativ) zeigte sich dann das Bild eines Makulaforamens (Visus 0,2) (Abb. 4). Die Patientin weist auf beiden Augen eine beginnende senile Makuladegeneration (SMD) auf.

Alle Patienten sind derzeit ohne Medikamente beschwerdefrei. Die Augen sind normoton und weisen einen stabilen und reizfreien Befund auf. Im Beobachtungszeitraum ist keine der Linsen erneut disloziert. Bemerkenswert ist, daß bei allen Linsen postoperativ eine Besiedlung des Pseudophakos mit Zellen, vermutlich Makrophagen, zu beobachten war. Eine Entfernung dieser Zellen mit Hilfe des YAG-Lasers war aber in keinem Fall erforderlich.

Diskussion

Schwere retinale Komplikationen traten nicht auf, trotz der erheblichen notwendig gewordenen intraokularen Manipulationen, die eine Vitrektomie mit sich bringt. Die Ausnahme war eine Patientin (P.L.), wobei jedoch anzuführen ist, daß hier bereits eine SMD auf beiden Augen beobachtet werden konnte. So kann angenommen werden, daß die Prognose auch aufgrund der SMD a priori schlecht war. Trotzdem ist das jetzt vorhandene Makulaforamen vermutlich als die Spätfolge eines zystoiden Makulaödems zu interpretieren. Glaskörpertraktion in der Makularegion wurde mehrfach als ein wichtiger Faktor in der Pathogenese des aphaken zystoiden Makulaödems diskutiert [4, 8, 9]. Auch der Verlust der Barrierefunktion der hinteren Kapsel und damit eine Erleichterung der Passage von Prostaglandinen wird als zusätzlicher ätiologischer Faktor in der Pathogenese des zystoiden Makulaödems diskutiert [1, 6, 7].

Wir führen den günstigen Verlauf in unserem Kollektiv im wesentlichen auf zwei Faktoren zurück: 1. Durch die Vitrektomie werden eventuell nachfolgende Traktionsbelastungen der Makularegion durch den Glaskörper vermieden. 2. Der postoperative intraokulare Reizzustand konnte durch die systemische Anwendung von Steroiden sehr rasch unter Kontrolle gebracht werden.

Die Entfernung der luxierten Linse aus dem Glaskörperraum und das Einbringen in die Vorderkammer bereitet keine Probleme, wenn eine sorgfältige Vitrektomie des vorderen Glaskörpers erfolgt ist. Dies stellt nicht nur eine gute Beobachtungsmöglichkeit des hinteren Pols her, sondern erlaubt auch eine traktionsfreie Manipulation der luxierten IOL. Eine Verwendung von Perfluorcarbon, um die Linse hochzuschwemmen, war in unseren Fällen bisher nicht notwendig. Wir vermeiden die Verwendung von Perfluorcarbon; da es stets vollständig wieder aus dem Glaskörperraum entfernt werden muß, bedeutet dies eine unnötige zusätzliche Ausweitung des Eingriffs. Wir bevorzugen dagegen eine Zweiteilung der Vitrektomie. Im ersten Schritt wird der anteriore Glaskörper entfernt, so daß im vorderen Segment problemlos mit der luxierten Linse manipuliert werden kann. Der hintere Glaskörper wird bis dahin vollständig unberührt belassen, er bietet einen guten Schutz für die Makularegion und die periphere Netzhaut. Erst nach Entfernung der abgetauchten Linse und der vorläufigen Justierung der neu eingesetzten Linse mit Sulkusnähten kann gefahrlos für die Retina die Entfernung der hinteren Glaskörperteile durchgeführt werden.

Wichtig ist, daß der Implantation der Linse eine sehr sorgfältige Entfernung der vorderen Glaskörperanteile vorausgeht, erstens, damit der Sulcus ciliaris gut zugänglich ist, und zweitens, damit später keine Membranbildungen an der Haptik und vitreale Traktionen erfolgen können, die zu einer Netzhautablösung führen könnten.

Eine wesentliche Erleichterung der chirurgischen Technik bedeutet es unserer Ansicht nach, wenn die Sulkusnähte bereits am tonisierten Auge vorgelegt werden. Dadurch wird es nicht mehr nötig, mit einem nadelführenden Instrument in die Vorderkammer einzugehen. Die Anwendung der Pars-plana-Vitrektomie-Technik erlaubt ein fast ausschließliches Arbeiten am tonisierten Bulbus und damit eine geringe Traumatisierung des vorderen Segments. Obwohl die Luxation von Intraokularlinsen in den Glaskörperraum als eine schwere Komplikation einzustufen ist, bietet die Pars-plana-Technik nicht nur die Möglichkeit zur Beherrschung dieser Komplikation, sondern auch gleichzeitig die Möglichkeit zur Sanierung des Glaskörperraums, um vitreoretinale Spätfolgen weitgehend zu verhindern.

Literatur

1. Binkhorst CD (1980) Corneal and retinal complications after cataract extraction; the mechanical aspect of endophthalmodenis. Ophthalmology 87:609−617
2. Flynn HW (1987) Management and repositioning of posteriorly dislotaced intraocular lenses. In: Stark WJ, Terry AC, Maumenee AE (eds) Anterior segment surgery; IOLs, lasers, and refractive keratoplasty. Williams & Wilkins, Baltimore, pp 321−329
3. Flynn HW, Buus D, Culbertson WW (1990) Management of subluxated and posteriorly dislocated intraocular lenses using pars plana vitrectomy instrumentation. J Cataract Refract Surg 16:51−56
4. Irvine SR (1953) A newly-defined vitreous syndrome following cataract extraction. Am J Ophthalmol 36:599
5. Levy JH, Psacano AM, Anello RD (1990) Displacement of bag-placed hydrogel lenses into the vitreous following neodymium:YAG laser capsulotomy. J Cataract Refract Surg 16:563−566
6. Miyake K, Sugiyama S, Norimatsu I, Ozawa T (1978) Prevention of cystoid macular edema after lens extraction by topical indomethacin (III) radioimmunoassay measurement of prostaglandins in the aqueous during and after lens extraction procedure. Graefes Arch Klin Exp Ophthalmol 209:83−88
7. Ohrloff C, Schalnus R, Rothe R, Spitznas M (1990) Role of the posterior capsule in the aqueous-vitreous barrier in aphakic and pseudophakic eyes. J Cataract Refract Surg 16:198−201
8. Schepens CL, Avila MP, Jalkh AE et al. (1984) Role of the vitreous in cystoid macular edema. Surv Ophthalmol 28 (Suppl):499−504
9. Sebag J (1987) Vitreo-retinal interface and the role of vitreous in macular disease. In: Brancato R, Coscas G, Lumbroso B (eds) Proceedings of the Retina Workshop. Kugler & Ghedini, Amsterdam, pp 3−6
10. Sen HA, Smith PW (1990) Current trends in suture fixation of posterior chamber intraocular lenses. Ophthalmic Surgery 21 (10):689−695
11. Smiddy WE, Sawusch MR, O'Brien TP, Scott DR, Huang SS (1990) Implantation of scleral-fixated posterior chamber intraocular lenses. J Cataract Refract Surg 16:691−696

12. Smith SG, Lindstrom RL (1988) Intraocular lens: Complications and their management. Slack Inc, Thorofare, NJ, pp 135–141
13. Stark WJ, Maumenee AE, Datiles M, Fagadau W et al. (1983) Intraocular lenses: Complications and visual results. Trans Am Ophthalmol Soc 81:281–309
14. Worthen DM, Boucher JA, Buxton JN, Hayreh SS et al. (1980) Interim FDA report on intraocular lenses. Ophthalmology 87:267–271

Zur Behandlung luxierter Kunstlinsen

J. Reimann

Zusammenfassung. Luxierte Kunstlinsen stellen immer eine Komplikation für das Auge dar und sollten reponiert werden. Eine inkomplette Vitrektomie via Pars plana mit anschließender skleraler Nahtfixation der Linsenhaptik im Sulcus ciliaris werden bevorzugt. Der Austausch einer luxierten HKL gegen eine neue HKL oder VKL ist notwendig, wenn die Fixation nicht gelingt. Es wird über 12 Patienten berichtet.

Summary. The dislocation of the IOL into the vitreous cavity is a rare complication. In all cases of dislocated IOLs a potential risk for the eye exists. In the management of dislocated chamber lenses we used pars plana vitrectomy techniques and prefer a transscleral suture fixation. Exchanging the dislocated posterior chamber IOL for an anterior chamber lens is recommended, if the fixation is unsuccessful. We present details on 12 patients.

Einleitung

Mögliche Komplikationen einer (sub-)luxierten Kunstlinse sind Visusbeeinträchtigung, Behinderung der Kammerwasserzirkulation (iris capture syndrom), chronischer Reizzustand, zystoides Makulaödem und Ablatio retinae. In Abhängigkeit vom Linsentyp ist die (Sub-)Luxation eine unterschiedlich häufige Ursache für die Explantation einer Kunstlinse. Hinterkammerlinsen werden wegen einer Dislokation häufiger explantiert als Vorderkammerlinsen oder irisgestützte Linsen [6]. Um die Vorteile einer IOL gegenüber anderen Aphakiekorrekturen für den Patienten zu erhalten, werden Behandlungsvarianten zur Explantation gesucht und praktiziert [1, 2, 5]. Möglichkeiten der Behandlung luxierter Kunstlinsen sind:
1. Belassen der luxierten IOL am falschen Ort,
2. Explantation der luxierten IOL mit/ohne Reimplantation einer neuen IOL (HKL/VKL),
3. Reposition nach inkompletter Vitrektomie via Pars plana
   a) ohne Nahtfixation
   b) mit skleraler Nahtfixation

Charité-Augenklinik der Humboldt-Universität, Schumannstr. 20/21, O-1040 Berlin, Bundesrepublik Deutschland

5. Kongreß der DGII
Hrsg. Wenzel et al.
© Springer-Verlag Berlin Heidelberg

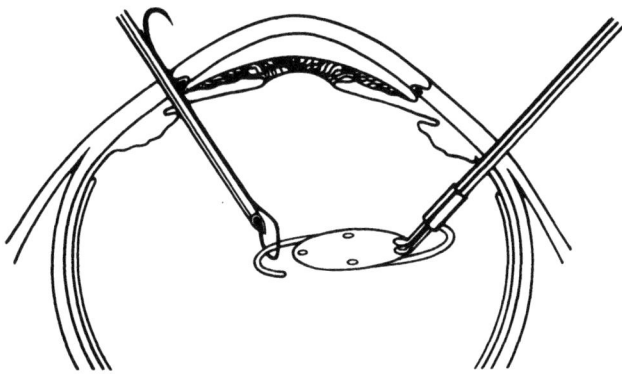

Abb. 1. Nach partieller Vitrektomie wurde die luxierte HKL mit einer Fremdkörperpinzette der Fadenschlaufe (10 × 0-Prolene in einer 27-gauge-Kanüle) entgegengeführt. Die aufgenommene Haptik wird dann gegen die Bulbuswand geknüpft. Anschließend gleiches Vorgehen diagonal, um den anderen Haptikbügel zu fixieren

Material und Methode

Wir beobachteten 12 Patienten mit luxierter Kunstlinse. Drei von ihnen suchten die Klinik wegen einer Erkrankung des Partnerauges (1mal Ablatio ret., 2mal Katarakt) auf und hatten seit 2–5 Jahren eine in den unteren Glaskörperraum luxierte Iris-clip-Linse, die belassen wurde. Drei weitere Patienten hatten eine luxierte Hinterkammerlinse, von denen nach Explantation zwei gegen eine Vorderkammerlinse ausgetauscht wurden. Eine Gruppe von sechs Patienten mit luxierter HK wurde nach folgender Operationsmethode behandelt: Inkomplette Vitrektomie via Pars plana bei weitgehend vorhandener hinterer Linsenkapsel Reposition durch die Ruptur und Hineindrehen des Pseudophakos in den Sulcus ciliaris (1 Auge).

Sind peripher unzureichende Kapselreste erhalten geblieben, wird nach Präparation eines Skleraläppchens unmittelbar hinter der Iriswurzel eine mit 10 × 0-Prolene bestückte Kanüle diaskleral eingeführt und zunächst die Linsenhaptik mit der Fadenschlinge aufgenommen und an der Bulbuswand verankert (Abb. 1). Im nächsten Schritt gleiches Vorgehen bei der Nahtfixation der gegenüberliegenden Haptik diagonal zur ersten (5 Augen).

Ergebnisse

Die Fallzahl, der postoperative Visus und die Beobachtungszeit unserer Patienten mit luxierter Kunstlinse sind in Tabelle 1 zusammengefaßt. In der ersten Gruppe trat 1–2 Jahre nach der primären Implantation einer irisgestützten Linse die Luxation des Pseudophakos auf. Zum Zeitpunkt der

Tabelle 1. Die Behandlung von 12 Augen mit Luxation des Pseudophakos in den Gläskörper

Behandlungsgruppe	Fallzahl n = 12	Visus postop.	Beobachtungszeit postop. (Mon.)
1. Gruppe IOL am falschen Ort belassen	3	0,93	40
2. Gruppe Explantation mit/ohne Reimpl.	3	0,55	15,6
3. Gruppe Reposition der HKL	6	0,46	6,8

Nachbeobachtung (im Mittel 40 Monate) lag die Kunstlinse beschwerdefrei im unteren Glaskörperraum und wurde belassen. Der mittlere Visus betrug mit Aphakiekorrektur 0,93. In der zweiten Gruppe erfolgte die Explantation der luxierten HKL, weil bei einem Patienten während des Versuchs der Reposition die Haptik beschädigt wurde und in einem anderen Fall eine Fadenfixation der Prolenehaptik nach dargestellter Methode nicht gelang. Zweimal wurde eine VKL implantiert, einmal erfolgte keine Reimplantation. Nach einer mittleren Beobachtungszeit von 15,6 Monaten betrug der durchschnittliche Visus aller drei Patienten 0,55. Die dritte Behandlungsgruppe besteht aus sechs Patienten, bei denen nach Reposition der luxierten HKL in den Sulcus ciliaris mit (5 Augen) und ohne (1 Auge) Nahtfixation ein durchschnittlicher Visus von 0,46 erreicht wurde. Die mittlere Beobachtungszeit nach der Reposition betrug 6,8 Monate. Als Komplikation trat einmal während der Nahtfixation eine Blutung in den Glaskörper auf, die sich spontan wieder resorbierte.

Diskussion

Gewöhnlich tritt eine Spontanluxation noch Jahre nach der Implantation nur bei den früher verwendeten irisgestützten Linsen auf. Hinterkammerlinsen luxieren unmittelbar oder wenige Tage nach der Implantation, wenn die Ruptur der hinteren Kapsel nicht bemerkt oder falsch eingeschätzt wird. Beläßt man eine luxierte Kunstlinse im Glaskörper, geht man immer ein Risiko ein. Wir hielten dieses Risiko in der ersten Gruppe unserer Patienten für vertretbar, da die Luxation bereits lange beschwerdefrei bestand und mit Korrektur ein guter Visus vorlag. Ziel bei der Behandlung von luxierten Hinterkammerlinsen sollte die Reposition in den Sulcus ciliaris sein, der eine partielle Ausschneidung des Glaskörpers vorausgehen muß. Gelingt die Fixation der Linsenhaptik im Sulcus nicht, ist ein Austausch gegen eine Vorderkammerlinse oder die Fixation einer neuen HKL mit der Nahtmethode nach Grehn (1989) zu erwägen. Die von uns benutzte Nahtfixation mittels gefädelter Kanüle kann als mögliche Variante bei der Behandlung luxierter Hinterkammerlinsen betrachtet werden.

Literatur

1. Campo RV, Chung KD, Oyakawa RT (1989) Pars plana vitrectomy in the management of dislocated posterior chamber lenses. Am J Ophthalmol 108:529–534
2. Flynn HW (1987) Pars plana vitrectomy in the management of subluxed and posteriorly dislocated intraocular lenses. Graefes Arch Clin Exp Ophthalmol 225:169–172
3. Grehn F (1990) Hinterkammerlinsenimplantation mit Nahtfixation im Sulkus. Mittelfristige Ergebnisse. In: Freyler H, Skorpik Ch, Grasl M (Hrsg) 3. Kongreß der Deutschen Gesellschaft für Intraokularlinsen Implantation. Springer, Wien New York, S 223–228
4. Heilskov T, Joondeph BC, Osen KR, Blankenship GW (1989) Late endophthalmitis after transscleral fixation of a posterior chamber intraocular lens. Arch Ophthalmol 107:1427
5. Jacobi KW, Krey H (1983) Surgical management of intraocular lens dislocation into the vitreous. A case report. J Am Intraocul Implant Soc 9:58–59
6. Nover A, Rochels R (1990) Explantierte Kunstlinsen-Ergebnisse einer bundesweiten Umfrage. In: Freyler H, Skorpik Ch, Grasl M (Hrsg) 3. Kongreß der Deutschen Gesellschaft für Intraokularlinsen Implantation. Springer, Wien New York, S 243–247
7. Stark WJ, Gottsch JD, Goodmann DF, Goodmann GL, Pratzer K (1989) Posterior chamber intraocular lens implantation in the absence of capsular support. Arch Ophthalmol 107:1078–1083
8. Sternberg P, Michels RG (1986) Treatment of dislocated posterior chamber intraocular lenses. Arch Ophthalmol 104:1391–1393

Indikation und Technik der Entfernung einer luxierten Linse

G. Richard

Zusammenfassung. Mit Hilfe der Glaskörperchirurgie ist es möglich, subluxierte, luxierte und präretinal gelegene Linsen mit und ohne Netzhautablösung aus dem Auge zu entfernen. Verschiedene Operationstechniken werden angewandt. Sie schließen die Pars-plana-Lensektomie und die Phakoemulsifikation im Glaskörper mit ein. Stets muß zunächst der vitreale Kortex entfernt werden, um sämtliche Traktionen zur Linse hin zu lösen. Dies ist am hinteren Augenpol nur mit Hilfe einer bimanuellen Technik möglich. Flüssige Fluorkohlenstoffe haben physikalische Eigenschaften, die als intraoperative Hilfsmittel während der Glaskörperchirurgie zur Entfernung einer dislozierten Linse hilfreich sind. Diese Substanzen sind optisch klar und haben ein spezifisches Gewicht, das fast doppelt so hoch ist wie das von Wasser. Aus diesem Grund sind sie in der Lage, eine luxierte Linse in die Pupillarebene zu heben, von wo aus eine Entfernung auf üblichem Wege möglich ist. Am Ende der Operation werden die als Instrument genutzten flüssigen Perfluorkohlenstoffe wieder aus dem Auge entfernt.

Summary. Vitrectomy technique provides capabilities for treating eyes with retained lens material or a posteriorly dislocated lens or pseudophacos causing secondary complications. The methods are variable and include phacoemulsification and pars-plana-lensectomy. With each technique the vitreous cortex is first excised to avoid excessive vitreoretinal traction. The surgeon should be familiar with bimanuel vitrectomy methods. Low viscosity liquid fluorocarbons have physical properties useful as intraoperative adjuncts during vitreous surgery for removal of a dislocated lens. These substances are optically clear, have specific gravity greater than that of water, and interfacial tension properties similar to those of silicone oil. They lift a luxated lens into the anterior segment of the eye, where a removal can be performed easily. At the end of the operation the perfluorcarbons have to be removed.

Komplikationen einer in den Glaskörper luxierten Linse können frühzeitig, häufig aber auch erst nach Jahren oder Jahrzehnten auftreten und sind durch das Auftreten einer Uveitis, eines phakolytischen Glaukoms oder einer rhegmatogenen Amotio retinae gekennzeichnet. Durch die Einführung der Pars-plana-Vitrektomie zur Mobilisation der in den Glaskörperraum luxierten Linse ist die Prognose dieser Komplikation wesentlich verbessert worden. Verschiedene früher angewandte Operationsverfahren zur Entfernung einer luxierten Linse über den Limbus haben sich problematisch für den vorderen Abschnitt erwiesen und bergen wegen der obligaten Traktion auf Glaskörper und Netzhaut das Risiko einer Netzhautabhebung an sich [1, 2, 4, 5].

Universitäts-Augenklinik Mainz, Langenbeckstr. 1, W-6500 Mainz, Bundesrepublik Deutschland

5. Kongreß der DGII
Hrsg. Wenzel et al.
© Springer-Verlag Berlin Heidelberg

Entfernt man mit Hilfe einer Pars-plana-Vitrektomie die Linse aus dem Glaskörper, so ist das erste Ziel der Operation, die Linse vollständig von Glaskörperadhärenzen zu befreien. Während der Vitrektomie ist leicht zu erkennen, wie fest die Linse meist in die Glaskörperfibrillen eingesponnen ist. Dies erklärt, warum eine Linsenextraktion aus dem Glaskörper mit dem Kryostab ohne vorausgegangene Vitrektomie zu schweren Netzhautkomplikationen führen kann. Stets muß als Erstmaßnahme die luxierte Linse mobilisiert werden.

Verlust von Linsenmaterial

Bei der extrakapsulären Kataraktextraktion, besonders bei der Phakoemulsifikation, kann die hintere Linsenkapsel reißen und die Linsenanteile können in die Tiefe des Glaskörperraums absinken. Zunächst sollte mit der Entfernung der übrigen Linse fortgefahren werden, wobei auf die Möglichkeit des Glaskörpervorfalls besonders geachtet werden sollte. Verloren gegangene weiche Rindenanteile quellen und müssen nicht unbedingt glaskörperchirurgisch angegangen werden. Allerdings sind es häufiger harte Linsenanteile, die verloren gehen. Gewöhnlich liegt der Grund darin, daß der Härtegrad des Kernes vor der Phakoemulsifikation unterschätzt wurde [11–14].

Es ist möglich, nach Entfernung des Glaskörpers die Linse zu fassen und in die Vorderkammer zu luxieren. Zerkleinerung der Linsenreste mit einer Fremdkörperpinzette sind nicht ohne Risiko, wenn sie unmittelbar vor der Netzhautoberfläche durchgeführt werden. Das Linsenmaterial darf nicht gegen die Netzhaut gedrückt werden, da Scherkräfte auf Retina und Pigmentepithel wirken können. Das Ansaugen mit dem Glaskörperschneider ist gelegentlich deswegen schwierig, weil beim Schneidevorgang bereits angesaugte Linsenpartikel wieder vom Vitrektom abspringen.

Linsenluxation

Eine dislozierte Linse kann über Jahre ohne Komplikation am Ort bleiben, sofern weder okuläre Komplikationen noch Sehbeeinträchtigungen entstehen. In seltenen Fällen kann die Linse in die Vorderkammer disloziert werden, wo es durch Endothelkontakt zur Hornhautdekompensation kommt. Ein Glaukom kann direkt durch Pupillarblock verursacht werden oder durch sekundär durch mechanische Obstruktion des Kammerwinkels durch Linsenanteile. Nach Linsensubluxation beobachtet man nicht selten eine Prolaps von Glaskörper in der vorderen Augenkammer, der seinerseits zu einem Sekundärglaukom führen kann.

Bei bestimmten degenerativen Netzhauterkrankungen muß an das gleichzeitige Bestehen einer Netzhautablösung gedacht werden. Besonders häufig davon betroffen sind das Marfan-Syndrom und das Ehlers-Danlos-Syndrom. Auch nach einem Trauma ist stets die Netzhaut auf eine traumatische Ruptur hin zu untersuchen.

Es wurden verschiedene Techniken zur Entfernung der ektopischen Linse vorgeschlagen. Die Entfernung der Linse mit Hilfe der Schlinge sowie des Kryo-Stabes als Teil einer intrakapsulären oder extrakapsulären Operation ist generell abzulehnen wegen der hohen Inzidenz operativer Komplikationen, vor allem des Glaskörperverlustes, der Netzhautablösung und der Entstehung eines Glaukoms [2, 5, 6].

Weiche Linsen können relativ leicht über die Pars plana entfernt werden, wobei die Linse seitlich inzidiert wird [9, 15]. Anschließend kann der Linsenkern mit Hilfe des Glaskörperschneiders abgesaugt werden, am Ende erst werden vordere und hintere Kapsel entfernt. In der Regel plazieren wir die Sklerotomie zur Lensektomie bei Kindern 2−2,5 mm, bei Erwachsenen 3−3,5 mm hinter dem Limbus.

Der Schneidekopf des Instruments muß während des Schneidevorgangs stets sichtbar sein, ist Linsenmaterial hinter der Regenbogenhaut verborgen, kann es durch Indentation leicht sichtbar gemacht werden.

Die Entfernung einer mittelharten luxierten Linse kann auch mit Hilfe von Phakoemulsifikation durchgeführt werden [10]. Um eine vollständige Luxation der Linse in den Glaskörperraum zu verhindern, kann als Gegenlager ein Instrument, das über die Pars Plana eingeführt wurde, hinter der stark mobilen, luxierten Linse plaziert werden. Wir bevorzugen, den Ultraschallkopf über den Limbusbereich einzuführen. Aufgrund des großen Durchmessers des Ultraschallkopfes ist eine Anwendung durch die Pars Plana für Fälle reserviert, bei denen eine Endotamponade wegen einer Amotio retinae erforderlich ist.

Luxierte Kunstlinse

Die Indikation zur Entfernung luxierter Kunstlinsen sollte großzügiger als bei natürlichen Linsen gestellt werden, da sie nach unserer Erfahrung häufiger zu einer Arrosion der Netzhaut, uveitischen Reizzuständen und einem zystoiden Makulaödem führen [3, 7, 16, 17].

Die Pupille wird erweitert mit einem kurzwirkenden Mydriatikum, um eine spätere Pupillenverengung nach Manipulation in die vordere Augenkammer zu ermöglichen. Bei ihrer Entfernung ist besonders sorgfältig darauf zu achten, die Bügel vollständig von Glaskörpertraktionen zu befreien. Es ist auch an den seltenen Fall zu denken, daß ein Bügel hinter die Netzhaut disloziert ist. Nach ausgiebiger Pars-plana-Vitrektomie, die nicht nur den die Linse unmittelbar umgebenden Glaskörper betreffen darf, wird die Linse mit einer Fremdkörperpinzette gefaßt und in die vordere Augenkammer verbracht. Es ist möglich, mit Hilfe einer McKannel-Naht die Linse zu refixieren, um eine erneute Dislozierung zu vermeiden [8].

Soll die Linse entfernt werden, bevorzugen wir das gleiche Vorgehen, wie bei einem großen intraokularen Fremdkörper. Besonders sorgfältig ist auf den Schutz des Endothels zu achten, vor der Entfernung instillieren wir in der Regel Healon in die vordere Augenkammer. Nach korneoskleraler Entfernung der Linse kann entweder eine Vorderkammerlinse implantiert werden oder der Patient kann einer Kontaktlinsenanpassung zugeführt werden.

Während der Entfernung der Linse aus dem Auge muß der Infusionsdruck so weit gesenkt werden, daß eine Tonisierung des Auges erhalten bleibt trotz des zur Linsenentbindung erforderlichen Stufenschnitts. Anschließend kann mit Hilfe einer Mikropinzette die luxierte Linse von einer Fremdkörperpinzette, die über die Pars-plana eingeführt wurde, übernommen und problemlos aus dem Auge entfernt werden. Am Ende des Eingriffs ist die Netzhautperipherie sorgfältig auf Läsionen hin zu untersuchen.

Perfluorkohlenstoffe als Hilfsmittel bei der Entfernung luxierter Linsen

Seit kurzer Zeit ist das technische Problem gelöst, nach Mobilisierung der Linse und Verbringung in die Pupillarebene diese dort stabil so lange zu halten, bis sie mit Hilfe des Glaskörperschneiders abgesaugt oder mit Hilfe der Phakoemulsifikation aus dem Auge entfernt worden ist. Es bestand stets die Gefahr, daß Teile der Linse zurücksanken.

Die flüssigen Perfluorkohlenstoffe sind eine große Hilfe bei der Entfernung präretinal luxierter Linsen und unverzichtbar bei gleichzeitig bestehender Amotio retinae. Es handelt sich um karbonathaltige Verbindungen, bei denen alle CH-Verbindungen und CF-Verbindungen abgelöst werden. Da die CF-Verbindungen äußerst reaktionsträge sind, gelten Perfluorkohlenstoffe als chemisch inert, deswegen sind sie als untoxisch anzusehen. Kurzkettige, gasförmige Perfluorkohlenstoffe sind seit langer Zeit bekannt, sie werden als expandierende Gase zur Endotamponade des Glaskörpers verwendet.

Netzhautchirurgisch werden gasförmige Perfluorkohlenstoffe seit langem verwandt, um komplizierte Netzhautablösungen mit großem Riß, mit komplizierender proliverativer Vitreoretinopathie oder schwerer Traumata zu behandeln.

Sie sind glaskörperchirurgisch aufgrund ihrer hohen Dichte als Instrument (ca. 1,9) zu verwenden. Da sie fast doppelt so schwer wie Wasser sind, können sie sämtliche Stoffe, die leicht sind als sie selber und schwerer als Wasser in jede beliebige Ebene anheben. Diese Eigenschaft kann besonders gut verwandt werden zur Entfernung von Linsen aus dem Auge. Die Linse schwimmt auf dem Perfluorkohlenstoff in die Pupillarebene. Von hier kann die Linse entweder korneoskleral oder mit Hilfe der Phakoemulsifikation entfernt werden. Dabei ist zu beachten, daß die Linse sehr mobil ist. Aus diesem Grund ist es sinnvoll, die Linse seitlich zu inzidieren und den Phakoemulsifikationsansatz in die Linse einzuführen. Wegen der erhöhten Mobilität der Linse ist zudem zu empfehlen, als Endothelschutz Hyaluronsäure zu verwenden.

Literatur

1. Adelung K, Weidel EG, Lisch W, Thiel HJ (1985) Ist die Luxation der Linse eine Indikation zur operativen Entfernung? Fortschr Ophthalmol 82:353–356
2. Barraquer JI (1958) Surgical treatment of lens displacments. Arch Soc Am Ophthalmol Optom 1:30–38
3. Campo RV, Chung KD, Oyakawa RT (1989) Pars plana vitrectomy in the management of dislocated posterior chamber lenses. Am J Ophthalmol 108:529–534
4. Chang S (1987) Low viscosity liquid fluorchemicals in vitreous surgery. Am J Ophthalmol 103:38–45
5. Douvas NG (1969) Management of luxated and subluxated lenses, including a new surgical technique utilzing mechanical fluid vitreous: aspiration and cryoextraction. Ophthalmology 73:100–106
6. Flynn HW (1986) Vitrectomy in the management of dislocated crytalline lenses. In: Fidia Research Series, vol II: Basic and advanced vitreous surgery. Liviana, Padua
7. Flynn HW (1987) Pars plana vitrectomy in the management of subluxed and posteriorly dislocated intraocular lenses. Gräfes Arch Clin Exp Ophthalmol 225:169–172
8. Grehn F (1989) Hinterkammerlinsenimplantation nach vorderer Vitrektomie mit Nahtfixation im Sulcus. In: Lang GK, Ruprecht KW, Jacobi KW, Schott K (Hrsg) 2. Kongreß der Deutschen Gesellschaft für Intraokularlinsen Implantation. Enke, Stuttgart, S 125–129
9. Kampik A, Lund O-E, Salbert R (1985) Pars-plana-Lensektomie – Indikationen und Komplikationen. Fortschr Ophthalmol 82:312–315
10. Laqua H (1989) Intravitreal phakoemulsification for luxated lenses. In: Draeger J, Winter R (eds) New microsurgical concepts II. Cornea, posterior segment, external microsurgery. Karger, Basel, pp 66–68
11. Michels RG, Shacklett DE (1977) Vitrectomy technique for removal of retained lens material. Arch Ophthalmol 95:1767–1773
12. Michels R (1981) Vitreous surgery. Mosby, St. Louis, p 335
13. Peymann GA, Raichand M, Goldberg MF, Ritacca D (1979) Management of subluxated and dislocated lenses with the vitrophage. Br J Ophthalmol 63:771–778
14. Peyman Gh, Schulman J (1986) Intravitreal surgery. Appleton, Norwalk, p 147
15. Röver J (1986) Die Entfernung von luxierten Linsen mit Hilfe der Pars-plana-Vitrektomie. Fortschr Ophthalmol 83:300–301
16. Stark WJ, Michels RG, Bruner WE (1980) Management of posteriorly dislocated intraocular lenses. Ophthalmic Surg 11:495–497
17. Sternberg P, Michels RG (1986) Treatment of dislocated posterior chamber intraocular lenses. Arch Ophthalmol 104:1391–1393

„Metamorphose" einer Hinterkammerlinse

B. C. Lucas

Zusammenfassung. Kasuistik einer 73jährigen Patientin, bei der eine komplikationslose Phakoemulsifikation durchgeführt wurde. Der postoperative Verlauf während der ersten 3 Monate war unauffällig, der Visus betrug ohne Korrektur 0,8. In den darauffolgenden 2 Jahren kam es zu einer zunehmenden Myopisierung bis auf −2,5 sph bei äußerlich reizfreiem Auge. Bei der vom Optiker veranlaßten augenärztlichen Wiedervorstellung zeigte sich, daß bei reizfreiem, normotonen Auge, die Hinterkammerlinse fast vollständig durch die Iris hindurch in die Vorderkammer erodiert war. Anhand der Haptikenden wurde rückgeschlossen, daß der Pseudophakos invers mit der Bügelabwinkelung nach hinten implantiert worden war.

Summary. Case report of a 73 year old female patient who underwent uncomplicated phacoemulsification with implantation of a posterior chamber lens. Postoperative follow-up during the first 3 months was uneventful; vision increased to 0.8 (20/25) without glasses. During the following two years the patient's optician noted a progressive myopization to −2.5 sph in an otherwise asymptomatic eye and initiated a medical check-up. On presentation at our clinic we saw that the posterior chamber lens had eroded almost completely through the iris into the anterior chamber. There were no signs of intraocular inflammation and the eye showed normal pressure. According to the shape and location of the haptics it was found that the lens had been implanted inversely, with the haptics angulated backwards, pressing the lens against the iris. Due to the uninflamed status of the eye with good vision and the high rate of severe complications to be expected on explantation of the lens, no further surgery was performed.

Einleitung

Die extrakapsuläre Kataraktextraktion mit Implantation einer Hinterkammerlinse ist heute Operationstechnik der Wahl in der Behandlung des grauen Stars. Entscheidende Faktoren für die dauerhafte, visuelle Rehabilitation pseudophaker Patienten ist die Zentrierung der Hinterkammerlinse sowie die Reduktion der Nachstarinzidenz. Zu diesem Zweck werden seit Jahren verschiedene Linsentypen und Implantationsorte sowie die Auswirkung des Linsenmaterials auf die intraokularen Strukturen untersucht. Besonders auf die von den Linsenhaptiken ausgeübten Druckkräfte und dadurch hervorgerufene Gewebearrosionen im Bereich des Sulcus ciliaris, der Iris und des Kapselsacks wurde mehrfach hingewiesen [1, 2, 5, 7].

Zentrum Operative Medizin II, Abteilung Ophthalmologie, Hegewischstr. 2, W-2300 Kiel 1, Bundesrepublik Deutschland

5. Kongreß der DGII
Hrsg. Wenzel et al.
© Springer-Verlag Berlin Heidelberg

In der vorliegenden Arbeit wird eine extrem seltene Komplikation nach Implantation eines Pseudophakos mit abgewinkelten Haptiken dargestellt. Dieser Fall verdeutlicht erneut das Ausmaß der durch das Implantat ausgeübten Druckkräfte auf die intraokularen Gewebe.

Kasuistik

Bei einer 73jährigen Patientin wurde nach komplikationsloser Phakoemulsifikation eine sulkusfixierte Hinterkammerlinse (6,5 mm Durchmesser, bikonvex mit 15° nach vorn abgewinkelten Prolene-J-Bügeln) implantiert. Der postoperative Heilungsverlauf war unkompliziert, bei Entlassung lag ein reizfreier Pseudophakiestatus mit geringem Restzylinder von 0,5 dpt vor. Augenärztliche Kontrolluntersuchungen in den ersten drei postoperativen Monaten zeigten keine Besonderheiten. Der Visus betrug ohne Korrektur 0,8.

In den darauffolgenden 2 Jahren kam es zu einer zunehmenden Myopisierung, so daß nach einem Jahr vom Optiker eine Brille mit −1,0 sph angepaßt wurde, die nach weiteren 9 Monaten auf −2,5 sph verstärkt werden mußte. Mit dieser Korrektur wurde wieder der postoperative Visus von 0,8 erreicht. Da die Patientin keinerlei Beschwerden, keine Schmerzen und keine Rötung des Auges bemerkt hatte, waren augenärztliche Kontrollen entfallen und wurden erst wegen der progredienten Myopisierung vom Optiker initiiert.

Bei Wiedervorstellung zeigte sich, daß bei reizfreiem, normotonen Auge die Hinterkammerlinse fast vollständig durch die Iris in die Vorderkammer gewandert war. Lediglich ein äußeres Haptikende lag noch im Irisstroma, die Bügel zeigten einen unüblichen Verlauf im Uhrzeigersinn (Abb. 1, 2).

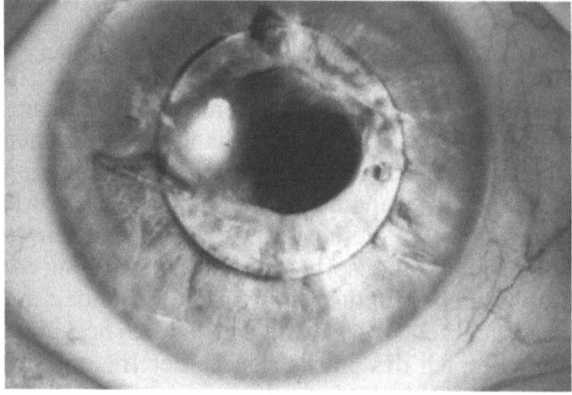

Abb. 1. Durch die Iris hindurch in die Vorderkammer „gewanderte" Hinterkammerlinse bei unbemerkt inverser Implantation (Bügel nach hinten abgewinkelt) nach komplikationsloser Phakoemulsifikation. Zwei Jahre postoperativ

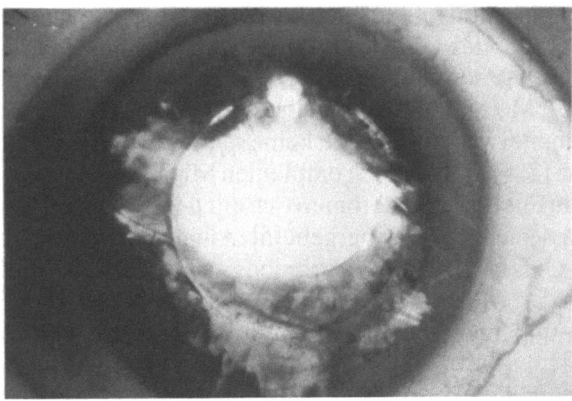

Abb. 2. Wie Abb. 1, regrediente Beleuchtung zeigt deutlich das Ausmaß der Pigmentblatt-atrophien

Die Hinterkammerlinse mit 15° nach vorn angewinkelten Bügeln war demnach invers, d.h. mit der Bügelabwinkelung nach hinten, implantiert worden. Aufgrund des dadurch entstehenden Drucks der Linsenoptik gegen die Iris war die Linse im Laufe der Zeit, klinisch inapparent, durch die Iris hindurch erodiert.

Auf eine operative Revision wurde in Anbetracht des reizfreien Status mit gutem Visus verzichtet, zumal mit nicht unerheblichen Komplikationen bei Explantation zu rechnen wäre.

Diskussion

Der hier aufgezeigte Fall der „Metamorphose" einer Hinterkammerlinse in eine „irisgestützte" Vorderkammerlinse durch Erosion des invers eingesetzten Implantats durch die Iris hindurch in die Vorderkammer ist sicherlich als Einzelfall anzusehen. Dennoch zeigt sich erneut, welchen Druckkräften die intraokularen Strukturen durch Implantation der üblichen Pseudophakos ausgesetzt sind.

Bereits 1981 wurde von J. B. Crawford über die druckbedingte Wanderung der Linsenhaptiken durch den Sulcus ciliaris tief in den Ziliarkörper hinein berichtet [2]. Seitdem sind zahlreiche ähnliche Beobachtungen gemacht worden. P. J. McDonnell et al. (1987) haben in einer Studie an 110 Augen mit Hinterkammerlinsen post mortem eine mehr oder minder stark ausgeprägte Erosion der Linsenhaptiken in den Sulcus ciliaris und den Ziliarkörper hinein in 66% festgestellt [5]. In einem Fall war der Bügel bis in den supraciliaren Raum gewandert. Auch Rupturen des oberen Kapseläquators durch Linsen-bügel bei Kapselfixation wurde mehrfach beobachtet [5, 7]. Nachweislich führen die Erosionen der Linsenbügel im Ziliarkörper zu Gefäßobstruktionen der benachbarten Gefäße, des Circulus arteriosus iridis major und des Plexus ciliaris. Als Folgen wurden Thrombosierungen, Irisatrophien und -nekrosen beobachtet [1, 5]. Meist scheint diese Arrosion des Gewebes bis auf eine Störung der Blut-Kammerwasserschranke keine schwerwiegenden Folgen für das Auge zu haben [2, 5, 6]. Dennoch empfehlen Miyake et al. (1984) die Kapselsackfixation, die fluoreszenzphotometrisch mit der geringsten Störung der Blut-Kammerwasserschranke einhergeht [6]. Allgemein besteht bei Sulkusfixation immer die Gefahr, daß durch Thrombosierung eines größeren Gefäßes oder des Circulus arteriosus iridis major eine Ischämie der Iris mit nachfolgender Rubeosis und nicht beherrschbarem Neovaskularisationsglaukom ausgelöst wird [1].

In weiteren Arbeiten wird die Erosion der Linsenbügel in das Gewebe als einer der Gründe für die Dezentrierung von Hinterkammerlinsen angenommen. Eine minimale, den Visus nicht beeinträchtigende Dezentrierung wurde von Krüger et al. in 25% bei Sulkusfixation und von Rochels und Nover in 12% nach Kapselfixation notiert [4, 7]. Stärkere, störende Dezentrierungen sind mit ca. 1% eher selten. Weitere, für die Dezentrierung der intraokularen Linsen angegebene Faktoren umfassen als wichtigsten Punkt die asymmetrische Implantation (ein Bügel im Kapselsack, der andere im Sulkus), ferner Rindenreste und ungleiche Kapselsackschrumpfungen sowie Zonuladehiszenzen, eine unregelmäßige Ausbildung des Sulcus ciliaris, zu kleine Linsendurchmesser z.B. bei Myopie sowie die Form der Haptiken [4, 7, 8].

Die für die „Wanderung" der Bügel verantwortlichen Druckkräfte im Sinne der Rückstellelastizität wurden ebenfalls mehrfach untersucht [3, 6]. Um bei Sulkusfixation möglichst geringen Dauerdruck auszuüben, werden PMMA-Hapiken empfohlen, die im Auge am schnellsten ihre Rückstellelastizität verlieren. Hingegen wurde zur Ausspannung des Kapselsacks bei entsprechender Fixation zur Verminderung des Nachstarrisikos eine Haptik ohne Verlust der Rückstellelastizität, wie sie etwa von Silikonkunstlinsen geboten wird, als vorteilhaft angenommen.

Der vorliegende Fall zeigt erneut, wie stark die Rückstellelastizität bzw. der von den Bügeln ausgeübte Druck sein kann, so daß bei inverser Implantation die gesamte Linse durch die Iris hindurch in die Vorderkammer gedrückt werden kann.

Literatur

1. Apple DJ, Craythorn JM, Olson RJ, Little LE, Lyman JB, Reidy JJ, Loftfield K (1984) Anterior segment complications and neovascular glaucoma following implantation of a posterior chamber intraocular lens. Ophthalmology 91:403–419
2. Crawford JB (1981) A histopathologic study of the position of the Shearing intraocular lens in the posterior chamber. Am J Ophthalmol 91:458–461

3. Guthoff R, Abramo F, Draeger J (1990) Zur Rückstellelastizität von Intraokularlinsenhaptiken verschiedener Geometrie und verschiedenen Materials. Klin Monatsbl Augenheilkd 197:27–32
4. Krüger H, Papst N, Otto H, Böke W (1985) Untersuchung zur Zentrierung von Hinterkammerlinsen (HKL). Fortschr Ophthalmol 82:344–346
5. McDonnell PJ, Champion R, Green WR (1987) Location and composition of haptics of posterior chamber intraocular lenses. Histopathologic study of postmortem eyes. Ophthalmology 94:136–142
6. Miyake K, Asakura M, Kobayashi H (1984) Effect of intraocular lens fixation on the blood-aqueous barrier. Am J Ophthalmol 98:451–455
7. Rochels R, Nover A (1988) Untersuchung zur Häufigkeit und Entstehung der Dezentrierung kapselsackfixierter Hinterkammerlinsen. Klin Monatsbl Augenheilkd 193:585–588
8. Tetz MR, O'Morchoe DJC, Gwin TD, Wilbrandt TH, Solomon KD, Hansen SO, Apple DJ (1988) Posterior capsular opacification and intraocular lens decentration. Part II: Experimental findings on a prototype circular intraocular lens design. J Cataract Refract Surg 14:614–623

Sachverzeichnis

K. Schott, Essen; **K. W. Jacobi,** Universität Gießen;
H. Freyler, Universität Wien (Hrsg.)

4. Kongreß der Deutschen Gesellschaft für Intraokularlinsen Implantation

6. bis 7. April 1990, Essen

XIX, 441 S. 223 z. Tl. farb. Abb. 69 Tab. Geb. DM 228,–
ISBN 3-540-53174-2

Das Buch vermittelt neue Erkenntnisse auf dem Gebiet der Intraokularlinsen-
implantation und der refraktären Hornhautchirurgie.
Die Hauptthemen behandeln Fragen zu der IOL-Implantation, zu den Ursachen
der postoperativen Entzündungen und zu ersten Erfahrungen mit Multifokal-
linsen, deren derzeitige Vor- und Nachteile dargelegt werden. Beiträge über
spezielle Operationstechniken, Komplikationen bei der IOL-Implantation sowie
auch über Biometrie und Probleme der Lokalanästhesie zeigen den heutigen
Wissensstand auf dem jeweiligen Gebiet auf. Die refraktive Hornhautchirurgie
wird von verschiedenen Standpunkten aus dargestellt.

H. Freyler, C. Skorpik, M. Grasl, Universität Wien (Hrsg.)

3. Kongreß der Deutschen Gesellschaft für Intraokularlinsen Implantation

2. bis 4. März 1989, Wien

1990. XX, 483 S. 279 z. Tl. farb. Abb. Geb. DM 158,–
ISBN 3-211-82175-9

Dieser Berichtsband zum 3. Kongreß der Deutschen Gesellschaft für Intraokularlinsen Implantation bietet wichtige Informationen über den letzten Stand der
Kunstlinsenimplantation: Es werden neue Erkenntnisse über Physiologie,
Pathophysiologie, Pathohistologie und Pharma-
kologie der Intraokularlinsenimplantation
sowie der letzte Stand der Implantation flexibler Intraokularlinsen abgehandelt. Auch
Probleme der Anästhesie und eine Vielfalt von
Operationstechniken sowie eventuelle Komplikationen bei Intraokularlinsenimplantation
werden dargestellt. Ausführlich wird über die
diversen Intraokularlinsentypen, speziell die
multifokale Intraokularlinse, berichtet. Neue
Verfahren der Biometrie werden vorgestellt;
das abschließende Kapitel befaßt sich mit der
refraktiven Hornhautchirurgie, ihren Techniken und Alternativen.

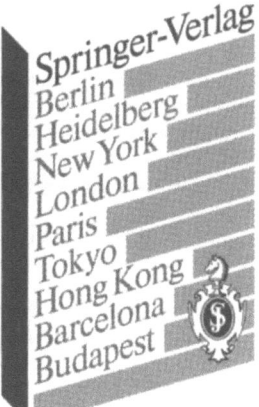

Springer-Verlag Wien New York

G. K. Krieglstein, University of Cologne (Ed.)

Glaucoma Update IV

Glaucoma Society of the International Congress of Ophthalmology, Bali, March 1990

1991. XVI, 265 pp. 134 figs. 72 tabs. Hardcover DM 215,–
ISBN 3-540-53176-9

The latest original research by highly reputed experts
of the International Glaucoma Society of the International
Congress of Ophthalmology are presented in this volume.
The contributions cover all aspects of the disease. The basic
mechanisms of morphology, electrophysiology and changes
in the aqueous humor dynamics are investigated. Neuro-
biology, biomorphometry and long-term changes of the optic
nerve head in glaucoma are highlighted. Special emphasis is
placed on the relationship of morphological and functional
changes in the early phase of the disease. Psycho-physical
tests covering sensitivity, specificity and reliability indices are
examined. The effectiveness of the various therapy modali-
ties – medical, laser and surgical – is compared. New anti-
glaucomatous medications as well as new surgical
procedures are introduced.

Also available:

Glaucoma Update II

1983. DM 58,– ISBN 3-540-12422-5

Glaucoma Update III

1987. DM 128,– ISBN 3-540-17399-4

*Prices are subject to change
without notice.*

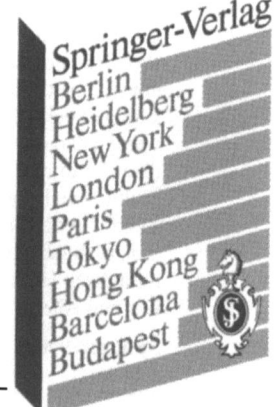

Springer-Verlag
Berlin
Heidelberg
New York
London
Paris
Tokyo
Hong Kong
Barcelona
Budapest

MIX
Papier aus verantwortungsvollen Quellen
Paper from responsible sources
FSC® C105338

If you have any concerns about our products,
you can contact us on
ProductSafety@springernature.com

In case Publisher is established outside the EU,
the EU authorized representative is:
Springer Nature Customer Service Center GmbH
Europaplatz 3, 69115 Heidelberg, Germany

Printed by Libri Plureos GmbH
in Hamburg, Germany